Thieme

Praxisbuch: Besondere Stillsituationen

Herausgegeben von
Deutscher Hebammenverband

Unter Mitarbeit von
Renate Egelkraut, Dörte Freisburger,
Jule Friedrich, Sabine Friese-Berg, Regine Gresens,
Karola Grüsgen, Edeltraut Hertel,
Jennifer Jaque-Rodney, Christiane Knoop,
Hella R. Köster, Astrid Kruid, Ute Lange,
Ingrid Lohmann, Angela Nieting,
Angela Schönfeldt, Hildegard Schüllner,
Christiane Schwarz, Antje Tiessen

2. Auflage

109 Abbildungen

Georg Thieme Verlag
Stuttgart • New York

Bibliografische Information der Deutschen Nationalbibliothek
Die Deutsche Nationalbibliothek verzeichnet diese Publikation in der Deutschen Nationalbibliografie; detaillierte bibliografische Daten sind im Internet über http://dnb.d-nb.de abrufbar.

Ihre Meinung ist uns wichtig! Bitte schreiben Sie uns unter:
www.thieme.de/service/feedback.html

Deutscher Hebammenverband e. V.
Gartenstr. 26
76133 Karlsruhe

Wichtiger Hinweis: Wie jede Wissenschaft ist die Medizin ständigen Entwicklungen unterworfen. Forschung und klinische Erfahrung erweitern unsere Erkenntnisse, insbesondere was Behandlung und medikamentöse Therapie anbelangt. Soweit in diesem Werk eine Dosierung oder eine Applikation erwähnt wird, darf der Leser zwar darauf vertrauen, dass Autoren, Herausgeber und Verlag große Sorgfalt darauf verwandt haben, dass diese Angabe **dem Wissensstand bei Fertigstellung des Werkes** entspricht.
Für Angaben über Dosierungsanweisungen und Applikationsformen kann vom Verlag jedoch keine Gewähr übernommen werden. **Jeder Benutzer ist angehalten**, durch sorgfältige Prüfung der Beipackzettel der verwendeten Präparate und gegebenenfalls nach Konsultation eines Spezialisten festzustellen, ob die dort gegebene Empfehlung für Dosierungen oder die Beachtung von Kontraindikationen gegenüber der Angabe in diesem Buch abweicht. Eine solche Prüfung ist besonders wichtig bei selten verwendeten Präparaten oder solchen, die neu auf den Markt gebracht worden sind. **Jede Dosierung oder Applikation erfolgt auf eigene Gefahr des Benutzers.** Autoren und Verlag appellieren an jeden Benutzer, ihm etwa auffallende Ungenauigkeiten dem Verlag mitzuteilen.

1. Aufl. Hippokrates Verlag 2012

Georg Thieme Verlag KG
Rüdigerstraße 14, 70469 Stuttgart, Germany
www.thieme.de

Printed in Germany

Zeichnungen: Christophersen, Wiebke, Böklund und Piotr Gusta, Champigny sur Marne, Frankreich
Umschlaggestaltung: © Thieme
Umschlagbilder: © Thieme
Satz: Schneider Druck GmbH, Rothenburg
gesetzt aus Arbortext APP-Desktop 9.1 Unicode M180
Druck: Grafisches Centrum Cuno, Calbe

DOI 10.1055/b000000481

ISBN 978-3-13-243918-4 1 2 3 4 5 6

Auch erhältlich als E-Book:
eISBN (PDF) 978-3-13-243919-1
eISBN (epub) 978-3-13-243920-7

Wo datenschutzrechtlich erforderlich, wurden die Namen und weitere Daten von Personen redaktionell verändert (Tarnnamen). Dies ist grundsätzlich der Fall bei Patienten, ihren Angehörigen und Freunden, z. T. auch bei weiteren Personen, die z. B. in die Behandlung von Patienten eingebunden sind.
Die abgebildeten Personen haben in keiner Weise etwas mit der Krankheit zu tun.
Thieme nennt Autorinnen und Autoren konkrete Beispiele, wie sich die Gleichstellung von Frauen und Männern sprachlich darstellen lässt. Wo im Text (z. B. aus Gründen der Lesbarkeit) nur das generische Maskulinum verwendet wird, sind alle Geschlechter gleichermaßen gemeint.

Vorwort

Stillen ist die natürliche Ernährung des Säuglings und mehr noch, Stillen ist Nähe, Geborgenheit, Sicherheit, Bindung und Gesundheit für Mutter und Kind. Stillen soll in unserer hoch entwickelten Kultur selbstverständliche Unterstützung erfahren. Stillen ist besonders, denn jedes Mutter-Kind-Paar ist besonders und einmalig. Jedes Mutter-Kind-Paar braucht eine besondere Betreuung, eine besondere Beratung, eine besondere Unterstützung, um seinen Weg zu finden hin zu einer gelungenen Stillbeziehung.

In den vergangenen Jahrzehnten ist das Wissen über das Stillen und die Forschung zum Thema von einem dünnen Rinnsal zu einer Flut angewachsen, die kaum noch überschaubar ist. Deutlich wird daran vor allem, dass Stillen und Muttermilch ein Thema sind so komplex, so umfassend und vielfältig wie das Leben selbst.

Für Hebammen ist Stillberatung, neben der Geburtshilfe, **einer der wichtigsten originären Tätigkeitsbereiche.** Jede Hebamme soll in der Lage sein, auch besondere Stillsituationen zu begleiten. Diese Kompetenz gehört traditionell zum Berufsbild der Hebamme und ist heute so aktuell und wichtig wie vor Zeiten.

Die **Stillberatung besonderer Mutter-Kind-Paare** stellt für Hebammen eine große Herausforderung dar, eine Herausforderung an ihre Fachkompetenz, zusammengesetzt aus Wissen, Fortbildung und Erfahrung, und eine Herausforderung an ihre Schlüsselqualifikationen, ihre Fähigkeit, Wissen und Rat so zu vermitteln, dass sie gehört, verstanden, umgesetzt werden und die bestmögliche Wirkung haben. Dazu gehört neben dem ganz speziellen Fachwissen über das Stillen, neben Erfahrung, die mit den Jahren wächst, Einfühlungsvermögen, Empathie und die Kunst, das Problem zu erkennen und die Stillende im Finden ihrer individuellen Lösung zu beraten und zu unterstützen.

In der Hebammenausbildung erfährt das Thema Stillen kaum die notwendige Aufmerksamkeit. Es wird in wenigen Stunden abgehandelt und umfasst bestenfalls die wichtigsten Wissensinhalte. Besondere Stillsituationen finden selten Raum.

Umso mehr möchte ich jede Hebamme ermutigen, **sich zu trauen und Frauen in besonderen Situationen zu beraten.** Gerade für diese Stillbeziehungen sind Muttermilch und Stillen für Mutter und Kind besonders wichtig, denn sie ermöglichen der Mutter, trotz vielfältiger Probleme eine liebevolle und entspannte Zeit im nahen Kontakt mit ihrem Kind zu verbringen. Und sie ermöglichen dem Kind, die Nähe zu seiner Mutter zu erleben, die jedes Baby viele Stunden täglich braucht.

Dieses Buch ist eine Hilfe für Hebammen, nicht alltäglichen Stillsituationen zu begegnen. Es macht Mut, auch nicht alltägliche und unbekannte Situationen zu begleiten. Seine Lektüre trägt, genauso wie der Austausch mit Kolleginnen, wie die Teilnahme an Qualitätszirkeln und an Fortbildungen zu den unterschiedlichsten Stillthemen, dazu bei, dass Mütter eine gute Stillzeit erleben und dass Babys Muttermilch bekommen.

Berlin, im Oktober 2011

Lisa Fehrenbach
Beauftragte für Stillen & Ernährung
Deutscher Hebammenverband

Danke!

Die Autorinnen und der Deutsche Hebammenverband e.V. danken allen Stillexpertinnen, die Fotos oder Praxistipps zu diesem Buch beigesteuert haben.

Insbesondere danken wir herzlich

Antje Kehrbach, Bremen
Lisa Fehrenbach, Berlin
Wilma Dubois, Bonn
Prof. Dr. Claudia Hellmers, Osnabrück
Anke Herrmann, Magdeburg
Erika Nehlsen, Porta Westfalica
Annika und Elke Sporleder, Hannover
Anne Thüning, Wuppertal
Angela Wehr, Dortmund
Michaela Wohlleber, Bergisch Gladbach

Inhaltsverzeichnis

Anschriften

Herausgeber

Deutscher Hebammenverband e. V.
Gartenstr. 26
76133 Karlsruhe
Deutschland

Mitarbeiter

Renate **Egelkraut**
Zülpicher Str. 392
50935 Köln
Deutschland

Dörte **Freisburger**
Viehtrift 4
51147 Köln
Deutschland

Jule **Friedrich**
Op de Elg 52
22393 Hamburg
Deutschland

Sabine **Friese-Berg**
Hebammenpraxis
Mainaustr. 207B
78464 Konstanz
Deutschland

Regine **Gresens**
Braamwisch 4
22175 Hamburg
Deutschland

Karola **Grüsgen**
Heerweg 190
53332 Bornheim
Deutschland

Edeltraut **Hertel**
Rothenbacher Str. 69
08371 Glauchau
Deutschland

Jennifer **Jaque-Rodney**
Wachtelweg 25
44807 Bochum
Deutschland

Christiane **Knoop**
Bernhard-Huys-Ring 3
27726 Worpswede
Deutschland

Hella R. **Köster**
Brüderstr. 15
42719 Solingen
Deutschland

Astrid **Kruid**
Wiesenweg 5
27798 Hude
Deutschland

Ute **Lange**
Hochschule für Gesundheit
Gesundheitscampus 6–8
44801 Bochum
Deutschland

Ingrid **Lohmann**
Gehrenrode 5
37581 Bad Gandersheim
Deutschland

Angela **Nieting**
Hölzlweg 17
82467 Garmisch-Partenkirchen
Deutschland

Angela **Schönfeldt**
Alte Landstr. 80
23812 Wahlstedt
Deutschland

Hildegard **Schüllner**
Birkenstr. 4G
97228 Rottendorf
Deutschland

Christiane **Schwarz**
Feldkamp 5
31174 Schellerten
Deutschland

Antje **Tiessen**
Lobitzweg 25
12557 Berlin
Deutschland

1 Die Bedeutung des Stillens

Ute Lange

1.1 Stillen – natürlich und doch nicht selbstverständlich

Es sind eine Reihe von Faktoren, die das Stillen eines Kindes zu **etwas Besonderem** machen. Menschliche Milch hat sich über die Jahrtausende hinweg entwickelt und sich den Bedürfnissen des Menschen angepasst, so wie die Milch aller Säugetiere auf die jeweilige Spezies abgestimmt ist. Je mehr wir über die immunologischen und nutritiven Eigenschaften der Muttermilch wissen, umso deutlicher wird ihre Überlegenheit für die Entwicklung des Menschen im Vergleich zu anderen Milchen und Muttermilchersatzprodukten. Auch die Gesundheit der Mütter profitiert vom Stillen. Einige der positiven Auswirkungen des Stillens bzw. die Nachteile einer **künstlichen Babyernährung** sind unmittelbar und direkt feststellbar. Andere Effekte werden erst in groß angelegten Studien oder auf längere Sicht im Lebenslauf deutlich.

Bereits seit dem 8. Jahrhundert ist im Althochdeutschen das Wort „Stillen“ als Synonym für den bis dahin üblichen Ausdruck „Säugen“ nachweisbar. Vermutlich ging es bei der neuen Wortschöpfung darum, durch eine beschönigende Wortwahl einen zunehmend tabuisierten Vorgang zu verdecken. Im Neuhochdeutschen wird erst seit dem 16. Jahrhundert der Begriff **„ein Kind stillen“** anstelle von „ein Kind säugen“ verwendet. Beide Ausdrucksweisen sind auch heute noch synonym in Gebrauch, wobei das Wort „stillen“ mittlerweile weitaus geläufiger ist [11].

Anders als mit dem englischen Begriff „breastfeeding“ oder dem französischen Ausdruck „allaitement maternel“ fällt es mit dem deutschen Wort „stillen“ leicht, in der Ernährung des Kindes an der Brust nicht nur einen körperlichen oder biologischen Vorgang zu sehen. Durch die Nähe der Worte „Stille“ und „stillen“ assoziieren wir automatisch etwas Atmosphärisches, welches Mutter und Kind gleichermaßen umfasst und in uns unweigerlich das Bild von Ruhe und Entspannung hinterlässt.

Aber obwohl Stillen naturgegeben ist und die Erkenntnisse über die Nachteile einer Ernährung durch Formula ständig steigen, ist das Stillen eines Kindes in unserer Gesellschaft **nichts Selbstverständliches**. Es scheint oftmals eher so, auch durch die zunehmende Betonung der Vorteile des Stillens, als wenn die Ernährung des Kindes mit Muttermilch einer Rechtfertigung oder Begründung bedürfte. Und tatsächlich steht das Stillen heute in einer Art Wettbewerb mit anderen Formen der Ernährung. Die Gründe sind vielfältig und komplex und besonders für gut informierte Fachfrauen wie Hebammen manchmal schwer auszuhalten.

Das Stillen eines Kindes ist wie auch andere Phänomene rund um die Geburt stark **kulturell geprägt** und geschichtlichen sowie sozialen Strömungen unterworfen. Ob es nun die Entwicklung der Medizin, die sich ändernde Stellung der Kinder und Frauen in der Gesellschaft, religiöse Fragen oder wirtschaftliche Normen und Zwänge sind – all diese Themenstränge hatten und haben einen Einfluss auf das Stillverhalten in einer Gesellschaft [13]. Auch eine sich etablierende Lebensmittelindustrie und die damit verbundenen ökonomischen Interessen wirken sich über die Medien und das Gesundheitspersonal auf das Stillverhalten aus.

Das Stillen zu unterstützen gilt unter den Professionellen des Gesundheitswesens schon lange als wünschenswert. Die Ursprünge der **medizinisch begründeten Stillbewegung** liegen in der Wende zum 20. Jahrhundert und sind eng mit der Entwicklung der Pädiatrie verknüpft. Nach einem eher schicksalhaften Umgang mit Überleben und Sterben von Säuglingen – gegen Ende des 19. Jahrhunderts erlebten in Europa ca. 20 % eines Jahrgangs ihren ersten Geburtstag nicht – wurde die Ernährung und insbesondere das Stillen als ein Hauptpfeiler des Überlebens von Säuglingen identifiziert [18].

Die Arbeit von Hebammen zeichnet sich dadurch aus, dass diese im Gegensatz zu Ärzten, Psychotherapeuten oder Pflegenden in besonderem Maße für physiologische Prozesse zuständig sind. Das Ziel von Hebammen ist es, so wenig wie möglich in die Beziehungen und Vorgänge vor, während und nach der Geburt einzugreifen. Ein Begleiten, ohne aktiv behandeln zu müssen, bewerten sie als Erfolg [16]. So ist auch ihre **Stillbegleitung** und Unterstützung im besten Fall eine zurückhaltende und eng an der individuellen Situation der Frau orientierte Maßnahme. Eine Stillförderung, soweit von der Frau gewünscht, gehört im Bereich der nachgeburtlichen Betreuung zu den grundlegenden Aufgaben und Anliegen von Hebammen.

1.1.1 Stillen in Deutschland

Stillen und gestillt zu werden ist in den modernen Gesellschaften nicht selbstverständlich. Die Ergebnisse des Kinder- und Jugendsurveys [12] für Deutschland belegen, dass die Stillhäufigkeit in den Jahren 1986–2005 anstieg. Im Durchschnitt wurden 76,7 % der Säuglinge gestillt, wobei die Stillrate in einigen Teilen der sozial benachteiligten Bevölkerungsgruppen, wie beispielsweise minderjährigen Müttern sowie bei Raucherinnen und nach postpartalen Komplikationen, am niedrigsten war. Die Stillrate bei Migrantinnen war dagegen höher als bei Frauen ohne Migrationshintergrund.

Obwohl im Durchschnitt 6,9 Monate gestillt wurde, betrug die **Dauer des ausschließlichen Stillens** nur 4,6 Monate. Lediglich 22,4 % der in der Studie erfassten Kinder wurden 6 Monate lang ausschließlich gestillt. Dies macht deutlich, dass die Beratung in verschiedenen Bevölkerungsgruppen intensiviert werden und ggf. den speziellen Problemstellungen angepasst werden muss.

1.1.2 Praktische Stillempfehlung

Merke **M!**

Bereits in der Schwangerschaft sollte die Chance ergriffen werden, Informationen über die Bedeutung des Stillens und die Bedingungen für eine gelungene Stillbeziehung zu vermitteln.

Dabei kann es notwendig sein, die durch Medien, Erziehung oder Alltagsgespräche vermittelten negativen und positiven Grundannahmen sowie die inneren Bilder der Schwangeren zu erfassen und zu stärken bzw. aufzulösen. Sofern in der Schwangerschaft die Basis für eine gelingende Stillbeziehung gelegt wurde, kann der Fokus der Begleitung im Wochenbett auf der praktischen Umsetzung liegen. Wenn möglich sollte der Partner in die Gespräche einbezogen werden.

Merke **M!**

Die Stillberatung der Hebamme ist vornehmlich darauf ausgerichtet, das Vertrauen der Frau in ihre Stillfähigkeit und die Motivation zum Stillen zu stärken.

Dazu zählen Informationen über Stillpositionen, das richtige Anlegen des Kindes und allgemeine Basisinformationen. Die Stillende wird befähigt, selbstständig kleine Unsicherheiten zu überwinden und festzustellen, wann professionelle Hilfe nötig ist.

Hebammen sollten in ihren Botschaften bezüglich des Stillens eindeutig sein und gleichzeitig vermitteln, dass sie eine **Entscheidung der Frau** gegen das Stillen akzeptieren und respektieren. Erkenntnisse über Begleiteffekte des Stillens, beispielsweise die positive Wirkung des intensiven Hautkontakts und die daraus resultierende feinfühlige Abstimmung von Mutter und Kind, können auch auf eine Fütterung mit der Flasche übertragen werden.

1.1.3 Stilldauer

Merke **M!**

Die WHO [19] und der Deutsche Hebammenverband [5] geben die Empfehlung, dass Neugeborene in ihren ersten 6 Lebensmonaten ausschließlich gestillt bzw. mit Muttermilch ernährt werden sollen.

Der sich mit den Lebensmonaten verändernde Nährstoffbedarf legt nahe, danach mit Beikost zu beginnen, wobei mindestens bis zu einem Alter von 2 Jahren oder auch darüber hinaus weiter ergänzend gestillt werden kann.

Die **Nationale Stillkommission** [14] berücksichtigt in ihren Empfehlungen für Deutschland die Stellungnahme der WHO und unterstützt den Ernährungsplan für das erste Lebensjahr des Forschungsinstituts für Kinderernährung in Dortmund [10]. Danach ist Stillen als alleinige Ernährung für Kinder in den ersten 6 Lebensmonaten ausreichend. Die Stillkommission betont, dass mit der Einführung von Beikost nicht abgestillt werden sollte, sondern das Ende der Stillbeziehung eine individuelle Entscheidung in Abstimmung von Mutter und Kind ist.

In neuester Zeit häufen sich angesichts von Studien und **Leitlinien zur Vermeidung von Zöliakie und Allergien** die Empfehlungen, ausschließliches Stillen bis mindestens zum Ende des 4. Lebensmonats anzustreben. Das Netzwerk Junge Familie

[15] formuliert beispielsweise, dass Mütter mindestens bis zum Ende des 4. Lebensmonats ausschließlich stillen und spätestens mit Beginn des 2. Lebenshalbjahrs beifüttern und parallel stillen sollten. In der Tat ist es nicht für alle protektiven Effekte der Muttermilch bedeutsam, ob die Beikost im 5. oder 7. Lebensmonat eingeführt wurde. Allerdings ist die ausschließliche Muttermilchernährung des Kindes in den ersten sechs Lebensmonaten der größte Schutz des Kindes vor bestimmten Krankheitsbildern wie Magen-Darm-Erkrankungen oder Atemwegsproblemen [6]. Höfer [8] sieht die Datenlage für eine Empfehlung, kürzer als 6 Monate ausschließlich zu stillen, als unzureichend an. Angesichts der eher kurzen Stillzeiten in Deutschland sollte der Fokus der Beratung eher auf einer Verlängerung der Phase des ausschließlichen Stillens als auf deren Eingrenzung liegen.

1.1.4 Die Stillentscheidung der Mutter

In den Veröffentlichungen der Nationalen Stillkommission und der Bundeszentrale für gesundheitliche Aufklärung [3] werden folgende Faktoren als **bedeutsam für die Stillentscheidung** der Mutter angegeben:

- der Zugang zu einer qualifizierten Schwangerenbetreuung, einschließlich der Vorsorgeuntersuchungen
- die Art und Qualität der professionellen Unterstützung rund um die Geburt sowie des Stillmanagements im frühen Wochenbett bis zu 14 Tagen post partum
- eine fundierte und zeitnahe professionelle Unterstützung bei Krisen und kritischen Situationen wie Milchstau, Trinkschwierigkeiten des Kindes, verminderte Milchmenge und allgemeine Stresssymptome
- der Zugang zu Stillgruppen und die Möglichkeit des Austauschs mit anderen Müttern
- der allgemeine Bildungsgrad der Mutter und ihr Informationsstand bezüglich des Stillens
- persönliche Faktoren wie Alter, Geburtenzahl und Gesundheitsstatus
- Geburtsgewicht, Geburtsmodus und Verlauf des ersten Mutter-Kind-Kontakts, wobei eine Sectio, PDA und eine Trennung von Mutter und Kind nachteilig sind
- der Gesundheitszustand des Kindes
- die familiäre Tradition, der Lebensstil und die Lebensgewohnheiten der Mutter
- die Einstellung und Unterstützung des Kindsvaters
- der sensible Umgang der Professionellen im Unterstützungssystem mit den Themen Nähe und Distanz bzw. vorausgegangene Traumatisierungen und Erfahrungen mit sexueller Gewalt

Viele Informationen sowohl für das Fachpersonal als auch für die stillenden Mütter werden heute im **Internet** bereitgehalten. Hier finden sich Antworten auf viele spezielle Fragen und auch Informationsmaterialien, die in der praktischen Hebammenarbeit von Nutzen sein können.

Hilfreiche Adressen ✓

Einige nützliche Internetadressen zum Thema Stillen und Muttermilch:

- www.babyfreundlich.org
  WHO/UNICEF Initiative Babyfreundliches Krankenhaus
- www.babynahrung.org
  Aktionsgruppe Babynahrung
- www.BDL-stillen.de
  Berufsverband Deutscher Stillberaterinnen IBCLC e. V.
- www.lalechelige.de
  La Leche Liga Deutschland
- www.stillen.de
  Ausbildungszentrum für Stillen und Ernährung
- www.afs-stillen.de
  Arbeitsgemeinschaft freier Stillgruppen
- www.bfr.bund.de/de/nationale Stillkommission-2404.html
- www.gesundinsleben.de
  Netzwerk Junge Familie

1.2 Auswirkungen des Stillens auf Mutter und Kind

1.2.1 Schutz vor Erkrankungen

> **Merke** M!
>
> Gestillt zu werden schützt vor vielen Erkrankungen – einige Kinder bereits im Säuglingsalter, andere erst im Laufe des Lebens.

So vermindert eine ausschließliche Ernährung mit Muttermilch bis zu einem Alter von 4 Monaten und darüber hinaus in ausgeprägtem Maße die Wahrscheinlichkeit, dass ein Kind an **Atemwegserkrankungen** oder **Erkrankungen des Verdauungssystems** leidet [6]. Die Metastudie von Ip et al. [9] konnte eine Vielzahl von weiteren Effekten des Stillens wissenschaftlich belegen. Bei Asthmaerkrankungen in der Familie mindert die Ernährung mit Muttermilch das Risiko des Kindes, ebenfalls daran zu erkranken, um 40 %, bei nicht vorbelasteten Familien um 27 %.

Frühgeborene, die mit Formula ernährt werden, erkranken häufiger an einer nekrotisierenden Enterokolitis als muttermilchernährte Kinder. Auch die bei gestillten Kindern geringere Rate an **Erkrankungen des Mittelohrs** (Otitis media) ist wissenschaftlich belegt.

Es gibt Hinweise, dass die Wahrscheinlichkeit, im Lebenslauf einen **Diabetes Typ 1 und 2** zu entwickeln, bei gestillten Kindern vermindert ist. Außerdem gibt es einen Zusammenhang zwischen der Ernährung mit Muttermilch und der verringerten Rate an **akuter lymphatischer Leukämie** im Kindesalter sowie einer nicht lymphatischen Leukämie im Erwachsenenalter.

1.2.2 Stillen und Plötzlicher Säuglingstod (SIDS)

In die Empfehlungen zur Vermeidung des Plötzlichen Kindstods gehörten in Deutschland schon lange Stellungnahmen zum Stillen. In einer von Vennemann et al. [17] durchgeführten Studie wurden ausschließlich gestillte und teilgestillte Kinder auf ihr SIDS-Risiko untersucht. Dabei wurde berücksichtigt, dass die Erkenntnisse beispielsweise zur Bauchlage von beiden Untersuchungsgruppen gleichsam beachtet worden waren. Das Ergebnis der Studie verdeutlicht, dass **ausschließliches Stillen im Alter von einem Monat** das Risiko von SIDS um die Hälfte halbiert, auch teilweises Stillen hat noch einen positiven Effekt auf die Rate an Todesfällen. Als schützende Faktoren werden sowohl die immunologische Wirkung von Muttermilch als auch die leichtere Erweckbarkeit der gestillten Kinder im Vergleich zu flaschenernährten Kindern aufgeführt. Die Metaanalyse von Ip et al. [9] konnte eine um 36 % geringere Rate von SIDS bei gestillten Kindern feststellen.

1.2.3 Stillen und Übergewicht bei Kindern

Ein Zusammenhang von kindlichem Übergewicht und einer Ernährung mit Formula wurde schon lange vermutet. In einer Metaanalyse und Bewertung von 9 Studien konnten Arenz et al. [1] einen **kleinen, aber deutlichen und bleibenden Schutz** von gestillten Kindern gegen Übergewicht bestätigen. Als Gründe werden u. a. die höheren Plasmainsulinkonzentrationen in Muttermilchersatznahrungen und hormonelle Mechanismen vermutet.

> **Merke** M!
>
> Besonders eine insgesamt längere Stilldauer als 6 Monate und eine Einführung von Beikost frühestens nach der vollendeten 16. Lebenswoche haben einen nachgewiesenen Effekt auf die Vermeidung von Übergewicht.

1.2.4 Vorteile für die Gesundheit der Mutter

Die Ausschüttung von Oxytocin nach der Geburt durch das Saugen des Kindes an der Brust bewirkt eine **schnellere Rückbildung** der Gebärmutter, einen geringeren Blutverlust der Mutter und eine psychogene Wirkung im Sinne eines Schutzes vor Stress. Außerdem begünstigt sie die Abstimmung des Schlafrhythmus von Mutter und Kind.

Auf einen Zusammenhang zwischen **Brustkrebs** im Lebenslauf und der Dauer, wie lange eine Frau gestillt hat, wurde bereits zu Anfang des 20. Jahrhunderts hingewiesen. Neue Untersuchungen bestätigen diese frühe These. In einer Studie der Collaborative Group on Hormonal Factors on Breast Cancer [4] wurden die Daten von 50 302 Frauen mit Brustkrebs mit 96 973 nicht erkrankten Frauen verglichen. Demnach ist das relative Risiko einer Brustkrebserkrankung bei Frauen, die gestillt haben, pro Kind um 7 % und pro Stilljahr um 4,3 % geringer als bei den Frauen, die nicht gestillt haben. Schätzungen gehen davon aus, dass die Brustkrebsrate bei 70-jährigen Frauen in Industrieländern um mehr als die Hälfte geringer wäre, wenn sie im selben Umfang gestillt hätten wie die Frauen in anderen Regionen der Erde.

Viele Studien legen ebenso einen Zusammenhang zwischen mütterlichem Stillen und einer verminderten Rate an **Endometriumkarzinomen**, Ovarialkarzinomen und der Entwicklung eines **Diabetes mellitus Typ 2** nah, Letzteres aber nur, falls kein Gestationsdiabetes vorlag [2]. Ein Effekt auf die Entwicklung einer Osteoporose und der postnatalen Depressionen ist noch nicht eindeutig wissenschaftlich nachweisbar [9].

1.2.5 Auswirkungen auf die Mutter-Kind-Beziehung

Es ist bekannt, dass hormonelle Mechanismen bei Säugetieren neuronale Prozesse in Gang setzen, welche wiederum das Fürsorgeverhalten beeinflussen. Beim Menschen ist das **Oxytocin**, welches während der Geburt in starkem Maße ausgeschüttet wird und u. a. den Milchfluss bestimmt, eines dieser wichtigen Hormone.

Merke **M!**

Die mütterliche Fürsorge profitiert vom Oxytocin, weil dieses Stressreaktionen dämpft.

Die Produktion von Oxytocin wird besonders durch die **Saugfrequenz** des Kindes und den **Körperkontakt** stimuliert. Keine Studie kommt allerdings zu dem Ergebnis, dass die Ausschüttung von Oxytocin unabdingbar notwendig für die Entwicklung des fürsorglichen Verhaltens ist. Es wirkt aber eindeutig unterstützend bei der Abschirmung gegen Stress [7] und damit hilfreich für die Einstimmung der Mutter auf das Kind. Auf die positive Wirkung des direkten Körperkontakts mit dem Kind sollten alle Mütter, stillende und nicht stillende, und auch die Väter hingewiesen werden.

Stillen bietet mehr als Nahrung. Obwohl es sicher wichtig ist, sich des überragenden biologischen Vorteils bewusst zu sein, den die Ernährung mit Muttermilch und das Stillen für das Mutter-Kind-Paar haben, sollten doch die positiven Effekte des Stillens im **Beziehungsaufbau zwischen Mutter und Kind** nicht vergessen werden. Stillen ist Teil einer Beziehung und Stillberatung oftmals Beziehungsberatung.

Die Abhängigkeit des Kindes von der Brust und damit von der Mutter wird von einigen Frauen als negativ bewertet. Nicht bedacht wird dann, dass stillende Frauen **mit dem Kind mobil und unabhängig** sind, da sie die passende Nahrung immer jederzeit zur Verfügung haben. Stillen spart außerdem Geld und ist nicht aufwändig. Dies alles hilft, die Säuglingszeit positiv zu erleben und erleichtert eine gute Basis für den Beziehungsaufbau zum Kind. Sämtliche Aspekte des Stillens sollten mit den Frauen bei Bedarf diskutiert werden. Nicht der Beginn des Stillens, sondern das Durchhalten und das Bewältigen anfänglicher Krisen werden belohnt.

Die Bedeutung des Stillens für Mutter und Kind

Stillen ist das Beste, was Sie nach der Geburt für sich und Ihr Kind tun können. Einige der positiven Aspekte des Stillens können Sie direkt wahrnehmen, andere wirken sich erst langfristig gesundheitsfördernd aus. Auf jeden Fall lohnt es sich, bei Stillschwierigkeiten nicht gleich aufzugeben und die Hilfe einer Hebamme zu suchen.

Einige Babys und Frauen sind Naturtalente, was das Stillen angeht. Sie haben keine Probleme und wissen sofort, was zu tun ist. Für die meisten Mütter und Kinder aber gilt, dass sie eine **gemeinsame Eingewöhnungszeit** brauchen und kleine Hürden nehmen müssen. Bedenken Sie: Stillen ist in unserer Gesellschaft nichts Selbstverständliches. Viele von Ihnen werden noch nie mit einer stillenden Frau zusammengekommen sein oder über längere Zeit eine stillende Frau mit Kind erlebt haben. Wir haben also nur noch selten Gelegenheit, bereits von Kind auf zu lernen, wie Stillen funktioniert, was die Besonderheiten sind und wie Probleme gelöst werden können.

Lassen Sie sich Zeit und rechnen Sie vorsorglich mit einer gewissen Gewöhnungsphase. Zum Glück steht Ihnen in Deutschland Hebammenhilfe bis 8 Wochen nach der Geburt zu. Zusätzlich können Sie danach zu Ihrer Unterstützung 8 Hebammenkontakte in der gesamten Stillzeit in Anspruch nehmen. Die Kosten übernimmt die Krankenkasse!

Darüber hinaus gibt es Stillberaterinnen und Stillgruppen. Informieren Sie sich über die Angebote in Ihrer Region bei Ihrer Hebamme, im Krankenhaus, Geburtshaus oder im Internet.

Warum Stillen für Sie und Ihr Kind gut ist

Als **Mutter** haben Sie

- einen hormonell bedingten Schutzschirm gegen Stress
- eine bessere Rückbildung der Gebärmutter und weniger Blutverlust
- ein statistisch nachweisbares geringeres Risiko, an bestimmten Krebsarten zu erkranken

Bei **gestillten Kindern** kommen wesentlich seltener vor:

- der plötzliche Säuglingstod (SIDS)
- Mittelohrentzündungen
- Atemwegserkrankungen
- Darmerkrankungen
- Diabetes

Ein paar Tipps für das erste Stillen

- Genießen Sie mit Ihrem Kind nach der Geburt **so viel Hautkontakt wie möglich**. Wenn das Kind eng bei der Mutter bleibt, klappt das Stillen nachweislich besser. Viele Neugeborene finden von selbst die Brust.
- **Das Kind kann so lange trinken, wie es möchte.**
- Lassen Sie sich ggf. zeigen, wie das Kind die Brustwarze richtig mit dem Mund einschließlich des Warzenhofs umfasst. Verschiedene Haltungen helfen, die Brüste vollständig zu entleeren. Nehmen Sie das Kind zu sich, holen Sie es zu sich heran.
- **Nehmen Sie Ihre eigenen Impulse ernst**: Wenn Sie durch genaue Beobachtung und ein inneres Gefühl das Bedürfnis haben, Ihr Kind zu stillen oder es auch nur eng an sich zu nehmen, so geben Sie diesen Bedürfnissen nach.
- **Keine Stillbeziehung ist wie die andere.** Sie, Ihr Kind und Ihre Familie werden einen ganz eigenen Kontakt zueinander finden, so wie auch jede andere enge Beziehung zwischen Menschen individuell und neu ist.
- Stillen ist anfänglich Arbeit. Sie brauchen nach der Geburt viel **Schlaf und Ruhe** und möglichst viele Rückzugsmöglichkeiten.
- Wenn Sie diese Phase überwunden haben und das Stillen gut klappt, werden Sie u. a. damit belohnt, dass Sie **mit dem Kind mobil und flexibel** sind, immer überall die richtige und zusätzlich preiswerte Nahrung in der gewünschten Menge dabeihaben und sich frei bewegen können.

Literatur

[1] Arenz S, Ruckerl R, Koletzko B, von Kries R. Breast-feeding and childhood obesity – a systematic review. Int J Obes Relat Metab Disord 2004; 28(10):1247- 56

[2] Abou Dakn M, Wöckel A. Effekte des Stillens auf die Müttergesundheit. In: Borrmann B, Schücking B. (Hrsg.). Stillen und Müttergesundheit. Göttingen: v 2010: 57–65

[3] Bundeszentrale für gesundheitliche Aufklärung BZgA (Hrsg). Stillen und Muttermilchernährung. Grundlagen, Erfahrungen und Empfehlungen. Köln. Gesundheitsförderung konkret 2005, Band 3

[4] Collaborative Group on Hormonal Factors on Breast Cancer. Breastcancer and Breastfeeding: collaborative analysis of individual data from 47 individual epidemiological studies in 30 countries, including 50302 women with breast cancer and 96973 without the disease. Lancet 2002; 360: 187–95

[5] Deutscher Hebammenverband. Empfehlungen zur Stillbegleitung durch Hebammen. Frankfurt/Main: Mabuse; 2009

[6] Duijts L, Jaddoe VWV, Hofman A, Moll HA. Prolonged and Exclusive Breastfeeding Reduces the Risk of Infectious Diseases in Infancy. In: Pediatrics Pediatr 2010; 126:e18 PMID 20566605

[7] Heinrichs M, Meinlschmidt G, Neumann I, Wagner S, Kirschbaum C, Ehlert U, Hellhammer DH. Effects of suckling on hypothalamic-pituitary-adrenal axis responses to psychological stress in lactating women. The Journal of Clinical Endocrinology & Metabolism 2001; 86, 4798–4804

[8] Höfer S. Müssen die Empfehlungen zur Stilldauer geändert werden? Hebammenforum 2009; 5: 373–376

[9] Ip S, Chung M, Raman G, Chew P, Magula N, De-Vine D, Trikalinos T, Lau J. Breastfeeding and maternal and infant health outcomes in developed countries. Evis Report Technol Assess 2007; 153: 1–186

[10] Kersting A. Ernährung des Säuglings. Lebensmittel- und mahlzeitenbezogene Empfehlungen. Monatsschrift Kinderheilkunde 2001; 149: 4–10

[11] Kluge F. Etymologisches Wörterbuch der deutschen Sprache. Berlin: Walter de Gruyter; 2002

[12] Lange C, Schenk I, Bergmann R. Verbreitung, Dauer und zeitlicher Trend des Stillens in Deutschland. Ergebnisse des Kinder- und Jugendgesundheitssurveys (KiGGS). Bundesgesundheitsblatt Gesundheitsforschung Gesundheitsschutz 2007; 5/6: 624–633

[13] Loytved C. Die Geschichte des Stillens-Überlegungen zur Forschungslage. In: Borrmann B, Schücking B. (Hrsg.) Stillen und Müttergesundheit. Göttingen: 2010: 29–43

[14] Nationale Stillkommission. Stillen – es dürfte etwas länger sein. Bundesamt für Risikobewertung 2006 http://www.bfr.bund.de/cd/8416

[15] Netzwerk Junge Familie. Das beste Essen für Babys. 2010 http://www.aid.de/shop/pdf/

[16] Schäfers R. Gesundheitsförderung durch Hebammen. Stuttgart: Schattauer; 2011

[17] Vennemann MM, Bajanowski T, Brinkmann B, Jorch G, Yücesan K, Sauerland C, Mitchell EA and the GeSID Study Group. Does Breastfeeding Reduce the Risk of Sudden Infant Death Syndrome? Pediatrics 2009; 123: 406–410

[18] Vögele J. Ärztliche Stillempfehlungen in Deutschland im 20. Jahrhundert. Kinder- und Jugendarzt 2010; 41. Jrg. Nr. 7

[19] WHO World Health Organisation. Infant and young child feeding. Model chapter for textbooks for medical students and allied health professionals. Genf 2009

2 Stillpositionen und korrekte Stilltechnik

Hildegard Schüllner

Stillen ist mehr als Nahrungsaufnahme, die den kleinen Körper – durch eine optimale und den individuellen Bedürfnissen sowie dem Entwicklungszustand des Kindes angepasste Zusammensetzung der Muttermilch – gut gedeihen lässt. Stillen ist auch Nahrung für Geist und Seele, durch die intensive körperliche Zuwendung und die liebevolle Kommunikation und Interaktion zwischen Mutter und Kind.

Merke **M!**

Gute, bequeme Stillpositionen, das korrekte Erfassen der Brust und die richtige Saugtechnik mit erfolgreichem Milchtransfer sind – neben einer guten Interaktion und Kommunikation zwischen Mutter und Kind – für den Stillstart und die Stilldauer entscheidend.

Sie sind der Garant für die optimale Anregung der Milchproduktion und deren Aufrechterhaltung und ebenso für ein gutes Gedeihen des Kindes. Außerdem wird die Mutter vor Stillschwierigkeiten wie wunden Mamillen (Brustwarzen), Milchstau und Mastitis bewahrt.

Bei manchen Mutter-Kind-Paaren klappt alles von Anfang an, viele benötigen jedoch etwas Zeit und Übung. Bis alles gut eingespielt ist, können bis zu sechs Wochen und mehr vergehen.

Gerade in der sensiblen Zeit der ersten Tage nach der Geburt sollten **Mutter und Kind möglichst nicht getrennt** werden (24h-Rooming-in), Beruhigungssauger und Flaschenfütterung nach Möglichkeit vermieden und der Einsatz von Stillhilfsmitteln nach strengen Kriterien individuell erwogen werden. Eine gute Beratung und Unterstützung der Mutter in diesen Wochen von Seiten des Fachpersonals und durch das soziale Umfeld der Mutter sind daher äußerst wertvoll.

Wenn das Stillen problemlos klappt, sind Stillposition und Anlegetechnik zweitrangig – Hauptsache, Mutter und Kind fühlen sich dabei wohl und das Kind gedeiht gut.

2.1 Grundbegriffe und wichtige Techniken zur Unterstützung des Stillens

2.1.1 C-Griff

Die Mutter stützt und führt die zu stillende Brust mit diesem speziellen Griff (▸ Abb. 2.1).

Technik:

- Die Mutter spreizt den Daumen ab und legt die Zeigefingerkante unter den unteren Brustansatz.
- Dann dreht sie die Hand so weit, bis sich die **Kleinfingerkante am Brustansatz** befindet. Die Finger bleiben dabei geschlossen. Der Daumen befindet sich entweder seitlich außen oder seitlich innen, je nachdem, mit welcher Hand sie den Griff ausführt.
- Zwischen Brustwarzenansatz und den Fingern/Daumen sollten jeweils etwa 3–4 cm Platz sein.
- Bei **kleinen Brüsten** kann es erforderlich sein, entweder die Fingerkante fest in Richtung Brustkorb und Rippen zu drücken oder den kleinen Finger und evtl. noch den Ringfinger abzuspreizen (Richtung Bauchnabel).

Das Erfassen der Brust kann **dem Baby erleichtert** werden, indem das Brustgewebe zwischen Daumen und den untenliegenden Fingern etwas „zusammengedrückt“ wird (als wolle das Baby in eine große Stulle beißen). So entsteht ein schma-

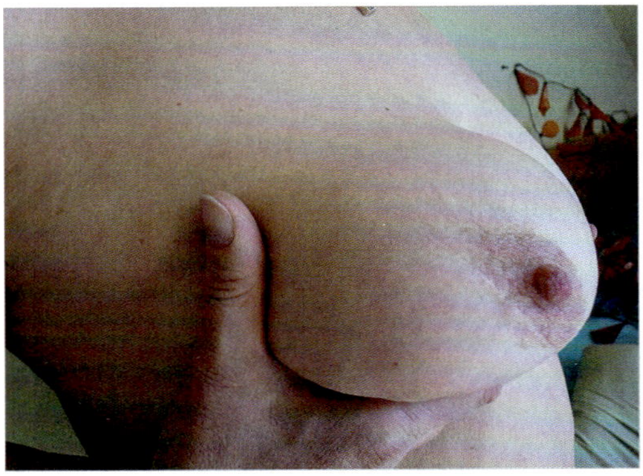

Abb. 2.1 C-Griff. (Quelle: Hildegard Schüllner)

lerer Teil, der auch in dieser Form dem geöffneten Mund in etwa entsprechen sollte.

Bei großen Brüsten liegen die Finger nicht am Brustansatz, sondern so weit vom Warzenhof (Areola) entfernt, dass das Kind genügend Brustgewebe erfassen kann und die Finger der Mutter dabei nicht stören. Etwa 3–4 cm vom Brustwarzenansatz entfernt sollte der Zeigefinger bzw. Daumen ansetzen.

2.1.2 Zigarettengriff

Den Zigarettengriff (auch Scheren- oder V-Griff genannt) (▶ Abb. 2.2) findet man auf vielen älteren Gemälden oder Abbildungen, die eine Stillende zeigen. Wenn ein Mutter-Kind-Paar damit gut zurechtkommt, ist das in Ordnung und braucht nicht korrigiert werden.

Im Allgemeinen wird der Zigarettengriff heute kaum noch empfohlen, da die Finger oft nicht weit genug gespreizt werden (können) und das Kind auf diese Weise zu wenig Brustgewebe erfasst, was wiederum das Entstehen wunder Mamillen begünstigt. Der permanente Druck der Finger auf das Brustgewebe an der gleichen Stelle kann einerseits die Entleerung behindern und so zu Stauungen und Verhärtungen führen. Andererseits kann dadurch die Mamille zu sehr unter Spannung geraten und verletzt werden.

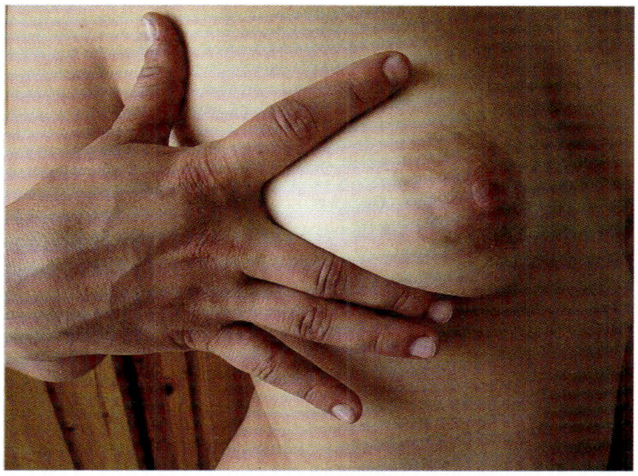

Abb. 2.2 Zigarettengriff vor dem „Formen" des Brustgewebes. (Quelle: Hildegard Schüllner)

2.1.3 Brustkompression

Merke M!

Die Brustkompression erleichtert *saugschwachen Babys* den Milchtransfer, sie saugen sofort intensiver, schlucken häufiger und gedeihen besser.

Sie kann auch nur im Übergang von einem Saugschub zum anderen eingesetzt werden, um den in dieser Phase natürlicherweise etwas reduzierten Milchfluss anzuregen, was vor allem bei wunden Mamillen sinnvoll sein kann, weil sich so die Stillzeit etwas verkürzen lässt. Der Fettgehalt der Milch steigt und die Entleerung der komprimierten Bezirke wird angeregt.

Allerdings kann sich relativ rasch ein **Gewöhnungseffekt** einstellen. Deshalb sollten gesunde Kinder mit einer vorübergehenden Saugschwäche immer wieder ohne Brustkompression gestillt werden.

Technik:

- Das Brustgewebe, das sich beim C-Griff zwischen Daumen und Fingern befindet, wird im Saugrhythmus des Kindes sanft zusammen gedrückt (bei einer Saugbewegung pro Sekunde → Brust für ca. eine Sekunde in der Kompression halten).

Variante: das Brustgewebe so lange in Kompression halten, wie das Kind kontinuierlich saugt

Hilfreiche Adressen ✔

Anschauliche Informationen für Eltern aus dem Internet:

Videos von Dr. Jack Newman:

- http://www.youtube.com/watch?v=-4lnvL2_6V8&NR=1
- http://www.youtube.com/watch?v=e__lgR7mRIg

2.1.4 Brustmassage

Es gibt verschiedene Möglichkeiten, die Brüste vor den Stillmahlzeiten zu massieren. Viele Mütter haben ihre eigene Technik. Manche Asiatinnen z. B. legen die hohle Hand auf die Brust und führen kleine kreisende Bewegungen oder eine Art Schütteln damit aus. Bei der Brustmassage **nach Plata-Rueda** werden die Hände gegeneinander verschoben. Auf nackter Haut wird nur das Brustgewebe bewegt (wie rütteln) (▶ Abb. 2.3).

Eine andere Methode ist **nach Marmet** benannt (LLL Info-Blatt Nr. 27) (▶ Abb. 2.4). Die Massage sollte **sanft** sein und als angenehm empfunden werden. Sie muss auch nicht viel Zeit beanspruchen. Bereits das sanfte Streichen oder das sanfte Reiben der Brüste mit der flachen Hand auf der Kleidung für wenige Sekunden kann genügen. Auch das Abtasten der Brüste, um festzustellen, welche schwerer und voller ist, reicht zur Stimulation oft schon aus.

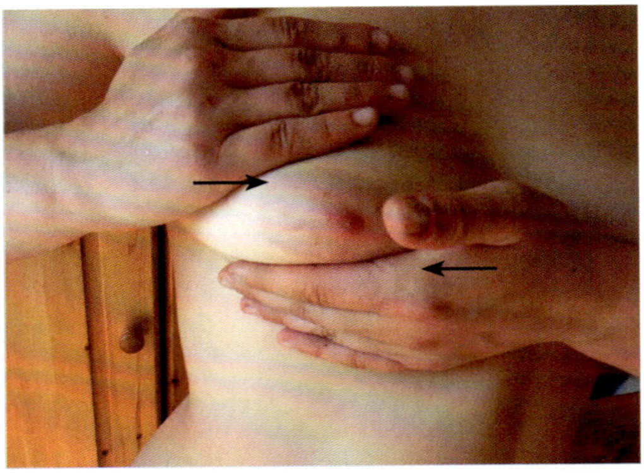

Abb. 2.3 Brustmassage nach Plata-Rueda. (Quelle: Hildegard Schüllner)

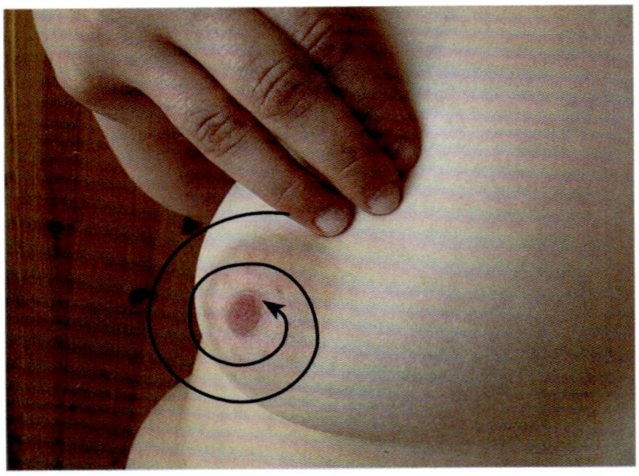

Abb. 2.4 Brustmassage nach Marmet. (Quelle: Hildegard Schüllner)

Durch die Massage wird die Gewebedurchblutung erhöht, das Gewebe wird lockerer, der MSR kann dadurch begünstigt oder sogar ausgelöst werden, der Fettgehalt der Milch steigt und die Milchbildung wird angeregt (Hyperbilirubinämie und Hypoglykämie treten bei gutem Milchtransfer seltener auf).

Eine Brustmassage braucht auch nicht vor jeder Stillmahlzeit ausgeführt werden, erst recht nicht bei reifen und gesunden Neugeborenen. Empfehlenswert ist eine Brustmassage in folgenden Fällen:

- zur Gewinnung von Kolostrum bei saugschwachen Babys, bei Frühgeborenen oder bei Trennung von Mutter und Kind
- als Vorbereitung für die Handentleerung oder das Abpumpen in den oben genannten Fällen
- vor dem Stillen bei wunden Mamillen (individuell entscheiden, ob es hilfreich sein kann)

2.1.5 Handentleerung

Die Technik der Handentleerung (auch Milch ab- oder ausdrücken genannt) sollte jeder Stillenden vertraut sein. Sie kann damit den Milchspendereflex (MSR) auslösen bzw. eine pralle Brust so weit entleeren, dass das Baby sie gut fassen kann. Manche Frauen sind in der Handentleerung so geschickt, dass sie ihre Brüste genauso schnell entleeren wie durch Abpumpen.

Technik:

- Eine senkrechte Linie durch Areola und Mamille vorstellen.
- Dann die Fingerbeere des Daumens eine Daumenbreite oberhalb des Mamillenansatzes auf die Linie bei „12 Uhr" legen und die Fingerbeeren von Zeige- und Mittelfinger etwa zwei Fingerbreit unterhalb der Mamille bei „6 Uhr" auf die Linie legen.
- Nun Daumen und Finger leicht spreizen und sie dabei **sanft** in Richtung Brustkorb in das Brustgewebe drücken.
- Anschließend das Brustgewebe zwischen Daumen und Fingern zusammendrücken und die Finger ein wenig in Richtung Mamille abrollen. Es darf auf keinen Fall weh tun.

- Wieder locker lassen und von vorn beginnen und in gleichmäßigem Rhythmus weitermachen. Die Finger bewegen sich dabei nicht von der Stelle.
- Man kann die Finger auch in anderen Positionen ansetzen, z. B. bei „9/3 Uhr", „11/5 Uhr" oder „1/7 Uhr". Es dauert manchmal 2–3 Minuten, bis die ersten Tropfen Milch an der Mamillenspitze erscheinen. Darum Geduld!

2.1.6 Milchtransfer

Der Milchtransfer (= Milchgewinn, Milchfluss, Entleerung der Brust) wird von drei verschiedenen Mechanismen beeinflusst:

- vom aktiven Beitrag des Kindes beim **Aufbau des Saugschlusses mit negativem Druck** (Sog), der sich insbesondere bei der Abwärtsbewegung des Unterkiefers bzw. durch das Absenken des hinteren Zungenanteils, permanent steigert.
- vom nachfolgenden **Druck auf Mamille und Areola** durch die Zunge und die (Unter-) Kieferleisten, was als positiver Druck bezeichnet wird [21].
- und durch die Oxytocin-gesteuerten Kontraktionen (positiver Druck) des Myoepithels der Alveolen, die die Milch in die Ducti in Richtung Mamille pressen, auch **Milchspendereflex (MSR)** genannt. (Winzig kleine Muskelfasern umspannen die Milchbläschen, in denen die Milch gebildet wird. Sie ziehen sich durch die Einwirkung des Hormons Oxytocin zusammen und pressen die Milch in die Milchgänge Richtung Brustwarze).

Praxistipps

Unterstützende Maßnahmen zum Auslösen des MSR:

- bequeme Stillposition, gut abgestützter Körper, entspannte Körperhaltung,
- warme Umgebung, ggf. Wärmflasche zwischen die Schultern,
- evtl. feuchte Wärme auf die Brust für ca. 5 Minuten,
- evtl. Brustmassage unter Verwendung eines (Still)-Öls, um den Hautwiderstand zu reduzieren, d. h. die Finger gleiten besser auf der Haut entlang, Knötchen sind leichter zu spüren. Öl stoppt die Verdunstungskälte und enthält oft wärmende und entspannungsfördernde Zusätze. Mamille und Areola bleiben dabei ausgespart.
- Allerdings gibt es hin und wieder Kinder, die sich am Geruch stören. Dann ein neutrales Öl benutzen, z. B. Olivenöl. Läuft versehentlich etwas Olivenöl auf die Maille, kann gestillt werden, ohne die Mamille zuvor abzuwaschen.
- Beim Handentleeren oder Abpumpen das Kind dabei anschauen oder – falls es in der Klinik ist – auf einem Foto betrachten oder an das Kind denken.

Gestört wird der Milchspendereflex durch
Kälte, Schmerzen, Unbehagen, Anspannung, Verspannungen, emotionalen Stress (Kummer, Sorgen, etc.), einen hohen Nikotin- und/oder Alkoholkonsum.

Der **erfolgreiche Milchtransfer** ist für die Milchbildung, deren Menge, deren Aufrechterhaltung und deren Steigerung maßgeblich verantwortlich **und nicht allein** die Häufigkeit (und noch weniger die Dauer) des Anlegens. Er lässt sich gut durch das hörbare Schlucken beurteilen. Weitere Kriterien Kap. 2.6ff.

2.1.7 Nutritives Saugen

Große, in gleichmäßigem Rhythmus erfolgende Saugbewegung mit deutlich hörbarem Schlucken (erfolgreicher Milchtransfer). Ist der Unterkiefer beim Saugvorgang maximal abgesenkt, bleibt er für einen Moment in dieser Position (ein wichtiges Erkennungszeichen für effektives Saugen). Das Vakuum erhöht sich in diesem Moment und die Milch kann strömen, unterstützt durch den MRS. Nach der Aufwärtsbewegung findet das Schlucken statt (s. auch Kap. 2.8.1).

2.1.8 Non-nutritives Saugen

Das sind schnelle, kurze Saugbewegungen wie Nuckeln, als Stimulation für den Milchspendereflex (MSR) zu Beginn und immer wieder auch während der Mahlzeit, wobei nicht oder nur selten geschluckt wird, also kein Milchtransfer erfolgt.

2.1.9 DanCer-Griff

Benannt nach der Hebamme Sarah Coulter **Dan**ner und dem Arzt Edward **Cer**utti. Dieser Griff dient dazu, Babys ganz nahe an der Brust zu halten und ein „Abgleiten" oder „Abrutschen" zu vermeiden, indem Kinn und Unterkiefer des Kindes in besonderer Weise gestützt werden. Dadurch kann der Saugschluss besser gehalten und das Vakuum effizienter aufgebaut werden.

Dieser Griff lohnt sich bei hypotonen, saugschwachen Babys, bei Frühgeborenen, bei Kindern mit Spalten im Lippen-Kiefer-Gaumen-Bereich, bei Kindern mit Down-Syndrom und bei neurologisch auffälligen Kindern. Auch bei Kindern mit Zungenproblemen kann er einen Versuch wert sein.

Technik:

- Die Mutter hält die Brust zunächst wie gewohnt im C-Griff.
- Nachdem das Kind die Brust erfasst hat, führt sie den Zeigefinger der C-Griff-Hand unter das Kinn des Kindes, die Fingerspitze berührt dabei sanft die Wange, den Daumen legt sie an die andere Wange. (Manchmal kann es erforderlich sein, die Hand vorsichtig ein wenig zu verschieben, damit die beiden Finger in etwa auf gleicher Höhe an den Wangen anliegen) (▶ Abb. 2.5).
- Daumen und Zeigefinger bilden quasi ein „U" unter dem Kinn und halten so das Köpfchen nahe an der Brust.

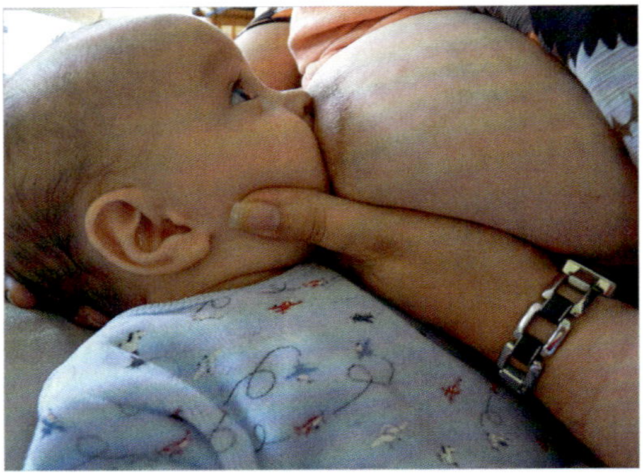

Abb. 2.5 DanCer-Griff in modifizierter Rückenposition. (Quelle: Hildegard Schüllner)

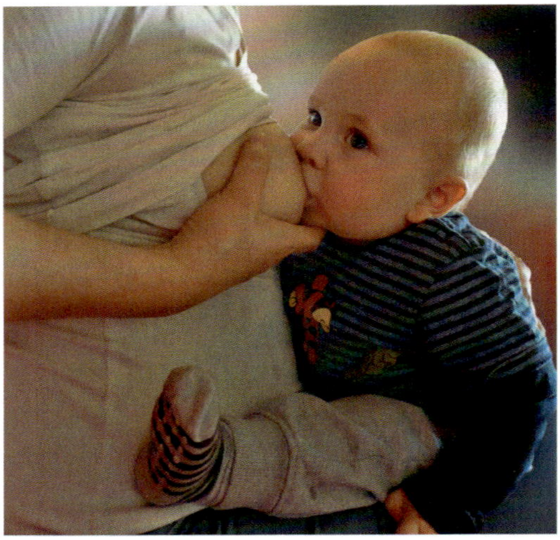

Abb. 2.6 Modifizierter DanCer-Griff in Hoppe-Reiter-Sitz. (Quelle: Hildegard Schüllner)

Variante: Abgewandelter oder modifizierter DanCer-Griff (▶ Abb. 2.6). Dabei wird nur der Zeigefinger wie ein Haken unter das Kinn gelegt, um es auf diese Weise zu stützen und nahe an der Brust zu halten.

2.1.10 Saugschluss lösen

Saugschluss nennt man den Aufbau des Vakuums beim Saugen, wobei das Kind das Brustgewebe mit den Lippen und u-förmig mit der Zunge umfasst und abdichtet. In den meisten Fällen lässt ein Kind die Brust von selbst los, vor allem wenn es satt und zufrieden ist.

Manchmal muss das die Mutter übernehmen, wenn aus einem bestimmten Grund das Stillen unterbrochen werden muss. Sie hat dazu **drei verschiedene Möglichkeiten:**

1. **Finger im Mundwinkel einführen:**
   Die Mutter setzt die Fingerkuppe des Zeigefingers (kurzgeschnittener Nagel!) am Mundwinkel des Kindes an, zieht die Unterlippe etwas nach unten und schiebt dann den Finger zwischen die Kauleisten.
   Meistens hört man dabei schon ein Geräusch wie ein Zischen oder Schmatzen, was das Lösen des Saugschlusses anzeigt. Oft öffnen die Kinder in diesem Moment den Mund von selbst und die Mutter kann rasch und problemlos die Mamille herausziehen.
   Es gibt aber auch **Kinder, die sofort nachfassen**, was sehr schmerzhaft sein kann. Dann ist es erforderlich, **den Finger tiefer in den Mund** einzuführen, um das Zuschnappen zu verhindern. (Es geht auch gut mit dem kleinen Finger oder Daumen, am besten ausprobieren, womit man am geschicktesten ist).
2. Die Fingerkuppe des Zeigefingers (des kleinen Fingers oder Daumens) in die Kinngrube legen und **das Kinn des Kindes nach unten und Richtung Hals drücken**, damit die Kiefergelenke sich lösen.
3. **In unmittelbarer Nähe des Mundes auf das Brustgewebe drücken**, bis man hört, dass der Saugschluss gelöst ist. Dann gleichzeitig die Brust wegziehen und den Haltegriff am Kind lockern. (Nur für sehr routinierte Stillpaare geeignet!)
   Diese Methode kann vor allem in der frühen Stillzeit zu **wunden Mamillen** führen, da die Chance des Kindes sehr groß ist, sofort wieder nachzufassen, sobald das Brustgewebe aus seinem Mund gleitet, und ist darum – insbesondere bei wunden Mamillen – **nicht zu empfehlen!**

2.2 Stillpositionen

Bei 8–12 Stillmahlzeiten in 24 Stunden und einer durchschnittlichen Stilldauer von 30–40 Minuten pro Mahlzeit (ohne Wickeln) verbringt die Stillende in den ersten Wochen **ca. 4–8 Stunden/Tag** nur mit Stillen! Dies sollte Anlass genug sein, möglichst viele Stillpositionen auszuprobieren, um herauszufinden, welche für Mutter und Kind optimal sind und in der die Mutter so entspannt wie nur möglich stillen kann.

Es gibt natürlich auch Schnelltrinker, die in wenigen Minuten fertig sind, und Genießer bzw. Träumer, die länger als 45 Minuten brauchen, dafür aber mehrere Stunden satt und zufrieden sind, oder Neugeborene, die nur 5–6 Mahlzeiten brauchen. Entscheidend ist, dass das Kind gut gedeiht.

Bei **kurzen Intervallen zwischen 2 Mahlzeiten** und **mehr als 45 Minuten reiner Stillzeit** sollte die Saug- und Anlegetechnik genauer betrachtet werden, erst recht in Kombination mit einer schleppenden Gewichtszunahme und/oder rezidivierendem Milchstau/Mastitis.

Merke **M!**

Die Stillende sollte abwechselnd in 2–3 verschiedenen Positionen anlegen, damit die Belastung der Mamillen nicht einseitig ist, die Brüste „rundum" gut entleert werden und unterschiedliche Muskeln beim Halten des Kindes beansprucht werden.

Oft kann es sogar sinnvoll sein, selbst während einer Mahlzeit **an der gleichen Brust**, in verschiedenen Positionen zu stillen. Das schont wunde Mamillen, die Brust wird so optimal entleert und gleichzeitig günstig in allen Drüsenbereichen zu neuer Produktion angeregt und das Kind erhält garantiert die fettreiche Hintermilch.

Damit Mutter und Kind es **möglichst bequem** haben, sollten Kissen, Decken und Tücher in unterschiedlicher Dicke und Größe, evtl. ein Stillkissen und ein Fußschemel in unmittelbarer Reichweite sein, damit bei Bedarf entsprechend gepolstert und gestützt werden kann. Dadurch wird die Muskulatur im Rücken-, Nacken-, Schulter- und Armbereich entlastet. Das bedeutet weniger Verspannungen und Schmerzen und die Milch fließt besser!

Beim **Stillen im Sitzen** – egal ob Stuhl, Sessel, Sofa, Schaukelstuhl oder Bett, ob im Schneidersitz oder beim Sitzen mit gestreckten Beinen – sollte der **Rücken angelehnt** werden können. Evtl. ist es auch günstig, für den Kopf eine Möglichkeit zum Anlehnen bereitzuhalten.

> **Merke** M!
>
> Ein warmer Rücken trägt dazu bei, dass die Milch besser fließt!

Beim Stillen mit **Rückengriff** ist der Rücken der Mutter so zu polstern, dass genügend Platz nach hinten für die Beinchen des Kindes ist. Armlehnen von Sofa oder Sessel oder Kissen befinden sich seitlich zum Aufstützen von Ellbogen/Armen, damit die Nacken- und Schultermuskeln durch das Halten des Kindes nicht verspannen.

Wird das Kind frei gehalten, kann es sein, dass die **Muskulatur** der Mutter **rasch ermüdet**. Dadurch kann sich die Lage des Kindes verändern, die Mamille wird unter Spannung gesetzt, das Kind kann sie nicht mehr richtig halten, es „rutscht ab" und die Mamillen werden wund.

Die **Beine der Mutter** sollten leicht zum Körper gezogen sein. Dafür kann ein Fußschemel oder eine Decke auf dem Boden nützlich sein oder die Füße/Beine auf den Couchtisch ablegen.

> **Merke** M!
>
> Vor allem in den ersten Wochen p. p. sollten die Beine nicht übereinandergeschlagen werden, weil so der Rückfluss des venösen Blutes u. U. behindert wird.

Die Mutter sollte sich nach Möglichkeit auch **nicht über das Baby lehnen**, das belastet unnötig die Nacken- und Rückenmuskulatur. Sie sollte sich anlehnen und das Kind mit Stillkissen oder anderen Hilfsmitteln so polstern, dass es bequem und sicher in Brusthöhe, – die Brustwarze in Höhe des Mundes – und möglichst nahe bei der Mutter liegt.

Beim **Stillen im Schneidersitz** macht es Sinn, seitlich unter die Knie ebenfalls ein Kissen o. Ä. zu schieben, um die Bein- und Bauchmuskulatur zu entlasten. Es sei denn, die Mutter kann die Knie mit gutem Kontakt zur Unterlage ablegen.

Beim **Stillen im Bett oder auf dem Sofa**, z. B. nach einem Kaiserschnitt oder generell zur Entlastung der Bauchmuskulatur, kann zusätzlich ein Kissen oder eine Decke unter die Knie geschoben werden.

> **Merke** M!
>
> Für das Kind gilt: Es muss sich rundum sicher und gut gehalten fühlen, damit es entspannt und ohne viel Anstrengung saugen kann.

Dies beugt unnötiges Luftschlucken und Blähungen vor. Der Kopf sollte nicht verdreht sein, das erschwert das Schlucken sowie die Koordination von Atmen-Saugen-Schlucken.

Ohr, Schulter und Hüfte sollten in einer Linie liegen. Der Kopf ist der Mutter zugewandt und befindet sich in Höhe der Mamille. Weitere Details finden Sie in der Beschreibung der jeweiligen Stillpositionen.

Wechselnde Stillpositionen fördern die Flexibilität des Kindes. Es muss sich dabei immer wieder auf neue Gegebenheiten einstellen, was bei Stillkrisen ein großer Vorteil sein kann. Auch die Vernetzung der beiden Gehirnhälften wird dabei gefördert.

2.2.1 Wiegegriff

Der Wiegegriff ist die bekannteste und am häufigsten angewandte Stillposition.

Technik (► Abb. 2.7):

- Die Mutter sitzt bequem und gut gestützt.
- Das Kind liegt in einem Arm der Mutter. Mit der anderen Hand erfasst sie die Brust im C-Griff.
- Der Kopf des Babys befindet sich auf Höhe der Mamille und ruht entweder in der Ellenbeuge oder auf dem Unterarm der Mutter. Rücken und Po werden durch den Unterarm bzw. die Hand gestützt.

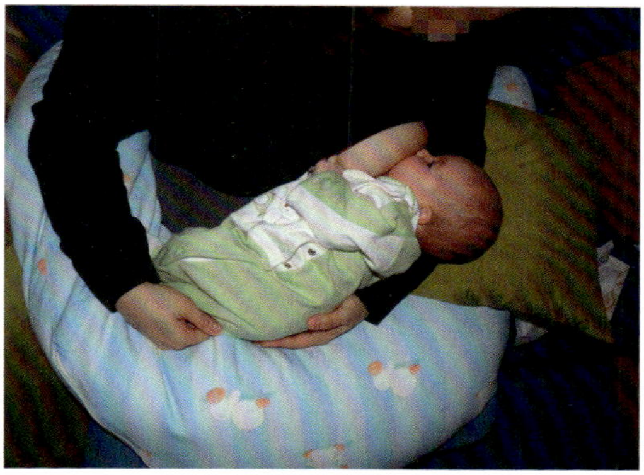

Abb. 2.7 Wiegegriff. (Quelle: Hildegard Schüllner)

- Öffnet das Kind seinen Mund weit genug, wird es rasch zur Brust gezogen. Oft ist das Heranziehen gar nicht erforderlich, denn das Kind schafft das „Andocken“ normalerweise aus eigener Kraft, wenn es nahe genug bei der Mutter liegt.
- Damit die Armmuskulatur entlastet werden kann und das Baby bequem in Brusthöhe liegt, ist oft ein Kissen, eine Decke oder ein Stillkissen auf dem Schoß der Mutter hilfreich.
- Das Kind ist ‚Bauch an Bauch' zur Mutter gewandt, d. h. es liegt exakt in Seitenlage. Ohr-Schulter-Hüfte sind in einer Linie, das Gesicht ist der Brust zugewandt. Der untere Arm des Kindes befindet sich entweder seitlich an seinem Körper oder zeigt in Richtung Taille der Mutter. Die Beinchen sind angezogen und die Knie berühren ihren Körper.

Praxistipp

Bei unruhigen Kindern oder wenn die Händchen ständig im Weg sind, kann es hilfreich sein, das Kind vor dem Anlegen mit einer Mullwindel oder einem Tuch zu pucken.

Das **Freihalten der Nase** ist normalerweise nicht nötig und meist eine spontane Reaktion/ein Reflex der Mutter.

Vergräbt sich das Kind dennoch zu sehr im weichen Brustgewebe und hat deshalb Mühe, frei zu atmen, dann genügt es meistens, wenn die Mutter den Po mit der Hand oder dem Unterarm fester an ihren Körper drückt und ihren Oberarm ein klein wenig aus der Schulter heraus nach vorne bringt. Dabei bekommt das Köpfchen/die Nase etwas mehr Freiheit und die Luft kann leichter zirkulieren. Bei allen Griffen, bei denen das Köpfchen in der Hand ruht, reicht es meistens aus, nur mit dem Handgelenk die Schultern des Kindes etwas näher zum Körper der Mutter zu drücken und die Finger am Köpfchen ein klein wenig zu lockern, damit die Luft besser zirkulieren und das Kind freier atmen kann.

Praxistipp

Bei sehr großen Brüsten kann es hilfreich sein, eine gerollte Mullwindel oder ein gefaltetes Handtuch zwischen Brust und Körper zu schieben. Dadurch wird die Brust angehoben und gestützt, das Kind kann die Warze besser erfassen, das Näschen hat sanften Kontakt zur Brust, die Luft kann gut zirkulieren und die Milch fließt leichter, da die Milchgänge nicht abknicken. Oft ist hier das Stillen in der Rückenposition günstiger als in der Wiegehaltung.

2.2.2 Modifizierter Wiegegriff (Kreuzgriff)

Diese Stillposition wird in der Fachliteratur auch als Kreuzgriff, Frühgeborenengriff oder Übergangshaltung bezeichnet (▶ Abb. 2.8). Er wird für kleine Frühgeborene und Babys mit schwachem Muskeltonus, einem schwachen Suchreflex oder einer Saugschwäche empfohlen [20].

Technik:
- Die Mutter sitzt entspannt und bequem wie beim Wiegegriff beschrieben.
- Der einzige Unterschied liegt im Halten des Kindes, d. h. das Kind liegt wie oben, nur die Arme sind „vertauscht“. Der Arm der zu stillenden Brust umfasst diese im C-Griff, der Kopf ruht nicht in der Ellenbeuge des anderen Armes, sondern in der Hand (Zangengriff vermeiden, s. Praxistipp) und der Handballen befindet sich möglichst im Schulterbereich.
- Rücken und Po werden vom Unterarm gestützt.
- Manchmal ist es bei diesem Griff erforderlich, unter die Hand, in der das Köpfchen ruht, ein gerolltes Handtuch, eine Mullwindel o. Ä. wie

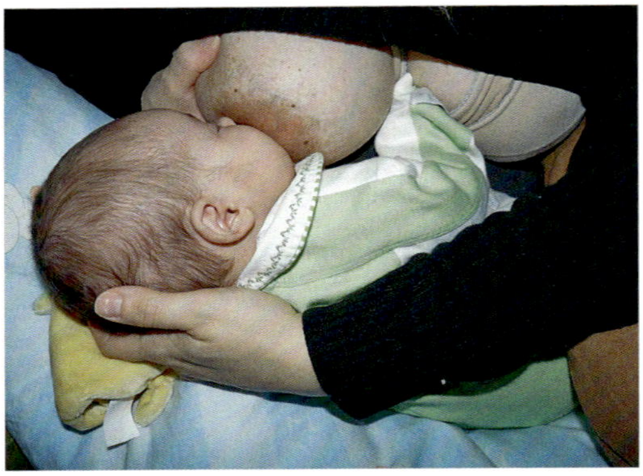

Abb. 2.8 Wiegegriff, modifiziert (Kreuzgriff). (Quelle: Hildegard Schüllner)

einen Keil zu stecken, damit sie abgelegt werden kann (▶ Abb. 2.8).

Vorteile dieses Griffs:

- Meiner Erfahrung nach ist diese Haltung vor allem in den ersten Tagen der Stillzeit sehr hilfreich, da die Mutter das Kind mit dem in der Hand ruhenden Köpfchen **schneller und zielgerichteter zur Brust führen** kann. Außerdem kann sie mit der C-Griff-Hand das Brustgewebe besser formen und dem Kind so das „Andocken" erleichtern.
- **Saugschwache, hypotone Babys, Frühgeborene und Kinder mit Zungenproblemen** sind leichter an der Brust zu halten und die DanCer-Griffe können gleichzeitig eingesetzt werden.
- Die **Nasenatmung** kann **besser gesteuert** werden, indem die Mutter die Finger am Köpfchen etwas streckt und den Handballen etwas fester an die Schultern presst. Dadurch kann sich das Köpfchen ein wenig in Richtung Nacken bewegen und die Nasenflügel kommen frei.
- Ein weiterer Vorteil besteht darin, dass die Mutter mit der brustumfassenden Hand (C-Griff) die **äußeren Quadranten der Brust**, in denen sich viel Milchdrüsengewebe befindet, gut komprimieren oder mitmassieren kann. Knoten und Verhärtungen werden vermieden bzw. können sanft ausgestrichen werden. Dies gilt allerdings nicht für hypotone Babys! Sie können dabei leicht die Warze verlieren. Auch bei wunden Mamillen kann das Massieren ungünstig sein. In diesen Fällen bietet sich allenfalls die Brustkompression an).

Praxistipps

Sensible, übererregbare, hypertone oder sehr unruhige Babys reagieren beim Berühren und Führen des Kopfes, vor allem wenn man ihn in Richtung Brust drückt, gern mit weiterer Unruhe. Sie überstrecken den Kopf oder drücken sich von der Brust weg, erst recht, wenn man den Kopf mit der Hand „in die Zange" nimmt.

- Abhilfe, oder zumindest eine leichte Verbesserung, kann erreicht werden, wenn man ein **Tuch zwischen Hand und Köpfchen** legt und den Kopf so sanft wie nur möglich umfasst.
- Überstreckt das Kind dennoch sein Köpfchen, sollte eine Position gewählt werden, bei der der Kopf im Arm der Mutter ruht und sie durch einen raschen Armzug das Kind zur Brust holt.
- Es wäre auch einen Versuch wert, diese Kinder in einer Position zu stillen, in der sie sicher und bequem liegen, aber nicht gehalten werden müssen, z. B.:
  - beim Wiege- oder Rückengriff das Kind mit Hilfe von Kissen oder Decken oder dem amerikanischen Stillkissen (▶ Abb. 2.9) so polstern, dass es nicht gehalten werden braucht.
  - Stillen in Seitenlage (Kap. 2.2.7)
  - in Rückenlage (Kap. 2.2.11)
  - im Vierfüßler-/Knie-Ellenbogen-Stand (Kap. 2.2.14)
  - im Stehen (Kap. 2.2.15) am Wickeltisch
  - sitzend, während das Kind auf einem Tisch liegt.

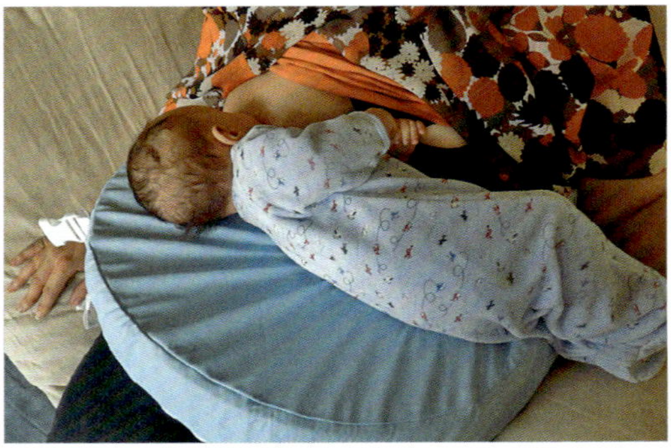

Abb. 2.9 Das Kind liegt stabil und muss nicht gehalten werden. (Quelle: Hildegard Schüllner)

2.2.3 Wiegegriff, halbsitzend

Technik:
- Die Mutter wird mit dem Bettoberteil in eine halbsitzende Position gebracht oder im Rücken entsprechend gepolstert.
- Das Kind hält sie auf eine der oben beschriebenen Weisen. Es ist auch möglich, das Kind so anzulegen, dass z. B. beim Stillen mit der rechten Brust die Beinchen zur linken Leiste zeigen.
- Ein älteres Kind kann auf den angezogenen Oberschenkel oder in die Leistenbeuge gesetzt werden.

Vorteile:
- Durch die Wirkung der Schwerkraft wird ein starker MSR etwas abgeschwächt.
- Babys mit ungünstiger Zungentechnik oder sonstigen Zungenproblemen können in diesen Positionen die Brust oft besser erfassen, da der **Mundboden und der Zungengrund entlastet** werden.

Praxistipp

Dr. Suzanne Colson, eine Expertin aus England, empfiehlt generell, die Babys großflächig und unter viel direktem Hautkontakt anzulegen. Dabei befindet sich die Mutter meist in halbliegender Position.

Im Internet gibt es dazu verschiedene Videoclips:

http://www.biologicalnurturing.com/video/bn3 clip.html

2.2.4 Rückengriff (Football-Hold)

Technik (▸ Abb. 2.10):
- Die Mutter sitzt aufrecht und angelehnt.
- Das Kind liegt seitlich neben ihr auf einem festen Kissen in Brusthöhe mit den Beinchen nach hinten gerichtet.
- Die Mutter wird im Rücken mit Hilfe von Kissen o. Ä. so gepolstert, dass für die Beinchen genug Platz ist.
- Der Körper des Babys ist der Mutter zugewandt, Ohr-Schulter-Hüfte bilden eine Linie.
- Das Kind wird mit dem Arm der zu stillenden Brust gehalten.
- Die Mutter drückt mit den Innenseiten von Ellenbeuge und Unterarm den Po und den Rücken ihres Kindes sanft zu sich, der Kopf ruht in der geschlossenen Hand, Handballen und Handgelenk liegen an der Schulter. Auf diese Weise liegt das Kind sehr nahe bei der Mutter und kann die Mamille gut selbst erfassen.
- Muss dennoch unterstützt werden, drückt die Mutter das Kind aus dem Handgelenk heraus rasch zu sich, sobald es den Mund weit genug aufsperrt. Auch hier kann man ein kleines Kissen oder eine Mullwindel wie einen Keil unter die Hand und das Handgelenk stecken, in der das Köpfchen ruht.

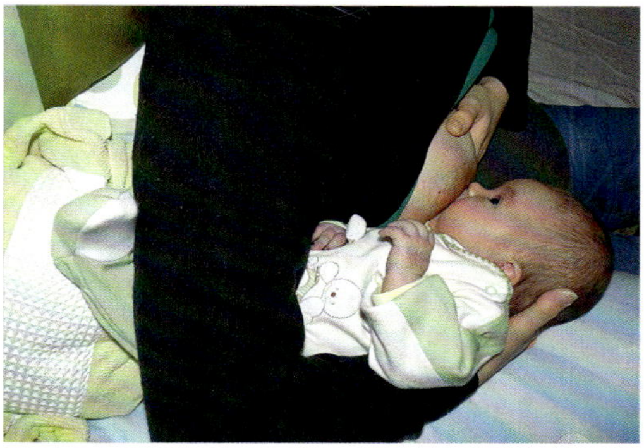

Abb. 2.10 Rückengriff (Football-Hold). (Quelle: Hildegard Schüllner)

Vorteile:
- Bessere Entleerung der Brust, erst recht bei Milchstau oder Mastitis. Das Kind hat den Unterkiefer an dem Bereich der Brust, in dem sich der meiste Drüsenanteil befindet.
- Die Mutter hat meist eine freiere Sicht auf das Geschehen.
- Sie kann das Köpfchen besser führen und positionieren.
- Mutter und Kind können direkten Blickkontakt halten und besser miteinander kommunizieren. Die Aufmerksamkeit des Kindes wird dadurch angeregt und aufrechterhalten.
- Günstige Position bei großen Brüsten.
- Viele Kinder können in dieser Position die Mamille besser fassen.
- Auch bei flachen oder invertierten Mamillen (nach innen gezogene Warzen, z. B. Schlupf- oder Hohlwarzen) ist das Erfassen häufig leichter und effektiver.
- Saugschwache, hypotone Babys kommen in dieser Position oft besser zurecht, ebenso Kinder

mit Zungenproblemen und Frühgeborene, da die Mutter den in der Hand ruhenden Kopf gut führen und in Position halten kann. Das Kind kann den Saugschluss besser halten, die Mamille rutscht ihm nicht so leicht aus dem Mund. Frühchen neigen dazu, sich einzuigeln. Das gelingt ihnen in dieser Position nicht so leicht.
- Die DanCer-Griffe sind gut ausführbar.
- Weniger Schmerzen bei wunden Mamillen, da sich die Belastung der Mamille bei dieser Stillposition verändert, vor allem wenn zuvor hauptsächlich in anderen Positionen gestillt wurde.
- Weniger Schmerzen nach Kaiserschnitt, da das Kind nicht auf das Wundgebiet drückt und die Naht entlastet ist.
- Ideale Position, um Zwillinge gleichzeitig zu stillen.
- Falls erforderlich, kann der Mutter in dieser Position besser beim Anlegen geholfen werden.
- Günstige Stillposition bei übererregbaren Kindern, da sie – mit entsprechender Polsterung – nicht gehalten werden müssen.
- Haben die Mütter die Vorteile dieses Griffes erkannt und etwas Übung, stillen die meisten bevorzugt in dieser Position, auch wenn es anfangs etwas schwierig zu sein scheint.

Praxistipps

- Um dem Abstoßreflex entgegenzuwirken, sollte man darauf achten, dass die Fußsohlen wenig bzw. keinen Kontakt zur Rückenlehne haben.
- Bei größeren Kindern bietet es sich an, die Beinchen hochzuschlagen, damit sie quasi mit den Fersen und Waden – evtl. sogar mit Oberschenkeln und Po – Kontakt zur Rückenlehne haben.

2.2.5 Rückengriff, modifiziert

Technik (▸ Abb. 2.11):
- Die Mutter hält mit der entgegengesetzten Hand das Köpfchen und den Schulterbereich und führt mit der anderen Hand die Brust im C-Griff (rechte Hand, wenn rechts gestillt wird).
- Das Kind liegt wie oben beschrieben.
- Da in dieser Position Rücken und Po des Kindes nicht gehalten werden, muss das Kind mit einer Decke oder einem Kissen entsprechend gestützt werden. Manchmal ist es sogar überflüssig, das Köpfchen zu halten, wenn das Kind gut und sicher gepolstert ist.

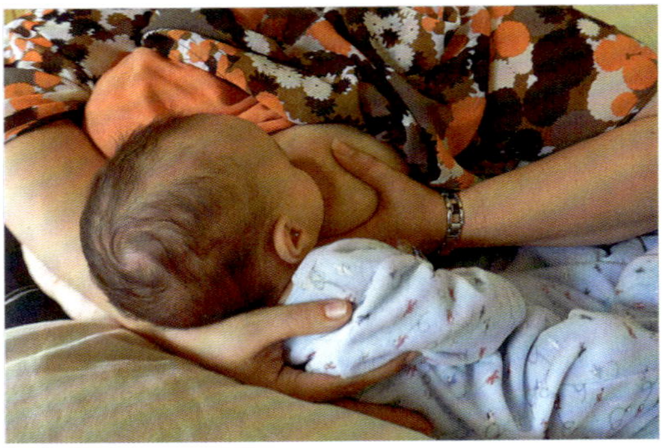

Abb. 2.11 Rückengriff, modifiziert. (Quelle: Hildegard Schüllner)

Zu empfehlen bei:
- Knoten und Verhärtungen im äußeren Brustbereich. Die Finger der C-Griff-Hand können sanft massieren oder „Vibrationen“ auf den harten Bereich setzen (Vorsicht bei Kindern, die Probleme mit dem Halten des Saugschlusses haben, und ebenso bei wunden Mamillen! Hier lieber die Brustkompression wählen).
- Milchstau/Mastitis im Bereich der äußeren Quadranten,
- großen Brüsten.
- Die DanCer-Griffe sind gut ausführbar. (Wird rechts gestillt, liegen Daumen und Zeigefinger der rechten Hand an Kinn und Wangen an).
- Günstig bei übererregbaren Kindern, da sie – mit entsprechender Polsterung – nicht gehalten werden müssen.

Praxistipp

Wenn Babys dazu neigen, sich leicht zu verschlucken, weil der Milchspendereflex sehr stark oder der Muskeltonus des Kindes schwach ist, sollte man bei den bereits beschriebenen Stillpositionen darauf achten, dass der Oberkörper des Kindes erhöht ist, es also in einer halbsitzenden Position angelegt wird.

2.2.6 Rückengriff, halbsitzend

Technik (▶ Abb. 2.12):

- Die Mutter wird mit dem Bettoberteil in eine halbsitzende Position gebracht oder im Rücken entsprechend gepolstert.
- Sie hält das Kind wie oben beschrieben. Evtl. muss es auch in eine mehr sitzende Position gebracht werden. Darum könnte es nötig sein, etwas nachzupolstern, damit es bequem und in Brusthöhe liegt und die Mutter ihren Ellbogen/Arm und Hand/Handgelenk gut ablegen kann.
- Ebenso empfiehlt es sich, der Mutter eine gerollte Decke o. Ä. unter die Knie zu legen und eine Stütze für die Füße herzurichten, vor allem beim Stillen im Bett und insbesondere nach einer Sectio zur Entlastung der Naht.

Zu empfehlen bei:

- starkem Milchspendereflex (etwas von der Schwerkraft wird genommen, dadurch weniger Probleme mit dem Verschlucken)
- Z. n. Sectio
- Babys mit Hypotonie und/oder Saugschwäche (evtl. mit einem der DanCer-Griffe unterstützen)
- Kindern mit Zungenproblemen (Zungen- und Mundbodenentlastung)
- zum Parallelstillen von Zwillingen

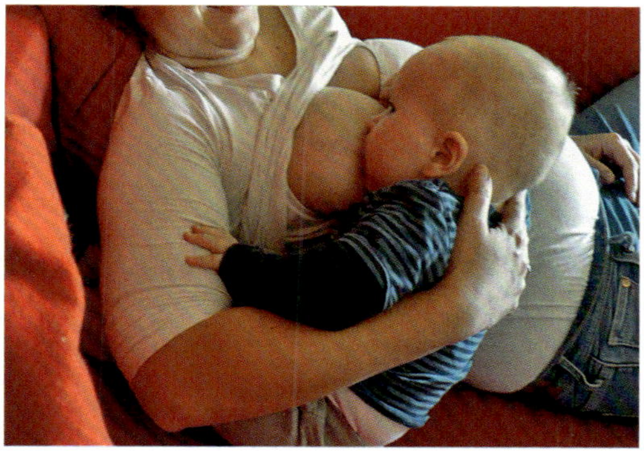

Abb. 2.12 Rückengriff, halbsitzend. (Quelle: Hildegard Schüllner)

2.2.7 Stillen in Seitenlage

Technik:

- Die Mutter liegt auf der Seite, die Beine sind leicht angezogen.
- Sie probiert aus, ob sie lieber ein Kissen oder ihren unteren Arm zur Entlastung des Nackens benutzen will (▶ Abb. 2.13a. Ein Kissen hat den Vorteil, dass die Mutter den Arm zum Halten des Kindes frei hat (▶ Abb. 2.13b).
- Günstig ist es, wenn auch der Rücken der Mutter Kontakt zu einer Decke o. Ä. hat. Das entlastet und wärmt ihn und verhindert meist, dass sich die Mutter zu sehr nach vorne zum Kind beugt.
- Nach einem Kaiserschnitt, bei Gelenkproblemen der unteren Extremitäten oder auch nur, um optimal entspannt zu liegen, kann eine Decke oder ein (Still-)Kissen zwischen die angewinkelten Beine gelegt werden.
- **Das Kind** liegt ebenfalls in Seitenlage und ist mit dem ganzen Körper der Mutter zugewandt, weder Kopf noch Hüfte sind verdreht, Ohr-Schulter-Hüfte bilden eine Linie.
- Der Rücken des Kindes sollte gestützt sein, entweder durch ein Kissen, ein zusammengerolltes (Hand-)Tuch, eine Decke oder durch den (unteren) Arm der Mutter.
- Der Mund befindet sich in Höhe der Brustwarze, der Kopf ist leicht überstreckt.
- Mit der oberen Hand fasst die Mutter die Brust im C-Griff und streicht mit der Mamille über die Lippen.
- Sobald das Baby den Mund öffnet, drückt sie es mit dem unteren Arm an sich. Sollte sie diesen als „Kopfkissen“ benutzen, kann eine Hilfsperson in den ersten Tagen das Herandrücken übernehmen. Später ist das Kind durch (Bauch-) Muskeleinsatz selber in der Lage, sich heranzuziehen.
- Hat das Kind die Brust gut erfasst, berühren auch hier Kinn und Nasenspitze die Brust.
- Ist das Kinn des Kindes zu sehr in Richtung seines Brustkorbes geneigt, erschwert dies u. U. die Nasenatmung und das Schlucken. Eine **Ausnahme** bilden Kinder mit einer kurzer Zunge, einem kurzen Zungenband oder einer ungünstigen Zungentechnik. Hier sollte das Kinn zur Brust geneigt sein, um die Zunge zu entlasten. Allerdings könnte es dann erforderlich sein, mit sanftem Druck ins Brustgewebe die Nase freizuhalten).

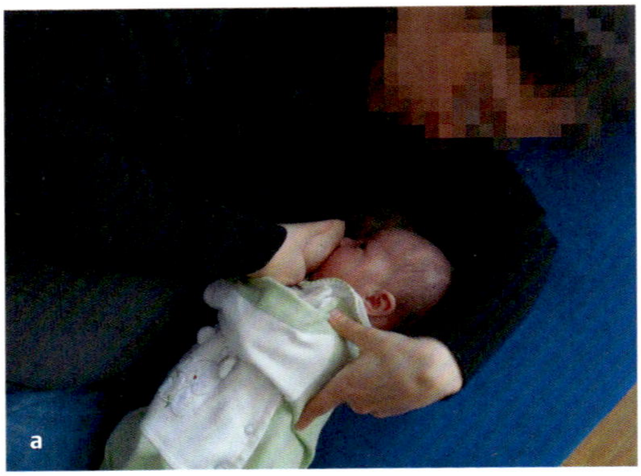

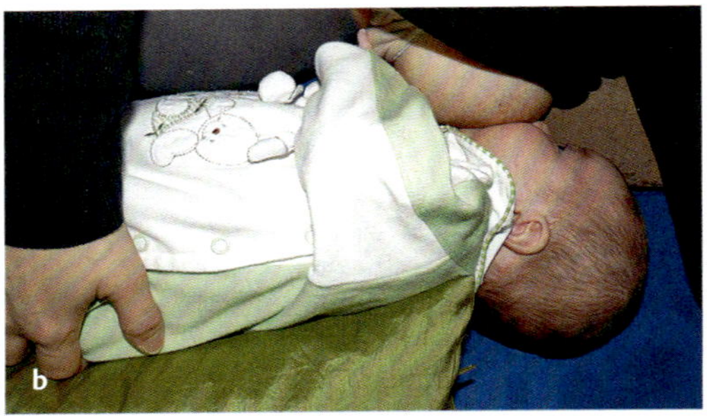

Abb. 2.13 Seitenlage. (Quelle: Hildegard Schüllner)
a Stillen in Seitenlage mit Kissen.
b Stillen in Seitenlage mit Arm zur Entlastung des Nackens.

Vorteile:

- Eine schmerzende Dammnaht ist entlastet.
- Mutter und Kind liegen normalerweise optimal entspannt, die Mutter kann sich beim Stillen etwas ausruhen.
- Gut geeignet bei übererregbaren oder hypertonen Kindern.
- Ideale Position, um nachts zu stillen.

2.2.8 Stillen in Seitenlage, Variante 1

Technik (▸ Abb. 2.14)
Das Kind ruht mit dem Kopf auf dem Unterarm oder in der Ellenbeuge der Mutter. Ausprobieren, was für Mutter und Kind am bequemsten ist!

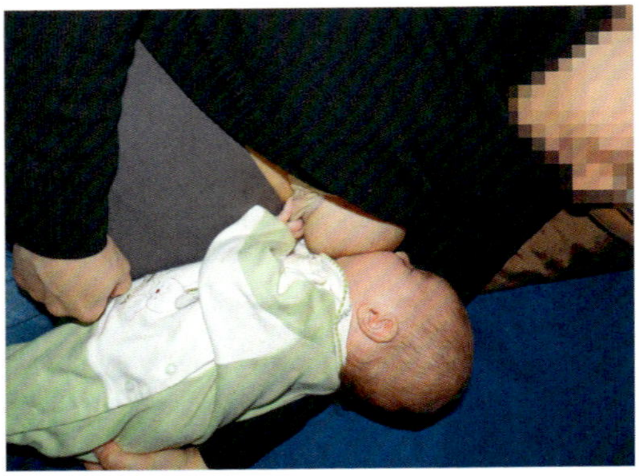

Abb. 2.14 Stillen in Seitenlage, Variante 1. (Quelle: Hildegard Schüllner)

Praxistipps

- Um die **Seite zu wechseln**, ist es am günstigsten, wenn die Mutter das Kind fest an ihren Körper drückt und beide dann zur anderen Seite rollen. Sie kann auch mitsamt dem Kind eine Wende machen, d. h. wo zuvor ihr Kopf war, liegen jetzt ihre Beine.
- Bei **großen Brüsten** kann es erforderlich sein, die Bettdecke o. Ä. unter den Oberkörper der Mutter zu stecken, um mit der unteren Brust zu stillen.
- Beim Stillen in Seitenlage ist darauf zu achten, dass die Mutter ihren Kopf möglichst nicht in die Hand stützt, da dies schnell zu Verspannungen führt. Sie soll ihn mit Kissen gut polstern oder ihn auf ihrem angewinkelten unteren Arm ablegen.

Merke M!

Bei allen liegenden Positionen *muss* das Einschlafen von Mutter und Kind einkalkuliert werden! Darum sollten zuvor *Gefahrenquellen minimiert* und auf eine gute Luftzirkulation geachtet werden! Zum Polstern und Abstützen *nur atmungsaktives Material* verwenden! Die Mutter sollte sich so positionieren, dass das Kind jederzeit gut atmen kann. Möglichst nicht im Wasserbett stillen!

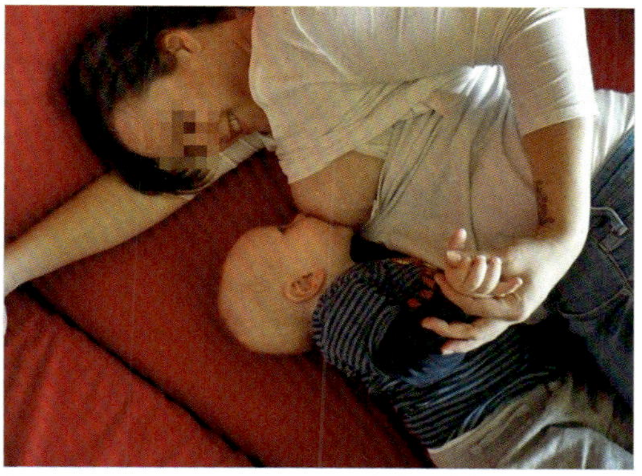

Abb. 2.15 Stillen in Seitenlage, Variante 2. (Quelle: Hildegard Schüllner)

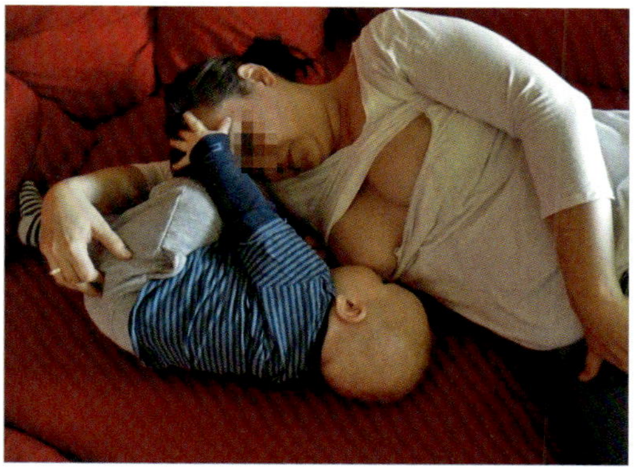

Abb. 2.16 Stillen in Seitenlage, Variante 3. (Quelle: Hildegard Schüllner)

2.2.9 Stillen in Seitenlage, Variante 2

Technik (▶ Abb. 2.15):

- Mutter und Kind liegen wie oben beschrieben in Seitenlage.
- Die Mutter möchte mit der **oberen Brust** stillen (nur sinnvoll bei entsprechender Brustgröße). Dazu muss sie sich mit dem Oberkörper so weit in Richtung Kind drehen, dass es die Brust gut erfassen kann (ggf. das Kind mit Hilfe einer Decke etwas höher lagern).
- Bei **großen Brüsten** ist diese Drehung meist nicht erforderlich, es kann hier sogar vorteilhafter sein, die obere Brust zu reichen. Ob dabei ein gerolltes Tuch unter die Brust gelegt werden sollte, muss ausprobiert werden.

Nachteil: Kann leicht zu Verspannungen führen.

2.2.10 Stillen in Seitenlage, Variante 3

Technik (▶ Abb. 2.16):

- Die Mutter liegt wie oben beschrieben in Seitenlage. Evtl. muss eine Decke oder ein Kissen unter den Oberkörper der Mutter gelegt werden.
- Das Kind liegt ebenfalls in Seitenlage, aber um 180 ° gedreht, also in umgekehrter Richtung, die Beinchen zeigen nach oben zum Kopf der Mutter.

Zu empfehlen bei:

- wunden Mamillen, um die vorgeschädigte/wunde Mamille zu entlasten.
- Milchstau oder Mastitis mit Verhärtungen vor allem im Bereich der oberen Quadranten.
- zum Verbessern des Saugverhaltens bei saugschwachen Babys [20].

2.2.11 Stillen in Rückenlage

Technik (▶ Abb. 2.17):

- Die Mutter liegt auf dem Rücken, der Kopf ist leicht erhöht (Kopfteil des Bettes etwas hochstellen oder mit Kissen entsprechend polstern), die Beine sind zum Körper gezogen (wie stark, muss im Einzelfall erwogen werden).
- Damit sie möglichst entspannt und bequem liegt, muss dafür gesorgt werden, dass die Füße Halt finden und sich eine Rolle oder Decke unter den Knien befindet.
- Auch sollten Kissen oder feste Polster rechts und links bereitliegen, damit die Mutter ggf. ihre Arme/Ellenbogen aufstützen kann.
- Das Kind liegt mit dem Gesicht nach unten, also bäuchlings, auf dem Bauch der Mutter. Die Füßchen zeigen entweder in Richtung Schoß der Mutter oder zur gegenüberliegenden Leiste.

Diese Haltung wird meist im Kreißsaal unmittelbar nach der Geburt angewandt und ist in der ganzen Neugeborenenphase (die ersten 6 Wochen) oder auch länger zu empfehlen.

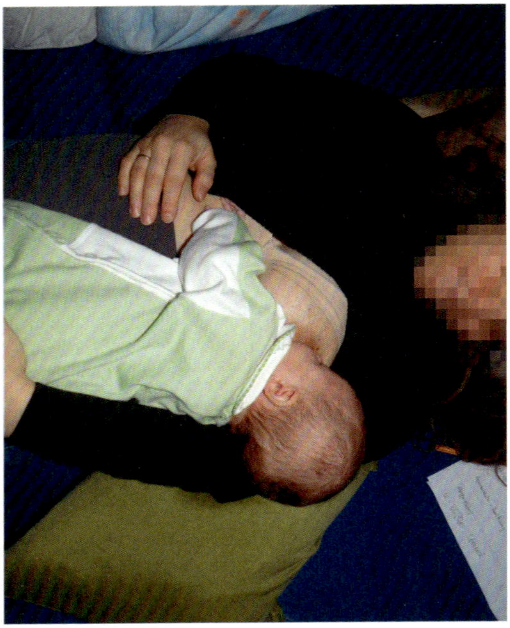

Abb. 2.17 Stillen in Rückenlage. (Quelle: Hildegard Schüllner)

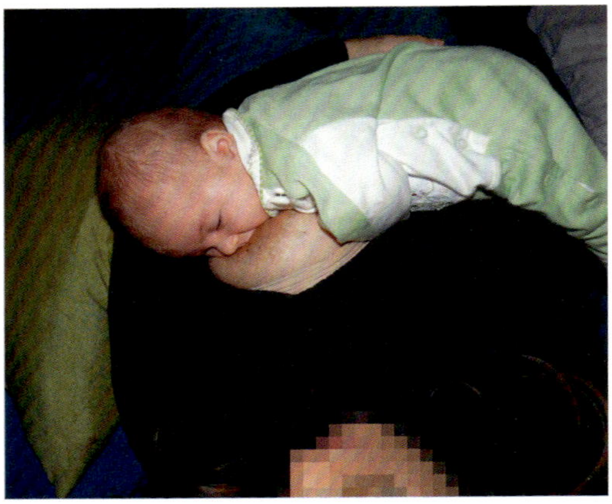

Abb. 2.18 Stillen in Rückenlage, Variante. (Quelle: Hildegard Schüllner)

Hilfreiche Adressen

Man kann sich diese Stillposition auch im Internet unter „Erstes Stillen" bei You Tube ansehen:

- http://www.youtube.com/watch?v=YW72pFFEIUo – oder „You Tube, Breast Crawl-Initiation of the Breast Crawl (unicef)" eingeben.

Auch bei http://www.biologicalnurturing.com/video/bn3 clip.html sind Bilder zum Stillen in Rückenlage zu finden.

Zu empfehlen bei:

- sehr heftigem Milchfluss/Milchspendereflex (der Milchfluss wird durch die Schwerkraft etwas abgebremst)
- Z. n. Sectio
- Symphysendehnung der Mutter
- verstopften Milchgängen mit Knoten, Verhärtungen und Stauungen an schwer zugänglichen Stellen
- Problemen mit der Zungenmotorik (die Zunge folgt der Schwerkraft und kann in dieser Haltung nicht zurückfallen; eine kurze Zunge wird eher entlastet)

Nachteil: Das Andocken kann u. U. erschwert sein, da das Brustgewebe – vor allem bei weichen Brüsten – der Schwerkraft folgt und ausgezogen wird. Die Mamille flacht dadurch ab. Bei flachen oder invertierten Mamillen, und insbesondere bei wunden Mamillen, sollte die Mutter vorsichtig ausprobieren, ob das Erfassen überhaupt möglich ist.

Ob das Ansaugen leichter ist, wenn die Mutter die Brust z. B. im C-Griff vorformt (weit genug vom Warzenhof entfernt), muss ebenfalls ausprobiert werden. Eine Hilfsperson übernimmt dann das Stützen des Kindes, falls dies nötig ist.

Varianten: Das Kind kann theoretisch in allen Richtungen auf dem Körper der Mutter in Anlegeposition gelegt werden. Was in der Praxis möglich ist, muss individuell ausprobiert werden (▶ Abb. 2.18). Das Kind trinkt an der linken Brust und liegt quer auf der Mutter.

2.2.12 Australia-Haltung

Technik (▶ Abb. 2.19):

- Die Mutter liegt wie oben beschrieben in Rückenlage.
- Das Kind liegt aber seitlich am Brustkorb entlang, die Beinchen/Knie zeigen in Richtung Bettkante oder berühren diese (hat Ähnlichkeit mit der Rückenposition).

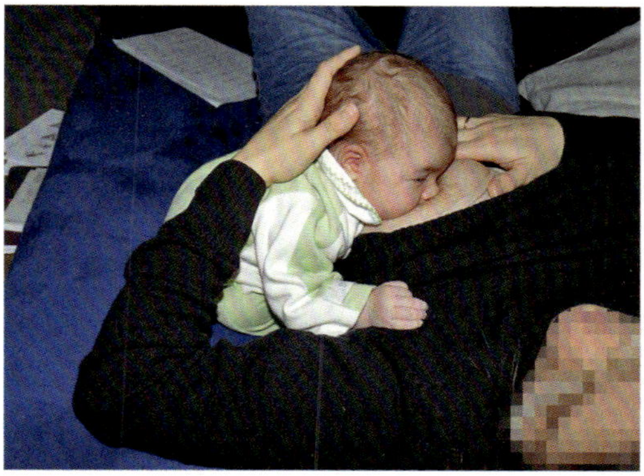

Abb. 2.19 Australia-Haltung. (Quelle: Hildegard Schüllner)

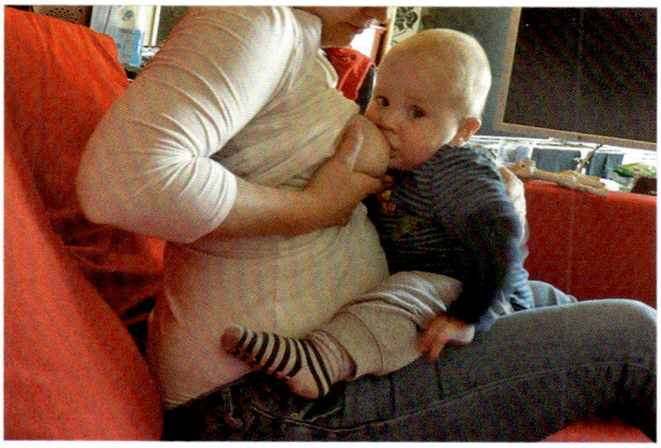

Abb. 2.20 Hoppe-Reiter-Sitz. (Quelle: Hildegard Schüllner)

- Die Mutter hält das Kind mit ihrem Arm fest und mit der anderen Hand stützt sie evtl. die Stirn des Kindes oder führt die Brust im C-Griff, falls erforderlich.

Vor- und Nachteile wie beim Stillen in Rückenlage.

2.2.13 Hoppe-Reiter-Sitz

Technik (▶ Abb. 2.20):

- Die Mutter sitzt aufrecht und angelehnt.
- Das Kind sitzt so nahe wie möglich auf ihrem Schoß bzw. auf einem ihrer Oberschenkel, die Beinchen sind nach den Seiten abgespreizt.
- Soll die rechte Brust gestillt werden, umfasst die rechte Hand den **Po**, der Unterarm stützt den Rücken.
- Es ist natürlich auch möglich, das Kind mit dem anderen Arm zu halten oder nur das Köpfchen zu stützen, dann muss aber der Rücken (vor allem bei kleinen Kindern) durch ein festes Stillkissen oder eine große Decke gestützt werden.

Diese Haltung wird häufig bei größeren Kindern angewandt. Sie ist aber auch bei kleinen Babys möglich. Hierbei muss das Kind so gepolstert werden, dass es mit dem Mund in Brustwarzenhöhe kommt.

Vorteile:

- Der DanCer-Griff oder der modifizierte DanCer-Griff (▶ Abb. 2.6) ist in dieser Position gut anzuwenden (darum probieren, ob die Babys, für die diese Griffe angezeigt sind, mit dieser Stillposition zurechtkommen).
- Vorteilhaft bei Kindern mit Spreizhose oder Hüftgips.
- Günstig bei Kindern mit gastroösophagealem Reflux oder extremen Luftschluckern.
- Gut geeignet zum Stillen von größeren Kindern.

2.2.14 Stillen im Vierfüßler-Stand oder im Knie-Ellenbogen-Stand

Technik (▶ Abb. 2.21):

- Die Mutter begibt sich in den Vierfüßler- oder Knie-Ellenbogen-Stand.
- Das Kind liegt unter ihr und wird mit Decken so gebettet, dass es stabil, sicher und bequem liegt und nahe genug an die Brust kommt, um die Mamille korrekt erfassen zu können.

Eine sicher nicht gerade bequeme Position für die Mutter. Als letzte Möglichkeit kann sie dennoch einen Versuch wert sein.

Zu empfehlen bei:

- Milchstau/Mastitis, da das Kind in sämtliche Richtungen gelegt werden kann und die Schwerkraft den Milchfluss begünstigt.
- übererregbaren/hypertonen Kindern; sie müssen nicht gehalten werden.
- Beim Parallelstillen von Zwillingen könnte man sie evtl. auch einmal probieren.

Nachteil: Die Mutter kann beim Anlegen nicht oder nur bedingt helfen und muss ggf. unterstützt werden. Die Nasenatmung des Kindes kann durch das Brustgewebe behindert werden.

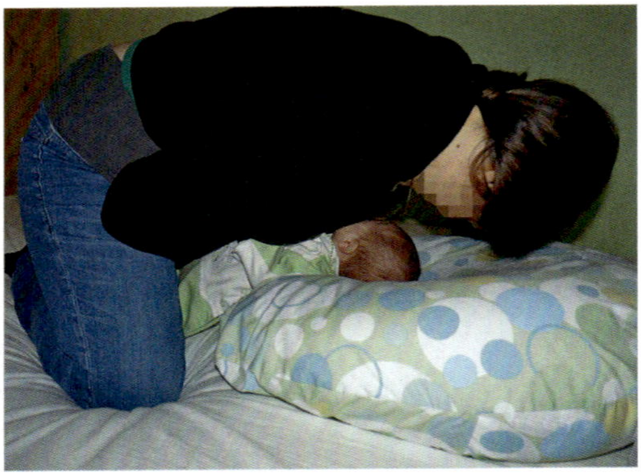

Abb. 2.21 Stillen im Vierfüßler-Stand. (Quelle: Hildegard Schüllner)

2.2.15 Stillen im Stehen

Technik (▶ Abb. 2.22):

- Das Kind liegt auf dem Wickeltisch in Seitenlage (ausprobieren, ob eine komplette Seitenlage oder eine halb Seiten-, halb Rückenlage besser ist).
- Die Mutter steht mit ihrer rechten oder linken Seite an den Wickeltisch angelehnt und hält mit der dem Wickeltisch zugewandten Hand/Arm ihr Kind (entspricht in etwa dem Rückengriff), oder sie stabilisiert es im Rücken mit Hilfe einer Decke oder einem festem Kissen.
- Ohne die Lage des Kindes zu verändern, kann in dieser Position mit beiden Brüsten gestillt werden. Einmal steht die Mutter eher seitwärts am Wickeltisch, wie oben beschrieben, das andere Mal steht sie genau vor dem Wickeltisch, was in etwa der Wiegehaltung entspricht.
- Natürlich muss die Höhe des Wickeltisches passen, bzw. das Kind muss so gepolstert werden, dass sich der Mund in Höhe der Brustwarze befindet.

Zu empfehlen bei:

- Milchstau/Mastitis an den entsprechenden Stellen
- wunden Mamillen
- schmerzhafter Dammnaht und einem schnelltrinkenden Kind
- großen Brüsten, um die Schwerkraft beim Milchfluss auszunutzen
- übererregbaren/hypertonen Kindern
- Kindern mit Spreizhose, Hüftgips oder sonstigen Verletzungen

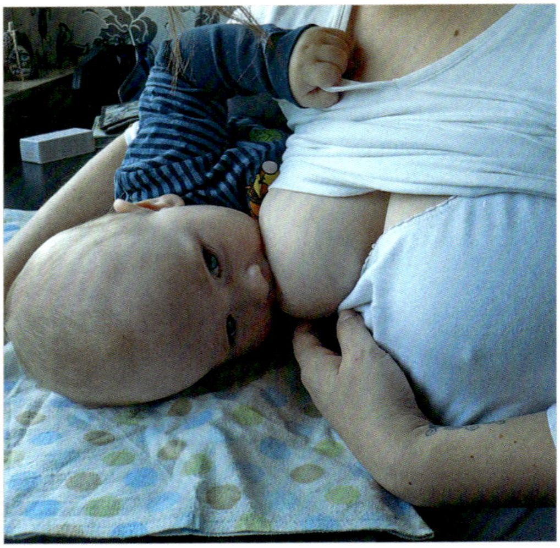

Abb. 2.22 Stillen im Stehen: Rückengriff auf der Wickelkommode. (Quelle: Hildegard Schüllner)

Variante im Sitzen: Das Kind liegt gut gepolstert auf einem Tisch o. Ä., die Mutter sitzt davor (am besten auf einem Drehstuhl). Ansonsten wie oben beschrieben.

2.2.16 Stillen unterwegs und in der Tragehilfe

Mit einem Stillkind kann die Mutter spontan, schnell und ohne großen Gepäckaufwand überall hin, erst recht, wenn das Stillen gut etabliert ist. Ob beim gemütlichen Plausch im Straßencafé oder Biergarten, beim Essen zuhause, bei Freunden, Verwandten oder im Restaurant, beim Spazierengehen, Einkaufsbummel oder Wandern, ob beim Besuch bei Freunden oder gar beim Urlaub im In- und Ausland, immer hat die Mutter die passende, wohltemperierte und hygienisch einwandfreie Nahrung dabei. Befindet sich das Kind in einer Tragehilfe, muss es zum Stillen nicht unbedingt herausgenommen werden. Das Lösen bzw. Abstreifen des Schultergurtes der zu stillenden Brust genügt (▶ Abb. 2.23).

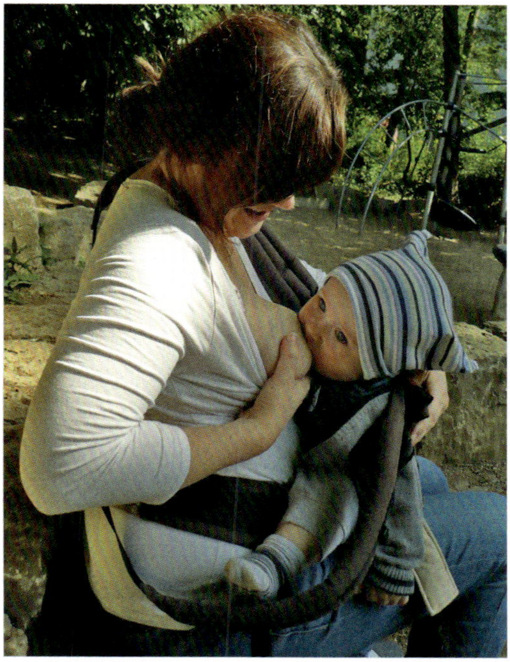

Abb. 2.23 Stillen unterwegs. (Quelle: Hildegard Schüllner)

Praxistipps

- Evtl. einen Sitzplatz – falls nötig, etwas vom Publikum abgewandt – wählen.
- Die Brust auspacken (was mit stillfreundlicher Kleidung auch keine große Sache ist) und schon können Hunger und Durst schnell und ohne Aufwand gestillt werden.
- In der **Tragehilfe** ist das Stillen nicht nur im Sitzen, sondern auch im Stehen möglich.
- Auch in vielen **Cafés und Restaurants** findet sich oft ein Tisch, an dem recht blickgeschützt gestillt werden kann.
- Oft hilft schon ein **Tuch oder Schal**, um die Brust und das Kind vor störenden oder neugierigen Blicken zu schützen.

Anfangs kostet es vielleicht etwas Mut und Überwindung, in fremder Umgebung zu stillen. Mit wachsender Erfahrung wird die Stillende jedoch auch hierbei gelöster und routinierter.

2.3 Stillsignale und Unruhephasen des Kindes

2.3.1 Frühe Stillsignale/ Hungerzeichen des Neugeborenen

Merke M!

Die meisten Babys zeigen durch bestimmte Signale an, dass sie hungrig sind und gestillt werden möchten, vor allem nach Schlafphasen. Die Zeichen sollten der Mutter und allen in die Betreuung des Kindes eingebundenen Personen vertraut sein.

Erst wenn diese Signale nicht verstanden oder nicht registriert werden, beginnt das Kind zu weinen. Darum ist das 24h-Rooming-in so empfehlenswert. Nur so bekommt die Mutter diese oft **subtilen frühen Zeichen** mit und kann darauf reagieren. Das Kind saugt ruhiger und warzenschonender. Außerdem „takten" sich Mutter und Kind, d. h. sie passen sich im Schlaf-/Wachrhythmus an einander an. Oft wacht die Mutter sogar ein paar Minuten vor dem Kind auf.

Folgende Zeichen/Signale kann man beobachten:

- Das Kind dreht den Kopf rasch hin und her, blinzelt oder rollt die Augen.
- Es schmatzt und/oder leckt mit der Zunge.

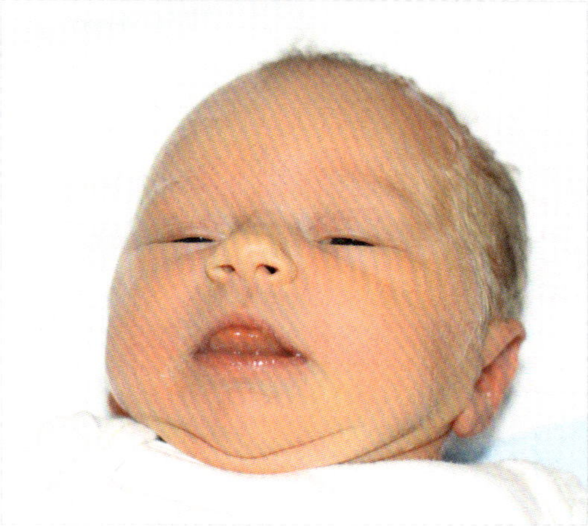

Abb. 2.24 Das Baby ist wach und aktiv. Es macht schnelle Augenbewegungen. (Quelle: Anke Herrmann)

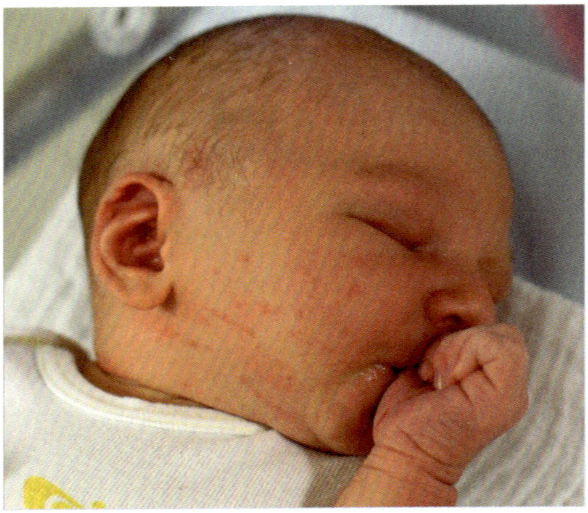

Abb. 2.25 Das Kind führt die Finger zum Mund und schmatzt. (Quelle: Anke Herrmann)

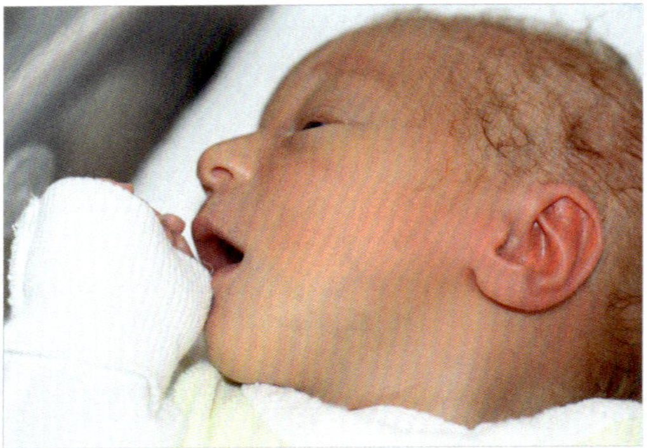

Abb. 2.26 Das Baby macht suchende Kopfbewegungen. Sein Mund ist geöffnet. (Quelle: Anke Herrmann)

- Es gibt glucksende Laute von sich.
- Es macht Suchbewegungen und öffnet dabei den Mund.
- Es leckt oder saugt an den Fäustchen oder Fingern/Daumen.
- Weinen ist ein spätes Hungerzeichen.

Häufig sind die Augen des Kindes beim Senden der Signale noch geschlossen (▶ Abb. 2.24, ▶ Abb. 2.25, ▶ Abb. 2.26, ▶ Abb. 2.27 und ▶ Abb. 2.28).

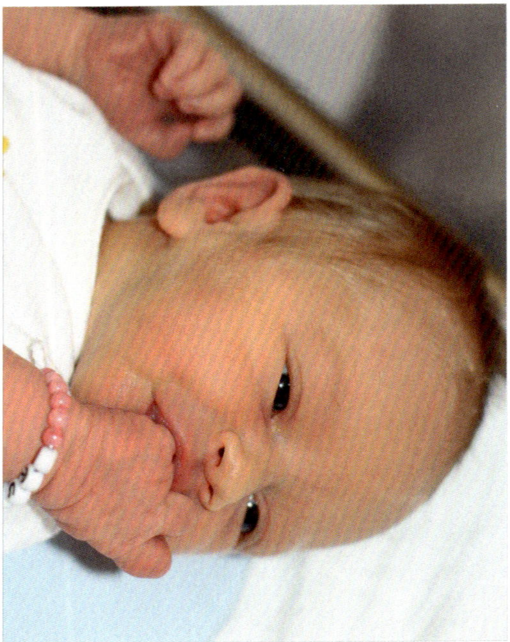

Abb. 2.27 Es saugt am Finger. (Quelle: Anke Herrmann)

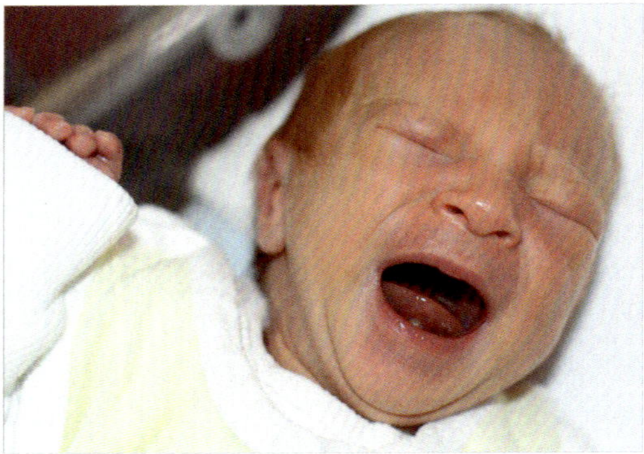

Abb. 2.28 Schreien ist das letzte Hungerzeichen. Oft ist das Anlegen dann für Mutter und Kind schwieriger. (Quelle: Anke Herrmann)

2.3.2 Unruhephasen, Wachstums-/ Entwicklungsschübe

Bei den meisten Babys kann man **Unruhephasen mit 4, 6 und 10 Lebenstagen** beobachten. Die Neugeborenen sind dann für einige Stunden bis längstens einen Tag sehr weinerlich. Weitere Schübe folgen **mit etwa 3, 6, 9 und 11 Wochen und Mitte bis Ende des 4. Monats.** Dies kann jedoch von Kind zu Kind variieren und hängt auch davon ab, ob es zu früh geboren oder übertragen war. Diese Phasen können mehrere Tage anhalten.

Die unruhigen Kinder brauchen in dieser Zeit **besonders viel Nähe und Hautkontakt** und manchmal auch mehr Nahrung, darum sollten sie auch öfters angelegt werden. Häufig werden diese Phasen fehlinterpretiert. Die Mütter glauben, das Kind sei so nörgelig, weil sie zu wenig Milch hätten und greifen vorschnell zur Flasche. Darum:

- Ruhe bewahren,
- dem Kind die gewünschte Nähe geben,
- häufiger stillen
- ggf. milchsteigernde Maßnahmen ergreifen.

2.4 Angeborene Reflexe des reifen und gesunden Neugeborenen

Folgende Reflexe des reifen und gesunden Neugeborenen spielen beim Stillen eine Rolle:

Suchreflex: Sobald das Neugeborenen an der Wange oder am Mundwinkel zart berührt wird, dreht es den Kopf in die Richtung, aus der die Berührung kam, und sperrt meistens auch den Mund auf.

Aufsperrreflex (gehört eigentlich zum Suchreflex dazu): Wird das Neugeborene zart an den Lippen berührt oder gekitzelt (vor allem an der Unterlippenmitte), sperrt es sogleich den Mund weit auf.

Saugreflex: Säuglinge haben ein hohes Saugbedürfnis. Sie saugen an allem, was in die Nähe ihres Mundes kommt (z. B. an der Kleidung), und erst recht an allem, was sie sich selber in den Mund stecken können (Fingerchen, Faust etc.) oder von anderen in den Mund gesteckt wird (Brust, Sauger, Finger etc.). Manchmal saugen sie sogar an der eigenen Zunge oder Lippe.

Schluckreflex: Sobald sich eine gewisse Menge an Flüssigkeit (auch Speichel) oder Speisebrei im Mund befindet und zum hinteren Gaumen gelangt, wird (fast) automatisch geschluckt. Dieser Reflex bleibt für den Rest unseres Lebens erhalten.

Würgereflex: Er wird durch die Berührung des weichen Gaumens oder der Rachenhinterwand ausgelöst und ist ein Schutzreflex für die Atemwege, der lebenslang erhalten bleibt. Er ist individuell sehr unterschiedlich ausgeprägt und lageabhängig, d. h. beim Beugen des Kopfes befindet sich der Auslösepunkt weiter hinten, beim Strecken liegt er weiter vorn.

Hustenreflex: Ein Schutzreflex zum Reinigen der Atemwege, wenn Flüssigkeiten oder sonstige Fremdkörper eingedrungen sind. Auch er bleibt lebenslang erhalten.

2.5 Saugtypen

Die verschiedenen Saugtypen (Temperamente) bestimmen ebenfalls das **Trinkverhalten des Neugeborenen** [21], [24]. Nicht immer zeigen Kinder die Reinform der nachfolgend vorgestellten Saugtypen. Oft findet man Mischformen. Eine Tendenz zu dem einen oder anderen Typus lässt sich dennoch häufig ausmachen. Alle Typen reagieren sehr positiv auf viel direkten Hautkontakt. Der Saugtyp kann sich auch auf die Gesamtstilldauer auswirken [22].

2.5.1 Barrakuda

„Barrakudas" sind oft kräftige Neugeborene, die bei der Berührung der Lippen durch die Mamille rasch nach der Brust „schnappen" und dann, nach dem „Alles- oder-nichts-Gesetz", kraftvoll und gierig in 10–20 Minuten ihre Mahlzeit hinunter schlingen (man könnte sie auch „Schnappschildkröten" nennen). Diese Art zu saugen kann – vor allem in den ersten Tagen und am Anfang einer Stillmahlzeit – sehr schmerzhaft für die Mutter sein und zu wunden Mamillen führen.

Empfehlung:

- Bei diesem Saugtyp zuerst den MSR auslösen und erst dann anlegen (evtl. sogar im Halbschlaf).

2.5.2 Erfolgloser Hektiker

Diese Neugeborenen suchen aufgeregt und oft mit kurzen, „schüttelnden" Kopfbewegungen (wie Kopfzittern) hektisch nach der Mamille, erfassen sie kurz, um sie gleich oder nach 2–3 Zügen wieder zu verlieren. Ihre Erfolglosigkeit und Ungeduld verstärkt das Ganze und sie brechen in ein verzweifeltes bis wütendes Geschrei aus. (Auch „ausgehungerte" Babys können – unabhängig von ihrem Temperament – ein solches Verhalten zeigen).

Die Mutter kann durch dieses Verhalten nervös und unsicher werden, was sich wiederum negativ auf den Milchspendereflex auswirkt. Sie kann es auch fehlinterpretieren und daraus schließen, dass sie nicht genügend Milch habe.

Empfehlung:
- Das Kind hoch nehmen und beruhigen, dann erst anlegen.
- Manchmal hilft Einwickeln oder Pucken.
- Auch hier kann es von Vorteil sein, den MSR bereits vor dem ersten Anlegeversuch auszulösen.

Mit zunehmender Übung und Erfolgserlebnissen werden auch diese Kinder ruhiger und geduldiger.

2.5.3 Zauderer

Zauderer findet man vor allem in den ersten Tagen nach der Geburt. Sie erwecken den Eindruck, dass sie nicht wirklich etwas mit der Brust anfangen können. Sie zeigen wenig Interesse am Saugen, vielleicht weil es ihnen etwas zu mühsam ist, sich für die wenigen Milliliter Kolostrum anzustrengen, denn nach dem Milcheinschuss trinken sie besser! Vielleicht ist auch eine schwierige Geburt oder ein starker Medikamenteneinsatz unter der Geburt ein Grund dafür. Diese Kinder brauchen einfach etwas Zeit und Geduld!

Merke **M!**

Dennoch: Auf diese Neugeborene muss man gut aufpassen, damit sie nicht hypoglykämisch werden oder zu viel abnehmen! Damit wäre der Teufelskreis perfekt!

Empfehlung:
- Maßnahmen ergreifen, die die Milchbildung in Gang setzen (u. a. Kolostrum ausdrücken, Brustmassagen, ggf. abpumpen).
- In der Zeit bis zum Milcheinschuss viel Hautkontakt suchen und kuscheln, das Neugeborene häufig streicheln und massieren.
- Immer wieder die Brust anbieten, Kolostrum ausstreichen und die Lippen damit benetzen.
- Das Kind jedoch nicht zum Anlegen und Saugen drängen, dies könnte sonst sein „Desinteresse" verstärken und es zu einem weiteren Rückzug veranlassen!
- Regelmäßig Kolostrum ausstreichen und mit einer Spritze aufsaugen oder mit einem Löffel auffangen und dem Kind in (halb-)wachem Zustand einflößen (ggf. wickeln, ausziehen, Weckversuche).

2.5.4 Feinschmecker und Genießer

Sie spielen oft erst mit der Brust, „nippen und verkosten" gerne die ersten Schlucke, d. h. sie saugen kurz an, lassen los, schmatzen evtl. oder lecken sich die Lippen oder lassen die Milch wieder aus dem Mund laufen, bevor sie erneut einen Versuch starten. Das kann eine Weile so gehen, bis sie schließlich auf den Geschmack kommen, endlich richtig saugen und dies dann bis zum Ende der Mahlzeit konsequent durchziehen. Dann lassen sie sich dabei kaum noch stören.

Empfehlung:
- Geduld, Zeit lassen, nicht drängen! Sonst reagieren diese Kinder mit Abwehrreaktionen und ärgerlichem Protestgeschrei.

2.5.5 Träumer

Diese Babys verbringen viel Zeit an der Brust. Sie trinken in kurzen Intervallen, die von mehr oder weniger langen Pausen zum Ausruhen unterbrochen werden. Antreiben nutzt wenig. Sie brauchen ihre Zeit und trinken in der Regel recht gut.

2.6 Das korrekte Erfassen der Brust

Wichtige Faktoren für das korrekte Erfassen der Brust – vor allem in den ersten Tagen p. n. – sind Wissen, Intuition und Geschick der Mutter und eine gute Unterstützung durch das Fachpersonal und das soziale Umfeld. Aber auch das Verhalten, Geschick und Temperament des Kindes sowie seine körperlichen oder anatomischen Anlagen spielen dabei eine große Rolle.

Kriterien, die für ein gutes Erfassen der Brust wichtig sind:

- **Bequeme Stillposition** einnehmen, Mutter und Kind sind gut abgestützt und gut gepolstert.
- Das Kind liegt **Bauch an Bauch** (je nach Stillposition) bzw. ganz nahe bei der Mutter, Ohr, Schulter und Hüfte liegen in einer Linie.
- Die Mutter fasst die Brust im C-Griff. Bei sehr **großen Brüsten** kann sie ggf. zusätzlich ein gerolltes oder gefaltetes Tuch unter die Brust stecken und soll mit dem C-Griff weiter vorne ansetzen. Bei **kleinen Brüsten** braucht sie evtl. nur mit Zeige- und Mittelfinger den C-Griff auszuführen.
- Die Finger der stützenden Hand müssen von Warze und Warzenhof **weit genug entfernt** sein, damit das Kind einen „Mund voll Brust" nehmen kann.
- Das **Brustgewebe** zwischen Daumen und den Fingern der stützenden Hand etwas zusammendrücken und so formen, dass das Kind gut „reinbeißen" und viel Brustgewebe erfassen kann.
- Günstig ist es, die Brust so zu halten, dass die **Mamille in Richtung des oberen Munddrittels** zeigt.
- Das Köpfchen ist so ausgerichtet, dass **Kinn und Unterkiefer** zur Brust weisen und diese zuerst erreichen. Die Unterlippe sollte etwas mehr Brustgewebe/Areola bedecken als die Oberlippe.
- Mit der Mamille sanft über die Lippenmitte, insbesondere über die Unterlippe des Kindes streichen und **warten**, bis der Suchreflex beginnt und es den Mund weit öffnet (wie beim Gähnen). Das kann manchmal etwas dauern.
- Liegt das Kind nahe genug, ist es in der Lage, **aus eigener Kraft** die Brust zu erfassen. Wenn nicht, zieht die Mutter es rasch, aber sanft zu sich.
- Wichtig ist auch ein guter **Muskeltonus** von Mutter und Kind. (Ein schlaffer Muskeltonus der Mutter kann sich auch auf das Kind auswirken! Ebenso kann sich Anspannung und Unsicherheit auf das Kind übertragen bzw. es kann dadurch verunsichert werden.)
- Eine **intakte orale Anatomie** des Kindes, ein guter oraler Muskeltonus und ein physiologisches Saugen-Atmen-Schluckmuster sind ebenso für das korrekte Erfassen und Halten des Brustgewebes entscheidend.

Bei dauerhafter kalorischer Unterversorgung fehlt dem Kind die Kraft zum Saugen, darum muss unbedingt für eine **ausreichende Energiezufuhr** gesorgt werden (z. B. Kolostrum von Hand gewinnen und dem Kind verabreichen (s. o.) oder zufüttern, wenn medizinische Gründe es verlangen, am besten durch stillfreundliche Methoden).

Auch die nachfolgenden Faktoren haben einen Einfluss darauf, wie interessiert das Kind an der Brust ist und wie gut es sie erfasst:

- eine möglichst **natürliche Geburt**
- nach Möglichkeit auf starke Schmerzmittel und PDA verzichten
- direkter **Hautkontakt sofort nach der Geburt** (vorausgesetzt, Mutter und Kind sind wohlauf)
- abwarten, bis das Kind durch nickende Kopfbewegungen und „wischende" Armbewegungen die **Bereitschaft zum ersten Anlegen** zeigt. Unterstützung nur, wenn sie erforderlich ist
- dem Eltern-Kind-Paar **viel Zeit und Ruhe** gönnen, vor allem in der ersten Stunde nach der Geburt und 24h-Rooming-in ermöglichen bzw. ein Familienzimmer.
- nach geburtshilflichen Eingriffen sollte der Mutter zu möglichst viel direktem Hautkontakt mit ihrem Kind geraten werden.

Merke **M!**

Auch kranke Neugeborene und Frühgeborene sollten so viel direkten Hautkontakt wie nur möglich erhalten!

Das Ansaugen kann in den ersten Tagen etwas unangenehm sein. Nach ein paar Saugzügen jedoch spätestens, wenn die Milch fließt, sollte der „Schmerz" deutlich nachlassen. Mit der Tiefenatmung kann der Ansaugschmerz etwas gelindert werden.

An folgenden Zeichen kann man erkennen, dass die Brust gut erfasst ist:

- **Kinn und Nasenspitze** des Kindes berühren zart die Brust.
- **Ober- und Unterlippe** sind aufgestülpt, das Lippenrot ist meist gut sichtbar. Ein besonderes Augenmerk sollte auf die Ober- und Unterlippenmitte gerichtet werden. Oft sind diese nicht richtig aufgestülpt, sondern eingezogen (Cave: kurze Lippenbändchen!). Der Mundwinkel ist groß.
- Der **Warzenhof (Areola)** wird, je nach dessen Größe, von den Lippen vollständig oder zu einem großen Teil bedeckt (oft befindet sich vom unteren Warzenhof etwas mehr im Mund als vom oberen).
- Der **Zungenrand** ist dezent zu sehen, zumindest, wenn man am Mundwinkel sanft die Unterlippe etwas nach unten zieht.
- Beim **nutritiven Saugen** macht der Unterkiefer eine große Bewegung nach unten und bleibt für einen kurzen Augenblick am tiefsten Punkt stehen. An den Wangen entstehen weder Grübchen noch Einziehungen.
- Man sieht, wie sich beim nutritiven Saugen die **Ohren** und die **Schläfenmuskeln** bewegen.
- Nur **Schluckgeräusche** sind zu hören.
- Die Saugintervalle erfolgen in einem ruhigen und **gleichmäßigen Rhythmus**.
- In den ersten Tagen saugt und schluckt das Kind nach Einsetzen des Milchflusses (MSR) bei jeder oder jeder 2.–3. Saugbewegung für etliche Minuten und macht nur ganz kurze Verschnaufpausen.
- Ab etwa einer Woche sollte das Kind nach Einsetzen des Milchspendereflexes alle 1–2 Saugbewegungen schlucken. Während einer Mahlzeit gibt es mehrere Saugschübe, d. h. nutritive und non-nutritive Phasen wechseln sich ab [21] (s. auch Kap. 2.8.1).

Die **Dauer einer Mahlzeit** (5–40 Minuten reine Stillzeit) hängt von der Stärke des Milchflusses und vom Temperament/Saugtyp des Kindes ab. Bei längeren non-nutritiven Phasen kann durch die Stimulation des Kindes und durch Brustkompression die Stillzeit gestrafft werden.

Um an die **fettreiche Hintermilch** zu gelangen, kann es günstig sein, während einer Mahlzeit die gleiche Brust zwei- oder gar dreimal neu anzulegen. Davor kann die Brust ggf. massiert werden und in den Pausen bietet es sich an, das Kind zu wickeln oder aufstoßen zulassen. Manche Kinder schaffen es auch ohne Pause, eine Brust gut zu leeren.

Es müssen **nicht unbedingt beide Brüste** geleert werden. Viele Kinder sind bereits nach einer Brust satt und zufrieden und gedeihen gut.

Anzeichen für effektives Stillen bzw. guten Milchtransfer in den ersten 5 Lebenstagen:

- Mekonium wird in den ersten 24 Stunden mehrfach abgesetzt und der Stuhl wird von Tag zu Tag heller und sollte ab dem 5. Tag gelb sein.
- Eine ausreichende Ausscheidung (in 24 Stunden 5–6 nasse Windeln und mindestens eine ordentliche Stuhlentleerung)
- Der Gewichtsverlust bleibt unter 7 % (das Geburtsgewicht sollte dann aber auch erst zwei Stunden p. p. ermittelt worden sein).
- Nach ca. 5 Tagen beginnt die Gewichtszunahme, das Geburtsgewicht ist oft schon nach 10–14 Tagen erreicht.

Zeichen bei der Mutter:

- Sie spürt ein Prickeln oder Ziehen in der Brust, wenn der MSR einsetzt.
- Die andere Brust sondert evtl. auch Milch ab.
- Sie bekommt Durst.
- Nach dem Stillen fühlt sich die Brust deutlich weicher und leichter an.
- In der frühen Wochenbettzeit sind ein Ziehen im Unterleib (Nachwehen) und evtl. vermehrte Lochien (Wochenfluss) nach dem Stillen zu beobachten (Zeichen für gute Oxytocinausschüttung).

Hat das Kind die Brust gut erfasst und beginnt zu schlucken, sollte die Mutter nochmal kurz alle Aufmerksamkeit auf die eigene **Haltung und Stillposition** lenken und nachspüren, ob sie überall gut abgestützt ist und ob sie sich entspannt in die Kissen fallen lassen kann. Wenn nötig, nachbessern. Eine entspannte Haltung mit **Augenschließen** lässt die Milch gut fließen und fördert die Prolaktinausschüttung.

2.7 Eine ungünstig erfasste Brust erkennen

Erste Signale, die zeigen, dass die Brust nicht gut erfasst ist

- Das erste **Ansaugen schmerzt** sehr stark, auch wenn noch keine Verletzungen bestehen oder sichtbar sind.
- Der erste **Ansaugschmerz lässt nicht nach**, obwohl das Kind zu schlucken beginnt.
- Die Schmerzen beim Stillen werden von Mahlzeit zu Mahlzeit größer, **erste Verletzungen** sind sichtbar.
- Die Mamille sieht unmittelbar nach dem Stillen **wie flach gequetscht** aus und/oder die Ränder und Mamillenspitze sehen blutleer aus.
- Der Lippenrand von **Ober-/Unterlippe** ist nicht zu sehen, sondern **eingezogen** oder die Lippenmitte bewegt/zieht sich beim Saugen etwas nach innen. (In der Rückenposition gut zu beobachten.)
- Neben Schluckgeräuschen sind weitere Geräusche hörbar, wie ein **„Klicken, Schmatzen oder Schnalzen“**.
- Der Mundwinkel ist spitz, der untere Kiefer nicht weit genug abgesenkt.
- Beim Saugen entstehen **Grübchen/Einziehungen in den Wangen** (= Strohhalmsaugen).
- Man kann beobachten, wie das Brustgewebe beim Saugakt hin- und hergeschoben wird (wird auch als „Knubbeln“ bezeichnet).

Gründe für ein ungenügendes Erfassen der Brust:

- Ungünstige, unbequeme Stillposition.
- Das Kind öffnet den Mund kaum oder nicht weit genug.
- Es zieht die Lippen ein.
- Es hat Mühe, den Saugschluss und das Vakuum zu halten und zeigt dies durch Geräusche wie Klicken, Schmatzen, Schnalzen oder Phänomene wie Grübchen/Einziehungen/Strohhalmsaugen oder „Knubbeln“ (kann auch bei Auffälligkeiten des harten und weichen Gaumens auftreten).
- Das Baby ist saugverwirrt.
- Es hat Schwierigkeiten mit der Saug- und Zungentechnik und/oder eine ungünstige Zungenform.
- Von Seiten der Mutter können u. a. invertierte Mamillen oder zu prall gefüllte Brüste zum ungünstigen Erfassen beitragen.

2.7.1 Das Kind kann den Mund nicht weit genug öffnen

Eine wichtige Voraussetzung, um die Brust gut zu erfassen, ist das weite Öffnen des Mundes. Wenn das Kind aus irgendwelchen Gründen dazu nicht in der Lage ist, wird ungenügend Brustgewebe erfasst und Mamille und Zunge können nicht gut positioniert werden. Schmerzen und Verletzungen sind die Folge. Außerdem ergeben sich Schwierigkeiten beim Aufbau und Halten des Saugschlusses und des Vakuums und natürlich beim Milchtransfer. Eine verzögerte und unzureichende Milchbildung und Gewichtszunahme kann sich daraus entwickeln.

Mögliche Ursachen:

- strapaziöser Geburtsverlauf,
- stark wirkende Medikamente unter der Geburt,
- operative Geburtsbeendigung z. B. Saugglocke (VE), Zange (Forzeps),
- kleines (hypotrophes) Kind oder Frühchen,
- muskuläre Hypertonie,
- Verspannungen im Gesichts-/Kieferbereich,
- **K**opf-**i**nduzierte **S**ymmetrie-**S**törung (KISS),
- exzessives intrauterines Daumenlutschen.

Stillmanagement:

- Ausprobieren, ob durch viel direkten Hautkontakt, sanftes Streicheln und Massieren oder ein warmes Bad Entspannung und eine Reduktion des Muskeltonus erreicht werden kann.
- Verschiedene Stillpositionen ausprobieren, vor allem Positionen, die den Mundboden entlasten (z. B. Mutter in halb liegender Position).
- Möglicherweise ist es vorübergehend erforderlich, Kolostrum manuell zu gewinnen (Handentleerung), mit einem Löffel aufzufangen oder mit der Spritze aufzuziehen und dem Kind dann in den Mund zu träufeln, um die Milchbildung in Gang zu setzen und das Kind vor Hypoglykämie zu bewahren.
- Ansonsten Maßnahmen und Übungen wie nachfolgend empfohlen.

Das Kind kann den Mund auch beim Gähnen und Weinen kaum öffnen

Manchmal ist ein Kind einfach nicht in der Lage, den Mund richtig zu öffnen, weil die gesamte Gesichtsmuskulatur sehr verspannt ist. Es klemmt (**Cave KiSS**). Dieses Problem sollte ernst genommen und das Kind möglichst rasch einem Kinderarzt **und** einem entsprechenden Spezialisten vorgestellt werden, der auf einem der folgenden Gebiete erfahren ist: Osteopathie, Cranio-Sacral-Therapie, Manualmedizin, oder Therapeuten, die nach dem neurophysiologischen Behandlungskonzept nach Castillo Morales oder Juan Brondo oder nach Bobath arbeiten (Physio-, Ergo- oder Logopäden oder Sprachtherapeuten, Sprachheilpädagogen).

Fallbeispiel 2–1: Stark eingeschränkte Mundöffnung **B**

Eine Migrantin wird von ihren Wehen überrascht und bringt ihr 4. Kind zu Hause zur Welt. Der Notarzt nabelt es ab und lässt beide in eine Klinik bringen.

Im Entlassungsbericht am 3. LBT steht „Trinkschwäche mit erheblichem Gewichtsverlust". Die Mutter berichtet, ihr Kind würde die Brust nicht fassen und auch mit der Flasche kaum trinken. Ein Anlegeversuch und ein Trinkversuch mit der Flasche bestätigen beides und beim Weinen fällt auf, dass Maja den Mund kaum öffnen kann. Insgesamt wirkt sie, als würde sie die Schultern hochziehen und das Kinn zu sehr zur Brust ziehen. Auch der Tonus der Armmuskulatur ist sehr hoch und die Händchen sind fest gefaustet. Die Hebamme rät den Eltern zu einer raschen osteopathischen Behandlung und bittet sie, die Beobachtungen dem Kinderarzt am nächsten Tag mitzuteilen. Anschließend probiert sie zusammen mit der Mutter, dem Kind etwas abgepumpte Muttermilch mit einem ganz normalen (ausgekochten) Becher anzubieten. Es schlürft gierig die angebotene Menge in kurzer Zeit weg.

In den Folgetagen fällt immer wieder auf, dass das Kind auffallend häufig, sowohl beim Spucken als auch beim Becherfüttern (Fingerfeedern war der Mutter zu mühsam), Muttermilch durch die Nase absondert, manchmal im Strahl. Beim Austasten des Mundes kommt die Hebamme, aufgrund der eingeschränkten Öffnung, nur bis zum Beginn des weichen Gaumens. Beim Atmen und vor allem beim Schlafen schnarcht das Kind sehr häufig. Bei einem persönlichen Kontakt mit dem Kinderarzt teilt die Hebamme ihre Beobachtungen und den Verdacht auf eine Spalte im Bereich des weichen Gaumens mit, was sich bei der U3 bestätigt.

Das Kind nimmt in den ersten 6 Wochen gut zu. Bei Anlegeversuchen schlürft es nur die austretende Milch, denn am Muskeltonus hat sich bis dahin nichts geändert und eine osteopathische Behandlung ist ebenfalls noch nicht erfolgt.

Zwei Wochen später ist die Gewichtszunahme sehr unbefriedigend. Maßnahmen zum Steigern der Milchbildung werden eingeleitet (Bockshornklee und öfters pumpen) und eine Woche später findet der Besuch beim Osteopathen statt. Das Kind ist inzwischen fast 9 Wochen alt. Während der Behandlung ist zu beobachten, wie das Kind allmählich an „Härte" verliert. Es öffnet seine Hände, die bis dahin fast immer zu Fäusten geballt waren, und betrachtet seine Finger. Die Längsfalte der Stirn entspannt sich, die Mundöffnung wird etwas besser und das erste richtige Lächeln erstrahlt. Davor war es allenfalls ein mühsames Grinsen. Der Therapeut meint noch, er habe den Eindruck, das Kind habe bisher an Dauerkopfschmerzen gelitten. Wenige Tage später erzählt die Mutter, dass ihr Kind seit dem Besuch bei dem „neuen Arzt" besser schläft, viel ruhiger und mit weniger Jammern und Weinen, und jetzt auch aus der Flasche trinken könne. Die Anlegeversuche sind allerdings immer noch frustrierend. Erfreulicherweise ist die Mutter, die 3 Kinder erfolgreich und lange stillte, bereit, es immer wieder zu versuchen. Die Gewichtsentwicklung verläuft weiterhin grenzwertig. Wegen der ständigen Aspirationsgefahr wird mit Einverständnis des Kinderarztes jedoch noch auf Formulanahrung verzichtet.

Mit etwa 14 Wochen erfolgt dann die Unterstützung zunächst mit einer PRE-Nahrung, wegen des gehäuften Spuckens schließlich mit einer AR-Nahrung (Anti-Reflux). Das Kind war zwischenzeitlich auch ein paar Tage wegen spastischer Bronchitis in der Kinderklinik.

Die Vorstellung im Frühdiagnosezentrum folgt mit knapp 4 Monaten. Seither erhält das Kind Therapien durch die Frühförderstelle und kann seine kleinen Defizite ausgleichen. Das Abplatten des Hinterkopfes ist zum Stillstand gekommen und Stillversuche klappen hin und wieder für kurze Zeit.

Die Mundöffnung ist beim Gähnen und Weinen gut, aber nicht beim Anlegen

Folgende Übungen können ausprobiert werden [20]:

Übung 1

- Das wache und aufmerksame Baby wird auf den Schoß der Mutter gelegt, das Köpfchen zeigt zu ihren Knien.
- Der Abstand zwischen Mutter und Kind sollte 20–30 cm betragen, weil Neugeborene nur in diesem Bereich scharf sehen können.
- Nun redet die Mutter mit dem Kind und zeigt ihm ihren weit geöffneten Mund und spricht dabei ein langgezogenes „AAA" und wiederholt dies immer wieder im gleichen Tonfall und mit den gleichen Worten.
- Ebenso verfährt sie noch etliche Male im Laufe des Tages und ggf. an den darauffolgenden.
- Sie kann beim Vormachen zusätzlich mit dem Zeigefinger zart die Unterlippe des Kindes berühren **oder** ihn auf das Kinn legen und es sanft nach unten ziehen bzw. in Richtung Hals drücken.
- Auch sehr junge Babys sind in der Lage, gut zu beobachten und nachzuahmen. Es braucht nur etwas Zeit, Geduld und Kontinuität. Und nicht vergessen: Das Kind für sein erfolgreiches Nachahmen und die kleinen Fortschritte loben!

Übung 2

Bewährt hat sich auch folgende Maßnahme, um das Kind zum weiten Öffnen seines Mundes aufzufordern:

- Während die Mutter die Brust im C-Griff führt und mit der Mamille von der Oberlippe zur Unterlippe streicht, spricht sie laut und deutlich die Worte „Mund aaauf".
- Dabei legt sie eine leichte Betonung auf das Wort „auf" und öffnet selber in dem Moment ihren Mund ganz weit.

Merke M!

Das Kind wird bei beiden Übungen lernen, die Sprache der Mutter und ihr Verhalten mit seinem Agieren zu koordinieren. Die Mutter sollte sich jedoch für eine Version entscheiden und diese beibehalten.

Übung 3

Bleibt das Mundöffnen dennoch aus oder ist der Mund nicht weit genug offen, kann die Mutter mit der Zeigefingerkante der C-Griff-Hand nachhelfen.

- Sobald das Kind den Mund etwas öffnet, legt sie die Zeigefingerkante sanft in die Kinngrube und drückt dann das Kinn nach unten in Richtung Hals. Dieser stete sanfte Druck führt dazu, dass sich die Kiefergelenke lösen und der Mund sich öffnen lässt.
- Manchmal kann es auch nötig sein, dass eine andere Person das Mundöffnen übernimmt. Dann legt diese die Zeigefingerspitze in das Kinngrübchen und drückt mit sanftem Druck das Kinn nach unten in Richtung Hals.
- Sobald der Mund weit genug geöffnet ist, wird das Kind rasch zur Brust genommen, damit es auch viel Brustgewebe aufnehmen kann.

Praxistipps

Das Tragen des Babys und die **„Rotationslagerung"** wirken sich günstig auf die gesamte Muskulatur aus.

Rotationslagerung bedeutet, dass das Kind – vor allem in den ersten 6–8 Wochen – tagsüber von Mahlzeit zu Mahlzeit in einer anderen Lage liegt:

- **einmal in rechter oder linker Seitenlage** (im Rücken und am Bauch befindet sich dann eine gerollte Mullwindel oder ein gerolltes Handtuch) (▶ Abb. 2.29)
- **dann in der Rückenlage** (darauf achten, dass das Baby den Kopf nicht immer auf die gleiche Seite legt)
- und im wachen oder halbwachen Zustand (und unter Beobachtung) in **Bauchlage**.

Über den Tag verteilt sollte das Kind 1–2 Stunden in Bauchlage verbringen (z. B. bei jedem Wickeln 5–10 Minuten, beim Stillen in Bauchlage, beim Kuscheln, bei Bauchschmerzen oder auch mal zum Aufstoßen, etc.). Leichte Verspannungen oder Muskelverkürzungen gleichen sich so auf natürliche Weise aus und die schweren Verformungen des Schädels halten sich in Grenzen. Nachts sollte das Kind in Rückenlage schlafen.

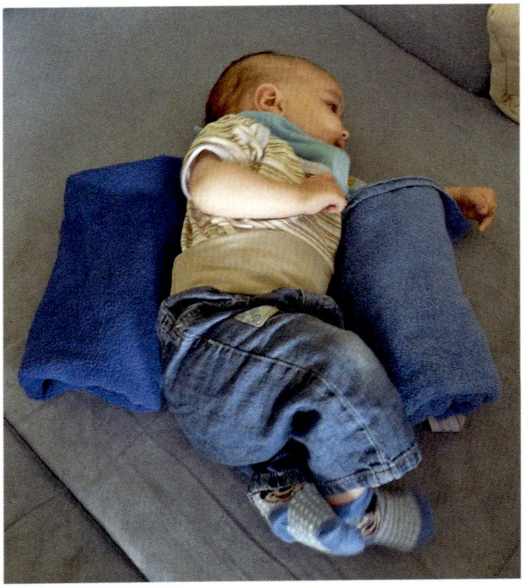

Abb. 2.29 Seitenlage mit Unterstützung. (Quelle: Hildegard Schüllner)

2.7.2 Schmerzen beim Anlegen

Empfehlungen:

- Wenn ein **heftiger Schmerz** beim ersten Ansaugen auftritt oder nach Einsetzen des Milchflusses ein **anhaltender Schmerz** nicht nachlässt, sollte das Kind rasch von der Brust gelöst und neu angelegt werden (Kap. 2.9.1).
- Dabei sollte man auf einen weit geöffneten Mund und auf die in Kap. 2.6 beschriebenen Kriterien für ein gutes Erfassen der Brust achten.
- Es lohnt sich, auch die Stillposition noch einmal zu überprüfen oder andere Positionen auszuprobieren.
- Ebenso verfährt man, wenn erste Verletzungen der Mamillen sichtbar werden oder die **Mamille wie gequetscht** aussieht (s. auch Kap. 25.5.2).

Merke **M!**

Anhaltende Schmerzen bei einem optisch gut angelegten Kind und gutem Milchtransfer, die sich selbst durch ein sorgfältiges Überprüfen des Stillmanagements nicht bessern, können evtl. auf eine übermäßige psychische Belastung der Mutter hinweisen.

2.7.3 Eingezogene Lippen

Eingezogene Lippen können eine Ursache für wunde Mamillen und/oder einen mangelnden Milchtransfer sein.

Diagnostik:

- Eine eingezogene Oberlippe ist in der Regel für die Mutter gut sichtbar, vor allem in der Rückenposition.
- Manchmal kann sie auch eine eingezogene Unterlippe beobachten, z. B. in der klassischen Wiegehaltung. Meistens braucht sie dazu jedoch einen **Spiegel oder eine Hilfsperson**.
- Sie drückt das Brustgewebe mit dem Zeigefinger der C-Griff-Hand sanft zur Seite und schaut im Spiegel nach, ob die Lippe nicht nur in Mundwinkelnähe aufgestülpt ist, sondern auch im weiteren Verlauf (insbesondere auf die Lippenmitte von Unter-/Oberlippe achten). Alternative: eine Hilfsperson übernimmt das Wegschieben und Nachschauen.
- Ein **Saugbläschen**, vorzugsweise in der Mitte der Oberlippe, und manchmal sogar eine durchgehende, milchig-weiße, leicht verdickte Hornschicht auf den Lippen, können auf eingezogene Lippen hinweisen, bzw. darauf, dass sich die Lippeninnenseiten beim Saugen mitbewegen.

Als **Ursache** kann u. a. intrauterines Saugen an den Lippen angenommen werden. In manchen Fällen ist jedoch ein kurzes, straffes oder zu tief angewachsenes Lippenbändchen dafür verantwortlich.

Durch das **Lösen einer eingezogenen Lippe** und deren bessere Position kann das Kind mehr Brustgewebe erfassen, selbst wenn der zusätzlich „Materialgewinn“ nur 1–2 mm beträgt. Oft spürt die Mutter danach eine deutliche Entlastung des Gewebes und bei wunden Mamillen weniger Schmerzen. Außerdem kann das Kind durch den „Materialgewinn“ den Milchspendereflex effektiver auslösen und die Milchproduktion besser ankurbeln, da es das Nervengewebe im Bereich der Areola besser erreicht und stimulieren kann. Der Milchtransfer verbessert sich also deutlich.

Um das Problem anzugehen, löst die Mutter entweder das Kind nochmal von der Brust und lässt es neu „andocken“ oder sie versucht mit den nachfolgend beschriebenen Methoden, die Lippe besser zu positionieren.

Lösen der eingezogenen Oberlippe

Methode 1: Mit einer Fingerspitze ziemlich mittig an der Oberlippe ansetzen und mit einer sanften, aber raschen Bewegung die Lippe nach außen ziehen. Rasch deshalb, weil die Manipulation bereits zu Ende ist, bevor das Kind sie richtig registriert, denn der Lippenbereich ist bei Neugeborene sehr sensibel und Berührungen dort können schnell irritieren. Außerdem kann sich der Saugschluss lösen, wenn man zu langsam ist. Welcher Finger dazu benutzt wird, hängt einerseits von der Stillposition ab und andererseits davon, wer es macht und mit welchem Finger man dabei am geschicktesten ist.

Methode 2: Die Fingerspitzenkante zart unter den Lippenrand schieben – auch mehr zur Mitte hin. Dann mit einer rasch ausgeführten halben Drehung der Hand die Lippe nach vorne ziehen. Auch hier ausprobieren, mit welchem Finger es am besten klappt.

Lösen der eingezogenen Unterlippe

Methode 1: Das Kinn durch einen kurzen, aber kräftigen Druck auf das Kinngrübchen nach unten in Richtung Hals ziehen.

Methode 2: Wie oben bei der Oberlippe beschrieben – durch eine Drehbewegung oder rasches Nachaußenziehen die Unterlippe in Position bringen.

Fallbeispiel 2–2: Eingezogene Lippen B

Das reife und gesunde Neugeborene einer Mutter mit sehr guter Milchproduktion und Neigung zu Stauungen (keine wunden Mamillen) hat zwar am 7. LBT bereits sein Geburtsgewicht um 30 g überschritten, nimmt dann aber über 5 Tage hinweg insgesamt nur 30 g zu.

Die Mutter (II. Para, Z. n. Sectio) behandelt ihre übervollen z. T. schmerzenden und gestauten Brüste mit Kohlwickeln, Kühlen und gelegentlichem Abpumpen oder Ausstreichen, trinkt Salbeitee und nimmt gelegentlich ein homöopathisches Präparat zur sanften Reduktion der Milch. Das Beobachten der Stillmahlzeit am 12. LBT zeigt, dass das Kind an der Brust viel döst und eher nuckelt als effektiv zu saugen. Die Oberlippenmitte ist nicht aufgestülpt, sondern wirkt eher etwas nach innen geklappt und beim Saugakt wie nach innen gezogen, und der Unterkiefer könnte auch noch etwas mehr Brust erfassen.

Die Hebamme erklärt dies der Mutter und zeigt ihr, wie sie – ohne das Kind von der Brust zu nehmen – die Oberlippe besser positionieren kann. Zusätzlich zieht sie das Kinn nach unten, wonach das Kind jetzt offensichtlich etwas mehr Brustgewebe erfassen kann und der Kiefer weiter Richtung Areola rutscht. Denn die Mutter spürt gleich im Anschluss daran eine entsprechend positive Veränderung und das Kind zeigt intensivere Saugbewegungen.

Nach wenigen Saugzügen hört man das Kind häufiger schlucken, es wirkt wacher, die Milch fließt nun gut und innerhalb von 15 Minuten hat es bei diesem 2. Durchgang 60 g getrunken. Die Gewichtskontrolle 3 Tage später zeigt eine Zunahme von 180 g und die Mutter kann inzwischen auf die meisten milchreduzierenden Maßnahmen verzichten.

Zu kurzes Lippenband

Bei einem zu kurzen Lippenband kann es u. U. nötig sein, dieses zu durchtrennen (Methode in der Regel wie beim Zungenbändchen, 7.4).

Folgende **Massage** kann die Elastizität des Lippenbändchens verbessern: mit dem Daumen oder einem Finger von der Zahnleiste aus sanft über das Lippenband streichen und dabei die Oberlippe in Richtung Nase ausstreichen und die Unterlippe sanft in Richtung Kinn aufziehen.

2.7.4 Schmatzen, Klicken oder Schnalzen

Geräusche wie „Schmatzen, Klicken oder Schnalzen“ entstehen oft bei einem **unvollständigen Saugschluss** bzw. beim Verlust des Vakuums. Wenn sich der Unterkiefer beim Saugen weit nach unten bewegt, dringt irgendwo Luft ein und verursacht diese Geräusche.

Merke M!

Wenn die Mamillen weder wund noch schmerzend sind und das Kind gut gedeiht, können diese Geräusche vernachlässigt und als persönliche Note des Kindes betrachtet werden.

Mögliche Ursachen:

- Das Kind hat insgesamt zu wenig Brustgewebe erfasst.
- Das Kind umschließt mit seinem Mund die Brust nicht fest genug (muskuläre Hypotonie, zu kurzes Lippenbändchen).
- Die Zunge ist nicht weit genug vorne (kurzes Zungenband, kurze Zunge) oder sie ist in ihrer Beweglichkeit eingeschränkt (kurzes Zungenbändchen, KiSS, KUSS, Paresen).
- Unreife des ZNS (z. B. bei Frühgeborenen) oder neurologische Erkrankungen.
- Eine von der Norm abweichende Gaumenform, eine verdeckte oder submuköse Gaumenspalte oder eine Symmetriestörung (KiSS, KUSS), die es schwierig macht, den Saugschluss zu halten. Dies führt häufig dazu, dass die Mamille gequetscht wird (vom Kinderarzt abklären lassen und ggf. Therapie, z. B. Osteopathie, Saugtraining, Saugstimulation, einleiten).
- Ein **starker Milchfluss** kann auch für diese Geräusche verantwortlich sein. In diesem Fall zieht das Kind die Zunge etwas zurück und wölbt den hinteren Anteil nach oben, um die Mamille/Mamillenspitze abzudrücken bzw. den Milchfluss etwas zu bremsen, damit es sich nicht verschluckt. Das kann auch sehr häufig und schnell zu wunden Mamillen führen.
- In seltenen Fällen kann auch eine **Allergie** auf Bestandteile in der Muttermilch die Ursache sein. Das Kind zieht dann die Zunge zurück, um den juckenden Gaumen zu „schrubben" und verliert dadurch den Saugschluss. Diese Mechanismen können auch wunde Mamillen verursachen.

Praxistipps

- **Eine Massage kann den Saugschluss verbessern** (nach Mohrbacher 2002): Das Kind vor sich auf dem Schoß positionieren. Mit dem Zeigefinger 3-mal im Uhrzeigersinn ganz zart um Ober- und Unterlippe kreisen und anschließend 3-mal in umgekehrter Richtung. Günstig wäre, die Massage vor dem Stillen auszuführen. Ansonsten zwischendurch, wenn das Baby wach und aufmerksam ist.
- Bei auffällig hypotonen oder neurologisch erkrankten Babys sollten **Spezialisten für Saugtraining** o. Ä. hinzugezogen werden (s. oben).
- Sehr wirkungsvoll ist auch das **„Bürsten" nach Ulrike Bunzel-Hinrichsen**. Es erfordert aber eine spezielle Schulung [25].

Stillmanagement:

- Häufiger Positionswechsel
- Evtl. ausprobieren, ob der Saugschluss durch das Heranziehen des Kinns in Richtung Brust des Kindes besser gehalten werden kann oder ob die DanCer-Griffe eine Verbesserung bringen.
- Dafür sorgen, dass der vordere Brustanteil weich ist (etwas Milch ausstreichen oder abpumpen), damit das Erfassen leichter fällt.
- Beim Stillen den Milchtransfer ggf. durch Brustkompression unterstützen.
- Bei fortbestehenden Beschwerden (Schmerzen beim Stillen, wunde Mamillen, schleppende Gewichtszunahme des Kindes etc.) ist der Kinderarzt und eine Hebamme bzw. eine Still- und Laktationsberaterin IBCLC hinzuzuziehen.

Empfehlung bei einem zu starken Milchfluss:

- Stillen in Rückenlage (also gegen die Schwerkraft)
- oder das Stillen kurz unterbrechen und warten, bis sich der Milchfluss beruhigt hat
- oder vor dem Anlegen den Milchspendereflex auslösen und manuell per Handentleerung etwas Milch gewinnen oder abpumpen.

2.7.5 Grübchen/Einziehungen in den Wangen (= Strohhalmsaugen)

Beim „Strohhalmsaugen“ ziehen die Kinder die Wangen nach innen, um den Mundraum zu verkleinern, damit der Aufbau eines Vakuums möglich ist.

Mögliche Ursachen:
- Dieses Phänomen beobachtet man immer wieder bei saugverwirrten Kindern.
- Es kann auch ein Hinweis sein, dass nicht genug Brustgewebe erfasst wurde und das Kind mit kräftigem Sog nur an der Mamille saugt (wunde Mamillen!)
- oder dass der Milchfluss eher spärlich ist.
- Auch hypotone Kinder, die wenig Kraft haben und die Brust oft ungenügend erfassen bzw. halten können, zeigen diese Auffälligkeit.
- Strohhalmsaugen zusammen mit einem „Klicken, Schmatzen oder Schnalzen“ kann wiederum auf ein Zungenproblem hinweisen, z. B. eine zurückgezogene Zunge, ein zu kurzes, festes Zungenband (s. auch Saugprobleme).
- Es kann ebenso auf eine besondere Gaumenform bzw. eine verdeckte oder submuköse Gaumenspalte oder Spaltbildungen im Bereich des Zäpfchens oder weichen Gaumens hinweisen (Kinderarzt).

Stillmanagement:
- Aufrechte Stillposition (Rückengriff) oder halbliegende Positionen mit viel direktem Hautkontakt bzw. ausprobieren, bei welcher Stillposition das Kind am besten zurechtkommt.
- Nach Möglichkeit alle künstlichen Sauger weglassen und, falls erforderlich, alternativ zufüttern.
- Dem Kind helfen, möglichst viel Brustgewebe zu erfassen (auf ein weites Öffnen des Mundes achten; dafür sorgen, dass mit dem Unterkiefer viel Brust erfasst werden kann).
- Ausprobieren, ob die Zungen- und Mundbodenentlastung durch das Heranziehen des Kinns in Richtung Brust besser wird oder ob das „normale“ Anlegen mit einer leichten Streckung von Hals und Köpfchen, also Unterkiefer/Kinn voraus, hilft.
- Ein hypotones Kind durch DanCer-Griffe nahe an der Brust halten.
- Falls nötig, eine Still- und Laktationsberaterin IBCLC zu Rate ziehen.
- Ein zu straffes Zungenband muss u. U. durchtrennt werden (Kap. 7).

2.7.6 „Knubbeln“

Beim „Knubbeln“ schiebt das Baby das Brustgewebe mit dem Unterkiefer oder der Zunge hin und her.

Mögliche Ursachen:
- Das Kind ist saugverwirrt.
- Es befindet sich zu wenig Brustgewebe im Mund und kann nicht richtig umfasst und festgehalten werden.
- Durch eine kurze Zunge, ein zu kurzes Zungenband oder ein fliehendes Kinn kann das Kind nicht ausreichend Brustgewebe erfassen bzw. „verliert“ es immer wieder.
- Auch bei einer ungünstigen Zungentechnik, z. B. Zungenstoß (Kap. 2.10.2), kann dieses Phänomen beobachtet werden, oft zusammen mit einem „Klicken, Schmatzen oder Schnalzen“.

Stillmanagement:
Siehe Kap. 2.7.5, Kap. 2.9 und Kap. 2.10.

2.7.7 Saugverwirrung

Etwa 20 % der Neugeborenen zeigen eine sogenannte Saugverwirrung [29], d. h. die Kinder haben Schwierigkeiten, an der Brust richtig zu saugen, wenn ihnen in den ersten Tagen p. p. verschiedene Saugmöglichkeiten angeboten wurden bzw. damit hin und her gewechselt wurde (Stillhütchen, Flaschensauger, Beruhigungssauger, Fingerfütterung etc.). Es gibt aber auch eine angeborene Form, wenn das Kind bereits intrauterin häufig an seinen Fingern oder gar an seiner eigenen Zunge oder Lippe gesaugt hat.

Die folgenden Zeichen können auf eine Saugverwirrung hindeuten, vor allem, wenn das Baby häufig mit verschiedenen Saugmöglichkeiten in Berührung gebracht wurde. Viele der genannten Symptome sind aber auch bei anderen Problemen zu beobachten.

Symptome:

- Brustverweigerung und verzweifeltes Weinen
- Ansaugen und gleich wieder Loslassen der Brust mit oder ohne Weinen
- permanente Unruhe beim Stillen; sich aufbäumen oder Wegstoßen der Brust
- Das Kind verliert nach dem Andocken die Mamille immer wieder
- viel Nuckeln/wirkungsloses (ineffektives) Saugen
- Grübchen und Einziehungen an den Wangen („Strohhalmsaugen")
- Geräusche wie Klicken, Schnalzen, Schmatzen
- Mangelnde Entleerung und Stimulation der Brust. Sie fühlt sich nach dem Stillen kaum verändert an.

Merke **M!**

Wichtiger Hinweis: Das Kind lehnt *nicht* die Mutter ab, sondern die Brust!

Stillmanagement:

- Die Mutter sollte versuchen, so ruhig wie möglich zu bleiben.
- Ein weinendes Kind zuerst beruhigen. Es ist immer wieder verblüffend, wie positiv sich dabei direkter Hautkontakt auswirkt.
- Das Kind bei den ersten dezenten Stillzeichen anlegen, quasi im Halbschlaf, und vor dem Anlegen den Milchspendereflex auslösen.
- Verschiedene Stillpositionen ausprobieren, Mutter und Kind gut abstützen und polstern und auf ein gutes Erfassen achten.
- Möglichst alle Arten von künstlichen Saugern weglassen und, falls erforderlich, an der Brust (Brusternährungsset oder Sondenschlauch und Spritze) zufüttern oder alternativ (Becherfütterung, evtl. Fingerfeeding).
- Damit der Saugschluss gehalten werden kann, muss genügend Brustgewebe im Mund sein. Evtl. kann man durch Stützen des Kinns (Zeige- und Mittelfinger der C-Griff-Hand unter das Kinn legen) oder durch die DanCer-Griffe eine Verbesserung auch beim saugverwirrten Kind erreichen.

2.8 Die korrekte Saug- und Zungentechnik des Kindes

Merke **M!**

Grundvoraussetzungen für eine gute Saug- und Zungentechnik, auch Saugmuster genannt, sind die Mobilität der Zunge und eine korrekt erfasste Brust.

Nur dann kann sich der **Zungenlöffel** bilden, d.h. die Zunge legt sich wie eine Rinne u-förmig um die tief im Mund liegende Mamille (nahe am Übergang vom harten zum weichen Gaumen) und einen Teil der Areola und bildet zusammen mit den Lippen den Saugschluss (sie dichten ab, damit von außen keine Luft nach innen eindringen kann). Dabei befindet sich die Zunge über der Zahnleiste des Unterkiefers und berührt den Innenrand der Unterlippe. Bei der großen Abwärtsbewegung des Unterkiefers und beim Absenken des Zungenbodens entsteht ein negativer Druck (Unterdruck) im Mundraum. Bei der Aufwärtsbewegung drücken sich die Kieferleisten in den Areolenbereich (positiver Druck), stimulieren die dort befindlichen Nervenenden, die für die Oxytocinausschüttung verantwortlich sind, und üben ebenfalls einen (positiven) Druck auf die Milchgänge aus. Die Zunge drückt die Mamille gegen den harten Gaumen (positiver Druck) und streicht sie mit einer Art Abrollen oder Peristaltik („Druckwelle" von der Zungenspitze zur Zungenbasis) aus.

Bezüglich der **Zungenperistaltik** und des Saugmusters gibt es in der Fachwelt unterschiedliche Meinungen. Geddes et al. [36], [37] meinen:

- Beim Milchtransfer spielt das Vakuum die wichtigste Rolle.
- Bei der Aufwärtsbewegung des Kiefers geht die Zunge mit, bleibt aber eher flach und drückt dabei die Mamille relativ sanft gegen den harten Gaumen.
- Die Mamillenspitze befindet sich etwa 1,3–6,9 mm vor dem Ende des harten Gaumens.

Andere Autoren wie Lawrence R. [28] halten an der ursprünglichen Meinung bzgl. des Saugmusters und der Peristaltik der Zunge fest. **In der Praxis** zeigt sich – insbesondere bei der Handentleerung – dass sich auch ohne Sog und oft bereits vor dem Auslösen des Milchspendereflexes Milch gewinnen lässt, allein durch das Abrollen der Finger entlang der Mamille (positiver Druck).

2.8.1 Saugmuster

Wenn dem Kind die Milch nicht schon entgegen fließt oder der MSR auf andere Weise ausgelöst wurde, saugt das Kind, insbesondere in den ersten 12 Lebenswochen nach folgendem Muster [21]:

- Unmittelbar nach dem Erfassen beginnt es mit einer Phase des **non-nutritiven Saugens** (**Stimulationsphase**, wie Nuckeln, mit etwa 2 kleinen Kieferbewegungen pro Sekunde). Hierbei ist der intraorale Druck (Vakuum) am höchsten [21], [35].
- Sobald der MSR ausgelöst ist und die Milch fließt, beginnt das **nutritive Saugen** mit deutlich hörbarem Schlucken nach 1–2 großen, ruhigen Kieferbewegungen (pro Sekunde etwa ein Saugzug). Der intraorale Druck nimmt etwas ab [21], [35].
- Sobald der Milchfluss deutlich nachlässt, fällt das Kind wieder in die **„Nuckelphase“** (**non-nutritives Saugen**), bis ein neuer MSR bzw. Saugschub eintritt. Dann sind wieder große, ruhige Saug-/Kieferbewegungen zu sehen und Schluckgeräusche zu hören.
- Es können mehrere nutritive Saugphasen/Saugschübe pro Mahlzeit beobachtet werden. Viele Kinder schlafen am Ende der Mahlzeit ein, vor allem wenn sie satt sind.

Folgende Situationen/Umstände können – neben den bereits genannten Ursachen und ungünstigen anatomischen Bedingungen – **das Saugen und Schlucken ungünstig beeinflussen:**

- ungünstige Lagerung/Stillposition; verdrehter oder stark überstreckter Kopf
- einengende Kleidung (zu enge Socken; sehr hochgeschlossenes T-Shirt)
- eingeschränkte Zwerchfellatmung durch einengende Kleidung am Bauch oder zu stramm anliegende Windel
- ungünstiger Muskeltonus des Kindes bzw. der Mutter (zu schlaff, zu angespannt)
- in ihrer Funktion beeinträchtigte Zunge, Gesichtsnerven und Gesichtsmuskeln
- Medikamenteneinnahme der Mutter oder des Kindes (Sedativa, Antidepressiva, Antiepileptika)
- Reizüberflutung des Kindes
- negatives soziales Umfeld; sehr angespannte häusliche Atmosphäre

2.9 Saugschwierigkeiten

Das richtige Saugverhalten wird vor allem beim ersten Anlegen – nach Möglichkeit innerhalb der ersten Stunde nach der Geburt – entscheidend mitgeprägt. Günstig ist es, wenn die Mutter bereits informiert ist, worauf sie achten sollte und durch welche Kriterien eine gut erfasste Brust, richtiges Saugverhalten etc. zu erkennen sind oder welche Anzeichen bereits Schwierigkeiten signalisieren (Gute Informationsquellen: Geburtsvorbereitungskurs, Stillvorbereitungskurs, Stillgruppenbesuch in der Schwangerschaft, Vorgespräch durch die Hebamme, gute Literatur). Auch das ungestörte Zusammenbleiben von Mutter und Kind (24-Stunden-Rooming-in) trägt dazu bei, aber auch die gute Unterstützung und interdisziplinäre Zusammenarbeit aller Berufsgruppen, die die Mutter und ihr Kind in der Wochenbettzeit und danach begleiten, und ebenso der Rückhalt und die Unterstützung durch ihr soziales Umfeld.

Saugschwierigkeiten bzw. ungünstiges Saugverhalten zu erkennen ist nicht immer einfach und erfordert manchmal viel Geduld und mehrere Beobachtungen von Stillmahlzeiten. Nachfolgende Kriterien können mögliche Schwierigkeiten signalisieren:

Erste Signale, die auf Saugschwierigkeiten und ebenso auf Schwierigkeiten mit der Zungenmotorik bzw. der Zungentechnik hinweisen können:

- Wunde Mamillen bessern sich trotz intensiver Bemühungen um gute Stillpositionen und eine gute Anlegetechnik nicht.
- anhaltende Schmerzen trotz gut erfasster Brust und bequemer Stillposition.
- Das Kind kann seinen Mund (auch beim Gähnen und Schreien) nicht weit genug öffnen, der Muskeltonus ist möglicherweise zu hoch, es neigt evtl. zum „Beißen“/„Klemmen“
- eingezogene Lippen (straffes Lippenband).
- Die Zunge zeigt Auffälligkeiten (zurückgezogen, herzförmige Einkerbung an der Zungenspitze, sie erscheint zu kurz oder sehr lang).

- Geräusche wie „Klicken, Schmatzen oder Schnalzen“ sind beim Saugen zu hören.
- Grübchen/Einziehungen in den Wangen (= Strohhalmsaugen).
- Die Mamille oder das Brustgewebe werden beim Saugen hin und hergeschoben („Knubbeln“).
- häufiges Nuckeln und Dösen an der Brust (Saugschwäche/„Trinkfaulheit“).
- Das Kind verliert ständig die Mamille oder sie gleitet bei der geringsten Manipulation aus seinem Mund (muskuläre Hypotonie, Zunge zu kurz oder in der Beweglichkeit eingeschränkt)
- zu wenig Milch oder nachlassende Produktion.
- viel Unruhe und Weinen an der Brust und im Tagesverlauf (nicht mit Stillstreik oder vorübergehender Brustverweigerung verwechseln).
- mangelnde Gewichtszunahme; geringe Ausscheidung.
- übermäßig lange Mahlzeiten (länger als 40 Minuten reine Stillzeit) und geringe Gewichtsentwicklung oder sehr häufige Mahlzeiten und dennoch spärliche Gewichtsentwicklung.
- Auch rezidivierender Milchstau/Mastitis oder verstopfte Milchgänge können manchmal auf ein Saugproblem hinweisen.

Die genannten Zeichen sind z.T identisch mit den Anzeichen bei einer ungenügend erfassten Brust.

> **Merke** M!
>
> Wird die Saugstörung oder deren Ursache nicht erkannt und behoben, sind Stillschwierigkeiten, wie Milchmangel und wunde Mamillen, Milchstau und Mastitis, der Hauptgrund zum vorzeitigen Abstillen im 2. Monat nach der Geburt [31].

2.9.1 Anhaltende Schmerzen oder wunde Mamillen trotz schön aufgestülpten Lippen und guter Stillposition

Diese Symptome können auf eine ungünstige **Zungentechnik oder eine ungünstige Zungenposition** hinweisen, ebenso Grübchen bzw. Einziehungen in den Wangen, „Knubbeln“ und „klickende oder schmatzende“ Geräusche. Der Saugschluss, die Position der Mamille und der Aufbau des Vakuums können dadurch ebenfalls beeinträchtigt sein.

Diagnostik:
- Zungenposition durch sanftes bzw. vorsichtiges Beiseiteschieben der Unterlippe überprüfen.
- Zungenform vor allem beim Weinen beurteilen (Kap. 2.10).

Stillmanagement:
- Kap. 2.7 unter den einzelnen Auffälligkeiten sowie Fallbeispiel 25.2.
- **Ausprobieren**, ob eine Besserung eintritt, wenn Stillpositionen gewählt werden, bei denen die Schwerkraft die Zunge eher nach vorne bringt (Mutter in Rückenlage, Kind auf dem Bauch liegend; Australia-Haltung oder halbsitzende Positionen) oder ob es ausreicht, bei den üblichen Stillpositionen lediglich das Kinn des Kindes ein wenig halswärts zu neigen, um dadurch den Mund- und Zungenboden zu entlasten.
- Tritt keine Besserung ein, kann auch hier eine Saugstimulation durch autorisiertes Fachpersonal helfen.

2.9.2 Babys, die „klemmen/beißen“

Ab und zu trifft man auf Babys, die dazu neigen, ihre Kiefer zusammenzupressen, sobald sich etwas im Mund befindet. Manche beißen oder sie klemmen die Brustwarze mit den Kieferleisten ein oder drücken sie mit der Zunge zu fest gegen den harten Gaumen. Die **Mamille** sieht unmittelbar nach dem Loslassen **wie flachgequetscht** aus, manchmal mit weißen, blutleeren Rändern (s. auch Kap. 24.6.1).

Mögliche Ursachen:
- KUSS (Kopf-unabhängige Symmetriestörung, z. B. Verletzung des Halsmuskels, Torticollis (Schiefhals)
- KiSS (Kopf-induzierte Symmetriestörung, Kap. 8)
- nach einer operativen Geburtsbeendigung oder einer schweren, komplizierten Geburt
- durch muskuläre Hypertonie
- Unreife und neurologische Auffälligkeiten des Kindes
- Frühgeborene oder kranke Kinder mit negativer oraler Erfahrung (exzessives/schmerzhaftes Absaugen, Langzeitbeatmung etc.).
- Es ist aber auch dann zu beobachten, wenn das Kind Angst hat, „abzurutschen“, weil es nicht gut positioniert ist oder aus sonstigen Gründen die Warze nicht gut im Mund halten kann.

Stillmanagement:
- Auf eine gute bequeme Stillposition achten, vor allem in Bezug auf das Kind. Am besten Positionen mit guter Kopfkontrolle wählen, z. B. Kreuzgriff und Rückenposition (evtl. mit hochgeschlagenen Beinen, um ein Abstoßen zu vermeiden).
- Ausprobieren, ob mit zur Brust gezogenem Kinn eine Reduktion des Muskeltonus im Mundbereich erreicht werden kann.
- Übererregbare Kinder so positionieren, dass sie möglichst nicht gehalten werden müssen (s. Praxistipp in Kap. 2.2.2 und ▶ Abb. 2.9).
- Kindern mit negativer oraler Prägung zu positiven oralen Erlebnissen verhelfen, z. B. durch Fingerfütterung.

Empfehlungen:
- „Rotationslagerung", d. h. das Kind wird tagsüber von Mahlzeit zu Mahlzeit unterschiedlich gelagert (s. Praxistipp in Kap. 2.7.1)
- Ausprobieren, ob (tägliches) Baden und eine anschließende Massage Entspannung bringen
- Anderenfalls einen Kinderarzt, Kinderneurologen und/oder andere Fachleute wie Still- und Laktationsberaterin IBCLC, Osteopathen, Manualmediziner, Physiotherapeuten etc. hinzuziehen.

Gegeneinander verschobene Schädelknochen, aufgewölbte Schädelnähte oder eine auffällig kleine Fontanelle können u. U. den Liquorfluss zwischen den Hirnhäuten beeinflussen [26] und darum zu Auffälligkeiten im Saugverhalten führen.

2.9.3 Nuckeln und Schläfrigkeit

Das Trinkverhalten der Babys kann in den ersten 24–48 Stunden sehr unterschiedlich sein. Manche Babys melden sich immer wieder von selbst (frühe Stillzeichen, Kap. 2.3.1), andere kaum und manche zeigen beim Anlegen kein oder wenig Interesse am Saugen.

Die Ursachen hierfür sind vielfältig:
- Es gibt „genügsame" Kinder, die bereits mit der Warze im Mund ruhig und zufrieden sind (z. B. Zauderer, Kap. 2.5.3), aber evtl. nicht genug zunehmen. Sie werden (fälschlicherweise) als **„trinkfaul"** bezeichnet. Auch saugverwirrte Kinder können dieses Verhalten zeigen.
- Ausgezehrte oder gestresste Kinder, Babys, die an einer Hyperbilirubinämie (Gelbsucht) oder Infektion leiden oder etwas zu früh geboren wurden (neurologische Unreife), ermüden rasch und nuckeln oft nur. Sie zeigen eine **vorübergehende Saugschwäche**. Auch sie werden fälschlicherweise oft als „trinkfaul" bezeichnet.
- Frühgeborene, Kinder mit einem schweren Herzfehler, mit Down-Syndrom oder einer neurologischen Erkrankung zeigen eine **„echte" Saugschwäche**.

> **Merke** M!
>
> Wenn ein Kind nur „nuckelt" (non-nutritives Saugen bzw. ineffektives Saugen), bedeutet dies in erster Linie, dass sich nicht genug Brustgewebe im Mund befindet und somit kein ausreichender Milchtransfer stattfindet.

Bei einer gut erfassten Brust und genügend Brustgewebe im Mund kann das Nuckeln Ausdruck für ein **hohes Saugbedürfnis** oder für ein **„Trostsaugen"** sein. Das Baby fühlt sich nicht wohl oder hat Schmerzen. Es will saugen, aber nicht trinken, denn das **Saugen erhöht die Schmerztoleranz** [33] durch Freisetzen von Endorphinen. Oder das Kind möchte „Trostsaugen", weil es sich so nah bei der Mutter einfach wohler und geborgener fühlt.

Empfehlungen:
- Wenn die Mamillen **nicht** schmerzen, das Kind gut angelegt ist und die Mutter es toleriert, kann man diesen Kindern zumindest vorübergehend zugestehen, ihr Saugbedürfnis an der Brust zu stillen.
- Ist dies nicht möglich, müssen andere Dinge erwogen werden, die Nähe und Geborgenheit vermitteln, vor allem direkter Hautkontakt, auch durch den Vater.
- Ansonsten können alle Maßnahmen zur Förderung des Milchspendereflexes und des Milchtransfers ausprobieren werden.
- Auf einen häufigen Positionswechsel und auf gutes Erfassen der Brust achten.
- Prüfen, ob der Mund weit genug geöffnet werden kann.
- Zeigt das Kind nach der Geburt kein oder wenig Interesse am Saugen, sollte in regelmäßigen Abständen Kolostrum durch Handentleerung, später durch Pumpen, gewonnen werden und dem Kind mittels Spritze, Löffel, Medikamentenschiffchen oder in manchen Fällen auch durch

Fingerfeeding verabreicht werden, um eine Hypoglykämie und Auszehrung zu verhindern, das Ausscheiden von Mekonium anzuregen und einer Hyperbilirubinämie vorzubeugen. Diese Kinder auch nicht zum Trinken zwingen (vgl. 2.5 ff).

Hinweis: Bei manchen Babys kann das „Dauernuckeln" wunde, blutende Mamillen und Rhagaden verursachen, da beim Non-nutritiven Saugen oft höhere Unterdruckwerte vorliegen [35]. Zuwenig Brustgewebe im Mund begünstigt dies noch und führt außerdem zu einer mangelnden Entleerung und geringen Stimulation. Zu wenig Milch, Milchstau/Mastitis oder verstopfte Milchgänge können die Folge sein und beim Kind kann es zu einer unzureichenden Gewichtsentwicklung führen.

Hilfreiche Adressen

Auf dieser Internetseite kann man sich Videos u. a. über verschiedene Saugmuster ansehen:

- http://www.nbci.ca/index.php?option=com_content&view=category&layout=blog&id=22&Itemid=58

Merke M!

Babys die dazu neigen, schnell einzuschlafen und viel zu nuckeln, aber die Brust gut erfassen können, sollten vor dem Anlegen richtig wach sein (ggf. aufwecken). Infektion, Hyperbilirubinämie, Auszehrung oder sonstige Erkrankungen sollten ausgeschlossen sein!

Oft hilft es auch, sie nur mit Body und Windel bekleidet oder **nur mit Windel zu stillen** (viel direkter Hautkontakt). Beim Saugen arbeitet das Kind und produziert Eigenwärme, die Mutter wärmt es durch ihren Körper und das (Still-)Kissen hält die Wärme ebenfalls. Jeder weiß, wie leicht und schnell man einschläft, wenn es kuschelig warm ist! Falls es im Zimmer zu kühl ist, kann eine Mullwindel über das spärlich bekleidete Kind gelegt werden. Darauf achten, dass das Kind richtig saugt und schluckt – kleine Verschnaufpausen sind erlaubt – ansonsten Brustkompression probieren oder **durch sanfte Stimulation** (Füße, Hände massieren, anpusten, etc.) **wach halten**. Denn schnell entsteht sonst ein **Teufelskreis/Kettenreaktion:**

- Das Kind trinkt schlecht, saugt zu schwach
- Die Milch fließt spärlich aufgrund eines schwachen oder ausbleibenden MSR
- Die Produktion wird nicht richtig angeregt oder geht zurück
- Das Kind hat es noch schwerer, ausreichend Milch zu erhalten
- Unruhe und viel Schreien und Weinen sind die Folge oder fortbestehendes „Desinteresse" und Schläfrigkeit
- Die Mutter macht sich Sorgen, ist angespannt
- Der MSR kann dadurch noch schwerer ausgelöst werden
- Die Unruhe nimmt zu, das Kind evtl. an Gewicht ab (oder schläfriges, evtl. schlappes Kind und fortschreitender Gewichtsverlust)
- Flaschenfütterung und/oder Beruhigungssauger werden eingeführt
- Dies erfordert eine andere Saugtechnik
- Eine Saugverwirrung kann u. U. entstehen
- Das Kind hat evtl. noch größere Schwierigkeiten, richtig zu saugen
- Die Milch fließt noch spärlicher …

Praxistipps

Wechselstillen:
Sobald das Kind an einer Seite einige Minuten gut getrunken hat, dann aber nur noch nuckelt und durch weitere Stimuli und Brustkompression nicht mehr zum Weitertrinken zu bewegen ist, nimmt man es ab und legt es an der anderen Brust an. Evtl. sogar mehrfach hin- und herwechseln (= Superwechselstillen) und dabei unterschiedliche Stillpositionen wählen. Dazwischen bietet es sich an, das schläfrige Baby zu wickeln oder das spärlich bekleidete Kind kurz abzulegen und nicht zuzudecken oder durch Wecktechniken und beherztes Ansprechen seine Aufmerksamkeit zu steigern.

Sanfte Saugstimulation:
Häufig trinken Kinder besser, wenn man ihre (nackten) Füßchen oder die Händchen massiert. Durch sanften Daumendruck auf die Handinnenfläche im Saugrhythmus lassen sich der Saugschluss und der Trinkrhythmus anregen. Beide Maßnahmen funktionieren nur bei entspannten Händchen/Füßchen [25].

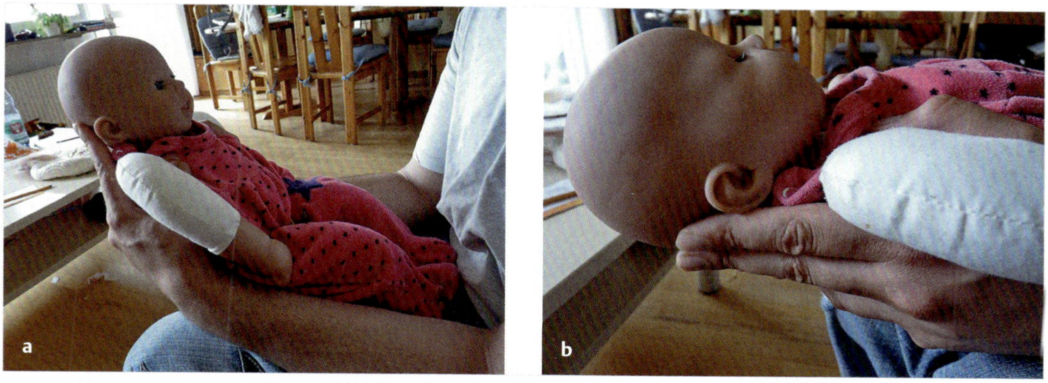

Abb. 2.30 Puppenaugen-Mechanismus. (Quelle: Hildegard Schüllner)
a Augen offen.
b Augen zu.

2.9.4 Wecktechniken

Zum Wecken des Kindes haben sich u. a. folgende Maßnahmen praktisch bewährt:

- Das angezogene Kind massieren
- Handinnenflächen und Füßchen sanft kneten
- Auf einer festen Unterlage das Kind vorsichtig hin- und herrollen
- Das Baby Schicht für Schicht ausziehen
- Wickeln, evtl. die nackte Haut massieren
- Viel direkter Hautkontakt
- Evtl. mit einem feuchten Waschlappen über das Gesicht wischen.
- **„Schlafpuppen-Technik":** Das Kind liegt auf dem Schoß der Mutter, Kopf Richtung Knie. Sie greift mit den Fingern der geschlossenen Hände an den Schulterblättern unter das Kind bis zum Hinterkopf, die Daumen kommen unter der Achselhöhle am Brustkorb in Position. Nun hebt und senkt sie Oberkörper und Kopf des Kindes in rhythmischen Bewegungen auf und ab, und spricht dabei laut und beherzt mit dem Kind, insbesondere, sobald es seine Augen öffnet. Po und Beine bleiben auf dem Schoß liegen (▶ Abb. 2.30a, ▶ Abb. 2.30b).

2.9.5 Saugschwäche und „Trinkfaulheit"

Bei einer **echten Saugschwäche** tut sich das Kind schwer, richtig anzusaugen und den Saugschluss zu halten, d. h. es rutscht immer wieder von der Brust ab, verliert die Mamille schon bei kleinen Manipulationen, wie Massieren, oder sobald sich die Mutter bewegt und etwas Zug an der Brust entsteht. Diese Kinder wirken insgesamt etwas schlaff (hypoton) und verschlucken sich leicht (starken MSR ausschließen). Manchmal läuft Milch am Mundwinkel heraus. Manche haben Probleme, das Atmen-Saugen-Schlucken zu koordinieren [20].

> **Merke** M!
>
> Schwere Infektionen, Herzfehler, Gaumenspalte, neurologische Erkrankungen ausschließen!

„Trinkfaule" Kinder, oder besser: Kinder mit einer **vorübergehenden Saugschwäche**, tun sich ebenfalls schwer, richtig „anzudocken". Auch sie haben oft zu wenig Brustgewebe im Mund, können jedoch die Brust gut im Mund halten. Sie schlafen aber schon nach kurzer Zeit ein, nuckeln allenfalls nur oder man beobachtet ein Flattern oder „Zittern" des Unterkiefers (dies kann auf eine Unreife des ZNS hinweisen). Der Milchtransfer ist ungenügend, da Mamille und Areola evtl. nicht tief genug im Mund liegen. Hyperbilirubinämie, eine mangelnde Gewichtszunahme und Auszehrung können sich daraus entwickeln.

Merke **M!**

Ein Kind, das aufgrund einer Infektion „trinkfaul“ ist, sollte 24 Stunden nach Beginn der Antibiotikatherapie ein besseres Trinkverhalten zeigen!

Babys mit extrem langen Mahlzeiten und regelmäßigem Einschlafen an der Brust sollten einem Kinderarzt/Kinderneurologen und Physiotherapeuten (Vojta-Methode) vorgestellt werden, um festzustellen, ob außer einer Unreife des ZNS noch andere Gründe ursächlich dafür in Frage kommen.

Merke **M!**

So manche „Saug- und Trinkschwäche“ verschwindet, sobald die Gelbsucht abgeklungen ist und/oder das Kind an Gewicht gut zugelegt hat (auch die anatomischen Verhältnisse von Mund und Zunge verbessern sich dadurch) und insgesamt wacher und reifer ist. Darum Geduld!

Stillmanagement:

- Bei all diesen Kindern ist es besonders wichtig, auf ein gutes Ansaugen mit ausreichend Brustgewebe im Mund zu achten!
- Mutter und Kind sollten beim Stillen gut abgepolstert sein, damit sie bequem liegen und an der Brust kein unnötiger Zug entsteht.
- Die Kinder mit viel direktem Hautkontakt oder spärlich bekleidet bei normaler Zimmertemperatur (20–22 °C) stillen.
- Mit den **DanCer-Griffen** kann das Kind zusätzlich unterstützt werden, um gut an der Brust zu bleiben.
- Empfehlenswert wäre, zuerst den **Milchspendereflex manuell auszulösen** und erst dann das Kind anzulegen. So werden die ersten Züge bereits mit viel Milch belohnt und das Interesse am Saugen ist geweckt. Es erhält deutlich mehr Milch, da ihm das Auslösen des MSR – was manchmal mehrere Minuten dauern kann – erspart wird. Das Ziel ist, das Kind insgesamt zu aktivem Saugen und hörbarem Schlucken für einige Minuten zu bringen.
- Sobald der Milchfluss nachzulassen scheint und das Kind weniger saugt oder gar nur noch nuckelt, sollte die Mutter ihre Brust mit den Fingern der C-Griff-Hand sanft zusammendrücken (Brustkompression), um dem Kind den Milchtransfer zu erleichtern.
- Erfolgversprechend sind auch Wechselstillen, Superwechselstillen und viel Hautkontakt.
- Auch sollte stets darauf geachtet werden, dass die Milchproduktion gut und rasch in Gang kommt und aufrechterhalten wird, ggf. zusätzlich Kolostrum/Milch durch Handentleerung oder Abpumpen gewinnen und dem Kind verabreichen (s. u.).
- Die Gewichtsentwicklung durch regelmäßiges Wiegen kontrollieren.
- Ggf. zusätzliche Kinderarztkonsultationen veranlassen, auch um neurologische Erkrankungen etc. abzuklären oder auszuschließen.
- Manchmal bietet es sich an, diese Kinder durch zusätzliche Unterstützung mithilfe des Brusternährungssets oder eines Sondenschlauchs (ein Ende im Mundwinkel und am anderen eine mit Milch gefüllte Spritze) an der Brust zu halten und für ihre Arbeit zu motivieren und zu „belohnen“.
- Die Unterstützung mittels Pipette oder Spritze mit aufgesetztem Fingerfeeder (Fa. Medela) – am Mundwinkel eingeführt – kann erwogen werden, führt aber häufig zum Verlust des Saugschlusses.
- Das **Zufüttern** von abgepumpter Muttermilch oder mit Formulanahrung sollte – soweit es möglich ist – nicht mit der Flasche erfolgen (dies kann die „Trinkfaulheit“ und Saugschwäche verstärken, zu Saugverwirrung führen oder diese aufrechterhalten). Günstiger wäre es, die Zusatznahrung mittels Becher oder durch Fingerfeeding zu verabreichen.
- Bei **sehr auffälligen oder behinderten Kindern** sollte eine Saugstimulation, ein Saugtraining oder orofaziale Regulationstherapie durch autorisierte Fachleute eingeleitet werden. Ob diese Therapie beim „gesunden“, nicht behinderten Kind wegen seiner Trinkschwierigkeiten angewandt werden soll, muss individuell erwogen werden.

Empfehlenswerte Stillpositionen:

- Rückengriff und Kreuzgriff, das Kind ist dabei jedoch in einer aufgerichteten Haltung (Po des Kindes tiefer). Bei diesen Positionen führt die Mutter den Kopf mit ihrer Hand. Sie kann ihn so besser kontrollieren und nahe an der Brust halten.
- Weitere Möglichkeiten sind der Hoppereitersitz oder Positionen, die die Schwerkraft für den Milchfluss ausnutzen (Stillen im Stehen oder am Tisch sitzend).
- Die Kinder sollten beim Stillen immer wieder mit kurzen Sätzen wie z. B. „Gut so, weiter so", „das machst du prima" laut und beherzt angesprochen werden. Das steigert ihre Aufmerksamkeit und Motivation.

Merke **M!**

Auch wenn sich das alles etwas kompliziert anhört und nach viel Mühe klingt, der Aufwand lohnt sich. Darum Mut und Geduld!

2.9.6 Weitere Ursachen

Weitere Ursachen, die die Saug- und Zungentechnik beeinflussen und dadurch zu einer Saugschwäche führen, sind z. B.:

- **Spaltbildungen** im weichen Gaumen, eine verdeckte oder submuköse Spalte, eine abweichende Gaumenform (hoher Gaumen, spitzer Gaumen, Stufengaumen, Gaumenrillen, Kap. 6)
- eine **ungünstige Zungenposition** (zurückgezogen, Zungenspitze umgeklappt) oder eine **ungünstige Zungenform** (zu kurz, zu lang, eingekerbt).

Kinder mit diesen Auffälligkeiten haben oft große Probleme, einen effizienten Saugschluss aufzubauen. Sie fallen auf durch extrem schmatzende/klickende Geräusche und viel Luftschlucken. Hinweise dazu erhält man beim Beobachten des Kindes, während es schreit oder gähnt oder indem man den Mund austastet und eine Sauguntersuchung ausführt. Das allerdings setzt spezielle Kenntnisse bzw. eine entsprechende Schulung voraus.

Zu enge Söckchen oder zu klein gewordene Strampler können die Zehen zum Einkrallen bringen, was sich wiederum reflektorisch auf die Zungenmobilität auswirken kann [25].

Merke **M!**

Beim Behandeln einer Saugschwäche oder Saugstörung muss man mindestens so viel Zeit zum Beheben einkalkulieren wie die Störung bereits besteht.

2.10 Zungenform und Zungentechnik

Für den Aufbau eines effizienten Saugmusters spielen die Zungenform und ihre Beweglichkeit eine maßgebliche Rolle. Aber auch bei der Ausformung des Gaumens und später beim Zahnwachstum und beim Sprechen sind Form und Beweglichkeit äußerst wichtig.

Darum „wehret den Anfängen"! **Auffälligkeiten sollten ernst genommen** und entsprechende Maßnahmen eingeleitet werden. Bei schwerwiegenderen Auffälligkeiten sollten rasch Fachärzte und Therapeuten sowie eine Still- und Laktationsberaterin IBCLC hinzugezogen werden.

2.10.1 Ungünstige Zungenform

Eine zu lange, zu kurze, zu dicke oder herzförmige Zunge kann das Stillen bzw. das Saugmuster z. T. erheblich beeinträchtigen. Beurteilen lässt sich die Zungenform vor allem in Ruhe und beim Schreien.

Eine **lange, vorstehende Zunge** beobachtet man oft bei Kindern mit Down-Syndrom. Manchmal sieht es auch nur so aus, als sei sie zu lang, bedingt durch die allgemeine muskuläre Hypotonie dieser Erkrankung (Kap. 11).

Eine angeborene, zu **kurze Zunge** ist eher selten. Meistens lässt ein straffes Zungenbändchen nicht ausreichend Bewegung zu und die Zunge erscheint nur zu kurz. Manchmal ist das Zungenbändchen so stramm, dass die Zunge schon in Ruhe wie eingekerbt aussieht. Ansonsten zeigt sich beim Schreien, dass sie sich an der **Zungenspitze herzförmig** einzieht. Wunde Mamillen und Rhagaden sowie eine mangelnde Entleerung/Stimulation etc. sind die Folgen. Ein straffes Zungenbändchen sollte in diesen Fällen unbedingt durchtrennt werden [38] (Kap. 7).

2.10.2 Ungünstige Zungentechnik

Damit sind Besonderheiten der Zungenmotorik gemeint, wie zurückgezogene Zunge, umgeklappte Zungenspitze, Zungenstoß u. a. m. Sie wirken sich nicht nur ungünstig auf den Milchtransfer und die Milchbildung bzw. deren Aufrechterhaltung aus, sondern sind eine maßgebliche Ursache für Schmerzen und wunde Mamillen sowie für Milchstau/Mastitis oder verstopfte Milchgänge. Hinweise auf die Zungentechnik kann man auch durch eine Sauguntersuchung erhalten, dies setzt aber eine spezielle Kenntnis/Schulung voraus.

Mit einer **zurückgezogenen Zunge** ist es schwer, den Saugschluss aufzubauen bzw. zu halten, was sich meistens durch eingezogene Wangen und klickende oder schmatzende Geräusche zeigt. Auch das korrekte Saugen ist nicht möglich, da der Aufbau eines effizienten intraoralen Vakuums beeinträchtigt ist.

Das Gleiche gilt für die **umgeklappte Zungenspitze** bzw. die **am Gaumen klebende Zunge** (beides intrauterin erworben).

Hinweis: Bei Problemen mit der Saug- und Zungentechnik beobachtet man häufig extremes Luftschlucken oder Brustverweigerung.

Mögliche Ursachen:

- Sehr häufig kommt eine **Saugverwirrung** in Frage. Sie kann durch verschiedene Sauger und Stillhilfen entstanden oder bereits intrauterin erworben sein, in dem das Kind an seiner eigenen Zunge, an der Zungenspitze, an den Lippen, am Daumen oder an seinen Fingern oder an der Nabelschnur gesaugt hat).
- Manchmal ist auch ein etwas **straffes Zungenband** die Ursache, d. h. im entspannten Zustand bringt das Kind die Zunge noch über die Zahnleiste, in der „Arbeitssituation" kann das stramme Bändchen jedoch Unannehmlichkeiten verursachen und das Kind zieht die Zunge etwas zurück. Beim Weinen sieht sie nur leicht eingekerbt aus. Diese Form reguliert sich meist von allein, kann jedoch bereits zu wunden Mamillen führen. Ausgeprägte Formen müssen auf jeden Fall chirurgisch behandelt werden. Ob es bei leichteren Formen bereits nötig ist, muss von Fall zu Fall entschieden werden und ist vom Beschwerdebild abhängig.
- In seltenen Fällen können auch **angeborene Zähnchen** zum Zurückziehen der Zunge führen, s. Fallbeispiel 25.1 (S. 400).
- Beim **gastroösophagealen Reflux** (GÖR) ziehen die meisten Kinder die Zunge zurück.
- Auch eine **Irritation der Zunge**, z. B. auf Geschmacksstoffe auf der Mamille durch Cremes oder Kosmetika, kann dazu beitragen.
- Eine **Allergie** auf Inhaltsstoffe in der Muttermilch (Familienanamnese) kann ebenso die Ursache für das Zurückziehen sein (der Gaumen juckt und das Kind versucht mit dem Zungenrücken am Gaumen zu scheuern).

Stillmanagement:

- Stillpositionen wählen, die die Zunge ihrer Schwerkraft folgen lassen, z. B. Mutter in halbliegender Position oder die Positionen 2.2.10 oder 2.2.11.
- Stillen mit viel direktem Hautkontakt
- Auf korrektes Anlegen und Erfassen achten
- Keine Beruhigungssauger verwenden
- Falls Zufüttern nötig ist, möglichst nicht mit der Flasche, sondern mittels Brusternährungsset oder durch Fingerfütterung als gleichzeitiges Saugtraining
- Beim Stillen das Kinn des Kindes leicht zu dessen Brust ziehen. Das entlastet den Zungengrund und den Mundboden.
- Ein strammes Zungenband ggf. durchtrennen lassen.
- Mit dem Kind das „Zunge-raus-Strecken" üben durch Vormachen.

Merke **M!**

Stellt sich nach 2–3 Tagen unter diesen Maßnahmen keine Besserung ein, insbesondere bei wunden Mamillen und Gedeihstörungen, sollte der Kinderarzt hinzugezogen und evtl. eine osteopathische Behandlung oder eine Therapie nach neurophysiologischem Behandlungskonzept eingeleitet werden.

Pflegetipp: Die Brust nur mit klarem Wasser waschen/abduschen; keine Cremes, keine stark riechenden Lotionen oder Duschgels im Bereich der Brust verwenden, insbesondere nicht im Bereich von Mamille und Areola. Hier nur hochgereinigtes Wollfett (Lanolin) oder spezielle Therapeutika bei wunden Mamillen anwenden.

Beim **Verdacht auf eine Allergie auf Muttermilchinhaltsstoffe** sollte eine Familienanamnese erhoben und die Ernährung der Mutter genauer analysiert werden, insbesondere bzgl. Kuhmilch und Milchprodukten (auch bei GÖR). Ggf. sollte auf diese für etwa 8 Tage lang ganz verzichtet werden. Dazu gehören auch Fertigprodukte, Wurst, Süßigkeiten, Schokolade u. a. m. Sie enthalten sehr häufig Milcheiweiß in Form von Molkepulver [26].

Empfehlungen bei einem gastroösophagealen Reflux:

- Aufrechte Haltung des Kindes beim Stillen
- Viele kleine Mahlzeiten
- Beim Ruhen und Schlafen den Oberkörper des Kindes wegen der Aspirationsgefahr leicht hochlagern (Keilkissen o. ä. unter die Matratze stecken)
- Kinderarzt, Kindergastroenterologe zuziehen

Mit **Zungenstoßen** werden mehrere Verhaltensweisen zusammengefasst: das Herausschieben der Mamille zu Beginn der Mahlzeit oder sobald der Milchfluss nachlässt. Oder das Kind schiebt die Zunge an der Mamille entlang nach vorn in Richtung Lippen, manchmal fühlt es sich auch so an, als kaue das Baby auf der Warze herum, weil sich der Kiefer meist unwillkürlich mitbewegt. Auch beim „Knubbeln“ kann es sich um Zungenstoßen handeln.

Mögliche Ursachen:

- Saugverwirrung allgemein und durch vorgeburtliches Saugen an der eigenen Zunge
- spärlicher Milchfluss
- unangenehme oder traumatische Erfahrungen im Mundbereich, z. B. durch exzessives Absaugen, Langzeitbeatmung
- gastroösophagealer Reflux
- Unreife des Nervensystems, evtl. neurologische Erkrankung
- Allergie

Auch für andere Zungenprobleme können diese Ursachen in Frage kommen.

Stillmanagement bei Zungenstoß:

- Zu Beginn der Mahlzeit oder sobald der Milchfluss nachlässt, klären, ob es nur an dem noch oder wieder spärlichen Milchfluss liegt, d. h. erst MSR auslösen und dann anlegen und gegen Ende der Mahlzeit das Wechselstillen nutzen.
- Beim Verdacht auf eine negative orale Erfahrung (Frühgeborenes, langer Klinikaufenthalt, Langzeitbeatmung, Kinder mit LKG-Spalte) alles vermeiden, was die Erinnerung daran aufrechterhält, und für positive orale Erfahrungen sorgen.
- Bei Verdacht auf eine Allergie oder GÖR wie bei „zurückgezogener Zunge“ verfahren.
- Stillpositionen wählen, die die Zunge entspannen und den Kopf gut stabilisieren, z. B. Kreuz- und Rückengriff, Mutter in zurückgeneigter/halbsitzender Haltung.
- Außerdem können zusätzlich spezielle Massagen und Zungenübungen oder ein Saugtraining/Saugstimulation die Lösung sein, am besten von speziellen Therapeuten ausgeführt bzw. angeleitet.

2.10.3 Zusammenfassung

Die gesamte Körperhaltung, insbesondere die Haltung von Kopf und Körper sowie die Beckenstellung, haben Einfluss auf das subtile Zusammenspiel der Muskeln und Nerven des Mund- und Gesichtsbereiches. Jede Körperposition übt mehr oder weniger direkten oder indirekten Einfluss auf diesen Bereich aus.

Müde und/oder saugschwache Babys oder Neugeborene/Frühgeborene, die Schwierigkeiten mit der Saug-/Zungentechnik haben, aber auch alle anderen Kinder, profitieren durch folgende **Maßnahmen:**

- Viel **Kuscheln** in verschiedenen Positionen, am besten in direktem Hautkontakt mit der Mutter oder dem Vater.
- **Tragen** in verschiedenen Positionen, mit oder ohne Tragetuch. Dadurch wird der Gleichgewichtssinn angeregt, die Muskulatur sanft trainiert und der Muskeltonus reguliert.
- Das Kind **„bündeln“**, dass es sich spürt: z. B. durch Pucken oder eingekuschelt in den Arm einer Bezugsperson, die freie Hand ruht evtl. auf den Händchen/Ärmchen, die auf der Brust oder dem Bauch des Kindes liegen.
- Das Kind sich selber spüren und **Eigenstimulation** durch seine nackten Füßchen/Beinchen erleben lassen, z. B. im Schlafsack ohne Strampler und Söckchen.
- Durch die **Hände und Füße** ist der orofaziale Bereich indirekt beeinflussbar. Darum das Kind auf dem Körper der Eltern öfters in Bauchlage ruhen lassen oder im wachen oder halbwachen Zustand in Bauchlage legen oder beim Wickeln

in Bauchlage noch einige Minuten liegen lassen und evtl. dabei streicheln oder massieren.

- Tagsüber das Kind immer wieder mal in **Seitenlage** ablegen und eine Handtuchrolle oder ein Nackenhörnchen wie ein „U" zwischen die Beinchen und vor den Bauch und Rücken legen.
- In den ersten 6–8 Wochen kann es günstig sein, tagsüber die **„Rotationslagerung"** (s. o.) einzusetzen und nachts/zum Schlafen das Kind in Rückenlage legen, „Lieblingsseite" des Kopfes vermeiden.
- Der **Muskeltonus der Mutter** hat Einfluss auf das Saugverhalten des Kindes. Die Körperhaltung/Muskeltonus sollte entspannt, aber nicht schlaff sein und auch nicht angespannt und nervös.
- Ebenso spielt die Interaktion, die **Kommunikation** zwischen Mutter und Kind eine große Rolle (cave: Bindungsstörung, postnatale Depression).

2.11 Allgemeine Ratschläge für die Stillberatung

- Ermutigen Sie die Mutter, **verschiedene Stillpositionen** auszuprobieren.
- **Nehmen Sie sich die Zeit**, eine Stillmahlzeit genau zu beobachten. Oft zeigen schon kleine Korrekturen eine große Wirkung!
- Machen Sie **nicht zu viele Vorschläge auf einmal**, Mutter und Kind sind schnell überfordert, vor allem wenn die Situation eh schon angespannt ist.
- **Notieren Sie sich Auffälligkeiten** und Ihre Verbesserungsvorschläge und ebenso, was sich daraufhin geändert hat.
- Stellen Sie dabei insbesondere auch die **positiven Entwicklungen** heraus.
- Machen Sie der Mutter, vor allem wenn es Anfangsschwierigkeiten gab, von Zeit zu Zeit bewusst, welche **„Fortschritte"** Sie bei ihr und beim Kind beobachten. Das fördert deren Geduld und die Motivation, in schwierigen Situationen weiter durchzuhalten.
- Zögern Sie nicht, beim Verdacht auf eine Saugstörung etc. **Fachleute zuzuziehen.**
- Tauschen Sie sich mit anderen Kolleginnen Ihrer Region aus, um ein gutes **Netzwerk an Therapeuten und Ärzten** aufzubauen (Osteopathie, Cranio-Sacral-Therapie, Manualmedizin oder Therapeuten mit einem neurophysiologischen Behandlungskonzept z. B. nach Castillo Morales/Juan Brondo oder Bobath).

Literatur

[20] Mohrbacher N, Stock J. Handbuch für die Stillberatung. Deutsche Übersetzung von Both D. 2. Aufl. München: LLL-Deutschland e. V.; 2002

[21] Biancuzzo M. Stillberatung – Mutter und Kind professionell unterstützen. Deutsche Ausgabe von Both D. München: Elsevier Urban und Fischer; 2005

[22] Muß K. Stillberatung und Stillförderung. Stuttgart: WVG; 2005

[23] Ausbildungszentrum Laktation und Stillen (AZ L + S) Otterbach. Unterrichtsmaterial zum Kurs. Still- und Laktationsberatung. IBCLC 2007/2008 www.stillen.de

[24] Fortbildungszentrum Bensberg. Unterrichtsmaterial zum Kurs: Ausbildung zur Fachkraft für Stillförderung 2007/2008 www.fortbildung-bensberg.de

[25] Bunzel-Hinrichsen U. IBCLC Hamburg. Unterrichtsmaterial zum Kurs: Saugtraining: Basiswissen, Basisstimulation 10/2007

[26] Nehlsen E. Porta Westfalica, AZ L + S Otterbach. Unterrichtsmaterial zum Kurs: Saugtraining 3/2011 www.stillen.de

[27] Royal College of Midwives: Erfolgreiches Stillen, 7. Aufl. Deutsche Ausgabe von Friedrich J. Bern: Hans Huber; 2005

[28] Lawrence R, Lawrence R. Brestfeeding – A Guide for the Medical Profession, 6th and 7th Edition. Elsevier Mosby 2005/2010

[29] Friedrich J. Stillen – was Mütter wissen sollten. Kreuzlingen/München: H. Hugendubel; 2007

[30] ILCA Klinische Leitlinien zur Etablierung des ausschließlichen Stillens. VELB 2005

[31] Bayerische Stillstudie-Infoblatt. „Initiales Stillen und Gründe für das Abstillen" – Ergebnisse der Studie „Stillverhalten in Bayern"; 2006

[32] Neifert et al. 1995 nipple confusion… http://www.ncbi.nlm.nih.gov/pubmed/7776072

[33] Abdulkader HM. et al 2007. …sucking reduces pain… http://www.ncbi.nlm.nih.gov/pmc/articles/PMC2675458/

[34] Corbo MG et al. 2000 Nonnutritiv sucking during heelstick… http://www.ncbi.nlm.nih.gov/pubmed/10729719

[35] Mizuno K et al. 2006 …higher sucking pressure during NNS… http://www.ncbi.nlm.nih.gov/pubmed/16627890

[36] Geddes DT et al. 6/2009 The use of ultrasound… http://www.ncbi.nlm.nih.gov/pubmed/19486512

[37] Geddes DT et al. 2008 Tongue movement and intra-oral vacuum in breastfeeding infants http://www.ncbi.nlm.nih.gov/pubmed/18262736

[38] Dollberg S et al. 2006 Immediate nipple pain relief after frenotomy in breastfed infants with ankyloglossia: a randomized, prospective study. http://www.ncbi.nlm.nih.gov/pubmed/16952598

[39] Bovey A et al. Orofacial exercises for babies with breastfeeding problems? 1999. http://www.ncbi.nlm.nih.gov/pubmed?

[40] Mizuno K. et al 9/2008 The important role of deep attachement in the drainage of breastmilk…. http://www.ncbi.nlm.nih.gov/pubmed/18616625

[41] Mizuno K et al. 2/2004 Sucking behavior at breast at the early newborn period affects later breastfeeding rate and duration…(Einfluss des Saugtemperaments des Kindes auf die Stilldauer…) http://www.ncbi.nlm.nih.gov/pubmed/15043658

Praxistipps Ihrer Hebamme für einen erfolgreichen Stillbeginn

- Lassen Sie sich motivieren, **verschiedene Stillpositionen** auszuprobieren. Achten Sie darauf, dass Sie bequem sitzen und sich mit (Still-)Kissen, Decken und Polstern so umgeben, dass Sie während der ganzen Stillmahlzeit Hände und Arme ablegen oder aufstützen können, dass die Schultern nicht hochgezogen sind und der Rücken angelehnt werden kann. Auch das Abstützen der Füße bzw. ein Fußschemel o. Ä. trägt zu einer entspannten Haltung bei.
- Günstig ist auch, wenn Sie den **Kopf irgendwo anlehnen** können, bzw. wenn er im Liegen nicht in die Hand gestützt wird, sondern mit Kissen gut gepolstert ist. Das bewahrt Sie vor Verspannungen der Muskulatur und unnötigen Schmerzen.
- Kalkulieren Sie beim Stillen mit ein, dass Sie und das Kind **dabei einschlafen** könnten. Wählen Sie deshalb den Stillplatz und die Decken/Kissen etc. so aus, dass das Kind jederzeit gut atmen kann.
- **Bleiben Sie ruhig und geduldig**, auch wenn manches nicht auf Anhieb klappt.
- **Sprechen Sie viel mit dem Kind**. Sagen und zeigen Sie ihm, was es besser machen kann, aber nicht zu viel auf einmal.
- Beim Vormachen sollten Sie immer den **gleichen Tonfall und die gleichen Worte** benutzen und mehrmals am Tag üben.
- **Loben Sie sich und erst recht das Kind** für alles, was schon gut klappt. Denken Sie daran: Jede Mühe lohnt sich, auch wenn es im Moment nicht danach aussieht!
- Achten Sie beim Anlegen vor allem in der Anfangszeit darauf, dass Ihr Kind den **Mund weit genug öffnet** (wie beim Gähnen) und beim Führen der Brust, dass Ihre Finger weit genug vom Warzenhof entfernt liegen. So kann Ihr Baby viel Brustgewebe erfassen und einsaugen. Das schützt Sie vor wunden Brustwarzen und unnötigen Schmerzen und Ihr Kind kann die Brust optimal entleeren und somit zu ausreichender Milchproduktion anregen.
- Richten Sie Ihre **Brustwarze** so aus, dass sie in Richtung des oberen Drittels des Mundes zeigt und dadurch so eingesogen werden kann, dass sie entlang der Zunge im Gaumen liegt.
- **Halten Sie Ihr Kind so**, dass Kinn/Unterkiefer zur Brust weisen und diese zuerst erreichen, denn der Unterkiefer sollte etwas mehr Brustgewebe erfassen als der Oberkiefer.
- Streichen Sie **mit der Brustwarze sanft über die Lippenmitte**, vorzugsweise an der Unterlippe des Kindes, und **warten Sie**, bis der Suchreflex beginnt und es den Mund weit öffnet (wie beim Gähnen).
- Liegt das **Kind nah genug bei Ihnen**, kann es aus eigener Kraft „andocken“, andernfalls ziehen Sie Ihr Kind rasch zu sich, wenn der Mund weit geöffnet ist, anstatt sich übers Kind zu beugen. Das schont Ihren Rücken und Ihre Oberkörpermuskulatur.
- Den meisten Müttern sind die **ersten Saugbewegungen** in der Anfangszeit mehr oder weniger unangenehm. Die Unannehmlichkeiten sollten jedoch von Tag zu Tag besser werden. Sie können diesen Ansaugschmerz vermeiden oder zumindest lindern, indem Sie vor dem Anlegen bereits **von Hand den Milchspendereflex auslösen** und die austretende Milch mehrfach auf Brustwarze und Warzenhof verteilen.
- Lösen Sie bei heftigem **Ansaugschmerz oder länger anhaltenden Schmerzen** rasch das Kind von der Brust und starten Sie einen neuen Anlegeversuch, ggf. in einer anderen Stillposition.
- Zögern Sie nicht, bei **anhaltenden Schmerzen, wunden Warzen oder anderen Stillproblemen** Ihre Hebamme/Fachpersonal der Klinik oder eine Still- und Laktationsberaterin IBCLC hinzuzuziehen, um die Anlege- und Saugtechnik Ihres Kindes etwas genauer zu betrachten.
- Bei größeren Problemen mit der Saug- oder Zungentechnik kann das **Aufsuchen von Spezialisten** hilfreich sein.
- In der Regel kennt auch Ihre Nachsorgehebamme und Ihr Kinderarzt gute und erfahrene Therapeuten.
- Informieren Sie sich, ob es in Ihrer Region ein **Stillcafé oder Stillgruppentreffs** gibt und besuchen Sie diese. Das kann Ihnen in Krisen zum Durchhalten verhelfen, vor allem, weil Sie dort Mütter kennenlernen, die Ähnliches erfahren haben. Erkundigen Sie sich auch, wo es Stillsprechstunden oder eine Stillambulanz gibt.

Hier erhalten Sie Informationen und Hilfe

- Deutscher Hebammenverband: www.hebammenverband.de
  oder bei den regionalen Landesverbänden, jeweils bei der Beauftragten für Stillen und Ernährung.
- Bund freiberuflicher Hebammen Deutschlands: www.bfhd.de
- Hebammen(Praxen), Stillambulanzen/Stillsprechstunden Ihrer Region mit Still- und Laktationsberatung.
- bei Ihrem Kinderarzt
- bei Still- und Laktationsberaterinnen:www.stillen.de oder www.bdl-stillen.de oder www.velb.org
- Örtliche Stilgruppen/Stillcafés, z. B. der Arbeitsgemeinschaft freier Stillgruppen www.afs-stillen.de oder der La Leche Liga (LLL) www.lalecheliga.de oder www.stillen.de oder www.bdl-stillen.de, www.velb.org
- VDO e. V. Verband der Osteopathen in Deutschland: www.osteopathie.de
- Manualmedizin: http://www.dgmm.de/
- Atlastherapie nach Arlen. http://www.aegamk.de/
- Cranio-Sacraltherapie: http://www.therapeuten.de/therapien/craniosacral.htm
- Therapeuten mit einem neurophysiologischen Behandlungskonzept unter www.castillomoalesvereinigung.de, www.CastilloMorales.de, www.JuanBrondo.de

Teil I

Besondere Kinder

I

3 Stillen von Frühgeborenen

Hella R. Köster, Regine Gresens

3.1 Stillen von kleinen Frühgeborenen

Hella R. Köster

Das Stillen des kleinen Frühgeborenen (very low birth weight infant, VLBW) stellt eine enorme Herausforderung und zugleich eine große Chance für ein Mutter-Kind-Paar dar. Hier geht es um die Gruppe von Frühgeborenen, die mit einem Gestationsalter **unter 32 Wochen** und einem Geburtsgewicht **unter 1500 g** geboren werden. Bei ihnen steht zunächst die Ernährung mit Muttermilch im Vordergrund, gefolgt von einem u. U. langwierigen Aufbau des Stillens. Mit einem Gestationsalter von 33 bis 34 Wochen hingegen ist entwicklungsphysiologisch ausschließliches Stillen möglich [51] (Kap. 3.2).

Obwohl die besondere Bedeutung der Muttermilch- bzw. Frauenmilchernährung gerade für Frühgeborene inzwischen hinlänglich bekannt ist, herrschen **niedrige Stillraten** und eine **kurze Stilldauer** bei ihnen immer noch vor [63]. Welche Gründe gibt es dafür?

1. Nicht alle Mütter pumpen ab.
2. Die Fütterung von Ersatznahrung ist für das Personal weniger aufwendig als die Gabe von Mutter-/Frauenmilch.
3. Die Kosten für Frauenmilch sind relativ hoch.
4. Viele Neonatologen glauben nicht an einen Vorteil der Frauenmilch für Frühgeborene.

Die Hebamme kann durch eine einfühlsame und fachlich fundierte Beratung die betroffenen Mütter dazu motivieren, ihr frühgeborenes Kind mit Muttermilch zu ernähren. Sie begleitet das Pumpmanagement nach der Klinikentlassung der Mutter, während das Kind weiterhin stationär versorgt wird. Beim Übergang zum Vollstillen, der häufig erst um die Entlassung des Kindes herum erfolgt, benötigt das Mutter-Kind-Paar wiederum eine professionelle Unterstützung.

Definition Frühgeburt: Geburt vor der vollendeten 37. SSW (< 260 Tage)

Häufigkeit: insgesamt ca. 9 %, < 32 SSW (< 1500 g) ca. 1,5 %, aller Geburten

Mögliche Komplikationen:

- Atemstörungen (Surfactantmangel, schwache Atemhilfsmuskulatur, unreifes Atemzentrum)
- Bronchopulmonale Dysplasie (BPD, chronische Lungenerkrankung nach künstlicher Beatmung)
- Hypothermie (wenig subkutanes und braunes Fettgewebe)
- Hypoglykämie (geringe Glykogenreserven)
- Hyperbilirubinämie (Leberunreife)
- Trinkschwäche (mangelhaftes Saugen und Schlucken)
- Infektionsneigung (unreifes Immunsystem)
- Verletzungen, Blutungen (dünne Haut, weiche Knochen, fragile Gefäße)
- Unvollständige kardio-vaskuläre Adaptation (persistierender Ductus arteriosus)
- Frühgeborenenretinopathie (unvollständige Retinavaskularisierung): Kapillarsprossung, Netzhautablösung, später Sehstörungen
- Osteopenia praematurorum (Demineralisierung des Skeletts durch nutritive Kalzium- und Phosphatverarmung)

Häufig sind Frühgeborene zugleich **Mangelgeborene**, weil die Ursachen der intrauterinen Wachstumsretardierung zur Frühgeburt führen. Mangelgeborene und Frühgeborene werden unter folgenden Kategorien zusammengefasst:

- low birth weight infant (LBW) < 2500 g
- very low birth weight infant (VLBW) < 1500 g
- extremely low birth weight infant (ELBW) < 1000 g

3.1.1 Anamnese

Checkliste 3–1: Die wichtigsten Fragen bei kleinen Frühgeborenen

Zur Mutter

- Gibt es bestimmte Erkrankungen, die zur Frühgeburt geführt haben? Möglicherweise haben diese Einfluss auf den Allgemeinzustand und/oder das Stillvermögen.
- Werden Medikamente eingenommen? Liegt Drogenkonsum vor?
- Wie ist die psychische Verfassung? Gibt es bestimmte Sorgen, Ängste und Schuldgefühle im Zusammenhang mit der Frühgeburt? Beeinflussen diese Faktoren die Entscheidung zum Stillen?
- Welche Vorstellungen hatte die Mutter bisher von der Ernährungsform ihres Kindes?
- Welche Informationen hat sie bereits zum Stillen eines Frühgeborenen? Gibt es Stillerfahrungen, welche?
- Wie steht ihre Familie zum Stillen?
- Hat sie ein gutes soziales Stützsystem, um die zusätzlichen Herausforderungen der Milchgewinnung und des Stillens zu bewältigen?
- Welche Möglichkeiten wird sie haben, Zeit mit bei ihrem Kind zu verbringen?

Zum Kind

- Mit welchem Schwangerschaftsalter wird/wurde das Kind genau geboren?
- Wie waren Gewicht und Ernährungszustand bei der Geburt (Mangelgeborenes)?
- Liegen zusätzlich schwere Erkrankungen, Fehlbildungen oder Syndrome vor?
- Wie war der bisherige Verlauf der intensivmedizinischen Versorgung? Gab es Komplikationen?
- Gibt es ungeklärte Fragen zum Gesundheitszustand des Kindes?

3.1.2 Konsequenzen für das Stillen

Stillen ist die biologisch vorgesehene Ernährungsform des Neugeborenen, wobei die mütterlichen und kindlichen Stillfunktionen auf eine ausgetragene Schwangerschaft und die Geburt eines reifen Neugeborenen abgestimmt sind. Bei einer Frühgeburt bestehen dementsprechend sowohl bei der Mutter als auch beim Kind **Besonderheiten und Defizite bezüglich des Stillvermögens**. Darüber hinaus können die spezifischen Ernährungserfordernisse eines kleinen Frühgeborenen durch Muttermilch nur bedingt gedeckt werden.

Merke M!

Dennoch kommen die Muttermilchernährung und das Stillen den physiologischen Bedürfnissen eines Frühgeborenen am nächsten. Zunehmend zeigt sich, dass beides sogar eine zentrale Bedeutung für die Gesundheit, die Entwicklung und die Überlebensfähigkeit des Frühgeborenen hat.

Muttermilch erleichtert die Anpassung an extrauterine Bedingungen über verschiedene Faktoren. Zudem kommt dem intensiven Haut-an-Haut-Kontakt von Mutter und Kind in Form des Känguruings und des Stillens eine erhebliche Bedeutung zu. Nicht zuletzt gilt auch für das Frühgeborene und seine Mutter, dass Stillen **ein integrativer Bestandteil der frühen Bindung** ist.

Känguruing und Brustkontakt

Die Besiedlung der Haut und Darmschleimhaut des Frühgeborenen erfolgt mit den „bekannten" und deshalb weniger kritischen Keimen der mütterlichen Standortkeimflora. Das verringert gleichzeitig die Besiedelungsrate mit Fremdkeimen, vor allem mit möglicherweise pathogenen, antibiotikaresistenten **Krankenhauskeimen**. Die Qualität der Hautbesiedelung spielt bei Frühgeborenen insofern eine wichtige Rolle, als sie in hohem Maße invasiven Eingriffen ausgesetzt sind. Das betrifft vor allem Beatmungshilfen und intravenöse Katheter, den Hauptursachen für schwere Infektionen wie Pneumonie und Sepsis im Rahmen der neonatologischen Intensivpflege [68].

Der **orale Brustkontakt** im Besonderen unterstützt die Besiedelung des kindlichen Darms mit Bifidusbakterien und regt die Bildung von erregerspezifischem sIgA (sekretorisches Immunglobulin A) bei der Mutter und dessen Ausschüttung in die Muttermilch an. Möglicherweise wird das Frühgeborene über den zuletzt genannten Mechanismus auch vor gefährlichen Krankenhauskeimen geschützt.

Tab. 3.1

Definitionen	
Muttermilch (MM)	Milch, die der Ernährung des eigenen Kindes dient
Pretermmilch	Milch der Mutter eines Frühgeborenen < 32 SSW
Frauenmilch (FM) oder Spenderinnenmilch	Milch einer laktierenden Frau, die nicht die biologische Mutter des Empfängers ist
frische Milch	Milch, die nur im Kühlschrank gelagert wurde (bei + 4 °C)
rohe Milch	Milch, die schon einmal tiefgefroren war (Qualitätseinbußen)
pasteurisierte Milch	Hitzebehandlung von Mutter-/Frauenmilch für 30 Minuten bei 62,5 °C ± 0,5 °C (Holder-Methode)
korrigiertes Alter	Altersangabe, ausgehend vom ursprünglich errechneten Geburtstermin

Immunfaktoren der Muttermilch

Muttermilch enthält spezifische und unspezifische, **immunkompetente Zellen und Faktoren,** u. a. Lysozym, Laktoferrin, Makrophagen, neutrophile Granulozyten, Oligosaccharide, sIgA und Wachstumsfaktoren (z. B. IGFs = Insulin-Like-Growth-Faktoren und EGF = Epidermal-Growth-Faktor). Wachstumsfaktoren unterstützen die Reifung der Darmschleimhaut und damit deren Barrierefunktion gegen das Eindringen von Keimen in den Organismus. In der ersten Milch von Müttern Frühgeborener (s. auch Pretermmilch) kommen sIgA, Laktoferrin, Oligosaccharide und Wachstumsfaktoren in einer deutlich erhöhten Konzentration vor.

Die antiinfektiven Eigenschaften und die Immunzellen der Muttermilch spielen eine entscheidende Rolle bei der Prävention einer **nekrotisierenden Enterokolitis (NEC)** [57], [61], [64], [68]. Die NEC, eine akute entzündliche Darmerkrankung mit schwerer Schädigung des Darmgewebes, gehört zu den häufigsten Todesursachen bei sehr kleinen Frühgeborenen (< 1250 g). Es erkranken immerhin 6–7 % der Frühgeborenen in dieser Gewichtsklasse [69].

Merke **M!**

Bei der Vorbeugung einer NEC profitiert das Frühgeborene besonders vom Kolostrum der eigenen Mutter [49], [64], [66].

Der schützende Effekt ist auch bei einer in der Regel notwendigen Anreicherung der Muttermilch mit Nährstoffkonzentraten (Muttermilchverstärkern) auf Kuhmilchbasis (z. B. FM85, FMS) gegeben [66].

Fallbeispiel 3–1: Bericht aus einer Frühgeborenenstation **B**

Die Mutter eines Frühgeborenen ist erstaunt, dass man auf der neonatologischen Intensivstation an ihrer Muttermilch interessiert ist, obwohl sie reichlich Kaffee trinkt und raucht. Ihr Kind war in der 23. SSW mit einem Geburtsgewicht von 450 g geboren worden.

Die Mutter pumpt letztendlich vier Wochen lang ab, nachdem man sie davon überzeugt hatte, dass ihre Milch Medizin für ihr Kind sei.

Die Immunkompetenz der Muttermilch in Bezug auf die **Prophylaxe einer Sepsis** des Frühgeborenen ist wahrscheinlich dosisabhängig. Ein erheblicher Vorteil gegenüber Formularnahrung scheint erst ab einem Schwellenwert von mindestens 50 ml Muttermilch/kgKG/Tag bis zur einschließlich 4. Lebenswoche gegeben zu sein [53]. Die Daten beziehen sich auf Frühgeborene mit einem mittleren Gestationsalter von 28 SSW. Schanler et al. [66] konnten einen eindeutigen positiven Effekt bei einer durchschnittlichen Zufuhr von mehr als 50 ml Muttermilch/kgKG/Tag während des gesamten Klinikaufenthaltes bei sehr kleinen Frühgeborenen zeigen.

Sonderfall: Zytomegalieinfektion

Das **Zytomegalievirus (CMV)** in der Muttermilch seropositver Frauen stellt einen möglichen Risikofaktor für eine Erkrankung des Frühgeborenen (≤ 32 SSW) dar. Das Virus wird im Zuge einer Reaktivierung zwischen der 2. und 10. Lebenswoche mit der Muttermilch ausgeschieden. Bei einer Infektion über Mutter-/Frauenmilch kann es vor allem bei sehr kleinen Frühgeborenen zur Manifestation einer Erkrankung kommen wie schwere interstitielle Pneumonie, Hepatosplenomegalie (Leber-Milz-Schwellung), Thrombozytopenie und Sepsis-ähnliche Erkrankung.

Der Zytomegalie-Status wird bei drohender Frühgeburt idealerweise bereits vor der Geburt erhoben.

- Ist die **Mutter CMV-negativ**, darf ihre Milch unpasteurisiert an das Frühgeborene verfüttert werden. Ebenso darf die Mutter zu jedem Zeitpunkt das Kind anlegen und stillen.
- Ist die **Mutter CMV-positiv**, kann das Kolostrum roh gegeben werden (1. Lebenswoche). Anschließend wird die Muttermilch bis zur vollendeten 34. Woche post menstruationem pasteurisiert. Danach kann die Pasteurisierung beendet werden und das Kind darf angelegt werden.

Der Nachteil dieses Vorgehens besteht darin, dass die in der Muttermilch enthaltenen Immunzellen durch das Pasteurisieren weitgehend zerstört werden. Weil die Erkrankung aber nur äußerst selten schwerwiegend verläuft, wird international diskutiert, zugunsten der Vorteile unbehandelter Muttermilch, gerade für das kleine Frühgeborene, auf das Pasteurisieren zu verzichten [60].

Neurologische Entwicklung

Maßgebliche Wachstums- und Reifungsprozesse des Gehirns finden im dritten Schwangerschaftstrimenon statt. Bei Frühgeborenen reift das Gehirn unter anderen Bedingungen als im Mutterleib und ist zugleich von verschiedenen schädigenden Ereignissen bedroht, wie Sauerstoff- und Blutdruckschwankungen, starken Schwankungen im Säure-Basen-Haushalt sowie Blutungen und Infektionen. Diese Entwicklungsstörungen und Hirnaffektionen wiederum beeinträchtigen das Stillvermögen des Frühgeborenen zumindest vorübergehend und können immer wieder zu Rückschlägen beim Aufbau des Stillens führen.

Ein anhaltend beeinträchtigtes Trinkverhalten über das Frühgeborenenalter hinaus kann ein erster **Hinweis auf eine dauerhafte neurologische Schädigung** sein. Das Stillen kann dann dazu beitragen, die orofazialen Fähigkeiten des Kindes zu verbessern und späteren Ess- und Sprachstörungen vorzubeugen (s. auch 10).

> **Merke** M!
>
> Mehrere Studien weisen darauf hin, dass die frühe Ernährung mit Mutter- oder Spenderinnenmilch bei Frühgeborenen zu einer besseren *neurologischen Entwicklung* und zu einem höheren Intelligenzquotienten führt als die Ernährung mit Formulanahrung.

Das scheint auch unabhängig vom sozialen Status und vom Bildungsgrad der Mutter zu sein, jedoch abhängig von der Menge der aufgenommenen Milch [68].

Die **Entwicklung des Gesichtssinns** wird durch die Ernährung mit Mutter- bzw. Frauenmilch verbessert. Auch treten Retinopathien seltener auf und es werden seltener schwere Verläufe festgestellt. Diese Effekte werden eher spezifischen Inhaltsstoffen der Muttermilch als dem Vorgang des Stillens selbst zugeschrieben, u. a. den langkettigen, mehrfach ungesättigten Fettsäuren (LC-PUFA = long-chained-polyunsatturated fatty acids) und den Wachstumsfaktoren. Dabei bietet die Milch der eigenen Mutter mehr Vorteile als Spenderinnenmilch, weil Letztere vor der Fütterung pasteurisiert werden muss, wodurch ein Teil der wertvollen Bestandteile zerstört wird. Die genannten Vorteile sind auch dann noch gegeben, wenn die Mutter- bzw. Spenderinnenmilch mit Verstärkern angereichert wurde [61].

3.1.3 Ernährungsbedarf

Unter Experten herrscht keine Einigkeit darüber, wie der Ernährungsaufbau beim Frühgeborenen am günstigsten erfolgen sollte und es gibt dafür weder national noch international einheitliche Standards. Ein wesentlicher Diskussionspunkt besteht in der Frage, inwieweit die **Wachstumsgeschwindigkeit** derjenigen im Mutterleib angeglichen werden sollte. Aktuell besteht die Tendenz, ein etwas langsameres Wachstum als im Mutterleib anzustreben, einschließlich einer ausgewogenen, an extrauterine Bedingungen angepassten Nährstoffversorgung [50], [61].

Dabei geht es zunächst um eine entsprechende **Energieversorgung**, die nachgeburtlich vorrangig über Fette erfolgt. Der Energiebedarf kleiner Frühgeborener beträgt rechnerisch 110–135 kcal/kg Körpergewicht pro Tag [50]. Im Vergleich dazu beträgt der Energiebedarf eines reifen Neugeborenen etwa 90–95 kcal/kg Körpergewicht pro Tag [59]. Aus dem **schnellen kindlichen Wachstum** in dieser Phase ergeben sich zudem ein erhöhter Proteinbedarf sowie ein erhöhter Bedarf an bestimmten Vitaminen, Mineralstoffen und Spurenelementen.

Pretermmilch

Die Milch der Mutter eines Frühgeborenen < 32 SSW, die sogenannte **Pretermmilch**, enthält in den ersten 4–6 Wochen nach der Geburt eine erhöhte Konzentration an einigen dieser Nährstoffe mit nachlassender Tendenz. Es wird diskutiert, dass Pretermmilch den Ernährungsbedarf in den ersten Lebenswochen möglicherweise ausreichend decken könnte, besonders, wenn vorzugsweise fettreiche Hintermilch (abgepumpt oder manuell gewonnen) gefüttert wird [44], [47], [68].

Zudem werden einige Nährstoffe aus der Muttermilch wesentlich **besser verwertet** als aus Ersatznahrung [61], [64], [66] und auch die Energieauswertung ist höher [70]. So ist z. B. die Fettresorption aus roher Mutter-/Frauenmilch (nicht pasteurisiert) mit 90 % sehr hoch, bedingt durch das darin enthaltene Verdauungsenzym Lipase. Bei künstlicher Nahrung beträgt sie nur etwa 70 % [64]. Auch ist die Nierenbelastung durch Muttermilch im Vergleich zur künstlichen Frühgeborenennahrung geringer [44], [61].

Muttermilchverstärker

Bei Frühgeborenen werden trotz der hohen Wertigkeit der Muttermilch Defizite in der Versorgung mit Kalzium, Phosphor, Zink, Eiweiß und Energie festgestellt [64], [68]. Auch erweist sich die Gewichtszunahme des ausschließlich gestillten bzw. mit Muttermilch ernährten Frühgeborenen mit einem Geburtsgewicht < 1500 g in der Regel als unzureichend [57], [68]. Es ist deshalb erforderlich, die Muttermilch mit **Muttermilchverstärkern** (Fortifiern, engl.) anzureichern, welche die entsprechenden Nährstoffe enthalten (z. B. Aptamil FMS, FM 85). Damit wird begonnen, wenn das Frühgeborene ausschließlich und mit der maximal tolerierten Milchmenge (ab ≥ 100 ml/kgKG/Tag) oral ernährt wird [77], [95]. Sehr kleine Frühgeborene (< 1000 g) erhalten in den ersten Lebenstagen eine ergänzende, auf den individuellen Bedarf abgestimmte **parenterale Ernährung** mit Flüssigkeit, Fetten, Aminosäuren und Elektrolyten.

Generell wird eine Nahrungsaufnahme von mindestens 180 ml angereicherter Muttermilch/kgKG/Tag angestrebt, um eine ausreichende Nährstoffversorgung zu sichern [57], [68]. Hierbei steht eine optimale **Eiweißversorgung** im Vordergrund. Muttermilchverstärker werden in der Regel solange eingesetzt, bis das Kind ausschließlich direkt gestillt wird oder ein Gewicht von 1800–2000 g erreicht hat [61].

Eine **Anreicherung** ist darüber hinaus **erforderlich**, wenn ein Kind mit einem Geburtsgewicht > 1500 g noch keine ausreichenden Muttermilchmengen verträgt (≥ 180 ml/kg KG/Tag), die notwendig wären, um seinen Nährstoffbedarf zu decken[68]. Die Menge und Dauer richten sich zudem nach der individuellen Entwicklung des Kindes sowie einem ggf. erhöhten Energiebedarf, z. B. aufgrund von Anpassungsstörungen und Erkrankungen.

Nach aktuellen Empfehlungen soll die Muttermilch bei **Frühgeborenen mit einer unzureichenden Gewichtsentwicklung** (Small-for-age) noch bis zum postmenstruellen Alter von 40–52 Wochen (korrigiertes Alter 3 Monate) angereichert werden [50].

Allerdings können alle der Muttermilch zugesetzten Stoffe, so auch Muttermilchverstärker, mit den Inhaltsstoffen der Muttermilch oder ihrer Verwertung konkurrieren [66], [68]. Ein weiterer Nachteil ist, dass sie die Osmolarität der Muttermilch deutlich erhöhen, was zu charakteristischen Darmproblemen beim Frühgeborenen wie Bauchschmerzen und verzögerte Darmentleerung beitragen kann. In den letzten Jahren wurden Muttermilchverstärker aus Frauenmilch entwickelt, mit denen die Nachteile der Verstärker auf Kuhmilchbasis vermieden werden sollen. In der klinischen Praxis sind sie bisher nur vereinzelt im Einsatz, nicht zuletzt, weil große Mengen an Spenderinnenmilch dafür benötigt werden [57].

Merke **M!**

Muttermilchverstärker sind als Konzentrate bestimmter Nährstoffe lediglich zur Ergänzung von Mutter- bzw. Frauenmilch gedacht. Sie dürfen nicht als eigenständige Nahrung verwendet werden.

Manche Frühgeborene benötigen noch eine **zusätzliche Nährstoffzufuhr** mit einem Muttermilchverstärker, wenn sie bereits ausschließlich gestillt werden bzw. nach der Entlassung aus dem Krankenhaus. Im Prinzip muss dann anstelle des Stillens weiterhin Muttermilch abgepumpt werden, um den Verstärker untermischen zu können. Alternativ besteht jedoch die Möglichkeit, die ärztlich angeordnete Menge auf 6–8 Mahlzeiten verteilt, vor oder während des Stillens zu geben. Das geschieht wahlweise mit dem Fingerfeeder oder mit einem Löffel (persönliche Informationen der Firma Nestlé zu FM85, NNI NewsPaper 2/2009). Wird mehr als 50 % künstliche Nahrung zugefüttert, ist eine Anreicherung unter Umständen nicht mehr erforderlich.

Im weiteren Verlauf kann die Gabe einzelner Vitamine, Mineralstoffe (z. B. Kalzium und Phosphor) und Spurenelemente notwendig sein. Generell erfolgt eine Supplementierung mit den **Vitaminen D und K.**

Umfang und Dauer der Zufuhr kritischer Nährstoffe werden individuell anhand von **Blutkontrollen** ermittelt. Das gilt insbesondere für die erste Anpassungsphase nach der Geburt. Die notwendige Zufuhr einiger Substrate, z. B. Kalzium oder Phosphor, wird über **Urinkontrollen** ermittelt und anschließend entsprechend reguliert. In der Phase des stabilen Wachstums sind Kontrollen von Blut oder Urin seltener notwendig [45]. Ein weiterer wichtiger Parameter für eine ausreichende Ernährung und Maßstab für eine Supplementierung sind die Gewichtsentwicklung und das Wachstum.

Eisensubstitution

Im Alter von 2–4 Wochen wird üblicherweise mit der **Eisensubstitution** von 2–4 mg Eisen/kgKG/Tag begonnen, sofern Nahrung toleriert wird [64]. Ein Grund dafür sind die zum Zeitpunkt der Frühgeburt noch geringen Eisenspeicher beim Kind. Auch wird davon ausgegangen, dass der Eisengehalt der Muttermilch für die Blutbildung, das Wachstum und die Entwicklung des Frühgeborenen nicht ausreicht [64], [68], wenngleich die Absorptionsrate des Eisens aus Muttermilch mit 50–75 % deutlich höher liegt als bei der künstlichen Frühgeborenennahrung mit 33 %. Hinzu kommen hohe diagnostische Blutverluste [64]. Im Rahmen einer Behandlung mit **Erythropoietin**, einem Hormon, welches die Bildung von Erythrozyten beschleunigt, wird Eisen in höheren Dosierungen verabreicht [42], [64].

Durch eine Eisensubstitution werden allerdings die **immunologischen Eigenschaften der Muttermilch** bzw. Spenderinnenmilch, insbesondere die antibakteriellen Eigenschaften des Lactoferrins im Darm, gestört. Dasselbe gilt für eisenhaltige Muttermilchverstärker. Lawrence und Lawrence [61] empfehlen deshalb den Beginn der Eisensubstitution bei dem mit Mutter-/Frauenmilch ernährten Kind ab einem Alter von 2–3 Monaten oder wenn es sein Geburtsgewicht verdoppelt hat.

Die Eisensubstitution wird im ganzen ersten Lebensjahr oder nach Bedarf, auf der Grundlage von Laborbestimmungen (Blutbild, Ferritin, Retikulozyten), fortgeführt. Die Eisenzufuhr erfolgt immer oral, wobei individuelle Unverträglichkeitsreaktionen des Magen-Darm-Traktes berücksichtigt werden müssen.

Gewichtsentwicklung und Wachstum

Frühgeborene müssen extrauterin eine dem raschen intrauterinen Wachstum in etwa entsprechende Gewichtsentwicklung vollziehen. Zwischen der 23. und der 36. SSW liegt die tägliche Gewichtszunahme zwischen 10 und 24 g pro Kilogramm Körpergewicht. Das Wachstumsmaximum wird um die 34. SSW mit 35 g/Tag erreicht [46].

Das **extrauterine Wachstum** vollzieht sich beim Frühgeborenen in vier Phasen [58]:

1. Gewichtsabnahme oder -stillstand der nachgeburtlichen Stabilisierungsphase
2. Allmähliche Gewichtszunahme im Rahmen des Ernährungsaufbaus
3. Starke Gewichtszunahme im Rahmen des Aufholwachstums
4. Einschwenken auf die normale Gewichtskurve

Merke **M!**

Eine Mindestzunahme von 15 g/kgKG/Tag und ein Längenwachstum von 1 cm/Woche gelten als optimal [61], [68].

Für eine zufriedenstellende Gewichtszunahme benötigt ein Frühgeborenes 150–200 ml angereicherte Muttermilch/kgKG/Tag. **Regelmäßige Wachstumskontrollen** während des Klinikaufenthaltes und nach der Entlassung umfassen das Gewicht, die Länge und den Kopfumfang. Sie dienen als Orientierungsgröße für den Ernährungsbedarf bzw. den Bedarf an Nahrungsergänzungsmitteln.

Eine Möglichkeit, die Gewichtsentwicklung in dieser Phase über Muttermilch zu verbessern, ist das sogenannte **Lactoengineering nach Paula Meier**. Die Kalorienzufuhr wird dabei durch die Fütterung von fettreicher Hintermilch optimiert. Dazu pumpt die Mutter zunächst etwa 2/3 der gewohnten Milchmenge ab, um anschließend die Hintermilch in einem gesonderten Gefäß aufzufangen oder das Kind anzulegen [44], [57].

Bei einer Ernährung des Frühgeborenen mit angereicherter Muttermilch sind die Gewichtszunahme, das Längenwachstum und die Zunahme des Kopfumfanges geringer als bei der Ernährung mit einer angereicherten Frühgeborenennahrung. Auch der Fettanteil an der Körpersubstanz liegt darunter. Die insgesamt aufgenommene Nahrungsmenge dagegen ist etwas größer [68].

Mit Muttermilch ernährte Frühgeborene haben aber dennoch **kürzere Klinikaufenthalte** nach der Geburt [66], [68]. Auch konnte bei Kindern, die mehr als 6 Monate lang überwiegend Muttermilch erhalten hatten, ein Aufholwachstum der Länge < 9 Monate und des Kopfumfangs < 4 Monate (korrigiertes Alter) festgestellt werden [50]. Infektionen der oberen Atemwege [61] und andere Komplikationen sowie die Dauer von Klinikaufenthalten im Rahmen von Rehospitalisierungen sind in den ersten 12 Monaten nach der Geburt (korrigiertes Alter) deutlich seltener. Positive Auswirkungen auf die mentale Entwicklung, besonders bei Kindern mit chronischer Lungenerkrankung, wurden ebenfalls beobachtet [50].

3.1.4 Nahrungsaufbau

Neben der Unfähigkeit zur oralen Nahrungsaufnahme stellt die **Unreife des Magen-Darm-Traktes** ein spezifisches Problem bei Frühgeborenen dar. Das betrifft die unzureichenden Verdauungsleistungen durch eine eingeschränkte Darmmotilität, die mangelnde Verträglichkeit von Nährstoffen und Defizite der Verdauungsenzyme bei gleichzeitig verminderter Absorption von Nährstoffen (unreife Membrantransportsysteme).

Nichtsdestotrotz ist eine **frühzeitige orale Ernährung** von entscheidender Bedeutung für die Funktionsfähigkeit und Reifung der Darmschleimhaut. Wurde die Darmschleimhaut im Mutterleib mit Fruchtwasser umspült, so sind minimale Mengen an enteraler Nahrungszufuhr von Geburt an notwendig, um die Darmschleimhaut selbst zu ernähren und die Entwicklung der Verdauungsfunktionen zu unterstützen. Fasten führt dagegen innerhalb weniger Tage zur Atrophie der Darmschleimhaut [61], [65], [68].

Wachstumsfaktoren der Muttermilch tragen wesentlich dazu bei, die Darmschleimhaut aufzubauen und zu schützen. Im Kolostrum sind sie in besonders hohen Konzentrationen vorhanden, so dass hier bereits kleinste Mengen wertvoll sind. Das Kolostrum wird idealerweise frisch verwendet.

Spenderinnenmilch, die von anderen Müttern frühgeborener Kinder zur Verfügung gestellt wird, ist die zweitbeste Wahl. Sie sollte, sofern kein CMV-Risiko besteht, ebenfalls frisch verabreicht werden. Aber auch in pasteurisierter Form bietet sie noch große Vorteile gegenüber künstlicher Frühgeborenennahrung [77]. Dieses Vorgehen trägt darüber hinaus wesentlich zur Reduzierung des Risikos für eine **nekrotisierende Enterokolitis (NEC)** bei, die neben einer immunologischen Unreife auch durch eine Schädigung der Darmschleimhaut begünstigt wird. In diesem Zusammenhang stellt künstliche Frühgeborenennahrung als solche einen Risikofaktor für eine NEC dar [61], [64].

Muttermilch enthält zudem **Verdauungsenzyme**, welche die unreifen Enzymfunktionen des Darms unterstützen und zu deren Reifung beitragen [61], [68].

Der enterale Ernährungsaufbau erfolgt bei Frühgeborenen deshalb bereits von Geburt an, **etwa 2 Stunden nach der Geburt** beginnend. Wurde eine erste Dosis 5 %-iger Glukoselösung gut vertragen, werden kleinste Mengen Muttermilch (zunächst 1–2 ml) in 2-stündigen Abständen per Sonde zugeführt. Dieses Vorgehen wird auch als **Minimale Enterale Ernährung** bezeichnet.

Der weitere **Nahrungsaufbau** erfolgt zügig, um möglichst bald auf eine ergänzende parenterale Ernährung verzichten zu können. Dabei wird die individuelle Verträglichkeit der oralen Ernährung berücksichtig, u. a. in Orientierung an einer erfolgreichen Magenentleerung. Um diese zu überprüfen, wird der Mageninhalt in regelmäßigen Abständen über die Ernährungssonde aspiriert und anschließend zurückgeführt. Nach dem vollständigen Aufbau der enteralen Ernährung (nach ca. 1–3 Wochen) erfolgt die Nahrungsergänzung mithilfe von Muttermilchverstärkern und einzelnen Substraten.

Schanler et al. [66] konnten in einer Studie deutliche Unterschiede zwischen Muttermilch und Ersatznahrung bezüglich ihrer **Verträglichkeit** beim Ernährungsaufbau vom 15. Lebenstag an bis hin zur ausschließlichen oralen Ernährung mit der Sonde nachweisen. Während dieser Phase wurden bei Frühgeborenen, die mit angereicherter Muttermilch ernährt wurden, seltener größere Nahrungsrückstände im Magen gefunden und es konnte in kürzeren Zeitabständen oral Nahrung zugeführt werden. Zudem benötigten die mit Frauenmilch ernährten Kinder seltener **Antirefluxmedikamente** und hatten weitaus häufigeren Stuhlgang.

Merke **M!**

Der Nahrungsaufbau beim Frühgeborenen mit Muttermilch führt im Vergleich zur künstlichen Ernährung zu einer größeren Toleranz und einem schnelleren Erreichen der vollen enteralen Ernährung.

3.1.5 Aufbau der Milchbildung

Ein Frühgeborenes ist nicht in der Lage, die Milchbildung durch das Saugen an der Brust aufzubauen und aufrechtzuerhalten. Für die Ernährung des Frühgeborenen mit Muttermilch und für späteres Stillen ist es deshalb unerlässlich, dass

- **früh mit dem Ausstreichen/Abpumpen** von Muttermilch **begonnen** wird, spätestens 6 Stunden nach der Geburt, und
- die Milchbildung durch **häufiges Abpumpen** (8- bis 10-mal/Tag) innerhalb der ersten 8–10 Tage auf die Menge gebracht wird, die das Frühgeborene benötigt, wenn es später den Bedarf eines reifen Kindes erreicht. Das sind 600–800 ml/Tag, bei Mehrlingen 500–600 ml/Kind/Tag.

Die Brust stellt sich in dieser Zeit auf ihre Aufgabe der Milchbildung ein und unter dem Einfluss des nachgeburtlich hohen Prolaktinspiegels kann die Milchmenge gut gesteigert werden. Das Milchbildungsniveau sollte aufrechterhalten werden, bis das Kind ausschließlich gestillt werden kann. Zu einem späteren Zeitpunkt ist es wesentlich schwieriger, eine entsprechende Milchmenge aufzubauen. Gleichzeitig ist die volle Milchbildung die wichtigste Voraussetzung für den Übergang zum vollen Stillen an der Brust [44], [52], [57].

Verschiedene Faktoren können die Milchbildung beeinträchtigen:

- zu später Beginn des Abpumpens
- unregelmäßige Milchgewinnung
- Stress und Müdigkeit
- eingeschränkte mütterliche Gesundheit
- plötzliche Verschlechterung des kindlichen Zustandes
- erschwerter Übergang zum Stillen
- zu wenig Unterstützung von Müttern, die zu früh geboren haben

Durch die biologische **Unreife der Brustdrüse** zum Zeitpunkt der Frühgeburt besteht nach einer Untersuchung von Cregan et al. [48] ein erhöhtes Risiko für einen verzögerten Milcheinschuss und eine geringere Milchbildung am 5. Tag nach der Geburt.

Ein weiterer Grund dafür, dass Frühgeborene oftmals keine Muttermilch erhalten, ist die Tatsache, dass es sich bei den betroffenen Müttern häufiger um junge Frauen und/oder Frauen mit geringem Einkommen und niedrigem Bildungsstatus handelt, deren Motivation zum Stillen eher eingeschränkt ist.

Da häufig über längere Zeiträume ausschließlich abgepumpt werden muss, kann es Schwierigkeiten mit dem **Aufrechterhalten der Laktation** geben. Paspertin® (Metoclopramid), ein Medikament, durch welches die Milchbildung angeregt werden kann, wird bei ganz kleinen Frühgeborenen nicht verordnet, frühestens ab 34 Wochen.

3.1.6 Stillverhalten

Spezielle Erschwernisse beim Stillen von Frühgeborenen:

- Die neurologische Unreife bedingt eine unzureichende Koordination von Saugen, Schlucken und Atmen.
- Das Saugpolster, ein in die Wangenmuskulatur eingelagerter Fettpfropf, der die Wangen stabilisiert und damit den Aufbau eines negativen Saugdrucks beim Stillen begünstigt, ist noch nicht ausgebildet.
- Der Mund des Frühgeborenen ist im Verhältnis zur Brustwarze oft noch sehr klein.
- Frühgeborene sind insgesamt schwächer, ermüden schneller und haben einen schwachen Muskeltonus, wodurch eine ausreichende Nahrungsaufnahme erschwert ist.

- Zusätzliche, besonders schwere Erkrankungen können den Aufbau des Stillens beeinträchtigen.
- Manipulationen in der unteren Gesichtshälfte und im Mundbereich, die im Zusammenhang mit intensivmedizinischen Maßnahmen erfolgen, können zur Abwehrreaktion bei der Aufnahme des Stillens führen.

Entwicklung des Saugverhaltens

Die **intrauterine Entwicklung** des Schluckens, hier von Fruchtwasser, beginnt mit 12 SSW, ein erstes Saugen ist frühestens ab 18 SSW zu beobachten.

Das **Suchen und Erfassen der Brust** ist einigen Frühgeborenen schon mit 28 Wochen p. m. möglich. Eindeutiges Suchverhalten, Erfassen der Areola sowie wiederholte kurze Saugepisoden konnten in einer Untersuchung von Nyqvist [63] bei Frühgeborenen ab einem Alter von 29 Wochen p. m. beobachtet werden. Eine Saugepisode ist durch die kontinuierliche Abfolge von Saugbewegungen gekennzeichnet. Die **Saugepisoden** werden zunächst noch von längeren Pausen unterbrochen, in denen das Schlucken und die Atmung erfolgen. Die Brust wird währenddessen immer wieder losgelassen und neu erfasst. Die Saugbewegungen selbst sind schneller und kürzer als beim reifen Saugverhalten.

Mit zunehmender Erfahrung saugt ein Frühgeborenes häufiger und die Saugepisoden werden länger. Aus zunächst 3–5 Saugbewegungen pro Episode werden 10–20 und gelegentlich mehr. Gleichzeitig werden die Saugbewegungen langsamer und es kommt das Schlucken kleinerer Mengen Muttermilch hinzu [44].

Wiederholte Saugepisoden von 30 oder mehr Saugbewegungen treten **ab 32 Wochen PMA** (postmenstrual age = postmenstruelles Alter) auf. Dies entspricht in etwa dem Saugverhalten eines reifen Neugeborenen. Ernährungssaugen, definiert als eine Aufnahme von mindestens 5 ml pro Stillmahlzeit, konnte in einer Untersuchung bereits mit 30 Wochen PMA beobachtet werden [63].

Merke **M!**

Volles, direktes Stillen kann beim „gesunden“ Frühgeborenen unter optimalen Bedingungen mit durchschnittlich 35 Wochen PMA (zwischen 32 und 38 Wochen) erreicht werden [63].

Ein weiteres charakteristisches Merkmal des Saugverhaltens von Frühgeborenen ist das **apnöische Schlucken**, definiert als mindestens 3 Schluckbewegungen ohne eingeschobene Atmung. Der prozentuale Anteil an apnöischen Schluckbewegungen geht mit steigendem PMA zurück (16,6 % bei Frühgeborenen ≤ 35 Wochen PMA, 6,6 % bei Frühgeborenen > 35 Wochen PMA, 1,5 % bei Reifgeborenen). Im Gegensatz dazu zeigen Reifgeborene kurz nach der Geburt und im ersten Lebensmonat nur selten apnöisches Schlucken. Das Verhältnis zwischen Schlucken und Atmung stabilisiert sich mit zunehmendem PMA und es kommt zu einer deutlichen prozentualen Zunahme von Schluckbewegungen, die, entsprechend dem Muster von Reifgeborenen, am Ende der Einatmung erfolgen [54].

Daten weisen darauf hin, dass die **Koordination von Schlucken und Atmen**, anders als die Stabilisierung des Saug-Schluck-Rhythmus, erst nach 36 Wochen PMA ausreift (siehe Kap. 10.2.1). Dabei ist das Verhältnis von Schlucken und Atmen bei Frühgeborenen ≤ 35 Wochen PMA sehr unterschiedlich, auch die Reifung der verschiedenen Funktionen der Nahrungsaufnahme (Saugen, Schlucken, Atmung) erfolgt individuell unterschiedlich [54]. Es liegt nahe, dass Komplikationen bei Frühgeborenen, wie Bronchopulmonale Dysplasie (BPD), Asphyxie oder Hirnkammerblutung, die neurologische Reifung und die Entwicklung einer kontrollierten Nahrungsaufnahme und Atmung beeinträchtigen. Besonders betroffen sind Frühgeborene mit BPD, denen es nur schwerlich gelingt, das Atmen in ihren Saug-Schluck-Rhythmus zu integrieren, ohne einen Sauerstoffabfall zu riskieren.

Nyqvist [63] geht davon aus, dass das unreife Saugverhalten eines Frühgeborenen einen geringeren Einfluss auf den Aufbau des vollen Stillens an der Brust hat als allgemein angenommen wird. Sie hat in einer eigenen Untersuchung festgestellt, dass sich Frühgeborene vor der Etablierung eines gut koordinierten Schluck- und Atemmusters an der Brust ernähren konnten.

Merke **M!**

Ein gutes Stillmanagement, angefangen von frühen und regelmäßigen Brustkontakten bis hin zur guten Positionierung des Kindes an der Brust, scheint die entscheidende Rolle für einen frühen Übergang zum vollen Stillen zu spielen.

Volles Stillen bedeutet, dass das frühgeborene Kind die Milch direkt aus der Brust trinkt, ergänzt durch orale Medikamente, Vitamine und ggf. Muttermilchverstärker.

Stabilität von Atmung und Kreislauf

> **Merke** M!
>
> Mit dem Stillen kann begonnen werden, sobald ein Frühgeborenes von der invasiven Beatmung bzw. von der CPAP-Beatmung entwöhnt ist und seine Vitalfunktionen stabil sind, und zwar unabhängig von seinem aktuellen postmenstruellen Alter oder dem Zeitpunkt nach der Geburt.
>
> **CPAP (engl. Continuous Positive Air Pressure):** Die CPAP-Beatmung ist eine Maskenbeatmung mit kontinuierlichem, positivem Luftwegdruck, welche die Spontanatmung unterstützt.

Entgegen noch häufig bestehender Vorstellungen geht Stillen im Vergleich zur Flaschenfütterung mit einer besseren transkutanen Sauerstoffsättigung und einer höheren Körpertemperatur einher. Auch die Herzfrequenz und das Saugmuster sind stabiler [47], [61].

Der Stress beim Stillen ist also insgesamt geringer als bei der Flaschenfütterung [44], [57], [61].

Dem Stillen muss somit auch kein Saugtraining mit der Flasche vorangehen. Auf der anderen Seite gibt es Probleme, die das Stillen erschweren können, z. B. Bronchopulmonale Dysplasie, Intubation, Schmerzmittel, NEC, kardiale Probleme, Kreislaufinstabilität, Hirnblutung und Infektionen.

Bei Frühgeborenen ist der **Husten- und Würgereflex** häufig nur schwach ausgeprägt oder fehlt ganz, so dass eine Aspiration möglich ist. Doch ist das Risiko, dass ein Säugling beim Stillen aspiriert, geringer als bei der Flaschenfütterung. Sollte es dennoch zu einer Aspiration kommen, ist Muttermilch für die Bronchien weniger problematisch als künstliche Frühgeborenennahrung [44].

Non-nutritives Saugen

Nicht der Ernährung dienendes Saugen, z. B. an einem **Schnuller** (sog. non-nutritive sucking) wird teilweise empfohlen, um die oralen Funktionen des Frühgeborenen zu verbessern und die Darmreifung bzw. das Wachstum zu unterstützen. Diese Vorteile sind nicht ausreichend belegt, um dies generell empfehlen zu können. Für Kinder, die gestillt werden sollen, sollte der Einsatz eines Schnullers vielmehr vermieden werden, um einer Saugverwirrung vorzubeugen [61], [63].

Einen höheren Stellenwert hat es, Frühgeborene **während der Sondenfütterung** an der leergepumpten Brust saugen zu lassen. Dies führt zu einer erfolgreicheren und längerdauernden Stillbeziehung nach der Entlassung. Mit zunehmender Reife beginnt das Kind beim Saugen an der Brust Schluckbewegungen auszuführen, so dass Milch zum Hinunterschlucken in der Brust belassen werden kann. Weitere Vorteile des non-nutritiven Saugens an der Brust: Die Darmperistaltik beim Kind wird angeregt und die Milchgewinnung beim Pumpen wird verbessert.

Frühe orale Erfahrungen, bevor das Saugen an der Brust beginnt, fördern die Sinneswahrnehmung und Eigenaktivität des Kindes. Sie bereiten auf das Saugen an der Brust vor. Dafür kommen mit Glukoselösung oder Muttermilch getränkte Watteträger zur Anwendung. Dies wird auch zur Beruhigung und zur **Schmerzreduzierung bei invasiven medizinischen Maßnahmen**, wie der Fersenblutentnahme und dem Legen eines zentralen Venenkatheters, eingesetzt. Das Stillen selbst hat bekanntlich auch eine schmerzlindernde Wirkung. Diese kommt bei Frühgeborenen nach einer neueren Untersuchung allerdings nur zum Tragen, wenn sie das Stillen bereits gut beherrschen [56].

3.1.7 Was braucht die stillende Mutter?

Zunächst benötigt die Mutter **Informationen** über die Bedeutung und die Abläufe von Muttermilchernährung und Stillen, möglichst innerhalb von 24–48 Stunden p. p. Das Stillen sollte ihr unabhängig von einer zuvor getroffen Ernährungsentscheidung angeboten werden. Wenn die Mutter vor der Geburt keine Gelegenheit hatte, eine informierte Entscheidung für diese spezielle Situation zu treffen, sollte zumindest vorerst auf ein medikamentöses Abstillen verzichtet werden. Wurde eine Mutter bereits vor der Geburt stationär aufgenommen, bietet sich eine vorgeburtliche Aufklärung und Beratung an.

Präpartale Stillvisite:
- Bedeutung des Känguruens
- Bedeutung des Kolostrums und der Muttermilchernährung
- Entwicklungsfördernde Aspekte des Stillens
- Durchführung der Brustentleerung von Hand und des Abpumpens
- Aufbau der Milchbildung
- Korrektes Anlegen und Stillpositionen

Die emotionale Situation der Frau berücksichtigen:
- Stillen als besondere Herausforderung (was kann sie bewältigen?)
- Schuldgefühle (wie geht sie damit um?)
- Selbstwertgefühl stärken: „Jede Milchmenge ist eine Leistung"
- Einbeziehen des Partners/der Angehörigen

In dem Zusammenhang sollte über **Unterstützungsmöglichkeiten im Haushalt** und bei der Versorgung bereits vorhandener Kinder gesprochen werden.

Was eine Mutter noch wissen sollte: Stillen schafft eine gewisse Normalität in einer von Verunsicherung und Sorgen geprägten Situation, auch für das Kind. Es ermöglicht eine große **Nähe zwischen Mutter und Kind**, nachdem eine Trennung durch die intensivmedizinische Versorgung, besonders in der frühen postnatalen Periode, stattgefunden hat. Und: Stillen ist etwas, was nur sie als Mutter für ihr Kind tun kann.

Trennungssituationen überbrücken:
- Frühes Mobilisieren, z. B. nach einer Sectio, damit die Mutter zu ihrem Kind kann, um Bonding zu gewährleisten
- Räumliche Möglichkeiten schaffen, die es der Mutter ermöglichen, während des Klinikaufenthaltes ihres Kindes rund um die Uhr bei ihm zu sein.

In die Pflege ihres Kindes einbeziehen: Die Mutter wird ermutigt, auch ihr sehr kleines Kind zu berühren und zu känguruen. Wenn sie zudem früh in die pflegerische Versorgung ihres Kindes einbezogen wird, gewinnt sie rasch Vertrauen in ihre mütterliche Kompetenz und wird insgesamt sicherer im Umgang mit ihrem Kind.

3.1.8 Was braucht das gestillte Kind?

Die besten Voraussetzungen für frühes und erfolgreiches Stillen des kleinen Frühgeborenen werden durch eine intensivmedizinische Versorgung geschaffen, welche das Prinzip des Minimal Handling berücksichtigt. Beim **Minimal Handling** wird davon ausgegangen, dass auch sehr kleine Frühgeborene bereits bei der Geburt über ein mehr oder weniger ausgeprägtes Potenzial verfügen, ihre Vitalfunktionen selbstständig zu regulieren.

Bei der **sanften Frühgeborenenpflege** im Sinne des Minimal Handling werden die erforderlichen medizinischen und pflegerischen Maßnahmen auf ein Minimum beschränkt. Ebenso werden sie möglichst zeitlich konzentriert durchgeführt, um dem Frühgeborenen ausgedehnte Ruhephasen zu verschaffen. Zusätzlich wird auf Abschirmung von unerwünschten Reizen, wie grelles Licht und Lärm, geachtet. Durch die Minimierung von negativem Stress und Schmerzen wird es ihm schließlich möglich, sein ohnehin begrenztes Energiepotenzial für die lebensnotwendigen Funktionen, wie Atmung, Herzaktion und Temperaturregulation, optimal zu nutzen. Dazu gehört auch der zurückhaltende Einsatz von Medikamenten.

Wird gleichzeitig für das körperliche und seelische **Wohlbefinden des Kindes** gesorgt, kann es seine eigenen Kräfte voll entfalten. Zusätzlich werden die individuellen Bedürfnisse eines Frühgeborenen berücksichtigt. Ein solches Vorgehen führt u. a. maßgeblich zur **Senkung des O_2-Bedarfs** und reduziert somit die Notwendigkeit bzw. Dauer einer Sauerstoffzufuhr oder Beatmung.

3.1.9 Praktische Tipps für die Stillberatung

Schritte beim Aufbau des Stillens:

1. Känguruen, erste Brustkontakte
2. Non-nutritives Saugen
3. MM tröpfchenweise lecken, schlecken, schmecken
4. Stillversuche an leergepumpter Brust
5. Stillen und Sondieren
6. Teilweise Stillen nach Bedarf
7. Stillen nach Bedarf

Känguru-Pflege in der Klinik

Experten sind sich darin einig, dass die „Känguru-Pflege" die Voraussetzung für ein erfolgreiches sowie längerfristiges Stillen darstellt. Mit dem **Känguruen** kann begonnen werden, sobald die Vitalfunktionen des Kindes stabil sind, auch wenn es noch beatmet wird. Das Känguruen findet im direkten Haut-an-Haut-Kontakt statt und sollte mindesten für die Dauer von einer Stunde erfolgen. So können Mutter und Kind zwischen den Umlagerungsaktionen aus dem Inkubator/Wärmebettchen heraus und zurück zur Ruhe kommen. Darüber hinaus gibt es keine zeitlichen Grenzen für das Känguruen.

Im Zuge des oralen Ernährungsaufbaus kann während des Känguruens Nahrung über eine transnasale Sonde gegeben werden. Das Kind bringt auf diese Weise Nahrungsaufnahme und Sättigung mit dem Hautkontakt zu seiner Mutter in Verbindung.

Vorbereitung auf das Stillen

Merke **M!**

Voraussetzung für das Stillen: keine invasive Beatmung, kein CPAP, stabile Vitalfunktionen

Der Übergang zum Stillen erfolgt bei Frühgeborenen am besten direkt von der transnasalen Sondenernährung zur Brust.

Vorbereitung:

- Das Frühgeborene bekommt, so oft es seine Körperhaltung verändert oder Hungerzeichen zeigt, die Brust angeboten, und zwar unabhängig von den festgelegten Fütterungszeiten.
- Frühe und häufige Gelegenheiten zum Stillen unterstützen die Entwicklung der Stillfähigkeit.
- Erste Erfahrungen an der Brust werden das Riechen, Lecken und Schmecken sein.
- Während des Sondierens von Nahrung kann das Kind an der leergepumpten Brust saugen (non-nutritives Saugen).
- Nahrung sollte bei Frühgeborenen, die gestillt werden sollen, vorzugsweise sondiert oder mit alternativen Fütterungsmethoden (z. B. Becher) gegeben werden.
- Eine Zufütterung mit der Flasche sollte ggf. erst erfolgen, wenn ein Frühgeborenes schon Stillerfahrung hat.

Bereits in dieser Phase ist es wichtig, auf eine **optimale Stillposition** zu achten, die es dem Kind ermöglicht, die Brust gut zu erfassen, zu halten und kräftig zu saugen. Der Übergang zum Stillen erfolgt dann umso rascher [63]. Das Kind sollte während des Stillens immer gut warm gehalten werden.

Die Mutter lernt die kindlichen Signale kennen:

- Saugbereitschaft, frühe Stillzeichen
- Stillverhalten während einer Mahlzeit
- Zeichen für eine Sättigung

Übergang zum vollen Stillen

Wenn sich zeigt, dass ein Frühgeborenes zunehmend **effektiv stillt**, wird der Übergang zum vollen Stillen eingeleitet. Voll Stillen bedeutet, dass das Kind neben der Brust bei Bedarf nur Muttermilchverstärker, Medikamente, Mineralien und Vitamine erhält. Für die Beurteilung des Stillverhaltens von Frühgeborenen wurde von Nyqvist et al. [63] eine spezielle **Beurteilungsskala PIBBS** (preterm infant breastfeeding behavior scale) entwickelt. Es können aber auch andere gängige Kriterien angewendet werden, sie sollten jedoch für eine Abteilung einheitlich definiert sein.

Für das Vorgehen beim Übergang zum vollen Stillen gibt es keine einheitlichen Vorgaben. Die

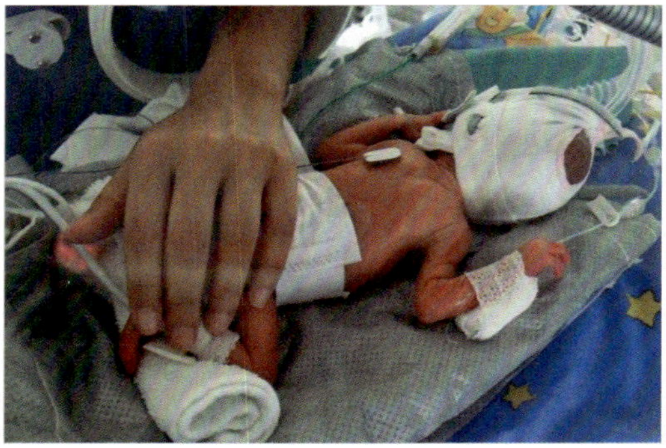

Abb. 3.1 Minimale enterale Ernährung. Frühgeborener Junge am 2. Lebenstag. Sectio in der 26 + 2 SSW wegen HELLP, Geburtsgewicht 650 g. Er bekommt bereits frische Muttermilch über die Magensonde. Am darauffolgenden Tag wird er zum ersten Mal känguruen. (Quelle: Hella R. Köster)

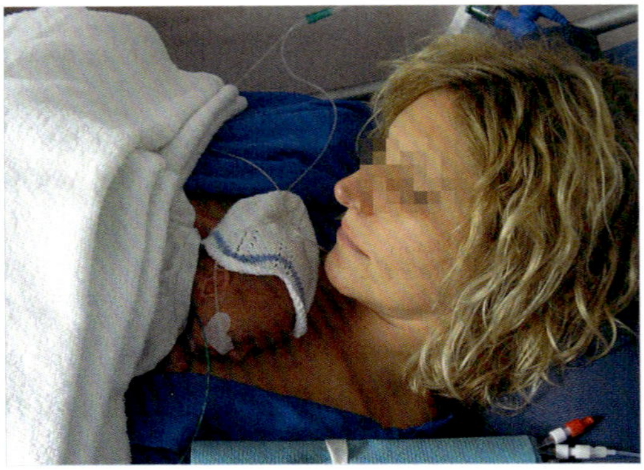

Abb. 3.2 Känguruen. Frühgeborener Junge beim Känguruen am 9. Tag nach der Geburt. Sectio in der 29 + 4 SSW wegen HELLP, Geburtsgewicht 1260 g. Gelegentlich wird während des Känguruens Muttermilch sondiert. (Quelle: Hella R. Köster)

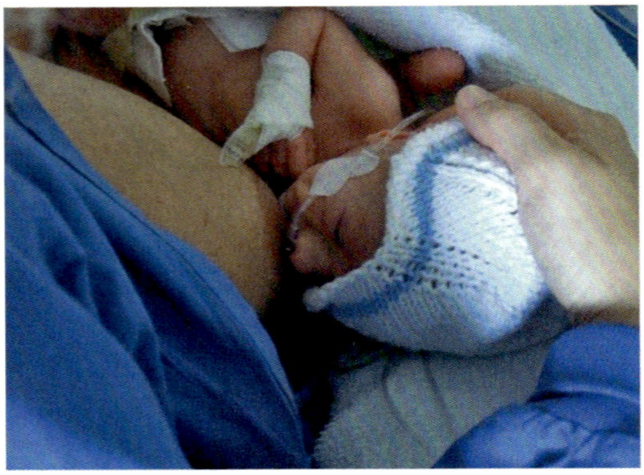

Abb. 3.3 Erster Brustkontakt. Derselbe Junge bei seinem ersten Brustkontakt am 10. Tag nach der Geburt. Anschließend wird ihm Milch im Sauger angeboten, um die orale Nahrungsaufnahme zu trainieren. Die Sauerstoffversorgung des Kindes wird hier mit einer O_2-Brille unterstützt. (Quelle: Hella R. Köster)

Mutter legt ihr Kind, wann immer sie in der Klinik anwesend sein kann, zu den Mahlzeiten an, oder sie legt es zu einer bestimmten Anzahl von Mahlzeiten an (s. Fallbeispiel 3–2). Ein Frühgeborenes benötigt 8–12 Mahlzeiten in 24 Stunden. Das Kind wird **vor und nach dem Stillen gewogen**, um die notwendigen Zufütterungsmengen zu bestimmen.

Wenn die Mutter immer bei Ihrem Kind sein kann, ist teilweises Stillen nach Bedarf eine Möglichkeit, von festgelegten Mahlzeiten auf das Stillen nach Bedarf überzugehen. Beim **teilweisen Stillen nach Bedarf** wird das Kind bei den geringsten Hungerzeichen gestillt, soviel es möchte. Gleichzeitig wird ein Zeitintervall zwischen den Mahlzeiten festlegt, welches nicht überschritten werden darf. Das Kind muss dann ggf. geweckt werden. Damit soll vorübergehend noch eine ausreichende Nahrungsaufnahme sichergestellt werden. Es gibt verschiedene Möglichkeiten, die notwendige Zufütterungsmenge zu ermitteln [63]:

1. Das Kind wird vor und nach jedem Stillen gewogen
2. Die Zufütterungsmenge wird allmählich reduziert (je nach Gewichtsentwicklung, individuell abgestimmt)
3. Die Zufütterungsmenge wird insgesamt reduziert (festgelegte, reduzierte Menge über mehrere Tage hinweg nach einem festen Plan mit genauen Mengenangaben)

Frühgeborene brauchen unterschiedlich viel Zeit, um sich schließlich ganz an der Brust ernähren zu können.

Merke **M!**

Die Mutter sollte mindestens die letzten Tage vor der Entlassung rund um die Uhr im 24-Stunden-Rooming-in mit ihrem Kind zusammen verbringen. Das Stillen nach Bedarf kann dann noch abschließend umgesetzt werden.

Anderenfalls ist die Zufütterungsmethode für die Zeit nach der Entlassung zu klären. Eine elektrische Intervallpumpe mit Doppelpumpset sollte dann zu Hause zur Verfügung stehen.

Fallbeispiel 3–2: Stillen eines kleinen Frühgeborenen B

32-jährige I. Gravida, 0 Para, Blasensprung mit 20 SSW; Sectio mit 24 + 4 SSW; Junge, 480 g, Klavikulafraktur beidseits, keine Hirnblutung

Bis 34 + 5 Wochen p. m. (post menstruationem)
Aufenthalt auf der neonatologischen Intensivtherapie-Station (NITS), Mutter pumpt konstant 500–700 ml Muttermilch/Tag

35 + 0 Wochen p. m.
O_2-Brille, erstes Anlegen: guter Zug, dann O_2-Abfall, keine Stillprobe (Testwiegen)

35 + 5 Wochen p. m.
1-mal tägl. Anlegen, 10 ml getrunken, O_2-stabil → weiter täglich einmal anlegen

36 + 4 Wochen p. m.
Anlegen nicht möglich, das Kind ist durch eine Rhythmusumstellung der Mahlzeiten sehr müde und schlapp

37 + 5 Wochen p. m.
Anlegen, 25 ml aus der Brust → 2–3-mal tägl. Anlegen, wenn möglich; Flasche auf Playtex umstellen (Saugen anstrengender)

38 + 5 Wochen p. m.
Leistenhernien-OP, 3 Tage beatmet

39 + 0 Wochen p. m.
Mutter legt weiterhin 2–3-mal tägl. an, Kind trinkt langsam, aber stetig bis 30 ml

39 + 1 Wochen p. m.
Umstellung der Ernährung auf ad libitum, davon 2–3-mal tägl. anlegen, trinkt 60 ml

40 + 0 Wochen p. m.
Entlassung nach Hause, Gewicht 2510 g, trinkfaul

40 + 2 Wochen p. m.
Jedes 2. Mal anlegen; Stillproben ergeben 10–20 ml, Kind deutlich trinkfauler

40 + 4 Wochen p. m.
Weiter Anlegen und Playtexsauger für die Flaschenfütterung, Gewicht stagniert seit 4 Tagen

40 + 5 Wochen p. m.
Weiter jedes 2. Mal anlegen, Stillproben 10–20 ml

40 + 6 Wochen p. m.
Stillproben plötzlich 60–70 ml, jedes Mal anlegen und nachfüttern, FMS (Muttermilchverstärker) per Fingerfeeder zugeben

41 + 6 Wochen p. m.
Stillproben ausreichend → keine Stillproben mehr, gute Gewichtszunahme, trinkt problemlos 80–100 ml pro Mahlzeit

42 + 3 Wochen p. m.
Gewichtszunahme, trinkt 8–12-mal täglich ausschließlich an der Brust, weiterhin FMS per Fingerfeeder zugeben

45 + 5 Wochen p. m.
Stillen o. B.

Das Kind wurde bis zum korrigierten Alter von etwa 11 Monaten gestillt. Das Abstillen erfolgte auf Wunsch der Mutter.

Kommentar
Das Fallbeispiel macht deutlich, dass volles Stillen auch bei extrem kleinen Frühgeborenen erreicht werden kann. Der Mutter ist es gelungen, durch **frühes, regelmäßiges Abpumpen** eine ausreichende Milchbildung zu etablieren und diese über einen Zeitraum von mehreren Monaten hindurch aufrechtzuerhalten. Damit war eine wichtige Voraussetzung für das spätere volle Stillen gegeben. In diesem Fall wurde der Übergang zum Vollstillen mithilfe von Flasche und Sauger vorgenommen. Für Kinder, die gestillt werden sollen, wird der Wechsel von der Sonde zur Brust direkt oder über alternative Fütterungsmethoden (Becher, Zufüttern an der Brust) empfohlen, um volles Stillen noch früher und zuverlässiger zu erreichen.

Auffällig ist das rückläufige Stillverhalten des Kindes nach der **Entlassung ins häusliche Umfeld**. Tatsächlich kann die Umstellung zunächst Stress bedeuten: Das Kind war an eine bestimmte Umgebung und geregelte Abläufe gewöhnt, die Mutter ist noch von den sorgenvollen Monaten geprägt und erstmals mit dem Kind auf sich allein gestellt. Nachdem sich beide ein wenig eingewöhnt hatten und entspannen konnten, klappte es mit dem Stillen dann umso besser.

Besonderheiten beim Stillen

- Hungerzeichen des Kindes beachten; sie sind bei Frühgeborenen oft sehr subtil
- Sollte das Kind nicht spätestens zur geplanten Mahlzeit von selber wach werden, muss es geweckt werden
- Um den Milchspendereflex zu unterstützen, sollten vor dem Anlegen erste Tropfen Milch von Hand entleert werden
- Ggf. so viel Milch von Hand entleeren, bis die Areola weich genug ist, dass sie gut vom Kind erfasst werden kann
- Die Stillposition sollte für Mutter und Kind bequem und stabil sein
- Die Wangen können mithilfe des DanCer-Griffs (s. ▶ Abb. 10.1) stabilisiert werden. Eventuell reicht es, das Kinn zu stützen
- Die Brust während des Stillens unterstützen, damit das Kind den Saugschluss halten kann
- Wenn ein Frühgeborenes nicht innerhalb von 5 Minuten an die Brust geht, sollte eine andere Fütterungsmethode angewandt werden
- Wenn ein Frühgeborenes nicht gut trinkt, das Stillen nach 10–20 Minuten beenden und ebenfalls anders Zufüttern (z. B. an der Brust)
- Bei allen Maßnahmen, die darauf abzielen, den Milchfluss zu verbessern (z. B. Brustkompression, DanCer-Griff), darauf achten, dass es nicht zur **Überfülle im Mund** des Kindes kommt. Es könnte damit überfordert sein, aspirieren und möglicherweise sogar eine Abwehrhaltung gegen das Stillen entwickeln [67].
- Bei starkem Milchfluss einen Teil der Milch vor dem Stillen abpumpen, bis das Kind in der Lage ist, Saugen, Schlucken und Atmen mit größeren Milchmengen zu koordinieren

Praxistipp

Wenn das Kind schnell an der Brust ermüdet oder sehr lange Pausen macht (> 15 sec), kann der Milchfluss während des Stillens mithilfe der **Brustkompression nach Newman** unterstützt werden. Dazu wird die Brust im großzügigen C-Griff umfasst und z. B. 3–4-mal rhythmisch komprimiert. Danach wird dem Kind eine Pause zum Schlucken gegeben.

So kann das Kind zum kontinuierlichen Saugen angeregt und an der Brust gehalten werden.

Obwohl einige Frühgeborene zunächst besser mithilfe eines **Brusthütchens** stillen können, gelten auch hier die bekannten Nachteile, wie eine unzureichende Stimulierung der Brust und eine erschwerte Umstellung auf das Stillen ohne Hütchen. Der Einsatz eines Brusthütchens sollte also gut abgewogen werden. Ggf. ist eine baldige Entwöhnung anzustreben.

Günstige Stillpositionen bei Frühgeborenen:

- **Hoppe-Reiter-Sitz:** In dieser aufrechten Haltung muss der Rücken des Kindes vollständig unterstützt werden (▶ Abb. 2.20). Der Hoppe-Reiter-Sitz ermöglicht eine gute Kraftentwicklung beim Saugen und beugt einer Aspiration vor.
- **Rückenhaltung:** Bei der Rückenhaltung kann das teilweise ungünstige Verhältnis von kindlichem Mund und Brust etwas ausgeglichen werden. Von hinten kommend ist es dem Kind möglich, viel Brustgewebe zu fassen. Die Nase liegt nicht ganz so dicht am Brustgewebe und die Mutter hat eine gute Einsicht. Wichtig ist es auch hier, das Kind halbaufrecht und vornübergeneigt zu positionieren.
- **Frühgeborenenhaltung (umgekehrter Wiegengriff):** Das Kind liegt im Wiegengriff, der Kopf wird aber von der Hand der Mutter gehalten, die dem Kopf entgegengesetzt ist. Der Körper des Kindes wird dabei vom Unterarm der Mutter stabilisiert. Die Brust wird mit der anderen Hand von unten her im C-Griff unterstützt. Die Vorteile sind wie bei der Rückenhaltung ein einfacheres Handling von Kind und Brust, eine bessere Überschaubarkeit und etwas mehr Abstand der kindlichen Nase zum Brustgewebe. Die Mutter sollte auch hier etwas zurückgelehnt sitzen (▶ Abb. 3.4).

Praxistipp: Wecken eines schläfrigen Kindes

- Kältereiz durch Wickeln oder Ausziehen
- Auf der Unterlage achsengerecht rollen
- Aufnehmen und mit dem Kind gezielt und bestimmt reden
- Fußreflexzonenmassage
- Gesichtsmassage:
  - punktförmig um den Mund massieren
  - Wangen ausstreichen
  - Kieferleisten entlang streichen

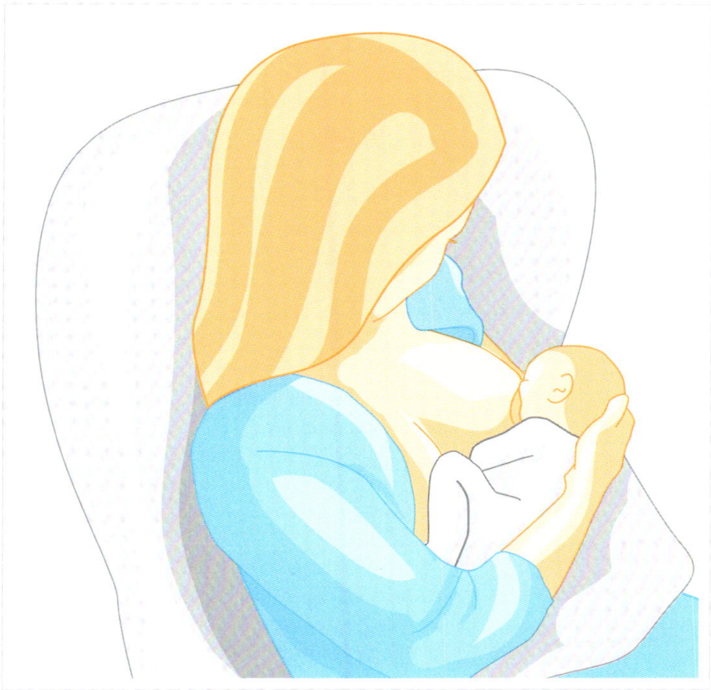

Abb. 3.4 Frühgeborenenhaltung beim Stillen (umgekehrter Wiegengriff).

Zufütterung

Was wird zugefüttert?

1. Wahl: frische, abgepumpte Muttermilch, ggf. angereichert
2. Wahl: pasteurisierte Spenderinnenmilch, ggf. angereichert
3. Wahl: spezielle Frühgeborenennahrung

Wie wird zugefüttert?

- Im Prinzip kann so lange über eine **transnasale Ernährungssonde** zugefüttert werden, bis das Kind voll an der Brust trinkt.
- Das **Zufüttern an der Brust** mit einer Sonde oder dem Brusternährungsset ist für den Aufbau des Stillens ideal. Das setzt selbstverständlich voraus, dass die Mutter anwesend ist.
- Die **Becherfütterung** ist eine Alternative, die auch vom Personal in Abwesenheit der Mutter vorgenommen werden kann.
- Eine Zufütterung mit der **Flasche** sollte gut begründet sein. Sie ist z. B. notwendig, wenn die Mutter nur selten zum Stillen anwesend sein kann oder wenn sie mit alternativen Zufütterungsmethoden nicht zurechtkommt.

Milchgewinnung

- Frühestmöglich mit der Milchgewinnung beginnen, in den ersten Stunden nach Sectio/ Spontangeburt, auch nachts, spätestens aber 6 Stunden p. p.
- In den ersten 24 Stunden kann die Milch zunächst von Hand gewonnen werden, später die Milch abpumpen
- Für eine gute Milchgewinnung wird eine Kombination aus Abpumpen und der Gewinnung von Hand empfohlen: vor dem Abpumpen erste Tropfen Milch von Hand entleeren, nach dem Abpumpen weitere Milch von Hand gewinnen
- Durch eine Marmet-Massage (Kap. 28.5.4) vor dem Abpumpen kann die Milchmenge gesteigert werden und der Anteil an fettreicher Hintermilch erhöht werden.

Pumpschema:

- In der ersten Woche 8- bis 10-mal, danach 6- bis 8-mal in 24 Stunden abpumpen, davon mindesten einmal nachts (maximale Nachtpause von 6 Stunden)

- Am besten erfolgt das Abpumpen mit einem **Doppelpumpset**: Die Milchgewinnung ist effektiver und es braucht weniger Zeit
- **Gesamtpumpdauer**: 10–15 Minuten, zur Steigerung der Milchmenge ggf. 2–3 Minuten über den Milchfluss hinaus pumpen
- Rhythmus des Abpumpens, wenn **nur ein Pumpset** zur Verfügung steht:
  - erste Brust 5–7 min. – zweite Brust 5–7 min.
  - erste Brust 3–5 min. – zweite Brust 3–5 min.
  - erste Brust 2–3 min. – zweite Brust 2–3 min.
- Hintermilch dadurch gewinnen, dass beide Brüste immer sorgfältig geleert werden, ggf. intermittierende Massage

Den Milchspendereflex unterstützen:

- Brust massieren oder anwärmen
- festes „Pump-Ritual"
- gleicher Platz, bequemer Sessel
- ruhiger Ort, Störungen (Telefon) vorbeugen
- entspannende Musik, angenehme Fantasien
- in Gegenwart des Baby pumpen
- ans Baby denken, Bild aufstellen, Kleidung
- ein Nickerchen einplanen

Lagerung und Transport von abgepumpter Milch:

Die abgepumpte Muttermilch wird gut verschlossen hinten im Kühlschrank gelagert. Bei einer Temperatur von 4 °C kann sie 48 bis max. 72 Std. aufbewahrt werden. Beim Transport in die Klinik darf die Kühlkette nicht unterbrochen werden. Die Milchmenge, die über den aktuellen Bedarf des Kindes hinausgeht, kann zuhause direkt bei −18 °C eingefroren werden (Tiefkühltruhe, nicht Gefrierfach im Kühlschrank!). Tiefgefroren ist sie bis zu 6 Monate haltbar.

Praxisanleitung: Hygiene bei der Milchgewinnung für Frühgeborene

Wegen der hohen Infektionsneigung von Frühgeborenen gelten bestimmte Hygienevorschriften für die Gewinnung von Muttermilch. In der Regel wird den Müttern eine schriftliche Anleitung der Klinik dazu an die Hand gegeben.

1. Die Hände vor jedem Abpumpen sorgfältig mit Wasser und Seife waschen, mit einem frischen Handtuch abtrocknen
2. Die Brust mit klarem lauwarmem Wasser abspülen und mit einem separaten Handtuch trockentupfen
3. Jedes Mal ein neues steriles Abpumpset und eine neue sterile Flasche benutzen (wird von der Klinik gestellt), keine Portionen zusammenschütten
4. Erste Tropfen Milch von Hand in ein sauberes (Papier-)Tuch ausstreichen und verwerfen, um eine Kontamination der Milch mit Hautkeimen der Mutter zu vermeiden. Dies gilt nicht, solange noch Kolostrum gewonnen wird.
5. Darauf achten, dass die Innenseite der Brusthaube und des Flaschenhalses nicht mit den Fingern berührt werden [43].

Eine routinemäßige mikrobiologische Kontrolle der Muttermilch ist nicht erforderlich.

Informationen für Eltern von kleinen Frühgeborenen

Liebe Mutter,
vielleicht hatte sich die zu frühe Geburt Ihres Kindes schon angekündigt, vielleicht kam auch alles ganz überraschend. Ihr Kind jedenfalls gehört zu den ganz Kleinen und umso mehr braucht es Sie, Ihre Liebe, Ihre Zärtlich und ... Ihre Muttermilch. Das kann ihm helfen, vieles von dem nachzuholen, was es im Mutterleib nicht mehr geschafft hat.

Sie mögen sich fragen: wie soll das gehen, wo mein Kind doch im Brutkasten liegt, beatmet werden muss, Infusionen bekommt und wo sein Herzschlag und seine Körpertemperatur rund um die Uhr überwacht werden müssen? – Trotz alledem können Sie schon von Anfang mit ihm sprechen, Sie können es streicheln und vielleicht schon nach wenigen Tagen Haut-an-Haut auf Ihre nackte Brust legen, das sogenannte Känguruen. Das gibt Ihrem Kind ein Stück der Sicherheit und Geborgenheit zurück, die es vom Mutterleib her kennt. Es wird sich entspannen und beruhigen, seine Atmung und sein Herzschlag werden regelmäßiger. Auch Sie selber gewinnen das Gefühl der Nähe und Verbundenheit zu ihrem Kind.

Wenn sich Ihr Kind gut entwickelt, und nicht mehr beatmet werden muss, kann es beim Känguruen die Brust kennenlernen und erste Tropfen Muttermilch schlecken. Sie können Situationen, in denen es wach und aufmerksam ist, immer wieder nutzen, um es mit der Brust in Kontakt zu bringen. Je häufiger ein Frühgeborenes das Stillen in entspannter Atmosphäre ausprobieren kann, umso eher wird es erste Saugversuche machen und mit der Zeit sogar das Stillen lernen.

Da es Ihrem Kind nicht von Anfang an möglich ist, erfolgreich an der Brust zu saugen, ist es erforderlich, dass Sie Muttermilch abpumpen. Diese wird dann über eine Magensonde gefüttert. **Auch ein frühgeborenes Kind braucht schon vom ersten Tag an Muttermilch**. Zu Anfang sind es nur ganz geringe Mengen, aber jeder Tropfen des Kolostrums, der ersten, besonders gehaltvollen Milch, zählt für seine Gesundheit. Kolostrum wird nicht nur besser als jede andere Nahrung vom unreifen Darm Ihres Kindes vertragen, sondern sorgt auch dafür, dass dort ein guter Schutz gegen Krankheitserreger aufgebaut wird. Dadurch kann eine schwere Darmerkrankung, die typischerweise bei Frühgeborenen auftritt, mit großer Wahrscheinlichkeit verhindert werden.

Zudem sind einige wichtige Stoffe zum Aufbau der Körpersubstanz – Ihr Kind muss ja noch einiges an Wachstum und Entwicklung nachholen – in dieser Form nur in der Muttermilch zu finden. Sie bietet Ihrem Kind damit die besten Entwicklungsmöglichkeiten.

Stillen – ja oder nein?

Möglicherweise hatten Sie gar nicht vor, Ihr Kind zu stillen. Doch geht es beim Stillen des kleinen Frühgeborenen um mehr als um die Entscheidung für eine bestimmte Ernährungsform, denn:

Muttermilch ist die beste Medizin für Ihr Kind!

Es würde Ihrem Kind schon helfen, wenn Sie solange Muttermilch abpumpen würden, bis es die ersten kritischen Wochen gut überstanden hat. Dann können Sie immer noch überlegen, ob Sie zum Stillen übergehen möchten.

Muttermilch gewinnen

- Das erste Abpumpen oder Ausstreichen von Muttermilch erfolgt am besten schon gleich nach der Geburt, spätestens jedoch nach 6 Stunden.
- Es ist wichtig, dass Sie mindestens eine Woche lang 8–10-mal in 24 Stunden abpumpen, um eine tägliche Milchmenge von 600–700 ml (bei Mehrlingen 500–600 ml/Kind/Tag) zu erreichen. Das ist die Menge, die Ihr Kind auf längere Sicht benötigen wird. Zu einem späteren Zeitpunkt ist es schwierig, die Milchmenge entsprechend zu steigern.
- Bemühen Sie sich, diese Milchmenge zu erhalten, indem Sie im weiteren Verlauf 6–8-mal täglich abpumpen, davon einmal nachts. Auch der Übergang zum vollen Stillen an der Brust gelingt wesentlich besser, wenn bereits ausreichend Muttermilch gebildet wird.
- Am besten pumpen Sie mit einer elektrischen Intervallpumpe und einem Doppelpumpset, das heißt gleichzeitig an beiden Brüsten, und zwar jedes Mal 10–15 Minuten lang. Wahlweise kann das Abpumpen an jeder Brust einzeln für jeweils 10–15 Min. pro Brust erfolgen.

Tipps für eine gute Milchbildung

- Die Brust vor dem Pumpen massieren oder anwärmen
- Ein festes „Pump-Ritual" entwickeln, z. B. immer an demselben Platz pumpen
- Für einen ruhigen Ort sorgen, Störungen vorbeugen (Telefon)
- Entspannende Musik hören, angenehme Fantasien pflegen
- In Gegenwart des Babys pumpen
- Oder ans Baby denken, sein Bild aufstellen, Babykleidung anschauen
- Ein Nickerchen einplanen

Ein Frühgeborenes stillen

- Der Weg zum Stillen geht vom Känguruen über das Riechen der Brust, das Schlecken und Schmecken von Muttermilch, das Erfassen der Brust, bis hin zum Saugen und Schlucken.
- Sobald sich das Saugverhalten des Kindes gut entwickelt hat, wird es vor und nach dem Stillen gewogen. Der Gewichtsunterschied zeigt die aufgenommene Trinkmenge an, die erforderliche Zufütterungsmenge wird danach berechnet.
- Es ist sehr unterschiedlich, wie lange Frühgeborene brauchen, um voll zu stillen. Im Mittel kann man von einem Alter von 36 Schwangerschaftswochen ausgehen. Je mehr Zeit Sie mit Ihrem Kind verbringen können, umso eher wird dies gelingen.
- Spätestens vor der Klinikentlassung Ihres Kindes wird man Ihnen die Gelegenheit zum 24-Stunden-Rooming-in geben, damit Sie sich für zuhause auf das volle Stillen einstellen können.

Was möglich ist, hängt natürlich auch von der Unterstützung ab, die Sie von Ihrer Familie und von Freunden erhalten können. Überlegen Sie gemeinsam, wie sich die täglichen Abläufe bestmöglich gestalten lassen. Eine speziell ausgebildete Still- und Laktationsberaterin wird Sie in der Klinik auf dem Weg zum Stillen begleiten. Ihre Hebamme unterstützt Sie zuhause bei der Milchgewinnung. Nach der Klinikentlassung steht Ihnen dann die weitere Stillberatung durch die Hebamme zu.

3.2 Stillen von späten Frühgeborenen

Regine Gresens

Als späte Frühgeborene (Late-Preterm-Infants) werden heute international die Babys bezeichnet, die nach einer Schwangerschaftsdauer von **34 0/7 bis 36 6/7 Wochen** bzw. in dem Zeitraum von 239–259 Tagen nach dem ersten Tag der letzten Menstruation geboren werden. Diese Bezeichnung ersetzt den bislang gebräuchlichen Begriff der „Near-Term-Infants". Sie betont die Unreife der Kinder und verweist auf die Notwendigkeit einer engmaschigeren Überwachung und von Nachkontrollen.

Etwa 75 % der Frühgeborenen sind späte Frühgeborene. Sie bilden somit die größte und am schnellsten anwachsende Untergruppe der Frühgeborenen. Ihr Anteil beträgt heute 5–10 % aller Neugeborenen.

Späte Frühgeborene werden oft bereits nach ein paar Tagen aus der Geburtsklinik entlassen. Hebammen sollten daher mit den Besonderheiten dieser Babys vertraut sein und Mutter und Kind in der Klinik und nach der Entlassung im häuslichen Wochenbett fachkundig begleiten können. Dabei geht es insbesondere darum, möglichen Problemen vorzubeugen sowie ggf. ihre Entstehung frühzeitig zu erkennen und unverzüglich mit geeigneten Maßnahmen zu behandeln.

Merke M!

Späte Frühgeborene wiegen zwar bei der Geburt im Mittel etwa 2500 g und erscheinen oft äußerlich reif. Ihre physiologischen Bedürfnisse entsprechen jedoch mehr denen von Frühgeborenen als von Termingeborenen.

Die **Unreife** zeigt sich häufig in kardiorespiratorischen, metabolischen, immunologischen, neurologischen und motorischen Entwicklungsrückständen mit eingeschränkten Anpassungsmechanismen an das extrauterine Leben [72].

Lange wurden die besonderen Bedürfnisse und Schwierigkeiten dieser Kinder nicht richtig erkannt, was zu einer medizinischen und pflegerischen Behandlung wie bei Termingeborenen führte. Zahlreiche aktuelle Studien und Berichte belegen jedoch, dass späte Frühgeborene nicht so unproblematisch sind, wie bislang angenommen wurde. Sie haben im Vergleich zu reifen Neugeborenen deutlich **höhere Risiken für verschiedene Komplikationen** nach der Geburt, die besonders bei Mehrlingen sogar noch höher sein können. Während des stationären Aufenthalts nach der Geburt leiden sie häufiger unter:

- Schwierigkeiten der Wärmeregulation
- Hypothermie
- Hypoglykämie
- Bradykardie
- Atemnotsyndrom
- Apnoe
- vorübergehender pulmonaler Adaptationsstörung, der sog. transienten Tachypnoe des Neugeborenen (TTN)
- persistenter pulmonaler Hypertonie des Neugeborenen (PPHN) aufgrund eines noch offenen Ductus Botalli
- Hyperbilirubinämie
- Ernährungsproblemen

Merke M!

Ernährungsprobleme sind der häufigste Grund für einen verlängerten Aufenthalt von späten Frühgeborenen auf der Neugeborenenintensivstation.

Nach der Entlassung kommt es bei gestillten späten Frühgeborenen öfter zu folgenden Problemen:

- Hypothermie
- verlängerter Ikterus
- Gedeihstörungen
- Dehydration
- Infektionen
- Rückgang der mütterlichen Milchproduktion

Daher müssen sie im ersten Monat nach der Geburt 5- bis 13-mal öfter wegen Hyperbilirubinämie, Ernährungsproblemen, Dehydration und Verdacht auf Sepsis wieder stationär aufgenommen werden und haben insgesamt eine höhere Mortalität als Termingeborene [73]. In den ersten drei Lebensjahren werden bei späten Frühgeborenen darüber hinaus häufiger Entwicklungsverzögerungen diagnostiziert [74]. Im Langzeitergebnis zeigen sich bei ehemaligen späten Frühgeborenen im Alter von acht Jahren bei 19–20 % klinisch signifikante Verhaltensprobleme[75] sowie geringere schulische Leistungen im Alter von sieben Jahren [76].

Die **häufigeren Probleme von gestillten, späten Frühgeborenen** sind paradox: sie geben Anlass zur Besorgnis um das Wohl der Kinder und manch einer könnte daraus schlussfolgern, es sei daher besser, sie nicht zu stillen. Gleichzeitig steht dies aber im Widerspruch zu den vielfach belegten positiven Langzeitauswirkungen des Stillens für diese Kinder. Die Stillprobleme basieren nämlich meistens auf Fehlannahmen über die Fähigkeiten dieser Kinder, einer unzureichenden Vorbereitung auf die zu erwartenden Schwierigkeiten und einer ungenügenden Überwachung des frühen Stillverlaufs in der Klinik und nach der Entlassung [77].

3.2.1 Anamnese

Checkliste 3–2: Die wichtigsten Fragen bei späten Frühgeborenen ✓

- In welcher Schwangerschaftswoche wurde das Baby genau geboren? Korrigiertes Alter?
- Was war die Ursache für die Frühgeburt?
- Wie wurde das Kind geboren (Geburtsmodus)? Medikamente?
- Wie ging es ihm körperlich nach der Geburt? Benötigte es Atemhilfen, Sauerstoff, Wärmebett? Mutter-Kind-Trennung?
- Wann wurde das Baby zum ersten Mal angelegt? Wie verhielt es sich dabei?
- Wie verliefen spätere Anlegeversuche? Wurden Sie dabei gut unterstützt?
- Wie oft und wie lange stillen Sie jetzt in 24 Stunden? Stillpositionen?
- Meldet sich das Baby von alleine? Woran erkennen Sie, dass es hungrig ist?
- Gab/gibt es Probleme? Schmerzen? Wunde Brustwarzen?
- Saugt das Baby kräftig? Wie lange? Ermüdet es rasch?
- Woran erkennen Sie, dass das Baby schluckt? Schlucken hörbar?
- Wurden/werden die Brüste zusätzlich mit einer elektrischen Pumpe entleert? Ab wann? Wie oft? Wie lange? Wie viel Milch gewinnen Sie jetzt in 24 Stunden?
- Wie war das Geburtsgewicht? Was war der niedrigste Gewichtsstand (Gewichtsverlust > 7 %)? Wie ist das aktuelle (Entlassungs-)Gewicht?
- Wurde/wird das Baby zugefüttert? Mit welcher Nahrung? Wie viel? Wie oft? Mit welcher Zufütterungsmethode? Wie wurden Sie in die Technik der Zufütterungsmethode eingewiesen?
- Kommen Sie mit der Zufütterungsmethode gut zurecht? Sind die Vor- und Nachteile verschiedener Methoden bekannt?
- Haben Sie einen schriftlichen Ernährungs- und ggf. Pumpplan für Zuhause erhalten? Kann ich ihn sehen? Kommen Sie mit dem Plan gut zurecht? Gibt es Schwierigkeiten oder Fragen dazu?
- Hatte das Baby Gelbsucht? Bekam es eine Fototherapie?
- Gab es gesundheitliche Besonderheiten? Kinderärztliche Diagnosen? Sonstige Auffälligkeiten?
- Wie sicher fühlen Sie sich im Umgang mit dem frühgeborenen Kind?
- Haben Sie eine elektrische Milchpumpe zu Hause?
- Führen Sie ein Pump-, Still- und Ausscheidungsprotokoll? Kann ich es sehen?
- Wer entlastet Sie im Haushalt und/oder bei der Versorgung von Geschwisterkindern?

3.2.2 Konsequenzen für das Stillen

Muttermilch ist auch für späte Frühgeborene die optimale Nahrung. Denn Muttermilch enthält viele Inhaltsstoffe, z. B. Oligosaccharide, Laktose und langkettige Fettsäuren, die besonders für das Wachstum und die Reifung des Gehirns wichtig sind, die Verdauungsfunktion unterstützen und vor Infektionen schützen.

Beim Stillen von späten Frühgeborene können sich jedoch verschiedene **Probleme** zeigen:

- seltenere und kürzere Wachphasen
- Schläfrigkeit
- schnelle Ermüdbarkeit beim Trinken
- geringer Muskeltonus und Saugschwäche
- Schwierigkeiten, das Vakuum aufrechtzuerhalten
- geringer Milchtransfer
- schnelle Überstimulation

Hinzu kommen möglicherweise weitere Schwierigkeiten, die sich aus dem Geburtsmodus, z. B. einem Kaiserschnitt, oder einer räumlichen Trennung von Mutter und Kind ergeben können [77]. Auch zusätzliche gesundheitliche Probleme der Mutter, wie Adipositas, Diabetes, Zustand nach Präeklampsie oder eine Medikamenteneinnahme, können den Verlauf des Stillens erschweren [61], [78].

Bei der Mutter kann es nach einer Frühgeburt zunächst zu einer **verspäteten zweiten Phase der Laktation** kommen, d. h. die Laktogenese 2 beginnt erst nach dem dritten Tag. In dieser Phase stellt sich die Brust von der Bildung kleiner Mengen Kolostrum zur reichlichen Produktion reifer Muttermilch um. Bei einer verspäteten Laktogenese 2 werden somit für das Baby für eine längere Zeit nur geringere Mengen Kolostrum bereitgestellt.

Trinkverhalten

Späte Frühgeborene schlafen meist länger und haben **kürzere Wachphasen** als reife Kinder. Typischerweise wachen sie zum Trinken nicht von alleine auf und schlafen nach wenigen Minuten an der Brust ein, noch bevor die Mahlzeit beendet ist. Diese Schläfrigkeit kann eine Folge einer therapiebedürftigen Temperaturinstabilität, Hyperbilirubinämie oder Hypoglykämie sein, so dass die üblichen Maßnahmen zum Wachmachen, z. B. das Ausziehen des Kindes, keinen Erfolg zeigen.

Manche Kinder nehmen während des Klinikaufenthalts nur kleine Trinkmengen auf, was in den ersten Tagen ausreichen kann. Nach der Entlassung sind sie jedoch nicht in der Lage, größere Mengen zu trinken. Gestillte späte Frühgeborene haben daher ein erhöhtes Risiko für eine stationäre Wiederaufnahme.

Merke M!

Die Hungerzeichen von späten Frühgeborenen sind meist weniger deutlich als bei Termingeborenen.

Ihr allgemein geringer Muskeltonus führt häufig zu einer mangelnden Kopf- und Nackenstabilität. Eine übermäßige Beugung von Hals und Brustkorb verursacht daher leicht Einschränkungen der Atmung und erhöht das Risiko für Apnoen, Bradykardien und eine unzureichende Sauerstoffsättigung. Trotz normal erscheinender Saugbewegungen kann durch eine hypotone Mundmuskulatur und gering ausgebildete Wangensaugpolster nur ein schwaches Vakuum an der Brust erzeugt werden. Zu Beginn einer Mahlzeit kann das Kind einen guten Muskeltonus haben, der während des Trinkens jedoch mangels Ausdauer schnell nachlässt. Dies führt meist zu **häufigen Trinkpausen** oder Loslassen der Brust, so dass die Brustwarze nicht in der optimalen Position, tief im Mund, gehalten werden kann. Die Folge ist ein **geringer Milchtransfer**, erkennbar an den seltenen Schluckgeräuschen. Da Schlucken und Atmen nicht gleichzeitig möglich sind, kann eine instabile Atmung des Kindes auch zu längeren Atempausen bis Apnoen führen.

Durch das **ineffektive und zu seltene Saugen** des Babys werden die mütterlichen Brüste darüber hinaus nicht ausreichend geleert. Beides beeinträchtigt das komplizierte Zusammenspiel der endokrinen Regulation der Milchbildung über die Stillhormone und der autokrinen Kontrolle durch die Entleerung der Brüste. Wenn dies über mehrere Tage erfolgt, kommt es zu einem Rückgang der Milchproduktion, was allerdings bei Müttern, die ausschließlich anlegen, oftmals nicht rechtzeitig bemerkt wird.

Die **unzureichende Zahl der Mahlzeiten** und die geringen aufgenommenen Milchmengen bei den Mahlzeiten führen zu einer unzureichenden Gesamttrinkmenge in 24 Stunden, und in Folge dessen zur vermehrten Gewichtsabnahme über 7 % in den ersten Tagen bzw. später häufig zu einer **unzureichenden Gewichtszunahme** des Kindes, selbst bei ausreichender Milchproduktion der Mutter [45].

Die **Unterstützung des Stillens** sollte in den ersten Tagen und Wochen nach einer späten Frühgeburt drei Ziele verfolgen:

1. Aufbau und die Erhaltung einer adäquaten Muttermilchproduktion,
2. Sicherstellung einer ausreichenden Ernährung des Kindes,
3. Vermeidung eines ungünstigen Verlaufs.

3.2.3 Was braucht die stillende Mutter?

Die Mutter bzw. beide Elternteile eines späten Frühgeborenen benötigen **zusätzliche Informationen** und eine **intensive und einfühlsame Betreuung**, sowohl während des stationären Aufenthalts als auch nach der Entlassung. Die Eltern sehen aufgrund der Größe und des Gewichts in ihrem späten Frühgeborenen meist eher ein reifes Kind, das nur ein wenig zu früh auf die Welt gekommen und deshalb noch etwas kleiner ist. Die Schwächen des Kindes sind ihnen in der Regel nicht bewusst. Späte Frühgeborene werden jedoch heute manchmal als „kleine Hochstapler" bezeichnet. Denn die Unreife vieler Körperfunktionen ist bei ihnen weniger augenfällig als bei extremen Frühgeborenen, was bei Eltern und auch bei Fachpersonen oft falsche Erwartungen mit möglicherweise fatalen Folgen weckt.

Hat die Mutter etwa vor der Geburt wochen- oder monatelang Bettruhe eingehalten, so erwarten die Eltern wahrscheinlich, dass ihr nach 34 oder 36 Wochen geborenes Baby nun völlig normal, d. h. wie ein Reifgeborenes, behandelt werden kann. Sie sind oft überrascht, dass das Stillen oder Füttern bei ihrem Kind so lange dauert und dass sie vermutlich ein paar Tage länger im Krankenhaus bleiben werden als nach einer Geburt am Termin.

> **Merke** M!
>
> Es ist daher wichtig, die Eltern innerhalb der ersten 24 Stunden eingehend über die Schwächen ihres Babys zu informieren und ihnen zu erklären, wie diese während des Klinikaufenthalts behandelt bzw. ausgeglichen werden.

Im Zuge dessen sollte die Mutter auch erfahren, dass sie mit ihrem Kind ein **erhöhtes Risiko für Stillprobleme** hat und die für Termingeborene üblichen Regeln und Empfehlungen zum Stillen für sie in der ersten Zeit nicht gelten. Denn ein spätes Frühgeborenes ist noch nicht voll entwickelt und benötigt häufig zusätzliche Unterstützung und längere Zeit, um das effektive Trinken an der Brust zu lernen. Die Eltern müssen auch darüber aufgeklärt werden, welche Voraussetzungen erfüllt sein müssen, damit das Baby aus der Klinik entlassen werden kann.

Darüber hinaus sollten sie erfahren, dass trotz des anfänglich höheren Risikos für Stillprobleme das Stillen oder die Ernährung mit Muttermilch gerade bei ihrem Baby auf lange Sicht große Vorteile für seine Gesundheit und seine Entwicklung mit sich bringt. Dies wird sie motivieren, die möglicherweise anstrengenden, kritischen ersten Wochen beim Stillen ihres späten Frühgeborenen zu bewältigen und die vorhandenen Hilfen in Anspruch zu nehmen.

Wenn ein Baby mehrere Wochen früher als geplant auf die Welt kommt, bedeutet dies für die Eltern **zusätzlichen Stress**, besonders bei ihrem ersten Kind. Vielleicht fühlen sie sich noch nicht genügend vorbereitet, weil sie den Geburtsvorbereitungs- oder Babypflegekurs noch nicht abgeschlossen haben, die Babyausstattung noch nicht komplett ist oder sie ihre Bücher über Babypflege oder das Stillen noch nicht vollständig gelesen haben.

Mütter mit Risikoschwangerschaften wie Mehrlinge, Diabetes, Hypertonie oder Infektionen haben ein erhöhtes Risiko für eine Frühgeburt. Neben medizinischen Faktoren erhöhen aber auch soziale Faktoren das Frühgeburtsrisiko, z. B. späte oder fehlende Schwangerenvorsorgeuntersuchungen, Konsum illegaler Drogen, Rauchen, psychosoziale Belastungen in der Schwangerschaft, mangelnde emotionale/soziale Unterstützung sowie eine nicht protektive soziale Lage. Viele Mütter von späten Frühgeborenen haben daher möglicherweise geringe finanzielle Möglichkeiten oder ein unzureichendes soziales Unterstützungssystem. Daher sollte noch während des Klinikaufenthalts geklärt werden, ob die Familie nach der Entlassung **zusätzliche Hilfe**, z. B. durch eine Familienhebamme oder eine Sozialarbeiterin, benötigt. Auch sollten die Mütter darüber informiert werden, wie sich ihre spezifische Situation in der Stillzeit auswirken kann. Dabei sollten ihnen Wege aufgezeigt werden, diese dennoch, wenn möglich, mit dem Stillen zu vereinbaren.

Erstes Stillen

Nach der Geburt sollte das nackte Baby unmittelbar zwischen die nackten Brüste der Mutter gelegt und mit einer angewärmten Decke zugedeckt werden. Dieses Vorgehen stabilisiert die kardiorespiratorischen Funktionen des Babys, vermindert das Risiko für Hypothermie, reduziert sein Schreien und damit das Risiko einer Hypoglykämie, steigert die Zahl der Stillmahlzeiten und erhöht die Wahrscheinlichkeit des ausschließlichen Stillens in der Klinik.

Auch in den nächsten Tagen sollten Mutter und Kind möglichst wenig getrennt werden, sondern 24 Stunden am Tag zusammen verbringen und dabei häufigen, **ausgedehnten Haut-Haut-Kontakt** genießen. So lernen sich Mutter und Kind am schnellsten kennen und die Mutter-Kind-Beziehung kann am besten wachsen.

Das **erste Stillen** sollte innerhalb der ersten Stunde nach der Geburt unterstützt werden, wenn Mutter und Kind klinisch stabil sind. Anschließend sollte häufig angelegt werden, um Hypoglykämie und Hyperbilirubinämie des Kindes zu verhindern und die mütterliche Laktation optimal anzuregen. Während der ersten 3–4 Stunden nach der Geburt sollte das Frühgeborene etwa einmal stündlich an die Brust gelegt oder mit Muttermilch gefüttert werden, dann alle 2–3 Stunden bis es 12 Stunden alt ist, und danach bis zur Entlassung mindestens 8- bis 12-mal in 24 Stunden [79].

Vor dem Anlegen sollte die Mutter durch Entspannungs- und Atemübungen, feuchtwarme Kompressen, eine sanfte Massage der Brüste sowie zarte Stimulation der Brustwarzen ihren Milchspendereflex auslösen, damit das Baby sich an der Brust weniger anstrengen muss und schneller Milch erhält.

Das Baby sollte beim Stillen im sogenannten **Frühchengriff** oder im **Rückengriff** positioniert werden (Kap. 3 2.5).

Beim Anlegen muss darauf geachtet werden, dass die Position der Mutter bequem ist und das Saugen des Babys für sie angenehm und schmerzfrei ist, da ansonsten der Milchspendereflex gehemmt und der Milchfluss zum Kind reduziert sein kann.

Mindestens zweimal täglich sollte daher das Stillen von zwei verschiedenen Personen mittels eines **standardisierten Schemas** (z. B. Latch-Score, IBFAT, Mother-Baby-Assessment) begutachtet und dokumentiert werden, um entstehende Stillprobleme frühzeitig zu erkennen und entsprechende Gegenmaßnahmen ergreifen zu können [44]. Dabei ist es wichtig, nicht nur die Stillposition und das Anlegen zu beobachten oder die Brüste bzw. die Brustwarzen zu inspizieren, sondern besonders auch auf ausreichendes Schlucken des Babys während des Stillvorgangs zu achten. Auch die Mutter muss wissen, woran sie Schlucken und damit effektives Trinken des Kindes erkennen kann.

Zeichen für Schlucken sind

- sichtbares Senken des Unterkiefers und Pausieren für etwa eine Sekunde
- spürbares Ziehen an der Areola und sichtbare Bewegung der Areola zum Mund des Babys
- hörbare „k“-Laute
- hörbare Schluckgeräusche
- mit dem Finger am Hals des Babys spürbare Schluckbewegungen
- mit einem Stethoskop am Hals des Babys hörbare Schluckgeräusche

Hungerzeichen

Die Mutter sollte wissen, wie die Hungerzeichen ihres Kindes aussehen. Denn die Hungerzeichen von späten Frühgeborenen sind manchmal schwer zu erkennen, besonders, wenn das Baby sich nicht auf oder direkt neben der Mutter befindet. Das Baby sollte bereits bei leichten Hungerzeichen geweckt und angelegt werden, um die Milchbildung anzuregen, eine ausreichende Zahl an Stillmahlzeiten zu erreichen und unnötigen Energieverbrauch für Schreien zu reduzieren.

Zeichen für Hunger sind

- leise Geräusche
- schnelle Augenbewegungen unter den Augenlidern
- leichte, ungezielte Suchbewegungen
- Saugen, Lecken
- Hand-zu-Mund-Bewegungen
- Körperbewegungen

Stillhütchen

Eine aktuelle kritische Überprüfung der vorhandenen Studien zum Einsatz von Stillhütchen ergab, dass es keine wissenschaftlichen Belege für die Sicherheit und Effektivität ihrer breiten Verwendung oder für einen routinemäßigen Einsatz zur Verbesserung des intraoralen Drucks bei Frühgeborenen gibt. Stillhütchen sollten daher **nur nach sorgfältiger Einzelfallprüfung** in Betracht gezogen werden, wenn ein Baby länger währende Schwierigkeiten beim ausdauernden Trinken an der Brust hat. Beim Einsatz von Stillhütchen muss regelmäßig der

Milchtransfer begutachtet werden. Bei einem unzureichenden Milchtransfer sollten die Stillhütchen nicht weiter verwendet werden. Außerdem muss regelmäßig die Gewichtszunahme des Kindes überprüft und ein Rückgang der Milchproduktion ausgeschlossen bzw. durch regelmäßiges Nachpumpen verhindert werden [85].

Nur wenn alle anderen Anlegetechniken erfolglos sind oder das Baby kein ausreichendes Vakuum von -60 mmHg aufbauen kann, um die Brustwarze und die Areola tief im Mund zu halten, und genügend Muttermilch vorhanden ist, kann für eine Weile ein dünnes Stillhütchen aus Silikon hilfreich sein. Für die meisten späten Frühgeborenen ist die Größe S mit einem Durchmesser von 20 mm am besten geeignet.

Dabei ist darauf zu achten, dass die Brustwarze die Spitze des Hütchens gut ausfüllt.

- Um dies zu erreichen, sollte das Hütchen über die Mitte der Brustwarze gesetzt werden.
- Die Brustwarze wird durch mehrere drehende Bewegungen des Stillhütchens im Uhrzeigersinn in den Schaft geführt, während gleichzeitig die Basis des Hütchens immer mehr über die Areola gezogen wird.
- Mit jedem Ziehen an der Hütchenbasis wird die Brustwarze tiefer in die Spitze des Hütchens geschoben.

Praxistipps

Die Ränder des Hütchens können mit einigen Tropfen sterilem Wasser angefeuchtet werden, damit sie besser auf der Areola haften.

Die Mutter kann dann Kolostrum direkt in das Stillhütchen ausstreichen oder mit einer Spritze einfüllen, um das Saugen des Babys sofort zu belohnen.

Weiter ist es wichtig, dass das angelegte Baby nicht nur an der Spitze des Hütchens saugt, sondern einen großen Teil der mit dem Hütchen bedeckten Areola im Mund hat. Wenn das Baby richtig mit dem Stillhütchen angelegt ist, bildet sich bei jedem Saugen vor der Oberlippe des Kindes eine Delle im Hütchen und etwas vom Rand des Hütchens entfernt bewegt sich die mütterliche Brust deutlich sichtbar. Wenn das Kind dagegen nur an der Spitze des Hütchens saugt, ist keine oder kaum eine Bewegung der Brust sichtbar [62].

Milchpumpe

Ist das Baby nach seinen ersten 12 Lebensstunden noch nicht in der Lage, 8- bis 12-mal in 24 Stunden **mindestens jeweils 15 Minuten lang effektiv**, d. h. mit deutlichem Schlucken, an jeder Brust zu saugen, sollte die Mutter ihre Brüste nach dem Anlegen mit einer elektrischen Klinikmilchpumpe entleeren. Diese **frühe zusätzliche Stimulation** ist wichtig, um auf lange Sicht eine gute Milchbildung zu erreichen. Es sollte versucht werden, in den ersten 8–10 Tagen durch zusätzliches oder ausschließliches Pumpen (8–10-mal in 24 Stunden) eine Milchmenge von ca. 750 ml/Tag zu gewinnen, auch wenn das Baby diese Menge aktuell noch nicht an einem Tag trinken kann. Das Nachpumpen sollte so lange weitergeführt werden, bis das Baby ausreichend lange und kräftig genug saugen kann, um die Milchproduktion aufrechtzuerhalten und ohne zusätzliche Flaschennahrung gut gedeiht [62].

Da der Fett- und somit der Kaloriengehalt der Muttermilch mit dem Entleerungsgrad der Brustdrüsen ansteigt, lässt sich durch das **vorrangige (Zu-)Füttern der Hintermilch** die Gewichtszunahme des Babys verbessern [82]. Bei einer Milchmenge von mehr als 125 % der aktuellen Trinkmenge des Babys sollte die Mutter **fraktioniert abpumpen**, d. h. die Muttermilch in Vorder- und Hintermilch trennen. Dabei wird das Pumpen 2–3 Minuten nach dem Einsetzen des Milchspendereflexes unterbrochen, neue Auffanggefäße an den Pumpglocken befestigt und die fetthaltigere Hintermilch in diese Gefäße weiter abgepumpt. Abhängig von der mütterlichen Milchmenge und der aktuellen Trinkmenge des Kindes kann dieser Vorgang mehrfach wiederholt werden. Die Gefäße werden anschließend entsprechend gekennzeichnet (Datum/Uhrzeit, Nr. 1/3). Das Baby erhält dann die zuletzt abgepumpte Fraktion mit dem höheren Fettgehalt.

Wenn die Mutter von der Geburt oder von Schwangerschaftskomplikationen sehr erschöpft ist und sich körperlich nicht in der Lage fühlt, so häufig anzulegen und anschließend noch zu pumpen, sollte sie dazu motiviert werden, die effektivere Pumpe einzusetzen, statt bei jeder Mahlzeit das Kind anzulegen. Es ist auch möglich, das Baby an die Brust zu legen, wenn es wach und hungrig ist und lange genug wach bleiben kann, und zu pumpen, wenn es schläfrig ist oder sich schwer wecken lässt.

Kann das Baby nach der Geburt noch nicht angelegt werden, sollte die Mutter so bald wie möglich anfangen abzupumpen, **spätestens 6 Stunden nach der Geburt** (immer abhängig von ihrem Allgemeinzustand). Es empfiehlt sich, eine Pumphäufigkeit alle 3–4 Stunden, möglichst auch einmal nachts. Mit einem Einfachpumpset sollte ca. 15 Minuten pro Brust abgepumpt werden, ein Wechselpumpen (5–7 Minuten, 3–5 Minuten, 2–3 Minuten pro Brust) regt die Milchbildung besser an. Mit einem Doppelpumpset sollte 15 Minuten insgesamt gepumpt werden. Das **Doppelpumpset** ist für alle Mütter empfehlenswert, es regt die Milchbildung gut an und spart Zeit.

Die Mutter braucht zusätzlich zu diesen Informationen Wissen über den hygienischen Umgang und die richtige Aufbewahrung von abgepumpter Muttermilch und sollte Hilfestellung bekommen, wo sie ggf. für zu Hause eine gute Milchpumpe ausleihen kann. Hilfreich ist es, wenn die Mutter bei der Vielzahl der Informationen ein schriftliches **Informationsblatt zum Abpumpen** von Muttermilch erhält, in dem sie alles nachlesen kann.

Vorbereitung der Klinikentlassung

Vor der Entlassung aus der Klinik sollte die physiologische Stabilität des Babys sichergestellt sein, d. h. dass es eine normale Atemfrequenz hat, seit mindestens 24 Stunden ohne Wärmebett seine Körpertemperatur alleine halten kann und seit der Geburt nicht mehr als 7 % seines Geburtsgewichts abgenommen hat. Des Weiteren muss eine ausreichende Nahrungszufuhr durch eine dokumentierte Gewichtszunahme oder ein Stillstand der Gewichtsabnahme gesichert sein. Die exakten Trinkmengen können bei Bedarf durch Testwiegen mit einer elektronischen Klinikwaage vor und nach jedem Stillen über 24 Stunden festgestellt werden.

Gemeinsam mit den Eltern sollte ein schriftlicher **Ernährungs- und ggf. Pumpplan für zu Hause** entwickelt werden. In diesem muss festgehalten werden,

- wie viel Nahrung (ml/kg/Tag) das Baby insgesamt trinken sollte;
- wie die Nahrung verabreicht wird, z. B. an der Brust, mit Brusternährungsset, Becher, Flasche;
- welche Nahrung es erhält, z. B. Muttermilch, Flaschennahrung, gespendete humane Milch;
- wie oft, wie lange und wann ggf. Muttermilch zusätzlich (fraktioniert) abgepumpt werden sollte
- und wie ggf. eine Nahrungsergänzung gegeben wird, falls notwendig.

Die Mutter sollte in der Lage sein, diesen Ernährungs- und Pumpplan zu bewältigen. Falls es dabei noch Probleme gibt oder falls die Mutter befürchtet, den Plan zu Hause nicht umsetzen zu können, sollte gemeinsam mit ihr eine für sie in der häuslichen Situation akzeptable Lösung gefunden werden.

Wochenbettbetreuung zuhause

Der **erste Hausbesuch** sollte 1–2 Tage nach der Klinikentlassung stattfinden, um das Gewicht zu kontrollieren, einen möglichen Ikterus zu begutachten und die erfolgreiche Ernährung des Babys zu überprüfen. Der schriftliche Ernährungsplan aus der Klinik sollte mit den Eltern erneut besprochen werden. Denn auch nach der Entlassung darf die betreuende Hebamme in der Nachsorge nicht davon ausgehen, dass das Stillen nun ohne Probleme weiter verlaufen wird.

> **Merke** **M!**
>
> Der Übergang vom modifizierten Stillen nach Bedarf, d. h. mit der Zufütterung von abgepumpter Muttermilch oder Flaschennahrung, zum ausschließlichen Stillen nach Bedarf dauerte auch bei reichlicher Milchproduktion der Mutter bis ca. 42 Wochen nach der Konzeption [83].

Während dieser Zeit besteht bei ausschließlich gestillten, späten Frühgeborenen die Gefahr der **unzureichenden Nahrungsaufnahme**. Daher sollte in den ersten Tagen bis Wochen auch zu Hause das Gewicht des Kindes regelmäßig kontrolliert und auf eine ausreichende Menge Urin und Stuhl geachtet werden. Damit können Probleme frühzeitig erkannt und durch entsprechende Maßnahmen gelöst werden.

Wenn der ehemalige errechnete Geburtstermin näher rückt bzw. erreicht ist, wird das Baby von alleine für die Mahlzeiten aufwachen, an der Brust länger wach bleiben, die Brustwarze und den Warzenhof oder das Stillhütchen tiefer in den Mund ziehen und dort halten können. Erst dann sollte die Mutter allmählich die Häufigkeit des Pumpens reduzieren und das Kind ohne Stillhütchen anlegen. Während dieser Phase ist es besonders wichtig, durch **tägliches Wiegen und regelmäßiges Messen** des nackten Babys die ausreichende Milchzufuhr zu überprüfen. Die Gewichtszunahme sollte durchschnittlich > 20 g/Tag und das Längen- und Kopfwachstum durchschnittlich > 0,5 cm/Woche betragen.

Erst wenn die Mutter nicht mehr nachpumpt und das Baby durch ausschließliches Stillen adäquat an Gewicht zunimmt und genügend wächst, kann die Hebamme sicher sein, dass das Stillen nun wie bei einem gesunden, reifen Neugeborenen weitergeführt werden kann und der Mutter die entsprechenden Empfehlungen geben.

Beim ersten Hausbesuch ist es wichtig, sich einen Überblick über den bisherigen Verlauf zu verschaffen, z. B. erforderliche Nahrungsergänzung oder Zufütterung in der Klinik, Probleme beim Anlegen, durchgeführte Fototherapie (s. auch Checkliste 3–2). Es sollte genauestens erfragt werden, wie oft und wie lange das Baby gestillt wird, ob es zusätzlich abgepumpte Muttermilch bekommt und mit welchem Stillhilfsmittel (z. B. Brusternährungsset, Fingerfütterung, Flasche). Die Mutter benötigt ggf. **Informationen** über die Vor- und Nachteile sowie den richtigen Umgang mit dem Stillhilfsmittel und falls angezeigt auch Tipps zum Abgewöhnen.

Darüber hinaus sollten die Zahl der Stuhl- und Urinwindeln in 24 Stunden, die Farbe des Stuhls und das Verhalten des Babys vor, während und nach den Mahlzeiten (z. B. Unzufriedenheit, Weinen, Schläfrigkeit, Einschlafen an der Brust) erfragt werden. Wenn vorhanden, sollte auch ein schriftliches Still-, Fütterungs- und Ausfuhrprotokoll überprüft werden. Das **Baby** sollte unbekleidet untersucht und gewogen werden, um die exakte Gewichtszunahme seit der Entlassung festzustellen. Dabei ist auf Anzeichen für Ikterus, Dehydration und andere Auffälligkeiten zu achten.

Die mütterlichen Brüste sollten auf schmerzhafte Bereiche, Brustwarzenverletzungen, Milchstau oder Ödeme inspiziert und abgetastet werden. Außerdem sollten die allgemeine emotionale Verfassung und Müdigkeit bzw. Erschöpfung der **Mutter** erfragt und beobachtet werden, vor allem wenn sie neben dem Stillen noch einen Fütterungs- und Pumpplan absolviert und ohne zusätzliche Unterstützung weitere Kinder im Haushalt zu versorgen hat. Falls die Mutter zu Hause nicht in der Lage ist, den Fütterungs- und Pumpplan durchzuführen, sollte mit ihr gemeinsam eine Möglichkeit gesucht werden, mehr Unterstützung zu organisieren oder der Plan so verändert werden, dass er für sie besser zu bewältigen ist.

Wenn möglich sollte auch eine gesamte Stillmahlzeit beobachtet werden, um das Anlegen, Saugen und Schlucken des Babys zu beurteilen. Wenn ein Baby nicht gut zunimmt und der Fütterungsplan verändert wurde, sollte der nächste Hausbesuch 2–4 Tage später stattfinden, um die weitere Gewichtszunahme und damit die **Effektivität der Veränderungen** zu überprüfen und ggf. erneut Anpassungen vornehmen zu können.

3.2.4 Was braucht das gestillte Kind?

Das Baby sollte in den ersten Tagen viel Zeit im **Hautkontakt auf dem Bauch der Mutter** verbringen. Dies stabilisiert seine Körpertemperatur und reduziert den Abfall seines Blutzuckers. Außerdem kann es bei den ersten Anzeichen für Hunger an die Brust gelegt werden.

Ernährung

> **Merke** M!
>
> Bei späten Frühgeborenen ist in den ersten Lebenswochen die Sicherstellung einer ausreichenden Nahrungszufuhr wichtiger als volles Stillen von Anfang an.

Ziel ihrer Ernährung ist immer die ausreichende Nahrungsaufnahme, ggf. auch durch Zufütterung von abgepumpter Muttermilch oder Flaschennahrung. Beim Stillen gelten daher zu Beginn nicht die gleichen Prinzipien wie bei reifen Neugeborenen.

Späte Frühgeborene benötigen **häufigere und kleinere Mahlzeiten**. Die Trinkmengen sind am ersten Tag bei einer einzelnen Mahlzeit jeweils 5–10 ml alle 2–3 Stunden, am zweiten Tag je 10–20 ml und am dritten Tag je 20–30 ml oder je 3–5 ml/kg. Ein Teelöffel entspricht 5 ml. Wenn das Baby nicht ausreichend saugt und schluckt, sollte es mit ausgestrichenem Kolostrum nach den obigen Zeit- und Mengenangaben gefüttert werden.

Nach dem Beginn der Laktogenese 2 kann während der ersten Wochen nach der Entlassung **tägliches Wiegen des nackten Babys** oder Testwie-

gen vor und nach dem Stillen mit einer elektronischen Waage hilfreich sein, um den effektiven Milchtransfer zu überprüfen und die Mutter zu beruhigen, dass das Baby genug Muttermilch erhält und ausreichend zunimmt. In einer prospektiven randomisierten Studie wurde festgestellt, dass Testwiegen nach der Entlassung nicht zu erhöhtem Stress oder zu einer geringeren Stillrate bei Müttern von ehemaligen Frühgeborenen führt [86]. Das beim Wiegen ermittelte Gewicht bzw. Milchvolumen hilft der Mutter, anhand der im Fütterungsplan festgelegten Ziele zu entscheiden, ggf. nach Rücksprache mit der Hebamme, ob das Baby zusätzlich zum Stillen mit abgepumpter Muttermilch oder Flaschennahrung zugefüttert werden muss.

Bekommt das Baby genügend Muttermilch, so hat es ab dem 4. Lebenstag mindestens 6 nasse bzw. schwere (Einmal-)Windeln und vier ansehnliche Muttermilchstühle pro Tag, einen Gewichtsverlust von nicht mehr als 7% seines Geburtsgewichts und ist nach einer Stillmahlzeit von etwa 20–30 Minuten Dauer erst einmal zufrieden.

Eine **unzureichende Gewichtszunahme** (< 20 g pro Tag) entsteht meistens durch ein ungenügende Nahrungsaufnahme. In diesem Fall muss zunächst geklärt werden, ob die Ursache eine zu geringe Milchproduktion der Mutter, eine Trinkschwäche des Kindes oder eine Kombination beider Faktoren ist.

Bei einer **unzureichenden Milchproduktion** sollten umgehend Maßnahmen zur Steigerung der Milchmenge durchgeführt werden (Kap. 34). Auch die medikamentöse Unterstützung durch Galaktogoga sollte in Erwägung gezogen werden.

Bei einer **kindlichen Trinkschwäche** sollte zunächst häufiger angelegt, aber gleichzeitig die Dauer der Stillmahlzeiten verkürzt werden. Dabei sollte ggf. auch die Anlegetechnik optimiert werden. Durch eine orale Untersuchung und eine Evaluation des Saugens können anatomische Besonderheiten, z.B. ein zu kurzes Zungenbändchen oder eine Gaumenspalte, ausgeschlossen oder ggf. möglichst behoben werden. Zusätzlich kann durch Nachpumpen die fettreiche Hintermilch gewonnen und dem Kind zugefüttert werden. Die Zufütterung sollte mit einem Brusternährungsset, einem Becher, einer Pipette oder einer Spritze erfolgen. Die Zufütterung über das Brusternährungsset ist auch beim vorübergehenden Einsatz von Stillhütchen möglich.

Wenn ein spätes Frühgeborenes trotz häufigerem Anlegen oder der Zufütterung von gepumpter Hintermilch nicht ausreichend (> 20 g/Tag) zunimmt, sollte vorübergehend **supplementierte Muttermilch** oder, falls diese nicht ausreicht, **supplementierte Flaschennahrung** zugefüttert werden. Das Gewicht sollte währenddessen regelmäßig kontrolliert werden, um die Menge der erforderlichen Zufütterung der jeweiligen Gewichtsentwicklung anpassen zu können.

Beim **Füttern mit dem Becher** werden Kaumuskel (M. masseter) und Schläfenmuskel (M. temporalis) ähnlich trainiert wie beim Stillen, so dass mit dem Becher gefütterte Frühgeborene ein reiferes Saugmuster entwickeln und besser an der Brust trinken lernen, als wenn sie mit der Flasche gefüttert werden [87].

Fingerfütterung sollte bei Frühgeborenen nicht vor dem Ende der 35. SSW durchgeführt werden, da der Finger einen wesentlich stärkeren Reiz darstellt als die mütterliche Brust und die Fingerfütterung zu Veränderungen der noch weichen, knöchernen Strukturen des kindlichen Mundraumes führen kann.

Flaschen- und Beruhigungssauger sollten bis zur Etablierung eines korrekten und kraftvollen Saugverhaltens vermieden werden. Das Füttern mit einem Flaschensauger und auch der Einsatz eines Beruhigungssaugers kann bei Babys, die Probleme haben, ein ausreichendes Vakuum an der Brust aufzubauen, die Aktivität der Kaumuskeln reduzieren und damit die schon vorhandene Saugschwäche verstärken [88], [89].

Späte Frühgeborene haben, wie alle Frühgeborenen, ein erhöhtes Risiko für einen Eisenmangel bzw. eine Eisenmangelanämie vor dem Ende des 6. Monats, besonders wenn sie gestillt werden, da sie ihre Eisenvorräte im Mutterleib nicht ausreichend aufbauen konnten. Ab der 6. Lebenswoche bis zum Ende des 6. Monats wird daher eine **zusätzliche Eisengabe** von 2 mg/kg/Tag empfohlen [90].

Atmung

Späte Frühgeborene haben einen geringen Muskeltonus und neigen aufgrund ihres noch unreifen Gehirns zu Atemunregelmäßigkeiten, wie Tachypnoe, Apnoe und mangelnde Sauerstoffsättigung. Beim Stillen sollte das Baby daher so gelagert und unterstützt werden, dass seine Atmung nicht durch eine starke Beugung von Hals oder Oberkörper beeinträchtigt werden kann. Auch die Koordination von Saugen, Schlucken und Atmen ist noch nicht voll entwickelt und die Schutzreflexe des Kehlkopfs sind noch nicht ausgereift. Dies kann dazu führen, dass sie sich bei einem starken Milchfluss leicht verschlucken. Bei Auffälligkeiten der Atmung oder Husten während der Mahlzeit sollte das Stillen oder Zufüttern zunächst unterbrochen werden, bis sich die Atmung wieder normalisiert hat.

Temperatur

Späte Frühgeborene haben weniger Fettgewebe als Reifgeborene und haben häufig Probleme, ihre Körpertemperatur zu regulieren. Sie sollten daher viel direkten Körperkontakt mit ihrer Mutter oder einer anderen Betreuungsperson genießen können. Um seine Temperatur ohne Körperkontakt alleine halten zu können, sollte das Baby mit einer Schicht Kleidung mehr als die Eltern bekleidet sein und die Raumtemperatur sollte warm genug sein. Im Haus kann ein dünnes Mützchen den Verlust von Körperwärme über die Kopfhaut reduzieren.

Schlaf

Späte Frühgeborene sind oft schläfriger als die meisten Reifgeborenen. Es kann daher häufiger vorkommen, dass Mahlzeiten verschlafen werden, obwohl das Baby die Muttermilch dringend benötigt. Damit eine ausreichende Zahl von Mahlzeiten und eine adäquate Tagestrinkmenge erzielt werden können, sollte ein sehr schläfriges Baby nach 3–4 Stunden wieder für eine Mahlzeit geweckt werden. Zum Wecken kann die Windel des Babys gewechselt werden und es kann bis auf die Windel entkleidet werden, um einen möglichst großflächigen Hautkontakt herzustellen. Eine aufrechte Position mit leichtem Auf- und Abbewegen des Oberkörpers („Puppenaugentrick") oder eine sanfte Massage des Rückens und/oder der Füße können hilfreich sein, ein schlafendes Baby aufzuwecken.

Ikterus und Infektionen

Da späte Frühgeborene ein **erhöhtes Risiko für Hyperbilirubinämie** haben, sollten sie 24–48 Stunden nach der Entlassung aus der Klinik von der Hebamme auf entsprechende Symptome untersucht werden. Typischerweise haben späte Frühgeborene etwa am **5.–7. Lebenstag** ihre **höchsten Bilirubinwerte**, also rund 3–4 Tage später als reif geborene Babys. Bei einem ikterischen Frühgeborenen sollten alle Risikofaktoren für eine Hyperbilirubinämie (z. B. exzessiver Gewichtsverlust (> 10 %), verlangsamte Mekoniumausscheidung, Vakuumextraktion, Kephalhämatom, Rhesus- oder AB0-Blutgruppenunverträglichkeit, mütterlicher Diabetes, asiatische Abstammung) überprüft und ggf. ein Kinderarzt zur Bestimmung des Bilirubinwertes und für weitergehende Untersuchungen aufgesucht werden.

Ist die Hauptursache des Ikterus eine mangelnde Nahrungszufuhr, sollte **häufiger gestillt** bzw. abgepumpte Muttermilch zugefüttert und so die Mekoniumausscheidung und Gewichtszunahme unterstützt werden. Wenn die Muttermilchmenge nicht ausreicht und keine Spendermilch verfügbar ist, sollten kleine Mengen einer **hydrolysierten proteinhaltigen Flaschennahrung auf Kuhmilchbasis** zugefüttert werden, da diese das Serumbilirubin effektiver reduziert und seltener Kuhmilchallergien oder -Intoleranz auslöst als eine herkömmliche Flaschennahrung [81]. Auch während einer Fototherapie sollte durch häufiges Anlegen und Zufüttern eine ausreichende Nahrungszufuhr sichergestellt und ein Rückgang der mütterlichen Milchproduktion durch zusätzliches Pumpen verhindert werden.

Wenn das Baby Auffälligkeiten entwickelt, die auf eine **bakterielle oder virale Infektion** hinweisen, z. B. Trinkschwäche, Apathie, starker Gewichtsverlust, grau-blasses Aussehen, gestörte Mikrozirkulation, beschleunigte oder unregelmäßige Atmung, knisternde Atemgeräusche, Temperaturabfälle, Fieber, Krampfanfälle, Durchfälle, stinkender Urin, nässende Blasen auf der Haut, eitrige Augen, Schläfrigkeit, sollte es sofort in einer Kinderklinik ärztlich untersucht werden. Bei Verdacht auf eine Sepsis, die bei späten Frühgeborenen durch ihre noch unreiferen Immunfunktionen häufiger auftritt als bei Reifgeborenen, ist schnelles Handeln erforderlich, da mit jeder Stunde das Risiko für Organ- und Kreislaufversagen mit Todesfolge steigt.

3.2.5 Praktische Tipps für die Stillberatung

Merke M!

Rechnen Sie damit, dass das Stillen eines späten Frühgeborenen nicht effektiv verläuft.

Beobachten Sie Mutter und Kind, in der Klinik und nach der Entlassung so oft wie möglich beim Stillen und überwachen Sie die Entwicklung des Gewichts und Wachstums engmaschig, damit Sie durch rechtzeitige Interventionen einen ungünstigen Verlauf verhindern können.

Stillpositionen

Zu früh geborene Babys haben im Verhältnis zu ihrer noch relativ schwach entwickelten Halsmuskulatur einen relativ schweren Kopf. Daher sollte das Frühgeborene im **Rücken- oder Frühchengriff** (▸ Abb. 3.4) angelegt werden, so dass die Mutter die Schädelbasis des kindlichen Köpfchens mit der Hand umfassen und durch leichten Druck mit ihrem Handgelenk und ihrem Unterarm Schultern und Nacken stützen kann. Darüber hinaus muss darauf geachtet werden, dass Rumpf, Schultern und Kopf des Babys in einer geraden Linie liegen und frontal zur Mutter ausgerichtet sind.

Wenn ein Baby die Brust nicht erfassen kann, weil es sich beim Anlegen überstreckt, Arme und Beine unkontrolliert bewegt oder wild um sich schlägt, kann es hilfreich sein, das Baby in der **Bauchlage** anzulegen. Dazu legt sich die Mutter mit leicht erhöhtem Oberkörper im Bett oder auf dem Sofa auf den Rücken. Sie soll bequem liegen, Kopf und Nacken werden mit Kissen gestützt. Das Baby wird bäuchlings auf den Bauch oder Brustkorb der liegenden Mutter gelegt, so dass sein Köpfchen sich in der Nähe ihrer Brüste befindet und die Brustwarze leicht erreichbar ist. Jeder Teil seines Körpers wird so gestützt oder kann sich an den Rundungen des mütterlichen Körpers oder an etwas anderem, wie z. B. einer Decke oder der Matratze, abstoßen. Dies gilt besonders für die Ober- und Unterschenkel sowie Fußrücken und -sohlen. Die Längsachse des Kindes kann dabei zur Längsachse der Mutter beliebig variiert werden, es kann also quer, längs oder diagonal auf ihr liegen.

Das **Anlegen in einer bequemen, halbliegenden Position** hat mehrere Vorteile gegenüber aufrecht sitzenden oder auf der Seite liegenden Stillpositionen. Die Mutter kann sich entspannen und hat freie Arme und Hände. Die Brust muss nicht unbedingt gehalten werden. Arme und Beine des Babys werden vom Körper der Mutter gestützt und bewegen sich nicht unkontrolliert. Es werden mehr angeborene kindliche Reflexe ausgelöst, die das Stillen unterstützen. Das Baby ist aktiver am Stillvorgang beteiligt, kann sich kriechend zur Brust bewegen und durch Heben und Drehen des Kopfes selbst die Brust suchen und daran saugen. Mutter und Kind müssen nicht gegen die Schwerkraft arbeiten, sondern die Schwerkraft hält das Baby auf dem mütterlichen Körper und zieht seinen Unterkiefer und die Zunge nach vorn. Das Anlegen gelingt leichter und ist seltener schmerzhaft für die Mutter. Das Baby verschluckt sich seltener [92].

Bei einem **saugschwachen Kind** kann die Mutter auch bei halbzurückgelehntem Oberkörper in der **Hoppe-Reiter-Position** anlegen (▸ Abb. 3.4) und dabei mit dem DanCer-Hold den Unterkiefer des Kindes stabilisieren und ihm so helfen, die Brust nicht zu verlieren oder durch Klemmen der Kiefer ein Abrutschen von der Brust zu verhindern.

Praxistipps

Bringen Sie der Mutter bei, wie sie ihre Brust mit der Hand von unten unterstützen kann, indem sie mit der Hand vom Brustansatz etwas nach vorn rutscht, so dass die Brust nur von drei Fingern gehalten wird. Mit Daumen und Zeigefinger bildet sie nun ein „U" um das Kinn des Kindes und hält zugleich leicht seine Wangen. So hilft sie ihm, die Brust besser zu erfassen und kräftiger zu saugen.

Durch sanftes Anheben des Unterkiefers mit Daumen und Zeigefinger kann sie in der Anfangszeit die rhythmische Saugbewegung des Kindes unterstützen. Wenn der Muskeltonus des Kindes gekräftigt ist, kann noch für einige Zeit zu einer einfachen Unterstützung des Kinns mit einem Finger übergegangen werden [80].

Der **Wiegengriff** sollte vermieden werden, da dieser bei hypotonen Kindern zu einer überstarken Beugung von Hals und Brustwirbelsäule führen kann und späte Frühgeborene bei Atemwegsobstruktion zu Apnoe, Bradykardie und Sauerstoffmangel neigen.

Unterstützung des Kindes

Manche Babys benötigen Unterstützung, damit sie den **Mund weit genug öffnen**, um die ganze Brustwarze und Teile des Warzenhofs tief genug in den Mund zu nehmen. Vor dem Anlegen sollte daher immer durch eine leichte Berührung der kindlichen Wangen und Lippen mit der Brust der Suchreflex ausgelöst werden, weil das Kind dabei den Mund weit öffnet. Manchmal ist es für die Mutter auch möglich, den Mund durch leichten Abwärtsdruck mit dem Zeigefinger auf das Kinn des Kindes noch weiter zu öffnen, während sie das Baby anlegt.

Bei einem **schläfrigen oder saugschwachen Baby** kann die Mutter während des Stillens den Milchfluss zum Kind durch alternierende Massage der Brüste unterstützen. Zeigen Sie der Mutter, wie sie mit der Hand ihre Brust sanft massieren und zwischen Fingern und Daumen vorsichtig komprimieren kann, sobald das Baby nicht (mehr) nach jedem 1. bis 3. Saugen schluckt oder nicht mehr saugt bzw. pausiert. Sie erhöht so den Druck in der Brust, um durch eine größere Druckdifferenz die Milch leichter in den kindlichen Mund zu befördern. Die alternierende Massage hilft, das schwache Vakuum des Kindes auszugleichen, es zum Saugen und zu vermehrtem Schlucken anzuregen. Damit wird der Milchtransfer gesteigert, was zu einer größeren Trinkmenge bei der Mahlzeit führt. Dabei ist darauf zu achten, dass das Baby bei der Brustkompression nicht von der Menge der in seinen Mund fließenden Milch übermannt wird. Die Mutter sollte die alternierende Massage bei jedem Anlegen durchführen, solange es erforderlich ist [84].

Praxistipps

Manche Babys lassen sich besser anlegen, wenn sie durch den Milchgeruch oder -geschmack **an die Brust gelockt** werden. Füllen Sie dazu Kolostrum oder Muttermilch in eine Pipette, eine kleine Spritze oder ein Brusternährungsset. Während die Mutter das Kind anlegt, tropfen Sie etwas Milch auf die Brustwarze oder seitlich in den geöffneten Mund des Babys. Durch die Flüssigkeit und den Geschmack der Milch im Mund wird das Baby angeregt, zu saugen und zu schlucken und so selbst schneller den weiteren Milchfluss aus der Brust auslösen.

Wenn das Baby beim Anlegen suchend den Kopf schnell hin- und herbewegt, kann das **Erfassen der Brust** schwierig werden. Dann können Sie die Bewegungen beruhigen und das Baby zur Brust leiten, indem Sie mit der Pipette leicht die Mitte seiner Oberlippe berühren und etwas Milch darauf tropfen. Hat es die Brust erfasst, tropfen Sie etwas Milch in den Mundwinkel des Kindes und animieren es so zu schlucken und weiter zu saugen.

Sollten die **Schluckgeräusche** des angelegten Babys schlecht zu hören sein, können Sie ein Stethoskop von vorne auf den Hals des angelegten Babys auflegen und sein Schlucken so überprüfen und der Mutter versichern, dass ein effektiver Milchtransfer stattfindet.

Schmatzende Geräusche des Babys sind ein Anzeichen für einen Bruch des Vakuums, wenn der Kontakt zwischen der kindlichen Zunge und der Brustwarze/Warzenhof zu gering wird. Zeigen Sie der Mutter, wie sie in diesem Fall sublingualen Druck ausüben kann, indem sie ihren Zeigefinger direkt hinter und unter die Spitze des Kinns legt, dort wo die Zunge befestigt ist, und so die Abwärtsbewegung des Unterkiefers einschränkt.

Steigerung der Milchmenge

In den ersten 48 Stunden nach der Geburt können viele Mütter durch **sanftes, manuelles Ausstreichen** mehr Kolostrum aus den Brüsten gewinnen als mit einer elektrischen Milchpumpe. Da zu Beginn nur sehr kleine Mengen Kolostrum bereitstehen, kann die Mutter direkt in einen Teelöffel oder ein kleines Gefäß ausstreichen und dem Baby das Kolostrum per Löffel (5 ml) füttern. Empfindet die Mutter allerdings bei der manuellen Expression Schmerzen, so sollte sie zum Gewinnen des Kolostrums die Stimulationsphase der elektrischen Milchpumpe bevorzugen und möglichst in ein sehr kleines Gefäß abpumpen, da sich daraus eine größere Menge des gewonnenen Kolostrums wieder aufnehmen lässt [91].

Nach 48 Stunden werden die Brüste am besten durch **Abpumpen mit einem Doppelpumpset mit gleichzeitiger Brustmassage** entleert. Bei der Brustmassage handelt es sich um eine sanfte taktile Stimulation des Brust- und Brustwarzengewebes durch Rollen der Fingerknöchel über die Brüste, an den Rippen beginnend zur Areola [93], [94]. Damit die Mutter beim Pumpen die Hände frei hat, um ihre Brüste massieren zu können, kann sie in die Körbchen eines alten BHs vorne zwei Löcher schneiden, durch die dann die Pumpglocken gesteckt werden, so dass sie vom BH gehalten werden [95].

Eine unzureichende Milchproduktion lässt sich durch häufiges, kurzes Pumpen, sogenanntes **Power- oder Clusterpumpen**, erhöhen. Wie Studien gezeigt haben, werden bis zu 45 % der in der Brust vorhandenen Milchmenge bereits bei dem ersten Milchspendereflex freigegeben, während die freigegebenen Mengen bei nachfolgenden Milchspendereflexen immer geringer werden [96]. Ziel des Powerpumpens ist es deshalb, möglichst viele „erste" Milchspendereflexe auszulösen.

Praxisanleitung: Powerpumpen

Dabei verfährt die Mutter 1- bis 2-mal täglich etwa eine Stunde lang nach folgendem Muster:

- Für ca. 5–10 Minuten doppelseitig pumpen (oder bis die Milch nicht mehr durch den ersten Milchspendereflex aus der Brust spritzt)
- 10 Minuten Pause
- Danach erneut doppelseitig für ca. 5–10 Minuten pumpen (oder so lange, bis der „erste" Milchspendereflex nachlässt)
- 10 Minuten Pause
- Anschließend noch einmal doppelseitig für ca. 5–10 Minuten pumpen (oder so lange, bis der „erste" Milchspendereflex verebbt)
- 10 Minuten Pause
- usw.

Literatur

[42] Agostoni C, Buonocore G, Carinelli VP et al. (2010): Enteral Nutrient Supply for Preterm Infants: Commentary from the European Society for Paediatric Gastroenterolgy, Hepatology, and Nutrition Committee on Nutrition. Journal of Pediatric Gastronenterology and Nutrition 2010; 50: 1–9

[43] Arbeitsgemeinschaft Freier Stillgruppen e.V. (AFS) (Hrsg.) (2004): Frühgeborene brauchen Muttermilch. Bonn: AFS Bundesverband e.V.

[44] Biancuzzo M (2004): Stillberatung: Mutter und Kind professionell unterstützen. München, Jena: Urban & Fischer

[45] Bundesverband „Das frühgeborene Kind" e.V. (Hrsg.) (2008): Ernährung von Frühgeborenen. Informationsbroschüre. Mainz: Grafisches Zentrum Mainz Bödige GmbH

[46] Bundesverband „Das frühgeborene Kind" e.V. (Hrsg.) [o.J.]: Leitsätze zur entwicklungsfördernden Betreuung in der Neonatologie. Augsburg: SENSER DRUCK GmbH

[47] Bundeszentrale für gesundheitliche Aufklärung (BZgA) (2001): Stillen und Muttermilchernährung: Grundlagen, Erfahrungen und Empfehlungen. Gesundheitsförderung konkret. Bd. 3. Köln: BZgA

[48] Cregan MD, De Mello TR, Kershaw D et al. (2002): Initiation of Lactation in women after preterm delivery. Acta Obstet Gynecol Scand 2002; 81: 870–877

[49] Elminger MW, Hochhaus F, Loui A et al. (2007): Insulin-Like Growth Factors and Binding Proteins in Early Milk from Mothers of Preterm and Term Infants. Horm Res 2007; 68: 124–131

[50] ESPGHAN Committee on Nutrition (2006): Feeding Preterm Infants After Hospital Discharge. A Commentary by the ESPGHAN Committee on Nutrition. Journal of Pediatric Gastroenterology and Nutrition 2006; 42: 596–603

[51] EUNUTNET (2008): Ernährung von Säuglingen und Kleinkinder: Empfehlungen für die Europäische Union. Sonderdruck. Deutsche Hebammen Zeitschrift 2008. Elwin Staude Verlag

[52] Frischknecht K, Kaufmann N (2010): Stillen auf der Intensivstation: Die komplexe Betreuung eines Kindes auf der Intensivstation ist interdisziplinär. Laktation und Stillen 2010; 2, 48–53

[53] Furman L, Taylor G, Minich N et al. (2003): The Effect of Maternal Milk on Neonatal Morbidity of Very Low-Birth-Weight Infants. Arch Pediatr Adolesc Med. 2003;157: 66–7

[54] Vice FL, Gewolb IH (2008). Respiratory patterns and strategies during feeding in preterm infants. Developmental Medicine & Child Neurology 2008, 50: 467–472

[55] Handrick W (2007): Nosokomiale Infektionen in Pädiatrie und Neonatologie. Krankenhaushygiene up2date 2/2007

[56] Holsti L, Oberlander T, Brant R (2011): Does breastfeeding reduce acute procedural pain in preterm infants in the neonatal intensive care unit? A randomized clinical trial. Pain 2011; 152(11):2575–2581

[57] Jones E, King C (Hrsg.) (2005): Feeding and Nutrition in the Preterm Infant. Elsevier Churchill Livingstone

[58] Jorch G (2005): Frühgeborene: Rat und Hilfe für betroffene Eltern. Stuttgart: Uriana Verlag

[59] Koletzko B (Hrsg.) (2007): Kinder- und Jugendmedizin. Heidelberg: Springer

[60] Kurath S, Halwachs-Baumann G, Müller W et al. (2010): Transmission of cytomegalovirus via breast milk to the prematurely born infant: a systematic review. Clin Microbial Infect 2010; 16: 1172–1178

[61] Lawrence RA, Lawrence ML (2005): Breastfeeding: A Guide for Medical Profession. Elsevier Mosby
[62] Meier PP, Furman LM, Degenhardt M (2007): Increased Lactation Risk for Late Preterm Infants and Mothers: Evidence and Management Strategies to Protect Breastfeeding. J Midwifery Women's Health 2007; 52: 579–587
[63] Nyqvist KH (2008): Early attainment of breastfeeding competence in very preterm infants. Acta Pædiatrica 2008; 97: 776–78
[64] Obladen M, Maier RF (Hrsg.) (2006): Neugeborenenintensivmedizin: Evidenz und Erfahrung. Heidelberg: Springer
[65] Roos R, Genzel-Boroviczény O, Proquitté H (2008): Checkliste Neonatologie: Das neo-ABC. Stuttgart, New York: Thieme
[66] Schanler RJ, Shulman RJ, Lau C (1999): Feeding Strategies for Premature Infants: Beneficial Outcomes of Feeding Fortified Human Milk Versus Preterm Formula. Pediatrics 1999; 103: 1150–1157
[67] Sundseth Ross E, Browne JV (2003): Developmental progression of feeding skills: an approach to supporting feeding in preterm infants. Semin Neonatol 2002; 7: 469–475
[68] Tsang RC, Uauy R, Koletzko B et al. (Hrsg.) (2005): Nutrition of the Preterm Infant: Scientific Basis and Practical Guidelines. © Digital Educational Publishing, Inc.; Provided Courtesy of Mead Johnson Nutritionals
[69] Ganapathy V, Hay JW, Kim JH (2012): Costs of Necrotizing Enterocolitis and Cost-Effectiveness of Exclusively Human Milk-Based Products in Feeding Extremely Premature Infants. Breastfeeding Medicine 2012; 7: 29–37
[70] Bauer j, Masjosthusmann K, Berghäuser MA et al. (2009): Energieverluste bei Muttermilch- und Formulaernährten Frühgeborenen – Gibt es Unterschiede?, Z Geburtshilfe Neonatol 2009; 213
[71] Hedberg Nyqvist K, Rubertsson C, Ewald U et al. (1996): Development of the preterm infant breast-feeding behavior scale (PIBBS): a study of nurse-mother agreement. J Human Lact 1996: 12: 207–19
[72] Engle WA (2006): A recommendation for the definition of „late preterm“ (near-term) and the birth weight-gestational age classification system. Semin Perinatol; 30 (1): 2–7
[73] Engle WA, Tomashek KM & Wallman C; Committee on Fetus and Newborn, American Academy of Pediatrics (2007): „Late-preterm“ infants: a population at risk. Pediatrics; 12 (6): 1390–1401
[74] Verklan, MT (2009): So, he's a little premature. What's the big deal? Crit Care Nurs Clin N Am, 21,149–161
[75] Gray RF, Indurkhya A & McCormick MC (2004): Prevalence, stability, and predictors of clinically significant behavior problems in low birth weight children at 3, 5, and 8 years of age. Pediatrics, 114: 736–743
[76] Nomura Y, Halperin JM, Newcorn JH, Davey C, Fifer WP, Savitz DA & Brooks-Gunn J (2008): The Risk for Impaired Learning-related Abilities in Childhood and Educational Attainment Among Adults Born Near-term. J Ped Psych, 34 (4), 406–418
[77] Radtke JV (2011): The Paradox of Breastfeeding-Associated Morbidity Among Late Preterm Infants. JOGGN, 40; 9–24
[78] Dewey KG, Nommsen-River LA, Heinig MJ & Cohen RJ (2003): Riskfactors for suboptimal infant breastfeeding behavior, delayed onset of lactation, and excess neonatal weight loss. Pediatrics; 112: 607–619
[79] Walker M (2010): Breastfeeding Management for the Late Preterm Infant. Clin Lact, 1: 22–26
[80] Danner SC & Cerutti ER (1984): Nursing your neurologically impaired baby. Rochester, NY: Childbirth Grafics
[81] ABM Clinical Protocol #10 (2011): Breastfeeding the Late Preterm Infant (34 0/7 to 36 6/7 Weeks Gestation) (First Revision June 2011)* Breastfeeding Medicine, 6 (3), 151–156
[82] Valentine CJ, Hurst NM & Schanler RJ (1994): Hindmilk improves weight gain in low-birth-weight infants fed human milk. J Pediatr Gastroenterol Nutr, 18 (4): 474–477
[83] Hurst NM, Meier PP & Engstrom JL (1999): Mother's performing in-home measurement of milk intake during breastfeeding for their preterm infants: Effects on breastfeeding outcomes at 1, 2, and 4 weeks post-NICU discharge. Pediatr Res; 45: 287 A
[84] Walker M (2007): Breast-feeding – Good Starts, Good Outcomes. J Perinat Neonat Nurs; 21 (3): 191–197
[85] McKechnie AC & Eglash A (2010): Nipple Shields: A Review of the Literature. Breastfeeding Medicine; 5 (6)
[86] Hurst NM, Meier PP, Engstrom JL & Myatt A (2004): Mothers performing in-home measurement of milk intake during breastfeeding of their preterm infants: Maternal reactions and feeding outcomes. J Hum Lact; 20: 178–87
[87] Abouelfettoh AM, Dowling DA, Dabash SA, Elguindy SR & Seoud IA (2008): Cup versus bottle feeding for hospitalized late preterm infants in Egypt: A quasi-experimental study. Int Breastfeed J, 3: 27
[88] Mizuno K & Ueda A (2006): Changes in Sucking Performance from Nonnutritive Sucking to Nutritive Sucking during Breast-and Bottle-Feeding. Pediatric Research, 59 (5): 728–731
[89] Ferrante A, Silvestri R & Montinaro C (2006): The importance of choosing the right feeding aids to maintain breastfeeding after interruption. Int J Orofacial Myology; 32: 58–67
[90] Berglund S, Westrup B & Domellöf M (2010): Iron supplements reduce the risk of iron deficiency anemia in marginally low birth weight infants. Pediatrics; 126 (4): e874–83
[91] Ohyama M, Watabe H & HayasakaY (2010): Manual expression and electric breast pumping in the first 48 h after delivery. Pediatrics International; 52, 39–43
[92] Colson S (2010): An Introduction to Biological Nurturing – New Angles on Breastfeeding. Hale Publishing, Amarillo, TX
[93] Jones E, Dimmock PW & Spencer SA (2001): A randomised controlled trial to compare methods of milk expression after preterm delivery. Arch Dis Child Fetal Neonatal Ed; 85: F91–F95
[94] Morton J, Hall JY, Wong RJ, Thairu L, Benitz WE & Rhine WD (2009): Combining hand techniques with electric pumping increases milk production in mothers of preterm infants. Journal of Perinatology, 29, 757–764
[95] Jones E & Spencer SA (2005): Why is preterm milk expression so difficult? Infant, 1 (3): 77–80
[96] Ramsay DT, Mitoulas LR, Kent JC, Cregan MD, Doherty DA, Larsson M & Hartmann PE (2006): Milk Flow Rates Can Be Used to Identify and Investigate Milk Ejection in Women Expressing Breast Milk Using an Electric Breast Pump. Breastfeeding Medicine; 1 (1), 14–23

Informationen für Mütter von späten Frühgeborenen

Liebe Mutter,
herzlichen Glückwunsch zur Geburt Ihres Babys. Auch wenn es von seinem Geburtsgewicht und seiner Größe wie ein termingerecht geborenes Neugeborenes aussieht, ist es ein paar Wochen zu früh geboren. Sein Gehirn und seine Körperfunktionen ähneln mehr einem kleinen Frühgeborenen und müssen erst noch reifen. Es wird daher noch für eine Weile extra Unterstützung und Beobachtung von Ihnen benötigen.

Muttermilch ist die optimale Nahrung für Ihr Baby, sie schützt es vor Infektionen und fördert seine Gehirnentwicklung. Beim Stillen eines späten Frühgeborenen kann es jedoch in der ersten Zeit einige Schwierigkeiten geben. Viele Babys sind zu schläfrig, um zu trinken oder werden beim Stillen müde, bevor sie genug getrunken haben. Durch eine gute Betreuung Ihrer Hebamme, eine engmaschige Überwachung und präventive Maßnahmen zur Vermeidung von häufigen Problemen können Sie Ihr Baby dennoch erfolgreich stillen.

Verfolgen Sie von Anfang an **zwei wichtige Ziele**:
1. frühzeitig eine gute Milchproduktion aufzubauen
2. für eine angemessene Trinkmenge und eine gute Gewichtszunahme des Babys zu sorgen.

Es ist wichtig, **in den ersten 8–10 Tagen nach der Geburt** die Milchproduktion so gut anzuregen, dass Sie am Ende der zweiten Woche etwa 750 ml Muttermilch in 24 Stunden produzieren. Das ist weit mehr als Ihr Baby zu dieser Zeit trinkt. Aber nur, wenn Sie von Anfang an so viel Milch haben, wird Ihre Milchmenge auch auf lange Sicht für Ihr Baby reichen. Frieren Sie die überschüssige Milch in für den Gefrierschrank geeigneten, mit Datum und Uhrzeit beschrifteten Behältern ein.

Wenn Ihr Baby noch nicht lange oder kräftig genug an Ihren Brüsten saugen kann oder vorübergehend von Ihnen getrennt ist, sollten Sie frühzeitig, d. h. innerhalb von 6 Stunden nach der Geburt, damit beginnen, Ihre Brüste von Hand zu entleeren. Entleeren Sie die erste Milch („Vormilch") in den ersten drei Tagen so oft wie möglich. Dies geht gut mit der Hand. Die Milch kann direkt auf einen Löffel oder mit einer Spritze aufgezogen und damit dem Baby gefüttert werden.

Sobald Ihre Milchmenge ansteigt und Sie den Milcheinschuss haben, sollten Sie mithilfe einer elektrischen Klinikmilchpumpe und Doppelpumpzubehör abpumpen. Pumpen Sie in 24 Stunden 8-mal für 15 Minuten. Während Sie pumpen, massieren Sie Ihre Brüste sanft und drücken Sie die Brust leicht zwischen Daumen und Fingern. Versuchen Sie so, alle Bereiche der Brüste gut zu entleeren. Wenn die Milch beim Pumpen nicht mehr aus der Brust spritzt, schalten Sie die Pumpe aus, massieren Sie Ihre Brüste für 1–2 Minuten und pumpen Sie dann erneut oder entleeren noch soviel Milch wie möglich per Hand.

Wenn Ihr Baby körperlich stabil ist, legen Sie es möglichst innerhalb einer Stunde nach seiner Geburt zum ersten Mal an die Brust. In den nächsten 3–4 Stunden legen Sie es etwa stündlich an, und von da an etwa alle 2–3 Stunden, d. h. 8- bis 12-mal in 24 Stunden. Verlassen Sie sich nicht darauf, dass Ihr Baby sich von selbst meldet, wenn es hungrig ist. Sein Schlafbedürfnis ist vielleicht größer als sein Hunger.

Bleiben Sie in seiner Nähe und legen Sie es an die Brust, wenn **frühe Feinzeichen für Hunger** zeigt, z. B.:
- Saug- und Leckbewegungen mit Mund und Zunge
- schnelle Augenbewegungen unter den geschlossenen Augenlidern
- Handbewegungen zum Mund
- kleine Geräusche (Schreien ist ein spätes Hungersignal!)
- Körperbewegungen.

Vielleicht müssen Sie Ihr Baby auch fürs Stillen noch etwas mehr aufwecken, indem Sie es ausziehen, seine Windel wechseln und ihm den Rücken oder die Füße massieren, damit es wach genug wird.

Zum Stillen nehmen Sie eine **bequeme Position** ein, stützen Sie sich und das Kind mit Kissen. Legen Sie Ihr Baby im Rücken- oder im Frühchengriff an. Achten Sie darauf, dass seine Brust- und Halswirbelsäule nicht zu sehr gebeugt ist und seine Atmung eingeschränkt wird. Hat Ihr Baby dabei Probleme, den Mund weit zu öffnen und viel Brust zu erfassen oder haben Sie Schmerzen beim Anlegen? Dann können Sie sich auch bequem mit Kissen gestützt nicht ganz flach auf den Rücken legen und das Baby bäuchlings auf Ihren Bauch, so dass es die Brust gut erreichen kann.

Während es an der Brust trinkt, sollten Sie sein Schlucken etwa nach jedem 1.–3. Saugen als „k"-Laut hören und fühlen. Schluckt Ihr Baby seltener oder hört es auf zu saugen, dann massieren und komprimieren Sie jedes Mal Ihre Brust sanft zwischen Daumen und Fingern. Das regt es wieder zum Saugen an und es erhält insgesamt mehr Milch.

Wenn Ihr Baby genügend Muttermilch bekommt, hat es ab dem 4. Lebenstag mindestens sechs nasse bzw. schwere (Einmal-)Windeln und vier ansehnliche Muttermilchstühle pro Tag, es nimmt mehr als 20 g pro Tag zu und ist nach etwa 20–30 Minuten Stillen erst einmal zufrieden. Nimmt Ihr Baby nicht ausreichend zu, sollten Sie nach dem Stillen abpumpen und ihm die abgepumpte Muttermilch zufüttern. Wenn Ihre eigene Milch nicht ausreicht, kann es auch vorübergehend nötig sein, Flaschennahrung zuzufüttern, damit Ihr Baby die Nahrungsmenge bekommt, die es braucht, und Sie gleichzeitig Ihre Milchproduktion steigern können.

Falls eine Zufütterung erforderlich ist, füttern Sie möglichst an der Brust zu, z. B. mit einer Sonde oder einem Brusternährungsset. Sie können auch mit einem Löffel, Becher oder Fingerfeeder zufüttern. Füttern mit der Flasche oder Saugen an Beruhigungsschnullern könnten aber eine vorhandene Saugschwäche Ihres Babys noch verstärken und sind daher nicht zu empfehlen.

Bis Sie sicher sind, dass Ihr Baby gut gedeiht, sollte es **einmal täglich nur mit einer Windel bekleidet gewogen** und ein Protokoll über seine Stillzeiten, Ausscheidungen, Pump- und Zufütterungsmengen geführt werden.

Verbringen Sie in den nächsten Wochen so viel Zeit wie möglich im direkten Haut-Haut-Kontakt miteinander. Ziehen Sie Ihr Baby bis auf die Windel aus und legen sich das nackte Baby bäuchlings auf Ihren nackten Oberkörper, decken Sie sich und das Baby so zu, dass Ihnen beiden nicht kalt wird, und „känguruhen" Sie. So liegt Ihr Baby nah bei Ihren Brüsten, riecht die Muttermilch und kann mit etwas Hilfe von Ihnen sogar besser selbst Ihre Brustwarze finden und daran saugen.

Die ersten Wochen nach der Geburt können sehr anstrengend sein, organisieren Sie sich **so viel Hilfe und Entlastung wie möglich** im Haushalt und mit älteren Geschwisterkindern. Essen Sie gut, trinken Sie reichlich, ruhen Sie aus und schlafen Sie so oft wie möglich, wenn Ihr Baby schläft. Denken Sie daran: Ihre Muttermilch ist für Ihr Baby ganz besonders wichtig und nur Sie können es stillen. Es lohnt sich für Ihr Baby, für Sie und für Ihre ganze Familie!

4 Stillen nach Kaiserschnitt

Jule Friedrich

In Deutschland lag die Sectiorate 2018 bei 29,1 %, bei 757 878 Geburten wurden somit über 220 000 Kinder per Bauchschnitt auf die Welt geholt (destatis.de). Zu der Frage, welche negativen Folgen dieser Geburtsmodus für Mutter und Kind in Bezug auf das Bindungsverhalten und auf das Stillen hat, gibt es verschiedenste Untersuchungen, die jedoch bei der Beratung zu einer operativen Schwangerschafts- oder Geburtsbeendigung nur selten eine Rolle spielen.

Hebammen können bei **Vorgesprächen und im Geburtsvorbereitungskurs** die Nachteile einer Sectio für Mutter und Kind ansprechen und dadurch zu einer informierten Entscheidung beitragen. Wenn ein Kaiserschnitt medizinisch notwendig ist, kann in einem individuellen Gespräch auf die Besonderheiten eingegangen werden und die Eltern können dann bei der Anmeldung in der Geburtsklinik besser ihre Wünsche äußern.

4.1 Bonding und Stillbeginn

Vor der Geburt stellt sich die Frau u. a. Fragen nach ihrer Bindungsbereitschaft und -fähigkeit: Werde ich mein Kind lieben, werde ich mich ihm verbunden fühlen, wird es mich lieben? Dies sind Fragen nach ihrer Kompetenz als Mutter, die durch innere Bilder, die eigene Geschichte, den Verlauf der Schwangerschaft und die Partnerschaft geprägt sind.

Bei der Geburt wird das in der Schwangerschaft phantasierte Kind mit dem realen Kind verglichen. Die Mutter will wissen, ob das Kind lebt, ob es ihm gut geht und sie will sich das Kind zu eigen machen durch Vergleiche von Aussehen und Eigenschaften mit der Familie. „Schau mal, die Nase hat er vom Opa." Mit der Geburt beginnt die Verantwortung für das Überleben, Wachstum und Wohlergehen des Kindes. Bonding und Stillen sind hierfür wie gemacht. Sowohl von Seiten der Mutter als auch des Kindes gibt es für diese erste Begegnung Verhaltensweisen, die es beiden ermöglichen, die in der Schwangerschaft begonnene Bindung nach der Ent-Bindung fortzusetzen.

Die Mutter schaut in den meisten Fällen zunächst ihr Kind an, was in aufrechter Position besser gelingt, dann berührt sie mit den Fingerspitzen Arme und Beine, dann mit der ganzen Hand, schließlich den Kopf und erst dann nimmt sie das Kind zu sich.

Das **Neugeborene** wird durch die Geburt auf die Welt außerhalb des Uterus vorbereitet, es ist mit allen Sinnen aufnahmebereit. Es zieht mit seinen Augen die der Eltern magisch an.

Merke M!

Für dieses erste Kennenlernen braucht es Zeit, Ruhe, Achtung und keine Ablenkung durch zu viele Menschen und Routinen der Klinik.

Je liebevoller die Gebärende bei der Geburt begleitet wird, umso liebevoller kann sie danach zu ihrem Kind Kontakt aufnehmen und seine Bedürfnisse adäquat beantworten.

Bedingungen bei einer Spontangeburt (zusammengefasst nach Taschner 2009 [101])

- Stresshormone, u. a. Adrenalin, die in der Austreibungsperiode besonders ausgeschüttet werden, fördern die zerebrale Durchblutung und erleichtern durch Absorption des Fruchtwassers aus den Lungenbläschen und Wärmeproduktion aus Fettzellen die Umstellung auf das extrauterine Leben.
- Das Neugeborene ist in der Regel für 1–2 Stunden nach der Geburt wach und aufnahmefähig.
- Wie alle anderen Säugetiere ist auch das menschliche Neugeborene in der Lage, eigenständig zur Nahrungsquelle zu finden, wenn es dabei nicht gestört wird und durch Medikamente (z. B. Schmerzmittel, PDA) nicht beeinträchtig ist. Innerhalb von 45 bis 60 Minuten robbt es, angelockt durch den Geruch und die Wärme, zur Brustwarze und erfasst die Brust korrekt, vorausgesetzt das Kind bleibt im ununterbrochenen direkten Hautkontakt mit der Mutter.

- Der mütterliche und kindliche Oxytocinspiegel, verstärkt durch die gegenseitige Berührung, steigt, der Stresshormonspiegel fällt, Mutter und Kind können sich entspannen und ineinander verlieben.
- Endorphine steigern die Bindungsbereitschaft.
- Oxytocin bewirkt eine verminderte postpartale Blutung.
- Beim Kind fördert das Oxytocin im Blut und im Kolostrum die Reifung der Darmschleimhaut und damit ein besseres Gedeihen.
- Durch den Hautkontakt haben die Säuglinge eine deutlich höhere Körpertemperatur und stabile Blutzuckerwerte.
- Der Stillbeginn und die Gesamtstilldauer werden durch Hautkontakt und Stillen innerhalb der ersten Stunde nach der Geburt positiv beeinflusst.

4.1.1 Bedingungen bei und nach einem Kaiserschnitt

Merke **M!**

All diese bindungs- und gesundheitsfördernden Bedingungen sind bei einem Kaiserschnitt nicht gegeben.

Bei einem **primären Kaiserschnitt** fehlen die hormonellen Voraussetzungen für das physiologische Bindungsverhalten, da in den allermeisten Kliniken nicht bis zum Wehenbeginn abgewartet wird oder mit Hilfe einer Einleitung Wehen angeregt werden. Die Bedeutung der Wehen für die Vorbereitung des Kindes wird nicht wertgeschätzt. Die Unreife des Kindes, das in der 38. oder 39. Woche geholt wird, verstärkt die Adaptionsschwierigkeiten.

Die **Koordination von Atmen, Saugen und Schlucken** ist am Ende der Schwangerschaft voll ausgeprägt. Je früher das Kind geboren wird, umso mehr muss es dafür leisten und umso länger kann es dauern, bis sich das Stillen gut etabliert.

Bei der **Stillberatung und -begleitung** müssen alle vorgenannten Aspekte berücksichtigt werden, damit die anfänglichen ungünstigen Bedingungen möglichst schnell ausgeglichen werden. Das heißt:

- Informationen über die Bedeutung des Stillens und Bondings vor dem Kaiserschnitt
- Trennung von Mutter und Kind nur bei medizinischer Indikation
- Erstes Stillen innerhalb von 2 Stunden p. p.
- Wiederholte, geduldige und sich nicht widersprechende Unterstützung beim Anlegen
- Stillen nach Bedarf, kein Zufüttern, kein Schnuller
- Analgesie nach Bedarf der Mutter, da Schmerzen die Oxytocinausschüttung vermindern.

Merke **M!**

Da nach einer Sectio, insbesondere einer Notsectio, weniger Frauen mit dem Stillen beginnen und viele im ersten Monat wieder aufhören, brauchen diese Frauen unsere besondere Aufmerksamkeit.

Wenn der Geburtsverlauf nicht den Vorstellungen entspricht und anschließend auch das Stillen nicht klappt, sind diese Frauen verstärkt gefährdet, eine postpartale Depression zu entwickeln.

4.2 Bindungsförderung im OP

Es bedarf von Seiten aller Geburtshelferinnen und -helfer und insbesondere der Anästhesieabteilung noch großer Anstrengungen, bis in allen Kliniken die Neugeborenen **auch schon im OP nackt auf den Bauch der Mutter** gelegt werden. Dass dies möglich ist, zeigen die Babyfreundlichen Geburtskliniken (Kap. 43.3.3). Doch auch hier waren Umlernprozesse nötig und viele Bedenken auszuräumen, z. B.: da ist kein Platz, es ist zu kalt, den meisten Kindern geht es nicht gut, das stört…

Wenn die Bedeutung des ersten Mutter-Kind-Kontaktes und des Stillens von allen Beteiligten erkannt wird, sind nur wenige Veränderungen notwendig.

Praxisanleitung Bondingförderung bei einer Sectio

- Das Tuch zwischen dem Kopf der Frau und dem Operationsgebiet ist auf Höhe des Rippenbogens gespannt.
- Die Elektroden werden nicht auf die Brust geklebt, sondern auf Schultern und Rücken.
- Ein Arm wird nur locker fixiert und die Frau kann ihn selbstständig befreien, um ihr Kind zu halten und zu streicheln.
- Die Begleitperson bekommt einen guten Platz zur Unterstützung der Mutter.
- Die Frau wird ermuntert, mit ihrem Kind während der Sectio im Kontakt zu bleiben, ihm zu sagen, dass es gleich geboren wird, es willkommen zu heißen.
- Das Baby wird langsam entwickelt, um die Lunge so viel wie möglich zu komprimieren. Dadurch ist das routinemäßige Absaugen in der Regel überflüssig.
- Das Kind wird in Sichtweite des Paares kurz untersucht und bei stabilem Zustand der Mutter gegeben und warm zugedeckt.
- Während des Verschließens des Bauches sind die Stimmen hinter dem Tuch gedämpft, damit Eltern und Kind miteinander kommunizieren können.
- Das Licht ist gedimmt, aber ausreichend, um den Zustand des Kindes beurteilen zu können.
- Wenn das Kind nach der Brust sucht, wird es gestillt.
- Die Hebamme bleibt in der Nähe.

Ein **elastischer Schlauch**, z. B. der CTG-Schlauch, oder ein Bonding-Tuch kann als „Bustier" vor der OP nach oben gezogen werden, dann fühlt sich die Frau nicht so nackt. Hier hinein wird das Baby geschoben. So fühlt es sich geborgen und gehalten und kann beim Weg durch die Schleuse und beim Umbetten nicht herunterfallen.

Merke

Die Rolle der Hebamme ist an der Seite der Frau, auch und gerade im OP.

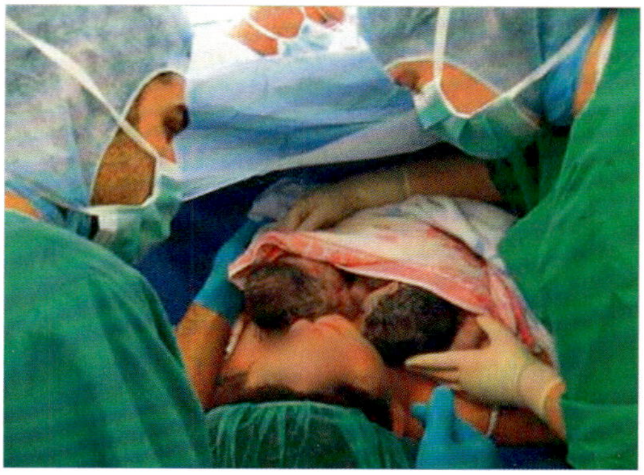

Abb. 4.1 Zwillinge bonden im OP mit der Mutter. (Quelle: Jule Friedrich)

Das Hebammengesetz schreibt dies vor und unser Berufsethos verlangt, dass die Gebärende nicht alleine gelassen wird.

4.3 Postoperative Phase

Der Aufwachraum ist nicht der geeignete Ort für Eltern und Kind, um sich ineinander zu verlieben. Da die meisten Frauen mit PDA oder Spinalanästhesie operiert werden, sind viele Kliniken dazu übergegangen, die Frauen **aus dem OP direkt in den Kreißsaal** zu verlegen. Dort werden sie von der Hebamme überwacht und betreut und bleiben zwei oder drei Stunden bis zur Verlegung auf die Wochenstation.

In dieser Zeit findet das Wiegen und Messen statt, wie nach einer Spontangeburt **erst nach mindestens einer, besser zwei Stunden Hautkontakt und erstem Stillen**. Falls dies im OP nicht erfolgt ist, wird jetzt das Stillen initiiert, bevor das Kind in seinen ersten längeren Schlaf fällt. Der Vater wird gebeten, ganz für seine Partnerin und das Baby da zu sein und die Benachrichtigung der Verwandten und FreundInnen auf ein Minimum zu beschränken.

Merke

Nach einer Intubationsnarkose kann das Neugeborene gestillt werden, sobald die Mutter wach und dazu in der Lage ist. Sie benötigt dabei aufmerksame Unterstützung und darf mit dem Kind nicht alleine gelassen werden.

Die **Verlegung auf die Wochenstation** erfolgt zusammen mit dem Kind weiterhin im Hautkontakt, da das Neugeborene bei der Übernahme von Pflegepersonal oder Hebammen sowieso nackt „inspiziert“ und so ein mehrmaliges An- und Ausziehen vermieden wird.

4.3.1 Frühes Wochenbett

Die ersten Tage des frühen Wochenbetts werden in der Regel im Krankenhaus verbracht. Da die Frischoperierte in den ersten 24–48 Stunden ohnehin ständig gestört wird, um die Vitalfunktionen zu überwachen und Pflegemaßnahmen durchzuführen, sollte der **Besuch auf ein Minimum beschränkt** werden. Nur so kann die Frau ungestört stillen, wann immer das Kind Stillzeichen zeigt.

Kuschelphasen mit viel direktem Hautkontakt brauchen sowohl Mutter als auch Kind. Mindestens eine Stunde am Tag, besser länger, werden empfohlen. Einmal damit begonnen, wird die Mutter die Glückshormone und Entspannung immer wieder genießen wollen.

> **Merke** M!
>
> Bei einer verzögerten oder unzureichenden Milchbildung ist Kuscheln mit direktem Hautkontakt eine einfache, aber wirksame Methode der Förderung.

24-Stunden-Rooming-in sollte für Frauen nach Sectio genauso selbstverständlich sein wie für Frauen nach einer Spontangeburt. So kann der schwierigere Start für die Mutter-Kind-Bindung ausgeglichen werden. Die Mutter kann die frühen Stillzeichen ihres Kindes wahrnehmen und beantworten.

Nach der Entlassung wird zuhause weiterhin auf Schonung geachtet, damit die Milchbildung gut in Gang kommt und bleibt. Um das nächtliche Stillen zu erleichtern, ist ein Babybett direkt am Elternbett oder Bedding-in hilfreich.

4.3.2 Familienzimmer

Idealerweise, aber meist nur beim ersten Kind möglich, bleibt der **Vater** mit im Krankenhaus, im sogenannten Familienzimmer. Diese werden zunehmend auf den Wochenstationen eingerichtet. Der Vater oder eine andere nahestehende Person unterstützt die Wöchnerin, indem er/sie das Wickeln übernimmt, beim Aufstehen hilft, das Kind zum Stillen richtig hinlegt und all die kleinen und großen Wünsche erfüllt, die eine frisch operierte Frau hat. Die in fast allen Kliniken bestehende Personalknappheit lässt den jungen Familien oft gar keine andere Wahl, wenn die Mutter gut versorgt werden soll. Von dem mithelfenden Vater wird jedoch zusätzlich Geld verlangt. Andererseits ermöglicht das Familienzimmer ein Zusammenwachsen der Familie von Anfang an, das sich positiv auswirkt. In einem eigenen Bett kann der Vater auch viel besser das Neugeborene zum Kuscheln auf die Brust legen.

4.4 Praktische Tipps für die Stillberatung

4.4.1 Stillpositionen

Jede Wöchnerin braucht beim Stillen in den ersten Tagen Unterstützung und Ermutigung, insbesondere beim **ersten Kind**. Eine frischoperierte Frau hat einen **erhöhten Betreuungsbedarf**, der trotz der steigenden Sectio-Zahlen bei der Personalplanung nicht berücksichtigt wird.

> **Merke** M!
>
> In den ersten Tagen sind aufgrund der OP-Narbe nicht alle Stillpositionen möglich.

Stillen in Rückenlage: Das Neugeborene liegt gerade oder schräg auf dem Bauch der Mutter und trinkt von oben. Dabei muss die Stirn gestützt werden, damit es Luft bekommt. Mit einer dicken Binde kann die Sectio-Naht vor den Fußtritten des Kindes geschützt werden (▶ Abb. 2.17).

Mit der Naht gar nicht in Berührung kommt das Kind, wenn es **an der Seite** der auf dem Rücken liegenden Frau **kniet** und so, mit einer Hand im Rücken gestützt, trinkt. Dabei wird der äußere Bereich der Brust gut geleert (▶ Abb. 2.12, Rückengriff, halbsitzend). Der äußere Quadrant wird ebenfalls bei der Seitenhaltung im Liegen „bearbeitet“, wenn das Kopfteil leicht erhöht ist und das Kind etwas schräg angehockt neben der Mutter liegt.

Das Stillen im **Liegen auf der Seite** ist am Anfang oft schmerzhaft. Zunächst kann eine Position noch halb auf dem Rücken gewählt werden. Eine gute Analgesie, die möglichst von der Frau bestimmt wird, und mehrere (Still-)Kissen im Rücken und zwischen den Beinen helfen. Auch das Kind liegt auf einem Kissen. Evtl. kann das Kind gepuckt werden, wenn die Mutter Angst vor den strampelnden Füßen hat.

Sobald die Wöchnerin sitzen kann, sind **Wiegehaltung** (Kap. 2.2.1) oder **Seitenhaltung** möglich, wobei die Seitenhaltung (Rückengriff) oft bevorzugt wird, weil dann der Bauch frei ist (Kap. 2.2.4).

Generell gilt wie sonst auch, in den drei Stillpositionen – im Liegen, Wiege- und Seitenhaltung – **mit jeder Brust jeden Tag zu stillen**, damit alle Bereiche gut geleert werden und sich wieder füllen können.

4.4.2 Abpumpen

Sind Mutter und Kind nicht zusammen oder kann das Neugeborene wegen Fehlbildungen (z. B. LKGS-Spalte), Down-Syndrom, Saugschwierigkeiten oder Unreife nicht an der Brust trinken, muss **spätestens nach sechs Stunden** mit dem Entleeren von Hand oder Abpumpen begonnen werden. Um die anfänglichen geringen Mengen Kolostrum nicht im Pumpsystem zu verlieren und weil die Frischoperierte noch nicht sitzen kann, ist das **Entleeren von Hand** zu empfehlen. Dabei wird das Kopfteil des Bettes so weit erhöht, wie es toleriert wird. Die Frau wird gefragt, ob sie selbst die vorbereitende Massage und das Entleeren durchführen möchte, oder ob die Hebamme oder Pflegeperson dies machen soll. Meistens sind die Frauen dankbar, wenn das Entleeren die ersten Male übernommen wird (Kap. 2.1.5).

Sobald die Frau sitzen kann und mehr Milch fließt, wird mit einer **Milchpumpe mit Doppelpumpset** die Milch gewonnen. Auf die evtl. verzögert einsetzende vermehrte Milchbildung (initiale Brustdrüsenschwellung, ehemals Milcheinschuss) wird die Frau hingewiesen und entsprechend ermutigt.

Merke M!

Da das Allergierisiko bei Neugeborenen nach Sectio erhöht ist, ist ein sorgfältiges Füttern des Kolostrums und der Übergangsmilch besonders wichtig [97].

4.4.3 Rebonding mit Baderitual

Merke M!

Mit dem Baderitual oder Bonding-Bad wird der natürliche Geburtsablauf und Bindungsprozess nachgeahmt.

Entweder noch im Krankenhaus oder in den ersten Tagen zuhause wird der Wöchnerin das sogenannte „Rebonding" angeboten. Dabei wird das Neugeborene gebadet und nass und nackt der Mutter auf den nackten Bauch gelegt und mit einem warmen Tuch zugedeckt. Am besten wird den Eltern ein oder zwei Tage vorher dieses Vorhaben erläutert, damit sie sich darauf einstellen können. Nicht alle Frauen nehmen dieses Angebot an.

Praxisanleitung: Bonding-Bad

Folgendes Vorgehen hat sich bewährt:

- Die Frau geht vorher zur Toilette. Sie sollte auch etwas gegessen und getrunken haben.
- Der Raum wird gewärmt.
- Im Krankenhaus wird ein „Nicht stören"-Schild an die Tür gehängt. Zuhause werden Telefon und evtl. Hausklingel abgestellt.
- Die Frau legt sich mit nacktem Oberkörper auf ein dickes großes Badehandtuch in das Bett.
- Die Babybadewanne wird zwischen die Beine der Frau auf das Bett gestellt.
- Nachdem das Baby eine Weile gebadet wurde, wird es entweder von der Frau selbst, der Hebamme oder dem Vater herausgeholt und sofort auf den oberen Bauch der Frau gelegt.
- Angewärmte Tücher decken beide zu.
- Die Wanne wird entfernt, damit die Frau bequem liegen kann.
- Dann kann sich der Vater dazulegen.
- Die Hebamme zieht sich nach anfänglich teilnehmender Beobachtung zurück.

Was in den nächsten ein bis zwei Stunden passiert, ist sehr unterschiedlich. Manche Babys schauen kurz und intensiv die Eltern an, um dann friedlich einzuschlafen. Manche fangen sehr heftig an zu schreien und es ist für die Eltern schwer auszuhalten, dann nichts zu tun, außer das Baby zu halten, leise mit ihm zu reden und einfach da zu sein.

Manche Babys ruhen sich kurz aus und suchen dann eifrig nach der Brust. Dabei wird ihnen möglichst nicht geholfen, insbesondere, wenn das Stillen bisher schwierig war. Vielmehr wird darauf vertraut, dass – durch das Baden – der Such- oder Rooting-Reflex erneut aktiviert wird, so wie er direkt nach der Geburt vorhanden ist. Oftmals verlernen die Neugeborenen ihr falsches Trinkverhalten dadurch und ein neuer Stillstart ist möglich.

Merke **M!**

Das Bonding-Bad kann generell auch als Therapie bei Stillproblemen eingesetzt werden.

Auch Mütter und Väter fangen manchmal an zu weinen und sind überwältigt von den hochkommenden Gefühlen.

Das Bonding-Bad kann einmal oder mehrmals durchgeführt werden, je nachdem wie die Eltern das wollen. Die betreuende Hebamme hat in der Regel ein Gespür dafür, ob die Eltern auf das mögliche Weinen vorbereitet werden müssen oder nicht. Beim 2. oder 3. Mal wird das Weinen des Kindes kürzer sein, irgendwann hat das Kind seine Geschichte erzählt.

Viele Frauen berichten von **sehr heilsamen Erlebnissen** durch das Rebonding. Sie heißen ihr Kind dabei verbal und innerlich willkommen und fühlen sich danach kompetenter in der Wahrnehmung der kindlichen Bedürfnisse und dem Kind mehr verbunden.

Fallbeispiel 4–1: Rebonding **B**

Eine Mutter berichtet:

„Wie schon die Geburt unseres Sohnes endete auch die Geburt unserer Tochter nach langer Wehenarbeit mit einem Kaiserschnitt. Schade! Ich hatte mir eine normale Entbindung sehr gewünscht.

Umso mehr horchte ich auf, als meine Hebamme von der Möglichkeit des Rebonding berichtete. Zugegeben, ein wenig skeptisch war ich schon, ein bisschen kam es mir vor wie „Geburt nachspielen". Immerhin war unsere Tochter nun auch schon 2 Wochen alt und ein Band zwischen uns schon geknüpft. Probieren wollte ich es dann aber doch; und gespannt war ich auch.

Nach ihrem ersten Bad wurde unsere Tochter mir dann nackt auf den Bauch gelegt und wir beide mit großen Handtüchern eingemummelt. Der innige Hautkontakt, die feuchte heimelige Wärme – wir waren uns plötzlich sehr nah. Einige Augenblicke genossen wir es, wieder fast eins zu sein.

Dann aber fing Marietta an zu schreien – aus tiefster Seele, mit trauriger, bebender Stimme. Es kam so plötzlich, trotz friedlicher und kuscheliger Stimmung und ich verstand nicht, was diese Traurigkeit ausgelöst hatte. Dieses Weinen war anders als normales Babyweinen und nicht leicht auszuhalten. Ein paar Tränen vergoss ich auch selbst.

Ich hatte nur einen Wunsch: sie zu halten, sie meine Liebe spüren zu lassen und für sie da zu sein – auch in ihrer Traurigkeit. Endlose 5 Minuten schrie sie, dann beruhigte sie sich sehr rasch, suchte nach der Brust, saugte ein wenig und schlief ein.

Warum sie wohl so traurig war? Trauerte auch sie um ein normales Geburtserlebnis? Ich weiß es nicht. Für uns viel wichtiger war der Blick nach vorn: Der unbedingte Wunsch, unser Kind zu begleiten, zu beschützen und ihm in Liebe beizustehen, ist noch größer geworden. Ich fühle intensiv mit meiner Tochter. Ihre Empfindungen und Bedürfnisse sind auch meine. So hat das Rebonding dazu beigetragen, dass ein dickes Band aus Nähe und Liebe zwischen uns besteht".

4.4.4 Spätes Wochenbett

Das späte Wochenbett nach einem Kaiserschnitt unterscheidet sich kaum von dem nach einer Spontangeburt. Je mobiler die Frau wird, umso mehr verschiedene Stillpositionen können ausprobiert werden. Der Vater kann das tägliche Tragen des Babys übernehmen, das am Anfang noch zu anstrengend für die Frau ist.

Je nach den Ursachen für den Kaiserschnitt ist die Verarbeitung ein Thema, das Zeit und Raum braucht. Der **Zeitpunkt für das Gespräch** wird von der Frau bestimmt, mit der betreuenden Wochenbetthebamme und/oder dem Team im Krankenhaus. Manchmal lösen sich dadurch auch Stillprobleme.

Kopfgelenkinduzierte Symmetrie-Störungen zeigen sich oft erst nach zwei oder drei Wochen, sie sollten immer behandelt werden. Manche Stillschwierigkeiten lösen sich nach der Behandlung (Kap. 8).

Literatur

[97] Koplin J. et. al: Is caesarean delivery associated with sensitization to food allergens and IgE-mediated food allergy: a systematic review. Pediatr Allergy Immunol. 2008; 19: 682–687

[98] Lang Ch. Bonding, Bindung fördern in der Geburtshilfe. München: Elsevier; 2009

[99] Scholten A. Nähe trotz Narkose. Deutsche Hebammenzeitschrift 2009; 8: 12–14

[100] Singer D. Wenn dem Kind der „Adrenalinsturm" fehlt. Deutsche Hebammenzeitschrift 2010; 7: 15–19

[101] Taschner U. Auswirkungen einer Sectio auf Bonding und Stillen. Die Hebamme 2009; 22: 24–29

Informationen für Eltern vor einem Kaiserschnitt

Liebe Eltern,

wenn Sie Ihr Kind mit einem geplanten Kaiserschnitt bekommen müssen oder wollen, werden Sie von dem Krankenhaus zu einem Vorbereitungsgespräch eingeladen. In diesem Gespräch können und sollten Sie auch Ihre Wünsche und Vorstellungen äußern und darum bitten, dass diese in den Geburtsplan aufgenommen werden.

Gerade bei und nach einem Kaiserschnitt ist es wichtig, die Startbedingungen für Sie und Ihr Kind so gut wie irgend möglich zu gestalten. Dazu gehören folgende Maßnahmen:

- Das Tuch zwischen Ihrem Kopf und dem Operationsgebiet ist auf Höhe des Rippenbogens gespannt, damit auf Ihrer Brust genügend Platz für das Baby ist.
- Die Elektroden werden nicht auf die Brust geklebt, sondern auf Schultern und Rücken.
- Ein Arm wird nur locker fixiert, damit Sie ihn selbstständig befreien können, um Ihr Kind zu halten und zu streicheln.
- Der Vater oder die Begleitperson bekommt einen guten Platz neben Ihrem Kopf, um Sie zu unterstützen.
- Bleiben Sie mit Ihrem Kind während der Operation im Kontakt, sagen Sie ihm oder ihr, dass es gleich geboren wird, dass Sie es willkommen heißen.
- Das Baby wird langsam aus der Gebärmutter geholt, um die Lunge so viel wie möglich zu komprimieren. Dadurch ist das routinemäßige Absaugen des Kindes nach der Geburt in der Regel überflüssig.
- Nachdem das Kind kurz in Sichtweite untersucht wurde, wird es bei stabilem Zustand Ihnen gegeben und warm zugedeckt. Oder ein elastischer Schlauch, z. B. vom CTG, wird als Bustier verwendet und das Neugeborene dort hineingeschoben. So ist es warm und sicher, auch beim Umbetten.
- Während des Verschließens des Bauches sind die Stimmen hinter dem Tuch gedämpft, damit Sie und Ihr Kind miteinander kommunizieren können.
- Das Licht ist gedimmt, aber ausreichend, um den Zustand des Kindes beurteilen zu können.
- Wenn das Kind nach der Brust sucht, wird es gestillt. Bitten Sie dafür um Unterstützung durch die Hebamme, die in der Nähe bleibt.
- Auf dem Weg vom Operationssaal in den Aufwachraum oder Kreißsaal bleibt das Kind bei Ihnen auf der Brust. Bevor es gemessen, gewogen und angezogen wird, hat es an einer oder an beiden Brüsten getrunken und war mindestens eine Stunde nackt auf Ihrem Bauch.

Nach einer Vollnarkose können Sie Ihr Baby stillen, sobald Sie wach und dazu in der Lage sind, am besten im direkten Hautkontakt. Sie benötigen dabei Unterstützung und sollten mit dem Kind nicht alleine gelassen werden. Auch die Verlegung auf die Wochenstation geschieht zusammen mit Ihrem Kind.

In den ersten Tagen brauchen Sie viel Hilfe beim Anlegen des Kindes in den verschiedenen Positionen. Scheuen Sie sich nicht, diese Hilfe einzufordern. Kuscheln Sie so oft wie möglich nackt mit Ihrem Kind und behalten Sie es bei sich im Zimmer.

Diese idealen Bedingungen sind noch nicht in allen Krankenhäuser üblich. Die „Babyfreundlichen Geburtskliniken“ zeigen allerdings, dass es durchaus möglich ist, die Routineabläufe zu ändern, damit Mutter und Kind auch bei einem Kaiserschnitt einen guten gemeinsamen Start haben und der Stillbeginn problemlos verläuft.

5 Stillen von Zwillingen und Mehrlingen

Sabine Friese-Berg, Dörte Freisburger

Die moderne Geburtsmedizin und ihre Diagnoseverfahren in der Schwangerschaft machen es möglich, dass Zwillinge heute nicht mehr unerwartet geboren werden. Aufgrund der neuen Methoden zur künstlichen Befruchtung ist die Rate der Mehrlingsschwangerschaften in den letzten Jahren deutlich gestiegen. Im Jahr 2005 betrug sie in Bayern 3,3 % [110].

Die Betreuung von Mehrlingen (Schwangerschaft, Geburt und Wochenbett) ist immer eine Herausforderung. Die Schwangeren sind schnell an ihrer Leistungsgrenze angelangt und es gibt eine erhöhte Rate an bestimmten Komplikationen [118]:

- vorzeitige Wehen
- Hypertonie
- Präeklampsie
- Frühgeburt
- intrauterine Wachstumsretardierung
- Geburt von mangelgewichtigen Neugeborenen
- Diskoordiniertes Wachstum
- ante-, peri- und postnatale Todesfälle
- vorzeitige Plazentalösung
- Polyhydramnion

Die allgemeine **Tragzeitdauer** beträgt bei Gemini 36. SSW und bei Drillingen 34. SSW.

Merke M!

Durch das erhöhte Risiko besteht die Gefahr zu übersehen, dass es sich auch bei Geminischwangeren um gesunde Mütter handelt [113].

Die Frauen haben dennoch einen **erhöhten Beratungs- und Betreuungsbedarf**. Die frühe Kontaktaufnahme zur Hebamme ist neben der ärztlichen Kontrolle von besonderer Wichtigkeit. Ebenso sollte die Behandlung der schwangerschaftsbedingten Beschwerden und auch die Vorbereitung auf das Stillen schon früh in der Schwangerschaft thematisiert werden. Paare, die Zwillinge erwarten, sollten sich auf das Management einer „Großfamilie" vorbereiten. Außerdem sollte ein gutes tragendes Netzwerk für den Fall der Klinikeinweisung oder für besondere Situationen nach der Geburt geschaffen werden.

5.1 Beratungsthemen

Zur **Vorbereitung auf die Zwillingsstillzeit** gehören folgende Beratungsthemen:

- Umgang mit den möglichen Risiken in der Schwangerschaft und ihrer Prophylaxe
- Ernährungsberatung
- Flexibilität im Leben mit Kindern
- Ruhephasen, Haushaltshilfe
- Planung der Alltagssituationen
- Umgang mit der doppelten Belastung
- Umgang mit der Umwelt
- Partnerschaftspflege
- Kontakt zu Stillgruppen, Foren im Internet, Zwillingsclub
- Kontakt zu stillerfahrenen Zwillingseltern
- Wahl der Klinik

5.1.1 Ernährungsberatung

Die Gewichtszunahme erfolgt bei Geminischwangeren schneller, sollte aber auch **nicht mehr als 16–20 kg** bei normalem BMI betragen (bezogen auf 40 SSW). Bei einer Geminigravidität besteht ein deutlicher Zusammenhang zwischen der mütterlichen Ernährung und dem fetalen Outcome der Kinder [123]. Hierbei ist auf eine gesunde Ernährung, hochwertige Kost und eine erhöhte Flüssigkeitszufuhr zu achten (ca. 1400 kcal pro Tag). Eine routinemäßige Eisen- oder Folsäuresubstitution ab dem zweiten Schwangerschaftsdrittel zeigte keine Verbesserung des fetal outcome [138].

Nach der Geburt braucht eine Geminimutter möglichst dreimal täglich warmes Essen, um ihre Kräfte möglichst schnell zurückzubekommen. Eine Kraftbrühe und ein warmer Getreidebrei sollten zum Standard einer jeden Wochenstation gehören.

Für die **Ernährung einer Stillenden von Zwillingen** gelten die gleichen Empfehlungen wie für eine Stillende mit einem Kind, allerdings nimmt man alles mal 1,5 (nicht mal 2!). Wenn die Kinder aber am Anfang sehr klein und leicht sind, muss die erhöhte Kalorienzufuhr nicht sein. Sind sie dann größer und werden noch ausschließlich gestillt, dann wird folgende Menge pro Tag gebraucht: plus 750 kcal.

Empfehlung:
- 2,5 l Wasser oder Tee
- 1–2 EL Rapsöl/Leinöl/Walnussöl
- 600 ml Milch oder Milchprodukte
- ausreichend Obst und Gemüse (gerne auch Bananen und Avocados)
- Vollkornprodukte, besonders Haferflocken
- 200 g fetter Fisch pro Woche
- 400 g Fleisch pro Woche
- Studentenfutter [139].

5.1.2 Planung der Alltagssituationen

Zu diesem Thema hat die amerikanische Still- und Laktationsberaterin Melissa Vickers einen **Prioritätenplan** entwickelt [140]. Vickers weist darauf hin, dass Hilfe nicht für die Säuglingspflege zu suchen ist, sondern **für die Haushaltsführung**.

Merke **M!**

Hauptaufgabe der Mutter ist es, sich um sich und die Kinder zu kümmern.

Das **Stillen** spielt dabei eine zentrale Rolle. Stillen im Bett und viel Schlafen sind besonders wichtige Beratungsthemen. Ruhephasen verbessern die Situation in der Schwangerschaft und reduzieren die Frühgeburtlichkeit, dadurch verbessern sich auch der Lebensstart der Kinder und der Stillbeginn.

5.1.3 Wahl der Klinik

Es empfiehlt sich, frühzeitig eine Geburtsklinik auszusuchen, deren Ärzte Erfahrung mit einer vaginalen Mehrlingsgeburt haben und deren Personal dem Stillen gegenüber positiv eingestellt ist. Als babyfreundlich zertifizierte Kliniken sind dabei besonders zu empfehlen.

Des Weiteren ist es ratsam, über eine **Kinderklinik** informiert zu sein, die die Mitaufnahme der Mutter bei einer evtl. Verlegung der Kinder gewährleistet und das Stillen begrüßt. Auch die Wahl des Kinderarztes, der die Mutter beim Stillen unterstützt, ist idealerweise im Vorfeld zu treffen. Auch hier kann ein Vorgespräch helfen.

5.1.4 Geburtsvorbereitungskurs

Der Geburtsvorbereitungskurs bereitet insbesondere auf die normale Geburt von Einlingen vor.

Für Zwillingsmütter ist neben dem eigentlichen Thema „Zwillinge" wichtig, dass die häufigsten Komplikationen wie Frühgeburtlichkeit und Kaiserschnitt im normalen Rahmen angesprochen werden.

Beim Thema **Stillen, Wochenbett und Leben mit den Neugeborenen** sind bei Zwillingseltern folgende Themen besonders relevant:
- Bonding und seine positiven Wirkungen
- Stillen ist zeitsparend und die beste Bonding-Grundlage
- Milchbildung und seine Förderung – kein Problem für 2 Kinder, manche Ammen stillten 6 Kinder gleichzeitig [128]
- Milchfluss und seine Förderung
- Künstliche Säuglingsnahrung versus Muttermilch – ernährungsphysiologische Nachteile der künstlichen Säuglingsnahrung, zusätzliche Arbeit durch Herstellung der Nahrung
- Abpumpen – Vorteile der physiologischen Zusammensetzung der Muttermilch
- Entwicklung der Kinder und Wachstumsschübe
- Stillverhalten – Stillrhythmus/-dauer, frühe Stillzeichen, Stillen nach Bedarf, Cluster-Feeding
- Säuglingstypen (Barrakuda, Träumer, Genießer, Kap. 2.5)
- Stillpositionen
- Anlegetechnik, speziell von Zwillingen
- Zufüttern (Glucose, Tee)
- alternative Fütterungsmethoden
- praktische Alltagstipps
- Stillen nach Kaiserschnitt
- Familienzimmer
- Anspruch auf Hebammenhilfe/Stillberatung

Außerdem sollte in der Gruppe diskutiert werden, wie sich durch die Geburt der Kinder der Alltag verändert. Das Ausfüllen einer **24-Stunden-Uhr** ist ein gutes Mittel, um den Eltern klarzumachen, wie wenig Zeit am Anfang bleibt.

Durch die Gespräche in der Gruppe verlieren sich in der Regel der anfängliche „Schock" der Geminieltern und die versteckte Angst [122], da sie feststellen können, dass es den „Einlingseltern" ähnlich ergeht. Der weitere positive Aspekt des Geburtsvorbereitungskurses ist die Netzwerkgründung.

5.1.5 Individuelle Beratung

Den besonders intensiven Beratungsbedarf von Mehrlingsschwangeren kann man am besten bei **Einzelberatungsterminen** decken, bei denen auf die individuellen Fragen eingegangen werden kann. Zusätzliche Themen sind:

- Haushaltshilfe
- finanzielle und soziale Hilfen
- Beistand bei der Suche nach einer größeren Wohnung

Mütter, die vor der Geburt fachgerecht beraten werden, stillen in der Regel länger und mit größerer Zufriedenheit als andere Mütter [133].

> **Merke** M!
>
> Kein Ratgeber hat absolut recht. Nur das eigene Alltagsleben ist relevant.

Den Zwillingsmüttern muss der Respekt vor allen Ratgebern genommen werden. Die spezielle Gestaltung des individuellen Tagesablaufs kann in der Einzelberatung vorbereitet und rigide Vorstellungen können aufgelöst werden.

Für die Eltern von Mehrlingen ist es besonders wichtig, ihre **Prioritäten gemeinsam festzulegen**. Sie sollten zusammen überlegen, welche Hausarbeiten wichtig sind, welche zurückgestellt werden können und wie der Tagesablauf am besten organisiert werden kann.

Die Chance auf eine komplikationsfreie Prä- und Perinatalphase ist bei Zwillingsmüttern signifikant verringert. Leider gibt es nur wenige Studien über das Verhältnis von **psychischer Gesundheit** und Mehrlingsschwangerschaft. Einige Studien weisen nach, dass Mehrlingsmütter zu einer erhöhten Ängstlichkeit und zu postpartalen Depression neigen [115].

Die psychologische Betreuung sollte bei Zwillingsmüttern zusätzlich zum Kurs angeboten werden.

5.1.6 Vorbereitung auf das Stillen

Eine **Inspektion der Brust** kann helfen, den persönlichen Ängsten und Vorbehalten auf die Spur zu kommen (Größe der Brust, Menge des Brustgewebes, Form der Brustwarzen). Spezielle Vorbereitungen sind nicht nötig. Anhand von Bildern können schon im Vorfeld die verschiedenen Stillpositionen durchgesprochen und unterschiedliche Abpumptechniken bei Zwillingen besprochen werden. Der Partner sollte bei diesen Beratungsgesprächen möglichst dabei sein!

Die **Vorteile des Stillens von Zwillingen** sollten den Eltern vorgestellt werden:

- Anregung der Milchbildung
- Entspannung durch Hormone
- Zeitersparnis
- finanzielle Ersparnis
- keine Wartezeit bei einem schreienden Kind
- Kontakt, Bindung, Tröstung
- Tröstung überall zur Verfügung
- Gesundheitsvorteile für die Mutter/Rückbildungsförderung der gedehnten Uterusmuskulatur
- Gesundheitsvorteile für die Kinder

5.2 Erstes Anlegen nach der Geburt

Wie alle gesunden reifgeborenen Kinder haben auch Gemini in der frühen postpartalen Phase einen erhöhten Adrenalinspiegel und sind dadurch hellwach.

Die wichtigsten Regeln der frühen Bondingphase lauten:

- ununterbrochener Körperkontakt mit den Kindern in den ersten 2 Stunden nach der Geburt
- erstes Anlegen in dieser Phase
- Wärme, Ruhe und möglichst wenige Interventionen an den Kindern

> **Merke** M!
>
> Es empfiehlt sich, die Kinder in der Bondingphase einzeln zu stillen, damit sich die Mutter immer ganz auf ein Kind konzentrieren kann.

Das breite Entbindungsbett bietet dem Vater die Möglichkeit, sich zu seiner Partnerin zu legen und das Bonding so eng wie möglich zu begleiten. Bei **Kaiserschnittgeburten** muss die Bondingphase vom Vater eingeleitet werden, wenn der Mutter ein ununterbrochener Kontakt im OP nicht ermöglicht werden kann.

Merke M!

Je mehr Unterstützung die Eltern in dieser frühen Phase erhalten und je weniger unnötige Interventionen stattfinden, umso selbstverständlicher kann die elterliche Kompetenz wachsen und umso besser entwickeln die Säuglinge ihre Kompetenz.

Self-attachment, Interaktionsfähigkeit der Kinder und Selbstsicherheit der Eltern sind der beste Grundstein für eine gute Stillbeziehung [136]. Die hormonelle Unterstützung durch **Oxytocin**, das in den ersten Stunden nach der Geburt eine besonders hohe Serumkonzentration hat, erleichtert den Prozess. Die frühe **Prolaktinausschüttung** des milchbildenden Epithels der Alveolen (möglichst innerhalb der ersten 6 Stunden p. p.) ist eine gute Grundlage für die ausreichende Milchbildung für zwei Kinder.

5.3 Frühes Wochenbett

Die ersten Tage im Wochenbett stehen in der Regel im Zeichen der **Regeneration** nach der Anstrengung der Geburt. Auch kann die Verarbeitung eines Geburtstraumas nach unerwarteter Frühgeburt oder Komplikationen sowie die Sorge um die Gesundheit der Kinder die Wochenbettzeit beeinträchtigen. Die Angst, ob die Milchbildung ausreicht, um beide Kinder zu ernähren, kann Stress verursachen, der evtl. noch gesteigert wird, weil die Kinder verlegt worden sind und die Eltern zwischen Wochenbett und Kinderklinik pendeln müssen.

Im stationären Bereich sollte eine Zwillingsmutter **möglichst ein Einzelzimmer** bekommen. Ein Familienzimmer und ein engagierter Partner wären die optimale Lösung, um der Mutter die anfänglichen Bedürfnisse nach Ruhe und Regeneration zu erfüllen.

Die Station oder die Familie sollten sorgen für:

- **Ausreichend Schlaf**: Auch tagsüber sollte der Mutter Zeit für Ruhepausen gegeben werden.
- **Hilfe mit den Kindern**: Die Kinder könnten in der Ruhezeit der Mutter z. B. von Vater/Großmutter im Tragetuch getragen oder im Zwillingswagen geschoben werden.
- **Entspannende Manualhilfen und entstressende Maßnahmen**: Durch persönliche „Bemutterung“ wächst die Fähigkeit zur „Mutterung“ [137].
- Durch Sympathikolyse kann der Oxytocinantagonist Adrenalin besser im Körper abgebaut werden. Hier bieten sich die Manualhilfe nach Sabine Friese-Berg, Cranio-sacral-Therapie oder eine Bioenergetische Massage nach Eva Reich an. Diese erfordern jedoch eine entsprechende Ausbildung.

Bei Mehrlingsmüttern gibt es **viele individuelle Unterschiede**, die die Begleitung anspruchsvoll machen. Eine gute Dokumentation und Übergabe zwischen den Schichten und eine grundsätzliche babyfreundliche Haltung des Personals sind Grundvoraussetzungen für das erfolgreiche Stillen. Ein weiterer fördernder Faktor kann die Unterstützung und Ermutigung durch erfahrene Zwillingsmütter sein.

Das Kennenlernen der kindlichen Saugtypen, ihrer Trinkart und ihrer Rhythmen braucht einige Tage und kann durch aufmerksames Fachpersonal unterstützt werden. Der Mutter sollte Mut gemacht werden, ein ausschließliches Stillen beider Kinder anzustreben. Die Grundlagen einer ausreichenden Milchbildungsförderung gehören in die tägliche Stillberatung.

Checkliste 5–1: Stillanamnese und Beobachtung bei Zwillingsmüttern ✓

Zu erfragen und zu beobachten sind:

- Können die Kinder die Brustwarzen gut erfassen?
- Trinken beide Kinder an beiden Seiten gut?
- Gibt es spezielle Vorlieben bei den Kindern (z. B. eine Seite nur im Rückengriff oder nur im Sitzen und nicht im Liegen)?
- Wie ist das Saugverhalten der Kinder? Saugt eines stärker als das andere?
- Wird ein Kind schneller müde oder schläft schnell ein?
- Haben die Kinder einen unterschiedlichen Trinkrhythmus?
- Ist das Stillen mit Schmerzen verbunden?
- Sind die Brustwarzen gereizt oder wund?
- Wie sehen die Brustwarzen am Ende der Stillmahlzeit aus?
- Wie stillt die Mutter am liebsten?
- Braucht die Mutter Hilfe beim gleichzeitigen Stillen beider Kinder?
- Ist die Atmosphäre beim Stillen ruhig und angenehm?
- Ist das Umfeld der Mutter stillfreundlich?
- Ist die Mutter erschöpft?
- Welche Unterstützung hat die Mutter zu Hause?

In der praktischen Stillberatung gibt es **viele unterschiedliche Ausgangssituationen**. Die zentrale Frage lautet dabei: Handelt es sich um eine Spontangeburt oder einen Kaiserschnitt? Auch bei den Kindern kann sich die Situation unterschiedlich darstellen:

1. Beide Kinder sind reif geboren (SSW 36+), fit und bleiben bei der Mutter. Beide Kinder sind gleich kräftig.
2. Beide Kinder sind reif geboren, eines ist jedoch saugschwach.
3. Beide Kinder sind zu früh geboren und müssen aufgrund von Komplikationen in die Kinderklinik (Intensivstation).
4. Ein Kind ist reif und fit und bleibt bei der Mutter. Das andere Kind muss in die Kinderklinik, weil Behandlungsbedarf besteht.
5. Sonderfälle (Behinderungen, fasziale Probleme, wunde Brustwarzen, Soor beim Kind).

Jede Situation erfordert eine flexible Gestaltung jeder Stillphase. Daraus ergibt sich die Wahl der Vorgehensweise.

5.4 Beide Kinder sind reif geboren und bleiben bei der Mutter

Diese Kinder können beide gestillt werden. Die Mutter hat die Wahl, ob sie die Kinder **alternierend** (abwechselnd und einzeln) **oder gleichzeitig** stillen möchte. Das gleichzeitige Stillen ist ohne Zweifel das zeitsparendere Modell und sollte möglichst am Anfang angeleitet werden.

Beim Stillstart kann die Mutter **verschiedene Positionen ausprobieren**. Das gibt ihr die Möglichkeit herauszufinden, welche Lagen für sie am angenehmsten sind. Bei diesem Probieren mit Unterstützung einer anderen Person gewinnt sie Routine im Einnehmen der Stillpositionen.

> **Merke** M!
>
> Jede Mehrlingsmutter wird selbst unter Berücksichtigung der Bedürfnisse ihrer Kinder und ihrer eigenen herausfinden, wie das Stillen am besten gelingt.

5.4.1 Alternierendes Stillen

Alternierendes Stillen hat seine **Vorteile**. Das Einzelstillen erlaubt mehr Bewegungsfreiheit. Eine Hand ist frei und die Position kann leichter korrigiert werden. Es erlaubt außerdem eine intensivere Aufmerksamkeit der Mutter für das Kind. Die Mutter lernt die Eigenheiten, den unterschiedlichen Charakter sowie das unterschiedliche Saugverhalten der Kinder kennen. Auch wenn sich der Stillrhythmus der Kinder unterscheidet, kann dem durch Einzelstillen entgegengekommen werden. Dabei gibt der hungrige Zwilling das Tempo an, der Zweite wird danach geweckt.

Das ganz frühe Anlegen unmittelbar nach der Geburt ist für den körperlich engen Mutter-Kind-Kontakt besonders wichtig. Damit diese enge Bindung aufgebaut werden kann, empfiehlt es sich, direkt nach der Geburt einzeln zu stillen, damit sich die Mutter ganz auf ein Kind konzentrieren kann.

Als **Nachteile** des alternierenden Stillens können angesehen werden:

- erfordert mehr Zeit
- kann den Milchspendereflex behindern
- evtl. ist immer eine weitere Person notwendig, die das zweite Kind tröstet

Welches Baby an welcher Brust

Die Mutter wird im Laufe der Zeit selber herausfinden, wann sie welchem Kind welche Brust gibt. Manche Mütter geben dem Kind, das gerade am hungrigsten ist, die vollere Brust, andere wechseln regelmäßig innerhalb eines Tages ab oder geben für einen Tag jedem Kind eine bestimmte Brust. Manche Mütter wechseln nie, was allerdings den Nachteil hat, dass die Kinder visuell nicht so stimuliert werden, als wenn sie im Wechsel an beiden Brüsten trinken.

Was tun, wenn ein Baby gestillt wird und das andere hungrig weint?

Idealerweise sollte kein Kind vor Hunger brüllen. Vielleicht kann in dieser Situation auch das zweite Kind parallel angelegt werden. Ist dies wirklich nicht möglich, sollte jemand da sein, der das zweite Kind, solange das erste gestillt wird, herumträgt und beruhigt. Eine Möglichkeit sind auch Babyschalen oder -wippen, die mit einem Fuß bewegt werden können, solange die Mutter noch das eine Kind stillt.

Es gibt auch **Wiegen**, die von einer starken Feder gehalten von der Decke hängen. Das Baby bewegt die Wiege durch sein eigenes Strampeln. Es kann auch hilfreich sein, das Kind, das noch warten muss, neben sich zu legen, zu streicheln und beruhigend mit ihm zu sprechen [128].

5.4.2 Gleichzeitiges Stillen

Das gleichzeitige Stillen erfordert ein koordiniertes Anlegen und Positionieren und einen großen Sessel oder ein Sofa, das für alle genug Platz bietet. Auch eine Matratze vor dem Bett ist hilfreich. Die Mutter kann ein Kind gefahrlos ablegen.

Auch diese Methode hat ihre besonderen Vorteile. Durch das gleichzeitige Stillen der Babys spart die Mutter Zeit. Auch kann das kräftiger saugende Kind für das schwächere den Milchspendereflex auslösen. Der Prolaktinspiegel steigt höher an, was eine Steigerung der Milchproduktion zur Folge hat. Mütter, die ihre Kinder hauptsächlich gleichzeitig stillen, können eher über 4–6 Monate voll stillen. Sollten beide Kinder gleichzeitig hungrig sein, muss keines warten (AFS, 2010).

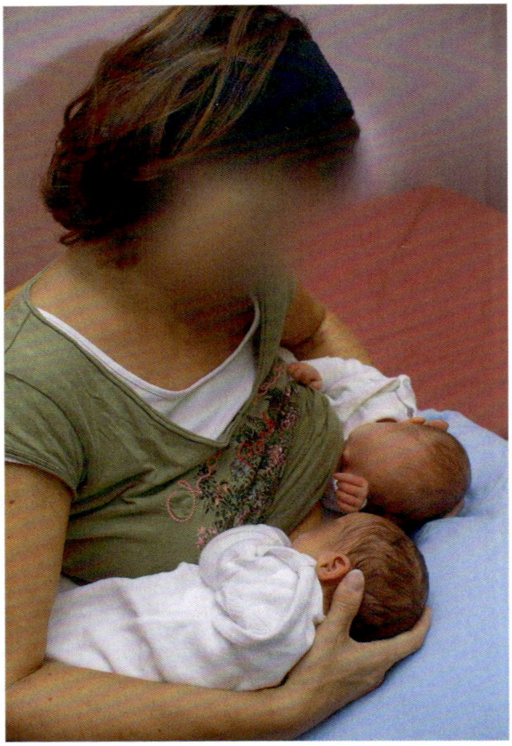

Abb. 5.1 Stillen von Zwillingen mit doppeltem Rückengriff. (Quelle: Sabine Friese-Berg)

Merke M!

Das gleichzeitige Stillen muss aber geübt und gelernt werden und sollte vor allem, solange die Kinder in der Klinik sind, unter Anleitung von stillerfahrenen Helfern ausprobiert werden.

Welches Baby an welcher Brust?

Beim gleichzeitigen Stillen wird die Frage, ob dasselbe Kind immer dieselbe Brust bekommen soll, kontrovers diskutiert. Viele Kinder (auch Einlinge) haben eine Lieblingsseite, abhängig vom Herzschlag der Mutter oder der Form der Brustwarze oder Brust bzw. der Fließgeschwindigkeit der Milch. Ein Vorteil des Stillens immer an einer Brust pro Kind wäre die Regulierung der Milchmenge.

Ein **Wechsel der Brust** hat jedoch mehr Vorteile: Das saugstarke Kind regt an beiden Seiten die Milchbildung an. Dadurch wird verhindert, dass ein Kind weniger Milch bekommt, weil es anatomische oder pathologische Gründe für eine geringere Milchbildung auf einer Seite gibt. Außerdem verändern sich die Belastungspunkte auf der Brustwarze. So wird dem Wundwerden entgegengewirkt oder eine Heilung begünstigt. Außerdem wird bei den Kindern das symmetrische Saugbild ausgeprägt.

Die Mutter kann pro Stillmahlzeit wechseln, aber auch das Wechseln während einer Mahlzeit ist möglich. Bei gut gedeihenden Kindern oder älteren Kindern wird das Beachten der Seiten unwichtig.

Praxistipp

Beim Stillstart sollte die Mutter dokumentieren, welches Kind wann an welcher Brust getrunken hat und wie viele nasse Windeln und Stuhlgangwindeln die Kinder haben. Der Gesamtüberblick über die Kinder bleibt so gut erhalten und bei den Hebammenvisiten bietet diese Dokumentation eine gute Beratungsgrundlage.

5.4.3 Das nächtliche Stillen

Für das nächtliche Stillen gibt es verschiedene Möglichkeiten. Dabei ist von Vorteil, wenn die Mutter im Liegen stillen kann, da sie beim Stillen dann ruhen oder schlafen kann. Manche Mütter wecken das zweite Kind, sobald das erste fertig getrunken hat, um eine längere Zeit am Stück schlafen zu können. Einige Mütter stellen auch das Kinderbett neben das Elternbett, bringen die Matratzen auf gleiche Höhe und entfernen das Gitter. So kann die Mutter die Kinder zum Stillen herausnehmen und danach wieder zurücklegen, ohne aufstehen zu müssen. Wenn das Bett abgesichert ist, so dass die Kinder nicht herausfallen können, können die Babys auch mit den Eltern im Bett schlafen.

Es ist wichtig, die Mutter dabei zu unterstützen, den für sich und ihre Kinder besten Weg zu finden. In den meisten Fällen entwickelt sich für die Nacht eine Mischung aus gleichzeitigem und alternierendem Stillen.

5.4.4 Stillpositionen

Es gibt verschiedene Stillpositionen, die ein gleichzeitiges Stillen von Zwillingen erlauben.

Doppelter Rückengriff

Technik (▸ Abb. 5.2):
- Die Mutter sitzt bequem im Bett oder auf dem Sofa.
- Der Rücken wird durch ein dickes Kissen gestützt. Am besten ist ein Zwillingskissen, das sich die Mutter auf den Schoß legt, auf dem der Kopf der Kinder so hoch gelagert ist, dass ihnen die Brustwarze in den Mund „fällt“. Ihre Beine liegen unter den Armen der Mutter.
- Die Mutter kann mit ihren Händen, falls nötig, die Kinder leicht am Hinterkopf stützen.

Diese Position erlaubt der Mutter eine gute Kopfkontrolle, vor allem von unruhigen Säuglingen. Das Kissen wirkt wie eine zusätzliche Hilfe. So hat die Mutter Bewegungsfreiheit, um die Kinder in Positionen zu bringen und die Brüste abzustützen.

> **Merke** M!
>
> Diese Position eignet sich für Kinder mit Saugproblemen, weil die gesamte Stillmahlzeit gut beobachtet werden kann.

Parallelhaltung

Technik (▸ Abb. 5.3):
- Ein Kind wird im Wiegegriff, das andere im Rückengriff angelegt.
- Beide Kinder werden wiederum auf Kissen (oder dem Zwillingsstillkissen) gelagert, der Mund in Höhe der Brustwarzen.

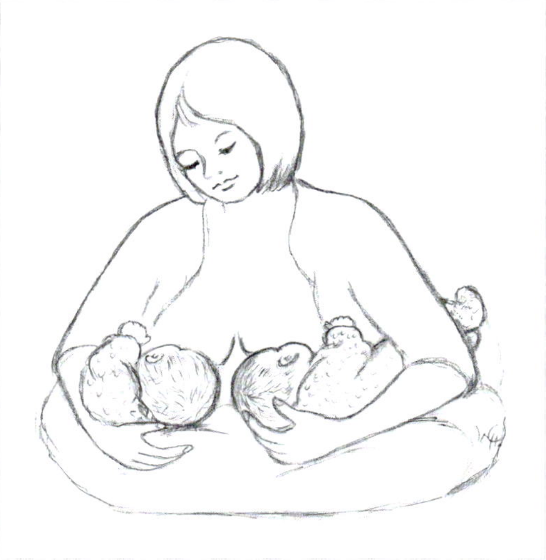

Abb. 5.2 Doppelter Rückengriff. (Quelle: Wiebke Christophersen)

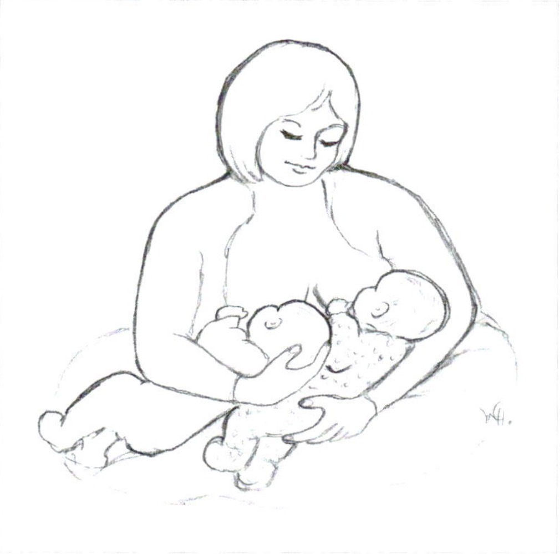

Abb. 5.3 Parallelhaltung. (Quelle: Wiebke Christophersen)

Diese Position empfiehlt sich bei ungleich großen oder kleineren Kindern. Das Kleinere liegt gut gestützt im Wiegegriff, das Größere im Rückengriff.

Merke **M!**

Diese Stellung ist die einfachste, wenn eines oder beide Babys Schwierigkeiten haben, die Brust zu erfassen.

Die Kinder können abwechselnd positioniert werden, so dass der Blickkontakt mit jedem Auge geübt wird. Die wechselnden Positionen entlasten die Brustwarze.

V-Position im Liegen

Technik (▶ Abb. 5.4):

- Die Mutter liegt fast flach auf dem Rücken, hat jedoch 2 Kissen unter dem Kopf.
- Die Kinder liegen mit den Köpfen an den Brüsten der Mutter, die Beine berühren sich im Schoß der Mutter und bilden ein V.

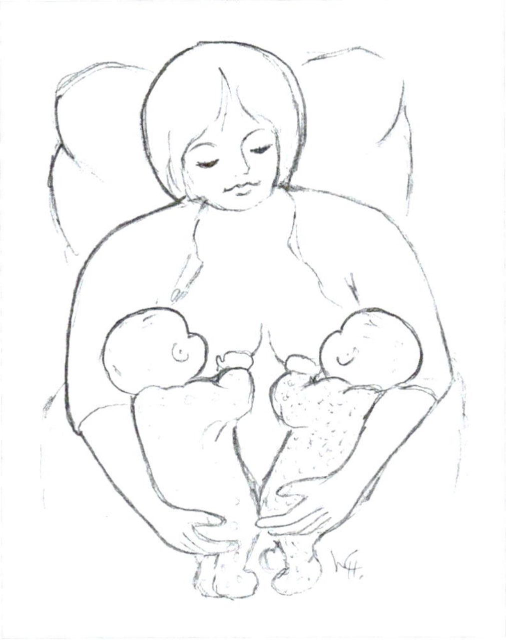

Abb. 5.4 V-Position im Liegen.
(Quelle: Wiebke Christophersen)

Merke **M!**

Dies ist eine optimale Position beim nächtlichen Stillen für kleinere Kinder.

In Rückenlage

- Der Oberkörper der Mutter ist mit Kissen gepolstert und somit leicht erhöht, ihre Oberarme werden durch Kissen abgestützt.
- Die Kinder liegen in Seitenlage auf den Oberarmen ihrer Mutter und können die Brustwarzen gut erreichen.

Merke **M!**

Diese Position ist gut bei Zustand nach Sectio.

Vierfüßlerstand

Technik (▶ Abb. 5.5):

- Die Mutter stützt sich bequem auf die Ellenbogen im Vierfüßlerstand.
- Die Kinder liegen unter ihr auf dem Rücken. Die Brüste hängen ihnen sozusagen in den Mund.

Merke **M!**

Diese Stellung ist gut bei Milchstau.

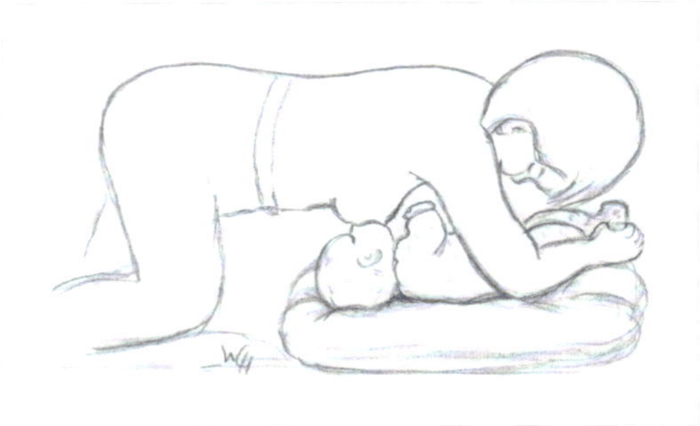

Abb. 5.5 Vierfüßlerstand.
(Quelle: Wiebke Christophersen)

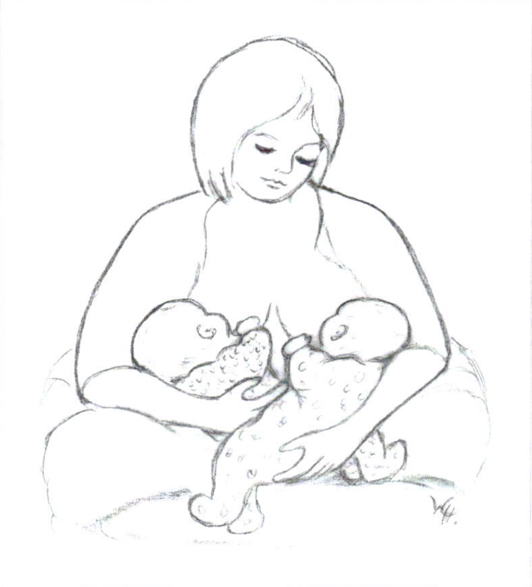

Abb. 5.6 Kreuzhaltung.
(Quelle: Wiebke Christophersen)

Kreuzhaltung oder Position im Sitzen

Technik (► Abb. 5.6):

- Die Mutter sitzt bequem aufrecht.
- Beide Kinder befinden sich im Wiegegriff, die Köpfe liegen in den Armbeugen der Mutter.
- Die Arme sind mit Kissen unterpolstert, so dass die Mutter die Kinder nicht tragen muss.
- Der Körper des einen Kindes schmiegt sich an die Mutter, der Körper des anderen Kindes an sein Geschwisterchen.

Diese Position ermöglicht Blickkontakt, jedoch sind die Hände nicht frei, um die Haltung der Kinder zu korrigieren. Sie wird schwieriger, wenn die Kinder wenig Kopfkontrolle haben. Das Abstützen der Brüste ist in dieser Position nicht möglich.

Auf der Seite liegend, etwas nach hinten gelehnt

Technik (► Abb. 5.7):

- Der eine Zwilling liegt Bauch an Bauch mit der Mutter und wird an der unteren Brust angelegt, der Mund ist in Höhe der Brustwarze.
- Der Rücken der Mutter wird gut mit Kissen gepolstert.

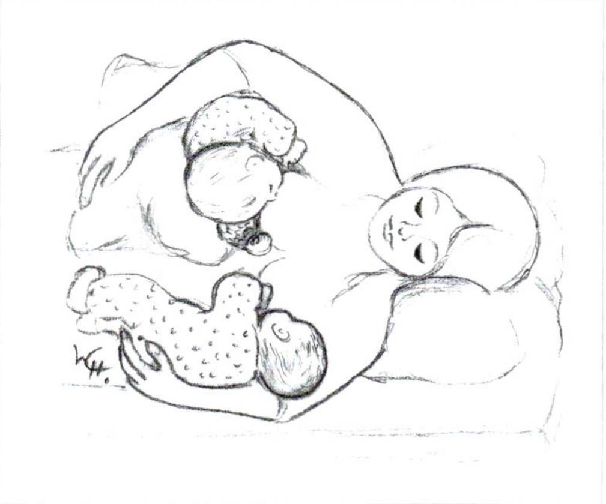

Abb. 5.7 Auf der Seite liegend.
(Quelle: Wiebke Christophersen)

- Der andere Zwilling wird seitwärts vom Rücken her zur oberen Brust gelegt, praktisch wie im Rückengriff, sein Kopf muss jedoch mit einem Kissen gestützt werden.

> **Merke** M!
>
> Diese Position ist nachts sehr bequem, wenn die Kinder schon etwas größer sind.

5.5 Stillen eines reifen, aber saugschwachen Kindes

Manchmal unterscheiden sich Zwillinge nach der Geburt sehr in ihrem Trinkverhalten. Es kann so weit gehen, dass das eine Kind (Anton) gut an der Brust saugt und das andere Kind (Bela) saugschwach ist oder gar nicht an der Brust trinkt. In diesem Fall wäre eine Kombination von Trinken an der Brust (Anton) und Abpumpen (Bela) die mögliche Lösung. Hierbei entscheidet die Mutter, ob sie erst stillen und dann pumpen möchte oder beides gleichzeitig durchführt.

Für Zwillingsmütter ist eine **Milchpumpe** wichtig; besonders günstig ist eine Pumpe mit Doppel-Pump-Funktion. Die Milchbildung wird besser angeregt und der Vorgang entspricht dem Saugen der Zwillinge an der Brust (Kap. 33.5.3).

Das **gleichzeitige Pumpen und Stillen** hat eine positive Wirkung auf die Oxytocin- und Prolaktinausschüttung und spart Zeit. Wenn die eine Seite gepumpt wird oder Anton an dieser Seite trinkt, hat die anregende Wirkung des Milchspendereflexes zur Folge, dass es der saugschwache Bela leichter hat. Ist das Stillen dann erfolgreich, resultiert daraus ein stärkendes Feed-back an die Mutter. Die Mischung aus Pumpen und Stillen hat aber häufig eine Erschöpfung der Mutter zur Folge und verleitet zu schnellem Zufüttern. Ebenso können zu strenge Still- und Pumpzeitvorgaben die Mutter demotivieren.

Merke **M!**

Immer wieder müssen Zwillingsmütter motiviert und entlastet werden. Die größte Chance für den Stillerfolg steckt in der Motivation der Mutter.

Muss gefüttert werden, sollte eine **alternative Fütterungsmethode** eingeführt werden, da das Saugen an der Flasche schnell eine Saugverwirrung oder einen Stillstreik (Kap. 32) provozieren kann. Diese Empfehlungen gelten auch, wenn es mit dem Stillen nicht voll klappt und künstliche Säuglingsnahrung zugefüttert werden muss. Die Mutter sollte allerdings davon abgehalten werden, ein Kind an der Brust und eines mit der Flasche zu füttern. Dies gilt auch beim Wechsel pro Mahlzeit.

Im Bedarfsfall sollten beide Kinder pro Mahlzeit gestillt und anschließend mit der fehlenden Menge gefüttert oder mit Muttermilch gefüttert und dann mit künstlicher Säuglingsnahrung nachgefüttert werden. Durch regelmäßiges Nachpumpen und häufiges Anlegen, evtl. mit Benutzung eines Brusternährungssets (S. 476), kann nach und nach die Milchmenge gesteigert werden.

Es kommt häufig vor, dass sich die Mutter **einem Zwilling gefühlsmäßig näher** fühlt. Vielleicht musste ein Kind noch im Krankenhaus bleiben, während das andere schon nach Hause durfte. Es ist möglich, dass die Distanz, die die Mutter zu dem anderen Kind empfindet, sich in Stillschwierigkeiten äußert. Um dieser drohenden Bindungsstörung entgegenzuwirken, ist das regelmäßige Stillen beider Kinder von besonderer Bedeutung. Alle Regeln der Bindungsforschung sind in einer solchen Situation besonders wichtig.

5.5.1 Zusätzliche Gabe von Flüssigkeit

Es ist nicht zu empfehlen, den Kindern zusätzlich Tee oder Wasser zu geben, da so das Gleichgewicht von Angebot und Nachfrage der Milchproduktion gestört wird. Wird der Magen der Kinder zusätzlich mit Wasser oder Tee gefüllt, verlangen sie wahrscheinlich weniger nach der Brust, was die Milchbildung stört und verlangsamt.

Merke **M!**

Selbst an heißen Tagen kann der Durst der Kinder allein durch die Muttermilch gestillt werden.

5.6 Ein Kind wird in die Kinderklinik verlegt

Merke **M!**

Auch wenn beide Kinder nicht gestillt werden können, überwiegen weiterhin die Vorteile der Muttermilch gegenüber der künstlichen Säuglingsnahrung.

Die Mutter sollte motiviert werden, die Kinder so lange es geht mit abgepumpter Muttermilch zu füttern und nur bei Bedarf auf künstliche Säuglingsnahrung zurückzugreifen.

Beim Füttern sollte sie folgende Regeln beachten:

- Bindungsförderung durch Hautkontakt in Brusthöhe beim Zufüttern, so dass die Kinder an der nackten Brust die Mutter spüren, fühlen, riechen und sehen.
- Immer im Arm füttern und dabei Blickkontakt halten.
- Füttern nach Bedarf.
- Körperkontakt durch Tragen im Tragetuch.
- Nächtliche Nähe

Die Vielzahl der möglichen **Sonderfälle** bedarf immer einer primären Orientierung am individuellen und speziellen Bedürfnis.

5.7 Von der Klinik nach Hause

Folgende Regeln sollten bei der Entlassung von Müttern und Zwillingen eingehalten werden:

- Möglichst gemeinsame Entlassung der Zwillinge
- Regelmäßige Hebammenbesuche, am Anfang täglich
- Keine künstliche Säuglingsnahrung und Fläschchen/Sauger als Notration zu Hause haben
- Haushaltshilfe oder Prioritätenplan besprechen
- Ernährungsplan und Mahlzeitensicherung für die **Mutter** in den ersten 8 Wochen
- Partner oder andere Bezugspersonen stehen unterstützend zur Seite. Sie stehen dem Stillen aufgeschlossen gegenüber und sie übernehmen Aufgaben der Kinderversorgung und des Haushaltes
- Einen Kinderarzt suchen, der dem Stillen positiv gegenüber steht und mit der betreuenden Hebamme bei Bedarf den Austausch pflegt
- Informationsliste/hilfreiche Adressen

Hilfreiche Adressen

Drillinge und Frühchen

- ABC-Club Internationale Drillings- und Mehrlingsinitiative, Bethlehemstr. 8, 30451 Hannover, Telefon 0511-215 19 45, Fax 0511-210 14 31, Email: abc-club@t-online.de
- Bundesverband „Das frühgeborene Kind“ e. V., Kurhessenstr. 5, 60431 Frankfurt am Main, Telefon (AB) 01805-87 58 77, Dienstag und Donnerstag 9–12 Uhr, 12 Cent/Minute, Fax 069-587 00 99 599, www.fruehgeborene.de

Damit das normale Leben in das Haus der Zwillingseltern wieder Einzug halten kann, brauchen sie irgendwann eine **Mobilitätsperspektive**. Dazu gehört die Frage nach dem Stillen in der Öffentlichkeit.

Praxistipps

Beim Stillen in der Öffentlichkeit empfiehlt es sich, beide Kinder **gleichzeitig** anzulegen.

Als geeignetes Hilfsmittel hierzu hat sich ein aufblasbarer **Schwimmring** (Schwimmring mit einem Durchmesser von 70–90 cm) bewährt. Er kann ein sperriges Stillkissen ersetzen.

Es gibt mittlerweile auch viele Still-T-Shirts, die für das gleichzeitige Stillen geeignet sind.

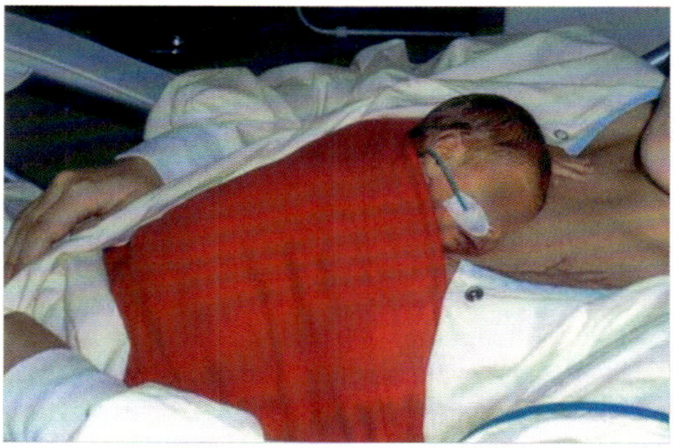

Abb. 5.8 Bonding: Haut an Haut. (Quelle: Sabine Friese-Berg)

Das Tragen der Kinder im Tragetuch ist eine Erleichterung für die meisten Eltern. Entweder tragen beide je ein Kind oder die Mutter/der Vater trägt beide Kinder. Die Hebamme oder die Trageberaterin sollten das Tragen gut mit den Eltern üben.

Bei **Frühgeburten** oder bei **Kindern mit Behandlungsbedarf** sollte ein verpasstes Bonding nachgeholt werden, egal ob bei einem oder beiden Zwillingen. Hier bieten sich ein tägliches Nacktbonding (▶ Abb. 5.8) und Heilbäder an (s. auch Kap. 4.4.3).

5.8 Stillen von Drillingen und Mehrlingen

Auch das Stillen von Drillingen und höhergradigen Mehrlingen ist grundsätzlich möglich. Einige Frauen haben es geschafft, Drillinge ausschließlich zu stillen. Hier kann die Mutter alle Positionen anwenden.

Die Kinder können einzeln oder gleichzeitig gestillt werden. Das geht am besten auf einem großen Sofa, auf dem die anderen beiden Kinder bei der Mutter liegen können, wenn sie noch sehr klein sind. Wenn die Kinder älter und mobiler sind, kann sich die Mutter auf den Boden neben die anderen beiden Kinder setzen, die gerade nicht gestillt werden.

Gerade bei Drillingen bedeutet das gleichzeitige Stillen eine große Zeitersparnis. Der Bedarf an Zufütterung steigt jedoch, besonders wenn die Kinder einen schwierigen Anfang hatten [108]. Die Hauptprobleme der Mehrlingsmütter sind die Milchmenge und die Zeit zum Stillen.

Ratschläge für Eltern von Zwillingen

Liebe Eltern,
herzlichen Glückwunsch, Sie erwarten Zwillinge. Dies ist zunächst eine aufregende neue Situation. Wenn man jedoch einige Dinge bedenkt und vorbereitet, wird sich die neue Situation sicher als überschaubar, verstehbar und praktisch umsetzbar darstellen.

Bitte bedenken Sie: Sie sind gesund und haben **ein Recht auf eine unbeschwerte, gesunde Schwangerschaft**. Gehen Sie deshalb Menschen und Internetforen aus dem Weg, die Sie mit Risikoinformationen und Warnungen vor Komplikationen überhäufen.

Verabreden Sie stattdessen lieber – zusätzlich zu den regelmäßigen Vorsorgeuntersuchungen – eine **regelmäßige Beratung- und Begleitungszeit in der Hebammenpraxis** einzuplanen. Ihre Gesunderhaltung, das Erarbeiten Ihrer Lebensressourcen und die Vorbereitung auf das Leben mit den Zwillingen werden dabei wichtige Themen sein. Es gibt Untersuchungen, dass bei einer guten Unterstützung der körpereigenen Gesundheitssysteme auch Zwillingsschwangerschaften komplikationslos verlaufen. Und wenn die Schwangerschaft komplikationslos verläuft, wächst die Chance auf eine normale Geburt und auf eine erfolgreiche Stillzeit.

Ein wichtiges Thema für die Schwangerschaft und die Stillzeit ist natürlich das Thema **Ernährung von Mutter und Kindern.** Wie können Zwillinge gestillt werden? Was kann die Mutter tun, um zwei Kinder in dieser Zeit ausreichend zu ernähren? – Dass dies gut möglich ist, können Ihnen stillerfahrene Zwillingseltern bestätigen. Ihre Hebamme stellt gerne einen Kontakt zwischen Ihnen und anderen Eltern von Zwillingen her.

Keine Angst vor einer zu starken Gewichtszunahme! Sie ist nicht viel höher als bei einer Mutter, die nur ein Kind erwartet. Die gute Ernährung ist aber ein wesentlicher Einflussfaktor auf das Gedeihen der Kinder in der Gebärmutter. Ihre Hebamme hilft Ihnen, einen individuellen Speiseplan aufzustellen.

Sie hilft Ihnen auch, die **Alltagssituation nach der Geburt vorzubereiten.** Tipps wie Haushaltshilfe beantragen oder soziale Hilfen in Anspruch nehmen gehören ebenso dazu wie das Absprechen mit dem Partner und dem eigenen Familien- und Freundeskreis.

Besuchen Sie einen **Geburtsvorbereitungskurs für Paare**, denn vier Ohren hören mehr als zwei und das Leben mit den Zwillingen wird erleichtert, wenn die Eltern auf ein gemeinsames Wissens- und Einstellungsfundament zurückgreifen können. Für die individuellen Fragen und Bedürfnisse sind dann noch Einzeltermine bei Ihrer Hebamme möglich.

Nach der Geburt der Zwillinge sollte in der Geburtsklinik ein ununterbrochener Hautkontakt mindestens in den ersten 2 Stunden ermöglicht werden. Wärme, Ruhe, Unterstützung beim ersten Stillen und wenig Eingriffe bei den Kindern sind weitere positive Kriterien bei der Wahl der Geburtsklinik.

Im frühen Wochenbett stehen dann weiterhin Ruhe, Regeneration und das Kennenlernen Ihrer Kinder im Vordergrund. Alles kann mit Ruhe geschehen, besonders im Familienzimmer, in dem der Vater von Anfang an seine Rolle im neuen Familiensystem findet und übernehmen kann.

Wir Hebammen an Ihrer Seite möchten Ihnen auch helfen, **Stressvermeidungsstrategien** zu nutzen und zu erlernen.

Es gibt viele unterschiedliche Situationen, in denen Sie und Ihre Kinder in den ersten Tagen nach der Geburt **Hilfe und Unterstützung** brauchen können. Durch Informationen und die Auseinandersetzung mit praktischen Fragen schon in der Schwangerschaft möchten wir Ihnen helfen, Ängste abzubauen und eine zuversichtliche Einstellung zum Stillen Ihrer Zwillinge zu entwickeln.

Solche Fragen sind z. B.:
- Werden Sie beide Kinder gleichzeitig stillen?
- Oder ist es zum Kennenlernen besser, erst das eine und dann das andere Baby zu stillen?
- Wie klappt es mit dem Stillen in der Nacht?
- Welche Stillposition eignet sich für Ihre Kinder?
- Trinken beide Kinder gleich viel und gut?
- Reicht die Milch von Anfang an?

- Was verändert sich, wenn ein Kind oder beide kinderärztliche Hilfe in der Kinderklinik benötigen?
- Wie kann die Milchbildung gefördert werden und wie kann sie aufrecht erhalten werden?
- Wie füttere ich mein Kind/meine Kinder, wenn sie nicht an der Brust trinken können?
- Wie gestalte ich denn dann den Übergang an die Brust?
- Wie wird es werden, wenn wir mit den Kindern zu Hause sind?

Alle Vorbehalte, Sorgen und Fragen können und sollten Sie mit Ihrer Hebamme besprechen, damit Sie nach der Geburt den für Sie passenden Weg einschlagen können. Die Schwierigkeiten, die anstehen, sind in der Regel gut überwindbar.

Nie ist das Stillen das Problem, eher die anfänglich ungewohnte Anforderung, zwei Kinder zu versorgen.

Gerade durch den engen Kontakt beim Stillen wird das Problem, für zwei Babys sorgen zu müssen, schneller gelöst. **Stillen ist eine Kraftquelle.** Mutter und Kind können dadurch gestärkt werden, bleiben gelassen, ruhig und voller Selbstvertrauen.

Herzlichen Glückwunsch, denn Zwillinge bedeuten **doppeltes Glück!**

Büchertipps: Zwillinge

- „ZWILLINGE – Zeitschrift für Mehrlingseltern", 12-mal jährlich als Abonnement, Versand unter www.twins.de
- „Zwillinge – mit ihnen fertig werden, ohne fertig zu sein", Marion von Gratkowski. Umfassender, sehr praktischer Ratgeber von Schwangerschaft bis ins Kindergartenalter. Trias Verlag
- „Zwillinge – das Buch", Das Beste aus 25 Jahren Zeitschrift ZWILLINGE. Verlag Lutz von Gratkowski
- „Zwillingsmütter berichten ... über Schwangerschaft, Geburt und Alltag", Marion von Gratkowski (Hrsg.). Verlag Lutz von Gratkowski
- „Zwillinge – die doppelte, süße Last", Lydia Hauenschild. Verlag für die Frau
- „Hilfe Zwillinge, Drillinge, Vierlinge, Fünflinge", Marijane Reinhardt, Peter Unterwurzacher. Eigenverlag
- „Zwillinge, Drillinge und mehr", Elizabeth Bryan. Hans Huber Verlag
- „Das doppelte Mäxchen", Regina Masaracchia/Insa Wiegand. edition riedburg, ein Kinderbuch – auch für Eltern
- „Wir werden Zwillings/Mehrlingseltern". Twinmedia Verlag, in Deutschland nur bei der Zeitschrift ZWILLINGE bestellbar, Bestellungen aus der Schweiz über www.twinmedia.ch
- „Krabbensalat – Geschichten einer Fünflingsgeburt", Claudia Ascher. Medisan – Verlag für Medizin und Gesundheit
- „Drillinge – Wissenswertes für Leute von heute", Helga Grützner-Könnecke, Gründerin des ABC-Clubs. Bissinger Verlag, umfassendes Buch zum Thema Drillinge

Literatur

[102] Cohen RJ, Brown KH, Rivera LL et al. Exclusively breastfed, low birthweight term infants do not noeed supplemental water. Acta Paediatr. 2000; 89: 550– 552

[103] Brazelton TB. Neonatal behavioural assessment scale. Philadelphia: Lippincott; 1984

[104] Barnard K. Early parent-infant relationships. White Plains, NY: March of Dimes Foundation; 1978

[105] World Health Organisation (WHO). Hypoglycaemia of the newborn. Geneva: World Health Organization; 1997

[106] Nylander G, Lindemann R, Helsing E et al. Unsupplemented breastfeeding in the maternity ward. Positive long-term effects. Acta Obstet Gynecol Scand 1991; 70: 205–209

[107] Hattori R, Hattori H. Breastfeeding twins: guidelines for success, Birth 1992; 26: 37–42

[108] Gromada KK. Breastfeeding more than one: multiples and tandem breastfeeding. NAACOGS Clin Iss Perinat Womens Health Nurs 1992; 3: 656–666

[109] Gromada KK, Spangler AK. Breastfeeding twins and higher-order multiples. J Obstet Gynecol Neonatal Nurs 1998; 27: 441–449

[110] Bayerische Arbeitsgemeinschaft für Qualitätssicherung der stationären Betreuung (BAQ), Qualitätsbericht Geburtshilfe, Jahresstatistik 2005

[111] Bilek K et al. Lehrbuch der Geburtshilfe für Hebammen. Leipzig: JA Barth; 1985, 74

[112] BQS-Bundesauswertung Geburtshilfe. 4.2.2. Mortalität 2005

[113] Deutscher Hebammenverband. Schwangerenvorsorge durch Hebammen. 2. Aufl. Stuttgart: Hippokrates; 2005

[114] Deutsches IVF Register, Jahresbericht 2004, www.meb.uni-bonn.de/frauen/DIR_downloads/dirjahrbuch2004.pdf

[115] Fisher J, Stocky A. Maternal Perinatal Mental Health and Mulstiple Births: Implications for Practice Twin Research, Australian Academic Press 2003; 6(6): 506–513

[116] Ganseforth C et al. Die Bedeutung biologischer und psychosozialer Einflussfaktoren für das Belastungs- und Bewältigungserleben bei Müttern Frühgeborener < 1500 g in den ersten Lebensmonaten des Kindes, Geburtsh Neonatol 2002; 206: 228–235

[117] Höfer S. Physiologie und Psychologie der Schwangerschaft. In: Hebammenkunde. Hrsg. Geist Ch, Harder U, Stiefel A. 3. Aufl. Stuttgart: Hippokrates; 2005, 114–121

[118] Krampf E, Hirtenlehner K, Strohmer H. Mehrlinge. In: Geburtshilfe. Hrsg. Schneider H; Husslein P, Schneider KTM. Springer; 2004, 783–802

[119] Kuse S. (2000) EPH-Gestose und HELLP-Syndrom aus meiner Sicht; AG Gestose Frauen.

[120] Mutterschafts-Richtlinien. Richtlinien des Bundesausschusses der Ärzte und Krankenkassen über die ärztliche Betreuung während der Schwangerschaft und nach der Entbindung, in der Fassung vom 10. Dezember 1985, zuletzt geändert am 24. März 2003, in Kraft getreten am 12. Juli 2003

[121] NICE (Antional Collaborating Centre for women's and children's health commissioned by national institute of clinical excellence). Antenatal Care routine care for the healthy pregnant women, clinical guidelines, 2003, www.nice.org.uk

[122] Reinheckel A, Köppe I, Hinze L, Weise W. Lebenssituation von Zwillings- und Drillingseltern: eine qualitative Studie, Z Geburtsh Neonatol 2000; 204: 55– 59

[123] Roem K. Nutritional Management of Multiple Pregnancies, Twin Research, Australian Academic Press 2003; 6 (6): 524–519

[124] Rothlisberger OC. Salutogenese als Hilfe bei der Betreuung von Risikoschwangerschaften. Die Hebamme 2003; 16: 20–25

[125] Neifert M, Thorpe J. Twins: Family adjustment, parenting, and infant feeding in the fourth trimester. Clin. Obstet. Gynecol. 1990; 33: 102–113

[126] Sollid D, Evans B, NcClowry S, Garrett A. Breast feeding multiples. J. perinatal. Neonat. Nurs. 1989; 3: 46–65

[127] Arbeitsgemeinschaft Freier Stillgruppen (AFS). Stillen und Stillprobleme. Bonn; 2010

[128] Wittmair S. Zwillinge stillen. Landsberg: Verlag von Gratkowski; 2009

[129] Krause M, Hrsg. Mehrlingsschwangerschaften. Prä- und perinatales Management. München: Urban & Fischer; 2008

[130] Biancuzzo M. Stillberatung. Mutter und Kind professionell unterstützen. München: Urban & Fischer; 2005

[131] Körner U, Rösch R. Ernährungsberatung in Schwangerschaft und Stillzeit. Stuttgart: Hippokrates; 2004

[132] Mohrbacher N, Stock J. Handbuch für die Stillberatung. La Leche Liga e. V. Deutschland, 2009

[133] Cronenwett LR, Reinhardt R. Support and breastfeeding: A review. Birth 1987; 14: 199–203

[134] Wiles LS. The effect of prenatal breastfeeding education on breastfeeding success and the maternal perception of the infant. J Abstet Gynecol Neonatal Nurs 1984; 253–257

[135] O'Campo P, Faden R, Gielen A, Wang MC. Prenatal factors associated with breastfeeding duration: Recommendations for prenatal intervention. Birth 1992; 19: 195–201

[136] Brisch K-H, Hellbrügge T, Hrsg. Die Anfänge der Eltern-Kind-Bindung. Stuttgart: Klett-Cotta; 2007

[137] Klaus MH, Kennell JH, Klaus PH. The doula book. Cambridge, MA. Perseus Publishing; 2002

[138] DGB – Deutsche Gesellschaft für Ernährung. Hrsg. Ernährungsbericht 2000

[139] Gaetjen E. Script zur Stillausbildung am Fortbildungszentrum. Bensberg; 2011

[140] McKeown T; Record RJ. Intrauterines Wachstum von Einlingen, Zwillingen und höhergradigen Mehrlingen, Endokrin. 1952; 8: 386

6 Stillen von Kindern mit Lippen-Kiefer-Gaumen-Spalten

Renate Egelkraut

6.1 Lippen-Kiefer-Gaumen-Segel-Spalten

6.1.1 Spaltformen

Reine Lippen-(Kiefer-)Spalten

Spalten der Oberlippe (und des Oberkiefers) finden sich in der Regel seitlich unter den Naseneingängen.

Unvollständige (partielle) Lippenspalten ziehen sich vom Lippenrot in unterschiedlichem Ausmaß in Richtung Naseneingang.

Vollständige (totale) Lippenspalten reichen in den Naseneingang hinein. Einseitige Lippenspalten (auch geringen Ausmaßes) sind charakterisiert durch eine Asymmetrie der Naseneingänge.

Ganz selten kommen Spalten in der Mittellinie der Oberlippe vor. Diese haben einen anderen entwicklungsmäßigen Hintergrund. Dies gilt auch für die extrem seltenen Spalten der Unterlippe, die ebenfalls in der Mittellinie des Gesichtes liegen.

Reine Gaumenspalten

In der vorgeburtlichen Entwicklung kann das Verwachsen der beiden Gaumenfortsätze untereinander bzw. mit der Nasenscheidewand teilweise oder ganz ausbleiben. Dies ist bildhaft vergleichbar mit einem Reißverschluss, der sich von einem Punkt hinter den Schneidezähnen bis zum Halszäpfchen schließen sollte, aber irgendwo dazwischen stecken bleibt oder gar nicht erst in Funktion tritt. Entsprechend entwickeln sich **Störungen von unterschiedlichem Ausmaß**: von der kleinsten Störung, einem gespaltenen Halszäpfchen, bis zur völligen Gaumenspalte, die vom Halszäpfchen bis hinter die Schneidezähne reicht.

Reine Gaumenspalten liegen in der Regel in der Mittellinie, die Nasenscheidewand ist „frei hängend" im Nasenraum sichtbar, ohne Kontakt zur einen oder anderen Hälfte des Gaumens. Die Zunge hat sich in diesen Fällen während der vorgeburtlichen Entwicklung nicht im normalen Ausmaß gesenkt. Sie liegt bei der Geburt, je nach Ausmaß der Spalte, mindestens mit ihrem hinteren Anteil oft noch teilweise in der Spalte.

Kombinationen

Es gibt eine sehr große Zahl möglicher Kombinationen: Die Lippe kann jeweils links, rechts oder auf beiden Seiten gespalten sein, und dies pro Seite jeweils entweder total oder in unterschiedlichem Maße partiell. Das Gleiche gilt für den Kiefer.

Am häufigsten sind einseitige Lippen-Kiefer-Gaumen-Spalten (total oder in einzelnen Spaltabschnitten partiell). Beidseitige LKG-Spalten sind sehr viel seltener.

Pierre-Robin-Sequenz

In seltenen Fällen liegt bei Neugeborenen außer einer breiten Spalte des weichen Gaumens auch eine extreme Rücklage des Unterkiefers und der Zunge vor. Die Zunge liegt hier in typischer Weise in der Gaumenspalte und drängt die beiden Hälften des Gaumensegels zur Seite. Diese auffällige Symptomkombination wurde Anfang des 20. Jahrhunderts vom französischen Arzt Pierre Robin beschrieben und trägt deshalb seinen Namen (früher als Pierre Robin-Syndrom bekannt).

Verdeckte Gaumenspalte

Hier ist es zwar in der Mittellinie des gesamten Gaumenbereiches zur Vereinigung der Schleimhäute sowohl der Nasen- als auch der Mundseite gekommen, doch ist die Vereinigung der Gaumensegelmuskeln beider Seiten zu einer über die Mittellinie verbundenen Muskelschlinge ganz oder teilweise ausgeblieben.

Ein gespaltenes oder fehlgebildetes Halszäpfchen kann (muss aber nicht) ein Hinweis auf eine Störung dieser Art im weiteren Gaumenbereich sein.

> **Merke** M!
>
> Vor allem aber sollte an diese Störung gedacht werden, wenn das Neugeborene beim Trinken Muttermilch durch die Nase verliert.

Die Diagnose erfordert einige Erfahrung.

Gesichtsspalte

Die Störungen, welche das ganze Gesicht betreffen, sind viel seltener. Bei der **schrägen Gesichtsspalte** findet sich ein Spalt, der von der unteren Lidkante zum unteren Rand der Nasenöffnung verläuft. Sie kann einseitig oder beidseitig auftreten oder sogar mit Lippen-Kiefer-Gaumenspalten kombiniert sein.

Die **quere Gesichtsspalte,** sog. horizontale Gesichtsspalte („Riesenmund"), ist meist eine seitliche Verlängerung des Mundwinkels (horizontal oder schräg aufwärts).

6.1.2 Häufigkeit

> **Merke** M!
>
> Spalten im Mundbereich kommen etwa bei einem von 500 Lebendgeborenen vor.

Am häufigsten sind einseitige Lippen-Kiefer-Gaumen-Spalten (LKG-Spalten), gefolgt von reinen Gaumenspalten (G-Spalten). Deutlich seltener sind reine Lippen-Kiefer-Spalten (LK-Spalten) und beidseitige LKG-Spalten, sehr selten beidseitige LK-Spalten.

Spalten mit Beteiligung der Lippe betreffen zu etwa 2/3 die linke Gesichtshälfte und treten bei Jungen etwa doppelt so häufig auf wie bei Mädchen. Reine Gaumenspalten sind dagegen häufiger bei Mädchen zu finden. Eine Erklärung für diese ungleiche Verteilung gibt es bis heute nicht.

Es gibt **geografische und ethnische Unterschiede** im Auftreten. In der Bevölkerung der Ureinwohner Australiens, Amerikas, Kanadas, Indiens und in der Bevölkerung asiatischer Abstammung treten Spalten häufiger auf. Die wenigsten Spalten findet man bei Afrikanern. Die europäische Bevölkerung liegt im Mittelfeld.

6.1.3 Pathogenese

Die Oberlippe und der Gaumen machen ihre entscheidenden Entwicklungsschritte zeitlich leicht versetzt. Während der Embryonalentwicklung in der **frühen Schwangerschaft** (5.–10. SSW) entwickeln sich Teile des Gesichts getrennt und wachsen später zusammen. Zu Beginn entstehen aus dem ersten Kiemenbogen u. a. 2 Nasenwülste und 2 Oberkieferwülste auf beiden Seiten des Embryos. Zwischen der 5.–7. SSW verschmelzen die vorne liegenden Teile des linken und des rechten Nasenwulstes miteinander und bilden das Zwischenkiefersegment. Aus diesem entstehen später der mittlere Teil der Oberlippe (Philtrum) und der mittlere Teil des Oberkiefers mit den 4 Schneidezähnen.

Während der weiteren Entwicklung verwachsen der linke und der rechte Oberkieferwulst mit den schon verschmolzenen Nasenwülsten. Aus den Oberkieferwülsten entstehen der linke und der rechte Teil der Oberlippe. Erfolgt dieser Verschmelzungsprozess nicht vollständig oder gar nicht, hat das eine Lippenspalte bzw. Kieferspalte zur Folge.

Die Störung kann die linke, die rechte oder beide Nahtstellen betreffen und führt zur einseitigen oder zur beidseitigen Spalte. Je nachdem, **zu welchem Zeitpunkt die Störung auftritt** und wie schwerwiegend diese ist, ist nur ein Teil der Oberlippe (Lippenkerbe), die Oberlippe alleine (Lippenspalte) oder die Oberlippe zusammen mit dem Oberkiefer betroffen (Lippen-Kiefer-Spalte).

Später, zwischen der 10.–12. SSW (der Fötus ist jetzt ungefähr 75 mm groß), verschmelzen die Gaumenfortsätze des linken und des rechten Oberkieferwulstes. Aus ihnen entstehen der harte und der weiche Gaumen mit dem Zäpfchen. Der vordere Teil verknöchert und bildet den harten Gaumen. Aus den hinteren Abschnitten entstehen der weiche Gaumen (Gaumensegel) und das Zäpfchen. Eine Störung bei diesem Vereinigungsprozess hat eine Hartgaumen- oder eine Gaumensegelspalte zur Folge.

Die Lippen-Kiefer-Spalten und die Gaumenspalten sind **zwei getrennte Entwicklungsstörungen,** wobei die Gaumenspalten oft zusammen mit den Lippen-Kiefer-Spalten auftreten (► Abb. 6.1).

> **Merke** M!
>
> Die Ursachen für die Entstehung von LKG-Spalten können genetischer oder umweltbedingter Natur sein.

Es werden verschiedene Ursachen diskutiert. Man geht von einer **Kombination** aus erblichen und äußeren Faktoren aus.

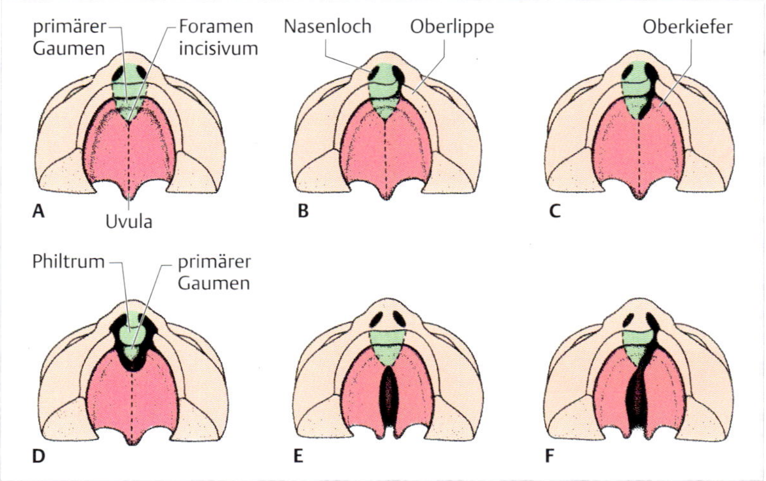

Abb. 6.1 Embryonalentwicklung von Oberlippen und Gaumen.
A Normale Verhältnisse
B Einseitige, bis in die Nase reichende Lippenspalte
C Einseitige Spaltbildung der Lippe und des Oberkiefers
D Beidseitige Lippen-Oberkiefer-Spalte
E Isolierte Gaumenspalte
F Gaumenspalte in Kombination mit einer einseitigen Lippen-Oberkiefer-Spalte

Endogene, genetische Ursachen:
Ist bereits ein Familienmitglied von einer Spalte betroffen, dann ist die Wahrscheinlichkeit für das Auftreten bei den Nachkommen erhöht. Der Erbgang ist noch nicht ganz geklärt, es scheinen mehrere Gene beteiligt zu sein.

Exogene Ursachen, welche die Embryonalentwicklung stören:
- Sauerstoffmangel während der Embryonalentwicklung
- Rauchen der Mutter
- Alkoholmissbrauch der Mutter während der Schwangerschaft
- Jonisierende Strahlung
- Krankheit der Mutter während der Schwangerschaft, z. B. Röteln.
- Hydantoin-Einnahme (Antiepileptikum)
- Fieber
- Dioxine
- Lokale Durchblutungsstörungen im Bereich von Lippe, Kiefer oder Gaumen des Embryos während der Schwangerschaft

Die Wahrscheinlichkeit eines weiteren Auftretens hängt ab
- vom Typ,
- der Ausprägung (Schwere),
- der Anzahl der betroffenen Personen in der Familie und
- dem Verwandtschaftsgrad

Aufschluss kann ein Beratungsgespräch bei einem Humangenetiker bringen.

6.1.4 Diagnostik

Merke **M!**

Heute werden über 90 % der Kinder mit einer Spalte schon in der Schwangerschaft bei einer Ultraschalluntersuchung entdeckt.

Eine Aussage über das **Ausmaß der Spalte**, darüber, ob nur eine Lippen-(Kiefer-)Spalte oder auch eine Gaumenspalte vorliegt, ist mit Sicherheit in der Schwangerschaft nicht möglich.

Im Rahmen der U1 wird das Neugeborene von der Hebamme auf äußerlich erkennbare Fehlbildungen hin untersucht. Dazu gehört die gewissen-

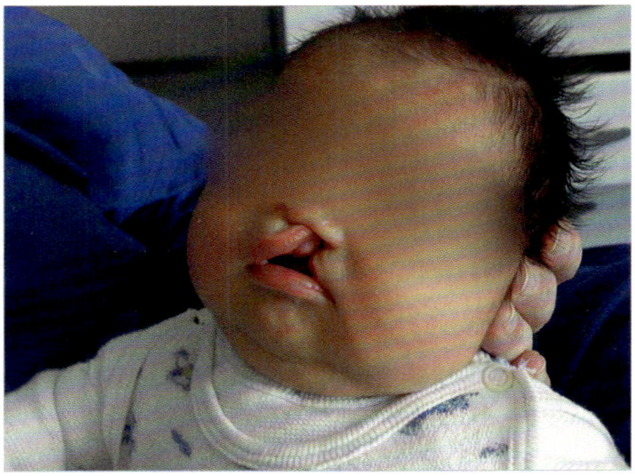

Abb. 6.2 Einseitige Spaltbildung. (Quelle: Renate Egelkraut)

hafte Inspektion des Mundraumes. Um eine Spaltung des weichen Gaumen auszuschließen, muss das Neugeborene bei der oralen Inspektion überstreckt (hier mit einer guten Lichtquelle arbeiten) sowie mit dem Finger abgetastet werden. Nur so kann eine verdeckte Gaumenspalte oder ein gespaltenes/fehlgebildetes Zäpfchen entdeckt werden.

6.2 Welche Konsequenzen haben LKG-Spalten für das Stillen?

Merke **M!**

Reine Lippen-(Kiefer-)Spalten verursachen keine Probleme bei der Nahrungsaufnahme. Das Trinken an der Brust oder aus der Flasche ist problemlos möglich.

Bei (Lippen-Kiefer-)Gaumen-Spalten gibt es 2 Problembereiche:

Beim Trinken kann kein oder nur ein schwaches Vakuum in der Mundhöhle gebildet werden. Außerdem kann Nahrung direkt in den Nasenraum gelangen. Dies ist nicht sehr problematisch, da sie durch den Niesreflex wieder hinausbefördert wird und die Nasenschleimhaut zudem mit unzähligen feinen, beweglichen Härchen versehen ist, welche Fremdmaterial und Schleim nach hinten abtransportieren. Ein längerfristiges, wiederholtes Eindringen von Nahrung in den Nasenraum kann aber möglicherweise der Entstehung von Entzündungen im Bereich der Verbindung zwischen Rachenraum und Mittelohr Vorschub leisten. Bei einem sehr unvorsichtigen Vorgehen kann evtl. auch Nahrung in die unteren Luftwege gelangen, d.h. aspiriert werden.

Diese Probleme können jedoch mit geeigneten Hilfsmitteln weitestgehend beherrscht werden.

6.3 Beratung in der Schwangerschaft

In meiner Schwangerschaftsbetreuung von Eltern, die ein Kind mit Lippen-Kiefer-Gaumenspalte erwarten, sind mindestens 3 Termine nur dem Thema Spaltbildung gewidmet. Wird die Familie primär von einer anderen Hebamme versorgt, bleibt es bei diesen 3 Kontakten.

6.3.1 Erstes Beratungsgespräch

Merke **M!**

Das 1. Beratungsgespräch dient dazu, eine gute Verbindung zu den Eltern herzustellen und uns über die Besonderheit des Kindes auszutauschen.

Die werdenden Eltern bekommen mit dem Befund „LKG-Spalte" eine bedeutsame Diagnose präsentiert. Ihre Vorstellungen vom kleinen perfekten Neugeborenengesicht zerspringen. Oft haben sich die Eltern im Internet schon unzählige Bilder von Kindern mit LKG-Spalte angesehen. Das Erschrecken/Entsetzen über diese „Verunstaltung" wird häufig nur dadurch ertragen, dass sie sehr schnell die Operationsmöglichkeiten besprochen haben wollen. Wo das Kind, mit welcher Operationsmethode am besten aufgehoben ist, ist jedoch nicht Gegenstand des ersten Gespräches.

Die Begriffe, die ich bei den Beratungsgesprächen benutze, können den Eltern auch eine Hilfe für einen möglichst entspannten Umgang mit der Besonderheit ihres Kindes sein. Nie spreche ich von Missbildungen, vom Wolfsrachen, von der Hasenscharte. Immer berichte ich von der Fehlbildung, der Spalte, die ihr Kind hat, oder von einer Besonderheit, die vorliegt.

Die **Ursachenforschung** *„bei uns in der Familie hat es niemand"* wird seltener gestellt als erwartet. Oft haben sich die Paare bei dem Gynäkologen, dem Humangenetiker oder im Internet erkundigt.

Ich sehe meine Aufgabe darin, die Frage nach den vermeintlichen Ursachen zu zerstreuen und springe auf keine der gefällten Mutmaßungen auf. Sollten Vermutungen formuliert werden, wehre ich dies mit der Floskel ab: *„Das weiß noch niemand: Warum?"*. „Multifaktorielle Ursachen" bedeutet ja auch nichts anderes.

Merke **M!**

Beim Erstgespräch versuche ich dem Paar die Ruhe zu vermitteln, die nach der Geburt ihres Kindes eintreten darf.

Durch die gesammelten Informationen entsteht bei den Eltern öfters der Eindruck: kaum ist das Kind geboren, geht es mit den Maßnahmen los und ein Eingriff folgt dem anderen. Zu Recht ist „Lasst uns etwas Zeit“ der Titel einer Produktinformationsbroschüre der Fa. Medela, die sich an Eltern von Kindern mit einer LKG-Spalte richtet.

> **Merke** M!
>
> Des Weiteren kläre ich das Paar darüber auf, dass es seinen vor der Diagnose gefundenen Geburtsort und Modus nicht verändern muss.

Wenn eine Hausgeburt geplant ist, kann diese stattfinden. Es muss keine Geburtsklinik mit einer angeschlossenen Kinderklinik gewählt werden.

6.3.2 Zweites Beratungsgespräch

> **Merke** M!
>
> Beim 2. Gespräch geht es vorrangig um die Ernährung des Neugeborenen.

Wenn die Mutter stillen möchte, kläre ich ausführlich auf, was bei welcher Behinderung empfohlen werden kann. Bei einer reinen Lippenspalte, Lippen-Kiefer-Spalte und der horizontalen Gesichtsspalte ist Stillen ohne Probleme möglich.

> **Merke** M!
>
> Liegt eine Spalte des Segels/Zäpfchens (des weichen Gaumens), eine teilweise oder komplette Spalte des Gaumens vor, ist das **Stillen jedoch sehr erschwert**.

Der Grund: der Aufbau des Unterdrucks ist nicht möglich. Das Neugeborene muss die Nahrungsmenge an der Brust oder Flasche mit der reinen Melkbewegung gewinnen.

Die Information, dass das Stillen zu einem hohen Prozentsatz nicht funktionieren wird, löst häufig große Enttäuschung und auch Trauer aus. Oft wird den Schwangeren erst langsam klar, dass das normale Stillen nicht in allen Fällen möglich sein wird. Vor allem Frauen, die bereits Stillerfahrung besitzen, sind besonders unglücklich über diese Situation.

Jede Schwangere frage ich deshalb auch nach ihrer **Motivation, abzupumpen**. Schon in der Schwangerschaft sollte eine Frau zusammen mit ihrem Partner die Entscheidung treffen, ob sie ihr Kind mit Muttermilch ernähren möchte. Ebenfalls erfrage ich, ob sie versuchen möchte, das Kind **nach der OP zu stillen**. Hierzu müsste sie durch Pumpen die Milchmenge stabilisieren und durch regelmäßiges Anlegen den Kontakt zur Brust erhalten. Ist ihre Bereitschaft zum Abpumpen vorhanden, sprechen wir über die Rezeptbeschaffung für die Milchpumpe/Doppelpumpset/SpecialNeeds® etc.

Möchte die Frau ganz abstillen, gehören Informationen über das Abstillen und die verschiedenen Formula-Nahrungen zu den Beratungsthemen.

Möchte die Frau später Formula-Nahrung verfüttern, wird auch der Einsatz von **SpecialNeeds®** für die Fütterung von Säuglingsersatznahrung besprochen.

> **Praxistipps**
>
> SpecialNeeds® sind kein anerkanntes Hilfsmittel. Deshalb sollte vorher mit der Krankenkasse abgeklärt werden, ob die Kosten für diese Spezialflaschen übernommen werden.

Des Weiteren werden folgende Fragen besprochen:

- Welche Kontakte hat das Paar/die Schwangere schon wahrgenommen?
- Waren die Eltern schon in einem wohnortnahen Spaltzentrum?
- Wenn ja: haben die Eltern dort mit den Kieferorthopäden geklärt, ob eine Trinkplatte angepasst wird?
- Wenn ja: wann und wo findet dies statt?
- Haben die Eltern schon die Geburtsklinik informiert?

> **Praxistipps**
>
> Ich lege den Paaren immer nahe, **verbindliche Absprachen** mit der Geburtsklinik oder der Hausgeburtshebamme zu vereinbaren. Es ist wichtig, mit den Verantwortlichen zu sprechen und sich von diesen zusichern zu lassen:
> - Ja! Wir haben SpecialNeeds® vorrätig und uns/mir ist der Umgang damit vertraut.
> - Nein! Die Neugeborenen mit LKG-Spalte werden nicht routinemäßig verlegt.
> - Ja! Wir/Ich haben/e Erfahrungen mit Kindern, die eine Spaltbildung haben.

6.3.3 Drittes Beratungsgespräch

Beim 3. Gespräch sollten alle gesammelten Informationen gemeinsam zusammengetragen und besprochen werden:
- Was haben die Nachfragen erbracht?
- Welche Fragen sind übrig?
- Soll eine Pflegestufe bei der Pflegekasse beantragt werden?
- Bei welcher Spaltform ist ein Behindertenstatus sinnvoll?
- Wer stellt welche Rezepte aus (Gynäkologin oder Pädiater)?
- Welche Apotheke hat eine Intervall-Pumpe zu welchen Konditionen vorrätig?
- Woher bekomme ich Fingerfeeder und SpecialNeeds®?

Anschließend bespreche ich mit den Eltern, wie sie das Neugeborene nach der Geburt anlegen können. Die Trinkplatte wird meist innerhalb der ersten 24 Stunden angepasst. Trotzdem kann das Neugeborene **schon im Kreißsaal angelegt** werden. Hier zeige ich, in welcher Haltung dies möglich ist: Kann die frisch entbundene Mutter sitzen, eignet sich das Stillen im Sitzen (Hoppereiter-Haltung). Wenn sie nicht sitzen kann, kann sie im Liegen in der Seitenlage stillen. Dabei sollten der Oberkörper und das Neugeborene schräg gelegt werden.

Außerdem bringe ich einen **Fingerfeeder** (SpecialNeeds©) mit und zeige den Eltern die Handhabung (s. Praxisanleitung S.113 (S. 135)).

Bei diesem letzten Gesprächstermin fragen die Eltern häufig nach meinen Erfahrungen mit den verschiedenen **Spaltzentren**. Die Eltern interessiert vorrangig, wie die Zeitschiene für die anstehenden Operationen ist und welche Kliniken die besten Operationsergebnisse haben.

Tab. 6.1 Die 3 Beratungsgespräche in der Schwangerschaft im Überblick.

Termin	wann	Beratungsstichpunkte
1	20–29 SSW	• Wahl des Geburtsortes • Hebammenbetreuung • Leben mit einem Kind mit LKG-Spalte • Kontakt herstellen zu anderen Eltern von betroffenen Kindern • Kontakt zum Spaltzentrum herstellen (Kieferorthopädie)
2	30–34 SSW	• Rezeptbeschaffung für Intervall-Pumpe Symphony® (Fa. Medela), SpecialNeeds® und Doppelpumpset • Welche Säuglingsersatznahrung? • Sind extra Anschaffungen notwendig (z. B. Vaporisator)? • Verbindliche Absprachen mit der Geburtsklinik treffen • Trink-/Gaumenplatte: Wann und wo erfolgt die Anpassung?
3	34–40 SSW	• Was haben welche Nachfragen erbracht (Krankenkasse, Geburtskrankenhäuser, Spaltzentrum)? • Chronologisches Vorgehen für die Eltern: Wann und wie wird das Neugeborene nach der Geburt angelegt/mit Nahrung versorgt? • SpecialNeeds®-Fingerfeeder ausprobieren • Abpumpen und Vorratshaltung besprechen • Rechtliches: ◦ Behindertenstatus ◦ Pflegestufe ◦ Haushalthilfe

Zum Abschluss der vorsorgenden Betreuung berichte ich von den vielen Spaltkindern, die meinen Weg als Hebamme gekreuzt haben und welche ungewöhnlichen und zauberhaften kleinen Persönlichkeiten dabei waren. Dadurch erhoffe ich mir, den Paaren das Glück der bevorstehenden Elternschaft „trotz allem“ wieder näherzubringen und ihnen bei allen anstehenden kleinen und großen Stolpersteinen die **Zuversicht** auf ihren gemeinsamen Weg mit dem Kind zu vermitteln.

6.4 Praktische Tipps für die Stillberatung bei Kindern mit LKG-Spalten

Gemäß den Absprachen in der Schwangerschaft kann die nachsorgende Hebamme die Eltern direkt nach der Geburt (im Kreißsaal oder auf der Wochenbettstation) besuchen, in Abhängigkeit davon, wie erfahren sich das Geburts- oder Wochenbettteam präsentiert hat.

> **Merke** M!
>
> Bei einem unerfahrenen Personal kann der Besuch einer erfahrenen Hebamme oftmals eine Verlegung in die Kinderklinik verhindern.

Sollte das Kind in die **Kinderklinik** verlegt worden sein, ist auch dort zeitnah ein Besuch zu empfehlen, damit dort eine Sondierung verhindert/unterlassen wird. Auch das Personal in einer Kinderklinik hat oft überraschend wenig Erfahrungen mit LKG-Spalten-Kindern vorzuweisen und verhält sich deshalb nicht immer angemessen.

Für das Stillen bei Neugeborenen mit einer **Lippen- oder Kieferspalte** ist keine besondere Anforderung notwendig. Die Anfangsschwierigkeiten ähneln denen vieler Stillanfänge. Meist ist das Stillen nach kurzer Zeit ohne Probleme möglich.

Eine besondere Herausforderung an die Ernährung stellt sich, wenn der **harte und/oder der weiche Gaumen gespalten** ist. Der Grund: Das Kind kann kein Vakuum aufbauen. Durch das Vakuum wird die Brustwarze aber im Mund platziert und gehalten, Dies ist dem Neugeborenen nicht möglich, egal, ob nur ein kleiner Teil des weichen Gaumens (Zäpfchen) oder der komplette Gaumen gespalten ist. Es macht auch keinen Unterschied, ob eine einseitige oder beidseitige Gaumenspalte vorliegt.

Die **Folgen des mangelnden Vakuumaufbaus** können sein:

- Das Neugeborene kann die Brustwarze und Teile der Brust nicht ausreichend weit in den Mund nehmen und dort halten.
- Die Brustwarze rutscht schnell aus dem Mund.
- Starkes Reiben am harten Gaumen kann zu wunden Brustwarzen führen.
- Der Reflexpunkt am weichen Gaumen (sog. Wohlfühlzone) wird nicht stimuliert.
- Das Baby kommt nicht dazu, die Brust mit der Zungenbewegung zu entleeren.
- Der aussichtslose Versuch kann für die Mutter frustrierend sein.
- Auch die Kinder erleben keine Saugbefriedigung und reagieren unzufrieden.

Positive Folgen: Der Milchspendereflex wird durch das Stimulieren der Brustwarze ausgelöst. Auch wird die Oxytocin- und die Prolactinbildung stimuliert.

Ob ein Kind mit einer LKG-Spalte erfolgreich angelegt wird, hängt von unterschiedlichen Faktoren ab:

- vom Temperament des Neugeborenen
- von der Stillerfahrung der Mutter
- wie zügig der Milchspendereflex ausgelöst werden kann
- von der Beschaffenheit der Brustwarze
- von den Erfahrungen der Hebamme/des Klinikpersonals

Die sogenannte **Trinkplatte** ändert an dieser Situation nichts. Ihre Aufgabe ist es, die Zunge aus der Spalte heraus in die richtige Position zu bringen. Ein Vakuum kann jedoch weiterhin nicht gebildet werden.

6.4.1 Erstes Stillen

Wenn die Mutter dies möchte, sollte das Anlegen des Babys schon im Kreißsaal ermöglicht werden. Jede Frau kann für sich entscheiden, wie oft sie ihr Kind mit einer Gaumenspalte anlegen will.

> **Merke** M!
>
> Der Fokus liegt zunächst nicht auf der Ernährung des Kindes, sondern auf dem Hautkontakt zwischen Mutter und Kind.

Das Neugeborene soll mit der Brust vertraut werden und die Möglichkeit erhalten, spielerisch herauszufinden, wie es die Brust sicher im Mund halten kann.

Da häufig direkt nach der Geburt von Seiten des Klinikpersonals abgeklärt werden soll, welche Fehlbildung genau vorliegt, werden **Mutter und Kind oft zügig getrennt**. Um die von der WHO geforderte ungestörte Zeit von mindestens einer Stunde Hautkontakt zu ermöglichen, muss die verantwortliche Hebamme dafür Sorge tragen, dass Mutter und Kind nach der Geburt zusammen bleiben. Dies ist leider noch nicht der Alltag in vielen Kliniken.

Beim ersten Anlegen ist **Hilfestellung von der Hebamme** wichtig, um eine bequeme Position zu finden, in der die Mutter Brust und Kind gut halten kann. Unterstützend wirkt eine **leicht aufgerichtete Körperhaltung** der Mutter, da die Eltern oft die Sorge haben, dass ihr Baby Muttermilch aspiriert.

6.4.2 Frühes Wochenbett

In den kommenden frühen Wochenbetttagen wird das Neugeborene so oft wie gewünscht angelegt. Dabei sollten **keine Stillhütchen** benutzt werden. Diese erschweren dem Stillkind nur seine Arbeit und haben keinen Nutzen.

Oft lässt sich der Anspruch, das Baby bei jeder Mahlzeit auch anzulegen, nicht lange aufrechterhalten. Zu viel Zeit vergeht mit Füttern, Pumpen und hygienischen Maßnahmen (Sterilisieren des Pumpzubehörs).

Praxistipps

Wichtig ist hier, den Druck von der Stillenden zu nehmen und ihr zu vermitteln, dass es ggf. auch ausreicht, das Kind ein- bis zweimal täglich an die Brust zu nehmen, um später vielleicht das Stillen zu lernen.

In den ersten Tagen und Wochen sind **tägliche Hebammenbesuche** (nur selten bei Bedarf zweimal täglich) erforderlich, da zu Beginn viel besprochen werden muss. Auch ist ein enger Kontakt notwendig, um Krisen frühzeitig abfangen zu können. Immer wieder gibt es Tage, in denen die Eltern durch die Fehlbildung ihres Kindes sehr belastet und unglücklich sind.

Checkliste 6–1: Stillen bei LKG-Spalte

Die betreuende Hebamme sollte engmaschig folgende Parameter überprüfen:
- Reicht die abgepumpte Milchmenge?
- Trinkt das Kind ausreichend?
- Wie entwickelt sich das Saug-/Melkverhalten?
- Wird die Platte regelmäßig gereinigt?
- Können die Eltern auch sich selbst noch versorgen?
- Kommen sie mit dem SpecialNeeds®-Sauger zurecht?

Abpumpen

Mit dem Abpumpen der Muttermilch beginnt die Wöchnerin innerhalb der ersten 12 Stunden nach der Geburt. Von da an sollte sie **6–8-mal in 24 Stunden** beide Brüste für etwa 15 Minuten stimulieren.

Die **Vormilch** kann in den ersten Stunden nach der Geburt mit der Hand gewonnen und mithilfe eines Finger-Feeders dem Neugeborenen gefüttert werden. Hier wird sichtbar, welches Talent das Neugeborene mitbringt und wie geschickt es seine intakte Muskulatur nutzen kann.

Wichtige Themen bei der Aufklärung über das richtige Abpumpen:
- Einstellen des Vakuums (Saugkraft)
- Einstellen eines Zyklus
- Fördern des Milchspendereflexes
- Effizientes Abpumpen
- Wachstumsschübe und Steigerung der Milchmenge
- Reinigung des Pumpsets
- Empfehlungen für das Aufbewahren/Auftauen von Muttermilch

Die Mutter benötigt eine **moderne Intervallpumpe mit Doppelpumpset**. Eine Handmilchpumpe ist keine Alternative.

Viele Frauen planen, in den ersten 6–9 Monaten abzupumpen, um das Kind auch nach den ersten Operationen mit Muttermilch versorgen zu können. Manche Frauen können selbst dann noch die Milchmenge konstant halten, wenn sie nur 4-mal täglich pumpen, andere müssen bei einer Frequenz von 6-mal bleiben.

Die Mutter sollte in den ersten Wochen einen **differenzierten Rhythmus** finden:

- Wann reinige ich die Trinkplatte?
- Wann wird das Baby angelegt?
- Wann pumpe ich ab?
- Wann wird diese Muttermilch gefüttert?
- Wann reinige ich die Utensilien, die ich für das Füttern und Abpumpen benötige?

Flasche

Die Mütter brauchen auch eine Anleitung für das Füttern mit der Flasche. Aktuell gibt es nur den **SpecialNeeds®-Sauger** der Fa. Medela, speziell für Kinder mit LKG-Spalte, auf dem Markt. In vielen Kliniken ist der Umgang damit unbekannt. Deshalb sollten die Eltern schon in der Schwangerschaft mit diesem Hilfsmittel vertraut gemacht werden. Der Special-Needs®-Sauger bietet eine regulierbare Fließgeschwindigkeit. Durch das Einweg-Ventil zwischen der Flasche und dem Sauger gelangt keine Luft in den Sauger. Außerdem hat der Special-Needs®-Sauger ein Schlitz-Ventil, durch das die Eltern die Milchmenge selbst bestimmen können.

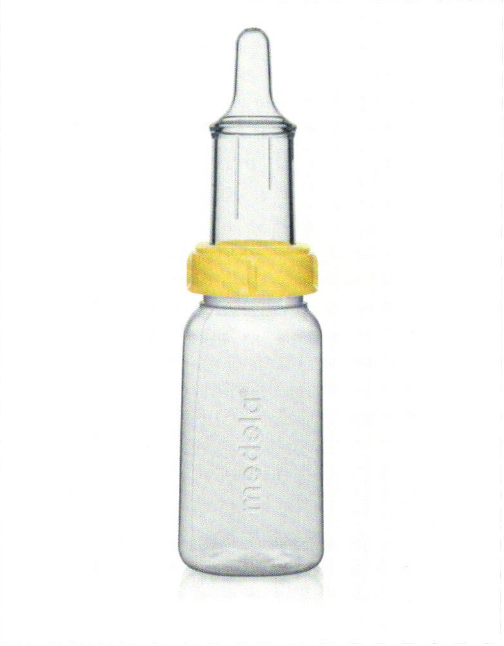

Abb. 6.3 SpecialNeeds®-Sauger.
(Quelle: Medela AG, Switzerland)

Sie verändern einfach die Position des Saugers im Mund ihres Babys. Schon durch sanfte Saugbemühungen gelangt das Baby an die Muttermilch. Eine einfache Milchaufnahme wird so ermöglicht. So befriedigt das Neugeborene sein Saugbedürfnis, obwohl seine Saugkraft für das Stillen zu gering ist (▶ Abb. 6.3).

Fingerfeeding

Die Anwendung eines Fingerfeeders muss korrekt gezeigt werden. In den ersten Tagen kommen Kinder mit LKG-Spalte oft besser mit dem Fingerfeeding zurecht. Die Eltern können mit ihrem Finger gut die Saug- oder Melkbewegung der Zunge unterstützen, und auch ein müdes Neugeborenes schafft mit dieser Methode eine ausreichende Trinkmenge.

Praxisanleitung: Umgang mit dem Fingerfeeder

Der sogenannte Fingerfeeder ist ein Ernährungsaufsatz für Spritzen. Das Baby wird beim Trinken unterstützt, indem beim Saugen an der Brust oder am Finger zusätzlich Milch in den Mund gespritzt wird.

- Nach der erfolgreichen Stimulation der Lippen und nachdem das Baby den Mund weit geöffnet hat, schiebt man ihm vorsichtig eine Fingerkuppe in den Mund.
- Sobald es anfängt, kräftig daran zu saugen/zu melken, lässt man die Fingerkuppe behutsam bis zum Übergang vom harten zum weichen Gaumen gleiten. Der Fingernagel ruht dabei auf der Zunge.
- Nun führt man den Fingerfeeder behutsam entlang des Fingers in den Mundwinkel des Babys.
- Immer wenn das Baby saugt, verabreicht man mit Hilfe des Fingerfeeders langsam Muttermilch oder Formularnahrung.

Auch wenn das Baby an der Brust saugt, kann man ihm mit Hilfe des Fingerfeeders zusätzlich etwas Milch geben. Das Füttern mit dem Fingerfeeder sollte immer von einer Fachperson gezeigt werden!

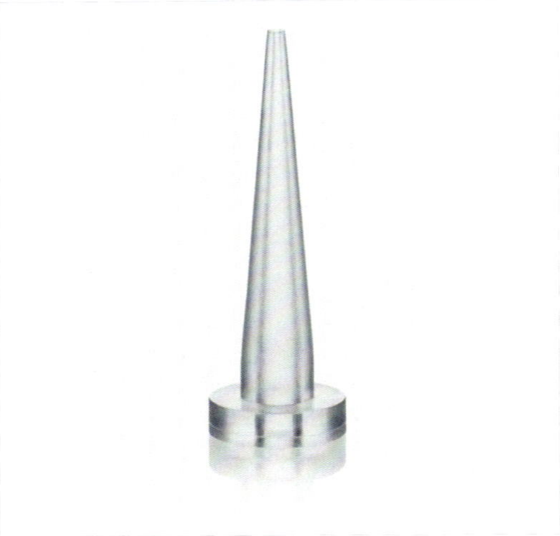

Abb. 6.4 Fingerfeeder.
(Quelle: Medela AG, Switzerland)

Besonderheit bei der Betreuung von Kindern mit Pierre-Robin-Sequenz

Die Pierre-Robin-Sequenz ist gekennzeichnet durch:
- eine Gaumenspalte
- einen kleinen, zurückliegenden Unterkiefer
- eine zurückliegende Zunge und Zungenrückfall
- Atembeschwerden
- schnorchelnde Atmung
- Schluckstörungen und Trinkprobleme
- Aspirationsgefahr

Mit einer **speziellen Platte**, die anders aussieht als die übliche Platte bei Spalten, kann die Zungenlage bis zur 1. Operation meist gut korrigiert werden. Das Baby kann so besser atmen und der zurückliegende Unterkiefer sanft nach vorne bewegt werden.

Die **seitliche Lagerung des Babys** ist zusätzlich hilfreich. Der zu kleine Mund-Rachenraum und die zurückliegende Zunge führen zu Atemstörungen und zu Trinkproblemen. Wird das Kind auf den Rücken gelegt, kann die (in diesen Fällen oft schlaffe) Zunge in den Rachenraum zurückgleiten und so den Atemweg blockieren. Durch Drehen in Bauchlage fällt die Zunge etwas nach vorne, und die Atmungssituation entschärft sich wieder.

Mit geeigneter **Lagerungs- und „Fütterungs-" Technik** kann die Problematik im Laufe der Neugeborenenperiode nach und nach gemildert und schließlich behoben werden; in Extremfällen kann anfänglich eine unterstützende Beatmung (mit Intubation) nötig sein.

6.4.3 Hebammenbetreuung im ersten Lebensjahr

Hebammen sind die Fachfrauen für die Betreuung dieser Familien im ersten Lebensjahr. Vor und nach jeder Operation brauchen die Eltern eine qualifizierte Ansprechpartnerin.

Wenn die aufregenden ersten Wochen vorbei sind, können den Eltern **unterstützende Maßnahmen** empfohlen werden:
- Grimassieren mit dem Baby (Mund auf, Zunge raus)
- Leichte Massagen am Mund-/Lippenbereich
- Information und Motivation der Eltern, dass es für das Kind wichtig ist, die schwierigste Stufe der SpecialNeeds-Fütterung zu beherrschen (Ziel: Muskelaufbau zur Unterstützung der Sprachentwicklung und zur Verbesserung der Operationsergebnisse, Belüftung des Mittelohrs u. a.)

In den ersten Monaten erlernen begabte Säuglinge mit Geschicklichkeit und individuellen Techniken, die Brust im Mund zu halten und teilweise zu entleeren. Häufig wird ein **Brusternährungsset** zur Unterstützung verwendet.

Die meisten Zentren **operieren** die Kinder das erste Mal mit 3–4 Monaten, häufig abhängig vom Gewicht (meist wird verlangt, dass das Kind mindestens 5 kg wiegt). In diesen Zeiträumen benötigen viele Frauen verstärkt Unterstützung durch die Hebamme. Durch die veränderte Situation in der Mundhöhle müssen viele Babys das Trinken/Essen erst wieder lernen und die verunsicherten Eltern wieder Vertrauen in ihr Kind gewinnen. Viele Eltern können sich nicht sofort mit dem veränderten Aussehen des operierten Kindes anfreunden. Im gesamten ersten Lebensjahr sollten sie so viel Hebammenhilfe bekommen wie sie brauchen.

Hilfreiche Adressen

Selbsthilfevereinigung für Lippen-Gaumen-Fehlbildungen e. V.

- Wolfgang Rosenthal Gesellschaft
  Hauptstr. 184
  35625 Hüttenberg
  Tel.: 06403-5575
  Fax: 06403-926727
- http://www.lkg-selbsthilfe.de
- http://de.wikipedia.org/wiki/Lippen-,_Kiefer-,_Gaumenspalte
- www.lkg-zentrum.uzh.ch

6.5 Operative Behandlungskonzepte

Jedes Konzept eines Spaltzentrums zur Behandlung einer Lippen-Kiefer-Gaumen-Spalte ist anders. Jedes Spaltzentrum hat über Jahre an seinem Konzept herumgefeilt und es perfektioniert. In jedem Zentrum ist ein interdisziplinäres Team erforderlich:

- Kieferchirurg
- Kieferorthopäde
- Logopädin
- Hals-, Nasen-, Ohrenärzte
- Hebamme (Stillberatung)
- Humangenetiker

Merke M!

Wie gut ein Konzept ist/war, zeigt sich erst vollständig nach dem 18. Lebensjahr eines Menschen mit Spaltbildungen, denn erst jetzt ist das Wachstum von Kiefer, Gaumen und Zähnen abgeschlossen.

6.5.1 Lippenspalten

In der Regel ist bei isolierten Lippenspalten **nur eine Operation** notwendig. Vor dem 6. Lebensmonat wird die Lippenspalte vollständig verschlossen, wenn notwendig auch die Nasenspitze angehoben sowie der Nasensteg verlängert.

6.5.2 Lippen-Kiefer-Spalten

Das Vorgehen hängt von der Breite der Kieferspalte ab. Stehen die Kiefersegmente weit auseinander, wird zunächst im Alter von 3 Monaten die **Lippe nur „fest vernäht“**. Die Lippe ist dann zwar verschlossen, die Spaltränder werden vereinigt, jedoch ohne den ästhetischen Eindruck zu berücksichtigen. Durch den entstehenden Zug bewegen sich die Kiefersegmente innerhalb kurzer Zeit sanft aufeinander zu, so dass sich im besten Fall die Segmentenden der Spalte berühren.

Monate nach der 1. Operation erfolgt dann die **ästhetische Operation**, d. h. der endgültige Verschluss der Lippenspalte (Lippenplastik) sowie der weichteilige Verschluss der Kieferspalte. Im Idealfall bildet sich im Kieferkamm durch den frühzeitigen Verschluss von selbst Knochen.

6.5.3 Einseitige Lippen-Kiefer-Gaumen-Spalten

Wie bei den Gaumenspalten wird meist nach der Geburt eine Trinkplatte angefertigt. **Anfang des 4. Lebensmonats** wird wie bei den Gaumenspalten der weiche Gaumen verschlossen und die Lippe, ohne Berücksichtigung des ästhetischen Eindrucks, aus rein funktionellen Gründen, oberflächlich verschlossen. Die Nahrungsaufnahme des Kindes wird durch die erste Operation deutlich verbessert.

Mit etwa **einem Jahr**, abhängig von der Breite der Spalte, wird der harte vordere Gaumen verschlossen. Die Nahrungsaufnahme, auch von fester Breikost, wird damit problemlos möglich. Bevor die Kinder in die aktive Phase der Sprechentwicklung treten, ist somit der Gaumen vollständig verschlossen und alle Voraussetzungen für ein normales Sprechen geschaffen.

Den Abschluss der operativen Grundversorgung stellt der **ästhetische Verschluss der Lippe** mit der Vereinigung der Lippenmuskulatur, der Wiederherstellung der natürlichen Lippenform, der Aufrichtung des betroffenen Nasenflügels und ggf. der Nasenstegverlängerung dar. Diese letzte Operation findet etwa zwischen dem 12. bis 16. Lebensmonat statt.

6.5.4 Doppelseitige Lippen-Kiefer-Gaumen-Spalten

Die operative Versorgung von doppelseitigen Lippen-Kiefer-Gaumen-Spalten ist aufwändiger, da der sogenannte Zwischenkiefer häufig sehr weit aus dem normalen Kieferbogen herausragt, die Nasenflügel weit auseinander gezogen sein können und der Nasensteg sehr kurz ist. Das mag ungewohnt aussehen. Bei **doppelseitigen LKG-Spalten** gilt jedoch wie bei allen anderen LKG-Spalten: Alles ist vorhanden und kann chirurgisch wieder zusammengefügt werden.

Am **Anfang des 4. Lebensmonats** werden auch bei dieser Spaltform die Lippe beidseitig „angeheftet", der weiche Gaumen und ggfs. auch die Kiefersegmente verschlossen.

Ca. **6 Monate später**, in Abhängigkeit von der Spaltenbreite, wird wie bei einseitigen Lippen-Kiefer-Gaumen-Spalten, der harte, vordere Gaumen, verschlossen. Die Kinder genießen die jetzt problemlose Nahrungsaufnahme sehr und die Sprechentwicklung kann ungehindert voranschreiten.

Der **ästhetische Verschluss der Lippe** und die Aufrichtung der Nase erfolgt sehr häufig in 2 Schritten, um das bestmögliche operative Ergebnis zu erzielen. Wenn die individuellen Gegebenheiten der Spaltbildung es zulassen, werden Lippenplastik und Nasenaufrichtung aber auch in einer Operation durchgeführt. Die Erfahrungen haben jedoch gezeigt, dass bei nur einer OP (bei beidseitigen LKG-Spalten) oft eine große Spannung auf dem Bereich liegt, welche zu einer stärkeren Sichtbarkeit der Narben führen kann.

Das Ziel ist es, eine optimale Symmetrie und ein Gleichgewicht zwischen Lippe und Nase zu schaffen sowie eine normale Trennung zwischen Mund und Nase. Außerdem sollten die Narben langfristig so wenig wie möglich in Erscheinung treten, auch wenn dafür evtl. mehrere Operationen erforderlich werden.

Die **Lippenplastik** wird deshalb zwischen dem 17. und 18. Lebensmonat durchgeführt. Die Operation der Nase ist theoretisch 3–6 Monate später realisierbar. Dies wird häufig mit den Eltern gemeinsam entschieden.

Bei allen Spaltbildungen, bei denen der Gaumen betroffen/mitbetroffen ist, kontrolliert die **Logopädin** etwa ab dem 1. Lebensjahr spielerisch die Sprachentwicklung und berät die Eltern hierzu.

6.5.5 Pierre-Robin-Sequenz

Bei den betroffenen Kindern wird der weiche Gaumen in Abhängigkeit von den funktionellen Störungen im **4. Lebensmonat** verschlossen. Danach sind die Atmung und das Trinkvermögen in der Regel deutlich besser. Auch diese Babys benötigen nach der 1. Operation die Platte nicht mehr.

Der harte Gaumen wird, je nach der Spaltenbreite, **6–10 Monate später** verschlossen. Der zurückliegende Unterkiefer kann sich unter Umständen spontan mit dem Wachstum weiter nach vorne entwickeln.

Eine **kieferorthopädische Behandlung** zum Zeitpunkt des Zahnwechsels verbessert anschließend Bisslage und Optik.

6.5.6 Das Basler Konzept

Beim Basler Konzept, einer ganzheitlichen Therapie (All-in-one), wird der Verschluss von vollständigen Lippen-Kiefer-Gaumen-Spalten bei einer einzigen Operation durchgeführt. Diese erfolgt meistens in den **ersten 6 Lebensmonaten**. Das operative Vorgehen folgt der Methode des „Reißverschlussverfahrens" von hinten nach vorne.

Literatur

[141] Moore KL, Hrsg. Embryologie Entwicklungsstadien – Frühentwicklung – Organogenese – Klinik. München: Urban & Fischer; 2007

[142] Masaracchia R. Gespaltene Gefühle. Lippen-, Kiefer-, Gaumenspalten: ein Elternratgeber. Oesch; 2005

[143] Neumann S. LKGS-Spalten; Ein Ratgeber für Eltern: Schulz-Kirchner; 2001

[144] Caspers K. Das andere Lächeln – Babys mit Lippen-Kiefer-Gaumenspalte. Zuckschwerdt; 2008

[145] Bradler N. Die Beratung emotional belasteter Eltern von Kindern mit LKGS-Spalte. GRIN – Verlag für akademische Texte, 2010

[146] Schwenzer N, Ehrenfeld M. Zahn-/Mund-/Kieferheilkunde. Bd. 2, Spezielle Chirurgie. Stuttgart: Thieme; 2002. Im Internet: http://de.wikipedia.org/wiki/Spezial:ISBN-Suche/3135935035

[147] http://de.wikipedia.org/wiki/Lippen-,_Kiefer-,_Gaumen-spalte

[148] Schmidt G, Lauster C. Behandlungskonzept des klinischen Schwerpunktes Lippen-, Kiefer- und Gaumenspalten. Charite Berlin; Klinischer Schwerpunkt Lippen-, Kiefer- und Gaumenspalten. 2009, 8. http://mkg.charite.de/klinik/kompetenzzentrum_lippen_kiefer_und_gaumenspalten/

Praktische Tipps Ihrer Hebammen zum Stillen von Kindern mit Lippen-Kiefer-Gaumen-Segelspalten

Liebe Mutter,
wenn Sie stillen möchten, klärt Ihre Hebamme Sie ausführlich auf, was bei welcher Behinderung empfohlen werden kann.

Bei einer **reinen Lippenspalte**, einer **Lippen-Kiefer-Spalte** und der **horizontalen Gesichtsspalte** ist Stillen ohne Problem möglich.

Liegt eine **Spalte des Segels/Zäpfchen** (des weichen Gaumens), eine **teilweise oder komplette Spalte des Gaumens** vor, ist das Stillen sehr erschwert. Der Grund: der Aufbau von Unterdruck beim Saugen ist nicht möglich. Das Neugeborene muss deshalb mit der reinen Melkbewegung die Nahrungsmenge an der Brust gewinnen. In diesem Fall ist es unerlässlich, dass Sie Milch abpumpen.

Idealerweise sollten Sie schon in der Schwangerschaft zusammen mit Ihrem Partner besprechen, ob Sie Ihr Kind **mit Muttermilch ernähren** möchten und ob Sie versuchen möchten, Ihr Baby nach der Operation zu stillen. In diesem Fall sollten Sie durch Abpumpen der Muttermilch die Milchmenge stabilisieren und durch regelmäßiges Anlegen des Kindes den Kontakt zur Brust erhalten.

Wenn Sie Ihr Kind nicht mit Muttermilch ernähren möchten, berät Ihre Hebamme Sie zu den Themen Abstillen, Muttermilchersatznahrungen und dem Einsatz eines Spezialsaugers (SpecialNeeds® der Firma Medela) für die Fütterung dieser Nahrung.

Die **SpecialNeeds®** sind kein anerkanntes Hilfsmittel. Deshalb sollten Sie vorher mit Ihrer Krankenkasse klären, wie weit die Kosten übernommen werden. Die Handhabung vom SpecialNeeds® und das erste Anlegen nach der Geburt sollten Sie schon in der Schwangerschaft mit Ihrer Hebamme besprechen.

Weitere wichtige Themen der Gespräche mit Ihrer Hebamme

- Welche Kontakte wollen Sie zu anderen betroffenen Eltern?
- Waren Sie schon in einem wohnortnahen Spaltzentrum? Wenn ja: Haben Sie dort mit dem Kieferorthopäden geklärt, ob eine Trinkplatte angepasst werden muss? Wenn ja: wann und wo findet dies statt?
- Haben Sie schon mit der Geburtsklinik geredet und mit dieser verbindliche Absprachen getroffen? Es ist wichtig, mit den Verantwortlichen vor Ort zu sprechen und sich die Absprachen zusichern zu lassen, z. B.
  - Ja! Wir haben SpecialNeeds® vorrätig und uns ist der Umgang damit vertraut.
  - Nein! Die Neugeborenen mit Lippen-Kiefer-Gaumen-Spalten werden nicht routinemäßig in eine andere Klinik verlegt.
  - Ja! Wir haben Erfahrungen mit Kindern, die eine Spaltbildung haben.
- Wie wird für das Kind die Pflegestufe bei der Pflegekasse beantragt?
- Bei welchen Spaltformen ist ein Behindertenstatus sinnvoll?
- Wer stellt welche Rezepte aus?
- Welche Apotheke hat eine Milchpumpe zu welchen Konditionen vorrätig?
- Woher bekomme ich Fingerfeeder und SpecialNeeds®?

7 Stillen bei einem verkürzten Zungenbändchen

Angela Schönfeldt

7.1 Das verkürzte Zungenbändchen

Das zu kurze Zungenbändchen (Ankyloglossie) betrifft etwa 3,2 % bis 4,8 % aller reifen Neugeborenen bei der Geburt und ist bei 12,8 % aller Säuglinge mit Stillproblemen zu beobachten [149]. Ein zu kurzes Zungenbändchen kann vererbt werden und tritt durchaus **familiär gehäuft** auf.

7.1.1 Anatomie und Physiologie

Die **Zunge** (Lingua) hilft beim Kauen und Saugen, trägt Sinnesorgane für Geschmack- und Tastempfindung und dient der Sprachbildung.

Zungenunterfläche: Die Zunge ist mit dem Mundboden verwachsen und die Schleimhaut ist an der Unterfläche der Zunge locker mit dem Zungenkörper verbunden. Sie bildet in der Mitte das **Frenulum linguae** (Zungenbändchen), das zum Zahnfleisch des Unterkiefers zieht [153].

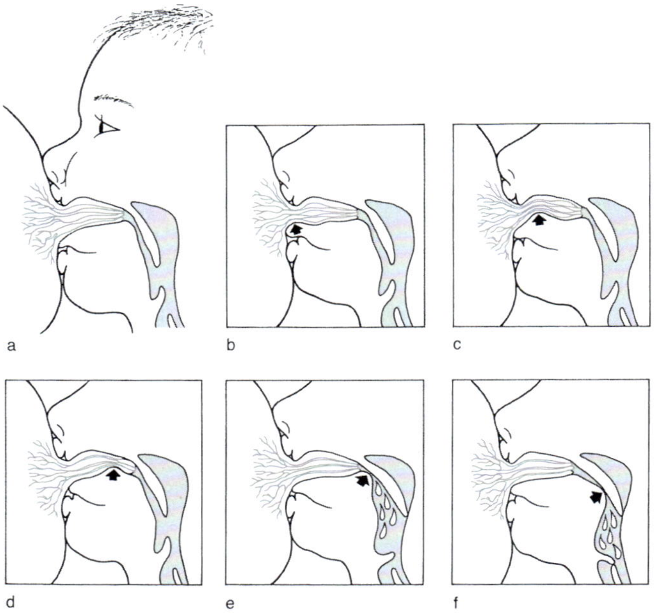

Abb. 7.1 Kompletter Saugvorgang an der Brust.

a Die Zunge und der weiche Gaumen sind entspannt, der Nasen-Rachen-Raum ist frei zum Atmen. Die Milchgänge befinden sich innerhalb des Mundes und sind gefüllt

b, c Die peristaltische Bewegung der Zunge beginnt an der Zungenspitze, die Milchgänge werden durch das Anheben des Unterkiefers zusammengedrückt und die Milch wird nach vorne Richtung Brustwarze geschoben.

c, d Die Wellenbewegung der Zunge schiebt die Milch in den Milchgängen weiter in Richtung Rachen, indem die Zunge gegen den harten Gaumen drückt.

e Wenn die Druckwelle den weichen Gaumen erreicht, ziehen sich die Hebemuskeln zusammen und schließen damit die Nasenhöhle ab. Sobald sich genügend Milch im Schlund gesammelt hat, schluckt das Kind.

f Am Zungengrund endet die Druckwelle. Durch das Eindrücken des Zungengrundes entsteht ein Unterdruck, gleichzeitig entspannt sich der Unterkiefer, wodurch wieder Milch in die Milchgänge nachströmt.

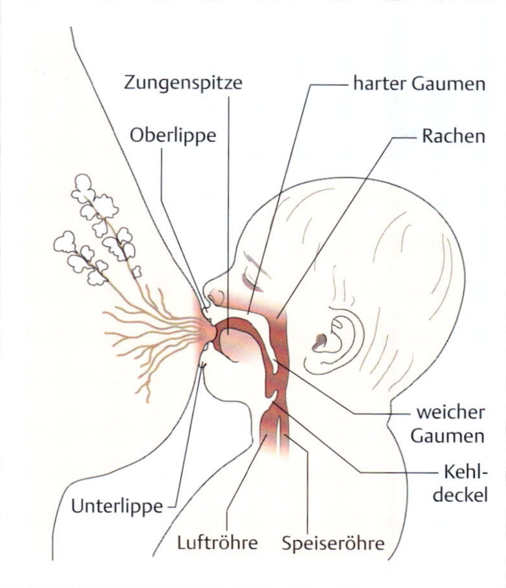

Abb. 7.2 Saugvorgang: Situation bei einem verkürzten Zungenbändchen.

Wenn ein Baby mit seiner Zunge die Mamille und die Areola der Mutter korrekt erfassen und einsaugen soll, ist eine im Mund mobile Zunge von großer Bedeutung. Die Seitenteile der Zunge bilden eine Mulde und so kann die Zunge die Mamille und die Areola korrekt einsaugen. Die Mamille wird gegen den harten Gaumen gepresst und die Zunge formt sich so einen „natürlichen Sauger".

Merke **M!**

Wenn das Zungenbändchen zu kurz ist, kann das Baby Schwierigkeiten haben, korrekt und wirkungsvoll an der Brust zu saugen.

7.1.2 Erkennen und Beurteilen eines verkürzten Zungenbändchens

Die häufigste und auffälligste Veränderung im Mund von Neugeborenen ist meiner Erfahrung nach ein Zungenbändchen, das an der Zungenspitze eingekerbt und sehr zurückgezogen erscheint (Herzform). Wenn das Baby weint, wirkt die Zunge in der Mitte wie eingekerbt (Schlangenzunge).

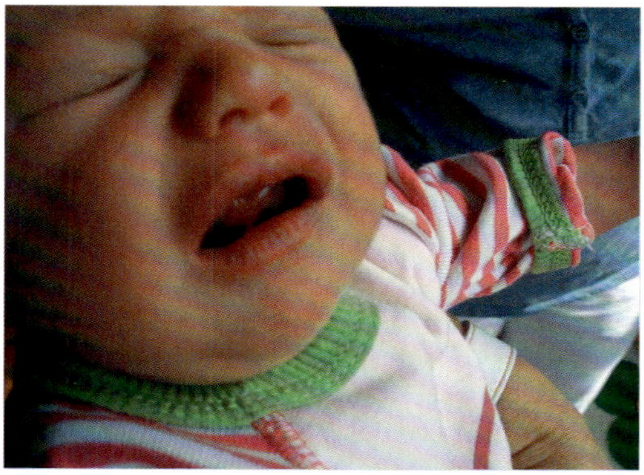

Abb. 7.3 Verkürztes Zungenbändchen, klinischer Befund. (Quelle: Angela Schönfeldt)

Einige dieser Babys haben Schwierigkeiten, ihre Zunge weit über die Unterlippe hinauszustrecken. Andere können ihre Zunge zwar bis über die untere Zahnleiste oder die Unterlippe hinausstrecken, das zu kurze **Frenulum** zwingt sie aber, die Zunge nach unten einzurollen.

Dr. Alison Hazelbaker [152] hat einen **Beurteilungsbogen für Zungenbändchen** entwickelt. Er unterscheidet nach der Anatomie sowie der Funktion und ermöglicht so eine Beurteilung und Entscheidung über die einzuleitenden Maßnahmen [152], [154], [159].

Merke **M!**

In der Stillberatung sollten wir bei allen Neugeborenen nach der Geburt eine gründliche Betrachtung des kindlichen Mundraumes vornehmen, um die anatomischen Verhältnisse und die Zunge in ihrer Funktion zu beurteilen [157].

Dabei werden die Zungenbewegungen, die Länge, die Elastizität und der Ansatz des Zungenbändchens beurteilt. Im Rahmen dieser Untersuchung kann auch eine **Palpation** des harten und weichen Gaumens, des Zahnfleisches und des Zungengrundes erfolgen.

7.2 Konsequenzen für das Stillen

Zu kurze Zungenbändchen stehen mit einem erhöhten Auftreten von **Stillschwierigkeiten** im Zusammenhang. Sie treten bei 25 % bei betroffenen Säuglingen auf, im Vergleich zu 3 % bei nicht betroffenen Säuglingen [149].

Ein zu kurzes Zungenbändchen hindert das Baby am Heben und Vorstrecken seiner Zungenspitze. Durch diese Einschränkung werden die Mamille und die Areola nicht ausreichend in den Mund eingesaugt und die normale Melk-Druckbewegung der Zunge während des Stillens ist behindert.

So kommt es leicht zu **Verletzungen der mütterlichen Brustwarze** und das Stillen ist für die Mutter möglicherweise sehr schmerzhaft. Der effektive Milchtransfer und die kindliche Gewichtszunahme sind dadurch möglicherweise problematisch, weil die Brust nicht ausreichend und korrekt stimuliert wird.

Die **mütterlichen Beschwerden**:
- Verletzungen der Brustwarzen
- starke Schmerzen beim Stillen
- ein durch die Schmerzen behinderten Milchspendereflex
- eine unvollständige Entleerung der Brust,
- Brustinfektionen und Milchstau
- Vorzeitiges Abstillen

Die **häufigsten Beschwerden des Neugeborenen**:
- Schwierigkeiten beim Erfassen und Halten der Brust durch das Baby
- ein Baby, das frustriert ist
- verlängerte Stillzeiten
- ein sehr unzufriedenes Baby, das auf der Brust „herumkaut“
- schlechtes Gedeihen, bis hin zur Gedeihstörung

Mögliche Auswirkungen und Langzeitfolgen des verkürzten Zungenbändchens für die Kinder:
- Fütter- und Sprachschwierigkeiten
- kieferorthopädische Auffälligkeiten
- Unterkieferanomalien
- psychologische Probleme

7.3 Praktische Tipps für die Stillberatung

Im Gespräch mit den betreuten Frauen wird meist **kurz nach der Geburt** und im frühen Wochenbett deutlich, dass sie und das Baby Schwierigkeiten haben, zu stillen. Durch die eingeschränkte Beweglichkeit seiner Zunge hat das Baby Probleme, die Mamille korrekt zu erfassen und unterbricht häufig den Saugschluss oder dieser kommt gar nicht erst zustande.

Auffällig häufig zu beobachten ist, dass die Unterlippe mit eingesaugt wird, um das Vakuum herzustellen. Das Baby wird dann sehr unruhig und verlangt verstärkt bzw. ununterbrochen nach der Brust. So entstehen oft schon nach wenigen Stunden/Tagen anhaltend **wunde Brustwarzen**. Die Brust wird durch die unzureichende Stimulation nur ungenügend zur Milchbildung angeregt. In dieser Situation nimmt das Baby möglicherweise nicht ausreichend an Gewicht zu bzw. stetig an Gewicht ab, da es nicht effizient stillen kann.

In diesen Fällen sollte die Frau zuerst **andere Stillpositionen** ausprobieren, die es dem Baby eventuell ermöglichen, zu stillen. Es gibt auch Babys, die zwar an der Flasche oder an einem Finger saugen können, aber eben nicht an der Brust.

Merke **M!**

Wenn das Baby durch ein „klickendes“ Geräusch beim Stillen auffällt, ist es sehr wahrscheinlich nicht in der Lage, korrekt und wirkungsvoll an der Brust zu stillen.

Eine ausführliche Stillanamnese ist wichtig. Wenn die Mutter über Schmerzen klagt, kann ein wichtiger Parameter zur Einschätzung und **Beurteilung des Schmerzzustands** der Frau die Schmerzstärke sein. Durch die Einteilung der Schmerzen auf einer Skala von 1 bis 10 (► Abb. 7.4) kann die Hebamme die Wirksamkeit der eingeleiteten Maßnahmen einschätzen und beurteilen. Im Beratungsverlauf sollte sich die Schmerzstärke baldmöglichst zurückentwickeln, die Stillberatung/Behandlung/Maßnahme (z. B. Frenulotomie) zeigt den Erfolg!

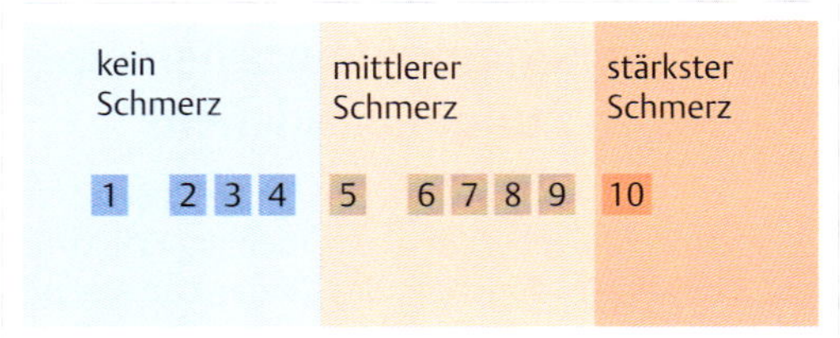

Abb. 7.4 Schmerzskala (1 = keine Schmerzen, 10 = stärkster Schmerz).

7.4 Therapiemöglichkeiten

Merke M!

Nicht jedes zu kurze Frenulum bedarf einer Therapie und anfängliche Stillprobleme können durch viel Geduld und eine liebevolle, kompetente Begleitung in den ersten 4–6 Wochen vergehen.

Durch die Bewegung der Zunge während des Saugens kann sich das Zungenbändchen manchmal mit der Zeit so gut dehnen, dass zusätzliche Maßnahmen nicht notwendig sind. Das Baby verbessert mit Hilfe der Mutter seine Mundbewegungen und kann so effizienter an der Brust stillen.

Wenn Zeit und Geduld dennoch keine entscheidende Veränderung der Situation herbeiführen, kann den Eltern die Durchtrennung des Frenulum, die **Frenulotomie**, geraten werden. Das gravierendste Problem ist dabei häufig, einen geeigneten Kinder-, Zahn-, HNO- oder Allgemeinarzt zu finden, der diesen Eingriff durchführt. Durch Unkenntnis halten viele Kinderärzte eine Trennung für „altmodisch und nicht zeitgemäß“, wenn ich Eltern mit dem Verdacht auf ein **zu kurzes Zungenbändchen** zur Abklärung in ihre Praxen schicke.

Kollegialer Austausch, ein **lokales Netzwerk** und eine **Liste von Ärzten** (zur Weitergabe an Betroffene und Kollegen), die eine Lösung des Stillproblems herbeiführen können, sind daher sinnvoll.

Meinungsverschiedenheiten über die Bedeutung und Behandlung der Ankyloglossie bestehen nicht nur zwischen, sondern auch innerhalb der medizinischen Fachrichtungen. Sowohl die Diagnose einer Ankyloglossie als auch der Einsatz der Frenulotomie variieren sehr [154].

Stillspezialisten bevorzugen die Lösung des Zungenbändchens zunehmend, um dem Baby das Stillen zu erleichtern und die Stillbeziehung aufrecht zu erhalten. Aktuell existieren leider noch keine randomisierten Studien, die beweisen, dass die **Frenulotomie** in der Behandlung kindlicher oder mütterlicher Stillschwierigkeiten wirksam ist. Es gibt aktuell auch keine deutschen Studien zu diesem Thema [154].

Eine australische Studie von 2005 [161] enthält Daten von 66 unter drei Monate alten Babys mit einem zu kurzen Zungenband. Dabei wurden die Mütter nach Stillproblemen gefragt. 3 % der Frauen gaben Stillprobleme an. Jungen waren häufiger betroffen als Mädchen. Die Frenotomie wurde bereits in der Klinik vorgenommen. Der Schnitt erfolgte ohne Betäubung. Die Eltern zeigten sich zufrieden mit dem Ergebnis und der Durchführung der Behandlung.

Merke M!

Eine sorgfältig durchgeführte Trennung des zu kurzen Zungenbändchens reduziert in der Regel sofort die mütterlichen Brustwarzenbeschwerden. Das Erfassen der Brust durch das Baby und die Milchübertragung verbessern sich [150].

Die Eltern müssen über die Risiken, Vorteile und Alternativen dieses Eingriffs **aufgeklärt** werden und ihr Einverständnis muss vorliegen. Die Gabe von **Vitamin K** sollte erfolgt sein, um das Kind vor Nachblutungen zu schützen.

Vor der geplanten Trennung kann das Zungenbändchen (Frenulum) durchleuchtet werden, um seine Dichte und das Vorhandensein von Blutgefäßen zu beurteilen. Normalerweise ist das Frenulum eine dünne, durchsichtige Membran, weshalb die einfache Durchtrennung ein unblutiger und unkomplizierter Eingriff ist [157].

In seltenen Fällen ist das Zungenbändchen dick, muskulös und gut durchblutet. **Dicke Zungenbändchen** sollten besser von einem Hals-Nasen-Ohrenarzt oder einem Mundchirurgen unter sicheren Bedingungen durchtrennt werden.

Das Zungenbändchen ist kaum mit Nervenfasern versorgt, deshalb tolerieren die Babys die Trennung **normalerweise ohne Lokalanästhesie**. Auf Wunsch kann aber auch eine örtliche Betäubung (z. B. mit Lokalanästhetikum-Gel) vorgenommen werden. Mit einem Wattestäbchen wird das Gel an beiden Seiten des Frenulums in dem Bereich, der getrennt werden soll, aufgetragen. Allerdings entsteht dabei ggf. auch der unerwünschte Effekt, dass der Mund betäubt wird, so dass das Baby nach dem Eingriff nicht sofort in der Lage ist, effektiv zu stillen.

Hilfreiche Adressen

Das Trennen eines Zungenbändchens kann man im Internet auf einem Videofilm ansehen:

- www.nbci.ca/index.php?option=com_content&view=category&layout=blog&id=22&Itemid=58
- www.brianpalmerdds.com/pdf/frenum_pdf.pdf

Praxisanleitung: Trennung eines verkürzten Zungenbändchens [157]

Materialien:

- Zungenbandspatel (nicht obligat)
- eine sterile Schere
- gute Lichtquelle
- Tupfer, ggf. Lokalanästhetikum-Gel

Durchführung:

- Das Baby wird auf den Rücken auf eine geeignete Unterlage gelegt und eine zweite Person fixiert die Ellenbogen des Babys eng am Kopf und drückt mit dem Daumen das Kinn nach unten.
- Alternativ kann das Baby auch in eine Babydecke/ein größeres Baumwolltuch „gepuckt" werden, um die Arme ruhig zu stellen, während die zweite Person den Kopf festhält.
- Der Arzt hebt die Zunge mit dem Zungenbandspatel oder seinem Finger an, um das Zungenbändchen darzustellen.
- Mit der Schere wird der dünnste Teil des Frenulums eng am Zungenbandspatel und parallel zur Zunge eingeschnitten. Da stellt die komplette Trennung der Zunge vom Zahnfleisch sicher, ohne sichtbare Blutgefäße, den Zungengrund und die Speichelgänge zu verletzten.
- Der Bereich unter der Zunge wird kurz abgetupft, bis wenig oder gar kein Blut mehr zu sehen ist.

Das Baby kann der Mutter **sofort nach dem Eingriff** zum Stillen zurückgegeben werden. Das Erfassen der Brust durch das Baby sollte jetzt erneut beobachtet werden. Häufig beschreibt die Mutter eine sofortige Verbesserung der Stillsituation.

Gelegentlich ist **während des Heilungsprozesses** im Zungengrund für 1 oder 2 Wochen eine kleine weiße Stelle oder Schorf sichtbar. Infektionen sind bei der beschriebenen, sauberen Arbeitsweise nicht zu erwarten. Eine Nachbetreuung ist nur für die bestehenden Stillprobleme erforderlich.

Damit Frauen und ihre Kinder in eine gute und befriedigende Stillbeziehung starten können, ist es ausgesprochen wichtig, auftretende **Probleme zeitnah zu erkennen** und durch eine fachlich gute Beratung und ein kompetentes Handeln zügig Abhilfe zu schaffen. Ich wünsche mir dafür eine gute Unterstützung aller an der Stillberatung beteiligten Professionen. Frauen und ihre Babys brauchen unsere Kompetenz. Wenn alle Mütter, die es sich wünschen, die für sie notwendige Hilfe erhalten, stärken wir ihr Vertrauen in sich selbst und ihre Kinder.

Literatur

[149] Mohrbacher N, Stock J. Handbuch für die Stillberatung. Aus dem Amerikanischen übersetzt von Denise Both. La Leche Liga e. V.; 2000
[150] Wilson-Clay BS, IBCLC Kay, Hoover M, Ed. The Breastfeeding Atlas. Third Ed. LactNews Press; 2005
[151] Biancuzzo M. Stillberatung. Aus dem Amerikanischen übersetzt von Denise Both. München: Elsevier; 2005
[152] Hazelbaker AK. The Assessment toole for lingual frenulum function (ATLFF): Use in a Lactation private practice. Dissertation Pasadena, California; 1993
[153] Kahle W, Leonhardt H, Platzer W. Taschenatlas der Anatomie. 3. Aufl. Stuttgart: Thieme; 1979
[154] Furtenbach M. Das Zungenbändchen: Die interdisziplinäre Lösung. Wien: Praesens Verlag; 2007
[155] Ruth A, Lawrence R, Lawrence M. Breastfeeding. A guide for the medical profession. 7th ed. 1. dt. Aufl. München: Elsevier; 2011
[156] Lang Ch. Bonding. München: Elsevier; 2009
[157] Academy of Breastfeeding Medicine. Guidelines for the evaluation and management of neonatal ankyloglossia and its complications in the breastfeeding dyad. Protocol #11; 2004
[158] Messner AH, Lalakea ML. Ankyloglossia: controversies in management. Int J Pediatr consultant private practice. Master's Thesis, Pacific Oaks College, 1993
[159] 2000 Hazelbaker A.K. The assessment tool for lingual frenulum function (ATLFF): Use in a lactation. Otorhinolaryngol 2000; 54: 123–131
[160] Ballard JL, Auer CE, Khoury JC. Ankyloglossia: assessment, incidence, and effect of frenuloplasty on the breastfeeding dyad. Pediatrics 2002; 110: e63
[161] Amir L, James J, Betty J. Review of tongue-tie release at a tertiary maternity hospital. Journal of Paediatric Child Health 2005; 41; 243–245
[162] www.bfmed.org
[163] www.brianpalmerdds.com/pdf/frenum_pdf.pdf

Informationen für Eltern über die Folgen eines zu kurzen Zungenbändchens

Liebe Eltern,
normalerweise ist ein Baby bei seiner Geburt in der Lage, seine Zunge über die untere Zahnleiste hinauszustrecken. Manchmal ist das Zungenbändchen jedoch zu kurz und hindert das Baby am Heben und Vorstrecken seiner Zungenspitze.

Durch diese Einschränkung werden die Brustwarze und der Warzenvorhof beim Stillen nicht ausreichend in den Mund des Babys eingesaugt, die normale Beweglichkeit der Zunge während des Stillens ist behindert. Dadurch kann es leicht zu Verletzungen an den Brustwarzen kommen und das Stillen wird für die Mutter möglicherweise schmerzhaft.

Mit sehr hoher Wahrscheinlichkeit treten bei einer Nichtbehandlung des zu kurzen Zungenbändchens anhaltende Probleme beim Stillen auf. Mögliche Auswirkungen und Langzeitfolgen des verkürzten Zungenbändchens für die Kinder sind anhaltende Fütter- und Sprachschwierigkeiten, kieferorthopädische Auffälligkeiten und Unterkieferanomalien.

Deshalb wird das **Durchtrennen des Zungenbändchens** empfohlen. Bei Neugeborenen ist das Zungenbändchen eine dünne, durchsichtige Membran. Sie kann von einem erfahrenen Arzt mit einem kleinen Eingriff durchtrennt werden. Die Babys tolerieren diesen Eingriff normalerweise ohne Betäubung gut und dürfen sofort nach der Trennung des Zungenbändchens an der Brust saugen. Schon unmittelbar nach dem Eingriff kann man beobachten, dass die Babys spürbar besser an der Brust trinken können.

8 Stillen von Kindern mit KiSS-Syndrom

Sabine Friese-Berg, Dörte Freisburger

8.1 Das KiSS-Syndrom

Merke M!

KiSS = Kopfgelenkinduzierte Symmetriestörung

Der Begriff KiSS-Syndrom wurde vom Arzt Heiner Biedermann geprägt. Er ersetzt mit dem Begriff KiSS die alte Bezeichnung Zervikal-dienzephal-kinesiologisches Syndrom. Dabei geht es um ein Problem der HWS und des Kiefers, das schon vor und während der Geburt entstehen kann und dann in verschiedenen Schweregraden und Ausprägungen die ganze weitere Entwicklung eines Kindes beeinträchtigt.

Die Kinder kommen mit folgenden **Diagnosen oder Symptomen** zum Manual- oder Physiotherapeuten oder fallen bei der Stillberatung auf:

- Kiefergelenkasymmetrie
- Schiefhals
- Schädelverformung
- Atlas-, Axisverschiebung
- Säuglingsskoliose
- Schädelverformung

aber auch mit:

- muskuläre Hypotonie oder Hypertonie
- Armplexuslähmung
- Hüftdysplasie/-luxation
- Koliken
- Fußfehlentwicklung (Hacken-, Klump-, Sichelfuß)
- Schielen

Im schlimmsten Fall besteht ein Verdacht auf eine

- zentrale Koordinationsstörung
- oder/und zentrale Bewegungsstörung

8.1.1 Symptome

Biedermann [164] unterscheidet zwei Formen:

KiSS 1/Fixierte Seitneigung

Diese Kinder haben meist einen kurzen Hals, Verspannungen in der Halsmuskulatur, hochgezogene Schultern, einen klassischen muskulären Schiefhals und eine fixierte Seitenlage des Kopfes sowie des Rumpfes (der Kopf liegt auf der Lieblingsseite). Sie benutzen die Arme und Beine asymmetrisch und weisen eine Asymmetrie zwischen Rumpf und Becken auf. Das Kiefergelenk ist deutlich durch Schwellung und Rötung zu sehen, häufig ist der Kopf einseitig abgeflacht.

KiSS 2/Fixierte Rückbeuge

Hier steht die Kopfrückbeugung, also die weit nach hinten überstreckte Kopfhaltung, im Vordergrund. Stärker ausgeprägt ist auch die Kopfabflachung auf einer Seite. Diese „symmetrisch“ schiefen Kinder sind ungern in Bauchlage und stützen sich auch wegen der Schwäche in der Kopfhaltemuskulatur schlecht auf. Die Mund- und Kiefermuskulatur ist geschwächt bis verspannt, und die Kinder haben häufig Probleme damit, den Kopf und die Augenorientierung zu kontrollieren.

Die hypotone Muskulatur kombiniert mit der Überstreckung provoziert diverse Stillprobleme. Die Kinder spucken viel nach dem Trinken und fallen durch Koliken und Unruhe auf.

KiSS 1 + 2 treten zu **unterschiedlichen Zeitpunkten** in Erscheinung. Entweder fällt das Kind sofort nach der Geburt auf oder es ist in den ersten Wochen unauffällig und erst nach 6–8 Wochen tauchen Symptome wie Kopfschiefstellung und Unruhe auf.

Grund für den unterschiedlichen Verlauf ist der **Zeitpunkt der Entstehung** des Syndroms. Sofortige Zeichen erklären schwangerschaftsbedingte Störungen. Später einsetzende Symptome sind mehr auf Schädigungen während der Geburt zurückzuführen.

Das KiSS-Syndrom hat eine familiäre Disposition. 90 % aller Kinder haben eine leichte Symptomatik. Besonders betroffen sind Kinder nach einer Sectio caesarea, einer Beckenendlage, einem protrahierten oder schnellen Geburtsverlauf. Ein KiSS-Syndrom kann aber auch ohne bestimmte Ursache auftreten.

8.1.2 Anatomische und physiologische Grundlagen

Um die Ursache der komplexen Wirkung des KiSS-Syndroms oder der verwandten Syndrome zu verstehen und auch Stillprobleme effektiv behandeln zu können, ist ein differenziertes Verständnis der **neuromuskulären Dynamik im Kiefergelenk und in der oberen Halswirbelsäule** (Schädel, Atlanto-Occipitalgelenk, Atlanto-Axilargelenk, Halsregion, Zwischenhirn) und der physiologischen Funktionszusammenhänge bei der Atmung und Ernährung erforderlich.

Die Muskel-, Bänder- und Knochenverbindungen des Schädels, der Schläfenbeine (Os temporalis), des Zungenbeins (Mandibula), des Kiefergelenks und der Kopfgelenke (Atlas-Axis-System) sind eine hochkomplexe Region in unserem Körper und **verantwortlich für viele Steuerungsprozesse**.

Alle Reize des Muskel-Bindegewebes, der Haut, der Gelenkregionen und der Organe sind miteinander verbunden und werden im zervikalen Nervensystem verarbeitet. Besonders die oberen Kopfgelenke (C0-C2) haben eine herausragende Steuerungsstruktur für den gesamten Körper. Aus der Embryologie lässt sich eine weitreichende Verbindung zu anderen Organgebieten ableiten.

Das Grenzgebiet von Kopf und Hals ist der älteste Körperabschnitt des Menschen. Die hier liegende **Medulla oblongata** enthält die Schaltstellen vitaler Funktionen. Zellen aus diesem Gebiet besiedeln den Darm und bilden das intramurale Nervensystem des Magen-Darm-Traktes, andere Zellen wandern auch in die Herzanlage ein. Der Urogenitalapparat erhält wichtiges Anlagematerial aus der zerviko-okzipitalen Übergangsregion.

Die Mandibula war in der Embryonalentwicklung ursprünglich als Gehörknöchelchen angelegt. Erst später in der Entwicklung reifte der Unterkiefer aus.

Merke M!

Die Verbindung der Schädelknochen ist im ersten Lebensjahr sehr elastisch und ermöglicht so eine große Behandlungschance bei Korrekturen der Kiefergelenke, Schädelasymmetrie oder Wirbelsäulenasymmetrie.

Die **Sonderstellung der Kaumuskeln** erklärt sich durch das Rezeptorensystem im Hirnstamm. Dies ist ein Garant für schnellste Feinabstimmung, hat dadurch aber nur wenig Zugang zu bewusster „Entspannung". Eine Dysregulation der Muskeln und Gelenke projizieren sich über das Leitungssystem in den ganzen Körper.

Merke M!

In der perfekten Zentrierung und Entspannung der Kaumuskeln und der Halsregion liegt das Lösungsprinzip aller entstandenen Probleme des KiSS-Syndroms.

Allerdings gilt: Keine Kieferkontrolle ohne Kopfkontrolle.

Die **Stellung der Kopfgelenke** beeinflusst die Atmung, die Verdauung, die Zwerchfellmotilität und die Aufnahme der Nahrung. Um die Symmetrie zu erreichen, darf keine auch noch so geringe Blockade übersehen werden, Der Unterschied zu einer rein muskulären Verspannung sollte erkannt und richtig eingeordnet und eine sofortige Therapie veranlasst werden.

Alle Fachleute, die manualtherapeutisch arbeiten, bestätigen, dass die Therapie nicht früh genug begonnen werden kann und dass genauso jedem Verdacht auf eine Atlas-/Kiefergelenkstörung oder ein KiSS-Syndrom in jedem Alter nachgegangen werden sollte. Die **Früherkennung** kann in der Wochenbettbetreuung und durch die Vorsorgeuntersuchungen beim Kinderarzt erfolgen. Danach sollten Untersuchungen und Behandlungen empfohlen werden.

8.1.3 Therapiemöglichkeiten

Osteopathie, Craniosacraltherapie, Myoreflextherapie, Therapie nach Vojta, Castillo-Morales und Bobath, Feldenkrais, Dorntherapie und andere Methoden haben das Ziel, dem Kind einen **Korrekturimpuls** zu geben. In allen Fällen müssen eine Methode und ein Therapeut gewählt werden, der den Eltern passt. Ängstliche Eltern mit einer Abneigung gegenüber einer bestimmten Methode erleben die Behandlung entweder als „brutal" oder als zu wenig wirksam.

„Letztendlich würde ich immer wieder betonen, dass es vor allem auf sparsames Behandeln ankommt. Bei Babys reicht fast immer eine Behandlung, in ca. 10 % der Fälle sind es zwei. (Serielle Behandlungen, d. h., schon vorab geplante Mehrfachtermine, würde ich strikt ablehnen. Meiner Erfahrung nach bringt das mehr durcheinander, als dass es helfen würde.)" [164].

Hilfreiche Adressen ✔

Für Eltern

- www.KISS-kid.de
- www.manmed.de
- www.kiss-info.de
- www.kiss-therapie.de
- www.autismus-etcetera.de

Merke M!

Nicht allen Kindern kann allein durch Manualtherapien geholfen werden, aber bei dem geringen Aufwand, den dieser Ansatz macht, ist der Versuch sinnvoll.

Nach Beendigung des 1. Lebensjahres werden die Beschwerden komplexer und nicht allein die Hals-Nacken-Region kann dafür verantwortlich gemacht werden. Jetzt sind es Wahrnehmungs- und Koordinationsstörungen mit ursächlicher Komponente aus dem Halswirbel-/Kieferbereich. Die hieraus ableitbaren Probleme sind vielfältig und können bis ins Erwachsenenalter reichen.

Dr. Biedermann entwickelte einen **Elternfragebogen**, der der Hebamme bei der Betreuung helfen kann, an die richtige Diagnose zu denken [164].

8.2 Für die Stillberatung relevante Frühsymptome

Das Erste, was den Eltern auffällt, ist die **Stimmung des Kindes**. Mit Symptomen wie Unruhe, Unzufriedenheit und viel Schreien wendet sich die Mutter häufig schon im frühen Wochenbett an die Hebamme. Es kann sogar sein, dass kein weiteres Symptom deutlich zu beobachten ist.

Manche Mütter beschreiben auch einen **fehlenden Blickkontakt des Kindes**. Bei vielen „KiSS"-Kindern klappt das Bonding jedoch bei Vater und Mutter gut und gehört zu den Ressourcen im Umgang mit diesen Kindern.

Merke M!

Stillschwierigkeiten sind das größte und offensichtliche Früherkennungsmerkmal von Asymmetrien oder „KiSS"-Störungen.

Anzeichen können sein:
- wunde Brustwarzen
- das Kind trinkt nur an einer Brust gut
- das Kind macht den Mund nicht weit genug auf
- das Kind bringt die Zunge nicht nach vorne
- eine verringerte Mundmotorik verhindert ein gutes Erfassen der Brust
- das Kind ist beim Trinken unruhig
- es spuckt viel und im Schwall
- es hat Koliken, keinen Rhythmus
- Atem-, Saug-Koordinationsstörungen
- fehlender Blickkontakt auf der Seite, die weggedreht ist

Typische Symptome sind auch:
- Fehlhaltungen, Schiefhals
- einseitige Armbewegungen
- Lieblingsseite zum Schlafen
- Lieblingsseite beim Drehen
- schnell abschweifender Blickkontakt
- Beckenblockade

Aber auch andere Symptome werden von Biedermann als **„Symptom-Chamäleon"** bezeichnet. Er beschreibt Symptome wie
- unklares Fieber
- Sabbern, Schluckbeschwerden
- kalte, verschwitzte Hände und Füße
- Hüftreifungsprobleme
- Fehlstellung der Füße bis Sichelfuß
- Oberflächensensibilitätsstörungen

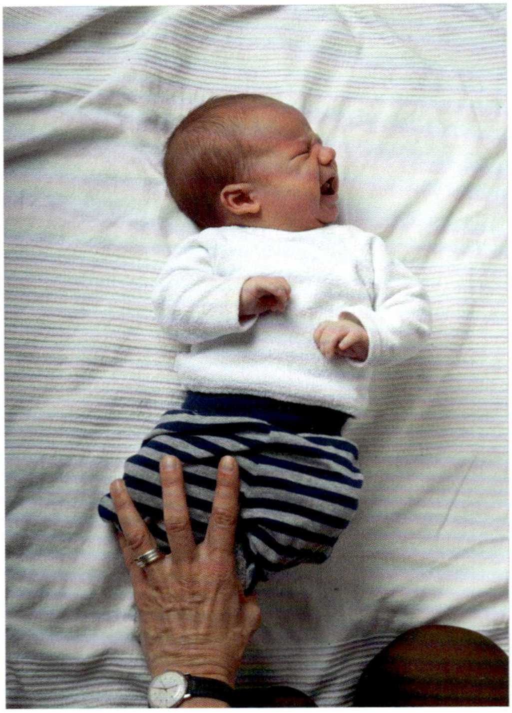

Abb. 8.1 Frühe Auffälligkeiten bei KiSS-Kindern. (Quelle: Sabine Friese-Berg)

Elternfragebogen

Sehr geehrte Eltern,
in Ergänzung zur Fallaufnahme geben wir Ihnen hier eine Liste von Fragen, die uns helfen, Untersuchung und Behandlung Ihres Kindes möglichst gezielt zu gestalten. Die vielen Fragen, die Sie auf diesem Bogen finden, können Sie vielleicht nicht alle beantworten. Das ist nicht weiter problematisch; manche treffen vielleicht auf Ihr Kind gar nicht zu. Je mehr Sie wissen, umso besser. Machen Sie einfach einen Kringel um die richtige Antwort. Wo Sie sich aber nicht sicher sind, reicht ein Fragezeichen oder lassen Sie die Frage aus. Wenn Sie noch zusätzliche Bemerkungen haben, machen Sie bitte Notizen am Rand, damit wir darüber sprechen können.

Auswertungskriterien:
Je mehr Ja-Antworten vorliegen, umso wahrscheinlicher ist die Disposition zu einem KiSS.
Quelle: Biedermann. KiSS-Kinder. Stuttgart: Thieme; 2007

Fragebogen		
1. Familie		
Bei uns sind Wirbelsäulenprobleme bekannt (z. B. Skoliose, Missbildungen, Beinverkürzung):	ja/nein	Bei wem?
Wir haben öfter Probleme mit dem Nacken/Kreuz (z. B. Nacken-/Kopfschmerzen, Migräne):	ja/nein	Wer?
Geschwister wurden schon hier vorgestellt:	ja/nein	
2. Schwangerschaft		
Wievielte Schwangerschaft:		
Alter der Mutter bei Geburt:		Jahre
Dauer der Schwangerschaft:		Wochen
Geburtsgewicht:		g
Länge:		cm
Fehllage/Querlage:	ja/nein	Welche?
3. Geburt		
Mehrling:	ja/nein	
Die eigentliche Geburt (Presswehen) dauerte:		Stunden
Es wurden Hilfsmittel (Zange, Saugglocke) verwendet:	ja/nein	Wenn ja, welche?
Die Geburt war ein Kaiserschnitt:	ja/nein	Warum?
Es kam zu Geburtsverletzungen:	ja/nein	Welche?

Fortsetzung

Fragebogen		
4. Auffälligkeiten		
Das Kind schläft nicht gut ein	ja/nein	Einschlafdauer?
Das Kind wird im Schlaf oft wach:	ja/nein	Wie oft?
Es wird eine bestimmt Schlafhaltung eingenommen:	ja/nein	Welche?
Beim Stillen gibt es an einer Seite Schwierigkeiten:	ja/nein	An welcher?
Das Baby trinkt/isst wenig oder schlecht:	ja/nein	
Es sabbert viel oder spuckt oft:	ja/nein	
Wir haben ein „Schreikind“:	ja/nein	
Es hat „Drei-Monats-Koliken“ (gehabt):	ja/nein	
Unser Kind ist empfindlich am Nacken (z. B. beim Anziehen):	ja/nein	
Unser Kind rauft sich öfter die Haare:	ja/nein	
5. Sonstige Gesundheitsprobleme		
Unser Kind leidet an		
Rachenwegsinfekten:	ja/nein	
Neurodermitis:	ja/nein	Seit wann?
Allergien:	ja/nein	An welchen?
Kopfschmerzen:	ja/nein	Wie oft?
Neurologischen Erkrankungen:	ja/nein	An welchen?
Unser Kind		
trägt eine Brille:	ja/nein	Seit wann?
hat oft den Mund offen:	ja/nein	
Unser Kind zeigt Entwicklungsverzögerungen	ja/nein	
bei Haltung und Bewegung:	ja/nein	
bei Sprache und Verständnis:	ja/nein	
bei Konzentration, sozialen Fertigkeiten:	ja/nein	

Fortsetzung

Fragebogen		
6. Asymmetrie, Fehlhaltung		
Wir haben das sofort nach der Geburt gesehen:	ja/nein	
Wir haben das erst später gesehen:	ja/nein	Wann?
Wir wurden darauf aufmerksam gemacht (Arzt, Hebamme, Physiotherapie):	ja/nein	Von wem?
Uns fiel besonders Folgendes auf (schiefer Kopf, Rumpf, Bein- oder Armhaltung etc.):		
Unser Kind schaut(e) nur nach rechts/links:	ja/nein	
Unser Kind dreht(e) sich nur nach rechts/links:	ja/nein	
Unser Kind bewegt beide Arme gleich:	ja/nein	Welchen weniger?
Unser Kind bewegt beide Beine gleich:	ja/nein	Welches weniger?
Das Gesicht ist auf einer Seite kleiner:	ja/nein	rechts/links
Der Hinterkopf ist einseitig flacher:	ja/nein	rechts/links
Unser Kind hat ein haarloses Gebiet:	ja/nein	rechts/links
7. Bisherige Therapie		

Auch die **allgemeine Unruhe** kann ein Symptom sein, das auf ein KiSS-Syndrom hinweist. Viele Kinder müssen viel herumgetragen werden, bis sie endlich einschlafen, und dann schlafen sie unruhig, fixiert auf einer Seite liegend oder überstreckt.

► Abb. 8.2, ► Abb. 8.3, ► Abb. 8.4, ► Abb. 8.5 Tragemöglichkeiten bei KiSS-Kindern.

Aber auch andere Symptome werden von Biedermann als **„Symptom-Chamäleon"** bezeichnet. Er beschreibt Symptome wie

- unklares Fieber
- Sabbern, Schluckbeschwerden
- kalte, verschwitzte Hände und Füße
- Hüftreifungsprobleme
- Fehlstellung der Füße bis Sichelfuß
- Oberflächensensibilitätsstörungen

Auch die **allgemeine Unruhe** kann ein Symptom sein, das auf ein KiSS-Syndrom hinweist. Viele Kinder müssen viel herumgetragen werden, bis sie endlich einschlafen, und dann schlafen sie unruhig, fixiert auf einer Seite liegend oder überstreckt.

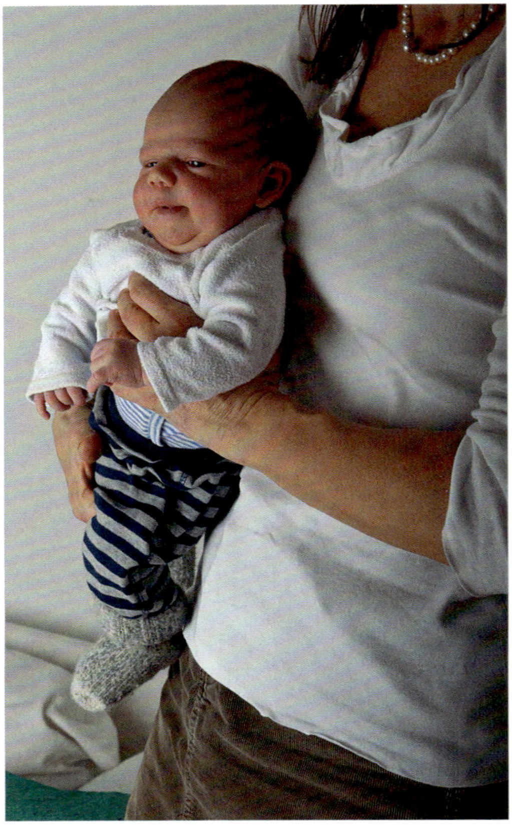

Abb. 8.2 Tragen nach vorn auf der Seite. (Quelle: Sabine Friese-Berg)

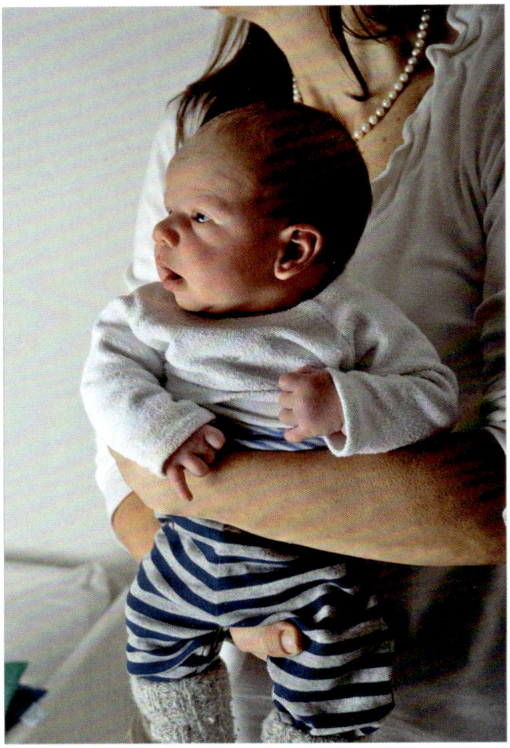

Abb. 8.3 Tragen nach vorn vor dem Bauch. (Quelle: Sabine Friese-Berg)

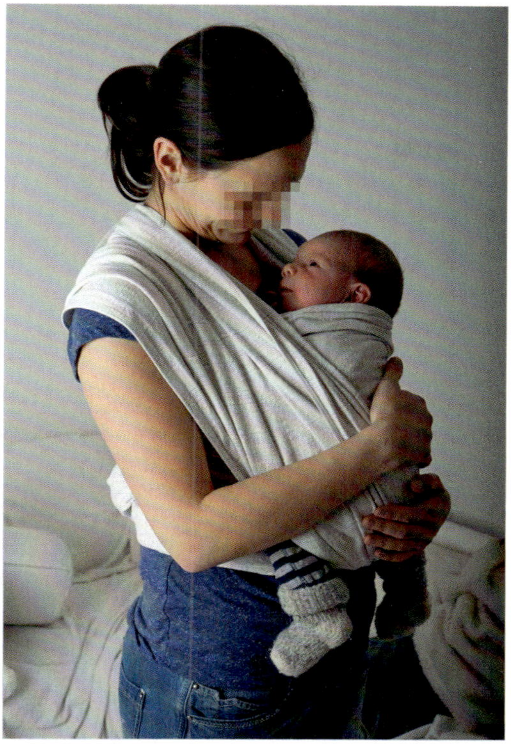

Abb. 8.4 Tragen im Tragetuch.
(Quelle: Sabine Friese-Berg)

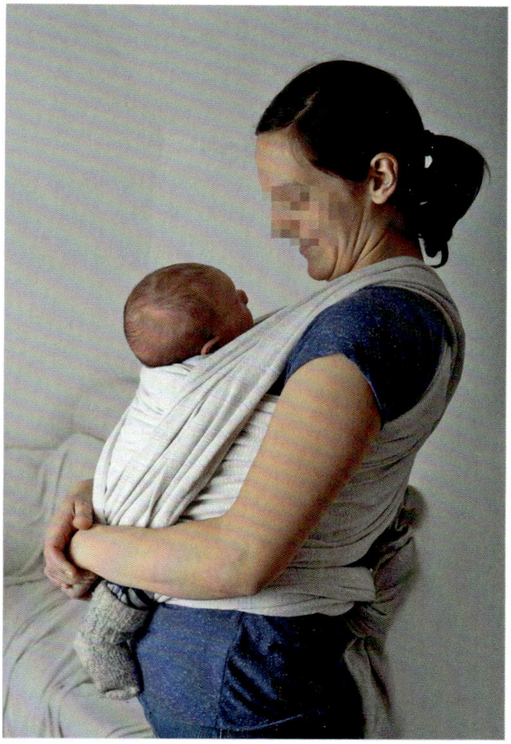

Abb. 8.5 Tragen im Tragetuch.
(Quelle: Sabine Friese-Berg)

8.3 Praktische Tipps für die Stillberatung

Checkliste 8–1 fasst die wichtigsten Hinweise auf das Vorliegen eines KiSS-Syndroms zusammen.

Checkliste 8–1: Symptome und Beobachtungsfaktoren in der Stillberatung von KiSS-Kindern ✓

- Wie tragen die Eltern das Kind?
- Wirkt das Kind altersgerecht?
- Hat das Kind eine Lieblingsseite oder Lieblingsbrust?
- Kann die Mutter das Kind in jeder Stillposition anlegen?
- Hat das Kind einen ausgeprägten Rotations- und Suchreflex?
- Bewegt das Kind seine Arme und Beine symmetrisch?
- Bewegt es sich unruhig und hektisch?
- Kann das Kind auf beiden Seiten guten Blickkontakt aufnehmen?
- Kann das Kind einen guten Saugschluss herstellen?
- Wie ist die Saugstärke?
- Ist das Kind nach den Stillmahlzeiten entspannt oder bleibt es unruhig?
- Spuckt das Kind viel nach dem Stillen?
- Ist das Kind unruhig beim Stillen, überstreckt es sich viel?
- Saugt es unkoordiniert?
- Schreit das Kind viel und schläft wenig oder unruhig?
- Ist es schreckhaft und reagiert empfindlich auf Geräusche von außen?
- Reagiert es empfindlich auf Berührung?
- Kann es Berührungen am ganzen Körper vertragen oder ist es an einigen Stellen besonders berührungsempfindlich?
- Sind einzelne Muskeln am Körper hyper- oder hypoton?
- Gibt es eine Überstreckung des Kopfes nach hinten?
- Hat das Kind kalte, verschwitzte Hände?

8.3.1 Wie tragen die Eltern das Kind?

Die Frage nach dem Tragen ist eine Frage nach Körperhaltung und Tonus. Am besten ist, wenn man die Eltern **beim Tragen beobachtet**.

- Wie liegt das Kind im Arm?
- Ist es gewickelt?
- Nimmt es an den Bewegungen teil?
- Ist der Rücken gerade?
- Hält es den Kopf?
- Wie hängt es im Tragetuch?

Tragen wird von den KiSS-Fachleuten empfohlen, da es das Innenohr aktiviert und das bewegte Baby neugierig und aktiv an der Außenwelt teilnimmt. So wird die eigene muskuläre Aktivität und Balance gefördert. Außerdem fördert Tragen die REM-Schlafphasen und damit die Hirnaktivität. Es gibt verschiedene Möglichkeiten des Tragens (▸ Abb. 8.2, ▸ Abb. 8.3, ▸ Abb. 8.4, ▸ Abb. 8.5).

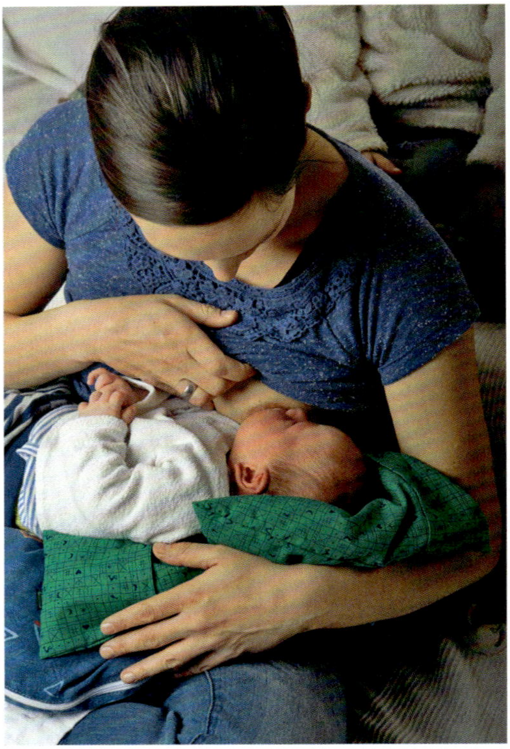

Abb. 8.6 Stillen eines Kindes mit geringem Muskeltonus. (Quelle: Sabine Friese-Berg)

Merke M!

Das Tragen im Tragetuch wird zur beidseitigen Kopfhalteausprägung sehr empfohlen.

Hat das Kind einen **geringen Muskeltonus**, vor allem in der Kopf-/Halsregion, sollte es zum Stillen mit einem Kissen abgestützt und direkt an die Brust gebracht werden (▶ Abb. 8.6). Die Rücken-Nacken-Muskulatur und die Kopfregion sollten mit einer sanften bioenergetischen Massage, Klopfmassage und Stimulation massiert werden (▶ Abb. 8.7).

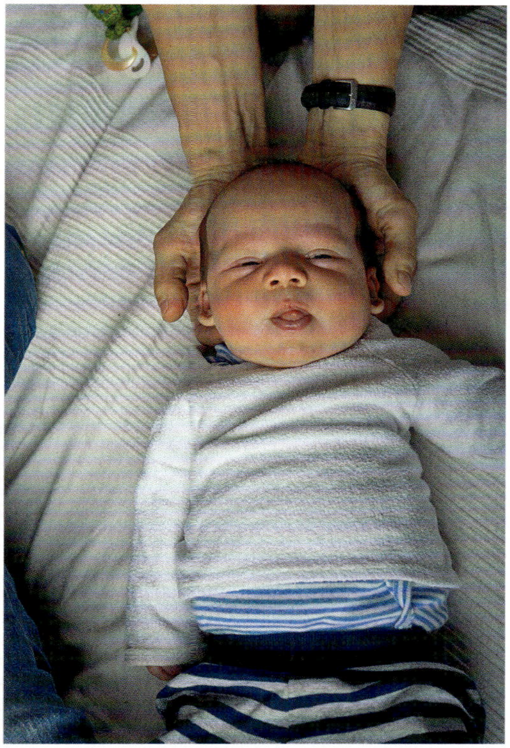

Abb. 8.7 Sanfte Massage der Nacken- und Kopfregion. (Quelle: Sabine Friese-Berg)

8.3.2 Hat das Kind eine Lieblingsseite oder Lieblingsbrust?

- In diesem Fall muss das Kind so positioniert werden, dass die Brust auf der anderen Seite auch entleert und stimuliert wird, z. B. eine Seite im Liegen füttern und die andere Seite im Rückengriff anlegen.
- Wenn möglich, sollte das Kind **auch auf der nicht so beliebten Seite** gelagert und angelegt werden. Dabei kann der DanCer-Griff (Kap. 2.1.9) genutzt und das Kind gebündelt oder gestützt werden.
- **Außerhalb der Stillmahlzeiten** soll das Kind stimuliert werden, zur anderen Seite zu schauen oder auf der anderen Seite zu liegen. Babymassage oder symmetrische Bewegungsspiele unterstützen die Koordination.
- **Tragen** im Tragetuch oder auf dem Arm stabilisieren die Kopfhaltemuskeln.

8.3.3 Kann die Mutter das Kind in jeder Stillposition anlegen?

- Die freie Rotation und Symmetrie zeigt sich in der kindlichen Fähigkeit, in allen Stillpositionen zu saugen. Mit speziellen Kissen und einer sorgfältigen Anleitung sollte das Kind möglichst in alle Stillpositionen gebracht werden.
- Wenn bestimmte Positionen nicht funktionieren, muss die Brust evtl. **entleert oder massiert** werden. Auch der Einsatz einer Pumpe oder eines Brusternährungssets muss in diesem Fall bedacht werden.

8.3.4 Bewegt das Kind seine Arme und Beine symmetrisch?

Die symmetrische Arm- und Beinbewegung ist ein sicherer Hinweis auf eine symmetrische zerebrale Versorgung. Asymmetrien haben wahrscheinlich auch Saugschwierigkeiten in bestimmten Stillpositionen zur Folge.

- Eine unruhige asymmetrische Körperbewegung kann durch **Pucken** eingestellt werden. Auch das Herstellen der motorischen Ruhe nach Castillo Morales kann eine Hilfe sein. Der Focus der kindlichen Körperwahrnehmung rückt so auf den Kopf-/Mundbereich.
- Stillen kann dann durch **Lagerung** erleichtert werden.

8.3.5 Kann das Kind auf beiden Seiten guten Blickkontakt aufnehmen?

Der Blickkontakt ist ein wichtiger Hinweis auf die Funktion des zentralen Koordinations-Systems. Beim KiSS-Syndrom fehlt selten der Blickkontakt vollständig, häufig ist er aber auf einer Seite eingeschränkt.

- Das Kind kann sich nicht der Kontaktperson zuwenden, oder seine Muskulatur ist sehr verspannt, so dass das Halten des Kopfes unmöglich ist, um Blickkontakt zu halten.

Viele Hirnareale sind notwendig, um das Zusammenspiel von Sehen, Gleichgewicht und Muskeln des Bewegungsapparates zu koordinieren, Hals- und Augenmuskeln sind gekoppelt. Im Zwischenhirn werden außer visuellen auch akustische, reflexhafte und somatosensorische Meldungen miteinander abgeglichen und koordiniert, vor allem Augen- und Kopfbewegungen.

Die frühe Kontaktaufnahme zwischen Mutter und Kind lebt von dem Blickaustausch zwischen den beiden und vom mimischen Ausdruck. Beides ist bei einem **fehlendem oder eingeschränkten Augenkontakt** reduziert. Dies allein kann schon als Stillschwierigkeit gesehen werden.

- Das Kind sollte möglichst viel in eine Position gebracht werden, in der es leichter Blickkontakt aufnehmen kann.
- Zusätzlich muss den Eltern erklärt werden, dass der fehlende Blickkontakt **keine Abneigung des Kindes** bedeutet.
- Eine **entlastende Massage** oder Haltungshilfe kann den Eltern-Kind-Kontakt verbessern. Stressreduzierung erlaubt dem Kind, evtl. längeren Blickkontakt zu den Eltern zu halten.
- Sobald die Fixierung im atlanto-okzipitalen Bereich aufgehoben ist, wird sich der Blickkontakt normalisieren. Eine schnelle Behandlung durch einen **Manualtherapeuten** ist sinnvoll, um die Beziehungsebene zu entspannen.

8.3.6 Kann das Kind einen guten Saugschluss herstellen?

Der Saugschluss kann durch den **DanCer-Griff** (Kap. 2.1.9) oder den **Dreifingergriff** nach Bobath/ Castillo Morales gestärkt werden.

- Außerdem können verschiedene Stillpositionen helfen, die bestmögliche Situation zu finden und das Kind mithilfe von Kissen und Lagerungshilfe zu positionieren.
- Das Kind sollte öfters hochgenommen werden, um **aufzustoßen**.
- Häufige kurze Mahlzeiten sind besser.
- Zum Aufrechterhalten der Milchproduktion kann ein Nachpumpen notwendig sein.
- Der Säugling kann durch **Nacktbonding** und den Einsatz des **Tragetuches** stimuliert werden.
- **Baden im Badeeimer** mit einem lockeren Halt des Kopfes kann ebenso eine gute Gesamtstimulation darstellen.

8.3.7 Ist das Kind nach dem Stillen entspannt oder bleibt es unruhig?

- Ist das Kind nach den Stillmahlzeiten nicht entspannt, kann dies eine zu geringe Nahrungsaufnahme bedeuten. Dann muss mithilfe eines Brusternährungssets oder eines Fingerfeeders zusätzlich zugefüttert werden.
- Die **unterstützenden Maßnahmen** sind Basisgriff, Dreifingergriff (s. Praxisanleitung) und eine Kopf- und Streichmassage am M. temporalis und M. masseter. Diese Sonderhandgriffe sind im Rahmen einer Fortbildung einfach erlernbar. Häufig verliert sich dadurch auch die Unruhe beim Stillen.
- Das Kind sollte möglichst zum Stillen in eine **gebeugte Haltung** gebracht werden.
- Der **DanCer-Hold-Griff** oder der Dreifingergriff löst das „Beiß-Muster“.

Praxisanleitung: Dreifingergriff nach Bobath

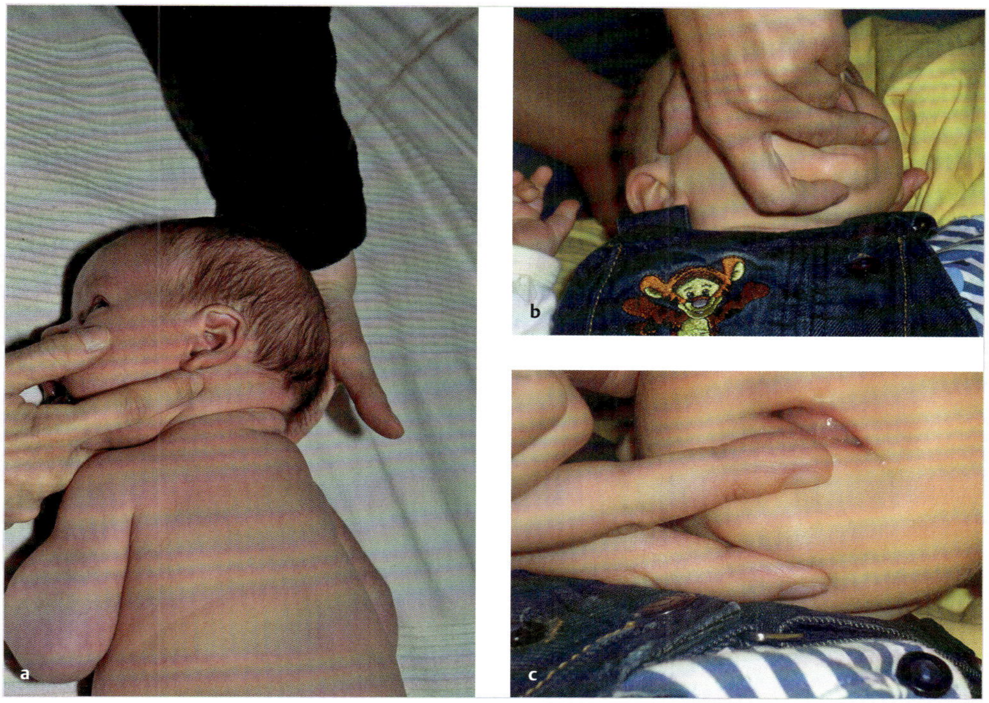

Abb. 8.8 Dreifingergriff nach Bobath. (Quelle: Antje Friese-Berg)
a Daumen: Der Daumen liegt am Kiefergelenk (nahe dem Ohr). Er soll die öffnende Kieferbewegung einleiten. Über ihn kann eine leichte Traktion (Zug) gegeben werden, um die Kieferfunktion zu regulieren.
b Zeigefinger/Mittelfinger: Der Zeige- oder Mittelfinger liegt zwischen Unterlippe und Kinn (Kinngrube). Über ihn werden die Mundöffnung und die Zunge stimuliert. Darüber hinaus ist eine leichte Traktion möglich.
c Mittelfinger: Der Mittelfinger befindet sich an der oberen Halspartie (unterhalb des Kinns). Leichte Ausstreichungen dieser Region sind möglich. Der Finger erleichtert das Schlucken.

Ein **Kind, das nicht saugschwach ist** und dennoch unruhig nach dem Stillen bleibt, hat möglicherweise mit Spannungen im Zwerchfell-/Ösophagusbereich zu kämpfen.

Praktisch bewährte Maßnahmen sind hier:

- eine Ruhestellung vor dem Stillen
- eine Wärmeauflage im LWS- und Bauchbereich
- Tragen nach dem Stillen, evtl. gepuckt
- eine Fußreflexzonenmassage, um das Kind zur Ruhe zu bringen.
- Auch Rippen- und Bauchausstreichungen aus der sanften indischen Babymassage können helfen.

Das **ständige Suchen** ist häufig eine somatische Darstellung der Spannung im Zwerchfell und Darm, oft ausgelöst durch eine Vagus-Stimulation im Hals-Kopfbereich.

Wenn das Kind **nach dem Stillen viel spuckt**, sollte es möglichst aufrecht gestillt und nach dem Stillen aufrecht gehalten werden.

8.3.8 Zeigt das Kind Zeichen einer Überstimulation des Sympathikus?

Saugt es unkoordiniert? Schreit das Kind viel und schläft wenig oder unruhig? Ist es schreckhaft und reagiert empfindlich auf Geräusche von außen? Reagiert es empfindlich auf Berührung? Kann es Berührung am ganzen Körper vertragen oder ist es an einigen Stellen besonders berührungsempfindlich?

Merke M!

Alle Anzeichen einer Sympathikus-Überstimulation zeigen die Notwendigkeit eines sorgfältigen, zurückhaltenden und feinfühligen Umgangs mit dem Säugling.

Störungen in der **Interaktion zwischen Mutter und Kind** können auch nach der Geburt bei den Kindern zu einer so hohen Spannung in der „Stress-Muskulatur", vor allem im Kiefer-/Nackenbereich führen, dass die unspezifischen Symptome als Anzeichen für eine stressbedingte postpartale Kiefer-/Atlas-Dysregulation gewertet werden können.

Merke M!

Zusätzlich zu den Stillhilfen brauchen die Eltern Hilfe, um die Bedürfnisse des Kindes feinfühlig wahrzunehmen und angemessen zu erfüllen („Baby-Lesen").

Für die Bindungsbereitschaft und **Stressminimierung der Eltern** sind Berührung, sympathikolytische Hilfsgriffe und Hilfen zur eigenen Wahrnehmung und Ruheempfindung hilfreich. Eine sanfte bioenergetische Massage der Mutter, eine haptonomische Behandlung oder myoreflextherapeutische Spür- und Wahrnehmungshilfen stellen effektive Regulationshilfen dar.

Literatur

[164] Biedermann H. KiSS-Kinder. 3. Aufl. Stuttgart: Thieme; 2007

[165] Vojta V, Schweizer E. Die Entdeckung der idealen Motorik. Pflaum; 2009

[166] Bender I. Das Kiefergelenk des Neugeborenen und des Säuglings. Pflaum; 2007

[167] Biancuzzo M. Stillberatung. München: Urban & Fischer; 2005

[168] Mosetter K u R. Myoreflextherapie Bd 2. Vesalius; 2010

[169] Broich I. Sprache – Körpersprache – Grundfunktionen. 2. Aufl. Centaurus; 2007

[170] Both D, Frischknecht K. Stillen kompakt. München: Urban & Fischer; 2007

[171] Tittel K. Beschreibende und funktionelle Anatomie des Menschen. 14. Aufl. München: Urban & Fischer; 2003

[172] Black RF, Jarman L, Simpson JB. The Science of Breastfeeding. Lactation Specialist Self-Study Series, Module 3. Jones and Bartlett; 1998

[173] Masaracchia R. Gespaltene Gefühle. Oesch; 2005

Ratschläge für Eltern beim Verdacht auf ein KiSS-Syndrom

Liebe Eltern,
bei Ihrem Kind besteht der Verdacht, dass in der Schwangerschaft oder durch die Geburt eine Asymmetrie an Kiefer und Halswirbelsäule vorliegt. Diese Auffälligkeit wird in der Fachsprache auch KiSS-Syndrom genannt. Wenn sie nicht so früh wie möglich reguliert wird, kann sie viele Körperfunktionen negativ beeinflussen.

Da die Verbindungen zwischen den Schädelknochen und den Wirbeln im ersten Lebensjahr sehr elastisch sind, kann die Asymmetrie meist schnell – häufig in einer oder zwei Behandlungen – durch Manualtherapie, Osteopathie, Physiotherapie reguliert werden.

Folgende **Symptome** sind bei einer Asymmetrie im Kopf-Halsbereich typisch:
- Ihr Kind schaut immer zu einer Seite
- Ihr Kind hat eine Lieblingsschlafseite
- Ihr Kind bewegt einseitig Arm und Bein
- Ihr Kind dreht sich nur zu einer Seite
- Ihr Kind hat einen einseitigen, flachen Kopf
- Ihr Kind schreit viel, ist unruhig, immer in Bewegung
- Ihr Kind will immer herumgetragen werden
- Ihr Kind reagiert sehr empfindlich auf alle Außenreize, Geräusche und Bewegungen.
- Ihr Kind schaut Sie selten an
- Ihr Kind ist beim Trinken unruhig
- Ihr Kind trinkt nur gut an einer Seite und macht beim Anlegen den Mund nicht weit genug auf
- Ihr Kind spuckt viel und hat viele Koliken
- Sie haben wunde Brustwarzen.

Folgende **Internetseiten** geben Ihnen weitere Informationen:
- www.kiss-kid.de
- www.manmed.de
- www.kiss-therapie.de

Stillen und Stillprobleme

Durch die Asymmetrie an Kiefer und Halswirbelsäule kann es zu Spannungen kommen, die das Stillen behindern. Um Stillproblemen vorzubeugen, sollten Sie Folgendes beachten:
- **Tragen Sie Ihr Kind häufig** und zwar am besten fest eingewickelt im Tragetuch. Ihre Hebamme zeigt Ihnen gerne die entsprechende Technik und stellt bei Bedarf ein Tuch zur Verfügung. Das Tragen fördert die Ausbildung der muskulären Balance Ihres Kindes. Auch wird die Beziehung zwischen Ihnen und Ihrem Kind dadurch aktiv gefördert.
- Wenn Ihr Kind einen **niedrigen oder erhöhten Muskeltonus** hat, kann Ihnen Ihre Hebamme zeigen, wie Sie es sanft stimulieren oder Stress abbauen können, z. B. durch eine „Schmetterlingsmassage“.
- Hat das Kind eine **Lieblingsseite beim Stillen**, sollte es so positioniert werden, dass es auch die zweite Brust gut trinken kann. Ihre Hebamme kann mit Ihnen verschiedene Stillpositionen ausprobieren und Hilfsmittel besprechen.
- Wenn Ihr Kind **sehr unruhig** ist oder sich **häufig überstreckt**, ist es hilfreich, es zu „pucken“, um so seine motorische Ruhe herzustellen. Nur so kann es sich gut auf seinen Mundbereich konzentrieren und ruhig und gleichmäßig saugen.
- Wenn das Kind **nicht genug Milch** bekommen sollte, zeigt Ihnen Ihre Hebamme gerne praktisch bewährte Unterstützungsmöglichkeiten.

Einfache Unterstützungsmöglichkeiten im Alltag

- Außerhalb der Stillmalzeit sollten Sie Ihr Kind nicht auf seine Lieblingsseite, sondern auf die andere Seite legen oder es stimulieren, auf die andere Seite zu schauen.
- Wenn Sie Ihr Kind **häufig streicheln, massieren, anschauen, mit ihm singen und sprechen**, helfen Sie ihm, diese Schwierigkeit zu überwinden.
- Seien sie nicht traurig, wenn Ihr Kind Sie selten anschaut. Es hat nichts mit Abneigung Ihnen gegenüber zu tun, sondern mit der Fixierung im Halsbereich. Dadurch ist die Koordination der Augenbewegung gestört.
- **Positionieren Sie Ihr Kind so, dass es einen leichteren Blickkontakt haben kann**, nutzen Sie die anderen Sinne, um Kontakt zu Ihrem Kind herzustellen.
- Sorgen Sie für Stressabbau in der Umgebung, denn wenn das Kind weniger Stress hat, wird es den Blickkontakt zu Ihnen besser halten. Sobald die Fixierung aufgehoben ist, werden Sie die langen Blickkontakte mit Ihrem Kind genießen können.
- Leider überträgt sich die Spannung des Kindes häufig auch auf die Eltern. Sollten Sie Anzeichen von Stress wahrnehmen, sind Sie herzlich eingeladen, mit Ihrer Hebamme darüber zu reden. Sie kennt diese Problematik und kann Ihnen Entspannungs- und Entlastungsmöglichkeiten aufzeigen.
- Ein niedriger Stresspegel hilft, feinfühlig die Bedürfnisse Ihres Kindes wahrzunehmen und angemessen zu erfüllen. Freude und Ruhe soll in der ersten Zeit in den Vordergrund treten können.

Sie haben so lange Anspruch auf Hebammenhilfe und Stillbegleitung, wie Sie es brauchen können, zur Not mit einer ärztlichen Bescheinigung!

9 Stillen von Kindern mit angeborenem Herzfehler

Regine Gresens

9.1 Angeborene Herzfehler

Ein angeborener Herzfehler ist eine Fehlbildung des Herzens oder der großen Gefäße. In Deutschland werden pro Jahr etwa 7000–8000 Kinder mit einem angeborenen Herzfehler geboren. Das entspricht 1,1 % aller Lebendgeborenen, betroffen ist also etwa jedes 100. Neugeborene.

Merke M!

Herzfehler sind damit die häufigste angeborene Fehlbildung des Menschen [174].

Die **Ursachen** der angeborenen Herzfehler sind meistens multifaktoriell. Es können sowohl Giftstoffe, Alkohol, Arzneimittel, Strahlung, virale Infektionen wie Röteln, Herpes simplex, Coxsackie B-Virus oder Zytomegalie, in der Frühschwangerschaft als Gen- und Chromosomenanomalien wie Trisomie 21 oder das Ulrich-Turner-Syndrom sein. Für die meisten Herzfehler bleibt die Ursache jedoch ungeklärt. Bei etwa 20 % der Kinder finden sich weitere Auffälligkeiten und Fehlbildungen, z. B. Anomalien im Bereich des Urogenital-, des Skelett- oder des Zentralnervensystems, die für die gesundheitliche Entwicklung des Kindes von Bedeutung sein können.

Ein **erhöhtes Risiko** für einen angeborenen Herzfehler haben Kinder von Müttern mit familiärer Vorbelastung, Epilepsie, Stoffwechselkrankheiten, wie Diabetes oder Phenylketonurie (PKU), sowie In-vitro-Befruchtung. Frühgeborene, Babys mit geringem Geburtsgewicht und Mehrlinge sind häufiger betroffen. Jungen und Mädchen sind etwa gleich oft betroffen, schwerere Herzfehler jedoch kommen öfter bei Jungen vor.

Tab. 9.1 Relative Häufigkeit angeborener Herz- und Gefäßanomalien (nach Bernuth et al., 2007).

Herz- und Gefäßanomalie	Relative Häufigkeit [%]
Ventrikelseptumdefekt (VSD)	30–43
Pulmonalstenose (PS)	5–13
Vorhofseptumdefekt (ASD)	5–11
Persistierender Ductus arteriosus Botalli (PDA)	5–10
Aortenstenose (AS)	4–8
Aortenisthmusstenose (ISTA)	4–7
Atrioventrikulärer Septumdefekt (AVSD)	4–5
Komplette Transposition (TGA)[1]	3–7
Fallot-Tetralogie (TOF)[1]	3–5
Hypoplastisches Linksherz (HLHS)[1]	1–4
Hypoplastisches Rechtsherz (HRHS)	1–3
Totale Lungenvenenfehleinmündung (TAPVC)	1–3
Univentrikuläres Herz (SV)	1–2
Andere Herzfehler	5–10

[1] Herzfehler mit Zyanose

9.1.1 Symptome und Diagnostik

Mögliche **Symptome** von angeborenen Herzfehlern sind:
- vermehrtes Schwitzen beim Trinken;
- blaugraues Munddreieck beim Trinken;
- schnelle Erschöpfung und Ermüdung;
- Lethargie, Müdigkeit;
- Appetitlosigkeit, Saug-/Trinkschwäche;
- unkoordiniertes Atem-Saug-Schluck-Muster;
- beschleunigte Atmung, Atemnot, Atembeschwerden, häufige Atemwegsinfekte;
- Blässe, anfallsweise oder ständige Zyanose von Lippen, Fingernägeln und Haut;
- Herzgeräusche, Tachykardie, Herzrhythmusstörungen, Herzvergrößerung;
- schlechte Gewichtsentwicklung.

Angeborene Herzfehler treten in sehr verschiedenen **Schweregraden** und mit einem breiten Spektrum an möglichen Symptomen auf. Manchmal führt ein relativ leichtgradiger Herzfehler schon kurz nach der Geburt zu Symptomen, so dass die Diagnose früh gestellt und das Kind behandelt werden kann. In anderen Fällen können Kompensationsmechanismen im Herz-Kreislauf-System bewirken, dass schwere Herzfehler lange Zeit nur latent vorliegen und erst mit dem Auftreten von Sekundärsymptomen erkannt werden.

Manche Herzfehler sind relativ harmlos und können sich mit der Zeit spontan zurückbilden. Etwa 40 % sind allerdings so gravierend, dass sie bereits im Säuglingsalter behandelt werden müssen, da die **Lebenserwartung der Kinder** mit diesen sogenannten kritischen Herzfehlern ohne Operation weniger als 6 Monate beträgt. Bis zur korrigierenden Operation haben diese Kinder ein hohes Risiko, eine Herzinsuffizienz zu erleiden.

Die **Diagnosestellung** erfolgt per Ultraschalluntersuchung, Auskultation, EKG, Doppler-Sonografie sowie Puls- und Blutdruckmessung. Der Zeitpunkt der Diagnose liegt bei ca. 50 % der Kinder innerhalb des ersten Lebensmonats und bei ca. 80 % innerhalb des ersten Vierteljahres nach der Geburt.

Durch die Routine-Ultraschalldiagnostik werden heute 20–30 % der angeborenen Herzfehler bereits in der Schwangerschaft festgestellt, in spezialisierten Zentren können sogar 60–95 % erkannt werden. Das frühzeitige Erkennen ermöglicht eine kinderkardiologische und herzchirurgische Beratung der Eltern vor der Geburt sowie eine optimale Geburts- und Therapieplanung für das Kind.

Merke **M!**

Eine erfolgreiche Behandlung ist heute bei über 90 % der Kinder möglich.

Die Diagnose eines angeborenen Herzfehlers ist eine große **seelische Belastung für die Eltern**. Ihre Reaktion verläuft in 5 Stadien:
1. Schock
2. Verleugnung
3. Traurigkeit, Ärger und Sorge
4. Anpassung
5. Reorganisation

Der **Verlust des** in der Schwangerschaft phantasierten **„perfekten" Kindes** wird von der Mutter nicht selten als narzisstische Kränkung erlebt, die zu Gefühlen der Macht- und Wertlosigkeit führt. Bei einem schweren Herzfehler wird der Aufbau der Eltern-Kind-Beziehung oft durch den Krankenhausaufenthalt und eine Trennung von Mutter und Kind weiter erschwert. Die realen Belastungen des Alltags können, verbunden mit der Sorge um das Leben des Kindes, zu einer postpartalen Depression der Mutter beitragen, die weitere negative Auswirkungen auf die Eltern-Kind-Beziehung und die Entwicklung des Kindes haben kann.

9.2 Welche Konsequenzen hat ein angeborener Herzfehler für das Stillen?

9.2.1 Bedeutung des Stillens

Muttermilch ist für alle Babys die ideale Nahrung. Durch die bioaktiven Faktoren in der Muttermilch, z. B. Antikörper, Immunglobuline, Makrophagen, Enzyme und Hormone, haben gestillte Kinder weniger Infektionen wie Atemwegserkrankungen, Mittelohrentzündung oder Magen-Darm-Infektionen, sowie weniger Kinderkrankheiten, ein geringeres Allergierisiko, seltener Kieferfehlstellungen, Nursing-Bottle-Syndrom (Fläschchenkaries) und nicht zuletzt ein verringertes Risiko für den plötzlichen Säuglingstod (SIDS).

Merke **M!**

Kinder mit angeborenen Herzfehlern profitieren von diesem Schutz durch Muttermilch sogar noch stärker als gesunde Kinder, da sie besonders anfällig für Atemwegsinfekte sind.

Auch die bei bakteriellen Infektionen, Wunden oder zahnärztlichen Behandlungen erforderliche antibiotische Endokarditisprophylaxe muss bei gestillten Kindern seltener durchgeführt werden. Muttermilch fördert darüber hinaus die kognitive Entwicklung, was wegen der bei angeborenen Herzfehlern häufigen chronischen Hypoxie von großem Wert ist.

Die optimale Zusammensetzung der Muttermilch führt zudem zu einer besseren Verdaulichkeit und belastet auf Grund ihres niedrigeren Natriumgehalts auch die Nieren des Babys weniger als Muttermilchersatznahrung. Versehentliches Aspirieren von Muttermilch führt seltener zu einer Aspirationspneumonie als bei anderen Flüssigkeiten. Die in der Muttermilch enthaltenen Enzyme und Hormone können außerdem die Auswirkungen von Stress auf das Kind reduzieren. So unterstützt etwa der epidermale Wachstumsfaktor in der Muttermilch das Zellwachstum und fördert damit nicht nur die Darmwandreifung und die Wundheilung, sondern schützt das Herz auch vor den schädlichen Wirkungen von Adrenalin, wie in Tierversuchen nachgewiesen wurde [176].

Erfolgreiches Stillen unterstützt die **Mutter-Kind-Bindung**. Durch die Wirkung der Stillhormone Oxytocin und Prolaktin sowie der Endorphine empfinden stillende Mütter allgemein weniger Stress und leiden seltener an Depressionen als Mütter, die nicht stillen [200]. Auch wirkt das Stillen und der damit einhergehende Körperkontakt beruhigend auf das Baby, lindert Schmerzen und reduziert Stress.

Stillen oder die Muttermilchernährung des Kindes wird von den Eltern oft als **sehr positive Erfahrung** genannt [177]. Das Stillen kann besonders während eines Krankenhausaufenthalts als Trost spendend für Mutter und Kind empfunden werden.

Merke **M!**

Selbst wenn ein Baby nicht an der Brust trinken kann, wird das Abpumpen und Füttern von Muttermilch von der Mutter als wichtig und hilfreich erlebt, etwas, das nur sie selbst für das Kind tun kann.

Eine betroffene Mutter berichtet:

„Im Krankenhaus war das Stillen nach der Operation ganz wichtig für mich. Für Sebastian war es Geborgenheit und Liebe in einer Zeit mit viel Stress und Schmerzen. Es war das Einzige, was nur ich machen konnte, um ihm zu helfen. Ohne diese Nähe hätte ich diese Zeit nicht so gut überstanden, es war unser Frieden mitten im Wahnsinn.“

9.2.2 Vorbehalte gegen das Stillen bei angeborenen Herzfehlern

Beim Stillen von Babys mit angeborenen Herzfehlern (AHF) kann es zu Problemen kommen, die aber bei guter Unterstützung **kein unüberwindbares Hindernis** darstellen. Bedauerlicherweise ist trotzdem noch immer die Ansicht weit verbreitet, dass Babys mit AHF nicht gestillt werden können oder sollten. Die Eltern werden daher oft auch von medizinischen Fachleuten nicht ausreichend über die Vorteile und Möglichkeiten der Muttermilchernährung bei ihrem Kind aufgeklärt, sondern, trotz hoher mütterlicher Motivation zu stillen, eher entmutigt, das Stillen überhaupt zu beginnen oder nach einer Diagnose in den ersten Wochen oder bei einer bevorstehenden Operation weiterzustillen [178]. Sie erhalten zudem nicht genügend kompetente Unterstützung beim Stillen und/oder Abpumpen und tendieren schneller dazu, bei Schwierigkeiten mit der Ernährung vorzeitig abzustillen [179].

Merke **M!**

Die Ansicht, mit der Flasche zu füttern sei für Babys mit angeborenen Herzfehlern besser, basiert auf verschiedenen Fehlannahmen.

1. Fehlannahme: Saugen an der Brust ist anstrengender als aus der Flasche zu trinken

Für diese Annahme gibt es **keine wissenschaftlichen Belege**. Studien mit reifen, gesunden Babys, aber auch mit Frühgeborenen und Babys mit Herzfehlern, belegen sogar das Gegenteil. Reife, gesunde Neugeborene hatten beim Trinken aus der Flasche eine verkürzte Einatmungsphase, eine verlängerte Ausatmungsphase und eine reduzierte Atemfrequenz, die bei 50 % der Kinder zu einem Sauerstoffmangel, d. h. einer Sauerstoffsättigung unter 90 %, führte. Beim Stillen wurde ebenfalls eine verkürzte Einatmungsphase bei einer höheren Saugfrequenz festgestellt, jedoch waren die Veränderungen der Ausatmungsphase und der Atemfrequenz geringer und es kam nur bei 20 % der Kinder zu einem Sauerstoffmangel [180].

In einer anderen Studie wurde gezeigt, dass die durchschnittliche Herzfrequenz auch zwischen den Mahlzeiten bei gestillten Kindern um 5–10 bpm (beats per minute) niedriger war, als bei mit Formula ernährten Kindern [181].

Eine weitere Studie, die die Sauerstoffsättigung im Blut von Babys mit AHF beim Trinken aus der Flasche und an der Brust verglich, stellte zudem fest, dass die Sauerstoffsättigung beim Trinken an der Brust höher war und weniger schwankte, was ebenfalls zeigt, dass Stillen weniger kardiorespiratorischen Stress verursacht als das Trinken aus einer Flasche. Darüber hinaus hatte keines der Kinder beim Stillen einen Sauerstoffmangel, während dies beim Flaschetrinken mehrmals vorkam [182].

Studien mit Frühgeborenen kamen zu ähnlichen Ergebnissen. Das Saugmuster, die Sauerstoffsättigung und die Herzfrequenz von Frühgeborenen waren beim Stillen stabiler als bei Flaschenernährung [183], [184]. Es wurde auch festgestellt, dass sehr kleine Frühgeborene (< 1500 g) in der Lage waren, ohne Stressanzeichen an der Brust zu trinken, bevor sie dies auch aus der Flasche konnten [185].

Bei Frühgeborenen, aber auch bei reifen Kindern, kommt es gelegentlich nach dem Schlucken zu einem verlängerten Verschluss der Atemwege (bis zu 30 Sekunden). Die Behinderung der Atmung während einer Flaschenfütterung führt zu einer weiteren Verringerung der Zeit, die für eine effektive Atemtätigkeit zur Verfügung steht [186].

Merke **M!**

Besonders Babys mit einem zyanotischen Herzfehler sollten daher möglichst gestillt werden, da es bei ihnen besonders wichtig ist, die Sauerstoffsättigung im Blut so hoch wie möglich zu halten [187].

2. Fehlannahme: Babys mit AHF gedeihen mit Flaschennahrung besser

Diese Annahme geht fälschlicherweise davon aus, dass Muttermilch weniger Kalorien enthält, an der Brust zu trinken mehr Kalorien verbraucht und das Baby beim Stillen nicht in Lage ist, genügend Kalorien aufzunehmen, um seinen durch den Herzfehler erhöhten Energieverbrauch auszugleichen. Dass dem nicht so ist, zeigte eine Studie, die das Wachstum von gestillten und mit Formula ernährten Kindern mit angeborenen Herzfehlern verglich. Etwa ⅓ der Kinder hatte Schwierigkeiten mit der Gewichtszunahme, unabhängig von der Ernährungsmethode. Zudem stellten die Forscher fest, dass die mit Formula ernährten Kinder signifikant mehr an Gewicht verloren, langsamer zunahmen und, besonders nach einem Wechsel von der Brust zur Flasche, längere Zeit im Krankenhaus bleiben mussten als die gestillten oder nur teilweise mit Muttermilch ernährten Kinder. Auch benötigten gestillte Kinder im ersten Halbjahr nicht mehr Nährstoffsupplemente, die nicht gestillten Kinder erhielten vielmehr öfter Supplemente. Ein möglicher Grund für die höhere Gewichtszunahme von gestillten Kindern ist die bessere Sauerstoffsättigung des Gewebes. Der Schweregrad des Herzfehlers spielte darüber hinaus keine Rolle bei der Fähigkeit des Babys an der Brust zu trinken bzw. für die Dauer der Stillzeit. Die Forscher folgerten daraus, dass Stillen eine **sichere und vorteilhafte Ernährungsmöglichkeit** für Kinder mit angeborenen Herzfehlern ist [188].

Die **Zufuhr von zusätzlicher Nahrung**, Extrakalorien oder anderen Nährstoffsupplementen bei Trinkschwäche und/oder einer Gedeihstörung des gestillten Kindes ist durch Zufütterungsmethoden an der Brust möglich. Das Zufüttern an der Brust ist zudem nicht anstrengender als das Trinken aus der Flasche.

3. Fehlannahme: Bei Babys mit AHF muss die Flüssigkeitszufuhr beschränkt werden, daher kann nicht gestillt werden

Eine Beschränkung der Flüssigkeitszufuhr ist bei den meisten Babys mit einem angeborenen Herzfehler nicht erforderlich. Ist sie im Einzelfall doch notwendig, so kann die Menge der zugeführten Flüssigkeit auch durch Beobachtung geschätzt werden, z. B. durch die Häufigkeit der Mahlzeiten, die Beachtung der Schluckgeräusche, die Kontrolle der Gewichtszunahme sowie der Urin- und Stuhlausscheidungen sowie ggf. durch Wiegeproben vor und nach dem Stillen.

Darüber hinaus gibt es auch für Muttermilch **andere Fütterungstechniken**, die eine Kontrolle der Einfuhr ermöglichen, z. B. das Bechern, Sondieren oder Zufüttern der erlaubten Menge abgepumpter Muttermilch mit einem Brusternährungsset, während das Baby an der „leer" gepumpten Brust saugt.

4. Fehlannahme: Wenn das Baby operiert wird, sollte nicht mehr gestillt werden

Merke **M!**

Das Stillen bzw. die Ernährung mit Muttermilch hilft gerade kranken oder operierten Babys im Krankenhaus in besonderer Weise.

Durch das Stillen bei Stress und Schmerzen in fremder Umgebung erfahren sie Trost und Beruhigung an der Brust. Die Muttermilch führt außerdem durch ihre leichtere Verdaulichkeit, die bessere Gewichtszunahme, das geringere Infektionsrisiko und die bessere Wundheilung zu einer Verkürzung des stationären Aufenthalts nach der Operation [188].

5. Fehlannahme: Bei einer (Herz-)Transplantation ist Muttermilch zu meiden

Es gibt **keine wissenschaftlichen Belege** für diese Empfehlung, stattdessen gibt es durchaus Berichte von Kindern, die nach einer Herztransplantation erfolgreich und lange gestillt wurden, dabei gut zunahmen und keine Anzeichen für eine Organabstoßung zeigten [189]. Diese Annahme ist ein Beispiel für die weit verbreitete Einstellung, dass Muttermilch in verschiedensten Situationen bis zum Beweis des Gegenteils als problematisch angesehen wird, während Muttermilchersatznahrung meist als unproblematisch gilt, bis das Gegenteil bewiesen ist.

Weitere Untersuchungen bestätigten, dass gestillte Kinder eine gespendete Niere der eigenen Mutter oder von Geschwistern deutlich besser annahmen und einen besseren postoperativen Verlauf aufwiesen als nicht gestillte Kinder [190]. Nach einem Jahr war die Funktionsrate des transplantierten Organs bei gestillten Kindern mit 82 % signifikant höher als die Funktionsrate von 57 % bei nicht gestillten Kindern [191].

9.2.3 Mögliche Schwierigkeiten beim Stillen

Zu den möglichen Schwierigkeiten beim Stillen eines Babys mit einem angeborenen Herzfehler gehören vor allem **lang dauernde und häufige Mahlzeiten** durch Saugschwäche und kardiale Belastung sowie **Verschlucken und/oder Erbrechen** nach der Mahlzeit. Bei ca. ⅓ der Babys mit AHF kommt es durch ihren bis zu zweifach erhöhten Kalorienbedarf aufgrund der vermehrten Herz- und Atemtätigkeit, dem Einfluss von appetitmindernden Medikamenten, wie z. B. Lasix®, sowie wiederkehrenden Atemwegsinfekten zu einer Einschränkung der Leistungsfähigkeit. Daraus folgt eine **inadäquate Nahrungsaufnahme** und in Folge dessen eine **mangelnde Gewichtszunahme**. Dies bereitet den Eltern enormen Stress, da das Kind meist vor einer notwendigen Operation ein bestimmtes Gewicht erreichen soll.

Darüber hinaus kann es bei der Mutter zu **Problemen mit der Milchmenge** kommen und die erforderliche Aufrechterhaltung der Milchproduktion während eines Krankenhausaufenthalts des Babys stellt die Mütter vor eine weitere zu lösende Aufgabe.

Typischer Verlauf einer Mahlzeit bei einem Kind mit schwerem Herzfehler:

- Zu Beginn: Kräftiges Saugen für einige Minuten;
- Nach wenigen Minuten: Loslassen der Brust mit kardialen Belastungszeichen (Schwitzen, blaugraues Munddreieck, Zyanose, Tachykardie, Tachypnoe);
- Nach einiger Erholungszeit beginnt der Zyklus dann von Neuem;
- Häufiges Verschlucken;
- Rasche Abnahme des Appetits, Nahrungsverweigerung;
- Nichterreichen der vorgegebenen Nahrungsmenge;
- Lange Dauer der Mahlzeiten, manchmal bis zu 60 Minuten;
- Häufige Mahlzeiten, ca. alle 2–3 Stunden;
- Nach der Mahlzeit ist das Baby sehr erschöpft und müde und braucht in der Regel einige Stunden Schlaf, bevor es wieder etwas zu sich nehmen kann;
- Nach der Mahlzeit wird die aufgenommene Nahrung häufig wieder erbrochen.

Das Auftreten von Problemen bei der Ernährung ist ein zuverlässiger Hinweis auf eine ebenfalls vorliegende oder zu erwartende Wachstumsretardierung des Kindes [192].

Wachstumsretardierung

Kinder mit angeborenen Herzfehlern haben im frühen Säuglingsalter öfter Probleme bei der Ernährung sowie mit dem Wachstum und der Gewichtszunahme. Diese sind aber **unabhängig von der Art der Ernährung**, sie hängen vielmehr mit der Art und Ausprägung des Herzfehlers und seinen Auswirkungen auf den Organismus zusammen. So kommt es bei zyanotischen Herzfehlern, das sind etwa 25 % der AHF, häufiger zu Schwierigkeiten bei der Ernährung als bei azyanotischen

Herzfehlern. Babys mit Zyanose haben aber bei der Fütterung mit der Flasche oft noch größere Probleme. Ein weiterer Faktor ist die zu geringe Energieaufnahme durch mangelnden Appetit, hohe Ermüdbarkeit, Schluckschwierigkeiten, Übelkeit, Spucken, Erbrechen und mangelhafte Absorption der Nährstoffe im Verdauungstrakt.

Zusätzlich besteht bei einem angeborenen Herzfehler auch in Ruhe **ein erhöhter Stoffwechselbedarf** durch den erhöhten Sauerstoffbedarf, die erhöhte basale Körpertemperatur, den beschleunigten Herzschlag, geringere Körperfettreserven und häufige Infektionserkrankungen. Mitunter wird auch der Platz des Magens durch Schwellungen im Bauchraum, wie etwa eine vergrößerte Leber, reduziert.

Eine weitere Rolle spielt das **Alter zum Zeitpunkt der Operation**.

Merke **M!**

Je jünger das Kind bei der Operation ist, desto geringer ist seine Wachstumsretardierung und desto schneller wird diese wieder aufgeholt.

Auch führen **Medikamente**, wie Diuretika oder Steroide, zu Appetitlosigkeit und früher Sättigung der Kinder. Weiter wird ein Mangel an den Vitaminen D, E, C, B_1 und B_6 sowie an den Mineralstoffen Eisen, Zink und Kalzium als Ursache gesehen.

Zusätzliche Erkrankungen oder Behinderungen sind ein weiterer Faktor. So bleiben z. B. Kinder mit Trisomie 21 und einem angeborenen Herzfehler noch kleiner und leichter als Kinder mit Trisomie 21 ohne Herzfehler.

Vorbeugende oder frühzeitige Maßnahmen zur Erleichterung der Nahrungsaufnahme sowie zur Steigerung der Nährstoffzufuhr können auch beim gestillten Kind die Gefahr einer Wachstumsretardierung reduzieren. Denn die **Zugabe von erforderlichen Nährstoffsupplementen** ist beim Stillen ebenso möglich, wie bei der Ernährung mit der Flasche.

Weiter spielen **psychosoziale Faktoren** eine Rolle. Unerfahrenheit der Eltern, Mangel an Unterstützungs- und Entlastungsmöglichkeiten durch Angehörige sowie die Unsicherheit bei der Versorgung des Babys können zu Problemen mit der Nahrungsaufnahme führen.

Merke **M!**

Oft ist auch eine ineffektive Mutter-Kind-Interaktion während der Mahlzeiten ein bedeutendes Hindernis für eine adäquate Nahrungsaufnahme.

Wie Forscher feststellten, geben Säuglinge mit Herzfehlern ihren Eltern durch ihr Verhalten weniger Hinweise und reagieren weniger. Und auch die Mütter zeigten ein geringeres Pflegeverhalten, z. B. Lächeln, Augen- und Hautkontakt, während der Mahlzeiten [193].

Auswirkungen auf die Eltern-Kind-Beziehung

Mütter von Babys mit einem angeborenen Herzfehler erleben die Ernährung des Babys oft als sehr belastend, besonders wenn dabei Probleme auftreten und es zu einer Wachstumsretardierung kommt. Dies gilt insbesondere dann, wenn gleichzeitig von ärztlicher Seite regelmäßig daran erinnert wird, wie wichtig die Gewichtszunahme für die bevorstehende Operation des Kindes ist. Dementsprechend haben die Eltern in Bezug auf die Ernährung des Babys oft **negative Gefühle**, vor allem Sorge und Angst um das Kind, aber auch Stress, Druck, Hilflosigkeit sowie Traurigkeit.

Mütter verbinden mit dem Nähren ihres Kindes das Gefühl, ihm Liebe und Fürsorge zu geben. Aus Sicht des Kindes bedeutet genährt werden, sich geliebt und sicher zu fühlen. Treten bei der Ernährung große Schwierigkeiten auf, so entstehen dadurch Frustrationen für Mutter und Kind. Die Verweigerung der Nahrung durch das Kind wird von der Mutter oft **als persönliches Versagen** oder als Ablehnung der eigenen Person erlebt [177].

Fallbeispiel 9–1: Angeborener Herzfehler **B**

Eine betroffene Mutter erzählt:

„In den ersten Monaten richteten sich viele Sorgen auf die Ernährung. Mein Mann sah alles etwas lockerer, ich „kämpfte" um jeden Milliliter. Es hat mich sehr, sehr viel Kraft und Nerven gekostet, Matthias zu füttern und bei ihm so oft auf eine ablehnende Haltung zu stoßen."

9.3 Was braucht die stillende Mutter?

Merke M!

Die Eltern sollten im Zuge der Behandlungsplanung auch über die Vorteile der Muttermilch für ein Baby mit einem angeborenen Herzfehler aufgeklärt werden.

In diesem Zusammenhang brauchen sie die Information, dass, entgegen der verbreiteten Annahme, das Trinken an der Brust für das Baby weniger belastend ist, als aus der Flasche zu trinken. Weiter sollten sie erfahren, dass der Schweregrad des Herzfehlers keine Rolle bei der Fähigkeit des Babys, an der Brust zu trinken, spielt. Zusätzlich sollte auf möglicherweise auftretende Stillschwierigkeiten und deren Lösung eingegangen werden.

Merke M!

Die Mütter brauchen eine gute Begleitung und viel Unterstützung beim Stillen, denn sie müssen zum erfolgreichen Stillen viele zusätzliche Barrieren überwinden.

- Sie brauchen **Hilfe und Anleitung** bei der Trauer um das „Idealbaby" und bei der Anpassung an die Realität sowie im Umgang mit dem Krankenhauspersonal und der Krankenhausroutine.
- Wesentlich sind auch Informationen über den Aufbau und die Aufrechterhaltung der Laktation sowie das keimarme Gewinnen und Sammeln von Muttermilch.
- Darüber hinaus benötigen sie Rat und Unterstützung im Umgang mit belastenden Gefühlen wie Stress und Angst und zur Reduktion von Müdigkeit.
- Sie brauchen Zugang zu einer elektrischen Milchpumpe, eine gute Pumpanleitung sowie Rat für den Umgang mit einem möglichen Mangel an Privatsphäre beim Abpumpen oder an Ruhe beim Stillen in der Klinik.
- Außerdem ist es für die Mutter oft schwierig, mit den widersprüchlichen Empfehlungen von medizinischen Fachleuten in Bezug auf das Stillen umzugehen [21].
- Sie haben häufig Schwierigkeiten, zu unterscheiden, ob das Baby aufhört zu trinken, weil es satt ist oder weil es erschöpft ist. Deshalb benötigen sie entsprechende Informationen über die **Anzeichen von Sättigung bzw. Erschöpfung** des Kindes.

Stillen ist als **Therapie für das Kind** zu betrachten, da es einen Sauerstoffmangel reduziert und das Baby mit den erforderlichen Nährstoffen und wichtigen Antikörpern versorgt.

Merke M!

Nach der Geburt eines Kindes mit AHF kann und sollte daher mit dem Stillen begonnen werden, sobald das Baby zum Saugen in der Lage ist.

Bei den **ersten Stillversuchen** sollte das Baby von erfahrenem Fachpersonal beobachtet oder an einen Monitor angeschlossen werden, um eine kardiale Belastung rechtzeitig zu erkennen. Je nach Situation muss möglicherweise ein individueller Ernährungsplan erstellt werden, der die Bedürfnisse von Mutter und Kind berücksichtigt.

In der Bevölkerung herrschen eine Reihe von weiteren verallgemeinerten **Vorstellungen über Ernährung und Gesundheit**, mit denen Eltern von Kindern mit Herzfehlern konfrontiert werden können. Hier sind einige Beispiele:

- Wenn die Pausen zwischen den Mahlzeiten länger sind, wird das Kind hungriger sein und mehr trinken und essen.
- Säuglinge und Kinder nehmen so viele Kalorien zu sich, wie sie benötigen.
- Fettarme Diät ist gut für alle Menschen mit einer Herzkrankheit.
- Übermäßige Zufuhr von flüssiger Nahrung führt zu stärkeren Ödemen.
- Feste Nahrung enthält mehr Kalorien als Muttermilch oder Formula.
- Frühes Zufüttern von fester Nahrung „dehnt" den Magen, so dass das Kind mehr essen wird.
- Vollmilch ist nicht gut für Kinder mit einer Herzkrankheit.

Praxistipp

Sprechen Sie diese Fehlannahmen mit den Eltern an, um mit ihnen eine realistische Lösung für das optimale Wachstum und die Entwicklung des Kindes zu entwickeln [195].

9.4 Was braucht das gestillte Kind?

Für ein Kind mit einem angeborenen Herzfehler geht es vor allem darum, eine angemessene Gewichtszunahme und normale körperliche Entwicklung zu erreichen. Dazu ist, neben einem häufigen, effektiven Anlegen, in der Anfangszeit **tägliches Wiegen** notwendig, um sicherzustellen, dass das Kind genügend Nahrung erhält. Außerdem sollten Infektionen vermieden werden. Möglicherweise sind weitere Maßnahmen erforderlich, die die kardiale Belastung des Babys beim Stillen reduzieren, den Kaloriengehalt der aufgenommenen Muttermilch steigern sowie die Menge der aufgenommenen Flüssigkeit kontrollieren.

Rund um eine Operation gilt es, die prä- und postoperativen Nüchternheitsregeln für das gestillte Kind zu optimieren und das Stillen baldmöglichst wieder aufzunehmen.

Fallbeispiel 9–2: Angeborener Herzfehler **B**

Eine Mutter berichtet:
„Am ersten Lebenstag fiel bei Jonas ein Herzgeräusch auf, das aber am nächsten Tag nicht mehr zu hören war. Anschließend bemerkte ich in den ersten Tagen Ödeme in seinen Füßen und seinem Hodensack. Zudem schwitzte er häufig beim Trinken an der Brust relativ stark und oft meinte ich, ein gräuliches Munddreieck zu sehen. Auch beim Schlafen fiel auf, dass er oft sehr schwitzte, so dass wir ihn bald nicht mehr auf das Babyfell legten. Im Alter von sechs Wochen zeigte dann eine Ultraschalluntersuchung beim Kinderkardiologen, dass er einen großen Vorhofseptumdefekt und einen mittelgroßen Ventrikelseptumdefekt hatte.

Vor dieser Untersuchung bekam ich zum ersten Mal einen heftigen Milchstau. Kein Wunder: Die Sorge, es könnte etwas mit seinem Herzen sein, war für mich ein großer Stress. Die Diagnose war damals ein schwerer Schock für uns, hat uns im Umgang mit dem Baby sehr verunsichert und ich habe sehr lange Angst um sein Leben gehabt. Ich nahm daher Kontakt mit einer Elternselbsthilfegruppe auf und erhielt dort viele wichtige Informationen.

Im Alter von drei Monaten wurde die Diagnose mit einer Herzkatheteruntersuchung in einer Universitätsklinik bestätigt. Da seine Leber und seine rechte Herzkammer bereits deutlich vergrößert waren, stand danach fest, dass Jonas noch im ersten Lebensjahr am offenen Herzen operiert werden musste. Ich blieb drei Tage mit ihm in der Klinik, wo ich ihn auch nachts zu mir ins Bett nahm. Schließlich hatte er seit seiner Geburt jede Nacht bei mir im Bett geschlafen, was ihm gut tat und auch mich sehr beruhigte. So war ich immer sicher, dass mit ihm alles in Ordnung ist und wurde selbst sofort wach, wenn er aufwachte und an die Brust wollte.

Vor dem Herzkatheter musste er acht Stunden nüchtern sein, was wider Erwarten recht gut klappte. Um zwei Uhr nachts durfte ich ihn noch einmal stillen, dann schlief er wieder, ab vier Uhr trug ich ihn im Flur auf und ab. Es war das einzige Mal in seinem Leben, dass er von mir zur Beruhigung einen Schnuller bekam, und es hat funktioniert. Ab sechs Uhr bekam er dann Flüssigkeit per Infusion, so dass er keinen Hunger mehr hatte und wir beide noch etwas schlafen konnten.

Nach der Untersuchung durfte ich ihn wieder stillen, sobald er wach genug war. Allerdings musste ich mich dazu über sein Bettchen hängen, da er mit Elektroden verkabelt war, und seine Beinchen wegen eines Druckverbands in der Leiste gestreckt bleiben mussten. Das war zwar etwas unbequem, aber es ging, und Jonas war so glücklich, als er wieder meine Nähe spürte und die warme Muttermilch bekam.

Als er vier Monate alt war, besuchte ich eine Stillgruppe, denn ich brauchte Rückenstärkung zum Weiterstillen. Eine junge Kinderkardiologin von der herzchirurgischen Kinderstation hatte mir geraten, Jonas angesichts der bevorstehenden Operation möglichst bald abzustillen bzw. „altersgerecht“ zu ernähren. Als ich ihr entgegnete, Muttermilch sei aber doch die seinem Alter entsprechende Nahrung, hatte sie mir gesagt, dass eine Mitaufnahme der Mutter auf der Station sehr schwierig sei und er auf jeden Fall bis dahin an die Flasche gewöhnt werden solle. Da das Stillen bei uns aber wunderbar klappte, er sich trotz des Herzfehlers gut entwickelte und ich vom Wert der Muttermilch generell, aber gerade auch für kranke oder operierte Kinder überzeugt war, wollte ich mich damit nicht abfinden. Daraufhin schrieb ich einen Brief an den Chefarzt der Klinik und bat ihn um die Mitaufnahme bei einer Operation, die er mir dann auch zusicherte.

Es begann das Warten auf den OP-Termin. Die ersten Monate waren für uns von der Sorge um unser Kind überschattet und die seelische Belastung war teilweise sehr groß. Zu unserer großen Freude gedieh Jonas, als wäre alles in Ordnung, war selten krank und ein ausgeglichenes, fröhliches und interessiertes Kind. Ich bin fest überzeugt, dass das Stillen einen großen Beitrag dazu geleistet hat. Für mich war es völlig natürlich und selbstverständlich, dass Jonas nach Bedarf gestillt wurde, nie weinend alleine gelassen wurde und auch nachts seinen Platz bei mir bzw. uns hatte. Ich wollte ihm damit Kraft, Ruhe, Sicherheit, Trost und überhaupt den bestmöglichen Start geben, denn er hatte doch noch so viel Schweres vor sich. Das Stillen meines Sohnes war für mich aber auch ein ganz wesentlicher Teil meiner Beziehung zu ihm und meines Mutterseins.

Mit sechs Monaten hatten wir dann einen OP-Termin und fuhren in die Klinik. Nach den üblichen Aufnahmeprozeduren, wie Blutentnahmen, EKG, Röntgen, EEG und Gesprächen mit Anästhesisten und Chirurgen, wurde die für den nächsten Tag angesetzte Operation plötzlich wieder abgesagt, weil seine Blutwerte nicht in Ordnung waren und zunächst geklärt werden musste, woher das kam. Es stellte sich heraus, dass er ein leichtes Von-Willebrand-Jürgens-Syndrom hatte, eine durch seinen Herzfehler verursachte Blutgerinnungsstörung. Bei der Operation mit der Herz-Lungen-Maschine würde er zusätzlich zu den notwendigen Blutkonserven noch spezielle Konserven mit gepoolten Gerinnungsfaktoren benötigen, die leider ein erhöhtes Risiko der HIV- oder Hepatitis-Infektion mit sich brächten. Auch das noch, zu all den Risiken, die eine solche Operation ohnehin schon mit sich bringt! Ich mochte gar nicht darüber nachdenken, was alles dabei passieren könnte.

Als Jonas neun Monate alt war, hatten wir wieder einen Termin zur Operation. Ich wurde mit aufgenommen, denn ich stillte ihn damals immer noch voll, da er feste Nahrung verweigerte. Wieder wurden die üblichen Aufnahmeprozeduren durchgeführt, bis bei der Doppler-Sonografie überraschend festgestellt wurde, dass seine Löcher im Herzen inzwischen von selber kleiner geworden waren und er nun nicht mehr operiert werden müsste. Die Ärzte wollten ihren Augen kaum trauen und bezeichneten es als „Wunder“, denn so etwas hatten sie noch nie zuvor erlebt und hätten es auch in unserem Fall nicht erwartet.

Auch wir konnten es gar nicht fassen und waren unheimlich glücklich und erleichtert, als wir mit einem nun „herzgesunden“ Kind ohne Operation wieder heimfahren durften. Lediglich die Endokarditisprophylaxe sollten wir weiter durchführen und ihn einmal pro Jahr bei einem Kinderkardiologen vorstellen. Es hat aber noch einige Monate gedauert, bis wir diese überraschende Wendung tatsächlich verdaut hatten und ihn nicht mehr als krankes, zu schonendes Kind ansahen.“

9.5 Praktische Tipps für die Stillberatung

Checkliste 9–1: Stillanamnese bei angeborenen Herzfehlern

- Kann das Baby gestillt werden?
- Wie oft und wie lange stillen Sie es?
- Zeigt das Baby beim Stillen Zeichen von Ermüdung oder Atemnot?
- Nimmt das Baby ausreichend zu?
- Erbricht das Baby häufig?
- Benötigt das Baby Medikamente oder hochkalorische Nahrungszusätze?
- Haben Sie ausreichend Milch und läuft Ihre Milch gut?
- Haben Sie eine elektrische Brustpumpe mit Doppelpumpset?
- Pumpen Sie regelmäßig nach dem Stillen ab?
- Muss das Baby operiert werden und wann soll die Operation erfolgen?

Mütter von Kindern mit angeborenen Herzfehlern wünschen sich von dem sie betreuenden medizinischen Personal vor allem mehr Zeit, seelische Unterstützung, Einfühlung und menschliche Wärme, aber auch konkrete Ratschläge und einheitliche Aussagen zur Ernährung [177].

- Die Mutter erlebt nach der Diagnose eines AHF heftige Gefühle von Enttäuschung, Wut, Trauer, Sorge, Hilflosigkeit, Verzweiflung und Schuld. Sie braucht in dieser schwierigen Zeit eine **einfühlsame Begleitung**. Hören Sie ihr zu, erkennen Sie ihre Gefühle an!
- **Weisen Sie die Mutter auf die „normalen“ Seiten ihres besonderen Babys hin!** Machen Sie eine freundliche Bemerkung, z. B. über seine Ähnlichkeit mit ihr! Stellen Sie ihr die Fragen, die Sie jeder neuen Mutter stellen würden! Damit helfen Sie ihr, das Baby zuerst einmal als Baby zu sehen und erst in zweiter Linie als Baby mit einem medizinischen Problem.
- Empfehlen Sie ihr, **möglichst viel Zeit mit ihrem Baby zu verbringen,** damit sie eine gute Beziehung zu ihm entwickeln kann! Wenn Rooming-in in der Kinderklinik nicht möglich ist, sollte sie es so oft wie möglich besuchen. Auch wenn sie es nicht im Arm halten kann, sollte sie viel bei ihm sein, um es anzuschauen, zu berühren, zu streicheln und mit ihm zu sprechen, damit auch der Trennungsstress des Babys gemindert wird.
- **Ermuntern Sie sie, auch an sich zu denken** und für sich selbst gut zu sorgen, damit sie die schweren Zeiten gut bewältigen kann! Sie braucht einen Platz, um sich hinlegen und ausruhen zu können.
- **Machen Sie ihr Mut, möglichst nur von einem Tag zum nächsten zu denken**, statt sich ständig das gesamte Ausmaß und die möglichen Folgen des Herzfehlers vor Augen zu führen!
- **Engmaschige Besuche oder Telefonate** sind wichtig, um Schwierigkeiten schnell zu erkennen und zu beheben und die Motivation der Mutter aufrechtzuerhalten.
- **Loben Sie die Mutter, indem Sie auch kleine Erfolge herausstreichen**! Sie und die Mutter sollten eher in kurzen Etappen denken. Sie braucht jetzt vor allem Ihre mentale Unterstützung.
- **Bewundern Sie sie immer wieder für die Anstrengungen**, die sie auf sich nimmt, um das Baby zu stillen!
- Versichern Sie ihr, dass die **Notwendigkeit des Zufütterns** von zusätzlichen Kalorien und Nährstoffen ihre Milchmenge, den Wert der Muttermilch oder ihre Fähigkeit als Mutter nicht in Frage stellt!
- **Ermutigen Sie die Mutter, ihre abgepumpte Muttermilch zu füttern**, wenn das Baby nicht gestillt werden kann!
- Informieren Sie sie, dass sich die **Trinkschwäche des Babys** durch die Einnahme von Herzmedikamenten oder nach der Herzoperation deutlich verbessern kann!
- Weisen Sie sie auf örtliche **Stillgruppen und auf Selbsthilfegruppen** für Eltern von Kindern mit angeborenen Herzfehlern hin!

9.5.1 Aufbau und Aufrechterhaltung der Laktation

- **Häufige Stimulation** der Brustwarzen sowie **vollständige Entleerung der Brust**, d. h. mindestens alle 2–3 Stunden das Baby für mindestens 10–15 Minuten pro Brust anlegen oder die Milch mit einer vollelektronischen Intervallpumpe mit Doppelpumpset abpumpen;

- Nach dem Anlegen die Brüste **komplett mit der Pumpe entleeren**, da die Entleerung durch das Baby nicht ausreicht, um eine gute Milchproduktion aufrecht zu erhalten;
- So oft wie möglich zwischen den Mahlzeiten plus einmal nachts **abpumpen**;
- **Maßnahmen zur Steigerung der Milchmenge** (Kap. 29);
- **Anlegen eines Milchvorrats** im Gefrierschrank für Zeiten knapperer Milchproduktion;
- **In der Zeit rund um eine Operation** müssen die Brüste weiter regelmäßig gut mit einer Pumpe entleert werden;
- Für eine gute Milchproduktion ist auch eine **gute Ernährung der Mutter** notwendig: regelmäßige, warme Mahlzeiten mit viel Eiweiß und vielen langkettigen essentiellen Fettsäuren sowie ausreichend trinken und genügend Schlaf und Ruhepausen;
- Vermeiden und **Umgang mit Milchstau**, der meist durch Stress verursacht wird;
- Ermuntern Sie die Mutter, das Stillen nach einer Unterbrechung sobald wie möglich wieder aufzunehmen!

9.5.2 Keimarmes Gewinnen und Sammeln von Muttermilch

Für die Zeit während des Krankenhausaufenthalts des Babys benötigt die Mutter:

- einen ruhigen, ungestörten, bequemen Platz zum Pumpen;
- eine vollelektronische Klinikmilchpumpe mit Doppelpumpzubehör;
- ein Waschbecken mit Seife und Geschirrspülmittel zum Händewaschen vor dem Abpumpen und zum Reinigen der gebrauchten Pumputensilien;
- eine Kühlmöglichkeit für die abgepumpte Milch in der Klinik sowie für den Transport nach Hause ohne Unterbrechung der Kühlkette bzw. umgekehrt, falls sie während dieser Zeit nicht mit aufgenommen ist;
- **Abgepumpte Muttermilch möglichst täglich frisch in die Klinik bringen**, da sie in manchen Kliniken zum Füttern nicht älter als 24 Stunden sein darf;
- **Überschüssige Milch** als Vorrat frisch einfrieren.

Praxisanleitung: Keimarmes Gewinnen und Sammeln der Muttermilch

- Gründliches Händewaschen mit Seife vor dem Berühren der Brüste, dem Pumpen und dem Berühren der Flaschen;
- Pumpzubehör vor dem Gebrauch 3 Minuten auskochen oder vaporisieren, nicht im Geschirrspüler oder Miltonbad sterilisieren;
- Flaschen aus der Klinik verwenden und bis zur Benutzung leer und verschlossen im Kühlschrank aufbewahren;
- Flaschen, Deckel und Brusttrichter nicht innen berühren;
- Anregung des Milchspendereflexes vor dem Abpumpen durch Entspannungsübung, Rücken-, Schultern- und Nackenmassage, Wärmen der Brüste mit Rotlicht oder feuchtwarmen Wickeln, Massieren der Brüste nach der Marmet-Methode, evtl. mit einem pflanzlichen Milchbildungsöl;
- Pumpzubehör nach Gebrauch mit Seifenwasser reinigen;
- Die Kühlkette nicht unterbrechen, abgepumpte Muttermilch mit Datum und Uhrzeit versehen in einem verschlossenen Behälter im hinteren unteren Bereich des Kühlschranks aufbewahren, nicht in der Tür.

9.5.3 Vermeiden von Infektionen

- Stillen bzw. Muttermilchernährung ist der beste Schutz vor Infektionen;
- **Besuche von Dritten sollten limitiert werden**, da Babys mit Herzfehlern anfälliger für Erkältungen und andere Infektionen sind;
- **Regelmäßiges und gründliches Waschen der Hände** mit Wasser und Seife vor und nach jedem Kontakt mit dem Baby, ist der beste Weg um Infektionen zu vermeiden;
- **Berührungen und intensiver Körperkontakt**, z. B. durch Stillen, Halten, Kuscheln oder Tragen setzen Oxytocin und andere Glückshormone frei und stärken damit die Immunabwehr;
- **Stress** jeder Art, z. B. langes Weinen, **sollte vermieden werden**, da Stresshormone immunsuppressiv wirken und die Infektanfälligkeit erhöhen;

- **Kein Zigarettenrauch** in der Nähe des Babys;
- **Kranke Familienmitglieder** sollten vom Baby fern gehalten werden, dieselbe Pflegeperson sollte sich nicht um das Baby und den Kranken kümmern;
- Das Baby **nicht an öffentliche Orte mitnehmen**, wo viele Menschen zusammen kommen, z. B. Geschäfte, Versammlungen, öffentliche Verkehrsmittel.

9.5.4 Reduktion der kardialen Belastung beim Stillen

- Gestillte Kinder haben höhere Werte des Sauerstofftransportproteins Hämoglobin, da das Eisen aus der Muttermilch besser verwertet wird als aus Formula;
- **Anregung des Milchspendereflexes** vor dem Stillen, wie vor dem Pumpen (s. o.);
- Häufig, d. h. **alle 2–3 Stunden, und für kurze Zeit** (ca. 15 Minuten) an die Brust legen;
- **Kleinere Nahrungsmengen anbieten**, damit der Magen nicht überfüllt und die Atmung weniger behindert wird;
- Da das Baby beim Trinken zusätzliche Energie verbraucht, sollte es während der Nahrungsaufnahme **nicht zur Eile angetrieben** oder zum Weitertrinken gedrängt werden;
- **Die Mahlzeit für einige Minuten unter- oder abbrechen**, wenn das Baby tachykard, kurzatmig, blass oder zyanotisch wird oder Ermüdungszeichen, wie Schwitzen oder Einschlafen, zeigt;
- Baby in **aufrechter Position** (Hoppe-Reiter-Sitz, Kap. 2.2.13) anlegen, da das Schlucken durch die Schwerkraft leichter ist und die Darmpassage leichter und schneller erfolgt;
- **Zwischendurch regelmäßig** (nach ca. 20–30 ml bzw. alle 3–5 Minuten) **aufstoßen lassen**, da Babys mit AHF öfter an gastroösophagealem Reflux leiden, wobei die leichtere Verdaulichkeit der Muttermilch seltener Reflux verursacht als Formula;
- DanCer-Hold-Griff (Kap. 2.1.9), damit das Baby die Brust besser halten kann, der Saugschluss erleichtert wird und die Saugbewegungen durch sanften Druck nach oben mit der Hand unterstützt werden können;
- Der Brustkorb des Babys sollte frei und nicht beengt sein und sein Kopf leicht nach hinten gestreckt, um seine Atemwege zu öffnen;
- Manchen Babys fällt es leichter, **in Seitenlage** zu trinken, weil so der Druck auf den Bauchraum geringer ist;
- **Das Baby beim Stillen warm halten**, aber nicht überwärmen, z. B. Zugluft vermeiden, Hautkontakt ermöglichen, den Rücken mit einer leichten Decke zudecken, da Stress durch Kälte den Sauerstoff- und Energiebedarf erhöht;
- **Ein hungriges Baby sofort anlegen**, um langes Schreien zu vermeiden, da dabei unnötig viele Kalorien und Sauerstoff verbraucht werden;
- Das Baby braucht **Ruhepausen** nach Aktivitäten wie Stillen, Füttern, Baden oder Spielen.

9.5.5 Steigerung der Kalorienzufuhr an der Brust

- Das Baby nach Plan **zu den Mahlzeiten wecken**, da es möglicherweise trotz Hunger nicht von alleine aufwacht und sich meldet;
- **Pro Mahlzeit nur eine Brust geben**, dadurch erhält das Baby mehr fettreiche Hintermilch und erlebt weniger Stress, weil kein Seitenwechsel erfolgt;
- **Kurze Intervalle** zwischen den Stillmahlzeiten, so hat die Muttermilch einen höheren Fettgehalt;
- **An der gut geleerten Brust** anlegen, so dass das Baby mehr fettreiche Hintermilch erhält;
- **Dreimal täglich im Rückengriff anlegen**, da sich im äußeren unteren Quadranten der Brust das meiste Drüsengewebe befindet und das Baby dort folglich eine größere Milchmenge erhält;
- **Alternierende Brustmassage und Brustkompression beim Stillen**, dabei wird die Brust vorsichtig massiert und mit der flachen Hand komprimiert, wenn das Baby beim Saugen pausiert. Dies erhöht die aufgenommene Milchmenge und den Fettgehalt der Milch [197];
- Bei Saugschwäche **Zufüttern an der Brust** mit einem Brusternährungsset oder einer Magensonde;
- Zufüttern mit **alternativen Zufütterungsmethoden**, z. B. Löffel, Becher, Pipette, Brusternährungsset oder Fingerfeeder am Finger, strengt das Baby weniger an, als Zufüttern mit einer Flasche;
- Abgepumpte Hintermilch oder Muttermilchrahm zufüttern;

- **Appetitmindernde Medikamente**, wie Lasix®, sollten, wenn möglich, nach der Mahlzeit gegeben werden;
- Ggf. **hochkalorische Nährstoffzusätze** mit mittelkettigen Triglyzeriden oder Mikrolipiden und Glucose-Polymeren, z. B. Stärke, zufüttern;
- Ggf. nach dem Stillen **Sondieren von Zusatznahrung** (z. B. Hintermilch oder hochkalorische Formula) per Nasen-Magen-Sonde;
- Ggf. Stillen nur während des Tages und kontinuierliche Sondierung mit einer Ernährungspumpe während der Nacht;
- **In sehr schwierigen Fällen** kann auch eine kontinuierliche Sondierung über 24 Stunden mit abgepumpter Muttermilch plus Nährstoffzusätzen erforderlich sein.

9.5.6 Regulation der Flüssigkeitszufuhr

- Mit Muttermilch ernährte Babys benötigen **geringere Trinkmengen** als mit Formula gefütterte, da die Nährstoffe aus der Muttermilch besser verwertet werden;
- **Regelmäßige Gewichtskontrolle**, um sicherzustellen, dass das Baby genügend Kalorien und Nährstoffe erhält;
- Falls erforderlich kann durch **Testwiegen** vor und nach dem Stillen die Trinkmenge genau überwacht werden;
- Eine Kontrolle der Ausfuhr ist auch durch das Wiegen der gebrauchten Windeln möglich (s. Praxisanleitung).
- Pulverförmige Milchverstärker, die mit der Muttermilch vermischt werden, reduzieren die erforderliche Trinkmenge;
- Eine weitere Möglichkeit ist, direkt vor dem Stillen abzupumpen und die kontrollierte Menge Muttermilch mit ca. 25 kcal pro 30 ml (z. B. fraktionierte Hintermilch oder durch hochkalorische Milchverstärker) über ein Brusternährungsset zu füttern, während das Baby an der „leeren“ Brust saugt.

Praxisanleitung: Ausfuhrkontrolle durch Wiegen der gebrauchten Windeln

- Zuerst wird das durchschnittliche Trockengewicht der verwendeten Windeln ermittelt.
- Dann werden die gebrauchten Windeln eines Tages in einer Plastiktüte gesammelt und am Tagesende gemeinsam gewogen.
- Von dem ermittelten Gesamtgewicht nun das durchschnittliche Trockengewicht der Windeln, multipliziert mit der Anzahl der benutzten Windeln, abziehen.
- Dazu noch einmal 20 % für den Flüssigkeitsverlust über Haut und Atmung addieren.

Das **Ergebnis** ist die ungefähre Tagesausfuhr, diese entspricht in etwa der Tageseinfuhr.

9.5.7 Prä- und postoperative Nüchternheit

- Operationen, Untersuchungen und andere Prozeduren sollten **am frühen Morgen** stattfinden, um das Nahrungsbedürfnis von Babys zu berücksichtigen.
- Die Mutter sollte angehalten werden, das Baby **4 Stunden vor der geplanten Narkoseeinleitung** noch einmal anzulegen.
- Nach den geltenden Empfehlungen können Babys bis 4 Stunden vor dem Eingriff Muttermilch oder Formula trinken, obwohl Muttermilch bereits nach 2,43 Stunden den Magen passiert hat und von einigen Instituten auch als „clear liquid“ angesehen wird [198].
- **2 Stunden vor dem Eingriff** können Babys noch einmal klare Flüssigkeit, z. B. Glukoselösung, gezuckerten Tee oder spezielle Nährlösungen, zu sich nehmen.
- Chirurgische Gründe für eine längere präoperative Nahrungs- und Flüssigkeitskarenz haben jedoch Vorrang, dabei muss aber auf eine ausreichende **parenterale Flüssigkeits- und Kalorienzufuhr** geachtet werden.
- Sobald eine orale Ernährung **nach einer Operation** wieder möglich ist, d. h. das Baby wieder bei Bewusstsein ist, Interesse am Essen zeigt und das Bewegtwerden zum Anlegen tolerieren kann, sollte es wieder an die Brust gelegt wer-

den. Dies ist in der Regel nach ca. 36–48 Stunden der Fall.

- **Nach einer Herzkatheteruntersuchung** kann im Normalfall nach ca. 1 Stunde wieder angelegt werden.
- Bei einer Einschränkung der prä- oder postoperativen Nahrungsaufnahme befürworten einige Mediziner zum Trost und zur Beruhigung des Babys auch ein **„non-nutritives" Saugen** an der leer gepumpten Brust, ohne Gefahr der Aspiration [199].

Hilfreiche Adressen

- **Bundesverband Herzkranke Kinder e. V.:** https://bvhk.de/
  Unterstützung von Familien mit herzkranken Kindern, Erfahrungsaustausch zwischen Selbsthilfegruppen und Fachkräften in Kliniken und Reha-Einrichtungen, Forschung im Bereich angeborene Herzfehler, Familienorientierte Rehabilitation, Sportangebote wie Reiter- oder Segelwochen, psychosoziale und rechtliche Beratung, Aufklärungs- und Öffentlichkeitsarbeit zum Leben mit AHF, Organisation von Treffen und Symposien, gesellschaftliche Integration von Kindern und Erwachsenen mit AHF.
- **Kinderherzstiftung der Deutschen Herzstiftung e. V.:** https://www.herzstiftung.de/leben-mit-angeborenem-herzfehler
  Informationsmaterial für betroffene Familien, Ärztliche Sprechstunde, Selbsthilfegruppen, Arzt-Patienten-Seminare, Internetforum für Betroffene, Forschungsförderung, Freizeitangebote für Betroffene.
- **Corience** – Unabhängige Informationen zu angeborenen Herzfehlern: http://www.corience.org/de/index.html
- **HerzKinder** – Links- und Literatursammlung mit Informationen für Eltern und Patienten über angeborene Herzfehler und Herzerkrankungen im Kindesalter: http://www.herzkinder.de/index.html
- **Herzklick** – Projekt des Bundesverbandes Herzkranke Kinder e. V.: https://herzklick.de/
- **Mut-Mach-Pakete** – Für jedes herzkranke Kind zur Vor- bzw. Nachbereitung seiner Herz-OP https://bvhk.de/informationen/mut-mach-pakete/

Literatur

[174] Lindinger A, Schwedler G, Hense HW. Prevalence of congenital heart defects in newborns in Germany: Results of the first registration year of the PAN Study (July 2006 to 2007). Klin Padiatr 2010; 222(5): 321–6

[175] von Bernuth G, Apitz J, Schmaltz AA, Bürsch JH, Singer H, Lang D. Angeborene Herz- und Gefäßanomalien. Pädiatrie 2007; XVII:1156–1189

[176] Lorita J, Escalona N, Faraudo S, Soley M, Ramirez I. Effects of epidermal growth factor on epinephrine-stimulated heart function in rodents. Am J Physiol Heart Circ Physiol 2002; 283: H1887-H1895

[177] Gresens R. Erfahrungen bei der Ernährung von Säuglingen mit angeborenen Herzfehlern. Universität Hamburg; 1996 (Unveröffentlichte Examensarbeit)

[178] Clemente C, Barnes J, Shinebourne E, Stein A (2001). Are infant behavioural feeding difficulties associated with congenital heart disease? Child Care Health Dev 2001; 27(1): 47–59

[179] Lambert JM, Watters NE. Breastfeeding the Infant/Child with a Cardiac Defect: An Informal Survey. J Hum Lact 1998; 14(2): 151–155

[180] Mathew OP, Bhatia J. Sucking and Breathing Patterns During Breast-and Bottle-feeding in Term Neonates: Effects of Nutrient Delivery and Composition. Am J Dis Child 1989; 143(5): 588–592

[181] Butte NF, Smith EO, Garza C. Heart rates of breast-fed and formula-fed infants. J Pediatr Gastroenterol Nutr 1991; 13 (4): 391–6

[182] Marino BL, O'Brien P, Lore H. Oxygen saturations during breast and bottle feedings in infants with congenital heart disease. J Pediatr Nurs 1995; 10(6): 360–364

[183] Meier P. Suck-breathe patterning during bottle and breastfeeding for preterm infants. International Congress and Symposium Series. David, T.J. (Ed). Royal Society of Medicine Press Limited 1996; 215: 9–20

[184] Rocha NM, Martinez FE, Jorge SM. Cup or bottle for preterm infants: Effects on oxygen saturation, weight gain and breastfeeding. J Hum Lact 2002; 18: 132–138

[185] Meier P & Anderson GC. Responses of small preterm infants on bottle and breast feeding. MCN 1987; 12: 97–105

[186] Koenig JS, Davies AM, Thach BT. Coordination of breathing, sucking, and swallowing during bottle feedings in human infants. J Appl Physiol 1990; 69: 1623–29

[187] Wheat JC. Nutritional Management of Children with Congenital Heart Disease. Nutrition Bytes 2002; 8(2)

[188] Combs VL, Marino BL. A Comparison of Growth Patterns in Breast and Bottle-Fed Infants with Congenital Heart Disease. Pediatr Nurs 1993; 19: 175–179

[189] Owens B. Breastfeeding an infant after heart transplant surgery. J Hum Lact 2002; 18: 53–55

[190] Kois WE, Campbell DA, Lorber MI, Sweeton JC, Dafoe DC. Influence of breast feeding on subsequent reactivity to a related renal allograft. J Surg Res 1984; 37(2): 89–93

[191] Campbell DA, Lorber MI, Sweeton JC, Turcotte JG, Niederhuber JE, Beer AE. Breast feeding and maternal-donor renal allografts: Possibly the Original Donor-Specific Transfusion. Transplantation 1984; 37(4): 340–344

[192] Thommessen M, Heiberg A, Kase BF. Feeding problems in children with congenital heart disease: the impact on energy intake and growth outcome. Eur J Clin Nutr 1992; 46(7): 457–464

[193] Lobo ML, Barnard KE, Coombs JB. Failure to thrive: A parent-infant interaction perspective. J Pediatr Nurs 1992; 7: 251–261

[194] Barbas KH & Kelleher DK (2004). Breastfeeding Success Among Infants with Congenital Heart Disease. Ped Nurs; 30 (4):285–289

[195] Norris MK, Hill CS. Nutritional issues in infants and children with congenital heart disease. Crit Care Nurs Clin North Am 1994; 6(1): 153–163

[196] Gewinnen von Muttermilch https://www.stillen-institut.com/de/gewinnen-von-muttermilch.html [Zugriff: Februar 2021]

[197] Stutte PC, Bowles BC, Morman GY. The effects of breast massage on volume and fat content of human milk. Genesis 1988; 10: 22–25

[198] Gust R. Präoperative Nüchternheit. Anaesthesist 2001; 50: 717–718

[199] Lawrence RM. Breastfeeding: A Guide for the Medical Profession. 7th ed. Maryland Heights: Mosby; 2011

[200] Groër MW. Differences Between Exclusive Breastfeeders, Formula-Feeders, and Controls: A Study of Stress, Mood, and Endocrine Variables. Biol Res Nurs 2005; 7: 106–117

[201] Walker M. Breastfeeding Management for the Clinician: Using the Evidence. Boston: Jones and Bartlett; 2011

[202] Biancuzzo M. Stillberatung: Mutter und Kind professionell unterstützen. München: Elsevier; 2005

[203] Reich-Schottky U, Rouw E. Stillen und Stillprobleme. Bonn: Arbeitsgemeinschaft Freier Stillgruppen AFS; 2010

[204] Riordan J, Auerbach KG. Breastfeeding and Human Lactation. Sudbury: Jones and Bartlett; 1999

[205] Newman J, Pitman T. The ultimate breastfeeding book of answers: the most comprehensive problem-solution guide to breastfeeding from the foremost expert in North America. Roseville: Prima Publishing; 2000

[206] Mohrbacher N, Stock J. Handbuch für die Stillberatung: Stillende Mütter fachlich kompetent und einfühlsam begleiten. München: La Leche Liga Deutschland; 2000

Praxistipps Ihrer Hebamme für das Stillen eines Kindes mit einem angeborenen Herzfehler

Herzlichen Glückwunsch, Sie haben sich entschieden, Ihr Baby zu stillen. Damit machen Sie Ihrem Baby und sich selbst ein großes Geschenk. Ein Baby mit einem angeborenen Herzfehler profitiert noch mehr als ein gesundes Baby von den Vorzügen der Muttermilch. Das Trinken an der Brust ist für Ihr Baby zudem weniger belastend als das Trinken aus der Flasche. Muttermilch ist auch leichter verdaulich und belastet die Nieren weniger als Flaschennahrung. Außerdem spendet das Stillen Ihrem Baby und Ihnen Trost und Beruhigung in einer stressigen Zeit und stärkt Ihre Beziehung zueinander. Gestillte Kinder nehmen oft auch nach einer Operation besser zu, haben eine bessere Wundheilung und verbringen weniger Zeit im Krankenhaus.

Der Schweregrad des Herzfehlers sagt nichts darüber aus, ob Ihr Baby gut an der Brust trinken kann oder nicht. Bei einem Teil der Babys mit einem Herzfehler gibt es Probleme mit der Ernährung, unabhängig davon, wie sie ernährt werden.

- Beginnen Sie nach der Geburt mit dem Stillen, sobald Ihr Baby dazu in der Lage ist. Lassen Sie dabei die ersten Stillversuche von einer erfahrenen Pflegekraft beobachten.
- Waschen Sie Ihre Hände mit Wasser und Seife vor und nachdem Sie Ihr Baby berühren, versorgen, an die Brust legen oder die Brüste abpumpen. Das ist der beste Weg, um Infektionen zu vermeiden.
- Lösen Sie vor dem Anlegen Ihren Milchspendereflex durch Wärme und leichte Massage der Brüste aus.
- Lassen Sie Ihr Baby alle 2–3 Stunden und eher kurz, d. h. für ca. 15 Minuten, an Ihren Brüsten saugen, damit es nicht zu sehr angestrengt wird. Wenn es richtig angelegt ist, spüren Sie dabei keine Schmerzen und bekommen auch keine wunden Brustwarzen.
- Achten Sie auf die Schluckgeräusche beim Trinken. Während das Kind trinkt, massieren Sie Ihre Brust zart oder drücken mit der Hand flächig etwas auf die Brust, dann läuft Ihre Milch leichter und enthält mehr Fett.
- Beenden oder unterbrechen Sie das Stillen, wenn Ihr Baby kurzatmig oder erschöpft wirkt.
- Gönnen Sie Ihrem Baby Ruhepausen nach Aktivitäten wie Stillen, Füttern, Baden oder Spielen.
- Vermeiden Sie Zugluft, aber überwärmen Sie das Kind nicht und lassen Sie es möglichst nicht lange schreien, da dabei unnötig viele Kalorien und Sauerstoff verbraucht werden.
- Verbringen Sie so viel Zeit wie möglich bei Ihrem Baby zum Streicheln, Kuscheln und Kennenlernen.
- Pumpen Sie nach dem Anlegen beide Brüste komplett mit einer elektrischen Pumpe leer, da die Entleerung durch das Baby eventuell nicht ausreicht, um die Milchproduktion genügend anzuregen.
- Frieren Sie abgepumpte Milch, die Sie nicht bald verfüttern, am besten frisch ein. So können Sie einen Vorrat für später anlegen.
- In der Anfangszeit sollte Ihr Baby täglich gewogen werden, um sicherzustellen, dass es genügend Nahrung erhält.
- Sollte es zusätzliche Nährstoffe oder Kalorien benötigen, füttern Sie diese am besten mit einer Stillhilfe an der Brust zu. Erforderliche Nährstoffzusätze stellen keinesfalls den Wert Ihrer Muttermilch in Frage.
- Möglicherweise sind jedoch weitere Maßnahmen erforderlich, um die Belastung Ihres Babys beim Stillen zu reduzieren, den Kaloriengehalt der Muttermilch zu steigern oder seine Trinkmenge zu kontrollieren. Lassen Sie sich dazu von Ihrer Hebamme beraten und besprechen Sie diese Möglichkeiten mit Ihrem Arzt!

10 Stillen von Kindern mit neurologischen Beeinträchtigungen

Hella R. Köster

10.1 Neurologische Beeinträchtigungen im Säuglingsalter

Die klinischen Zeichen einer neurologischen Beeinträchtigung reichen von nahezu unscheinbaren Entwicklungsdefiziten bis hin zu schwersten Formen der motorischen und psychischen Behinderung.

Neurologische Störungen treten teilweise im Zusammenhang mit **angeborenen Fehlbildungen** (z. B. Neuralrohrdefekten, Mittelhirnfehlbildungen) und **Syndromen** (z. B. Apert-Syndrom, Dandy-Walker-Syndrom) auf. Sind Abweichungen von normalen Körperstrukturen, vor allem Gesichts- und Schädeldeformitäten, vordergründig erkennbar, kann eine Funktionseinbuße von Nerven (z. B. Spinalnerven bei Spina bifida, Fazialisparese) bzw. Hirnarealen (z. B. Balkenmangel bei Zyklopie) angenommen werden. Bei Syndromen steht eine allgemeine Hypotonie im Vordergrund, zusätzlich findet sich häufig eine veränderte Mundanatomie.

Anlagestörungen des Gehirns durch schädigende Einflüsse in der Embryonalzeit (z. B. Infektionen, Medikamente, Giftstoffe, Alkohol) sowie genetisch bedingte **Entwicklungsstörungen** des Gehirns kommen auch ohne ein spezifisches äußeres Erscheinungsbild des Kindes vor. Eine Mikrozephalie kann einen Hinweis darstellen.

Hydrozephalus und Hirnblutungen unterschiedlicher Ursache, aber auch Kraniosynostosen (vorzeitige Verknöcherung der Schädelnähte), führen durch einen Überdruck zur Mangeldurchblutung und zur Verdrängung von Hirnsubstanz. Dadurch werden Hirnfunktionen vorübergehend beeinträchtigt oder es ergeben sich durch die Vernarbung von Hirnarealen dauerhafte Leistungseinbußen.

Gefäßverschlüsse im Gehirn und **schwerste Sauerstoffmangelsituationen** vor, während und nach der Geburt sind weitere mögliche Ursachen für irreversible Gewebedefekte mit der Folge psychomotorischer Entwicklungsstörungen, z. B. in Form einer Zerebralparese.

Vergleichbare Folgen hat die, überwiegend durch **Endzündungsprozesse** hervorgerufene, periventrikuläre Leukomalazie. Dabei handelt es sich um ein charakteristisches Krankheitsbild bei Frühgeborenen mit einer dauerhaften Schädigung der weißen Hirnsubstanz. Weiterhin können **Infektionserkrankungen** der Mutter mit Erregern, welche das Gehirn befallen, bereits angelegtes Gewebe dauerhaft schädigen (z. B. Toxoplasmose).

Schließlich kann einer neurologischen Störung eine **Stoffwechselproblematik** (z. B. Galaktosämie) zugrunde liegen. Und nicht zuletzt werden zerebrale Schädigungen auch bei reifgeborenen Kindern ohne nachvollziehbare Risikofaktoren festgestellt.

10.1.1 Symptome und Diagnostik

> **Merke** M!
>
> Neurologische Störungen zeigen sich im Neugeborenen- und frühen Säuglingsalter hauptsächlich in Form von Hypertonie oder Hypotonie und pathologischem Reflexverhalten.

Erst später sind eine verzögerte motorische Entwicklung, motorische Defizite (Lähmungserscheinungen) und/oder unwillkürliche Bewegungen (z. B. bizarre Bewegungen) festzustellen. Zerebralparesen mit einer gesteigerten und/oder fehlgesteuerten Muskelaktivität werden zunächst meistens durch eine Muskelhypertonie und ein eingeschränktes Bewegungsmuster auffällig. Nahezu alle anderen Erkrankungen des Gehirns manifestieren sich in einer Muskelhypotonie.

In den ersten Lebensmonaten sind die Symptome einer zerebralen Bewegungsstörung wenig spezifisch. Folgende neurologische Befunde sind jedoch **für Entwicklungsstörungen verdächtig** [221], [223], [229]:

- anhaltende Saug- und Trinkschwierigkeiten
- leises, schwaches Schreien
- Bewegungsarmut
- ausgeprägte Schlaffheit
- durchgängiges Versteifen beim Füttern, Wickeln, Baden
- gleichbleibende Haltungs- und Bewegungsasymmetrien
- schwache oder fehlende Kopf- und Rumpfkontrolle

- fehlender Blickkontakt
- fehlende Reaktion auf Geräusche
- unzureichende (z. B. tonischer Fußgreifreflex) oder zu starke (z. B. tonischer Rückgratreflex) Ausprägung einzelner Neugeborenenreflexe und/oder deren Fortbestehen über einen bestimmten Zeitraum hinaus (z. B. Moro-Reflex über 7 Monate)
- Krampfanfälle oder anfallartige Zustände
- ausgeprägte, anhaltende Regulationsstörungen (Schreiattacken, Schlaf- und Gedeihstörungen) [234].

Reflexgesteuerte Muskelaktivitäten stellen im Neugeborenen- und frühen Säuglingsalter die altersgerechten Bewegungsabläufe dar und sind somit Ausdruck der Funktionsfähigkeit der entsprechenden Hirnregionen. Mit zunehmender Entwicklung willkürlicher Bewegungen, die von der Großhirnrinde gesteuert werden, fallen spezifische Störungen der normalen motorischen Entwicklung auf.

Merke M!

Aufgrund der individuellen Vielfalt der kindlichen Entwicklungsmuster und der hohen Variationsbreite der Entwicklungszeiträume entsteht der Verdacht auf eine Hirnschädigung häufig erstmals im Alter von 5–6 Monaten.

Die **klinische Diagnose** wird meistens erst mit einem Jahr oder später gestellt. Bei motorischen Störungen erfolgt der Nachweis der zerebralen Gewebeschäden durch die Kernspintomografie.

10.1.2 Prognose zerebraler Schädigungen

Nach der 34. SSW werden im Wesentlichen keine neuen Hirnzellen mehr gebildet. Anders als im peripheren Nervensystem (Spinalnerven, Rezeptoren) und im Rückenmark können sich einmal geschädigte Nervenzellen im Gehirn nicht regenerieren. Neueren Erkenntnissen zufolge entstehen zwar in einer bestimmten Hirnregion (Teile des Hippocampus) ein Leben lang neue Nervenzellen. Dabei handelt es sich jedoch um Nervenzellen, die eine Anpassung der vorhandenen Hirnleistungen an aktuelle Lebens- bzw. Leistungserfordernisse ermöglichen, es werden **keine „Ersatzzellen" für geschädigte Zellen** gebildet. Wohl aber können durch Gewebeschädigung ausgefallene Leistungen von anderen Hirnregionen (mit-)übernommen werden.

Durch **physiotherapeutische Maßnahmen** kann es zudem in einem gewissen Umfang gelingen, die für die Motorik zuständigen neuronalen Netzwerke in ihrer Aktivität in eine gewünschte Richtung zu lenken. Diese Fähigkeit, Funktionen trotz eingetretener Schädigung aufrechtzuerhalten bzw. verbessern zu können, ist eine Form der sogenannten **Plastizität des Gehirns**. Therapeutische Maßnahmen können zudem vorhandene Muskelleistungen positiv beeinflussen. Letztendlich ist die Zerebralparese im Besonderen eine bleibende, aber nicht fortschreitende Erkrankung. Häufig zeigen sich zusätzliche Störungen wie Lernbehinderung, geistige Behinderung, Sehstörungen und Epilepsie.

Merke M!

Da sich die Reifung des Gehirns über die Geburt hinaus in den ersten Lebensjahren fortsetzt, ist eine frühe Prognose insgesamt schwierig, besonders, wenn keine ursächlichen Faktoren für die Auffälligkeiten bekannt sind.

Die Persönlichkeit eines Kindes, sein Temperament und die psychosoziale Einbindung beeinflussen seine Entwicklung zudem maßgeblich. So gleichen sich neurologische Auffälligkeiten oftmals innerhalb der **ersten drei Lebensjahre** aus und ein Kind erreicht, wenn auch später, den Entwicklungsstand seiner Altersgruppe [219], [229].

10.2 Anamnese

Neurologische Beeinträchtigungen lassen sich, sofern keine Verletzungen, Fehlbildungen oder Syndrome vorliegen, häufig nicht anamnestisch erfassen. Von einer neurologisch bedeutsamen **Geburtsasphyxie** kann man nur dann sprechen, wenn ein Kind reanimiert werden musste und organische Funktionsstörungen sowie neurologische Beeinträchtigungen in der Neugeborenenperiode auftreten [227]. Die oben genannten Schwangerschaftsrisiken und andere, häufig nicht zu ermittelnde vorgeburtliche Einflussfaktoren spielen eine größere Rolle.

Akute, neurologisch wirksame Ereignisse in den ersten Wochen nach der Geburt sind eine anhaltende oder wiederholte symptomatische Hypoglykämie, Kernikterus (sehr selten), Entzugserscheinungen (Opiate, Kokain, Alkohol, Barbiturate) und Infektionen (z. B. Früh-Sepsis). Darüber hinaus stellen unspezifische Verhaltensauffälligkeiten die einzige Orientierungsgröße dar.

10.2.1 Kind mit einer neurologischen Krankheitsdiagnose

Liegt ein Syndrom vor oder wurde ein Hirntrauma, z. B. eine Hirnblutung, bereits diagnostiziert, sollte die Mutter **baldmöglichst mit der Milchgewinnung beginnen**. Das Kind kann die abgepumpte Muttermilch dann zunächst über eine Ernährungssonde erhalten. Sobald eine orale Ernährung möglich ist, kann es gestillt oder ggf. an der Brust zugefüttert werden.

Praxistipp

Fragen:

1. Wie sieht der Befund beim Kind genau aus (Syndrom, Hirntrauma)?
2. Wie sieht der Krankheitsverlauf aus und wie ist die Prognose (Genesung, Verbesserung, Verschlechterung)?
3. Wie belastet ist die Mutter durch die kindliche Erkrankung? Hat sie Unterstützung?
4. Wie groß ist ihr Wunsch, das Kind zu stillen bzw. mit Muttermilch zu ernähren?

Bei einem **behinderten Kind** ist die Belastung für die Mutter und Familie durch die Sorgen und Ängste, aber auch durch den erhöhten Pflegeaufwand enorm. Dies kann zu gesundheitlichen Problemen bei der Mutter führen. Auch das Ingangkommen der Milchbildung kann verzögert sein.

Merke M!

Die Mutter benötigt deshalb auf jeden Fall eine ausreichende Entlastung, wenn sie ihr Kind stillen oder mit Muttermilch ernähren möchte.

10.2.2 Kind mit einer neurologischen Auffälligkeit

Die Diagnose „neurologische Beeinträchtigung" ist in dem Zeitraum, in dem die Stillberatung durch die Hebamme im Wesentlichen erfolgt, kein eindeutiger Befund. Vielmehr steht der Begriff dann für die Kinder, welche eine ungewöhnliche Schlaffheit, eine auffallend hohe Muskelspannung (-aktivität) und/oder ein abweichendes Reflexverhalten zeigen. Tonusanomalien und unzureichende Reflexe bewirken nicht zuletzt ein **uneffektives Stillen**.

Merke M!

Häufig zeigen sich neurologische Beeinträchtigungen deshalb anfangs in Form von **Trink- und Saugschwierigkeiten**.

So wird die Hebamme bei diesen Kindern in der Regel zuallererst auf diese Probleme treffen. Ihre Aufgabe ist es, zunächst die Situationen einzugrenzen, in denen ein spezielles Stillmanagement erforderlich ist.

Checkliste 10.1: Stillanamnese bei neurologischen Auffälligkeiten ✔

- Wie häufig und wie lange wird das Kind gestillt? Wird es auch nachts gestillt?
- Sind Stillposition und Anlegetechnik korrekt (Beobachten einer Stillmahlzeit)?
- Wird das Kind an der Brust satt oder wird abgepumpte Milch bzw. Ersatznahrung zugefüttert?
- Wie wird ggf. zugefüttert (z. B. Flasche, Fingerfütterung)?
- Welche Schwierigkeiten gibt es beim Stillen? Wie sehen diese genau aus?
- Wird ein Beruhigungssauger verwendet (Saugverwirrung)?
- Gibt es Brustprobleme, z. B. wiederholten Milchstau, wunde Brustwarzen, Schmerzen?
- Seit wann zeigt das Kind ein auffälliges Verhalten? Gab es eine Verbesserung oder Verschlechterung?
- Wie ist die Gewichtsentwicklung bisher verlaufen, gibt es Einbrüche in der Gewichtskurve (bei neurologischen Störungen mit fortschreitendem Verlauf)?
- Wird das Kind von selbst zu den Stillmahlzeiten wach oder muss es regelmäßig geweckt werden?
- Wie ist die Mutter-Kind-Interaktion?

Unstimmigkeiten in diesen Bereichen können auf einer kindlichen Störung basieren. Genauso gut ist es aber möglich, dass ein auffälliges kindliches Verhalten durch Brustprobleme, eine fehlerhafte Stilltechnik oder ein unzureichendes Stillmanagement verursacht wird. Eine **allgemeine Stillberatung** und ggf. die **Optimierung des Stillverhaltens** stehen deshalb immer an erster Stelle.

10.2.3 Differenzialdiagnose: Krankheiten und Erschwernisse

Viele Faktoren nicht-neurogener Ursache können vergleichbare Verhaltensabweichungen und Stillprobleme hervorrufen. Deshalb ist es für eine effektive Stillberatung wichtig, sich einen **Eindruck von der Gesamtsituation** zu verschaffen und Differenzialdiagnosen zu beachten.

- Wie empfindet die Mutter ihre momentane **psychosoziale Situation**? Gibt es besondere Belastungsmomente wie Partnerschaftskonflikt, Arbeitslosigkeit, Krankheit, Depression oder Erschöpfung? (Der **mütterliche Stress** kann zum veränderten Stillverhalten beim Kind führen, weil sich die Anspannung auf das Kind überträgt.)
- Gibt es Auffälligkeiten der **Mundanatomie** beim Kind: kurzes Zungenbändchen, isolierte Gaumenspalte (offen oder verdeckt), große Zunge, zurückgelagertes Kinn, hoher Gaumen?
- Wurden **Krankheiten** beim Kind ausgeschlossen: Mundsoor, Gastroösophagealer Reflux, Stoffwechselstörung, KiSS-Syndrom, Pylorusstenose, chronische Lungenerkrankung, ein angeborener Herzfehler?
- Gab es eine frühe **Trennung von Mutter und Kind**, z. B. durch die Verlegung des Kindes nach der Geburt in eine Kinderklinik? (Die Mutter wurde dadurch möglicherweise zutiefst verunsichert und vertraut ihrer eigenen Fähigkeit, das Stillen zu koordinieren, nicht).
- Gibt es möglicherweise ein **orales Trauma** durch Intubation oder Sondenernährung?
- Wurde das Kind zuvor mit **Zwang** an die Brust gebracht?
- Gibt es bei der Mutter oder in ihrem Umfeld **Widerstände gegen das Stillen**?
- Wie ist die **Mutter-Kind-Beziehung**?
- Haben Eltern oder Geschwister ein vergleichbares **Temperament**?

Merke M!

Entsprechende Probleme sind immer vorrangig zu klären, d. h. bevor an eine neurologische Störung gedacht wird.

Es ist dann ein anderer Beratungsansatz erforderlich als bei einem Kind mit einer neurologischen Beeinträchtigung.

Fragen zu Hinweiszeichen auf neurologische Beeinträchtigungen:

- Zeigt das Kind spontane Muskelaktivität, wenn es wach ist? Sind seine Motorik und Reaktionen altersgemäß?
- Fallen eine schwache Haltungskontrolle von Rumpf und Kopf oder eine anhaltende Überstreckung der Nackenmuskulatur und ständig geballte Fäuste auf?
- Gibt es Asymmetrien in der Körperhaltung, bei Muskelaktivität, beim Stillen?
- Reagiert das Kind im Wachzustand auf Geräusche und Lichtreize in seiner Umgebung?
- Treten ausgeprägte Schreiattacken unabhängig von der Nahrungsaufnahme und der Tageszeit auf? Lässt sich das Kind dann auch nicht auf dem Arm oder an der Brust beruhigen?
- Gibt es eine familiäre „Veranlagung" für das beschriebene Verhalten? Sind neurologische Probleme in der Familie bekannt?

Merke M!

Ergeben sich hier Auffälligkeiten, besteht zumindest ein weiterer Untersuchungsbedarf.

Die Hebamme kann als enge Begleiterin der Familie darauf hinweisen. Wird eine neurologische Störung früh diagnostiziert, kann rechtzeitig mit einer Therapie begonnen und die Prognose günstig beeinflusst werden. Im Rahmen einer physiotherapeutischen Behandlung wird eine Diagnose zudem ggf. erhärtet. Aber auch Kinder mit einer vorübergehenden Entwicklungsstörung profitieren davon. Letztendlich können neurologisch bedingte Stillprobleme ohnehin nur **interdisziplinär behandelt** werden [212].

10.3 Welche Konsequenzen haben neurologische Beeinträchtigungen für das Stillen?

Säuglinge mit neurologischen Beeinträchtigungen haben beim Stillen unterschiedlich große Schwierigkeiten. Während es Säuglinge gibt, die gut an der Brust trinken, nehmen andere nur kleine Mengen Nahrung aktiv auf (gestillt oder aus der Flasche), manche sind gar nicht zu einer oralen Nahrungsaufnahme fähig.

Die Nahrungsaufnahme wird beim Neugeborenen gleichzeitig durch mehrere Reflexe gesteuert und viele Muskeln und Nerven sind daran beteiligt. **Erfolgreiches Saugen** hängt also von intakten Nervenleitungsbahnen und der Impulsübermittlung durch die Hirnnerven an eine intakte Muskulatur von Mund, Zunge und Rachen ab. Verletzungen oder Funktionseinbußen der entsprechenden Nerven und Hirnstrukturen wirken sich deshalb unmittelbar auf das Stillen aus.

Stillen ist eine motorische Fähigkeit, die Frühgeborene spätestens ab einem Schwangerschaftsalter von 32 Wochen beherrschen (s. auch Kap. 3.1.6).

Allein am Schluck- und Saugreflex sind jeweils mehrere Nerven beteiligt, die zudem im Hirnstamm umgeschaltet werden müssen, bevor sie die an der Nahrungsaufnahme beteiligte Muskulatur unmittelbar stimulieren. Störungen der Reflexe ergeben deshalb **kein eindeutiges und einheitliches Bild**.

> **Merke** M!
>
> Auffällig ist es, wenn die Koordination von Atmen, Saugen und Schlucken im Alter von 37 SSW noch Unregelmäßigkeiten aufweist [226].

Eine **Saugepisode** (Saugschub) umfasst bei einem gesunden, reifen Neugeborenen 10–30 rhythmische Saugbewegungen, gefolgt von einer kurzen Erholungspause. Neben einem unzureichenden Saugvermögen können Abweichungen von diesem Muster sowohl Unreife als auch neurologische Beeinträchtigungen widerspiegeln. In dem Fall finden dann nur 6–10 Saugbewegungen pro Saugschub statt und die Erholungspausen sind länger.

10.3.1 Verhaltensauffälligkeiten beim Stillen

Trinkstörungen:

- Anlegeprobleme
- Der Saugschluss kann nicht hergestellt werden
- Die Lippen sind eingekniffen
- Beißen, Kieferklemme (Hinweis: gequetschte Brustwarze)
- Grübchenbildung (Kompensation einer schwachen Saugmuskulatur)
- Saugen und Schlucken ohne Atmung
- Zyanose, Tachypnoe, unregelmäßige Atmung
- Unregelmäßiger Saugrhythmus, atypische/asymmetrische Saugbewegungen
- Zungenstoß (Vorschieben der Zunge), wenn die Brustwarze den Mund berührt
- Orale Übersensibilität, das Kind will nichts im Mund haben
- Kind ist leicht zu irritieren, dreht sich von der Brust weg, bäumt sich auf
- Trinkschwäche, lange Mahlzeiten, schnelle Ermüdung

Schluckstörungen:

- Husten, Keuchen, Würgen, pfeifende Atemgeräusche
- Nahrung läuft beim Stillen aus dem Mund und/oder der Nase heraus
- Häufiges Erbrechen
- Aspirationspneumonie
- die Unfähigkeit, überhaupt zu schlucken

> **Merke** M!
>
> Infolge des gestörten Stillverhaltens kommt es bei der Mutter gehäuft zu Brustproblemen wie wunden Brustwarzen und Milchstau sowie zu einer mangelhaften Milchbildung.

Neben den Reflexen, die unmittelbar für die Nahrungsaufnahme zuständig sind, unterstützen weitere **angeborene Reflexe und Reaktionen** die Stillaktivität des Kindes. Sie kommen dem Stillen dann voll zugute, wenn die Mutter halb zurückgelehnt ist und das Kind Bauch an Bauch mehr oder weniger auf ihr liegt und die Brust „umarmt". Auf diese Weise ist es in Richtung Schwerkraft ausgerichtete und erfasst die Brust von oben. Dabei ist es unerheblich, ob es parallel, schräg oder quer zur Längsachse der Mutter liegt [211].

Wichtige Aktivitäten und Reflexe sind:

- **zur Brust krabbeln:** Schreitreflex, Steigreflex, Extensorstoß (Streckung der Beine und des Rumpfes bei Gewichtsverlagerung auf die Füße) und Galantreaktion
- **Ausrichtung des Kopfes zur Brustwarze:** Nackenreflexe (symmetrisch-tonischer, asymmetrisch-tonischer)
- **Erfassen der Brust und Saugen:**
  - Babkin-Reflex: bei Druck auf die Basis der Handfläche öffnet sich der Mund, die Augen werden geschlossen, der Kopf vorgeschoben
  - Greifreflex: ist eng mit dem Saugreflex verbunden, wenn das Baby saugt, verstärkt sich der Griff auch ohne den Druck gegen die Fingerbeuger

Merke M!

Bei einer neurologischen Beeinträchtigung sind diese **Reflexe eingeschränkt**, schwach oder überbetont. Das Kind braucht mehr Hilfestellung, um die Brust finden, erfassen und effektiv saugen zu können.

Fallbeispiele aus der Praxis B

1. Ein Kind mit Hirnblutung ist nicht in Beugehaltung zu bringen, es reagiert sehr sensibel auf Lageveränderungen
2. Ein Hirntrauma durch O_2-Mangel nach Blutverlusten im Rahmen einer vorzeitigen Plazentalösung führte beim Kind zu einer spastischen Zwangshaltung. Es schmiegt sich beim Stillen nicht an den Körper der Mutter an.
3. Eine Kopfoperation wegen Kraniosynostose führte beim Kind zur Hirnschwellung mit Beeinträchtigung von Saugen und Schlucken. Es wird vorübergehend über eine Sonde an der Brust ernährt und kann nach einer Regenerationszeit wieder stillen.
4. Ein junger Säugling erleidet aufgrund eines Vitamin-K-Mangels eine Hirnblutung mit lebensbedrohlichem, beatmungspflichtigem Zustand. Er erholt sich wider Erwarten und kann trotz neurologischer Auffälligkeiten noch für mehrere Monate voll gestillt werden.

10.3.2 Frühe Saug- und Trinkstörung als prognostisches Kriterium

Wenn mit dem Stillen (oder der Flaschenfütterung) begonnen wird, können nach Palmer et al. [226] **verschiedene Trinkmuster** – normal, unorganisiert und dysfunktional – unterschieden werden. Dabei wird das Saugverhalten mithilfe einer Skala, der „Normal Oral Motor Assessment Scale" (NOMAS), beurteilt und einer der drei Kategorien zugeordnet.

Ein **unorganisiertes Saugverhalten** wird durch das Fehlen eines jeglichen Rhythmus der gesamten Saugaktivität beschrieben. Dazu gehören arrhythmische Kieferbewegungen, unterschiedlich stark ausgeprägte Kieferbewegungen oder das Unvermögen, die Brust überhaupt erst zu erfassen bzw. Saugbewegungen ohne zusätzliche Stimulation aufzunehmen. Es besteht eine unzureichende Fähigkeit, Saugen, Atmen und Schlucken zu koordinieren, das Kind ermüdet rasch. Auch Frühgeborene zeigen häufig dieses Saugmuster.

Im Gegensatz dazu wird ein **dysfunktionales Saugmuster** eher durch ein abweichendes als durch ein arrhythmisches Saugverhalten bestimmt. Dabei löst sich der Saugschluss auf Grund atypischer Kiefer- und Zungenbewegungen immer wieder. Kennzeichnend sind eine Asymmetrie mit seitlicher Kieferabweichung, fehlende Kieferbewegungen, Beißen, eine flache (keine Löffelbildung), eine zurückgezogene oder eine weit herausgestreckte Zunge. Das Kind entwickelt beim Saugen Atemnot, Apnoe und Bradykardie.

Merke M!

In verschiedenen Untersuchungen konnte festgestellt werden, dass es häufig einen Zusammenhang zwischen dysfunktionalem/unorganisiertem Trinkverhalten und späteren Entwicklungsstörungen bzw. neurologischen Befunden gibt.

Gleiches gilt für ein **unreifes Trinkverhalten**, wenn es über ein kindliches Alter von 37 Wochen hinaus bestehen bleibt [222], [226]. Es ist charakterisiert durch 3–5 kurze Saugbewegungen mit nachfolgendem Schlucken und Atmen. Instrumentelle Untersuchungen, z. B. zur Stärke des Saug-

und Expressionsdrucks (Ausdrücken der Milch), konnten ebenfalls einen Zusammenhang zwischen frühen Trinkstörungen und neurologischen Beeinträchtigungen im zweiten Lebensjahr aufzeigen. Die prognostische Aussagekraft war dabei höher als die von frühen Ultraschallaufnahmen des Gehirns [222], [208]. Unabhängig von einer neurologischen Problematik treten nach anfänglichen Saug- und Trinkproblemen später, bei der Einführung fester Nahrung, häufig Fütterungsprobleme auf [214]. Frühe Interventionen können hier langfristigen Störungen vorbeugen.

Merke **M!**

Bei anhaltenden Saug- und Trinkproblemen sollte die Hebamme zur weiterführenden Diagnostik raten, damit ggf. eine frühzeitige Therapie, z. B. in Form einer logopädischen Behandlung, eingeleitet werden kann.

10.3.3 Stillen als Therapie

Nach heutigen Erkenntnissen ist es bei neurologischen Problemen auch in der Pädiatrie sinnvoll, früh damit zu beginnen, den Bereich der Ausfälle zu stimulieren [229]. Das Stillen eignet sich in idealer Weise dazu, es ist also zugleich Therapie. Das betrifft sowohl die an den Stillreflexen unmittelbar beteiligten Nerven und Muskeln als auch die angeborenen Reflexe, die das Kind beim Stillen zusätzlich unterstützen. Stillen bereitet wesentlich besser als Flaschenfütterung auf die späteren orofazialen Funktionen wie das Sprechen und das Schlucken fester Nahrung vor. **Zungen-, Lippen- und Gesichtsmuskulatur** werden beim Stillen differenzierter eingesetzt und besser trainiert [230], [216].

10.4 Was braucht die stillende Mutter?

Kommt ein Kind behindert oder krank zur Welt, ist dies für die Mutter erst einmal ein Schock. Möglicherweise denkt sie zunächst, dass es für sie zuviel sein könnte, nun auch noch zu stillen oder Muttermilch abzupumpen.

Merke **M!**

Doch gerade durch das Stillen oder Abpumpen kann sie etwas für ihr Kind tun. Es hilft ihr, den Schock besser zu überwinden und Nähe zum Kind aufzubauen.

Die Hebamme sollte die Mutter also darin unterstützen, auch in dieser schwierigen Situation zu stillen, bzw. die Muttermilchernährung für ihr Kind zu ermöglichen. Es ist davon abzuraten, voreilig medikamentös abzustillen, ohne der Mutter die Gelegenheit zu einer informierten Entscheidung gegeben zu haben.

Eine **räumliche Trennung vom Kind**, weil es in die Kinderklinik verlegt wurde, erschwert häufig das Stillen und die Milchbildung. Von Vorteil ist es, wenn die Mutter auch in der Kinderklinik viel mit ihrem Kind zusammen sein, es berühren und bei der pflegerischen Versorgung helfen kann.

Bei einem neurologisch beeinträchtigten Kind fühlt sich die Mutter durch das unbefriedigende Stillverhalten ihres Kindes möglicherweise **abgelehnt** oder als Versagerin. Frustration und Anspannung beeinflussen wiederum die Stillsituation negativ.

Merke **M!**

Es gilt, bereits kleine Stillerfolge positiv hervorzuheben und klarzumachen, dass das Verhalten des Kindes allein auf seiner Beeinträchtigung beruht und nicht gegen die Mutter gerichtet ist.

Regelmäßige Mahlzeiten und eine **ausgewogene Ernährung** der Mutter sind wichtig, wobei besonders die Aufnahme von mehrfach ungesättigten Fettsäuren (fetter Seefisch, Rapsöl) zu berücksichtigen ist. Sie werden über die Muttermilch ans Kind abgegeben und wirken sich positiv auf seine Gehirnentwicklung aus.

Damit die Mutter der Mehrbelastung, welche die Versorgung und das Stillen eines Kindes mit Beeinträchtigungen mit sich bringt, dauerhaft gewachsen ist, benötigt sie **Unterstützung im Haushalt** und ggf. bei der Versorgung von Geschwisterkindern.

Gezielte Entspannungsübungen und kurze Ruhepausen können zusätzlich helfen, neue Energien zu gewinnen.

10.5 Was braucht das gestillte Kind?

Positive Erlebnisse im Zusammenhang mit der Nahrungsaufnahme sowohl beim Zufüttern an der Brust als auch bei den ersten Stillversuchen bestärken den Wunsch nach Wiederholung. Sie werden durch Körperkontakt (Haut an Haut), durch ermunternde Ansprache, lobende Worte und eine angemessene Nahrungszufuhr in angenehmer Umgebung erreicht.

Unangenehme, prägende orale Erlebnisse sollten dagegen so weit wie möglich vermieden werden, um einen Widerstand des Kindes gegen die orale Nahrungsaufnahme gar nicht erst entstehen zu lassen. Dazu gehören eine zu schnelle Nahrungszufuhr mit Verschlucken, gegen den kindlichen Widerstand vorgenommene intraorale Untersuchungen sowie das Anlegen mit Zwang. Durch den Nackengriff beim Anlegen wird z. B. der symmetrische Nackenreflex ausgelöst und der Hals gestreckt, es erscheint, als „verweigere" das Kind die Brust.

Effektives Stillen setzt die Integrität der gesamten Motorik des Kindes voraus, so dass bei neurologisch bedingten Stillschwierigkeiten immer auch eine **Physiotherapie** ins Behandlungsprogramm gehört.

Bei Saug- und Trinkstörungen ist eine **logopädische Behandlung** zur Verbesserung der Mund- und Zungenmotorik angezeigt. Ein schwacher Saugreflex und ein unkoordiniertes Saugverhalten können mithilfe eines gezielten Saugtrainings verbessert werden. Dabei werden spezielle Techniken der Mundmassage eingesetzt, deren Anwendung jedoch eine praktische Schulung voraussetzt.

Die **ausschließliche Ernährung mit Muttermilch** ist, wenn nicht sofort bzw. nicht durchgängig angelegt werden kann, die ideale Ernährung. Sie gewährleistet ein optimales Wachstum, eine gute Defektheilung nach eventuell notwendigen Operationen und sie verringert das Risiko für Infektionen bei den oftmals zusätzlich immungeschwächten Kindern.

10.6 Praktische Tipps für die Stillberatung

10.6.1 Hypotone Kinder

Hypotone Kinder haben Schwierigkeiten, den Saugschluss herzustellen und zu halten sowie konstant und kräftig zu saugen, sie ermüden schnell an der Brust. Zudem haben sie oftmals einen schlecht koordinierten Saug-Schluck-Atem-Rhythmus. Die Körperspannung ist gering, die Position des Kindes an der Brust instabil.

> **Merke** M!
>
> Die Folge sind lange Stillmahlzeiten mit dem Risiko einer unzureichenden Nahrungsaufnahme.

Behandlungsplan

- Laktation in Gang bringen und aufrechterhalten (Abpumpen)
- Eine ausreichende Ernährung des Kindes sicherstellen
- Alle 2–3 Stunden zum Stillen wecken (häufige, kurze Mahlzeiten)
- Ein regelmäßiger, ausgiebiger Haut-an-Haut-Kontakt begünstigt häufige Stillversuche
- Vor dem Stillen wach wickeln, bestimmt ansprechen, Babymassage durchführen
- Gelegenheit zum „Non-nutritiv-sucking", also Saugen ohne Nahrungsaufnahme geben (Beruhigungssauger oder Finger), um die Saugmuskulatur zu trainieren
- Erste Stillversuche an der leergepumpten Brust machen (beachte: Schluckstörungen gibt es auch bei hypotonen Kindern)
- Stillen gelingt besser tagsüber und abends, wenn sich eine Spannung aufgebaut hat

Stillen

- Arme und Beine in die Symmetrie bringen und das Kind mit angewinkelten Beinen in einem Tuch bündeln
- Ohren, Schulter und Hüfte in einer Linie positionieren, als Basis für eine gut organisierte Saug-, Schluck- und Atemaktivität

- Das Kind **stabil in Brusthöhe lagern**, damit es nicht von der Brust abrutscht und die Mutter es nicht angespannt halten muss, z. B. mithilfe eines Stillkissens
- Die Brust während des gesamten Stillvorgangs im **C-Griff** unterstützen, damit das Kind den Saugschluss halten kann
- **Die Brust schwingen**, um das Kind zum Weitersaugen anzuregen
- Zur Saugstimulation während des Stillens eine **leichte Wangenmassage** durchführen
- **DanCer-Griff** anwenden: er hilft dem Kind, die Brust zu halten und stabilisiert das Vakuum im Mundraum; das Kind kann effektiver saugen (▸ Abb. 10.1)
- Durch leichten Druck auf die Handinnenfläche den **Greifreflex auslösen**, um den Saugschluss zu begünstigen
- **Bei intaktem Schluckreflex**: Unterstützung des Milchflusses durch Brustkompression nach Dr. Jack Newman, wenn das Kind nicht (mehr) aktiv trinkt. Die Brust wird großzügig umfasst und rhythmisch komprimiert, mit kurzen Pausen für die kindliche Atmung nach jeweils 2–3 Kompressionen.
- **Vorsichtiges Zufüttern an der Brust mit einer Ernährungssonde**. Die Milchmenge kann dabei gut dosiert und die Milchabgabe an den Saugrhythmus angepasst werden. Ein Brusternährungsset sollte nur eingesetzt werden, wenn keine Schluckstörung vorliegt, weil die Milch dort kontinuierlich fließt.
- Stillmahlzeiten **nicht über 30–40 Minuten** (einschließlich Pausen) hinausziehen, ggf. zusätzlich abgepumpte Milch sondieren

Merke M!

Für kranke Kinder ist es nicht einfacher oder energiesparender aus der Flasche anstatt an der Brust zu trinken!

Dem Stillen muss auch kein Training an der Flasche vorausgehen.

Eine eventuell notwendige **Sondenernährung** (Magensonde) kann an der Brust erfolgen. Das Kind lernt dadurch, das Sättigungsgefühl mit der Brust und mit sozialem Kontakt in Verbindung zu bringen. Begleitende Saugversuche fördern zudem die Verdauung, das Wohlbefinden und die Gewichtszunahme [212], [207].

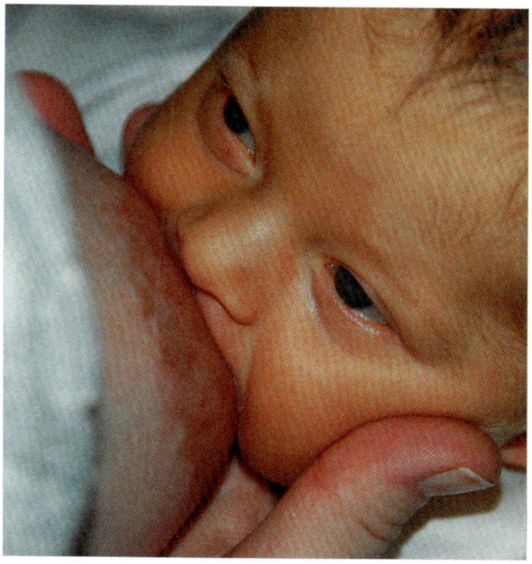

Abb. 10.1 DanCer-Griff: Die Brust ruht in der Handinnenfläche, das kindliche Kinn in dem Winkel, der von Daumen und Zeigefinger gebildet wird. Daumen und Zeigefinger selbst liegen auf den Wangen. (Quelle: Linda Krautmacher)

Günstige Stillpositionen

- **Rückenhaltung (modifiziert)** (▸ Abb. 10.2): Das Kind liegt seitlich am Körper der Mutter, ihr ganz zugewandt. Dabei hält sie es im Arm und unterstützt den Hinterkopf leicht mit der Hand. Kopf, Schultern und Hüfte werden in einer Linie gehalten, während die Beine in den Hüftgelenken angewinkelt sind. Die Mutter hält das Kind fest an ihrem Körper und lehnt sich etwas zurück, sodass es in Richtung Schwerkraft ausgerichtet ist. Das Kind kann den Saugvorgang in dieser Position gut koordinieren und die Mutter kann sowohl das Kind als auch die Brust gut handhaben.
- **Hoppe-Reiter-Sitz** (▸ Abb. 2.20, Kap. 2.2.13): Das Kind sitzt aufrecht auf dem Schoß der Mutter, von Kissen unterstützt, die Beine rechts und links von ihrem Körper. Die Mutter unterstützt den gesamten Rücken gut mit der einen Hand oder dem Unterarm, während sie mit der anderen Hand die Brust hält. Lehnt sie sich etwas zurück, wird das Kind durch ihren Körper zusätzlich stabilisiert und es kann die Brust von oben her erfassen.

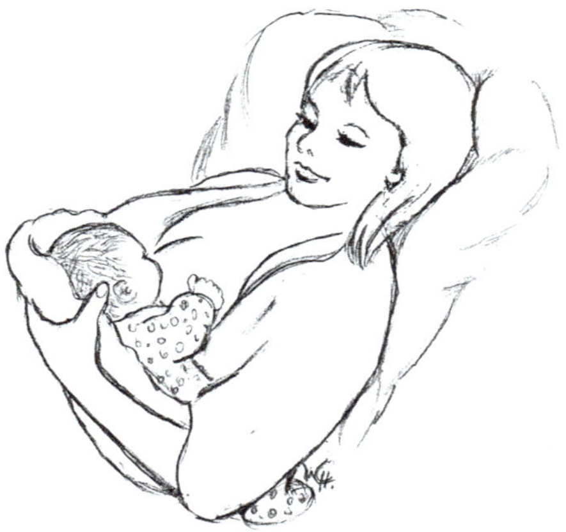

Abb. 10.2 Modifizierte Rückenhaltung, in zurückgelehnter Position. (Quelle: Wiebke Christophersen)

In dieser aufrechten Position wird der Körpertonus vom Steißbein her aufgebaut und das Kind dadurch aktiviert. Auch ist das Risiko für eine Aspiration verringert. Der **DanCer-Griff** kann im Hoppe-Reiter-Sitz sehr gut umgesetzt werden.

Unabhängig von der Stillposition ist es für den Stillerfolg mit entscheidend, dass die **Mutter selbst bequem sitzt** und z. B. durch Kissen gut unterstützt wird. Muskuläre Verspannungen bei der Mutter wirken sich unmittelbar auf das Stillverhalten des Kindes aus.

10.6.2 Hypertone Kinder

Hypertone Kinder haben eine angespannte, feste Muskulatur, auch unabhängig von der Stillaktivität. Ihr Körper fühlt sich steif an und sie gehen nicht in die Beugung. Auch kuscheln sie sich nicht an und entspannen nicht gut im Arm ihrer Eltern. Sie stillen unruhig und saugen unkoordiniert, wobei sie die Brust immer wieder ruckartig loslassen und neu erfassen. Das geht mit häufigem Verschlucken und Luftschlucken einher. Nicht selten klemmen hypertone Kinder die Kieferleisten zusammen und drehen den Kopf mit der Brustwarze im Mund weg. Eine Übererregbarkeit kann hinzukommen, sodass sie sich bei Geräuschen und Berührungen aufbäumen und überstrecken.

Merke **M!**

Eine unzureichende Stimulation der Brust führt schließlich zur mangelhaften Milchbildung und zu schlechtem Gedeihen.

Behandlungsplan

- Laktation in Gang bringen und aufrechterhalten (Abpumpen)
- Eine ausreichende Ernährung des Kindes sicherstellen
- Eine begleitenden Physiotherapie empfehlen; der Stillerfolg ist sonst in Frage gestellt
- Fingerfütterung, um koordiniertes Saugen-Schlucken-Atmen zu trainieren, ggf. Logotherapie
- Stillen in reizarmer Umgebung: gedämpftes Licht, niedriger Geräuschpegel
- Ausgeglichene Körpertemperatur des Kindes sicherstellen, warmer Raum und warme Hände der Mutter
- Stillen gelingt besser nachts und in den Morgenstunden, bevor sich die Anspannung des Tages aufbaut

Stillen

Tonus- und Haltungsprobleme neutralisieren:
- Ruhiges, sparsames Handling des Kindes, sanftes Streicheln
- Das Kind leicht in die Beugung bringen, Arme und Beine zur Körpermitte
- **Locker** im Tuch bündeln, mithilfe von Kissen gut stabilisieren
- Ggf. im Tragetuch stillen, das Kind vorher zur Entspannung sanft darin schaukeln
- Gut unterstützte, entspannte Stillposition der Mutter

Für eine gute Mundöffnung und einen entspannten Unterkiefer sorgen:
- Die Mutter macht vor jedem Anlegen den Mund weit auf und ermuntert das Kind mit kurzen Worten zum Nachahmen, dann schnell anlegen,
- Wiederholt neu anlegen, wenn das Kind beißt oder mit dem Kiefer klemmt

Erfassen der Brust und kontinuierliches Saugen unterstützen:

- Milchspendereflex vor dem Stillen auslösen (Wärme, Massage), erste Tropfen Muttermilch ausdrücken und als Anreiz auf der Brustwarze belassen
- Mit Brustkompression für einen kontinuierlichen Milchfluss sorgen. Dazu die Brust in großzügigem C-Griff fassen und das Brustgewebe rhythmisch zusammendrücken. Pausen machen, um das Kind nicht zu überfordern.
- Kurzes Training durch Fingerfütterung vor dem Anlegen, dann vorsichtig zur Brust überwechseln

Häufig aufstoßen lassen, Fliegergriff anwenden

Zufüttern mit Fingerfeeder; Flaschenfütterung kann zur Irritation führen (auch Beruhigungssauger weglassen)

Merke M!

Prinzipiell sollte alles vermieden werden, was die Körperspannung beim Kind erhöht.

Zum Beispiel: straffes Bündeln, Kopf an die Brust drücken, Fixieren der Arme und Asymmetrie der Extremitäten sowie eine angespannte Körperhaltung und Nervosität der Mutter. Auch kann die Rückenhaltung (s. o.) ungünstig sein, wenn ein Kind die Berührung seines Hinterkopfes nicht toleriert.

Günstige Stillpositionen

Sitzt die Mutter beim Stillen aufrecht oder vornüber geneigt, können angeborene Reflexe und Reaktionen dem Stillen entgegenwirken. Damit ist bei einem hypertonen Kind wegen seiner hohen Muskelspannung und der überbetonten Reflexe besonders zu rechnen. Es bewegt dann den Kopf hektisch hin und her, vor und zurück, stößt sich von der Brust ab, fällt zurück mit vor „Schreck" weit geöffneten Armen (Moro-Reflex) und weint. Es macht den Eindruck, als lehne es die Brust ab.

Sitzt die Mutter dagegen **halb zurückgelehnt** (± 45 °) und liegt das Kind Bauch-an-Bauch auf ihr, helfen ihm die gleichen Bewegungs- und Haltungsmuster dabei, die Brust zu erfassen, zu halten und effektiv zu saugen [211] (▸ Abb. 10.3).

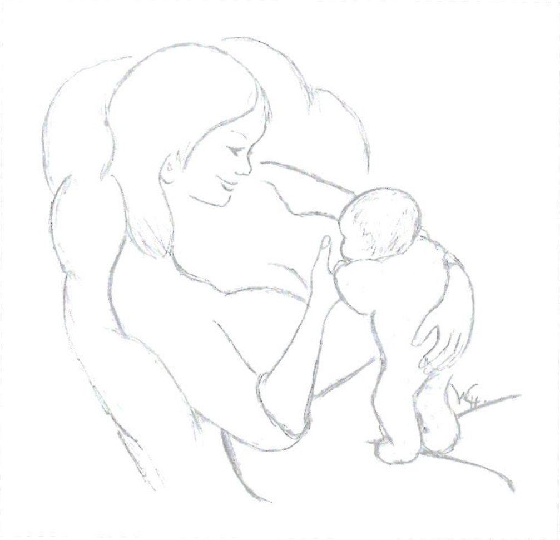

Abb. 10.3 Das Kind liegt hier schräg zur Längsachse der Mutter. Mit den Füßen kann es sich zusätzlich in der Leistengegend abstemmen.
(Quelle: Wiebke Christophersen)

Während für manche Kinder das Stillen in engem Körperkontakt günstig ist, bevorzugen andere wiederum eine **Stillposition mit minimalem Körperkontakt**, z. B. ausgestreckt auf einem Kissen liegend.

Merke M!

Letztendlich wird eine geeignete Stillposition nur durch **Ausprobieren** gefunden und kann individuell sehr unterschiedlich sein. Die Mutter sollte ermutigt werden, gemeinsam mit ihrem Kind eine auf beide abgestimmte Lösung zu finden.

Merke M!

Solange Sie stillen, steht Ihnen die Hilfe durch eine Hebamme in einem bestimmten Umfang als Kassenleistung zu. Zusätzliche Hausbesuche und telefonische Beratungen sind nach dem Klinikaufenthalt eines kranken Kindes und auf ärztliche Anordnung möglich.

Literatur

[207] Arbeitsgemeinschaft Freier Stillgruppen (AFS), Hrsg. Stillen und Stillprobleme. Bonn: Arbeitsgemeinschaften Freier Stillgruppen; 2010

[208] Barlow SM, Poore MA. Suck Predicts Neuromotor Integrity and Developmental Outcomes. Perspectives on Speech Science and Orofacial Disorders July 2009; 19: 44–51

[209] Biancuzzo M. Stillberatung. Mutter und Kind professionell unterstützen. München: Urban & Fischer; 2008

[210] Both D, Frischknecht K. Stillen kompakt. Atlas zur Diagnostik und Therapie in der Stillberatung. München, Jena: Urban & Fischer; 2007

[211] Colson DS, Meek JH, Hawdon JM. Optimal positions for the release of primitive neonatal reflexes stimulating breastfeeding. Early Human Development 2008; 84: 441–449

[212] Frischknecht K, Kaufmann N. Stillen auf der Intensivstation: Die komplexe Betreuung eines Kindes auf der Intensivstation ist interdisziplinär. Laktation und Stillen 2010; 2: 48–53

[213] Garzorz N. BASICS Neuroanatomie. München, Jena: Urban & Fischer; 2009

[214] Hawdon J, Beauregard N, Slattery J, Kennedy G. Identification of neonates at risk of developing feeding problems in infancy. Developmental Medicine & Child Neurology 2000; 42: 235–239

[215] Hüther G. Gehirnentwicklung (Teil 1): Wie das Gehirn entsteht. Deutsche Hebammen Zeitschrift 2010; 9: 18–20

[216] Kittel AM. Myofunktionelle Störungen: Ein Ratgeber für Eltern und erwachsene Betroffene. Ratgeber für Angehörige, Betroffene und Fachleute. Idstein: Schulz-Kirchner; 2007

[217] Koletzko B, Hrsg. Kinder- und Jugendmedizin. Heidelberg: Springer Medizin; 2007

[218] Korinthenberg R, Panteliadis CP, Hagel C, Hrsg. Neuropädiatrie. Evidenzbasierte Therapie. München: Elsevier; 2009

[219] Krägeloh-Mann I. Zerebralparesen. In: Lentze M et al. Pädiatrie: Grundlagen und Praxis. Heidelberg: Springer; 2007: 1431–1440

[220] Lawrence RA, Lawrence RM. Breastfeeding: A Guide for the Medical Profession. Elsevier Mosby: 2005

[221] Michaelis R, Niemann G. Entwicklungsneurologie und Neuropädiatrie: Grundlagen und diagnostische Strategien. Stuttgart: Thieme; 2010

[222] Mizuno K, Ueda A. Neonatal feeding performance as a predictor of neurodevelopmental outcome at 18 months. In: Developmental Medicine & Child Neurology 2005; 47: 299–304

[223] Mumenthaler M, Mattle H. Neurologie. Stuttgart: Thieme; 2008

[224] Neuheuser G. Frühe Anlagestörungen des Nervensystems – primäre und sekundäre Fehlbildungen. In: Lentze M et al.: Pädiatrie: Grundlagen und Praxis. Heidelberg: Springer; 2007; 1408–1424

[225] Palmer MM. Recognizing and resolving infant suck difficulties. J Hum Lact May 2002; 18(2):166 (discussion 166–7)

[226] Palmer MM, Crawley K, Blanco IA. Neonatal Oral-Motor Assessment scale: a reliability study. J Perinatol Jan-Feb 1993; 13(1): 28–35

[227] Schneider H, Husslein P, Schneider KTM, Hrsg. Die Geburtshilfe. Heidelberg: Springer Medizin; 2006

[228] Sheppard JJ. Using Motor Learning Approaches for Treating Swallowing and Feeding Disorders: A Review. Language, Speech, and Hearing Services in Schools April 2008; 39: 27–236

[229] Straßburg H-M, Dacheneder W, Kreß W. Entwicklungsstörungen bei Kindern: Praxisleitfaden für die interdisziplinäre Betreuung. München, Jena: Urban & Fischer; 2008

[230] Thomas J, Marinelli KA, Hennessy M, and the Academy of Breastfeeding Medicine Protocol Committee. ABM Clinical Protocol #16: Breastfeeding the Hypotonic Infant. Breastfeeding Medicine 2007; 2

[231] Vojta V. Die zerebralen Entwicklungsstörungen im Säuglingsalter: Frühdiagnose und Therapie. Stuttgart: Thieme; 2008

[232] West D, Marasco L. The breastfeeding mother's guide to making more milk. New York u. a.: McGraw-Hill; 2009

[233] Da Costa SP, van der Schans CP. The reliability of the Neonatal Oral-Motor Assessment Scale. Acta Paediatr 2008; 97 (1): 21–26

[234] Deutsche Gesellschaft für Kinder- und Jugendpsychiatrie und Psychotherapie (Hrsg): Regulationsstörungen im Säuglings- und Kleinkindalter. Leitlinien zur Diagnostik und Therapie von psychischen Störungen im Säuglings-, Kindes- und Jugendalter. Deutscher Ärzte Verlag, S. 357–378; 2007

Praxistipps Ihrer Hebamme für das Stillen von Kindern mit einer neurologischen Beeinträchtigung

„Aller Anfang ist schwer!" Diese Aussage trifft für Ihr Neugeborenes in besonderer Weise zu. Sie bemerken es nicht zuletzt an den Schwierigkeiten, die es mit dem Stillen hat. Möglicherweise wurde eine angeborene Behinderung oder eine Beeinträchtigung des Nervensystems mit Auswirkung auf das Stillen festgestellt. Sie haben dennoch den großen Wunsch zu stillen, auch wenn dies bei Ihrem Kind mit Mühe und Aufwand verbunden ist.

Das auffällige Kind – Zusammenhänge und Hintergründe

Nach der Geburt kommen etliche Herausforderungen auf ein Neugeborenes zu. Da geht es nicht nur darum, Nahrung aufzunehmen, zu wachsen und zu gedeihen. Vielmehr strömen Reize aus der Umwelt, wie Licht und Geräusche, nun ungefiltert auf seine Sinne ein. Es lernt den freien Raum kennen, in dem es anders gehalten und getragen wird und sich Bewegungen ganz anders anfühlen als zuvor im Mutterleib. Menschen in seiner Umgebung treten in Kontakt mit ihm, indem sie es ansprechen, berühren, ihre Gefühle und Stimmungen übermitteln.

Zudem steht im ersten Lebensjahr eine rasante Entwicklung an: motorische Reflexe lösen einander ab, willkürliche Bewegungsabläufe werden erlernt, der Gesichtskreis erweitert sich, erste Laute werden gebildet und vieles mehr. All diese Entwicklungsschritte bedürfen einer enormen Hirnleistung. Dementsprechend vollziehen sich besonders im ersten Lebensjahr, aber auch noch in den Folgejahren, umfangreiche **Reifungsprozesse des Gehirns**.

Obwohl die Entwicklung in einem gewissen Rahmen biologisch vorgegeben ist, fällt es dem einen Kind leichter, dem anderen schwerer, mit den vielfältigen Anforderungen des Säuglingsalters zurechtzukommen. Individuelle Abweichungen der Entwicklung sind meistens durch das besondere Naturell eines Kindes bedingt, wobei zugrundeliegende Erkrankungen immer sicher ausgeschlossen werden müssen.

In seltenen Fällen ist ein auffälliges Verhalten auf eine anlagebedingte, geistige Behinderung oder eine Schädigung des Gehirns, z. B. durch eine Hirnblutung, zurückzuführen. Einzelne Hirnfunktionen sind dann vorübergehend oder dauerhaft beeinträchtigt.

Zu welchen Leistungen ein Kind letztendlich fähig sein wird, zeigt sich meistens erst im Laufe seiner weiteren Entwicklung. Dabei kommt der **frühen Förderung vorhandener Fähigkeiten** eine entscheidende Bedeutung zu.

Stillen eines auffälligen Kindes – warum es sich lohnt

Stillen ist eine der ersten anspruchsvollen Aktivitäten zu Beginn des Lebens. Es erfordert ein kompliziertes Zusammenspiel von Saugen, Schlucken und Atmen, welches vom Gehirn gesteuert wird. Das Kind wurde im Mutterleib darauf vorbereitet und ist unmittelbar nach der Geburt in der Lage, damit zu beginnen, unterstützt durch mehrere Reflexe (unwillkürliche Muskelaktivitäten).

Wenn das Stillen nicht gleich perfekt funktioniert, hilft ein frühes und regelmäßiges „Stilltraining", das Kind in seiner Entwicklung zu unterstützen. Zungen-, Lippen- und Gesichtsmuskulatur werden dabei in idealer Weise eingesetzt, so dass auch späteren Schwierigkeiten beim Essen und beim Sprechen vorgebeugt werden kann, besser noch als durch Flaschenfütterung.

Weitere Gründe für das Stillen:

- Stillen schafft Nähe und Geborgenheit für Mutter und Kind in einer belasteten Situation.
- Muttermilch unterstützt durch ihre spezielle Zusammensetzung die Reifung des Gehirns.
- Ein krankes, immungeschwächtes Kind ist ganz besonders auf die Abwehrstoffe der Muttermilch angewiesen.
- Muttermilch ist „Schonkost" und Heilmittel zugleich nach einer möglicherweise notwendigen Operation.
- Stillen oder das Abpumpen von Muttermilch ist etwas, was nur Sie für Ihr Kind tun können. Zeitweise ist es vielleicht sogar das Einzige.

Was ist zu tun?

- Sollte sich das Stillen von Anfang an schwierig gestalten, nehmen Sie am besten baldmöglichst eine **professionelle Stillberatung, z. B. durch eine Hebamme**, in Anspruch. Sie wird gemeinsam mit Ihnen versuchen, den Grund für die Stillprobleme herzufinden. Dabei wird sie ein besonderes Augenmerk auf die Stillposition, die Anlegetechnik und das Saugverhalten des Kindes legen. Häufig können hier einfache Veränderungen schon zu einer verbesserten Stillsituation führen. Das gilt auch für Kinder mit einer diagnostizierten Erkrankung. Das Stillen erscheint Ihnen vielleicht manchmal sehr mühsam, doch für Ihr Kind ist es im Prinzip nicht schwieriger, als aus der Flasche zu trinken.
- Der **Kinderarzt** wird sich bei den regulären Vorsorgeuntersuchungen, die im gelben Kinderuntersuchungsheft erfasst werden, einen Eindruck von der Entwicklung Ihres Kindes verschaffen. Dabei kann er eine verzögerte oder abweichende Entwicklung feststellen und wird bei Bedarf unterstützende Maßnahmen empfehlen, z. B. in Form einer physiotherapeutischen Behandlung. Mit deren Hilfe können übermäßige Muskelspannungen abgebaut, eine schwache Muskulatur gestärkt und regelrechte Bewegungsabläufe eingeübt werden. Das sind nicht zuletzt wichtige Voraussetzungen für ein gut funktionierendes Stillen.
- Kinder mit schweren Erkrankungen können unter Umständen nicht gestillt werden, entweder weil sie nicht oder noch nicht dazu in der Lage sind oder weil Mutter und Kind durch einen Klinikaufenthalt voneinander getrennt sind. In diesen Situationen kann **abgepumpte Muttermilch** gefüttert oder über eine Magensonde zugeführt werden. Beginnen Sie bereits wenige Stunden nach der Geburt mit dem Abpumpen und pumpen Sie im Weiteren häufig, Tag wie Nacht, ab. Dann wird die Milch nach kurzer Zeit für Ihr Kind ausreichen. Sobald wie möglich sollten Sie mit der Unterstützung durch eine spezialisierte Stillberaterin die ersten Stillversuche machen.
- Versuchen Sie bei einem **Krankenhausaufenthalt Ihres Kindes**, viel bei ihm zu sein und ihm viel Nähe zu geben, z. B. indem Sie es regelmäßig Haut-an-Haut auf Ihre Brust legen.
- Das Stillen bzw. die Muttermilchernährung eines kranken Kindes kann viel Zeit und Energie in Anspruch nehmen. Am besten besprechen Sie mit Ihrer **Familie und mit Freunden**, welche Unterstützung Sie bekommen können und planen Sie Ruhepausen und Entspannungsübungen mit ein.
- Auch eine **ausgewogene Ernährung** hilft Ihnen, fit zu bleiben. Nicht zuletzt kann auf einen schwierigen Start eine lange und zufriedenstellende Stillzeit folgen.

Merke **M!**

Solange Sie stillen, steht Ihnen die Hilfe durch eine Hebamme in einem bestimmten Umfang als Kassenleistung zu. Zusätzliche Hausbesuche und telefonische Beratungen sind nach dem Klinikaufenthalt eines kranken Kindes und auf ärztliche Anordnung möglich.

11 Stillen von Kindern mit Down-Syndrom

Antje Tiessen

11.1 Down-Syndrom

Das Down-Syndrom ist eine genetische Besonderheit, die zufällig auftritt und bei der das Chromosom 21 dreimal, statt wie üblich zweimal, vorkommt, daher kommt auch die Bezeichnung Trisomie 21. Menschen mit Down-Syndrom haben also 47 statt 46 Chromosomen.

Dies hat verschiedene Auswirkungen mit einer **sehr großen individuellen Bandbreite**. Die kognitiven Fähigkeiten von Menschen mit Down-Syndrom wurden in der Vergangenheit stark unterschätzt. Es gibt heute gute Frühförderprogramme und die medizinische Versorgung ist hierzulande so gut, so dass Menschen mit Down-Syndrom heute eine durchschnittliche Lebenserwartung von 60 Jahren haben.

11.2 Die Ausgangssituation bei der Stillberatung

Wenn wir eine Stillbeziehung begleiten, müssen wir sehen, in welcher Situation sich die Beteiligten befinden. Für ein Elternpaar, das erfährt, dass sein Kind unter den Voraussetzungen einer Genvariante leben wird, sein Leben lang, ist von einer Minute zur anderen nichts mehr wie es vorher war. Viele erleben die Mitteilung als Schock. Enttäuschung, Wut, Trauer und Angst stellen sich ein.

Viele Fragen tauchen auf:

- Wie stark behindert wird unser Kind sein?
- Was wird es lernen können?
- Ist es organisch gesund oder drohen ihm schwere Krankheiten?
- Wo ist die nächste Babyklappe?
- Wird es jemals von zu Hause ausziehen?
- Sehen es die anderen?
- Wie wird das Umfeld reagieren?
- Wird es Vorwürfe geben?
- Warum gerade ich/wir?
- Wird mein Kind ausgelacht werden?
- Wer ist schuld?
- Wird es unter der Intoleranz der Gesellschaft leiden?
- Wieso hat das niemand vorher gemerkt?
- Werden wir den Anforderungen gewachsen sein?
- Hält unsere Beziehung dieser Belastung stand?
- Was wird mit den Geschwisterkindern, was bedeutet das für sie?
- Werde ich dieses Kind lieben können?

Prof. Stengel-Rutkowski, Humangenetikerin an der LMU München, beschreibt die Situation sinngemäß so: Wenn wir ein Kind erwarten, imaginieren wir ein Traum-/Wunschkind – Vater und Mutter ein je eigenes – und das hat kein Down-Syndrom. Dieses Traumkind stirbt unweigerlich in dem Moment, in dem feststeht: das reale Kind hat Down-Syndrom. Die Autorin macht deutlich, dass um **das gestorbene Wunschkind** getrauert werden muss. Dabei muss man sich auch klarmachen, dass die negativen Gefühle nicht das reale Kind meinen, sondern die Trauer um das Wunschkind. Sonst stehen diese negativen Gefühle dem realen Kind und seiner Entwicklung im Weg.

> **Merke** M!
>
> Das Gegenüber in der Beziehung, das Kind, empfindet sich als völlig normal und hat ganz normale Bedürfnisse: es möchte Hautkontakt, Aufmerksamkeit, Liebe, Muttermilch.

Es zeigt der Mutter/den Eltern deutlich eine **Diskrepanz** auf: „Mag sein, dass ihr trauert, aber ich bin hier, lebendig, perfekt und für meine Begriffe ganz normal bedürftig."

Als Hebammen kennen wir die Phasen, die bei einem **Trauerprozess** ablaufen, und wir müssen uns bewusst sein, dass sich die Frau, die wir beim Stillen ihres Kindes unterstützen wollen, in einer dieser Phasen befindet. Hinsichtlich der Phasen des Trauerprozesses müssen wir heutzutage **zwei Gruppen** unterscheiden, die sehr unterschiedliche Voraussetzungen für die aktuelle Stillsituation haben:

Eltern/Mütter, die erst kurz nach der Geburt ihres Kindes von seiner Besonderheit erfahren, befinden sich zum Stillbeginn – wenn wir als Hebammen und Stillberaterinnen ins Spiel kommen – in der Schockphase. Sie hatten noch kaum Zeit, sich mit dieser so unerwarteten und unerwünschten Situation, mit allem, was das für sie bedeutet, auseinanderzusetzen. Die Frage, ob sie ihr Kind stillen wollen oder nicht, wird bei all der Überforderung nebensächlich. Oft stehen Erschöpfung und Verwirrung im Vordergrund.

Frauen und Paare, die schon in der Schwangerschaft im Rahmen der Pränataldiagnostik von der Besonderheit ihres Kindes erfahren haben, stehen dagegen an einem ganz anderen Punkt. Sie waren – in den meisten Fällen – genötigt, eine Entscheidung zu fällen. Und sie haben sie gefällt – hoffentlich gemeinsam und in einem schützenden Umfeld, aber doch gegen die gängigen Erwartungen der Gesellschaft. Diese Paare sind schon ein Stück des Weges gegangen, haben sich meist intensiv mit dem Thema Down-Syndrom auseinandergesetzt, haben sich viele Informationen geholt und die Mütter sind oft hochmotiviert, ihre Kinder zu stillen.

11.3 Vorteile des Stillens für das Kind

Jedes Kind profitiert sehr vom Stillen. Kinder mit Down-Syndrom haben noch ein paar gute Gründe mehr:

- Oft bringen die Kinder eine **erhöhte Infektanfälligkeit** mit. Sie profitieren dann von der Unterstützung ihrer Abwehrkräfte durch die Muttermilch.
- Saugen an der Mutterbrust bringt ganz natürlich viele **sensorische Reize** – Frühförderung pur.
- Kinder mit Down-Syndrom haben aufgrund ihres verminderten Muskeltonus oft **keinen kräftigen Mundschluss**. Das ist neben anderem ein Grund für die verzögerte Sprachentwicklung. Der Mundschluss wird durch den Saugvorgang an der Brust perfekt gefördert. Die Muskulatur wird gekräftigt und das Kind übt die Koordination von Atmen, Saugen und Schlucken. Auch was man mit der Zunge alles machen kann, lässt sich an einer Brustwarze gut erproben. Logopäden fragen später immer danach, ob das Kind gestillt wurde.
- Erfolgreiches Stillen kann sehr gut eine durch die Diagnose erschütterte **Mutter-Kind-Beziehung** unterstützen. Die Eltern beschreiben häufig ein Gefühl der Distanz.

Merke **M!**

Eine der innigsten Formen von Körperkontakt, wie das Stillen sie darstellt, ist eine sehr gute Möglichkeit, diese Distanz zu verringern.

- „Egal was noch kommt, ich kann mein Kind nähren" ist ein wichtiges Gefühl für die Mutter, deren Selbstwertgefühl vielleicht beschädigt ist, auch wenn sie weiß, dass niemand schuld ist und Kinder mit Trisomie 21 „by chance", durch Zufall geboren werden.
- **Bonding und Rebonding tun Mutter und Kind gut**. Gerade wenn nach der Geburt viele zeitraubende diagnostische Maßnahmen im Vordergrund stehen, sollte darauf geachtet werden, dass Mutter und Kind (und auch Vater und Kind) viel ruhige Zeit zusammen verbringen.

11.4 Besonderheiten des Kindes, die das Stillen erschweren

Nicht jedes Kind mit Down-Syndrom bringt alle typischen Merkmale mit. Aber häufig sind wir mit Eigenarten konfrontiert, die das Stillen erschweren können.

Der **Muskeltonus** ist bei den meisten Kindern mit Down-Syndrom mehr oder weniger reduziert. Sie haben oft nicht den „richtigen Anpack" an der Brust. Manchmal ist es schwierig, sie zu lagern, da sie „wegflutschen". Auch verlangsamt der schwache Tonus häufig die Reflexe des Suchens und Saugens, sie sind für die Mutter schwächer wahrnehmbar. Der geringere Muskeltonus kann auch zu Obstruktionen führen, wenn die relativ schlaffe Zunge nach hinten in den Rachenraum rutscht. Das führt dazu, dass die Kinder beim Trinken Schwierigkeiten haben, den Atem-Saug-Schluck-Vorgang zu koordinieren.

Merke **M!**

Schnarchgeräusche weisen auf eine solche Verlegung der Atemwege hin.

In 40–60 % der Fälle kommt noch ein **Herzfehler** hinzu. Die geringere Belastbarkeit verstärkt die Auswirkungen des Hypotonus. Häufig fehlt den

Kindern die Kraft, um ganz selbständig ihren Bedarf an der Brust zu decken. Hinzu kommt der Leistungsdruck für die Mütter, da die Kinder möglichst rasch zunehmen sollen, um die Herzoperationen planen zu können (s. auch Kap. 9).

Die **Wachstumskurven** von Kindern mit Down-Syndrom verlaufen anders als üblich.

Merke **M!**

Kinder mit Trisomie 21 sind im Durchschnitt kleiner und leichter als ihre Altersgenossen.

Das müssen die Betreuenden und auch die Eltern wissen. Auch hier verursacht der Vergleich mit „normalen" Kindern Stress. Es gibt extra Wachstumskurven für Kinder mit Trisomie 21. Sie sind über das DS-Infocenter zu beziehen.

Hilfreiche Adressen ✔

- Deutsches Down-Syndrom InfoCenter
  Hammerhöhe 3
  91207 Lauf
  Tel. 09123 982121
  Fax 09123 982122
- www.ds-infocenter.de
  Hier gibt es eine Vielzahl an Büchern, Broschüren, Lern- und Fördermaterialien, auch eine DS-Erstinformationsmappe für die Eltern.
  Die Internetseite ist ebenso wie die österreichische (www.down-syndrom.at) sehr zu empfehlen.

Eine **Hyperbilirubinämie** spielt häufiger als bei anderen Kindern eine Rolle. Das hat verschiedene Gründe: Die Kinder haben häufiger intrauterin eine Polglobulie, nach der Geburt also mehr Abfallstoffe zu verarbeiten. Der Hypotonus wirkt sich auch auf die Darmtätigkeit aus, Mekonium wird verzögert ausgeschieden. Durch den eventuell verzögerten Stillbeginn und die Schläfrigkeit wird der Teufelskreis bei einer bestehenden Hyperbilirubinämie verstärkt.

Der Magenpförtner ist durch den Hypotonus eventuell auch schwächer. Kinder mit Down-Syndrom **„spucken" leicht und vor allem länger** als andere Kinder. Wenn dieses Spucken jedoch ein gewisses Maß überschreitet, sollte die betreuende Hebamme eine Untersuchung anregen. Fehlbildungen im Magen-Darm-Trakt treten gehäuft auf. Und für Eltern und Kind kann es eine große Unterstützung sein, wenn sie nicht immer wieder zu hören bekommen „das ist bei Trisomie 21 eben so", sondern wenn sie wissen, weshalb Trinken und Verdauen so schwierig ist und wie vielleicht Abhilfe geschaffen werden kann.

Erschwerend hinzu kommt eine „Charaktereigenschaft", die zwar nicht bei jedem Kind mit Down-Syndrom, aber doch häufig vorliegt: eine gewisse **Anspruchslosigkeit und Zurückhaltung**, die Schwierigkeiten machen kann. Das Umfeld sagt häufig: „Ist das aber ein braves, unkompliziertes Kind" und Mütter sagen oft: „Wenn er/sie sich doch nur deutlicher melden würde, er/sie sorgt nicht für sich!"

Merke **M!**

Kinder mit Down-Syndrom sind oft leise, man muss sehr genau hinschauen und hinhören, um ihre zarten Äußerungen wahrzunehmen und ihre Bedürfnisse zu erkennen.

Ein Kind, das ordentlich brüllt, wenn es Bedürfnisse hat, macht es uns viel leichter, eine Bindung zu ihm aufzubauen. Rechnen Sie diesen Umstand in Bezug auf die Eltern-Kind-Bindung mit ein, aber reflektieren Sie auch, was das mit uns Betreuenden macht.

11.5 Praktische Tipps für die Stillberatung

- Zunächst einmal geht es um **Mut und Zuversicht.** Gehen Sie bei der Betreuung der Mutter eines Kindes mit Down-Syndrom davon aus, dass sie stillen wird und haben Sie mit ihr gemeinsam Geduld und Durchhaltevermögen. Wenn die Mutter schon einmal mit Erfolg gestillt hat, ist das eine hervorragende Voraussetzung.
- Sagen Sie den **Eltern und den Geschwisterkindern**, dass einem Kind mit Down-Syndrom nichts Besseres passieren kann, als Geschwister zu haben. Niemand fördert mehr (s. Fallbeispiel 11–1).
- **Intensiver Hautkontakt** mit dem Kind ist vom ersten Tag an ganz wichtig: Kinder mit Trisomie

21 neigen zur Hypothermie und profitieren von der Körperwärme der Mutter oder des Vaters. Oxytocin und Endorphine wirken trotz aller Erschöpfung und widersprüchlichen Gefühle. In der Praxis kann eine klare Anweisung den verunsicherten Eltern gut helfen: „Die Heizung auf die höchste Stufe stellen und einer von euch bleibt immer mit dem Kind im Bett."

- Bei allen Kindern hat sich bewährt, die **Milchbildung so früh wie möglich anzuregen**. Bei Kindern mit Down-Syndrom ist das doppelt wichtig. Egal, wie gut das Kind an der Brust saugt, motivieren Sie die Frau in den ersten 24 Stunden (und danach, so lange wie nötig) 8–12-mal die Laktation durch **Kolostrummassage** anzuregen. Das funktioniert besser als das frühe Abpumpen, bei dem die wenigen wertvollen Tropfen im Pumpentrichter verlorengehen.

Praxistipps

Wenn Muttermilch, per Hand aus der Brust ewonnen, von der Brustwarze direkt auf eine kleine Spritze gezogen und dem Kind auf die Lippe getropft wird, habe ich häufig die erste wahrnehmbare Aktion eines Kindes erlebt, wenn es den Tropfen abschleckt.

Unterschätzen Sie nicht den Nährwert für das Kind und den Stolz und die Erleichterung, die dies bei der Mutter auslöst. Diese einfache Maßnahme vor jedem Anlegeversuch erleichtert dem Kind, das vielleicht gerade nur die Kraft hat, pro Stunde 1–2 Minuten zu saugen, den Zugang zur Muttermilch.

- Oft ist es unerlässlich, mit der Mutter gemeinsam alle möglichen **Stillpositionen auszuprobieren**, um zu sehen, wie das Handling mit **diesem** Kind klappt.
- Gute **Lagerungshilfen** sind nützlich. Alternativen, z. B. eine feste Sofaarmlehne für den Rückengriff, werden oft dankbar angenommen.
- Manche Kinder mit Down-Syndrom profitieren davon, wenn man sie möglichst **aufrecht**, rittlings auf dem Oberschenkel sitzend, stillt. Dabei brauchen beide Stillpartner aber Unterstützung. Manchmal ist das elastische Bauchtuch aus der Schwangerschaft, das über den Babyrücken gezogen wird, schon eine gute Stabilisierung. Manchmal funktioniert es, wenn das Kind im Tragetuch in der etwas tiefer gebundenen Kreuztrage oder in einer anderen vertretbaren Babytragehilfe gestillt wird.
- Die meisten üblichen Methoden, um schläfrige Kinder **an der Brust** wach zu halten, sind vertretbar.

Merke M!

Ein Ausziehen als Kältereiz ist für ein Neugeborenes mit Trisomie 21 aber nur dann angemessen, wenn es ausführlichen Kontakt zur nackten Haut der Mutter hat. Ansonsten ist die Gefahr des Auskühlens größer als bei anderen Kindern.

- Die Mutter kann das Baby mit dem **DanCer-Hold-Griff** unterstützen, die Brustwarze zu halten. Dazu bilden Zeigefinger und Daumen einer Hand ein U unter dem Kinn des Kindes und halten sanft die Wangen. Es geht um Stabilisation und Anregung von Saugbewegungen (s. auch Kap. 2.1.9, ▶ Abb. 2.5).
- Die Mutter kann versuchen, das Kind durch eine **sanfte Gesichtsmassage** zu stimulieren. Sie kann dies mit einer ganz weichen (Zahn-)bürste tun. Wenn aber auch nur der kleinste Widerstand seitens der Mutter dagegen spürbar ist, ist es meiner Erfahrung nach besser, die Mutter zu einer Massage mit den Fingern anzuleiten. Die Gefahr eines distanzierten Gefühls gegenüber dem Baby ist schon durch die Umstände gegeben. Eine Mutter, die lieber streichelt als bürstet, sollte darin unterstützt werden.
- Es gibt therapeutische **Maßnahmen zur Stabilisierung der Atem-, Saug- und Schluckfunktionen**, die zum Teil recht invasiv sind. Für sie alle gilt, dass sie von geschultem logopädischem und medizinischem Fachpersonal durchgeführt und angeleitet werden sollten. Gerade in der sehr frühen Zeit muss sehr genau abgewogen werden, wie viele Interventionen nötig und sinnvoll sind und auch wie sehr man die Eltern in diese therapeutischen Maßnahmen einbeziehen sollte. Birte Müller schreibt in ihrem Stillbericht: „Es sollte in der Anfangszeit das Wichtigste sein, mit einem Kind mit Down-Syndrom, genau wie bei allen anderen Kindern, dass wir unsere Kinder lieben, lieben und lieben und alles andere

sollen die Ärzte machen! Wir sollten uns nicht zu sehr in die Rolle drängen lassen, Therapeuten, Logopäden, Frühförderer und Krankengymnasten sein zu müssen. ...Ohne schlechtes Gewissen, denn unsere Kinder zu lieben werden wir nie müde und keiner muss uns daran erinnern." [236].

- Ein Kind mit Down-Syndrom zu stillen, kann am Anfang sehr viel Zeit in Anspruch nehmen. Es kann sein, dass die Mutter 8 bis 16 ungestörte Stunden pro Tag nur für die reinen Mahlzeiten benötigt. Das ist schwer mit den Bedürfnissen eines Haushalts mit Geschwisterkindern zu vereinen. Durch die **Verordnung einer Haushaltshilfe** kann die Wöchnerin wirksam unterstützt werden.

Fallbeispiel 11–1: Down-Syndrom **B**

Frau K. wendet sich in der Schwangerschaft an die Hebamme. Sie weiß, dass sie ein Kind mit Down-Syndrom erwartet und möchte ihr Kind wie das erste Kind stillen. Bei der Geburtsplanung im Klinikum war ihr jedoch gesagt worden, dass in den ersten Tagen nach der Geburt sehr wahrscheinlich Ersatzmilch zugefüttert werden müsse, um das Kind mit Herzfehler rasch zu stabilisieren.

Frau K. bekommt von der Hebamme eine Anleitung zur Kolostrummassage und den Hinweis, dass es in den ersten Tagen einfach darum geht, die Muttermilchbildung zu unterstützen, egal in welcher Form das Kind die Milch dann zu sich nehmen kann.

Ihre kleine hypotrophe Tochter mit Trisomie 21 und Herzfehler (AVSD) macht zunächst sehr zaghafte Saugversuche, bekommt in den ersten drei Tagen die Muttermilch mit der Spritze und trinkt dann immer erfolgreicher an der Brust. In den ersten Wochen braucht Frau K. viel Zeit, um ihre Tochter zu stillen, später pendelt sich die Stilldauer auf ein normales Maß ein und das Kind nimmt sehr gut zu.

Im Rückblick meinte Frau K., dass ihr die praktischen Hinweise der Hebamme sehr geholfen haben. Außerdem brauchte sie die Versicherung, dass sie nach der positiven Stillerfahrung mit ihrem älteren Sohn auch bei ihrem zweiten Kind ganz sicher ausreichend Milch bekommen wird.

Immer öfter sind Kliniken bereit, **im Vorfeld der Geburt am „runden Tisch"** mit allen Beteiligten eine Geburtsplanung durchzusprechen. Eventuell können Eltern, angeregt von der betreuenden Hebamme, hier auch ihre Wünsche in Bezug auf das frühe Stillmanagement äußern.

11.5.1 Mögliche Hilfsmittel

Bei allen technischen Hilfsmitteln, die wir einsetzen, um dem Kind Muttermilch oder Ersatzmilch zuzuführen, solange es sich selbst noch nicht genügend aus der Brust holen kann, müssen wir im Auge behalten, wie schnell Kinder in ihrem **Saugverhalten geprägt** werden. Das Ziel muss sein, eine Stimulation des Saugpunktes am Gaumen möglichst nur mit der weichen Brustwarze auszulösen und die **Stimulation** durch Finger oder Materialien wie Silikon nur **äußerst sparsam** einzusetzen.

Unter diesem Aspekt ist das **Brusternährungsset** ein wichtiges und hinsichtlich der Saugverwirrung „ungefährliches" Hilfsmittel. Wichtig ist, dass Sie als betreuende Hebamme mit der Handhabung vertraut sind und die Mutter sehr engmaschig begleiten. Der „technische" Aufwand schreckt oft zunächst ab. Üben Sie gemeinsam mit Mutter und Kind. Wenn genügend Muttermilch zur Verfügung steht, finde ich es auch zulässig, ein Kind, das noch gar nicht an der Brustwarze saugt, einfach nackt im Hautkontakt über das Brusternährungsset in Muttermilch „zu baden", auch wenn eben ganz viel daneben geht.

Sehr genau muss man auf die **Einstellung der Fließgeschwindigkeit** achten. Ein Kind mit Trisomie 21, das gerade erst zaghafte Saugversuche macht, kann sehr leicht überfordert sein, wenn gleich ganz viel Milch fließt, auch wenn wir Betreuenden gerne schnell viel Milch in das Kind hinein bekommen möchten. Andere Kinder brauchen die volle Unterstützung, da sie zu schwach saugen.

Fallbeispiel 11–2: Down-Syndrom **B**

Die kleine Ayse, ein Frühchen mit schwerem Herzfehler und Down-Syndrom, hat in den ersten Wochen nach der Geburt im Krankenhaus geringe Mengen abgepumpte Muttermilch und Ersatzmilch aus der Flasche bekommen. Mit drei Wochen hat sie ihr Geburtsgewicht noch nicht wieder erreicht. Sie hat noch kaum an der Brust gesaugt, obwohl die Mutter ihr die Brust immer wieder angeboten hatte.

Nach den ersten stabilisierenden Tagen zuhause benutzt die Mutter einmal ein Brusternährungsset mit Ersatznahrung. Erstaunlicherweise brauchte Ayse nur diese Erfahrung, dass an der Brustwarze Nahrung fließt, um plötzlich motiviert zu saugen. Innerhalb weniger Tage saugt sie adäquat.

Bis zur Operation des Herzfehlers füttert die Mutter immer noch 50 ml Ersatzmilch pro Mahlzeit mit der Flasche zu, womit Ayse ihren Voraussetzungen entsprechend zunimmt. Die Muttermilchmenge steigert sich also kontinuierlich.

Becher und Löffel sind vorzuziehen, bevor ein wie auch immer gestalteter Sauger ins Spiel kommt.

Der **Sauger für „Special Needs“** (früher Habermannsauger) hat gegenüber normalen Saugern den Vorteil, dass man die Fließgeschwindigkeit durch verschiedene Lochgrößen regulieren kann. Einerseits kann man es dem Kind also „schwer machen“, um die Saugbemühungen zu verstärken. Andererseits kann man es aber auch unterstützen, indem man durch Druck auf das Reservoir Milch leicht zugänglich zur Verfügung stellt. Hierbei haben wir dann aber einen relativ harten Silikonsauger als Auslöser für den Saugreflex, an den sich das Kind sehr schnell gewöhnt.

Ein Weg vom (SpecialNeeds-)Sauger zurück zur Brust kann möglicherweise über ein **Brusthütchen** gelingen, weil das durch das Silikon eben auch einen starken Reiz setzt, aber schon näher an der Brust ist und – nachdem das Kind gut an der Brust saugt und der Milchfluss in Gang ist – manchmal auch „weggeschmuggelt“ werden kann.

Merke **M!**

Große Vorsicht und Zurückhaltung ist beim Fingerfeeder geboten, den viele mit Kindern mit Down-Syndrom in Verbindung bringen.

Der Finger am Gaumen ist ein sehr starker Reiz, an den sich die Kinder sehr schnell gewöhnen. Sinn und Zweck des Fingerfeeders ist es, Kindern mit Trisomie ganz kurz die „Idee“ zum Saugen zu geben, ihn also als therapeutisches Hilfsmittel einzusetzen. Alles Weitergehende gehört in die Hände von Logopäden. Wir Betreuenden wünschen uns genau wie die Eltern eine auslösbare, deutliche Reaktion – „Sehen Sie, er trinkt!“ (s. o.!) – und sind dadurch vielleicht eifriger, als für das Kind gut ist.

11.5.2 Einen Beginn begleiten

Wir alle arbeiten daran, den Lebensanfang von Kindern und Familien positiv zu beeinflussen.

Merke **M!**

Bei Kindern mit Down-Syndrom hat das „Herzlich willkommen“ noch mehr Gewicht, es ist eine wichtige Hinwendung zum Kind und zu seinen Eltern.

Ein Kind mit Down-Syndrom zu stillen, kann eine **große Herausforderung** sein. Diese Stillbeziehung professionell zu begleiten ebenfalls. Viele Kinder mit Down-Syndrom trinken viel unkomplizierter an der Brust als dieses Kapitel vielleicht vermittelt. Aber manchmal kann es auch sehr schwierig sein. Scheuen Sie sich nicht, Kolleginnen zu Rate zu ziehen.

Merke **M!**

Die Begleitung einer Mutter ist eine Gratwanderung zwischen positiver Motivation und der Gefahr, Druck aufzubauen.

Druck, der sich im Leben der Eltern und des Kindes wahrscheinlich noch häufig wiederholt. Birte Müller schreibt [236]: „... in dieser Zeit wurde das Stillen, Wiegen und Milchabpumpen immer mehr zu meinem Lebensmittelpunkt. Ich hatte das Gefühl, dass es das Einzige war, was ich für mein Kind tun konnte..."

Eltern eines behinderten Kindes zu sein, bedeutet fast immer einen **erhöhten Leistungsdruck**, alles richtig machen zu müssen, da die Verantwortung für die Entwicklung des Kindes offensichtlicher als üblich bei den Eltern verortet wird. Für das Kind bedeutet „behindert" zu sein, lebenslang eine häufige Konfrontation mit den eigenen Schwächen und Stärken in Bezug auf die Normen einer extrem leistungsorientierten Gesellschaft.

Medizinische Termini, Hinweise auf syndromspezifische Eigenarten und eher allgemeine positive Hinweise wie „das sind ganz liebe Kinder!", die trösten sollen, beherrschen oft die ersten Tage. Oft wird in Anwesenheit des Kindes **über das Kind** und seine Defizite gesprochen. Auch das wird sich im Leben der Eltern und des Kindes in Zukunft oft wiederholen. Viele Eltern berichten, wie tief und unvergesslich sich die ersten Reaktionen, die ersten Sätze der Professionellen ins Gedächtnis graben.

Merke **M!**

Was und wie Sie es sagen, kann einen großen Unterschied machen und den Umgang der Eltern mit dem Kind prägen.

Aber natürlich sind auch wir unsicher und wissen nicht so richtig, was wir sagen sollen.

Sprechen Sie das Kind an, sagen Sie ihm, was für wunderschöne Augen es hat, was für kräftige Hände, statt auf Epikanthus und Vierfingerfurche hinzuweisen.

Haben Sie **Empathie für die zwiespältigen Gefühle der Eltern**. Die Arbeit in einer solchen Familie ist im besten Falle eine **frühe präventive Intervention**, die die Entwicklungschancen dieses Kindes mit beeinflusst.

Begegnen Sie diesem besonderen neuen Menschen und seinen Eltern mit **Achtsamkeit und Respekt**, dann haben Sie vielleicht schon damit den entscheidenden Unterschied gemacht, egal wie lange, ausschließlich und erfolgreich die Mutter stillen wird.

Literatur

[235] Stengel-Ruthkowski S. Neue Sichtweisen und Erfahrungen zum Entwicklungs- und Verhaltensphänotyp bei Kindern mit Down-Syndrom, Zeitschrift Pädiatrie und Grenzgebiete 1998; 37: 5–12

[236] Müller B. In: Leben mit Down-Syndrom, Ausgabe 65. Nürnberg: 2010

Praktische Tipps Ihrer Hebamme zum Stillen von Kindern mit Down-Syndrom

Zunächst einmal:
Herzlichen Glückwunsch zur Geburt Ihres Kindes! Wie schön, dass es geboren ist.
Ein Kind mit Down-Syndrom zu stillen, kann eine ziemliche Herausforderung sein. Aber es ist möglich.
Die folgenden Anregungen können Ihnen dabei helfen:

Das Wichtigste ist, nicht zu schnell aufzugeben und sich nicht einreden zu lassen, dass es nicht klappen wird. Viele Kinder mit Down-Syndrom trinken nicht auf Anhieb an der Brust.

1. Zunächst geht es darum, die **Milchbildung** – unabhängig von den Saugmöglichkeiten Ihres Kindes – in Gang zu bekommen und zu erhalten. Nutzen Sie dafür die Möglichkeiten, die Ihnen zusagen: Kolostrummassage, Ausstreichen der Milch von Hand, eine gute elektrische Pumpe, pflanzliche milchbildende Substanzen (z. B. Bockshornkleekapseln). Wenn das klappt, haben Sie schon viel geschafft: Ihr Baby wird ganz oder teilweise mit Muttermilch ernährt.
2. Planen Sie **viel Zeit für den Stillbeginn** ein. Ein Kind mit Down-Syndrom zu stillen kann in den ersten Wochen 8 bis 12 Stunden täglich dauern. Erklären Sie Ihrem Umfeld diese „Arbeitszeit“, lassen Sie sich eine Haushaltshilfe verschreiben, spannen Sie Freunde und Verwandte konkret ein (z. B. „dreimal wöchentlich eine warme Mahlzeit und das Geschwisterkind zur Kita bringen“. Vielleicht sind unsichere Personen in Ihrem Umfeld froh über direkte Unterstützungsmöglichkeiten.)
3. Gönnen Sie Ihrem Kind und sich selbst **viel ausführlichen Haut-zu-Haut-Kontakt**. Konkret: Stellen Sie die Heizung hoch, ziehen Sie sich und Ihr Baby nackt aus (zumindest oben herum) und legen Sie sich gemeinsam ins Bett. Stundenlang. Unter der Decke ist das auch für Kinder mit einer niedrigen Körpertemperatur in Ordnung.
4. **Bieten Sie Ihrem Kind die Brust immer wieder an**, auch wenn es kaum oder gar nicht saugt. Irgendwann „schnackelt“ es. Es gibt Kinder mit Down-Syndrom, mit und ohne Herzfehler, die nach drei Tagen, drei Wochen oder drei Monaten plötzlich doch an der Brust saugen.
5. **Lassen Sie sich unterstützen** und besprechen Sie in Ruhe mit Ihrer Hebamme/Stillberaterin, welches Hilfsmittel in Frage kommt, um die Milch zuzufüttern, die Ihr Kind evtl. neben den am Anfang zögerlichen Brustmahlzeiten braucht.
6. **Setzen Sie sich nicht zu sehr unter Druck**, dass es „klappen muss“. Lieben Sie Ihr Kind, schmusen Sie mit ihm und entdecken Sie mit der Zeit das Wunderbare an diesem besonderen Kind, das Sie geschenkt bekommen haben. Damit legen Sie den wichtigsten Grundstein für sein Gedeihen und seine Förderung.

Von Herzen alles Gute!

12 Abstillen nach Totgeburt und SUID

Edeltraut Hertel

Sechs von 500 Geburten jährlich enden als Totgeburt, ein Drittel davon bei voll ausgereiften Kindern [241]. Die Gruppe dieser betroffenen Mütter benötigt Unterstützung beim Abstillen. Physiologischerweise setzt die Bildung von Kolostrum oder einem Kolostrum-ähnlichem Substrat bei manchen Müttern bereits ab dem zweiten Trimenon ein. Nach der Geburt des toten Babys wird auch die Plazenta geboren. Dadurch entfällt die hemmende Wirkung ihrer Hormone, und der Milchbildungsprozess kann beginnen. Die Milchbildung unter kontrollierten neurohormonellen Mechanismen wird allerdings nicht fortgesetzt, wenn mit dem Stillen des Babys nicht begonnen wird [237]. Daraus ergeben sich verschiedene Möglichkeiten des Abstillens.

> **Merke** M!
>
> Abstillen hat immer eine physiologische und eine emotionale Seite. Eine Hebamme sollte stets beiden Seiten gerecht werden!

Abstillen ist auch unter normalen Umständen **ein Trauerprozess**, der mit Loslassen, Traurigkeit und oft auch Depression einhergeht.

12.1 Abstillen ohne Medikamente

Da die Brustdrüsen teilweise bis zu einem Monat und länger weiter funktionieren, ist die Möglichkeit des Abstillens ohne Medikamente **schonender für die Mutter**. Die Milchproduktion versiegt so auf natürliche Weise. Die Brust kommt zur Ruhe, ähnlich wie das beim normalen Entwöhnen, wenn Beikost für das Baby eingeführt wird, der Fall ist. Der Hormonhaushalt reguliert sich langsam und an die Situation angepasst. Der Basis-Prolaktinspiegel sinkt, weil das Saugen des Babys an der Brust ausbleibt. Da die Regelung der Milchmenge dem Prinzip von Nachfrage und Angebot folgt, sinkt logischerweise das Angebot, wenn die Nachfrage ausbleibt.

Zusätzlich kommt nach einer Totgeburt **Stress** für die Mutter ins Spiel. Das Stresshormon Adrenalin verengt die Blutgefäße, die zu den Milchdrüsen führen, und schränkt damit die Milchproduktion ein. Auch der Oxytocinspiegel der Mutter sinkt. Das im Hypothalamus gebildete und im Hypophysenhinterlappen gespeicherte Hormon wirkt als Neurotransmitter auf die Steuerung psychosomatischer Erscheinungen. Es beeinflusst Gefühle und verändert Körperfunktionen.

Das Ansehen des Babys und Körperkontakt mit dem Säugling sowie dessen Saugreflex steigern dagegen die Oxytocinausschüttung und stabilisieren die Frau emotional. Diese stimulierenden Faktoren entfallen nach einer Totgeburt.

Da der Mutter eine **Wochenbettbetreuung** durch die Hebamme im gleichen Umfang wie nach einer normalen Geburt zusteht (in den ersten zehn Tagen p. p. täglich zwei Kontakte, danach bis zur vollendeten 12. Woche nochmals 16 Kontakte), steht einer intensiven Begleitung nichts im Wege.

Zu den Aufgaben der Hebamme beim Wochenbettbesuch gehört neben den üblichen Vorgaben die **Palpation der Brüste**, selbstverständlich mit Erlaubnis der Frau.

- Sind Verhärtungen aufgetreten, ist eine **sanfte Massage mit Stillöl** (z. B. aus der Bahnhof-Apotheke in Kempten) empfehlenswert.
- Danach kann die Frau ihre Brust mit der Hand entleeren, bis der Druck nachlässt, wenn sie diese Technik beherrscht. So kann die Mutter aktiv Trauerarbeit leisten.

> **Hilfreiche Adressen** ✓
>
> Informationsmaterial zum Entleeren der Brust mit der Hand gibt es unter:
> - www.babyfreundlich.org/infomaterial

- Auch eine **Handpumpe** und manchmal sogar eine **elektrische Pumpe** (Fa. ARDO, Fa. Medela) können hilfreich sein. Dabei sollte die Frau aber vorsichtig vorgehen, damit es nicht zu einer Stimulation kommt. (Pumpzeit und Häufigkeit des Pumpens reduzieren.)
- **Kühle Umschläge** nach dem Entleeren der Brust verringern die Durchblutung des Drüsenepithels und daher auch die Milchbildung.
- Zusätzlich kann die Mutter **Salbeitee** trinken, welcher erfahrungsgemäß das Abstillen unterstützt. Pfefferminztee reduziert zwar auch die Milchmenge, wirkt aber meist nicht so intensiv wie Salbeitee.

> **Merke** M!
>
> Diese Empfehlungen sind auch bei Müttern, deren Baby einen plötzlichen Kindstod erlitten hat, anwendbar.

Je nach vorheriger Stilldauer kann dieses sanfte Abstillen aber eine unterschiedlich lange Zeit in Anspruch nehmen [240].

Fallbeispiel 12–1: Plötzlicher unerwarteter Kindstod B

Samstagnachmittag mit grauem, nebligem Novemberwetter und grauschwarzem Himmel. Das Telefon klingelt. Eine verstörte männliche Stimme sagt: „Kannst Du bitte sofort kommen? Unser Sohn Ole ist vor einer Viertelstunde verstorben…"

Ich bin fassungslos. Der kleine Ole ist knapp 11 Wochen alt, der dritte Sohn in der Familie. Seine beiden älteren Brüder sind vier und acht Jahre alt. Die häuslichen Umstände erinnern an ein Bilderbuch: glücklich verheiratete Eltern, liebevolle Brüder, Ole heiß ersehnt und geliebt, ein schönes Zuhause auf dem Dorf und gut gesicherte finanzielle Verhältnisse.

Ole entwickelte sich gut und wurde von seiner Mutter mit Begeisterung ausschließlich gestillt, nach Bedarf versteht sich von selbst.
Sie arbeitet sonst als Anästhesieschwester im Krankenhaus. Es gibt keine Raucher in der Familie. Heute hielt Ole den Mittagsschlaf in seinem Kinderwagen an der frischen Luft. Die Mutter schaute noch eben nach, ehe sie sich auch zu einem Schläfchen hinlegen will. Da entdeckt sie, dass er nicht mehr atmet, sie reißt ihn aus dem Wagen und beginnt sofort mit der Reanimation. Der vom Vater herbeigerufene Notarzt versucht ebenfalls, Ole zu reanimieren, leider erfolglos. Nach 20 Minuten gibt er auf.

Ich treffe nach fast einem „Blindflug", weil ich vor Tränen kaum Auto fahren kann, im Haus der Familie ein. Die Mutter fällt mir in die Arme und beginnt hemmungslos zu schluchzen. „Endlich bist Du da! Was habe ICH nur falsch gemacht, dass Ole nicht mehr lebt? Sag doch einfach, dass es nicht stimmt! Mein Ole, mein Ole…" Wir weinen beide, eng umschlungen.

Ole liegt in seinem Stubenwagen und sieht so friedlich aus, als ob er schliefe. Plötzlich Fußgetrappel und Kinderlärm auf der Treppe. „Ach ja, die beiden Großen kommen zurück. Wir hatten sie in dem ganzen Durcheinander zu den Schwiegereltern ins Nachbarhaus geschickt. Was sollen wir jetzt tun – sie hereinlassen oder lieber nicht?" Behutsam erkläre ich den Eltern, dass es besser für die Jungen ist, ihren toten Bruder zu sehen.

„Ist der Ole wirklich tot? Der sieht ja aus, als ob er schläft." So der Vierjährige. Der ältere Bruder streichelt Ole ganz zart über das Gesicht und gibt ihm einen Kuss. Szenen, die sich tief in die Erinnerung eingraben und auch nach Jahren noch so lebendig abrufbar sind, als ob sie gerade erst geschehen wären.

Die Kriminalpolizei erscheint im Haus und beginnt mit ihrer Untersuchung und der Einzelvernehmung der Eltern. Als die Mutter nach scheinbar unendlich langer Zeit die Küche betritt, teilt sie mir mit, dass sie Ole jetzt stillen müsse. Er habe doch bestimmt Hunger. Ihre Brüste beginnen zu spannen und zu schmerzen. Dann, wie aus einem bösen Traum erwachend: „Was soll ich denn jetzt tun? Ole kann doch gar nicht mehr trinken …"

Wir gehen ins Bad und schließen die Tür ab. Sie stellt sich unter die warme Dusche und pumpt mit einer Handpumpe in weniger als fünf Minuten eine 150 ml Flasche voll und weint und weint… Danach bereite ich Salbeitee aus ihrem Garten zu, um sie langsam abzustillen.

Manch heilsame Träne ist beim immer seltener werdenden Abpumpen geflossen. Nach wenigen Tagen ist die Milchbildung beendet, nicht aber unsere Gespräche miteinander. Die Aussage der Mutter „Ich wollte, dass Du nicht nur am Anfang von Oles Leben dabei warst, sondern auch an seinem Ende!" betrachte ich als eines der Komplimente, die mich während meiner Tätigkeit als Hebamme am meisten bewegt haben.

12.2 Abstillen mit Medikamenten

Die nach der Geburt einsetzende Milchproduktion wird von manchen Frauen als unangenehm empfunden. Sie fühlen sich dadurch an den Verlust ihres Kindes erinnert und möchten so schnell wie möglich davon Abstand nehmen. Der Einsatz von Medikamenten wird deshalb oft als hilfreich erlebt.

Beim medikamentösen Abstillen kommen **Prolaktinhemmer** zum Einsatz. Prolaktin, allgemein bekannt als das Stillhormon, wird im Hypophysenvorderlappen gebildet. Es ist ein Polypeptid und besteht aus 199 Aminosäuren. Die Hemmung der Ausschüttung erfolgt über den Neurotransmitter Dopamin, welcher natürlich vorkommt, z. B. in Mutterkornalkaloiden.

Bromocriptin (**Pravidel®**) sollte wegen seiner gefährlichen kardiovaskulären und zerebralen angiopathischen Wirkung nicht mehr eingesetzt werden. In den USA ist es bereits seit 1995 aufgrund dieser mütterlichen Risiken nicht mehr zugelassen [238]. Da es außerdem Depressionen begünstigt, ist eigentlich klar, dass es nach einer Totgeburt kontraindiziert ist.

Cabergolin (**Dostinex®**) ist besser verträglich als Bromocriptin und hat weniger Nebenwirkungen. Es ist meist das **Mittel der Wahl** beim primären Abstillen. Je nach Dosierung kann jedoch nach einer gewissen Zeit, wenn die zentrale Wirkung auf den Hypophysenvorderlappen nachlässt, trotzdem noch Milch aus der Brust austreten. Oft helfen dann die beschriebenen konservativen Methoden.

Metergolin (**Liserdol®**) und andere Prolaktinhemmer werden seltener verordnet. Deshalb ist es schwieriger, ihr Risiko zu beurteilen [238]. Für Metergolin spricht, dass Depressionen als Nebenwirkung nicht so häufig auftreten, was im Gesamtzusammenhang der Anwendung positiv ist.

Die letzte Möglichkeit, (weiter) zu stillen und die Milch an eine **Frauenmilchsammelstelle** abzugeben und damit anderen Babys zu helfen, wird nach meiner Erfahrung selten ins Gespräch gebracht und noch seltener ausgeführt. Manchmal könnte dies jedoch bei der eigenen Schmerzverarbeitung durchaus hilfreich sein.

Fallbeispiel 12–2: Totgeburt **B**

Frau S., 27 Jahre und zum ersten Mal schwanger, meldet sich wegen Terminüberschreitung auf der Station. Die Schwangerschaft verlief unkompliziert. Nun wartet sie gespannt auf die Geburt ihres Babys. Sie freut sich auf ihr kleines Mädchen. Die letzte CTG-Kontrolle (8 Uhr morgens) wurde als F9 bewertet. Noch sind keine Wehen zu sehen. Gegen 11 Uhr steht die nächste Kontrolle an.

Um 11 Uhr wird Frau S. mitgeteilt, dass keine Herztöne des Kindes mehr zu finden seien. Der sofort durchgeführte Ultraschall zeigt keinerlei Herzaktionen. Nach dem gewaltigen Schock durch diese Nachricht ruft Frau S. ihren Mann an, der ihr in den schwierigen Stunden der Geburt beisteht. Sie wollen dieses tote Baby auch nicht sehen.

Frau S. wünscht, abgestillt zu werden und erhält Pravidel®. Nach der abschließenden ärztlichen Untersuchung lässt sich Frau S. nach Hause entlassen, allerdings nicht, ohne vorher eine Nachricht an die Hebamme zu hinterlassen, dass sie eine Wochenbettbetreuung wünscht.

Der erste Hausbesuch verdeutlicht die ganze Dramatik einer solchen Situation. Ein weinendes Ehepaar, enttäuscht und um alle Hoffnung, die mit der Geburt eines Kindes einhergeht, gebracht, sitzt im Wohnzimmer neben dem leeren Stubenwagen. Die Frage nach dem WARUM kann die Hebamme leider auch nicht klären, und die weiße Rose, die sie mitgebracht hat, bietet wenig wirklichen Trost in diesen Momenten.

Die folgenden täglichen Hausbesuche konzentrieren sich auf Gespräche, meist mit Frau S. Die Brust wird kontrolliert, ist aber weich und reizlos. Frau S. erhält täglich eine Massage, bei der sie oft weint. Manchmal sagt sie plötzlich irgendetwas im Zusammenhang mit ihrer vergangenen Schwangerschaft und Geburt.

Nach etwa zwei Wochen bereitet die Hebamme sie darauf vor, dass mit dem Nachlassen der Wirkung des Abstillmedikaments noch einmal Milch gebildet werden kann. Das tritt aber nicht ein.

Nach knapp zwei Jahren wird das zweite Baby, ein kleiner Junge, gesund geboren.

12.3 Praktische Empfehlungen für die Hebamme

Merke M!

Jede Totgeburt, und damit auch deren Umstände, sind für die betroffenen Eltern ein individuelles Geschehen. Aus diesem Grund gibt es *kein* allgemein gültiges Schema, nach dem vorgegangen wird.

- Bei der Kontaktaufnahme mit den Eltern/der Mutter sollten Sie ihr **Beileid aussprechen**, vielleicht mit einer einzelnen hübsch gebundenen Blume.
- Informieren Sie die Mutter, dass sie genau so **Anspruch auf Wochenbettbetreuung** hat wie nach jeder anderen Geburt, d. h.
  - in den ersten 10 Tagen nach der Geburt je zwei Kontaktmöglichkeiten (Telefonat oder Besuch)
  - vom 11. Tag bis zum Ende der 12. Woche weitere 16 Kontaktmöglichkeiten
- Planen Sie für den ersten Hausbesuch **genügend Zeit** ein (mindestens eine Stunde) und vermeiden Sie den Eindruck von Eile.
- **Berühren Sie die Mutter nur, wenn sie es wünscht.** Kündigen Sie an, dass Sie sie am liebsten in den Arm nehmen möchten …
- **Versuchen Sie nicht, Ihre Emotionen zu verbergen!**
- **Eröffnen Sie das Gespräch** mit einer allgemeinen Aussage, z. B.: „Das muss jetzt für Sie/euch/dich sehr schwer sein – so viel enttäuschte Hoffnung…“ Lassen Sie den Eltern Zeit zum Berichten, ohne dass Sie sie unterbrechen.
- Informieren Sie die Mutter über den **Ablauf eines Wochenbettbesuches**. Sagen Sie ihr, dass Sie die Rückbildung des Körpers (Gebärmutter; Brust) nach Schwangerschaft und Geburt kontrollieren werden.
- Erläutern Sie die **Möglichkeiten zum Abstillen**, falls das nicht schon in der Klinik passiert ist.
  - ohne Medikamente (Salbeitee, Pfefferminztee, Kühlen)
  - mit Medikamenten, z. B. Cabergolin (Dostinex®)
- Informieren Sie die Mutter, dass es mit der nachlassenden Wirkung des Abstillmedikaments **nochmals zu einer Milchbildung** kommen kann.
- Bieten Sie der Frau und ihrem Partner **Möglichkeiten, sich zu berühren**, z. B. durch eine Uterusmassage, die Sie zu Beginn anleiten. Viele Männer trauen sich nach einer Totgeburt zunächst nicht, ihre Frauen zu berühren. Eine Massage setzt Oxytocin frei, das bekanntlich die Bindung fördert (auch bei Erwachsenen!) und entstresst. Sie hilft außerdem bei der Trauerverarbeitung.

Checkliste 12–1: Maßnahmen bei SID ✔

- Hilfsperson **hinzuziehen (Partner, Nachbar…)**
- Notarzt **benachrichtigen:**
- Telefon: 112 bundesweit für Feuerwehr und Rettungsdienste
- Wer meldet den Notfall?
- Wo ist etwas passiert? (Unfallort)
- Was ist passiert? (SID)
- Wie ist die Situation? (Mutter reanimiert)
- Reanimation **des Kindes bis zum Erscheinen des Notarztes**
- Polizei informieren
- Bestattungsinstitut anrufen
- Mutter über Abstillmöglichkeiten **informieren**
- Wochenbettbesuche **ausschöpfen (16 Kontakte innerhalb der ersten 8 Lebenswochen, weitere auf ärztliche AO).**

Literatur

[237] Biancuzzo M. Stillberatung. Mutter und Kind professionell unterstützen. München: Urban 2005

[238] Schaefer C et al. (2006) Arzneiverordnung in Schwangerschaft und Stillzeit. München, Jena: Urban & Fischer; 2006

[239] Helmerichs J et al. Archiv „Plötzlicher Säuglingstod: Vorschläge zur Unterstützung betroffener Familien in der Akutsituation“. Dtsch Arztebl 1997; 94(99): A-519/B-420/C-417

[240] Ohe G von der. Plötzlicher Säuglingstod: Sanfteres Abstillen. Dtsch Arztebl 1997; 94(31–32): A-2076/B-1760/C-1656

[241] www.babycenter.de „Eine Totgeburt verstehen“

[242] medsana.ch „Schwangerschaft“-Prolaktin

[243] Wikipedia „Prolaktin“

Teil II

Besondere Mütter

II

13 Stillen und Rauchen

Christiane Schwarz

Stillende Frauen sollten nicht rauchen. Trotzdem sollte der Säugling einer Mutter, die raucht, nicht noch zusätzlich dadurch bestraft werden, dass er nicht gestillt wird.

Merke **M!**

Deshalb gilt die Empfehlung, dass Rauchen und Stillen besser für ein Kind ist als Rauchen und Kunstmilch-Ernährung.

Es gibt also gute Gründe für Hebammen, schwangere und stillende Frauen und ihre Kinder mit ihrem Zigarettenkonsum nicht allein zu lassen.

13.1 Die Größenordnung des Problems

Bei der Auseinandersetzung mit dem Thema „Rauchen und Stillen" ist es wichtig, sich klarzumachen, dass die gesundheitlichen **Auswirkungen wirklich groß** sind und das Problem dazu **sehr häufig** auftritt: 17 % aller Todesfälle bei Kindern unter einem Jahr hängen mit dem Tabakrauchen zusammen [244]. Knapp ein Drittel der Frauen in Deutschland raucht; im jungen Erwachsenenalter (im „gebärfähigen Alter") sind es sogar 40,3 % [245]. Tabakkonsum schädigt nahezu alle Organsysteme.

Das **Rauchverhalten verschiedener Bevölkerungsgruppen** hat sich in den letzten fünfzig Jahren verändert. Während insgesamt die Häufigkeit des Rauchens in der Bevölkerung in den Industrieländern leicht rückläufig ist, sinken die Quoten bei Männern stärker als bei Frauen, und junge Frauen im gebärfähigen Alter rauchen besonders häufig. Das trifft umso mehr zu, wenn diese Frauen einen niedrigen sozioökonomischen Status und einen geringen Bildungsstand haben.

Die **Häufigkeit** (Prävalenz) des aktuellen Rauchens in der deutschen Erwachsenenbevölkerung betrug 37,6 % bei Männern und 28,2 % bei Frauen. Die Analysen ergaben eine besonders hohe Prävalenz von aktuellem Zigarettenkonsum in der jüngeren ostdeutschen Erwachsenenbevölkerung sowie bei Frauen in großstädtischen Regionen. Raucher und Raucherinnen im Ruhrgebiet konsumierten die meisten Zigaretten pro Tag. Im Osten Deutschlands lebende Frauen mittleren Alters begannen später mit dem Rauchen als jene im Westen vergleichbaren Alters [246], [247], [248].

Merke **M!**

In der Schwangerschaft schafft etwa ein Drittel der Raucherinnen den Ausstieg. Von diesen Frauen erleiden aber 40–50 % nach der Geburt einen Rückfall [249].

13.1.1 Wenn Kinder mitrauchen müssen

Die Hälfte aller Kinder unter sechs Jahren und etwa zwei Drittel aller Sechs- bis Dreizehnjährigen leben in einem Haushalt, in dem mindestens eine Person raucht (► Abb. 13.1). Das heißt schätzungsweise über acht Millionen Kinder und Jugendliche unter 18 Jahren leben in einem **Haushalt mit mindestens einem Raucher** [250], [251], [252].

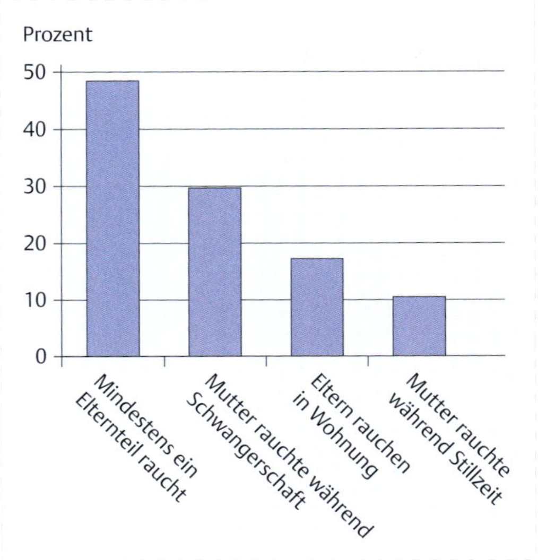

Abb. 13.1 Passivrauchbelastung von 0–17-jährigen Kindern und Jugendlichen.

Häufig findet sich im Haushalt ein **Missbrauch mehrerer Genussgifte**, z. B. Nikotin, Koffein und Alkohol, oder eine Mischung von legalen und illegalen Drogen. Das führt zu einem kumulativen Risiko für den Säugling, Schaden zu nehmen, und erschwert die Möglichkeit der Einflussnahme. Die meisten Frauen, die in der Schwangerschaft weiter rauchen, werden auch nach der Geburt weiter rauchen, wenn sie stillen. Trotzdem ist es nicht zu unterschätzen, wie gewillt Frauen sein können, etwas für das Wohlergehen ihres Kindes zu tun [252], [253].

13.2 Was passiert beim Rauchen?

Zigarettenrauch enthält ungefähr **4800 verschiedene Stoffe**. Davon sind etwa 70 erwiesenermaßen krebserregend oder stehen in dem starken Verdacht, kanzerogen zu sein.

Einer der in Zigarettenrauch enthaltenen Stoffe – der mit dem höchsten Suchtpotenzial – ist das Nikotin. Durch seine Wasser- und Fettlöslichkeit wird Nikotin extrem schnell über die Atemwege, die Haut und den Verdauungstrakt vom Körper aufgenommen. Sobald Tabakrauch die Alveolen der Lunge erreicht, wird das Nikotin resorbiert. Dies wird durch die große Oberfläche der Alveolen begünstigt; der pH-Wert des Nikotins, der an dieser Stelle den physiologischen Wert von 7,4 erreicht, trägt ebenfalls zur schnellen Aufnahme des Stoffes durch die Zellmembran in den Blutkreislauf bei. Damit ist der Nikotinspiegel im Blut ebenso schnell erreicht, als wenn Nikotin intravenös appliziert werden würde.

Wenn eine stillende Mutter raucht, gibt es zwei Wege, wie Giftstoffe zum Kind gelangen: über die Muttermilch und über das **Passivrauchen** und die damit zusammenhängende Belastung der Wohn- und Lebensumwelt. Die meisten Gifte aus dem Rauch, und mit ihnen das Nikotin, werden vom mütterlichen Körper aufgenommen und gelangen in die Muttermilch. Durch die Fettlöslichkeit des Nikotins können in der Milch bis zu dreifach höhere Konzentrationen an Nikotin gemessen werden als im mütterlichen Blut [254].

13.2.1 Passivrauch

Passivrauch enthält Partikel und Gas. Er besteht aus dem „Hauptstromrauch" und zu einem weit größeren Anteil aus dem „Nebenstromrauch" (▶ Abb. 13.2). Die rauchende Mutter atmet etwa

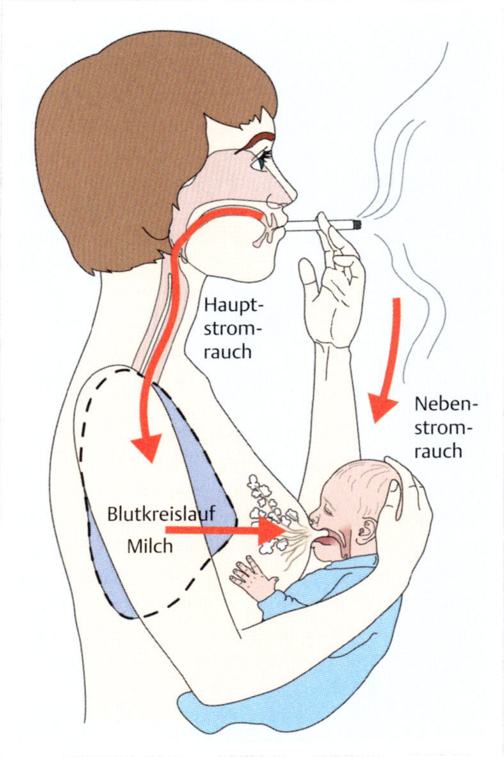

Abb. 13.2 Haupt- und Nebenstromrauch.

15 % des Rauches, der aus der brennenden Zigarette kommt, selber ein. Dies ist der Hauptstromrauch mit seinen ca. 4800 (teils sehr giftigen) Bestandteilen, der anschließend wieder abgeatmet wird und damit einen Teil des Passivrauchs ausmacht. Im Nebenstromrauch der brennenden Zigarette, der direkt in die Raumluft gelangt, können etwa 4000 Substanzen identifiziert werden; davon sind mindestens 100 giftig und/oder krebserregend [245]. Für diese gibt es übrigens **keine Schwellenwerte**, das heißt, sie sind in jeder, auch der kleinsten Konzentration, giftig.

> **Merke** M!
>
> Die Konzentration vieler Schadstoffe ist im Nebenstromrauch deutlich höher als im Hauptstromrauch.

Zum einen wegen der unterschiedlichen Brenntemperaturen, andererseits wegen der größeren Menge an Feinstaubpartikeln, die noch enthalten sind. Viele der im Zigarettenrauch enthaltenen Gifte gelangen nicht nur durch den ausgeatmeten Rauch und den Passivrauch in die Luft, sondern auch über die **Kleidung der rauchenden Eltern** zum Säugling. Die Giftstoffe aus dem Tabakrauch setzen sich auch auf andere **Oberflächen** und werden von dort, also z. B. von Tapeten, Möbeln, Gardinen und Teppichen, immer wieder auch in die Atemluft abgegeben, lange nachdem im betreffenden Raum geraucht wurde. Diese Ablagerungen werden auch als „Thirdhand-Smoke" bezeichnet [255].

Heidrich und Mitarbeiter [245] fassen die Wirkungen des Tabakrauchs wie folgt zusammen:

- „Tabakrauch ist der bedeutendste und **gefährlichste vermeidbare Innenraumschadstoff** und die führende Ursache von Luftverschmutzung in Innenräumen, in denen geraucht wird.
- Tabakrauch enthält über 4800 verschiedene Substanzen. Bei über 70 dieser Substanzen ist nachgewiesen, dass sie **krebserregend** sind oder im Verdacht stehen, Krebs zu erzeugen.
- Für die im Passivrauch enthaltenen Kanzerogene können **keine Wirkungsschwellen** als Dosismaß definiert werden, unterhalb deren keine Gesundheitsgefährdung zu erwarten wäre. Auch kleinste Belastungen mit den im Tabakrauch enthaltenen gentoxischen Kanzerogenen können zur Entwicklung von Tumoren beitragen.
- Die chemische Zusammensetzung von **Passivrauch** gleicht qualitativ der des Tabakrauchs, den die Raucher inhalieren. Neben giftigen Substanzen wie Blausäure, Acetonitril, Ammoniak und Kohlenmonoxid enthält Passivrauch auch eine Vielzahl krebserzeugender Stoffe wie polyzyklische aromatische Kohlenwasserstoffe, N-Nitrosamine, aromatische Amine, Benzol, Vinylchlorid, Arsen, Cadmium, Chrom und das radioaktive Isotop Polonium 210.
- Die **Verweildauer** einzelner Komponenten des Passivrauchs **in der Raumluft** ist beträchtlich. Tabakfeinstaubpartikel lagern sich an Wänden, Decken, Böden und Gegenständen ab und werden von dort wieder emittiert. Innenräume, in denen Rauchen erlaubt ist, stellen somit eine kontinuierliche Expositionsquelle für die im Tabakrauch enthaltenen Schadstoffe dar, selbst wenn dort aktuell nicht geraucht wird.
- Auch **„kalter" Tabakrauch** gefährdet die Gesundheit.
- **Lüftungstechnische Anlagen** schützen nicht wirksam vor den Schadstoffen des Tabakrauchs, da selbst die modernsten Ventilationssysteme die gefährlichen Inhaltsstoffe des Tabakrauchs nicht vollständig aus der Raumluft entfernen können [251].

Merke **M!**

Beim Rauchen besteht eine *starke Dosis-Wirkungs-Beziehung*, das heißt, je mehr die stillende Mutter raucht, umso mehr gesundheitliche Schäden entstehen beim Kind.

13.2.2 Transfer in die Muttermilch

Nikotin wird sehr schnell und komplett aus den Atemwegen der Mutter in ihren Blutkreislauf absorbiert. Die **Aufnahme von Nikotin aus der Muttermilch** ist etwas langsamer und weniger effizient als aus der gerauchten Zigarette. Dazu kommen für den Säugling im Raucherhaushalt möglicherweise noch mehrere tausend Schadstoffe aus dem Passivrauch. Dieser Effekt ist kumulativ, das heißt, die Gifte aus beiden Quellen (Muttermilch und Passivrauchen) addieren sich. Der Transfer vom Blut in die Muttermilch funktioniert durch einfache Diffusion [253]. Nikotin hat eine Halbwertszeit (also eine chemische Stabilität und toxische Wirksamkeit) von 97 Minuten. Der Geschmack von Nikotin in der Muttermilch ist am stärksten zwischen 30 und 60 Minuten nach dem Rauchen.

13.3 Auswirkungen des Rauchens

13.3.1 Milchmenge und Milchfluss

Der Konsum von Zigaretten kann zur **Verminderung der produzierten Milchmenge** führen. Der Mechanismus liegt u. a. in einem niedrigen Spiegel einiger beteiligter Hormone begründet. Der basale Prolaktinspiegel (jedoch nicht der Oxytocinspiegel) reduziert sich in Abhängigkeit von der Anzahl der gerauchten Zigaretten. Der Milcheinschuss findet ab einem Konsum von mehr als zehn Zigaretten am Tag verspätet statt [257].

Davon abgesehen, dass die Milchmenge über hormonelle Einflüsse weniger wird, ist auch das **Saugverhalten** gestillter Säuglinge von rauchenden Müttern häufig beeinträchtigt. Für den schmerzhaften Spasmus von Gefäßen in der Mamille beim Stillen, das **Raynaudsche Phänomen** (Kap. 26.2.2), wurde Tabakrauch als eine der behandelbaren Ursachen beschrieben [258].

13.3.2 Stilldauer

Eine große Anzahl von Studien weltweit belegt den Zusammenhang zwischen Rauchen und kürzerer Stilldauer im Vergleich zur Stilldauer bei nicht rauchenden Müttern. Das bedeutet im Umkehrschluss, dass neben den direkten Auswirkungen des Rauchens auch **alle gesundheitlichen Nachteile durch das frühe Abstillen** zu den krankmachenden Effekten des Rauchens für Mutter und Kind gezählt werden müssen [259], [260], [261].

13.3.3 Unspezifische Wirkungen auf Säuglinge, Kleinkinder und ältere Kinder

Säuglinge rauchender Mütter leiden häufiger an unspezifischen Symptomen als Kinder aus Nichtraucher-Haushalten. Dazu gehören Koliken, Bauchweh, Erbrechen und Durchfall. Kinder aus Familien, in denen die Mutter raucht, werden außerdem früher zugefüttert und bekommen eher Beikost als Kinder von Nichtraucherinnen. Häufiger als in anderen Familien werden bei Kindern in Raucherhaushalten Schlafstörungen beobachtet [261], [260], [262], [248].

13.3.4 Spezifische Erkrankungen bei Säuglingen rauchender Mütter

Bestimmte Vitamine und Mineralstoffe aus der Muttermilch (ebenso wie aus Milchersatznahrung) können nicht oder nur eingeschränkt resorbiert werden. So können z. B. die Gifte aus dem Tabakrauch bei Säuglingen einen **Jodmangel** und damit weitere Folgeerkrankungen der Schilddrüse verursachen.

Alle **Erkrankungen der Atemwege** werden durch Tabakrauch hervorgerufen und/oder begünstigt. Dazu gehören in besonderem Maße chronisch obstruktive Bronchitis, Asthma sowie alle entzündlichen Erkrankungen der Nase, Ohren, Lunge und Bronchien, unter ihnen die Pneumonie. Besonders auffällig ist bei Kindern von Raucherinnen die Häufigkeit von **Mittelohrentzündungen**, die die Gefahr von Folgeschäden der Hörfähigkeit mit sich bringen. Diese Erkrankungen sind häufig ein Grund für stationäre Krankenhauseinweisungen bei Kindern. Das Risiko für das Kind, später an **Lungenkrebs** zu erkranken, ist erhöht.

Merke M!

Länger als sechs Monate zu stillen vermindert das Risiko für Atemwegserkrankungen, selbst wenn im Haushalt geraucht wird [263], [264].

13.3.5 Psychische Beeinträchtigungen

Die Kinder von Eltern, die rauchen, werden **selber eher zu Rauchern** als Kinder aus Nichtraucherfamilien. Das liegt nicht nur am Nachahmer-Effekt. Möglicherweise bilden sich bereits beim ungeborenen Kind und jungen Säugling ähnliche, für die Nikotinsucht typische Strukturen am Gehirn wie bei erwachsenen Rauchern. Die Entwicklung der Säuglinge ist verzögert [265].

Das **Aufmerksamkeitsdefizitsyndrom (ADHS)** wird ebenfalls mit mütterlichem Rauchen in Verbindung gebracht. Hier erhöht sich das Risiko für Kinder, je nach der Menge der gerauchten Zigaretten, um bis zu 100 % [248].

Merke M!

Die kognitive Entwicklung von Kindern, deren Mütter in der Schwangerschaft geraucht haben, ist bereits verzögert und ihr IQ im Durchschnitt 5 Punkte niedriger als bei Kindern, deren Mütter nicht rauchen.

Je mehr geraucht wird, desto höher sind die Risiken. Rauchen beide Eltern, verdoppelt sich das Risiko noch einmal [245], [250].

13.3.6 Sudden Infant Death

Der „plötzliche Kindstod“ (Sudden Infant Death, SID) ist im vergangenen Jahrzehnt seltener geworden. Starben im Jahr 1990 in Deutschland noch über 1200 Kinder mit dieser Diagnose, waren es im Jahr 2008 noch 220 Säuglinge (Statistisches Bundesamt). Die Erklärungsansätze für das Phänomen des plötzlichen Kindstodes sind vielfältig und werden kontrovers diskutiert. Grundsätzlich ist die Diagnose ICD10: R95 (ungeklärte Todesursache) im Säuglingsalter nur die Definition für einen Tod, der nicht sicher einer anderen, eindeutigen Ursache zugeordnet werden kann.

Sicher ist aber nach fast zwanzig Jahren epidemiologischer Forschung, dass **bestimmte Risikofaktoren** besonders häufig in Situationen auftraten, in denen ein plötzlicher Kindstod vorlag. Dazu gehört neben der Bauchlage und der Überwärmung besonders auch das Rauchen [248], [249], [262].

> **Merke** M!
>
> Wenn eine Mutter bis zu 20 Zigaretten am Tag raucht, erhöht sie das Risiko ihres Kindes, am plötzlichen Kindstod zu sterben, um das 6-Fache.

Bei einem Zigarettenkonsum von **mehr als 20 Zigaretten** steigt das Risiko – dosisabhängig – auf das bis zu 15-Fache [266].

Bei Kindern, die am plötzlichen Säuglingstod verstorben sind, sind die inneren Gefäßwände der Atemwege bei einer starken Tabakrauchbelastung deutlich dicker als bei nicht rauchexponierten Kindern. Ein weiterer Faktor, der bei SID vermutlich eine Rolle spielt, ist die Tatsache, dass tabakrauchbelastete Kinder eine höhere Aufwachschwelle aufweisen als unbelastete Kinder. Auch nach der Kontrolle für weitere potenzielle SID-Risikofaktoren (Geburtsgewicht, Schlafposition und Stillen) ist das SID-Risiko für Kinder mit rauchenden Eltern insgesamt fast doppelt so hoch wie in Nichtraucherhaushalten.

Da die Auswirkungen des mütterlichen Rauchens auf die ungeborenen und die geborenen Kinder sehr ähnlich sind, lassen sich in **epidemiologischen Studien** die Effekte des mütterlichen Rauchens während der Schwangerschaft und der Passivrauchexposition des Säuglings nach der Geburt nur schwer voneinander trennen. In einer Metaanalyse von 39 Studien zum elterlichen Rauchen [256] sind 4 Studien enthalten, in denen die Ergebnisse für Passivrauchexposition nach der Geburt für Rauchen der Mutter in der Schwangerschaft kontrolliert werden konnten. Es ergab sich eine Odds Ratio von 1,94. In Deutschland wurde ein deutlich erhöhtes Risiko nachgewiesen, wenn die Mutter in der Schwangerschaft raucht; ebenso konnte eine Dosis-Wirkungsbeziehung nachgewiesen werden. So stieg das Risiko von 1,7 bei bis zu 9 Zigaretten täglich auf das über Dreifache bei 20 Zigaretten und mehr [251].

> **Merke** M!
>
> Das Rauchen der Mutter in der Schwangerschaft ist heute der wichtigste vermeidbare Risikofaktor des plötzlichen Kindstodes.

Etwa 16 % der SID-Fälle in Deutschland sind auf das Rauchverhalten der Eltern zurückzuführen. Von den 372 Fällen an plötzlichem Säuglingstod im Jahr 2003 (215 Jungen, 157 Mädchen) hätten also 60 allein durch Rauchverzicht während und nach der Schwangerschaft verhindert werden können (35 SID-Fälle bei Jungen, 25 bei Mädchen). Das relative Risiko von 2,08 ist eine konservative Schätzung für das relative Risiko von Kindern rauchender Eltern, da die Passivrauchexposition (nach der Geburt) durch die Mutter oder andere Familienangehörige damit wahrscheinlich noch nicht ausreichend berücksichtigt wird [244].

Eine neuseeländische Studie ergab, dass sich das Risiko für das Kind, am plötzlichen Kindstod zu sterben, mit drei Rauchern im Haushalt verdoppelt. Da dort über 30 % der Schwangeren rauchen, schätzte sie, dass die SID-Zahlen in Neuseeland halbiert werden könnten, wenn die Eltern weder in der Schwangerschaft noch in Gegenwart des Kindes rauchen [267].

13.4 Möglichkeiten zur Unterstützung des Rauchverzichts

13.4.1 Modellprojekte

In zahlreichen Initiativen haben Akteure des Gesundheitswesens, unter ihnen viele Hebammen, versucht, junge Mütter bzw. Eltern beim Rauchverzicht zu unterstützen.

So bieten Forscherinnen der Universität Greifswald seit 2008 im Rahmen einer Studie Elternpaaren die **Cotininmessung im Urin des Säuglings** an. Dieses „Sichtbarmachen" der schädlichen Substanzen hat bereits etlichen Eltern die Entscheidung zum Rauchverzicht erleichtert [249].

In Baden-Württemberg wurden in einem Modellprojekt in Kooperation mit dem Hebammenverband von 2007–2009 junge Eltern aus besonders belasteten Familien von **besonders geschulten Familienhebammen** zum Rauchverzicht motiviert und begleitet. Die Umsetzung war mühsam, aber möglich.

Im Euro-scip-Projekt wurde in Zusammenarbeit mit der Universität Bremen über mehrere Jahre u. a. Maßnahmen zur **Schulung von Hebammen** durchgeführt. Weitere Projekte wurden in fast allen Bundesländern abgeschlossen.

Allen ist gemeinsam, dass mit dem Ende der jeweiligen **Projektfinanzierung** auch die Initiativen zur Unterstützung junger Eltern bei einem der schwerwiegendsten Gesundheitsprobleme unserer Zeit nicht weiter betrieben werden konnten.

Seit 2011 können **Familienhebammen in Niedersachsen** einen zweitägigen Workshop besuchen, der sie zur Beratung von Frauen zum Rauchverzicht in Schwangerschaft, Still- und Säuglingszeit befähigt. Dieses vom BMF geförderte Projekt soll später auch auf andere Bundesländer ausgedehnt und allen Hebammen und Hebammenschülerinnen/-studentinnen angeboten werden.

Hilfreiche Adressen

Informationen unter:
- www.hebammen-niedersachsen.de/neues
- oder bei der Landesvereinigung Gesundheit Niedersachsen e. V.: www.gesundheit-nds.de/CMS/images/stories/pdfs/Pressemitteilung%2013%20Mai%202011.pdf

13.4.2 Nikotinersatztherapie

Nikotinersatztherapie gilt gemäß neuerer nationaler evidenzbasierter Leitlinien einiger Länder als sicher – oder zumindest als kleineres Übel im Vergleich zum Zigarettenrauch [271], [272]. In Deutschland wird diese Option wenig diskutiert, und Nikotinersatztherapie ist keine Leistung der gesetzlichen Krankenversicherung.

13.4.3 Broschüren und Infomaterial

Die **Bundeszentrale für gesundheitliche Aufklärung** stellt kostenlose Broschüren zur Unterstützung zum Rauchverzicht zur Verfügung. Hier werden Informationen mit praktischen Tipps kombiniert. Viele **Krankenkassen** bieten ihren Versicherten ebenfalls unterstützende Broschüren, Beratungstelefone oder Zuschüsse zu Kursen an [247], [250].

Hebammen, die sich in Bezug auf Unterstützung zum Rauchverzicht weiterbilden möchten, können über das Deutsche Netz Rauchfreier Krankenhäuser und Gesundheitseinrichtungen an Schulungen teilnehmen: www.dnrfk.de

Das **deutsche Krebsforschungszentrum** bietet neben Forschungsarbeiten, wissenschaftlichen Publikationen und fachlichen Diskursen zum Thema auch interessantes Material und Stellungnahmen zur politischen Dimension des Rauchverzichts und des Nichtraucherschutzes. Außerdem gibt es hier ebenfalls ein Rauchertelefon (www.dkfz.de).

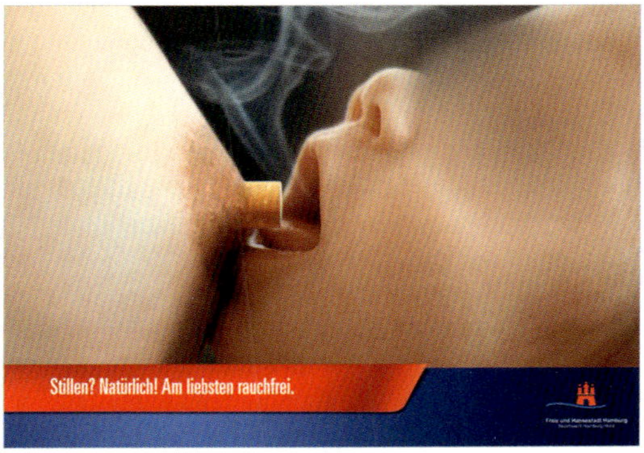

Abb. 13.3 Poster „Stillen – natürlich! Am liebsten rauchfrei". Die Überlassung erfolgt mit freundlicher Genehmigung des Bezirksamtes Hamburg-Nord. (Quelle: BZgA)

Tab. 13.1 Ungünstige und geeignete Worte bei der Beratung der Frauen zum Rauchverzicht.

Statt	Besser	Warum?
Reden	Zuhören	Respekt
Vom Rauchen sprechen	Vom Nichtrauchen sprechen	Positiver
Fokus auf Aufhören	Fokus auf Veränderung	Weniger bedrohlich
Bewertung	Akzeptanz	Respekt
Weniger rauchen	Häufiger nichtrauchen	positiver
Nie mehr rauchen	Kleine Veränderungen	realistischer
Alles- oder-nichts-Prinzip	Schritt für Schritt	Weniger bedrohlich
Fokus auf Krankheit	Fokus auf Gesundheit	positiver

Vom Dezernat Soziales, Jugend und Gesundheit des **Bezirksamtes Hamburg-Nord** gibt es ein eindrucksvolles Poster, das zum rauchfreien Stillen motiviert (▸ Abb. 13.3).

13.4.4 Praktische Tipps für die Beratung der Frauen

- In der Beratungspraxis hat es sich als sehr wichtig erwiesen, **auf die Worte zu achten**, die wir benutzen. Wir sollten uns eine „rauchfreie Sprache" angewöhnen, die die Frauen nicht erschreckt oder bedroht. Eine rauchfreie Sprache erzeugt rauchfreies Denken (▸ Tab. 13.1).
- Wenn die Frau durch ein **Team** betreut wird, ist es wichtig, dass alle Teammitglieder die Frau auf das „Rauchfrei-Werden" ansprechen, damit die einzelne Hebammen sich nicht als „Buhfrau" fühlt.
- Die Frau kann gebeten werden, auf einer **Skala von 1 bis 10** (mit 1 = nicht motiviert und 10 = zu 100 % motiviert) ihre Bereitschaft anzugeben, ihr Rauchverhalten zu verändern.
- Jeder Wert größer als 1 ist ein gutes Signal! In diesem Fall können wir mit der Frau besprechen, **welche Nische in Ihrem Leben rauchfrei** werden könnte, z. B.
- eine bestimmte Zeit (von 8 bis 9 Uhr; immer ab 2 Stunden nach dem letzten Stillen …)
- ein bestimmter Raum, die Wohnung …
- eine bestimmte Tätigkeit (Telefonieren, Chatten)
- in Gesellschaft bestimmter Menschen (die nichtrauchende Freundin, die Nachbarin.…)
- Familie (Partner) mit ins Boot holen: Einhalten rauchfreier Zonen, generelle Unterstützung der Frau (Beschützerinstinkt)
- dokumentieren, dass gefragt wurde (dies unterstreicht die Wichtigkeit des Themas)

Merke M!

Kleine Schritte sind wichtig und gut! Auch mit kleinen Schritten kann ein langer und schwieriger Weg bewältigt werden.

Von der Bundeszentrale für gesundheitliche Aufklärung (BZgA) gibt es einen hilfreichen **Fragebogen** (s. Kopiervorlage, S. 132 (S. 213)), der die Ressourcen der Frau analysiert und unterstützt.

13.5 Empfehlungen für Raucherinnen, die stillen

Die **nationale Stillkommission** formuliert ihre Empfehlungen (2006) wie folgt: „Die Ansichten darüber, was einer rauchenden Stillenden empfohlen werden soll, sind kontrovers. Einerseits sind die großen Vorteile des Stillens für die Entwicklung des Kindes bekannt, andererseits sind Effekte auf die mütterliche Stillfähigkeit, der Übertritt toxischer Substanzen in die Milch und Auswirkungen auf die kindliche Entwicklung zu fürchten. […] Ideal ist, während der Monate des Stillens nicht zu rauchen. Wenn geraucht wird, sollte sich die Stillende um ständige Reduktion der Zigarettenzahl bemühen. Ein sehr starker Konsum ist mit der Stillfähigkeit und dem Gedeihen des Kindes schlecht vereinbar. Eingedenk der Möglichkeit der passiven Aufnahme von Rauchbestandteilen sollte in der Nähe des Kindes nie geraucht werden. Die Belastung der Milch mit einigen der schädlichen Stoffe kann die Mutter durch bewusste Rauchpausen vor dem Stillen reduzieren. Ein typisches Beispiel ist das Nikotin, dessen Konzentration in der Milch während einer z. B. einstündigen Rauchpause deutlich abnimmt. Untersuchungen zu den Zusammenhängen beim plötzlichen Kindstod haben ergeben, dass das Risiko erhöht ist, wenn Kind und eine Mutter, die raucht, in einem Bett zusammen schlafen." (6)

Die Kopiervorlage für die Beratung der Eltern (S. 214) fasst die Empfehlungen für stillende Raucherinnen zusammen.

So könnte eine Dokumentation aussehen:

Datum	Motivation der Frau (Skala 1–10)	Motivation der Haushaltsmitglieder (Skala 1–10)	Procedere/Bemerkungen	Hebamme
23.7.2011	4	(war nicht da)	Wohnung rauchfrei: Täglich 9–11 und 15–17 rauchfrei	ChS
27.7.	5	5	Hat geklappt! Partner macht mit. Jetzt auch 12–13 Uhr. Nikotinersatztherapie? Hotline der Krankenkasse empfohlen	MR

Literatur

[244] John U, Hanke M. Tabakrauch-attributable Mortalität in den deutschen Bundesländern. Gesundheitswesen 2001; 63(6): 363–369

[245] Heidrich J, Prugger,C, Keil U. Tabak und Volksgesundheit. In Singer M, Batra A, Mann K, Hrsg. Alkohol und Tabak. Grundlagen und Folgeerkrankungen. Stuttgart: Thieme; 2010

[246] Völzke H et al. Rauchen: Regionale Unterschiede in Deutschland. Deutsches Ärzteblatt 2006; 103(42): 2784–2790

[247] Bundeszentrale für gesundheitliche Aufklärung (BZgA). Drogenaffinität Jugendlicher in der BRD, Teilband Rauchen. Köln: BZgA; 2008

[248] Ministerium für Arbeit, Gesundheit und Soziales des Landes Nordrhein-Westfalen (MAGS). Gesundheit von Mutter und Kind. Bielefeld: MAGS; 2006

[249] Bundesinstitut für Risikobewertung. Stillen und Rauchen – aktualisierte Empfehlung der Nationalen Stillkommission. s.l: BfR; 2006

[250] DAK. DAK Rauchstopp. Passivrauchen (2010). Im Internet: http://www.dak.de/content/dakrauchstopp/passivrauchen 4.html; Stand 05.12.2010

[251] Keil U et al. Passivrauchbedingte Morbidität und Mortalität in Deutschland. In: dkfz. Rote Reihe: Tabakprävention und Tabakkontrolle Bd. 5: Passivrauchen: ein unterschätztes GesundheitsrRisiko. 2. Aufl. Heidelberg: Deutsches Krebsforschungszentrum; 2006

[252] Lampert T Thamm M. Tabak-, Alkohol- und Drogenkonsum von Jugendlichen in Deutschland. Bundesgesundheitsbl-Gesundheitsforsch-Gesundheitsschutz 2007; 50: 600–608

[253] Fisher D. Social Drugs and Breastfeeding-handling an issue that isn't black and white. Health e Learning (2010). Im Internet: http://www.health-e-learning.com/resources/articles; Stand 20.11.2010

[254] Zanardo V et al. Effect of Maternal Smoking on Breast Milk Interleukin-1α, β-Endorphin, and Leptin Concentrations. Environmental Health Perspectives 2005; 113(10): 1410–1413

[255] Bundeszentrale für gesundheitliche Aufklärung (BZgA). Nikotinablagerungen – eine unterschätztes Risiko besonders für Babys und Kleinkinder (2010). Im Internet: www.bzga.de; Stand 03.12.2010

[256] Heidrich J, Keil U. Factsheet Rauchen. Münster: Institut für Epidemiologie und Sozialmedizin der Universität; 2008

[257] Andersen AN, Lund-Andersen C, Larsen et al. Suppressed prolactin but normal neurophysin levels in cigarette smoking breast-feeding women. Clin Endocrinol XXX; 17: 363–368

[258] Anderson JE, Held N, Wright, K. Raynaud's Phenomenon of the Nipple: A Treatable Cause of Painful Breastfeeding. Pediatrics 2004; 113: e360-e364

[259] Lange C, Schenk L, Bergmann R. Verbreitung, Dauer und zeitliche Trends des Stillens in Deutschland. Bundesgesundheitsbl – Gesundheitsforsch – Gesundheitsschutz 2007; 50: 624–633
[260] Ahluwalia IB, Morrow B, Hsia J. Why Do Women Stop Breastfeeding? Findings From the Pregnancy Risk Assessment and Monitoring System. Pediatrics 2005; 116: 1408–1412
[261] Higgins TM et al. Effects of cigarette smoking cessation on breastfeeding duration. Nicotine Tob Res 2010; 12(5): 483–488
[262] Breastfeeding Network UK. Smoking and Breastfeeding (2009). Im Internet: http://www.breastfeedingnetwork.org.uk/drugs-in-breastmilk-information-and-factsheets.html
[263] Nafstad P et al. Breastfeeding, maternal smoking and lower respiratory tract infections. Eur Respir J 1996; 9: 2623–2629
[264] Dell S, To T. Breastfeeding and Asthma in Young Children. Arch Pediatr Adolesc Med 2001; 155: 1261–1265
[265] Abreu-Villaça Y et al. Prenatal Nicotine Exposure Alters the Response to Nicotine Administration in Adolescence: Effects on Cholinergic Systems During Exposure and Withdrawal. Neuropsychopharmacology 2004; 29: 879–890
[266] Pullon S et al. Smoking cessation in New Zealand: education and resources for use by midwives for women who smoke during pregnancy. Health Promotion International 2003; 18(4): 315–325
[267] Glover M et al. Barriers to Best Outcomes in Breastfeeding for Maori: Mothers' Perceptions, Whanau Perceptions, and Services. J Hum Lact August 2009; 25 (3): 307–316
[268] Meyer, Ulbricht, Baumeister et al. Proaktiv aufsuchende Intervention: über die Gesundheit des Kindes zur Tabakabstinenz der Eltern. Unveröffentlicht. Persönliche Kommunikation: Expertenworkshop, Berlin: s.n; 2010
[269] Chapman S, Mackenzie R. The Global Research Neglect of Unassisted Smoking Cessation: Causes and Consequences. PloS Med. 7(2): e1000216. doi:10.1371/journal.pmed.1000216, 2010.
[270] Pullon S et al. Smoking Cessation in New Zealand: education and resources for use by midwives for women who smoke during pregnancy. 2003.
[271] Ministry of Health. New Zealand Smoking Cessation Guidelines. Wellington: MOH; 2007
[272] Breastfeeding Network UK. Nicotine Replacement Therapy (NRT) and breastfeeding 2009. Im Internet: http://www.breastfeedingnetwork.org.uk/drugs-in-breastmilk-information-and-factsheets.html; Stand 24. Nov 2010
[273] Jurisicova A et al. Maternal exposure to polycyclic aromatic hydrocarbons diminishes murine ovarian reserve via induction of Harakiri. J. Clin. Invest 2007; 117: 3971–3978
[274] Letson GW. Association Between Smoking During Pregnancy and Breastfeeding at About 2 Weeks of Age. Journal of Human Lactation 2002; 18(4): 368– 372
[275] Horta BL et al. Environmental Tobacco Smoke and Breastfeeding Duration. American Journal of Epidemiology 1997; 146: 128–33
[276] Freathy et al. A common genetic variant in the 15q24 nicotinic acetylcholine receptor gene cluster (CHRNA5–CHRNA3–CHRNB4) is associated with a reduced ability of women to quit smoking in pregnancy. Human Molecular Genetics 2009; 18(15): 2922–2927 Advance Access published on May 9 2009
[277] Lowry RJ et al. Increasing breastfeeding and reducing smoking in pregnancy: a social marketing success improving life chances for children. Perspectives in Public Health 2009; 129(6): 277–280
[278] Xu F et al. Paternal Smoking and Breastfeeding in Xinjiang, PR China. J Hum Lact 2010; 26(3): 242–247
[279] Liu J, Rosenberg KD, Sandoval, AP. Breastfeeding Duration and Perinatal Cigarette Smoking in a Population-Based Cohort. Am J Public Health 2006; 96: 309–314
[280] Mennella JA, Yourshaw LM, Morgan LK. Breastfeeding and Smoking: Short-term Effects on Infant Feeding and Sleep. Pediatrics 2007; 120: 497–502
[281] World Health Organization (WHO). Gender, women and the tobacco epidemic. Geneva: WHO; 2010
[282] Dahlström A., Ebersjö C, Lundell B. Nicotine exposure in breastfed infants. Acta Paediatrica 2004; 93: 810–816
[283] Statistisches Bundesamt. Jahrbuch Gesundheit. s.l: destatis; 2010
[284] Jones W. Smoking and Breastfeeding. The Breastfeeding Network (2009). Im Internet: www.breastfeedingnetwork.org.uk; Stand 19.01.2011
[285] Nafstad P et al. Breastfeeding, maternal smoking and lower respiratory tract infections. Eur Respir J 1996; 9: 2623–2629

Was hat bisher schon funktioniert und warum?

Wie sind Sie bei Ihrem Versuch, mit dem Rauchen aufzuhören, vorgegangen?	
Haben Sie den Zigarettenkonsum langsam reduziert?	
Haben sie gleich ganz aufgehört?	
Wie lange haben Sie es geschafft, auf die Zigaretten zu verzichten?	
Was waren die besten Alternativen zur Zigarette, so dass Sie gar nicht erst an das Rauchen gedacht haben?	
Haben Sie Ihre Gewohnheiten geändert?	
Sind Sie bei Ihrem Versuch von Ihrem Partner, von Freunden, Ihrem Arzt, Ihrem Kinderarzt, Ihrer Hebamme oder anderen Personen unterstützt worden?	
Wer konnte Ihnen am besten helfen?	

Quelle: Bundeszentrale für gesundheitliche Aufklärung im Rahmen der rauchfrei-Kampagne

Praktische Tipps Ihrer Hebamme zur Unterstützung des Rauchverzichts in der Stillzeit

Allgemeine Ratschläge

- Nie in der Nähe des Kindes rauchen **(Der Umgebungsrauch ist ebenfalls sehr schädlich für den Säugling).**
- Ideal ist, während der Monate des Stillens gar nicht **zu rauchen.**
- Wenn geraucht wird, so wenig wie möglich **rauchen.**
- Rauchpausen vor dem Stillen einhalten. **Die Belastung der Milch mit einigen der schädlichen Stoffe, z. B. Nikotin, kann reduziert werden, wenn mindestens eineinhalb Stunden vor dem nächsten Stillen nicht geraucht wird.**
- Gehen Sie von rauchenden Menschen weg, wann immer das möglich ist.
- Bitten Sie auch Ihre Familienmitglieder und Freunde, nicht in der Wohnung zu rauchen.
- Räumen Sie alle Aschenbecher weg.
- Vielleicht kennen Sie jemanden, die/der aufhören will: vielleicht können Sie sich gegenseitig unterstützen.

  In Gesellschaft
  - Treffen Sie sich überwiegend mit Leuten, die nicht rauchen.
  - Sagen Sie allen sofort, dass Sie nicht rauchen und es auch nicht wollen.

  Mit Alkohol
  - Davon abgesehen, dass Alkohol in größeren Mengen gesundheitsschädlich ist, erschwert der Genuss von Alkohol den konsequenten Rauchverzicht.
  - Trinken Sie etwas Alkoholfreies und halten Sie irgendetwas in der freien Hand.

  Im Auto
  - Nehmen Sie Aschenbecher und Feuerzeug aus dem Auto und halten Sie es rauchfrei.

  Beim Fernsehen
  - Setzen Sie sich in einen anderen Sessel als üblich.
  - Halten Sie die Hände beschäftigt.
  - Knabbern Sie etwas Gesundes.
  - Beschäftigen Sie sich während der Werbepausen.
  - Trinken Sie viel Wasser – stellen Sie eine Flasche in Reichweite.

  Am Telefon
  - Machen Sie sich eine Liste mit Gründen, warum Sie aufhören wollen, und halten Sie sie in Sichtweite des Telefons.
  - Kritzeln Sie beim Telefonieren auf Papier herum.

14 Stillen nach sexueller Traumatisierung und Gewalterlebnissen

Jule Friedrich

Die Geburt eines Kindes ist in den allermeisten Fällen mit **großen Hoffnungen für die Zukunft** verbunden: Es möge gesund sein, die neue Familie möge sich in Harmonie und Glück entwickeln, für das Kind wird nur das Beste gewünscht. Darin unterscheiden sich die Familien nicht voneinander. Frauen in Paarbeziehungen, in denen es vor und in der Schwangerschaft zu Gewalttätigkeiten gekommen ist, haben meist eine noch größere Hoffnung, dass mit der Geburt des Kindes alles besser wird, dass sich der Vater angesichts des kleinen hilflosen Wesens ändert.

Dies ist leider in vielen Fällen nicht so, im Gegenteil, **die Gewalt eskaliert häufig nach der Geburt**, insbesondere in bereits betroffenen Beziehungen. Somit ist nicht nur die Zeit der Schwangerschaft, sondern auch das Wochenbett eine besonders gefährliche Periode im Leben einer Frau. Die Wöchnerin ist ähnlich schutzlos und hat nun zusätzlich die Sorge um ihr gerade geborenes Kind. Kann sie es schützen? Was passiert mit dem Kind, wenn ihr etwas passiert? Wie viel bekommt das Baby davon mit?

Es gibt nur wenige Studien über die Auswirkungen von Gewalt auf das Erleben von Wochenbett und Stillzeit, vorwiegend aus dem angelsächsischen Raum. Bei der Betreuung muss auch unterschieden werden, ob die Traumatisierung in der Kindheit, vor Beginn der Schwangerschaft, während der Schwangerschaft von dem gegenwärtigen Partner oder während der Geburt durch eine unsensible, übergriffige Begleitung entstanden ist.

Merke **M!**

Unabhängig von dem Ursprung gibt es keine Möglichkeit vorherzusagen, ob, wann und wodurch Flashbacks, also Rückerinnerungen, ausgelöst werden, die zu möglichen Verhaltensänderungen bei der Wöchnerin führen.

Zusätzlich ist auch noch entscheidend, ob das Kind erwünscht war oder nicht, welches Geschlecht es hat und wie die familiäre Situation nach der Geburt ist. Wird eine Frau durch eine Vergewaltigung schwanger und entschließt sie sich, das Kind auszutragen, entstehen zusätzliche, kaum lösbare Konflikte.

Hebammen sehen sich also bei betroffenen Frauen einem sehr komplexen Geschehen gegenüber, das über die üblichen Herausforderungen des Wochenbettes, des Stillens und der Mutter-Kind-Bindung hinausgeht.

14.1 Gewalt gegen Frauen und Mädchen

Eine große Anzahl von Frauen und Mädchen weltweit waren oder sind Opfer von geschlechtsspezifischer Gewalt. Bis vor einigen Jahren wurden diese Gewalthandlungen als privates oder familiäres Problem angesehen. Darüber zu sprechen war tabu. Durch die Frauenbewegung, Bemühungen um einen verbesserten Kinderschutz und Gesetzesänderungen ist das Thema inzwischen aus der Öffentlichkeit nicht mehr wegzudenken. Auf der Weltkonferenz über Menschenrechte 1993 in Wien wurde Gewalt gegen Frauen erstmals als **Verletzung der Menschenrechte** betrachtet und auf der Weltfrauenkonferenz 1995 in Peking wurde sie als eines der größten Gesundheitsprobleme erkannt.

Die von der Generalversammlung der Vereinten Nationen 1993 angenommene Erklärung zur Elimination der Gewalt gegen Frauen definiert **Gewalt** in Artikel 1:

„Jeder Akt von geschlechtsspezifischer Gewalt, die zu physischen, sexuellen oder psychischen Verletzungen oder Leiden von Frauen führt oder führen kann, einschließlich Androhungen solcher Akte, Nötigung oder willkürlicher Entzug der Freiheit, sowohl im öffentlichen als auch im privaten Leben."

Es gibt **vielfältige Formen der Gewalt** gegen Frauen und Mädchen, die in verschiedenen Ländern der Erde und zu unterschiedlichen Zeiten stärker oder schwächer ausgeprägt sind. Dazu gehören erzwungene Schwangerschaften, pränatale Geschlechtsselektion, geringere Schul- und Ausbildung von Mädchen, weibliche Genitalverstümmelung, sexuelle Belästigung, Vergewaltigung,

Frauenhandel, Massenvergewaltigungen in Kriegs- und Bürgerkriegssituationen, ökonomische und emotionale Gewalt.

Obwohl es viele stereotype Vorstellungen über **Opfer von geschlechtsspezifischer Gewalt** gibt, kann es jede Frau und jedes Mädchen treffen: reich oder arm, gebildet oder Analphabetin, verheiratet, verwitwet oder Single.

14.1.1 Prävalenz von Gewalt gegen Frauen

Im Jahr 2004 wurde die erste Studie zur geschlechtsspezifischen Gewalt in Deutschland veröffentlicht [293]. Im Auftrag des Bundesministeriums für Familie, Senioren, Frauen und Jugend wurden über 10 000 Frauen im Alter zwischen 16 und 85 Jahren befragt. Das Ergebnis der Forschungsarbeit ist, dass etwa **jede vierte Frau in Deutschland** in ihrem Erwachsenenleben mindestens einmal körperliche und/oder sexuelle Übergriffe durch einen Beziehungspartner erlebt hat (▶ Abb. 14.1).

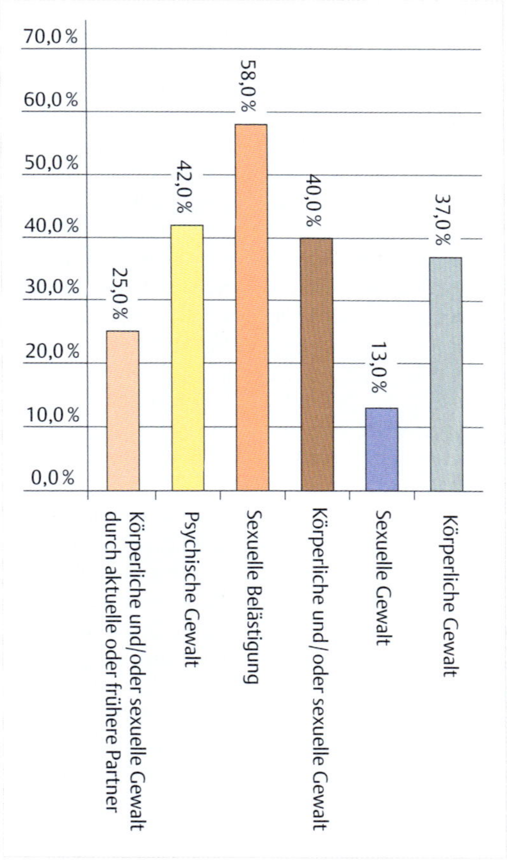

Abb. 14.1 Prävalenz von Gewalt gegen Frauen.

Sexuelle Gewalterfahrungen seit dem 16. Lebensjahr im Sinne strafrechtlich relevanter Übergriffe, das heißt sexuelle Nötigung, versuchte Vergewaltigung und Vergewaltigung, wurden von 13 % der Befragten angegeben, also jeder siebten Frau in Deutschland. Etwa je ein Drittel der betroffenen Frauen hatte einmal, 2- bis 10-mal bzw. 10- bis über 40-mal eine Gewalttat erlebt. Mehr als 90 % der Täter sind männlich und kommen überwiegend aus dem sozialen Nahraum.

Das laut dieser und anderer Studien stärkste Risiko, im Erwachsenenleben von Gewalt betroffen zu sein, sind gewaltsame Kindheitserfahrungen in Form von selbst erlebter Gewalt oder Zeugin von Gewalt zwischen den Eltern geworden zu sein. In der Sekundäranalyse „Gewalt gegen Frauen in Paarbeziehungen“ [289] wurden **soziostrukturelle Merkmale** untersucht, die mit einer erhöhten Gewaltbetroffenheit einhergehen.

- Besonders schwerer körperlicher und sexueller Gewalt sind **Frauen unter 25 Jahren ausgesetzt**, während psychische Gewalt eher bei **Frauen über 60** auftritt.
- In Bezug auf **Bildung** wurde festgestellt, dass jüngere Frauen ohne Berufsausbildung und Frauen ab 40 mit hohen Bildungsgraden tendenziell häufiger betroffen sind.
- In den schwersten Misshandlungsbeziehungen mit dem aktuellen Partner leben **Frauen aus allen gesellschaftlichen Schichten**: 34 % in Haushalten mit prekären Einkommenslagen, 39 % mit mittleren Einkommenslagen und 27 % mit gehobenen Einkommenslagen.
- **Frauen mit Migrationshintergrund**, insbesondere türkischem, haben laut Studie eine deutliche Höherbelastung durch schwere körperlich/sexuelle Gewalt sowie psychische Gewalt. 29 % der Frauen gaben an, Gewalt durch den gegenwärtigen Lebenspartner zu erfahren.
- **Soziale Isolation** kann eine Folge, aber auch eine Vorbedingung von Gewalt sein. Erlebte Gewalt in der Kindheit und Jugend kann zu einem verminderten Vertrauen in enge soziale Beziehungen münden. Dies kann dazu führen, dass betroffene Frauen sich noch schwerer aus Gewaltbeziehungen lösen können, wenn es einen geringen Grad an sozialer Einbindung gibt.

- **Trennung und Scheidung** bedeutet für die Frau eine Hochrisikosituation, auch wenn vorher keine Gewalt ausgeübt wurde. Auch die Kinder sind gefährdet. Bei etwa jeder 10. Trennung oder Scheidung wird Gewalt angedroht und ausgeübt.
- **Alkohol** ist ein weiterer gewaltfördernder Faktor, bei etwa 50–55 % der Taten spielten Alkohol oder Drogen eine Rolle.

14.2 Gesundheitliche und psychosoziale Folgen

In Deutschland wird erst seit ein paar Jahren wahrgenommen, dass es einen Zusammenhang zwischen Gewalt und Gesundheitsproblemen gibt und dass neben den individuellen Folgen für die Betroffenen **enorme Folgekosten im Gesundheitswesen** entstehen [288]. Es gibt allerdings keine Daten zu den Kosten in Deutschland. Für Österreich wurde laut einer Studie zu häuslicher Gewalt in 2006 die Summe von 78,3 Mio. € pro Jahr genannt, wobei neben den Gesundheitskosten auch die für Polizei, Justiz, Arbeitsausfall, Beratungsstellen, Sozialhilfe und die Versorgung betroffener Kinder mit einbezogen wurde [290]. In der Frauen- und Gesundheitspolitik auf Bundes- und auf Landesebene gibt es inzwischen Anstrengungen zur Analyse des Versorgungsbedarfs von traumatisierten Frauen und Mädchen und wie Erkenntnisse über Prävention und Folgen implementiert werden können [286].

Die gesundheitlichen Folgen betreffen zum einen die **körperliche Ebene** in Form von Verletzungen wie Hämatome, Knochenbrüche, innere Blutungen. Ein Drittel der Betroffenen nimmt medizinische Hilfe in Anspruch. Funktionelle Beeinträchtigungen oder Behinderungen können das Leben der Frauen auf Dauer schädigen.

Zum anderen können **psychosomatische Folgen** wie Magen-Darm-Störungen, Atemwegsbeschwerden und chronische Unterbauchsyndrome entstehen.

Auf der **psychischen Ebene** werden u. a. Depressionen, Ängste, Panikattacken, Schlaf- und Essstörungen, der Verlust der Selbstachtung und des Selbstwertgefühls sowie posttraumatische Belastungsstörungen beschrieben.

Tod durch Verletzungen, Mord oder Selbstmord ist die extremste Folge von Gewalt. Aber auch gesundheitsgefährdende Überlebensstrategien wie Rauchen, Alkohol- und Drogenabusus, risikoreiches Sexualverhalten und selbstverletzendes Verhalten können zum Tod führen.

Die **psychosozialen Folgen** von häuslicher Gewalt können vielfältig und einschneidend für die Frau und ihre Kinder sein. Um sich aus einer gewalttätigen Beziehung zu lösen, braucht es oft mehrere Trennungen, bis die Frau endgültig gehen kann.

Der sogenannte **Gewaltkreislauf** beschreibt den immer wiederkehrenden Ablauf: Nach einem Gewaltausbruch folgt die Erleichterung auf Seiten des Täters, er zeigt Schuldgefühle, Reue und Scham, verspricht sich zu bessern. Die Frau glaubt ihm, schöpft Hoffnung und für kurze Zeit verändert sich das Machtverhältnis in der Beziehung zugunsten der Frau, denn sie kann ihm vergeben. Die „Honeymoon-Phase" hält ein paar Tage oder Wochen an, dann baut sich wieder Spannung und Ärger auf. Der Konflikt eskaliert und es kommt zur Entladung, oft durch ein nichtiges Handeln oder Unterlassen seitens der Frau.

Danach beginnt der Kreislauf wieder von vorne. Die Gewalthandlungen werden in der Regel von Mal zu Mal massiver. Da das Selbstwertgefühl der Frau oft vermindert ist, traut sie sich nicht zu, alleine zu leben, alleinerziehende Mutter zu sein, finanziell über die Runden zu kommen, Wohnung oder Haus zu verlieren. Durch Wohnungswechsel, Arbeitsplatzverlust oder -wechsel und Veränderungen für die Kinder kann die gesamte soziale Einbindung verloren gehen. Für so einen Schritt braucht es viel Kraft. Zeigt die Frau den Mann an, kommen gerichtliche Auseinandersetzungen mit all den Belastungen dazu.

14.2.1 Psychische Folgen

Menschen und auch viele Tiere reagieren auf eine bedrohliche Situation in ähnlicher Weise: Kampf, Flucht oder Erstarren. Diese drei Reaktionen dienen dem Überleben.

Wenn **Kampf** möglich ist, wird maximal Adrenalin ausgeschüttet, um sich zu verteidigen. Wenn dies gelingt, folgt Erleichterung und Stolz. Auch für das **Flüchten** ist viel Adrenalin nötig, um die Beine in die Hand zu nehmen. Gelingt die Rettung, folgt Entspannung.

Wenn beides nicht möglich ist – bei einem Kind, weil die verletzende Person stärker ist, bei einem Unfall, weil der Mensch eingeklemmt ist – folgt **Erstarrung**, ähnlich dem Totstellreflex bei Tieren. Diese automatische Überlebenshilfe des autonomen Nervensystems hat vielfältige Auswirkungen: Das bereitgestellte Adrenalin bleibt im Körper und führt für einige Zeit zu Übererregung und hoher Wachsamkeit. Das Schmerzempfinden ist verringert, das Sprachzentrum blockiert und die Verbindung zur Realität und zu sich selbst ist verfremdet. Die Person fühlt sich wie gelähmt. Ist das Ereignis sehr überwältigend, kann die Erinnerung daran vollkommen ausgelöscht sein (Amnesie) oder die Bilder und Gefühle werden bruchstückhaft auf verschiedenen Bewusstseinsebenen im Gehirn abgelegt, damit später durch Erinnerung auslösende Situationen auch nur Teile der Gefühle reaktiviert werden. So kann die Person später noch handlungsfähig bleiben, wenngleich oft Reaktionen gezeigt werden, die von der Person selbst und der Umgebung nicht verstanden werden.

Wenn nach dem Ereignis wieder Sicherheit und Ruhe einkehren und die Möglichkeit zur Verarbeitung gegeben ist, das Adrenalin sich abbaut, kann das Geschehen in die Lebensgeschichte integriert werden.

Merke **M!**

Je früher im Leben und je häufiger die Bedrohung jedoch stattfindet und je nahestehender die verletzende Person ist, umso dauerhafter bleibt das Gefühl der ständigen Gefahr. Der Zustand von maximaler Erregung und minimaler Handlungsfähigkeit wird zur Gewohnheit. Die „Ohnmacht" wird Teil des Lebens.

14.2.2 Posttraumatische Belastungsreaktion

Bei etwa 30 % der traumatisierten Personen entsteht eine Posttraumatische Belastungsreaktion. Sie ist eine zunächst **gesunde Reaktion auf ein ungesundes Ereignis**. Die vier Symptomkomplexe treten einzeln oder gleichzeitig auf. Halten die Symptome länger als ein Vierteljahr an, entwickelt sich eine Posttraumatische Belastungsstörung, die das Leben sehr stark beeinträchtigt, wenn nicht zeitnah eine therapeutische Hilfe in Anspruch genommen wird. In der reproduktiven Phase können diese Symptome die Frau und ihre Umgebung vor große Herausforderungen stellen.

Die 4 Symptome:

- **Intrusion (lat. sich aufdrängen):** Durch Auslösereize (Trigger) drängen Erinnerungen oder Erinnerungsfetzen (Flashbacks) in das Bewusstsein, Angst und Panik entstehen. Alpträume während des Schlafs und Schlafstörungen können auftreten.
- **Dissoziation (lat. Trennung):** Um die Bedrohung auszuhalten, wird der Körper verlassen und von außen betrachtet. Durch Trigger geschieht dies wieder und führt zur Abspaltung und zum Sich-fremd-Fühlen im eigenen Körper.
- **Hypervigilanz (lat. wachsam sein):** Durch Übererregungszustände, Schreckhaftigkeit und Reizbarkeit wird ständig mit der Angst vor einem erneuten Übergriff gelebt.
- **Avoidance (Vermeidung):** Bewusst und unbewusst werden Trigger vermieden, die an das Ereignis erinnern. Allgemeiner Rückzug, Interesseverlust und innere Teilnahmslosigkeit können zu sozialer Isolation führen.

14.3 Überlebensstrategien gewaltbetroffener Frauen

Überlebensstrategien dienen dem Schutz und sind normale Reaktionen auf ein unnormales Ereignis. Immer wieder beweisen Studien, wie wichtig **soziale Unterstützung** bei der Überwindung traumatischer Erfahrungen ist. Dabei kommt es darauf an, dass die Traumaüberlebende verlässliche Beziehungen hat, die von Ehrlichkeit, Geduld und gegenseitigem Respekt geprägt sind und in denen sie offen über ihre Gefühle reden kann.

Unter **Resilienz** wird die Fähigkeit verstanden, schwierige Lebenssituationen mit Selbstvertrauen erfolgreich zu meistern. Diese Widerstandsfähigkeit ist sehr individuell und abhängig von den Lebensumständen sowohl in der Vergangenheit als auch aktuell. Sie ermöglicht es manchen Frauen, an traumatischen Erlebnissen zu wachsen und gestärkt daraus hervorzugehen, während andere ihr Leben lang an den Folgen leiden. Erstaunlich ist jedoch, wie viele Frauen mit ihren Bewältigungsstrategien in der Lage sind, ein relativ unauffälliges Leben zu führen. Daher muten die Prävalenzzahlen zu Gewalt gegen Frauen vielen Menschen als überzogen an, da sie sich nicht vorstellen können, dass jede vierte Frau betroffen ist.

14.4 Auswirkungen auf die reproduktive Lebensphase

Schwangerschaft und Mutterschaft sind einschneidende Lebensereignisse, die von der Frau Flexibilität und Bindungsbereitschaft erfordern. Das nach außen sichtbare Zeichen der gelebten Sexualität stellt für sexuell traumatisierte Frauen eine besondere Herausforderung dar. Die körperlichen Veränderungen in der Schwangerschaft können **Erinnerungen an Gewalt und Grenzverletzungen** hervorrufen. So können Verhaltensweisen und Symptome auftreten, die für die Frau und die Umgebung unverständlich sind, wenn der Kontext nicht bekannt ist.

Für die betreuenden Personen ist es wichtig, diese **Hinweise auf eine Traumatisierung** zu erkennen, um sensibel zu handeln und um eine Retraumatisierung zu vermeiden.

Zu den Verhaltensweisen und Symptomen **in der Schwangerschaft** gehören:

- spät einsetzende, seltene oder gar keine Schwangerenvorsorge
- viele ungeplante Schwangerschaften, die oft in Abort oder Abtreibung enden
- Frühgeburtsbestrebungen und Frühgeburten
- Teenagerschwangerschaften
- geringe Gewichtszunahme
- niedriges Geburtsgewicht
- vorzeitige Plazentalösung
- in der Geburtsvorbereitung Ängste bei Entspannungs- und Atemübungen, bei Partnermassagen, bei Beckenbodenübungen
- extreme Empfindlichkeit bezüglich Körperflüssigkeiten auf Unterlagen, Laken oder Nachthemd
- Ekel vor Ultraschallgel
- Ablehnen von vaginalem Ultraschall
- Sexuell übertragbare Krankheiten

Während der Geburt kann es zu folgenden Symptomen kommen:

- nicht im Liegen gebären wollen
- Schwierigkeiten mit der Beziehungsaufnahme zum Betreuungspersonal während der Geburt
- starke Panikgefühle und Ängste
- Ablehnen von Katheterisieren und/oder Einlauf
- extreme Besorgnis, während der Geburt entblößt und nackt zu sein

In Wochenbett und Stillzeit können folgende Beobachtungen ein Hinweis sein:

- Bonding verzögert oder schwierig
- starke Schmerzen beim Stillen, obwohl „nichts zu sehen ist"
- Ablehnen, beim Kind rektal Fieber zu messen
- Postpartale Depression

Merke M!

Manche Frauen haben mehrere Symptome, andere gar keine. Dabei muss immer bedacht werden, dass es auch andere Gründe für die genannten Zeichen geben kann, sie also nicht zwingend ein Hinweis auf eine Traumatisierung sind.

Bei häuslicher Gewalt kann das **Verhalten des Partners** ebenfalls Anhaltspunkte geben. Auffällig ist,

- wenn er nicht von der Seite der Frau weicht
- wenn es schwierig ist, mit ihr alleine zu reden
- wenn er an Stelle der Frau spricht und Entscheidungen trifft
- wenn er eine weitere Betreuung ablehnt
- wenn die Frau sich auffällig anders verhält, sobald der Partner anwesend ist.

Bei Gewalt während der Schwangerschaft kann es zu Blutungen, Verletzungen im Genitalbereich, Urogenitalinfektionen, einer Uterusruptur und Frakturen beim Fetus kommen.

14.5 Auslösereize für Erinnerungen

Merke M!

Erinnerungen sind nur bedingt steuerbar.

Sie werden ausgelöst durch Gerüche, einen Geschmack, einen bestimmten Blick, das Muster einer Tapete, Berührungen, ein Lied. An Schönes erinnern wir uns gerne, Schlechtes versuchen wir zu verdrängen. Manche Erlebnisse sind so einschneidend, dass Erinnerungen daran auftauchen, ohne dass wir das bewusst steuern können. Ausgelöst durch einen Reiz, befinden wir uns erneut in der Situation, obwohl diese schon lange her ist oder nur das Gefühl einer Bedrohung besteht, ohne konkrete Erinnerung. Das kann Ängste und Verwirrung hervorrufen, ein Gefühl von „Verrückt-sein", Panik, Kontrollverlust. Oft tauchen auch nur fragmentarische Bilder auf, die nicht eingeordnet werden können.

Da Schwangersein, Gebären und Stillen in denselben körperlichen Bereichen stattfindet wie sexuelle Übergriffe, können **Berührungen, Untersuchungen und verbale Äußerungen** Erinnerungen auslösen. Auch die Auseinandersetzung mit der zukünftigen Elternrolle lässt Erinnerungen an die eigene Kindheit lebendiger werden.

Für die Betreuungspersonen ist es wichtig, diese Auslösereize oder Trigger für sogenannte „flashbacks" zu kennen.

Mögliche Auslöserreize (Trigger) für Erinnerungen

Untersuchungen
- Vaginal oder rektal
- Vaginaler Ultraschall
- Ultraschallgel
- Tastuntersuchung von Brust und Abdominalbereich

Schwangerschaft und Geburt
- Körperliche Veränderungen während der Schwangerschaft
- Kontrollverlust während der Geburt
- Einlauf/Katheder
- Braunüle legen
- Verbale Äußerungen, z. B. „Es ist doch gleich vorbei" oder „Ich mach doch gar nichts Schlimmes" oder „Nun stell dich nicht so an" oder „Mach mal die Beine breit" oder „Es tut gar nicht weh"
- Schamgefühle
- Lagerung in Rückenlage
- Festschnallen in Beinhaltern, Festhalten beim Kristellern
- Nahtversorgung

Neugeborenenzeit/Stillzeit
- Hautkontakt zum Baby
- Milchfluss/Körpergefühl durch die Milch über Brust und Hände
- Stillen/Pumpen
- Genitalhygiene des Kindes
- Wochenfluss
- Beschwerden mit Hämorrhoiden
- Nächtliche plötzliche Störungen
- Verlust der Selbstständigkeit

14.6 Fragen nach Gewalt als Teil der Anamnese?

Frauen berichten selten von sich aus über negative sexuelle Erfahrungen, über häusliche Gewalt oder – wenn sie sich daran erinnern – über traumatisierende Kindheitserlebnisse. Professionelle im Gesundheitswesen sind in der Regel nicht dafür ausgebildet, danach zu fragen, wenngleich das Thema inzwischen nicht mehr so tabuisiert ist. Aus- und Fortbildungen werden zwar angeboten, aber noch nicht von allen genutzt. Deshalb kann die Empfehlung, alle Frauen in der Anamneseerhebung nach Traumata zu fragen, nur bedingt gegeben werden.

Eine **allgemeine Frage nach schwierigen Lebensumständen** und wie diese gemeistert wurden, verbunden mit dem Hinweis, dass die Zeit um die Geburt auch besondere Herausforderungen mit sich bringt, kann der Frau signalisieren, dass sie ein offenes Ohr findet. Sie kann dann selbst entscheiden, ob sie etwas erzählen möchte oder nicht. Aufdeckende Arbeit sollte jedoch nicht in der Zeit der Schwangerschaft oder im Wochenbett stattfinden.

Wichtig ist eine **klare Abgrenzung** zwischen betreuender, medizinischer und therapeutischer Arbeit. Telefonnummern und Infomaterial von Beratungsstellen und TherapeutInnen sollten vorhanden sein.

14.7 Auswirkungen auf das Stillen

Aus den Studien zu den Kurz- und Langzeitfolgen von Gewalt gegen Frauen und Mädchen können Rückschlüsse auf das Erleben von Stillen und Laktation getroffen werden. Diese Folgen betreffen die körperliche und seelische Gesundheit, Bewältigungsstrategien, den Umgang mit Stress und die Beziehungsfähigkeit zu anderen Menschen. Um Überlebende kompetent betreuen zu können und um Retraumatisierungen zu vermeiden, ist es hilfreich, diese Auswirkungen zu erkennen und adäquat, d. h. traumasensibel darauf zu reagieren.

Ein Kind zu stillen bedeutet, einen anderen Menschen sehr nahe an sich heran zu lassen, die eigenen Bedürfnisse zurückzustellen, den eigenen Körper dem Baby für eine gewisse Zeit zur „freien" Verfügung zu stellen, angebunden zu sein, keine Kontrolle über den Tagesablauf zu haben. Diese **Hingabe** erfordert schon von nicht betroffenen

Frauen eine große Kraft, für Überlebende kann sie eine Überforderung sein. Je nach den gegenwärtigen Umständen kann sich eine Frau dagegen entscheiden, weil andere Themen im Vordergrund stehen.

Die Entscheidung über die Ernährungsform des Kindes wird vor oder früh in der Schwangerschaft getroffen. Die meisten Frauen wollen es mit dem Stillen versuchen. Für von Gewalt betroffene Frauen können Entscheidungsfindungen schwieriger sein, aber die Datenlage sagt nicht, dass sie häufiger oder seltener stillen als nicht Betroffene.

Es gibt eine **große Bandbreite von Reaktionen** in Bezug auf das Stillen: Für manche Frauen ist der bloße Gedanke an ein saugendes Kind an ihrer Brust unvorstellbar. Für andere kann das Stillen eine enorme Heilung und Versöhnung mit ihrem Körper sein. Wieder andere haben neutrale Gefühle und sie stillen, weil es das Beste ist für ihr Kind.

Manche Frauen müssen auch abwägen, ob sie sich zutrauen, gegen den Willen des Partners zu stillen. Wenn er findet, die Brüste gehörten ihm, hat das Baby kaum eine Chance. Ebenso kann Scham eine Rolle spielen bei der Entscheidung für oder gegen das Stillen. Wenn das Gewalterlebnis nicht bekannt ist bzw. nicht erinnert wird, kann ein „komisches Gefühl" während des Stillens oder allein die Vorstellung eine Frau davon abhalten, weiter zu stillen. Oder die Brust wird von der Frau selbst eher als Sexualobjekt betrachtet und nicht primär mit der nährenden Funktion in Verbindung gebracht.

Andererseits kann das Stillen aber auch zur Heilung beitragen, indem der Körper zu etwas so Positivem in der Lage ist, wie ein Kind zu ernähren und ihm Nähe und Sicherheit zu geben.

Merke **M!**

In Bezug auf Kindesmisshandlung und Vernachlässigung ist Stillen ein protektiver Faktor.

In einer Studie in Australien wurde der Zusammenhang von **Stilldauer und Vernachlässigung** durch die Mutter und körperlicher sowie emotionaler Gewalt über einen Zeitraum von 15 Jahren untersucht [295]. Nicht gestillte Kinder haben ein 4,8-mal höheres Risiko als vier Monate lang gestillte Kinder, von der Mutter misshandelt zu werden.

14.7.1 Unkontrollierbare Erinnerungen

Es kann sein, dass eine Frau, wenn sie das erste Mal das Kind an die Brust legt, einen **Flashback** hat und das Kind sofort wieder von der Brust nimmt. So ein Verhalten ist sowohl für die Frau als auch für ihre Umgebung sehr beunruhigend und unverständlich. Wie soll sie das erklären, was gerade mit ihr passiert? Sie ist dann „in einem anderem Film" und viele verschiedene Gefühle und Bilder stürzen auf sie ein. Sie möchte sich ihrem Kind zuwenden und für es da sein, ist aber so sehr mit sich selbst beschäftigt, dass sie in dem Moment keine Verbindung zur Außenwelt hat und dissoziiert.

Praktische Tipps für die Betreuung

- In einem solchen Fall kann die Hebamme die Frau mit ihrem Namen ansprechen, sie bitten, sie anzuschauen und ihr sagen, dass sie an einem sicheren Ort ist, an dem ihr nichts geschehen kann.
- Wenn es im Verlauf deutlich wird, dass die Frau das Kind nicht an ihrer Brust erträgt, kann mit ihr überlegt werden, ob Abpumpen für sie eine Alternative ist.
- Manchmal kann auch ein Stillhütchen die nötige Distanz schaffen und der Frau ermöglichen zu stillen.

14.7.2 Beeinträchtigtes Selbstwertgefühl

Manche Überlebende können ein „internes Arbeitsmodell" entwickeln, dass die Welt ein gefährlicher Ort ist. Sie überbewerten Gefahr für sich und ihr Baby und unterbewerten ihre eigene Fähigkeit und Macht, mit einer realen und empfundenen Bedrohung umzugehen. Sie haben das Gefühl, nichts hilft und sie sind unfähig, ihr Kind zu beschützen und für es zu sorgen.

Mangelndes Selbstvertrauen kann dazu führen, **anfängliche Stillprobleme**, die bei vielen Frauen auftreten, für so groß zu halten, dass sie zum Abstillen führen. Wenn eine Frau immer wieder erlebt oder erlebt hat, dass ihr in schwierigen Situationen nicht geholfen wird, wird sie die Hebamme auch bei Stillproblemen nicht anrufen. Fragt die Hebamme beim nächsten Besuch: „Warum haben

Sie sich denn nicht gemeldet?", bekommt sie z.B. zur Antwort: „Ach, es hilft ja doch nichts..." Auch Hilfe von Seiten der Familie oder des Freundeskreises wird oft nicht erfragt oder angenommen.

Praktische Tipps für die Betreuung

- Hier kann in kleinen Schritten **Vertrauen aufgebaut** und der Frau gezeigt werden, dass Hilfe wirklich gegeben wird und erfolgreich sein kann.
- Gleichzeitig ist das **Empowerment** der Frau wichtig: Immer wieder die Erfolge betonen, ihre Eigenständigkeit stärken und ihre Fähigkeiten als Mutter hervorheben.

Menschen mit einem beeinträchtigten Selbstwertgefühl vertrauen oft nicht ihren eigenen Einschätzungen, sondern messen diese an den Reaktionen der anderen. Leichtgläubigkeit führt zu Manipulationen durch andere und macht es schwierig, sich selbst zu schützen. Die verminderte Fähigkeit, Grenzen für sich selbst und von anderen zu wahren, kann zu einer Retraumatisierung führen.

Kontrolle über den eigenen Körper ist ebenfalls ein großes Thema für Überlebende. Daher ist es bei Betroffenen besonders wichtig, vor jeder Berührung um Erlaubnis zu fragen. Eigentlich eine Selbstverständlichkeit, die aber im klinischen Alltag und bei Arbeitsüberlastung oft verloren geht.

Merke M!

Routineuntersuchungen sind nur für das Fachpersonal Routine, für betroffene Frauen können sie unerträglich sein.

14.7.3 Emotionaler Stress

Merke M!

Traumatisierte Frauen haben ein viermal so hohes Risiko, in ihrem Leben depressiv zu werden, wie nicht betroffene Frauen.

Das bedeutet, dass auch ein erhöhtes Risiko für Wochenbettdepressionen besteht mit all den negativen Folgen für die Mutter-Kind-Interaktion. Neben Depressionen können auch Ängste und Wut, Gereiztheit und Schwierigkeiten, Ärger in einer konstruktiven Weise zu äußern, zu emotionalem Stress führen.

Wenn eine Frau zu sehr mit ihren eigenen Gefühlen beschäftigt ist, kann es schwierig sein, auf die **subtilen Stillzeichen des Säuglings** einzugehen. Da es viel schwieriger ist, ein schreiendes Baby anzulegen, muss hier immer wieder die Bedürfnisäußerung des Kindes erläutert und die adäquate, d.h. feinfühlige und zeitnahe Reaktion eingeübt werden.

Der **Edinburgh Postnatal Depression Scale** ist ein erstes Hilfsmittel, um eine mögliche Depression einzuschätzen und gegebenenfalls therapeutische Hilfe einzubeziehen (s. auch Kap. 15).

14.7.4 Schwierigkeiten beim Umgang mit anderen Menschen

Manche Überlebende haben große Schwierigkeiten, sich anderen Menschen anzuvertrauen, sie sind sehr unabhängig, bleiben auf Abstand, sind misstrauisch. Andere verhalten sich genau gegenteilig: sie haben ein großes Bedürfnis nach Nähe und Mitteilung. Wieder andere haben ein großes Kontrollbedürfnis, sich selbst und anderen gegenüber. Diese Beziehungsmuster können sich, wenn sie sehr extrem sind, negativ auf die Beziehungen zu Familie und FreundInnen auswirken und führen oft zu Einsamkeit. Die betroffenen Personen leiden selbst am meisten darunter.

Praktische Tipps für die Betreuung

- Stillgruppen oder Babymassage-Kurse können der Frau aus der Isolation helfen.
- Andere Frauen können ein Modell sein für die Mutterrolle, für die es für betroffene Frauen oft kein positives Vorbild gibt.

14.7.5 Anfälligkeit für ein gesundheitsgefährdendes Verhalten

Auch das Risiko für Gesundheitsprobleme ist bei betroffenen Frauen erhöht. Sie haben einen zwei- bis dreimal so hohen Tabakkonsum sowie einen erhöhten Alkohol- und Drogenabusus. Sportliche Aktivitäten und andere gesundheitsfördernde Verhaltensweisen sind eingeschränkt. Psychosomatische Symptome wie Magen-Darm-Störungen und Fibromyalgie können zu einem verminderten Energielevel führen, der sich wiederum negativ auf die Bereitschaft und die Fähigkeit zu stillen auswirkt. Die Inzidenz von Brustentzündungen ist erhöht.

Merke M!

In der Betreuung ist es deshalb wichtig, die nach der Geburt oft vorhandene Bereitschaft für eine gesündere Lebensweise zu unterstützen und den Frauen zu vermitteln, dass das Stillen ein Teil davon sein kann [294],

Es haben **mehr** schwangere Frauen eine unsichtbare Verletzung der Seele in ihrer Anamnese als einen Schwangerschaftsdiabetes (5 %) oder eine hypertone Erkrankung (5–10 %). Daraus ergibt sich, dass alle, die Frauen während Schwangerschaft, Geburt, Wochenbett und Stillzeit betreuen, bewusst oder unbewusst Überlebende begleitet haben.

Das Hilfetelefon – Beratung und Hilfe für Frauen

Das Hilfetelefon „Gewalt gegen Frauen" ist ein bundesweites Beratungsangebot für Frauen, die Gewalt erlebt haben oder noch erleben. Unter der Nummer **08000 116 016** und via Online-Beratung werden Betroffene aller Nationalitäten unterstützt, mit und ohne Behinderung – 365 Tage im Jahr, rund um die Uhr. Auch Angehörige, Freundinnen und Freunde sowie Fachkräfte werden anonym und kostenfrei beraten.

Literatur

[286] Aktionsplan II der Bundesregierung zur Bekämpfung von Gewalt gegen Frauen. Berlin; 2011. http://www.bmfsfj.de/

[287] Bloemeke VJ. „Es war eine schwere Geburt…". Wie traumatische Erfahrungen verarbeitet werden können. München: Kösel; 2003

[288] Robert-Koch-Institut. Gesundheitliche Folgen von Gewalt unter besonderer Berücksichtigung von häuslicher Gewalt gegen Frauen. Berlin: Gesundheitsberichterstattung des Bundes 2008; 42

[289] Bundesministerium für Familie, Senioren, Frauen und Jugend. Gewalt gegen Frauen in Paarbeziehungen. Eine sekundäranalytische Auswertung zur Differenzierung von Schweregraden, Mustern, Risikofaktoren und Unterstützung nach erlebter Gewalt. Berlin 2010. http://www.bmfsfj.de

[290] Haller B, Dawid E. Kosten häuslicher Gewalt in Österreich. Institut für Konfliktforschung. Im Auftrag des BM für Justiz und des BM für soziale Sicherheit, Generationen und Konsumentenschutz. Wien: 2006

[291] Kendall-Tackett K. Breastfeeding and the Sexual Abuse Survivor. Breastfeeding Abstracts 1998; 17 (4): 27–28

[292] Leeners B, Richter-Appelt H, Schönfeld K, et al. Schwangerschaft und Mutterschaft nach sexuellen Missbrauchserfahrungen im Kindesalter: Auswirkungen und Ansätze zu einer verbesserten Betreuung bei Schwangerschaft, Geburt, Still- und früher Neugeborenenzeit. Deutsches Ärzteblatt 2003; 100 (11): A 715–719

[293] Bundesministerium für Familie, Senioren, Frauen und Jugend. Lebenssituation, Sicherheit und Gesundheit von Frauen in Deutschland. Eine repräsentative Untersuchung zu Gewalt gegen Frauen in Deutschland. Bonn; 2004. http://www.bmfsfj.de

[294] medica mondiale e.V., Hrsg. Sexualisierte Kriegsgewalt und ihre Folgen. Handbuch zur Unterstützung traumatisierter Frauen in verschiedenen Arbeitsfeldern. 2. Aufl. Frankfurt: Mabuse; 2006

[295] Strathearn L. Does Breastfeeding Protect Against Substantiated Child Abuse and Neglect? A 15-Year Cohort Study 2006; Pediatrics 123(2): 483–493

15 Stillen bei psychischen Störungen der Mutter

Regine Gresens

Etwa jede dritte Person im Alter zwischen 18–65 Jahren leidet im Laufe eines Jahres an einer psychischen Störung. Frauen sind davon häufiger betroffen als Männer. Psychische Störungen umfassen dabei ein breites Spektrum an Leidenszuständen. Meist handelt es sich um extreme Ausprägungen eines an sich normalen Erlebens (z. B. übersteigerte Angst oder Traurigkeit) sowie um somatoforme Störungen bzw. Suchtstörungen.

Die **höhere Anfälligkeit** für psychische Störungen **bei Frauen** hängt mit den hormonellen sowie psychosozialen und körperlichen Veränderungen während der reproduktiven Phasen, d. h. dem Menstruationszyklus, dem Übergang zur Elternschaft und dem Übergang zur Menopause, zusammen. In unserer Gesellschaft werden Schwangerschaft und die Geburt eines Kindes als Höhepunkte im Leben einer Frau gesehen. Es wird wenig beachtet, dass viele Frauen in der Schwangerschaft und auch nach der Geburt überhaupt nicht glücklich sind und an prä- oder postpartalen psychischen Störungen leiden. Psychische Störungen während der Schwangerschaft und nach der Geburt stellen jedoch ein **erhebliches Risiko für Mutter und Kind**, insbesondere für die Entwicklung der Mutter-Kind-Beziehung, dar.

> **Merke** M!
>
> Die Erkrankung eines Elternteils erhöht das Risiko für das Kind beträchtlich, im Verlauf seines Lebens selbst eine psychische Störung auszubilden.

Hebammen spielen bei der Prävention von peripartalen psychischen Störungen, bei der Früherkennung betroffener Mütter und bei der therapeutischen Erreichbarkeit dieser Mütter eine bedeutende Rolle. Sie sind ein wichtiges Bindeglied zwischen Schwangeren, Müttern und Vätern, ihren neugeborenen Kindern und fachspezifischen Helfern, z. B. Gynäkologen, Kinderärzten, Psychotherapeuten, Psychiatern und Neurologen. Dazu brauchen Hebammen sowohl Kenntnisse über die Ursachen, Symptome und Auswirkungen von peripartalen psychischen Störungen, eine entsprechende Kompetenz bei der Beratung und Motivation der Betroffenen und eine gute Vernetzung mit spezialisierten Fachleuten, wie Beratungsstellen, Psychologen, Ärzten, Tageskliniken, Mutter-Kind-Stationen, Selbsthilfeorganisationen usw. [296].

15.1 Psychische Störungen vor der Geburt

Psychische Störungen bei Frauen im gebärfähigen Alter von 18–49 Jahren sind vor allem Angststörungen (16–17 %), somatoforme Störungen, d. h. körperliche Beschwerden ohne organische Ursache (15 %), und affektive Störungen, d. h. Depressionen bzw. Manie (11–14 %). Seltener treten psychotische Störungen (2–3 %), Substanzabhängigkeit (1,6 %) sowie Essstörungen (0,6 %) auf. Diese Störungen können dabei sowohl bereits vor der Schwangerschaft bestehen und durch diese verstärkt bzw. auch erst durch die Schwangerschaft ausgelöst werden [297].

15.1.1 Pränatale Depressionen und Angststörungen

> **Merke** M!
>
> 10 % der Frauen entwickeln während einer Schwangerschaft Symptome einer Depression.

Frauen, die schon vor der Schwangerschaft Depressionen durchgemacht haben, und Frauen mit einem niedrigen sozioökonomischen Status weisen dabei ein wesentlich höheres Risiko auf.

Bei einer Depression kommt es zu **längerfristigen Veränderungen** des psychischen Befindens. Die Betroffenen nehmen sich selber als verändert wahr und verstehen nicht, was mit ihnen los ist. Meist fühlen sie einen Verlust an Energie, Initiative, Appetit, Interessen und Freude, wie auch eine Tendenz zum Grübeln. Es kommen vor allem Gedanken der Wertlosigkeit sowie Ängste auf, der zukünftigen Aufgabe als Mutter nicht gewachsen zu sein. Nicht selten treten aus dem Gefühl der Überforderung heraus auch Gedanken an Suizid auf.

In der Psychologie gibt es eine Reihe von – teilweise auch widersprüchlichen – Theorien zur **Ge-**

nese der Depression. Neuere Forschungsergebnisse der Psychoneuroimmunologie haben gezeigt, dass Depressionen eine entzündliche Reaktion auf körperliche und psychische Stressoren zugrunde liegt. Bei **negativem Stress** werden verschiedene Hormone und Neurotransmitter ausgeschüttet, die in gefährlichen Situationen das Überleben sichern sollen, indem sie den Organismus auf „Kampf oder Flucht" vorbereiten. Zunächst wird im Nervensystem vermehrt der Botenstoff Dopamin freigesetzt. Daraus werden die **Stresshormone Noradrenalin und Adrenalin** gebildet, die den Körper in erhöhte Alarmbereitschaft versetzen. Puls und Blutdruck steigen an, was eine verbesserte Durchblutung der Muskulatur und eine Erweiterung der Bronchien bewirkt, die Aktivität von Magen und Darm wird heruntergefahren und Energiereserven werden mobilisiert.

Eine weitere Stressreaktion ist die erhöhte Ausschüttung des **Corticotropin-freisetzenden Hormons** (CRH) durch das limbische System, einem Hirnbereich, der an der Entstehung von Emotionen und Triebverhalten beteiligt ist. Eine erhöhte Konzentration von CRH im Gehirn verstärkt Angst, stört das Denkvermögen und vermindert den Appetit, den Schlaf sowie die sexuellen Bedürfnisse. CRH regt zudem die Produktion des Stresshormons **Cortisol** an, das den Körper ebenfalls darauf vorbereitet, der belastenden Situation zu begegnen. Cortisol wiederum dämpft das Immunsystem. Dieses führt zu einer vermehrten Freisetzung von **proentzündlichen Zytokinen**, insbesondere IL-1, IL-6 und TNF-a. Diese Zytokine wirken auf das Gehirn und erzeugen ein Krankheitsgefühl, das sogenannte „sickness behavior", mit Symptomen wie Schwächegefühl, Müdigkeit, Lustlosigkeit, Konzentrationsstörungen, Appetitverlust, Angst und Depression [298].

Schwangere und Wöchnerinnen sind diesbezüglich besonders gefährdet, da der Spiegel proentzündlicher Zytokine im letzten Trimester der Schwangerschaft physiologisch ansteigt, um den mütterlichen Körper auf die Geburt vorzubereiten, die Zervixreifung und Wehentätigkeit auszulösen und das Neugeborene gegen Infektionen zu schützen [299]. Kommen bei einer Schwangeren weitere belastende Stressfaktoren hinzu, kann dies durchaus eine pränatale Depression auslösen.

Belastende Stressfaktoren, die oft zu großen Ängsten oder Depressionen bei Schwangeren führen, sind insbesondere eine ungewollte Schwangerschaft, eine Trennung vom Kindsvater in der Schwangerschaft, eine oder sogar mehrere vorausgegangene Fehl- oder Totgeburten. Bei einem vorausgegangenen traumatischen Geburtserlebnis kann es in einer erneuten Schwangerschaft zum Wiedererleben des Traumas und zu ausgeprägten Geburtsängsten kommen. Auch die moderne Pränataldiagnostik kann starke Ängste in der Schwangerschaft auslösen und die Frauen in äußerst problematische Gefühls- und Entscheidungssituationen bringen, wenn z. B. Fehlbildungen des Kindes festgestellt werden. Schwangere, die wegen ungewollter Kinderlosigkeit bereits mehrere fehlgeschlagene Versuche künstlicher Befruchtung hinter sich haben, leiden oft ebenfalls vermehrt unter Ängsten. Ein früherer Schwangerschaftsabbruch kann mit Trauer und lang anhaltenden Schuldgefühlen in einer Folgeschwangerschaft verbunden sein. Frauen, die als Kinder sexuell missbraucht oder als Erwachsene Opfer sexueller Gewalt wurden, leiden häufig unter anhaltenden Ängsten, Alpträumen und Beziehungsstörungen. Auch der Tod eines nahen Menschen während der Schwangerschaft ist für die werdende Mutter seelisch belastend und kann neben der normalen Trauerreaktion auch zu vermehrten Ängsten oder Depressionen führen.

Neben diesen individuellen Faktoren bestehen in vielen Fällen auch **soziale Schwierigkeiten**, etwa Probleme mit Familienangehörigen, finanzielle Sorgen, problematische Wohnsituationen, Arbeitslosigkeit usw., so dass sich die belastenden Stressfaktoren nicht nur summieren, sondern potenzieren können.

Psychische Störungen vor der Geburt gehen zudem oft einher mit vermehrtem **Nikotin-, Alkohol- und Drogenkonsum**, was zu einem erhöhten Risiko für Tot- oder Frühgeburten und einem geringen Geburtsgewicht des Kindes führt. Auch nehmen Frauen mit psychischen Störungen seltener eine regelmäßige Schwangerenvorsorge in Anspruch, wodurch sich die genannten Risiken weiter erhöhen.

Merke **M!**

Bei einer unbehandelten pränatalen Depression ist das Kind erhöhten mütterlichen Stresshormonen ausgesetzt, was dazu führt, dass es weniger stressresistent ist, nach der Geburt mehr Stressanzeichen zeigt und häufiger quengelt oder weint [300].

Weiter führt der stressbedingt erhöhte Zytokinspiegel der Mutter zur vorzeitigen Zervixreifung und Wehentätigkeit, was ebenfalls zu einer Frühgeburt mit einem geringem Geburtsgewicht führen kann. Zusätzlich besteht für die Mutter das Risiko, dass eine unbehandelte Schwangerschaftsdepression in eine **postpartale Depression** übergeht, was weitere negative Auswirkungen auf das Baby hat.

15.1.2 Persönlichkeitsstörungen

Bereits vor der Schwangerschaft bestehende Persönlichkeitsstörungen können sich negativ auf die Schwangerschaft, die Geburt und das Leben mit dem Kind auswirken.

Merke M!

Unter einer Persönlichkeitsstörung versteht man Störungen, bei denen charakteristische Erfahrungs- und Verhaltensmuster eines Menschen in besonderer Weise ausgeprägt, unflexibel und schlecht an die kulturell erwarteten „Normen“ angepasst sind.

Diese Abweichung äußert sich in mehreren Bereichen, z. B. im Wahrnehmen, Denken, Gefühlsleben, bei der Impulskontrolle und Bedürfnisbefriedigung, in zwischenmenschlichen Beziehungen und in der Art des Umganges mit Anderen. Sie entstehen aufgrund von ungünstigen Entwicklungsbedingungen in der Kindheit und späteren Lebensabschnitten, genetischen Faktoren und/oder erworbenen Hirnschäden. Die abweichenden Verhaltensmuster sind stabil und von langer Dauer und haben meist im späten Kindesalter oder der Adoleszenz begonnen.

Persönlichkeitsstörungen führen zu subjektivem Leiden oder zu psychosozialen Beeinträchtigungen. Viele Menschen mit einer Persönlichkeitsstörung leiden zusätzlich unter einer anderen psychischen Störung, wie Depression, Angststörung, Essstörung, Zwangsstörung oder Suchterkrankung. Häufig ist die Behandlung dieser anderen Störungen durch das Vorliegen einer Persönlichkeitsstörung erschwert.

Die **Behandlung** von Persönlichkeitsstörungen erfolgt ausschließlich durch **Psychotherapie** und ist sehr langwierig. Frauen sind häufiger als Männer von Borderline-, dependenter und histrionischer Persönlichkeitsstörung betroffen.

Die **Borderline-Persönlichkeitsstörung** (BPS) kommt bei 2 % der Bevölkerung vor, davon sind 75–80 % Frauen, am häufigsten sind junge Erwachsene betroffen. Die BPS ist gekennzeichnet durch Impulsivität und Instabilität hinsichtlich Stimmung, Beziehungen und Selbstbild. Häufig bestehen große Verlassenheits- und Trennungsängste, mangelnde Frustrations- und Kritiktoleranz und ein ausgeprägtes „Schwarz-Weiß-Denken“, d. h. andere Menschen werden entweder als gut oder als böse wahrgenommen. Sehr oft geht die BPS mit weiteren psychischen Störungen einher, wie Bulimie, Magersucht, selbstverletzendem Verhalten, Alkohol- oder Drogenmissbrauch oder einer posttraumatischen Belastungsstörung Es besteht zudem eine große Suizidgefahr.

Eine **dependente Persönlichkeitsstörung** kommt bei 1,5–6,7 % der Bevölkerung vor. Es überwiegen Gefühle und Verhaltensmuster von Schwäche, Erschöpfung, Hilflosigkeit, Abhängigkeit, Anhänglichkeit und Entscheidungsunfähigkeit. Bei Belastungen leiden Betroffene unter depressiv-ängstlichen Verstimmungen und vegetativen Störungen. Plötzliches Verlassenwerden durch Trennung oder Tod kann zu suizidalen Handlungen führen.

Bei der **histrionischen Persönlichkeitsstörung** steht ein starkes Verlangen nach Anerkennung im Vordergrund. Sie kommt bei 2–3 % der Bevölkerung vor. Ihr Auftreten ist selbstdarstellend, dramatisierend, emotional, oberflächlich, distanzlos und egozentrisch. Dabei besteht jedoch eine emotionale Labilität sowie eine Unfähigkeit, mit den eigenen Gefühlen in Kontakt zu sein.

Die Arbeit und der **Umgang mit persönlichkeitsgestörten Schwangeren** wird von Hebammen oft als schwierig und belastend empfunden.

Merke M!

Typisch für Menschen mit Persönlichkeitsstörungen ist die fehlende Krankheitseinsicht und damit auch die fehlende Motivation zu einer Behandlung oder Therapie.

Sowohl die Schwangerschaft, als auch die Geburt selbst und die damit verbundenen medizinischen Interventionen können eine bislang **verdrängte Missbrauchserfahrung** reaktualisieren und die Symptome der Persönlichkeitsstörung verstärken (s. auch Kap. 14).

Eine Persönlichkeitsstörung ist jedoch auch ein erheblicher **Risikofaktor für die Entwicklung des Babys** nach der Geburt.

> **Merke** M!
>
> Die emotionale Labilität und Bedürftigkeit der Mütter führt häufig zu Störungen der Interaktion mit dem Kind, die die Gefahr von Vernachlässigung oder Misshandlung mit sich bringen.

Zu beobachten sind meist entweder eine **emotionale Unerreichbarkeit** und ein mangelndes Eingehen auf die Bedürfnisse des Kindes, z. B. bei Depressionen, Schizophrenien mit Negativsymptomatik, Suchterkrankungen, geistiger Behinderung, aber auch bei schweren körperlichen und psychischen Erschöpfungszuständen aus anderen Gründen. In anderen Fällen kommt es zu **Überstimulation**, zum Teil mit massiver Aggression, z. B. bei agitierter Depression, Manie, Angststörungen, teilweise beim Borderline-Syndrom und schizophrenen Erkrankungen. Beide Verhaltensweisen haben massive Auswirkungen auf die Mutter-Kind-Bindung und die seelische Entwicklung des Kindes und können zu Auffälligkeiten wie Regulations- oder Gedeihstörungen des Kindes führen. Die **Schwierigkeiten im Umgang mit dem Kind** sind dann oft der Anlass zum aktiven Aufsuchen von Hilfe und ermöglichen somit auch die therapeutische Behandlung der zugrundeliegenden mütterlichen Persönlichkeitsstörung.

15.2 Psychische Störungen nach der Geburt

Frauen, die schon vor oder während der Schwangerschaft an psychischen Störungen litten, haben ein erhöhtes Risiko für psychische Störungen nach der Geburt. Aber auch bislang psychisch gesunde Frauen erleben oft nach einer Geburt psychische Störungen, z. B. die sogenannten „Heultage", eine Wochenbettdepression oder eine posttraumatische Belastungsstörung.

15.2.1 „Heultage" oder Baby-Blues

Der Baby-Blues tritt **etwa bei jeder zweiten Wöchnerin** auf, die Häufigkeit wird mit 50–80 % angegeben. Er beginnt 3–5 Tage nach der Geburt, etwa um die Zeit der initialen Brustdrüsenschwellung, und ist von kurzer Dauer, d. h. er dauert wenige Stunden bis maximal 10 Tage.

Die **Symptome** sind vor allem (grundlose) Weinerlichkeit, Stimmungslabilität und Niedergeschlagenheit. Es können aber auch Reizbarkeit und Aggressivität auftreten. Hinzu kommen meistens Konzentrationsstörungen, Gefühle von Verwirrtheit sowie Anspannung, Ruhelosigkeit und leichte Schlaf- und Appetitstörungen. Dabei machen sich die Mütter oft Sorgen um das Baby und ihre Zukunft, da sie sich ihrer großen Verantwortung für das Baby bewusst werden.

Bis heute ist **keine eindeutige Ursache** für den Baby-Blues festgestellt worden. Wahrscheinlich handelt es sich um eine (gesunde) Reaktion auf die vielschichtigen Veränderungen durch die Geburt. Es wird vermutet, dass die hormonelle Umstellung nach der Geburt für die veränderte Stimmungslage der Frau verantwortlich ist. Möglicherweise wird diese aber auch durch die Interventionen der modernen Industriegesellschaft rund um die Geburt verursacht, da der Baby-Blues vor allem bei Frauen vorkommt, die im Krankenhaus entbunden haben. Bei ambulanten oder Hausgeburten tritt er seltener auf. Auch bei vielen Naturvölkern ist der Baby-Blues nicht bekannt. Dies ist wohl auf die in diesen Kulturen üblichen Rituale des „Mothering the mother" (Bemuttern der Mutter) zurückzuführen, die, im Gegensatz zu westlichen Kulturen, neuen Müttern und ihren Babys nach der Geburt bedeutend länger Schutz, Ruhe, emotionale Zuwendung und praktische Unterstützung gewähren [301].

Da der Baby-Blues keinen Krankheitswert besitzt, ist die **Prognose gut**. Der Verlauf ist in der Regel mild und erfordert keine weitere Behandlung.

> **Merke** M!
>
> Ein schwerer Baby-Blues ist allerdings ein Risikofaktor für eine postpartale Depression und sollte daher beobachtet werden.

15.2.2 Postpartale Depression

An einer postpartalen Depression (PPD) erkranken ca. **10–15 % der Wöchnerinnen**, d.h. etwa jede 8.–10. Mutter ist davon betroffen [302]. Die PPD ist somit die häufigste Wochenbettkomplikation. [303]. Sie beginnt meist in den ersten 4–6 Wochen bis drei Monaten nach der Geburt, kann aber auch bis zu einem Jahr danach auftreten. Meistens heilt eine PPD innerhalb von 3–6 Monaten spontan aus [304], aber jede vierte Betroffene leidet auch ein Jahr nach der Geburt des Kindes noch unter Depressionen [305].

Symptome

Eine nicht behandelte PPD hat nicht nur langfristige, massive negative Auswirkungen auf Mutter und Kind, sondern auch auf die Partnerschaft und die weiteren sozialen Beziehungen. **Hauptsymptome** der PPD sind eine länger als 10 Tage anhaltende depressive Verstimmung und Traurigkeit, häufiges Weinen, der Verlust an Freude und Interesse (insbesondere am Baby) sowie Gefühle der Wertlosigkeit, Schuldgefühle und innere Leere.

Als **zusätzliche Symptome** leiden die Betroffenen häufig unter Appetitlosigkeit, Schlafstörungen (insbesondere morgendlichem Früherwachen), Müdigkeit, innerer Unruhe, extremer Reizbarkeit, psychomotorischer Unruhe, Konzentrationsstörungen, Entscheidungsunfähigkeit, zwiespältigen Gefühlen dem Kind gegenüber sowie sexueller Unlust. Auch treten häufig psychosomatische Beschwerden auf, wie Kopfschmerzen, Schwindel, Herzbeschwerden. Des Weiteren können wiederkehrende Gedanken an Tod und Suizid vorkommen.

Merke M!

Im Gegensatz zur postpartalen Psychose kommt es jedoch bei einer PPD nicht zu einem Verlust des Realitätsbezugs, sondern die Betroffenen spüren selbst, dass mit ihnen etwas nicht in Ordnung ist.

Eine PPD liegt sehr wahrscheinlich vor, wenn 4–12 Wochen postpartal über 2 Wochen oder länger mindestens 5 der oben genannten Symptome (davon mindestens 1 Hauptsymptom) bestehen.

Die PPD wird von einigen Fachleuten nicht als eigenständiges Krankheitsbild angesehen, da die Wahrscheinlichkeit, an einer Depression zu erkranken, für Frauen auch ohne Geburt bei ca. 8 % liegt [306]. Erschreckend ist auch die **hohe Dunkelziffer**. Da nicht jede Mutter auf PPD untersucht wird, schätzt man, dass nur jede zweite Depression erkannt und davon wiederum nur die Hälfte behandelt wird. Eine Therapie nach dem neuesten Stand der Forschung erhält wahrscheinlich nur etwa jede zehnte Patientin.

Pathogenese

Merke M!

Jede Frau kann eine PPD bekommen, unabhängig von Alter, Familienstand und Parität.

Nach den neuen Erkenntnissen der Psychoneuroimmunologie ist **eine durch Stress ausgelöste Entzündung** die Ursache einer PPD, wie auch bei jeder anderen Depression. Dabei führen die bei Gefahr oder Belastung ausgeschütteten Stresshormone (Noradrenalin, Adrenalin, Cortisol) zu einer Immunsuppression und einer vermehrten Freisetzung proentzündlicher Zytokine, die eine Veränderung im Hirnstoffwechsel und ein allgemeines Krankheitsgefühl auslöst. Wöchnerinnen sind durch Stress besonders gefährdet, da sich im letzten Trimester der Schwangerschaft der Spiegel proentzündlicher Zytokine erhöht, um die Mutter auf die Geburt vorzubereiten und das Neugeborene zu schützen. Bei depressiven Müttern sind diese Entzündungswerte jedoch überhöht.

Im alltäglichen Leben mit dem Baby gibt es zahlreiche Faktoren, die für eine neue Mutter Stress bedeuten können:

Schmerzen führen zur vermehrten Ausschüttung von Stresshormonen und proentzündlichen Zytokinen. Gleichzeitig werden die Schmerzen durch die hohen Zytokinwerte verstärkt. Mütter mit schmerzenden Brustwarzen hatten in einer Studie eine höhere Wahrscheinlichkeit für Depressionen als Mütter ohne Schmerzen (38 % vs. 14 %). Nachdem die Schmerzen aufgelöst wurden, normalisierten sich auch die Depressionswerte der Frauen [307].

Gestörter Schlaf und Übermüdung führen ebenfalls zu einem Anstieg der Stresshormone und der proentzündlichen Zytokine. Der hohe Wert der proentzündlichen Zytokine verstärkt die Schlafstörungen und die Müdigkeit. Gestörter Schlaf und Schlafmangel steigern zusätzlich die Schmerzempfindungen und damit auch die Depressionen, die wiederum zu Müdigkeit während des Tages und zu nächtlichen Schlafstörungen (verlängerte Einschlafdauer, geringere Gesamtschlafzeit, häufigeres Aufwachen) führen [308].

Ein psychisches **Trauma**, wie etwa Misshandlung, Missbrauch oder Vernachlässigung in der Kindheit, das Überleben einer Naturkatastrophe oder eine lebensbedrohliche Situation während der aktuellen Entbindung, kann durch die Geburt und das Erleben mit dem Kind reaktiviert werden und erhöht so die Gefahr für eine PPD oder eine Posttraumatische Belastungsstörung. Traumata führen zu einer erniedrigten Schmerztoleranz, bei der dann selbst normale Empfindungen als schmerzhaft wahrgenommen werden. Der früher erlebte Stress hat außerdem einen abnormen Cortisol-Level mit einer verstärkten Stress- und Entzündungsreaktion auf nachfolgende Belastungssituationen zur Folge [309].

Auch kommen nach der Geburt oft noch weitere **körperliche und seelische Probleme** als Stressfaktoren hinzu, z. B. Geburtsverletzungen, Anämie oder Inkontinenz, körperliche und geistige Erschöpfung durch die veränderte Lebenssituation mit dem Baby, Partnerschaftsprobleme, finanzielle Probleme, beengte Wohnverhältnisse oder berufliche Sorgen. Komplikationen in der Schwangerschaft, eine schwierige Geburt oder ein ungewollter (Not-)Kaiserschnitt können ebenfalls zur Entstehung der PPD beitragen.

Psychische Faktoren, wie etwa Perfektionismus und hohe Erwartungen an sich als Mutter, können zusätzlich starke Schuld- und Insuffizienzgefühle bei der Frau verursachen, die ihren Stress vergrößern. Auch die Aufgabe der eigenen Berufstätigkeit führt bei vielen Frauen zu Gefühlen der finanziellen Abhängigkeit, einer mangelnden Bestätigung des Selbstwertgefühls und dem Verlust von Kontakt und Austausch mit den ehemaligen Arbeitskollegen.

Wenn noch **Probleme von Seiten des Babys** hinzukommen, wie etwa exzessives Schreien, Regulationsstörungen, Frühgeburt, Krankheit oder Behinderung, und die Frau nur **geringe Unterstützung** bei der Versorgung des Kindes und der Arbeit im Haushalt erhält, kann sich schnell eine Stressspirale in Gang setzen.

Die **hormonellen Veränderungen** leisten einen weiteren Beitrag zur Vulnerabilität in der Postpartalperiode. Es konnte jedoch bisher noch kein hormoneller Faktor als alleiniger Auslöser festgestellt werden.

Eine **gestörte Funktion der Schilddrüse** wirkt sich ebenfalls auf die psychische Verfassung aus und kann depressive Verstimmungen bis hin zu Depressionen auslösen. Eine Schilddrüsenüberfunktion (Hyperthyreose) kann zu Unruhe, Rastlosigkeit, Übersprudeln vor Ideen, Reizbarkeit, Wutausbrüchen schon bei kleinsten Anlässen, emotionaler Labilität und Schlaflosigkeit führen. Eine Unterfunktion (Hypothyreose) äußert sich oft durch Weinerlichkeit, Depressivität, Überforderungsgefühle, Konzentrations- und Gedächtnisstörungen, Benommenheit, Nervosität, ausgeprägte Ängstlichkeit bis zu Panikattacken sowie Schlafstörungen.

Merke **M!**

Ein weiterer Faktor, der an der Entstehung einer PPD beteiligt sein kann, ist *Abstillen innerhalb des ersten Monats* nach der Geburt aus nichtmedizinischen Gründen [310].

Nicht-Stillen wurde von weiteren Studien als Risikofaktor bestätigt [311], [312], [313]. Dies ist teilweise auf die beim abrupten **medikamentösen Abstillen** eingesetzten Medikamente zurückzuführen. Insbesondere nach Gaben von Bromocriptin (Pravidel®) treten laut Beipackzettel häufig bis gelegentlich schwere psychische Nebenwirkungen auf, wie Müdigkeit, Depressionen, Unruhe, Schlafstörungen, Sehstörungen, Seh-Halluzinationen, Psychosen, Verwirrtheit, Benommenheit, Angst, Nervosität, usw. Aber auch das Abstillen mit dem heute empfohlenen Cabergolin (Dostinex®) verursacht häufig psychische Symptome, z. B. Schläfrigkeit, Schlafstörungen, Wahnvorstellungen, Verwirrtheit, Müdigkeit, nervliche Missempfindungen usw.

Außerdem besteht bei den betroffenen Frauen oft bereits eine **familiäre oder persönliche Anfälligkeit** für psychische Störungen, d. h. Frauen, die bereits vor und während der Schwangerschaft an einer Depression litten oder in deren Familien sich psychische Erkrankungen häufen, erkranken eher an einer postpartalen Depression als Frauen ohne eine derartige Vorgeschichte.

Zudem wird in unserer **Gesellschaft** Frauen während der Schwangerschaft sehr aufmerksam begegnet, das Tragen schwerer Lasten wird ihnen abgenommen, in öffentlichen Verkehrsmitteln wird ihnen ein Sitzplatz angeboten, mit engmaschigen Vorsorgeuntersuchungen wird der normale Verlauf und die Entwicklung medizinisch überwacht. Nach der Geburt nimmt die Aufmerksamkeit und Unterstützung jedoch schnell massiv ab, nun steht vor allem das Baby im Zentrum des Interesses. Der Partner kehrt oft nach wenigen Tagen oder Wochen an die Arbeit zurück und die neue Mutter wird mit dem Baby, dem Haushalt und möglichen Geschwisterkindern allein gelassen. Dabei wird erwartet, dass sie körperlich wieder voll belastbar ist und mit ihrem Baby glücklich ist.

Folgen der PPD

Die Folgen der PPD sind abhängig von der Schwere und der Dauer der Erkrankung. So wird insbesondere die **Mutter-Kind-Interaktion** im ersten Lebensjahr negativ beeinflusst: Im Vergleich zu nicht-depressiven Müttern zeigen depressive Mütter weniger affektives Verhalten im Umgang mit ihren Kindern und entwickeln häufiger ambivalente Gefühle ihren Kindern gegenüber. Die Säuglinge depressiver Mütter neigen dazu, sich unruhiger zu verhalten und zeigen weniger positive Gesichtsausdrücke oder Vokalisationen [314].

Merke **M!**

Selbst leichtere, nicht erkannte depressive Symptome der Mutter, die innerhalb der ersten vier Monate nach der Geburt entstanden sind, haben einen signifikanten Einfluss auf die Mutter-Kind-Bindung [315].

Mütter, die länger als 6 Monate nach der Geburt an einer PPD leiden, zeigen ein weniger positives Interaktionsverhalten mit ihrem Baby als Betroffene, deren Depression innerhalb des ersten Lebenshalbjahres ihres Babys überwunden ist [316]. Beim Baby können Bindungsstörungen, **Verhaltensauffälligkeiten** sowie **Störungen der kognitiven, psychomotorischen und emotionalen Entwicklung** die Folge sein.

Merke **M!**

Frühgeborene sind für die negativen Effekte der mütterlichen Depression noch empfindlicher als Reifgeborene [317].

Zudem bedeutet eine PPD auch eine massive **Belastung der Partnerschaft** und anderer sozialer Beziehungen der Mutter. Häufig kommt es zu einem sozialen Rückzug der Betroffenen. Darüber hinaus geben depressive Frauen häufiger Eheprobleme an als nicht-depressive. Im Vordergrund stehen dabei eine mangelnde Kommunikation, häufiges Streiten, Gleichgültigkeit gegenüber dem Partner und sexuelle Probleme. Die Eheprobleme dauern auch noch lange Zeit an, nachdem die Frau von der PPD genesen ist [314]. Für den **Partner** erhöht sich ebenfalls signifikant das Risiko, an einer psychischen Störung zu erkranken, wenn seine Frau an einer PPD leidet [319], [320]. Auch **väterliche Depressionen** nach der Geburt haben einen schädlichen Einfluss auf das kindliche Verhalten und dessen emotionale Entwicklung [321].

Bei 20 % der Frauen mit einer schwer verlaufenden PPD findet eine **Chronifizierung** statt, besonders wenn eine Behandlung erst sehr spät oder überhaupt nicht erfolgt [322]. Im Verlauf einer schweren PPD kann es zu Selbstverletzungs- bis hin zu suizidalen Gedanken kommen, die sehr ernst zu nehmen sind, da neben der Gefährdung des mütterlichen Lebens durch einen **Suizidversuch** auch das Risiko des **erweiterten Suizids** (Mutter und Kind) bzw. Infantizids besteht [323]. 10–15 % der depressiven Menschen führen einen Selbstmordversuch durch. Obwohl Suizide und Suizidversuche während der Schwangerschaft und nach der Geburt seltener vorkommen als in der allgemeinen weiblichen Bevölkerung dieser Altersgruppe, ist Selbsttötung die Hauptursache (bis zu 20 %) für mütterliche Todesfälle nach einer Geburt [324]. Nach einer weiteren Geburt müssen ca. 26 % der Frauen wieder mit einer **erneuten PPD** rechnen [325].

Fallbeispiel 15–1: Postpartale Depression B

Eine Mutter erzählt:
„Irgendwie ist mein Lachen in der letzten Zeit verloren gegangen. Das Leben mit Kind hatte ich mir ganz anders vorgestellt, das Stillen war so schmerzhaft und mein Baby war nie zufrieden, immer wollte es herumgetragen werden. Nachts habe ich nie mehr als vier Stunden geschlafen und war dann den ganzen Tag müde und gereizt. Ich habe doch früher alles geschafft, jetzt traue ich mir gar nichts mehr zu. Besonders verzweifelt bin ich, wenn ich Frieda nicht beruhigen kann, dann denke ich manchmal, es wäre auch für sie besser, wenn ich nicht mehr da wäre."

Die **Prognose** der PPD ist bei frühzeitiger Behandlung gut. Allerdings werden die Symptome der PPD oft erst spät oder gar nicht erkannt. Die Gründe dafür sind vielschichtig: So verschweigen die betroffenen Frauen ihre Symptome aus Scham, Schuldgefühlen oder Angst. Oft werden aber auch die Alarmzeichen für eine PPD vom sozialen Umfeld, vom Gynäkologen, Pädiater oder der Hebamme nicht erkannt.

Fallbeispiel 15–2: Postpartale Depression B

Eine Mutter erzählt:
„Okay, so ist das also mit einem Baby", dachte ich. Ich fühlte Ernüchterung, irgendwie Enttäuschung und auch ein Stück weit Frustration. Ich war 31 Jahre alt und glücklich verheiratet. Das Kind hatten wir uns beide sehr gewünscht. Mein Mann hatte den Kleinen stundenlang auf seinem Bauch liegen und genoss ganz offensichtlich die Nähe zum Kind. Nur bei mir wollte so gar kein „Kuschelgefühl" aufkommen. Ich schob das zunächst auf die Schmerzen, die ich nach dem Kaiserschnitt hatte. Auch das Stillen funktionierte überhaupt nicht. „Gleich doppelt versagt", schoss mir damals durch den Kopf. Ich konnte einfach keine Nähe zulassen und Stillen war der Inbegriff von Nähe für mich.

Ich sprach mit niemandem über meine Gefühle, konnte sie selbst am allerwenigsten einordnen, empfand Scham. Nichts war, wie es meiner Meinung nach hätte sein sollen. Ich tat meine niedergeschlagene Stimmung als „Babyblues" ab. Ich kümmerte mich um unseren Sohn, versorgte ihn, pumpte einige Monate meine Muttermilch ab. Von außen betrachtet schien sicherlich alles ganz normal zu sein, aber innerlich kam keine richtige Nähe auf. Ich fand mich mit der Zeit mit der Situation ab, akzeptierte sie, dachte: „Das ist dann wohl so."

Erst als ich zwei Jahre später mit unserem zweiten Sohn schwanger war und meinem Mann ein Artikel in die Hände fiel, der die Symptome einer postnatalen Depression beschrieb und in dem wir uns zu nahezu 100 % wiederfinden konnten, begann das Gedankenkarussell zu kreisen.

Ich führte Gespräche mit meiner damaligen Hebamme, die mich auch beim zweiten Kind betreuen sollte und mit einigen Therapeuten. Wir betrieben Ursachenforschung. Warum fiel es mir so schwer, Nähe zu unserem Kind aufzubauen? Ich war einige Jahre zuvor in der Bahn von einem Unbekannten gewürgt worden. Eine vorsichtige Nachfrage meiner Hebamme rief mir diesen Vorfall wieder ins Gedächtnis. Außerdem litt ich sehr unter der Tatsache, unser erstes Kind nicht natürlich geboren und ihm dann noch nicht einmal eine glückliche und harmonische Stillzeit ermöglicht zu haben.

Ich hatte große Angst davor, dass sich beim zweiten Kind alles wiederholen würde. Aber das passierte nicht. Dieses Mal lag das Baby richtig, ich konnte spontan gebären und auch das Stillen fiel mir nicht so schwer wie bei unserem ersten Sohn. Nach zwei ersten, schmerzhaften Wochen konnte ich das Stillen für 10 Monate genießen. Eine weitere Sensation waren die Gefühle, die ich hatte. Ich wollte das Kind die ganze Zeit bei mir haben, es berühren, konnte mich nicht satt sehen an ihm. DAS fühlte sich nun „richtig" an, so hatte ich mir das „Mutter-Sein" immer vorgestellt. Ich war glücklich.

Als zwei Jahre später unsere Tochter geboren wurde, ebenfalls spontan, erging es mir genauso. Ich konnte sie stillen (tue das noch, sie wird jetzt bald zwei) und wollte ihr von der ersten Minute an nahe sein.

Auch heute (sieben Jahre später) ist die körperliche Bindung zu unserem ersten Sohn eine andere als zu den anderen beiden Kindern. Ich liebe jedes Kind auf seine Art und die Intensität dieser Liebe ist bei allen drei Kindern gleich. Trotzdem fällt mir das Zulassen von körperlicher Nähe bei unserem ältesten Kind schwerer als bei den beiden anderen. Das ist kein schönes Gefühl.

Oft denke ich darüber nach, ob wir etwas anders hätten machen können. Ich war Erstgebärende, hatte keinen Vergleich zu anderen Schwangerschaften, Geburten und Stillzeiten. Mit der Erfahrung der letzten beiden Kinder hätte ich sofort gemerkt, dass beim ersten Kind etwas nicht so lief wie es hätte laufen sollen. Aber diese Erfahrung hatte ich natürlich nicht. Über meine Gefühle konnte und wollte ich aus Scham nicht sprechen. Ich habe es meinem Umfeld nahezu unmöglich gemacht, mir zu helfen, da ich nicht zum Ausdruck brachte, dass ich Hilfe brauchte.

Ich denke, es gibt einen großen Unterschied zwischen Erst- und Mehrfachgebärenden. Erstgebärende verfügen über keine Erfahrungen, auf die sie zurückgreifen können und die ihnen als Leitschnur dienen. Sie brauchen deshalb Hebammen, die hinschauen und die Situation als Ganzes erfassen. Treten Stillprobleme auf, kann das viele Ursachen haben. Eben auch solche, die der Frau nicht gleich ins Gesicht geschrieben stehen.

Was mir letztendlich bei der zweiten und dritten Stillzeit geholfen hat, kann ich nur mutmaßen. Gespräche mit meiner Hebamme und den Therapeuten während der zweiten Schwangerschaft. Gezieltes, aber behutsames Nachfragen nach Gewaltsituationen in der Vergangenheit haben vielleicht etwas in mir gelöst. Sicherlich hat auch die Art der Geburt ihren Teil dazu beigetragen.

Ich bin unglaublich dankbar dafür, dass ich wenigstens zwei harmonische und entspannte Stillzeiten erleben durfte.

Alarmzeichen für eine PPD sind gegeben, wenn eine Mutter ...

- seit zwei oder drei Tagen nicht mehr geschlafen hat
- massiv an Gewicht verliert
- nicht in der Lage ist, aus dem Bett zu kommen
- ihr Äußeres und die Körperhygiene stark vernachlässigt
- hoffnungslos wirkt
- sagt, dass es für ihre Kinder besser wäre, wenn sie weg wäre
- Alkohol oder Drogen missbraucht
- anhaltende oder immer wieder neue Stillprobleme hat
- merkwürdige oder bizarre Dinge sagt (z. B.: Sie habe sich überlegt, ihre Kinder wegzugeben)

15.2.3 Posttraumatische Belastungsstörung

Zu einer posttraumatischen Belastungsstörung (PTBS) kommt es bei **ca. 1,5–2 % aller Geburten**. Die PTBS beginnt meist mit einer unmittelbaren psychischen Schockreaktion direkt nach dem Trauma. Ein paar Stunden oder einige Tage später entwickeln sich dann weitere typische Symptome. Die Dauer der PTBS beträgt Tage bis Wochen bzw. Monate.

Symptome der PTBS sind wiederholtes Erleben des Traumas (durch Alpträume, Flashbacks), Gefühl von emotionaler Stumpfheit, Gleichgültigkeit gegenüber anderen Menschen, Teilnahmslosigkeit der Umgebung gegenüber, Freudlosigkeit, Vermeidung von Aktivitäten und Situationen, die Erinnerungen an das Trauma wachrufen könnten, vegetative Übererregtheit, übermäßige Schreckhaftigkeit, Schlafstörungen, Ängste, Depression sowie oft auch Suizidgedanken.

Etwa 2–5 % der Frauen, die eine komplizierte oder subjektiv traumatische Geburt erleben, entwickeln eine PTBS. Zu den **belastenden Faktoren des Geburtsgeschehens** zählen die subjektiv erlebte Bedrohlichkeit der Situation, Angst um das eigene Leben oder das des Babys, eine lange Dauer, starke Schmerzen, Hilflosigkeit, das Gefühl des Ausgeliefertseins, keine Kontrolle über die Situation zu haben, eine Verletzung der Schamgefühle oder die Wahrnehmung der Umwelt als rücksichts- oder gefühllos.

Ob sich das Erlebnis zu einer PTBS entwickelt, hängt von **weiteren Risikofaktoren** ab, wie etwa eigene oder familiäre psychische Vorerkrankungen, traumatische Erfahrungen in der Anamnese (z. B. ein vorhergegangenes traumatisches Geburtserlebnis, Vergewaltigung, Misshandlung oder Missbrauch in der Kindheit, Kriegserlebnisse), Persönlichkeitsfaktoren und das Ausmaß des Traumas [326] (s. auch Kap. 14).

Eine Spontanheilung der PTBS nach einigen Wochen bis 3 Monaten ist möglich. Bei längerem Anhalten (mehr als 4 Wochen) sollte jedoch immer eine medikamentöse und psychotherapeutische Traumatherapie eingeleitet werden, es bestehen dann gute Heilungschancen. Allerdings ist auch eine Chronifizierung, z. B. mit einer andauernden Persönlichkeitsveränderung, möglich.

Fallbeispiel 15–3: Posttraumatische Belastungsstörung **B**

Eine Mutter berichtet:
„Mir kommen immer wieder die Bilder hoch, als ich mit starken Wehen im Badezimmer zusammengebrochen war und dann die Sanitäter da waren. Ich sah nur ihre Beine und fühlte mich total verlassen und hilflos und hatte solche Angst zu sterben. Dann wollten sie, dass ich aufstehe und alleine die Treppen runter laufe, aber ich konnte mich nicht mehr bewegen und wollte nur noch liegen bleiben. Sie glaubten mir aber nicht und waren ziemlich unfreundlich. Es war so demütigend!"

15.2.4 Postpartale Psychose

Die postpartale Psychose (PPP) ist die schwerste psychische Störung nach der Geburt. Sie tritt mit 0,1–0,2 % sehr selten auf. Die PPP beginnt in der Regel sehr plötzlich, meist innerhalb der ersten Stunden bis 14 Tage nach einer Geburt, selten vergehen mehrere Wochen bis zu ihrem Ausbruch. Trotz Therapie dauert es oft Wochen bis Monate, bis eine PPP überwunden ist. Die PPP ist normalerweise leicht zu diagnostizieren, denn die **Symptome** sind in der Regel besonders für das nahe Umfeld sehr deutlich.

Merke **M!**

Die betroffene Mutter ist sehr auffällig und zeigt ein völlig verändertes Verhalten mit irrealen Gedanken, Ängsten und Erregung.

Es werden **drei Hauptformen** unterschieden: die manische, depressive oder schizophrene PPP, zudem sind auch Mischformen möglich. Symptome einer **manischen Form** sind vor allem motorische Unruhe, Rededrang, gesteigerter Antrieb bis absolute Überdrehtheit, geringes Schlafbedürfnis, Enthemmung, Größenwahn, verworrene Äußerungen sowie Wahnvorstellungen.

Eine **depressive Form** der PPP zeigt sich durch Symptome wie Bewegungs- und Teilnahmslosigkeit, emotionale Ausdruckslosigkeit bis Versteinerung, maskenhaftes Aussehen, starke Schuld- und Unzulänglichkeitsgefühle oder extreme Angstzustände. Im Unterschied zur PPD kommt es dabei jedoch auch zu einem Realitätsverlust, d. h. die Mutter ist nicht fähig, ihr krankhaftes Denken und Handeln zu erkennen.

Eine **schizophrene PPP** äußert sich durch extreme Antriebslosigkeit, Halluzinationen (z. B. Hören von Stimmen, Sehen von nicht vorhandenen Menschen, Tieren und Dingen), Wahnvorstellungen (z. B. das Kind sei vertauscht worden, selbst an einer schweren Krankheit wie AIDS oder Krebs zu leiden oder auch vergiftete Muttermilch zu haben). Dabei kommt es zu Realitätsferne (Dämonen-, Heiligenbilder, Verfolgungswahn) und zum Aufbau eigener Fantasiewelten.

Bei den **Mischformen** gibt es häufig die schizomanische PPP mit Euphorie, Antriebssteigerung und Wahnvorstellungen sowie die schizo-depressive PPP, die mit einer hohen Suizidgefahr verbunden ist.

Merke M!

Für das Baby besteht eine große Gefährdung, weil die Mutter mit PPP durch die Wahnvorstellungen und den Realitätsverlust nicht mehr in der Lage ist, es adäquat zu versorgen bzw. es auch im Wahn verletzen oder gar töten kann.

Eine PPP kann sich aufgrund der hormonellen Veränderungen infolge einer Geburt und bei Stoffwechselstörungen entwickeln. Familiäre Veranlagung bzw. eigene vorausgegangene psychische Erkrankungen, z. B. eine manisch-depressive Erkrankung, erhöhen das **Erkrankungsrisiko** der Frau nach einer Geburt. Weitere Risikofaktoren sind eine bestehende, bisher unbehandelte PPD, eine PPP in der Anamnese (25 % Wiederholungsrisiko) sowie ein plötzliches medikamentöses Abstillen.

Die **Prognose** ist bei rascher Diagnose und Behandlung gut, allerdings ist dazu immer eine umgehende stationäre Aufnahme und medikamentöse Therapie unumgänglich. Bei einer erneuten Schwangerschaft ist eine psychiatrische Rezidivprophylaxe unbedingt erforderlich.

15.2.5 Angst- und Zwangserkrankungen

Nach einer Geburt kommt es mit einer **Häufigkeit von 11–16 %** zu Angst- und Zwangserkrankungen. Sie beginnen ca. 2–3 Wochen bis 1 Jahr postpartal, werden jedoch meistens erst nach Ablauf einiger Wochen offensichtlich. Die Erkrankung dauert Wochen bis Monate oder länger an.

Typische **Symptome** von Angst- und Zwangserkrankungen sind schwere und immer wiederkehrende Angst- und/oder Panikgefühle, vage Ängste bezogen auf das Leben und die Welt ganz allgemein sowie typische Ängste und Sorgen in Bezug auf das Wohlergehen des Babys (z. B. Angst vor SID, vor Ansteckungen usw.), spezifische Ängste in bestimmten Situationen (z. B. vor dem Alleinsein, beim Fernsehen, beim Lesen) oder Panikattacken (plötzliche Anfälle extremer Angst mit starken vegetativen Symptomen). Dabei können auch wiederkehrende Zwangsgedanken oder Zwangshandlungen (z. B. Angst, dem Kind etwas anzutun oder es fallen zu lassen, wiederholtes Händewaschen, Fiebermessen oder Wiegen) auftreten. Häufig gibt es zusätzlich auch begleitende depressive Symptome.

Die **Ursachen** sind multifaktoriell, wie bei der PPD. Risikofaktoren sind zunächst eine traumatisch erlebte Entbindung sowie eine eher ängstliche oder zwanghafte Persönlichkeitsstruktur.

Mögliche **Folgen** von Angst- und Zwangserkrankungen können die Entstehung einer PPD sowie eine Störung der Mutter-Kind-Bindung sein. Die **Prognose** ist gut, wobei die besten Erfolge durch eine frühe Diagnose und eine frühzeitige kombinierte Therapie mit Antidepressiva und Verhaltenstherapie erreicht werden.

Fallbeispiel 15–4: Angststörung B

Eine Mutter erzählt:

„Ich hatte große Angst, keine gute Mutter zu sein und habe täglich 10–15-mal bei meiner Tochter Fieber gemessen, da ich anders nicht wusste, ob ihr zu warm oder zu kalt war. Außerdem habe ich mir andauernd die Hände gewaschen, weil ich Angst hatte, sie mit Krankheitserregern zu infizieren. Auch mein Mann oder meine Mutter mussten sich erst die Hände waschen, sonst habe ich es nicht ausgehalten, dass sie Leonie anfassten."

15.3 Anamnese

15.3.1 In der Schwangerschaft und beim Erstkontakt

Zur optimalen Begleitung von Schwangeren und Wöchnerinnen mit psychischen Problemen ist eine frühe Diagnostik wichtig. Jede Hebamme sollte daher schon beim Erstkontakt in der Anamnese mögliche Risikofaktoren für psychische Störungen erfragen, z. B. frühere psychische Erkrankungen, die aktuelle Lebenssituation, subjektives Geburtserlebnis (s. Checkliste 15–1).

Checkliste 15–1: Wichtige Fragen beim Erstkontakt

- Haben oder hatten Sie schon einmal eine schwere psychische Erkrankung, z. B. eine Depression, Manie, Schizophrenie oder Psychose?
- Bekommen Sie im Moment eine Psychotherapie? Oder haben Sie früher einmal eine Psychotherapie genutzt?
- Nehmen Sie Psychopharmaka ein?
- Gab oder gibt es in Ihrer Familie psychische Erkrankungen?
- Haben oder hatten Sie Störungen der Schilddrüsenfunktion?
- Gibt es besondere Belastungen (alleinerziehend, Partnerprobleme, Isolation, mangelnde soziale Unterstützung, niedriges Einkommen, Arbeitslosigkeit, schlechte Wohnverhältnisse, ungewollte Schwangerschaft, Fertilitätsbehandlung, Schwangerschaftsprobleme, Geburtskomplikationen, Fehl- oder Totgeburt, Tod eines nahen Angehörigen)?
- Wie haben Sie für sich persönlich eine vorausgegangene Geburt erlebt?
- Hatten Sie danach einen schweren oder verlängerten Babyblues?
- Wie haben Sie das Stillen erlebt? Hatten Sie Stillprobleme?

15.3.2 Nach der Geburt

Mütter mit psychischen Störungen haben oft Angst, für „verrückt" erklärt zu werden oder das Baby abgeben zu müssen und sprechen ihre psychischen Probleme deshalb oft nicht von selbst an. Aus diesem Grund sollten alle Mütter **gezielt nach möglichen Symptomen** befragt und zugleich auf entsprechende Alarmzeichen im Verhalten der Mutter und bei der Interaktion mit dem Baby geachtet werden (s. Checkliste 15–2).

Checkliste 15–2: Wichtige Fragen nach der Geburt

- Haben Sie Stillprobleme oder macht Ihnen das Stillen keine Freude?
- Haben Sie Probleme zu schlafen, selbst wenn Sie erschöpft sind und Ihr Baby gerade schläft?
- Oder schlafen Sie extrem viel und fällt es Ihnen schwer, aus dem Bett zu kommen?
- Machen Sie sich viele Sorgen über die Gesundheit Ihres Babys oder über Ihre eigene?
- Haben Sie stark an Gewicht ab- oder zugenommen?
- Viele Mütter sind sehr in Sorge um ihr Baby. Manche Gedanken können sehr ungewöhnlich und beängstigend sein, z. B. die Angst, sie könnten ihr Baby verletzen. Haben Sie solche Gedanken auch schon einmal gehabt?
- Haben Sie Bedenken, sich nicht gut an das Leben mit dem Baby gewöhnen zu können?
- Haben Sie im letzten Monat öfter unter gedrückter, deprimierter Stimmung oder Hoffnungslosigkeit gelitten?
- Haben Sie im letzten Monat öfter unter wenig Interesse oder Freude an Unternehmungen gelitten?

Wenn eine der Fragen mit Ja beantwortet wird, sollte außerdem gefragt werden:

- Haben Sie das Gefühl, dass Sie dabei Hilfe benötigen oder gerne Hilfe hätten? [327], [328].

Beim **Verdacht auf eine PPD** kann auch der Befindlichkeitsbogen (Edinburgh Postnatal Depression Scale = EPDS) eingesetzt werden. Mit diesem Fragebogen wird anhand von 10 einfachen Fragen zur Befindlichkeit der letzten Woche die Wahrscheinlichkeit für eine Depression berechnet. Jede Antwort wird mit 0–3 Punkten bewertet, was zu einem Gesamtwert zwischen 0–30 führt. Bei Werten ≥ 13 ist die Wahrscheinlichkeit für eine Depression hoch. Dann sollte eine eingehende körperliche Untersuchung und eine Blutuntersuchung von einem Arzt durchgeführt werden, bei der auch eine mögliche Schilddrüsenunterfunktion oder Anämie als körperliche Ursache geprüft wird [329].

Der Vorteil des EPDS-Befindlichkeitsbogen ist auch, dass damit sehr schnell Frauen identifiziert werden, die **Selbstmordgedanken** haben. Wenn die Mutter bei der Frage 10 „Gelegentlich kam mir der Gedanke, mir etwas anzutun" Punkte aufweist, muss in jedem Fall genau nachgefragt werden, ob es sich dabei um Selbstverletzung, Lebensüberdruss oder richtige Selbstmordgedanken handelt [35].

Hilfreiche Adressen ✓

Die Edinburgh Postnatal Depression Scale (EPDS), einen Eltern-Kind-Beziehungsfragebogen (PBQ) sowie eine Depressions-Angst-Stress-Skala für die Peripartalzeit (DASS-P) kann man unter www.marce-gesellschaft.de bekommen.

15.4 Konsequenzen für das Stillen

Stillen hat vor allem Konsequenzen für die psychische Störung. Denn die **positiven Auswirkungen** des Stillens auf die Psyche der Mutter und auf die Entwicklung der Mutter-Kind-Bindung sind vielfach nachgewiesen worden. So empfinden stillende Mütter allgemein weniger Stress als Mütter, die nicht stillen. Sie leiden seltener an Depression, Müdigkeit, Ärger und dysphorischen Störungen, erleben mehr positive Lebensereignisse und sind öfter in positiverer Stimmung [331]. Diese Schutzeffekte basieren auf der **Wirkung der Stillhormone** Oxytocin und Prolaktin sowie der Endorphine.

Prolaktin zählt allerdings zu den Stresshormonen. Es wird in der Anfangsphase der Stressreaktion vermehrt ausgeschüttet. Bei chronischem Stress finden sich hingegen erniedrigte Spiegel, die zu einer erhöhten Infektanfälligkeit unter Stressbedingungen beitragen könnten. Man nimmt an, dass Prolaktin die Aufgabe hat, den immunsuppressiven Effekt des Stresshormons Cortison zu reduzieren [333].

Merke **M!**

Weiter bekommen Mütter, die nachts ausschließlich stillen, ca. 40–45 Minuten *mehr Schlaf* pro Nacht als Mütter, die ihr Baby mit Flaschennahrung füttern.

Ihr Stress durch Schlafmangel und die Übermüdung während der Tagstunden ist somit reduziert [335], [336] und damit auch das Risiko einer PPD. Stillende Mütter **schlafen aber auch besser und effizienter**, d. h. sie schlafen schneller ein und verbringen mehr Zeit in tiefem, regenerativen Non-REM-Schlaf. Bei Müttern, die nachts mit ihrem ausschließlich gestillten Kind im selben Raum schlafen, synchronisieren sich die Schlafzyklen mit denen des Babys, so dass die Mutter nicht aus dem Tiefschlaf erwachen muss, wenn ihr Baby sich bemerkbar macht, weil es gestillt werden möchte [337], [338].

Stillen stärkt auch das **Selbstwertgefühl** der Mütter. Depressive Mütter haben oft das Gefühl, Stillen sei das einzige Gute, was nur **sie selbst** noch für und mit ihrem Kind tun können. Wenn die Mutter gerne stillt und das Stillen gut läuft, sollte daher in der Beratung der Frau alles daran gesetzt werden, das Stillen neben der medikamentösen und therapeutischen Behandlung weiterzuführen. Ein Abstillen gegen den Wunsch der Mutter bedeutet sonst eine zusätzliche Belastung, die die Depression noch weiter verstärken kann. Mehrere Studien haben zudem einen engen zeitlichen Zusammenhang zwischen dem Abstillprozess und dem Auftreten von PPD nachgewiesen [339], [340].

Merke **M!**

Mütter mit psychischen Störungen haben zuallererst ein höheres Risiko für Stillprobleme und vorzeitiges Abstillen.

Sie machen sich mehr Sorgen über das Stillen, sind unzufriedener mit der Ernährungsmethode und haben **weniger Vertrauen in ihre Stillfähigkeit**. Es gibt auch Hinweise darauf, dass sie öfter primär abstillen und kürzer ausschließlich stillen [341]. Insbesondere eine starke Überzeugung vom Wert des Stillens sowie ein hoher Erfolgszwang bereiten Müttern mit psychischen Störungen Schwierigkeiten, wenn beim Stillen unerwartete Probleme auftreten. Darüber hinaus fällt es ihnen schwerer, mit Problemen umzugehen und sich zu deren Bewältigung professionelle Hilfe zu suchen. Außerdem leiden sie stärker unter Schuld- und Versagensgefühlen [342].

Stillprobleme können also eine Folge der psychischen Störung sein. Sie gehören aber auch zu den Faktoren, die für die Entstehung einer psychischen Erkrankung nach der Geburt verantwortlich sein können. Denn **schmerzende und wunde Brustwarzen** führen zu Angst und Anspannung, dies wiederum reduziert die Ausschüttung von Oxytocin und erschwert den Milchejektionsreflex, so dass es zu Milchstau und einem Rückgang der Milchproduktion kommen kann, die letztlich zu Unzufriedenheit und geringer Gewichtszunahme des Babys führt. Dies führt unweigerlich in einen **Teufelskreis** aus Schmerzen, Angst, Frustration, Erschöpfung, Stress und Depression. Hier wird deutlich, wie essenziell wichtig sowohl die Vorbeugung von Stillproblemen als auch die frühzeitige qualifizierte Therapie von auftretenden Stillproblemen ist, und dies nicht nur bei den Müttern mit psychischen Störungen.

Stillen wird heutzutage in der **öffentlichen Wahrnehmung** oft mit Belastung, Ermüdung und Einschränkung der Mutter assoziiert. Zudem herrscht allgemein die Ansicht, in der Stillzeit dürften Mütter keine Medikamente nehmen. Aus diesen Gründen raten Psychiater und Neurologen Müttern mit psychischen Störungen oft grundsätzlich zum Abstillen und bringen die Mütter so in ein Dilemma. Viele Frauen stillen dann entgegen ihrem eigenen Stillwunsch primär ab, weil sie Medikamente einnehmen müssen. Andere wiederum entscheiden sich gegen eine medikamentöse Behandlung und nehmen dafür erhebliche negative Konsequenzen für sich selbst und ihr Baby in Kauf, weil sie befürchten, sonst zum Abstillen gedrängt zu werden.

Merke M!

Grundsätzlich können Mütter auch mit einer antidepressiven oder antipsychotischen Medikation stillen.

Dazu sollte aber eine gute **Nutzen-Risiko-Abwägung** durchgeführt werden und das Medikament muss sorgfältig ausgewählt werden. Prinzipiell sollte bei Schwangeren und Stillenden eine Monotherapie angestrebt und dabei immer die niedrigstmögliche Dosierung gewählt werden, die noch einen ausreichenden therapeutischen Effekt hat.

Checkliste 15–3: Pro und kontra Stillen bei Psychopharmakatherapie ✓

Wie bei jeder Medikation während der Schwangerschaft oder der Stillzeit müssen folgende Fragen geklärt werden:

- Gibt es einen signifikanten Übertritt des Medikaments in die Muttermilch?
- Welche kurzfristigen Folgen kann die Einnahme des Medikaments für das Baby haben?
- Welche langfristigen Folgen kann die Einnahme des Medikaments für das Baby haben?
- Welche Folgen kann das Nichtstillen für das Baby haben?
- Welche Folgen kann eine Nichtbehandlung der Störung für das Baby haben?

Den neuesten Kenntnisstand bezüglich der in Frage kommenden Medikamente kann sich der Arzt bei spezialisierten pharmakologischen Instituten einholen, etwa dem Pharmakovigilanz- und Beratungszentrum für Embryonaltoxikologie in Berlin [343].

Hilfreiche Adressen ✓

- Pharmakovigilanz- und Beratungszentrum für Embryonaltoxikologie
  Institut für Klinische Pharmakologie und Toxikologie
  Charité-Universitätsmedizin Berlin,
  Campus Virchow-Klinikum
  Augustenburger Platz 1, 13353 Berlin
  Tel +49 30 450 525 700 (Telefonische Beratung)
  www.embryotox.de

Eine unbehandelte schwere Depression oder andere psychische Störung gefährdet nicht nur die Mutter selbst, sondern kann die Mutter-Kind-Beziehung und die Entwicklung des Kindes langfristig beeinträchtigen. Daher sollte eine psychotherapeutische und ggf. auch medikamentöse **Therapie** unbedingt frühzeitig eingeleitet und konsequent durchgeführt werden.

15.5 Was braucht die stillende Mutter?

Merke M!

Die stillende Mutter benötigt vor allem Informationen und Unterstützung, um Stillprobleme von vornherein zu vermeiden bzw. entstandene Stillprobleme schnellstmöglich zu lösen.

Weiterer Schwerpunkt der Betreuung sollte die **Vermeidung und Reduktion von Stress und Schlafmangel** sein. Außerdem braucht sie Informationen, wie sie eine erforderliche, medikamentöse Behandlung ihrer psychischen Störung mit dem Stillen vereinbaren kann.

15.5.1 Präventionsmaßnahmen in der Schwangerschaft

Bei bereits bestehenden psychischen Störungen ist es sehr wichtig, schon beim Eintreten einer Schwangerschaft mit dem behandelnden Facharzt Kontakt aufzunehmen, um das weitere Vorgehen abzusprechen. Beim erneuten oder erstmaligen Auftreten von psychischen Beschwerden während der Schwangerschaft und/oder nach der Geburt sollte die Hebamme in der Lage zu sein, diese zu erkennen und mit der Schwangeren bzw. Mutter darüber zu reden. Frühzeitige Hilfestellungen, entsprechend der individuellen Situation, können vorbeugend wirken und so das Risiko für negative Verläufe für Mutter und Kind sowie für die Partnerschaft reduzieren.

Schon während der Schwangerschaft sollte mit einer Frau mit psychischen Störungen besprochen werden, wie sie nach der Geburt einer Verstärkung oder einem erneuten Auftreten der Symptome vorbeugen kann. In diesem Gespräch sollte auch geklärt werden, ob die Mutter stillen möchte und dies bei ihrer gegenwärtigen Medikation möglich ist. Unter Umständen kann dann ggf. eine Umstellung auf ein **stillverträglicheres Medikament** erfolgen. Die Eltern sollten über Nutzen und Risiken der Medikamenteneinnahme, aber auch der Nichtbehandlung von psychischen Störungen sowie des Nichtstillens, ärztlich beraten werden und ausführliche Informationen darüber erhalten, ob ein bestimmtes Medikament Auswirkungen auf den Organismus des Kindes haben könnte. Die Entscheidung zu stillen sollte aber in jedem Fall der Mutter vorbehalten bleiben.

Um mögliche Probleme nach der Geburt zu minimieren, sollte die Frau außerdem ermuntert werden, die **Vorsorgeuntersuchungen** in der Schwangerschaft in Anspruch zu nehmen, damit Frühgeburtsbestrebungen oder eine intrauterine Wachstumsretardierung rechtzeitig bemerkt und behandelt werden können. Sie sollte auch möglichst an einem **Geburtsvorbereitungskurs** teilnehmen, um Atem- und Entspannungstechniken für die Geburt zu üben, ihr Vertrauen in ihre Gebärfähigkeit zu stärken und die Chance auf eine normale Geburt ohne Schmerzmedikation und einen optimalen Stillbeginn zu erhöhen [345].

Weiter ist es wichtig, ihr **Vertrauen in ihre Stillfähigkeit** zu stärken. Dazu gehört auch, sie vor der Geburt über das optimale Stillmanagement von Beginn an sowie über die Vorbeugung möglicher Stillprobleme zu informieren. Außerdem sollte ihr, wenn möglich als Geburtsklinik ein von der WHO/Unicef-Initiative (BFHI) e.V. zertifiziertes „Babyfreundliches Krankenhaus“ mit einer angeschlossenen Neonatologie-Station empfohlen werden, da das Baby bei Anpassungsstörungen nach der Geburt dort direkt versorgt werden könnte und sie bei auftretenden Stillproblemen professionelle Hilfe erwarten kann.

15.5.2 Unterstützung des Stillbeginns

In den ersten Tagen bis Wochen benötigt sie überdies sehr viel Hilfe und Unterstützung, um das **richtige Anlegen** des Babys an die Brust in verschiedenen Stillpositionen zu lernen. Weiter muss sie lernen, die Hungerzeichen und andere Signale des Babys sicher zu erkennen und darauf schnell und adäquat zu reagieren. Auch sollte sie die **Zeichen für einen guten Milchtransfer**, wie etwa Schluckgeräusche, reichliche Ausfuhr von klarem Urin und Muttermilchstuhl, Zahl der vollen Windeln, usw. kennen, um dadurch Sicherheit über das richtige Gedeihen des Kindes zu erhalten.

Von großer Bedeutung ist die **praktische Anleitung beim Stillen**:
- Helfen Sie der Mutter auch zuhause, eine bequeme Stillposition für sich zu finden!
- Leiten Sie sie zu einer kurzen Entspannungsübung vor und beim Stillen an!

- Bringen Sie ihr bei, wie sie vor dem Anlegen mit Wärme und einer angenehmen Brustmassage den Milchspendereflex auslösen kann!
- Zeigen Sie ihr, wie sie durch leichte Kompression der Brust mit der flachen Hand den Milchfluss in Gang halten kann!
- Erklären Sie ihr, dass Wechselstillen helfen kann, den Milchtransfer bei der Stillmahlzeit zu erhöhen, d. h. die Brüste wechseln, wenn das Baby nicht mehr regelmäßig schluckt!

Merke **M!**

Es ist für die Mutter essenziell, auftretende Stillprobleme zum Beginn der Stillzeit, aber auch zu jedem anderen Zeitpunkt, schnellstmöglich zu lösen, damit sie nicht zu einem Stressfaktor werden.

Die Mutter sollte wissen, dass **Schmerzen beim Stillen** nicht normal sind und nicht hingenommen werden müssen. Denn wunden oder schmerzenden Brustwarzen kann in der Regel durch eine Optimierung der Stillposition und der Anlegetechnik recht schnell abgeholfen werden.

Merke **M!**

Andererseits sollte eine psychisch gestörte Mutter niemals zum Stillen überredet oder gedrängt werden wenn sie nicht (mehr) stillen möchte.

Ein der Mutter von außen auferlegter Zwang zu stillen, „weil es das Beste für das Kind ist“, könnte sie, besonders wenn unerwartete Stillprobleme auftreten, innerlich so sehr unter Druck setzen, dass sie schnell in eine Stressspirale gerät, die ihre Symptomatik massiv verstärken kann.

Mütter mit psychischen Störungen brauchen länger, um sich nach der Geburt an die neue Lebenssituation mit dem Baby zu gewöhnen. Besonders nach einer früheren Psychose ist eine **längere Beobachtungszeit** nach einer neuen Geburt sinnvoll, weshalb der stationäre Aufenthalt post partum auf 5–7 Tage verlängert werden sollte. **Reduzierte Besuchszeiten** und die **Mitaufnahme des Partners** als Begleitperson können die Mutter zusätzlich entlasten und psychisch stabilisieren. Obwohl das 24-Stunden-Rooming-in generell für stillende Mütter empfohlen wird, kann es für einige Mütter mit psychischen Störungen hilfreich sein, das Baby nachts von den Schwestern betreuen und mit während des Tages abgepumpter Muttermilch füttern zu lassen, damit sie nachts schlafen und sich von der Geburt erholen können.

Auch nach der Entlassung brauchen Mütter mit psychischer Vorerkrankung länger, um die Bedürfnisse und Signale des Babys zu erkennen und sich in seiner Versorgung sicher zu fühlen. Hier kann eine ärztlich verordnete **Verlängerung der Hebammenbetreuung** eine große Hilfe sein. Unterstützen Sie die Mutter in ihrer Kompetenz, möglicherweise braucht sie **praktische Hilfe** bei der Pflege des Babys sowie Anleitung für Beruhigungsstrategien!

Empfehlen Sie der Mutter daher auch bald den Besuch einer lokalen **Stillgruppe**! So kommt sie aus dem Haus, kann andere Mütter kennen lernen, Erfahrungen austauschen, Vorbilder finden und durch Antworten auf ihre alltäglichen Fragen Sicherheit beim Stillen und im Umgang mit dem Baby gewinnen.

Beim **Auftreten eines Baby-Blues** ist es wichtig, sich **viel Zeit** zu nehmen, um die Mutter einfühlsam und verständnisvoll durch die schwierige Anfangszeit zu begleiten. Während der „Heultage“ ist eine gründliche Aufklärung der Frau und ihres Partners über die Ursachen und die voraussichtliche Dauer hilfreich und trägt meist schon ausreichend zur Entlastung beider Eltern bei. Die Hebamme sollte jedoch daran denken, dass ein schwerer „Blues“ ein Risikofaktor für postpartale Depressionen ist. Daher ist es sinnvoll, nach etwa einer Woche ein Kontrollgespräch zu führen, um ggf. eine Depression so frühzeitig wie möglich zu erfassen und schnell eine adäquate Behandlung einzuleiten.

15.5.3 Förderung des Nachtschlafs

Regelmäßiger Nachtschlaf ist besonders wichtig, denn gestörter Schlaf nach der Geburt kann sowohl ein auslösender Faktor als auch ein erstes Symptom einer psychischen Störung bzw. eines Rückfalls sein. Daher ist es wichtig, Schlafmangel der Mutter vorzubeugen bzw. zu reduzieren. Die Mutter sollten dazu ermutigt werden, mit ihrem ausschließlich gestillten Baby in einem Raum zu schlafen. Denn obwohl gestillte Babys nachts öfter trinken wollen, bekommen stillende Mütter insgesamt mehr Schlaf und schlafen effizienter. Zudem erleichtert das **Cosleeping** das nächtliche Stillen, führt zu einer längeren Stillzeit und fördert die Mutter-Kind-Bindung.

Informieren Sie die Mutter darüber, wie gemeinsames Schlafen **für das Kind sicher** stattfinden kann! Dazu gehört:

- eine ausreichend große, feste Matratze ohne Ritzen direkt auf dem Fußboden oder ein TÜV-geprüfter „Babybalkon“ oder ein Beistellbettchen gleich neben dem Elternbett
- das Baby in einem passenden, nicht brennbaren Schlafsack zum Schlafen auf den Rücken zu legen
- eine optimale Raumtemperatur von 18 °C
- keine losen Laken oder Bänder
- keine überzähligen Kissen, Decken oder Stofftiere im Bett
- direkt neben sehr jungen Babys sollten keine Geschwisterkinder liegen
- auch Haustiere haben im Bett nichts zu suchen
- Eltern sollten nicht mit dem Baby im selben Bett schlafen, wenn sie rauchen, Alkohol getrunken haben, unter Drogen oder starken Medikamenten stehen
- auch kranke, sehr erschöpfte, übermüdete oder extrem übergewichtige Eltern könnten das Baby unabsichtlich überrollen und sollten deshalb in getrennten Betten schlafen.

Praxistipp

Stillen im Liegen während der Nacht, und auch mindestens einmal tagsüber, statt in einer aufrecht sitzenden Position, führt dazu, dass Mütter sich weniger müde und erschöpft fühlen. Leiten Sie sie praktisch an und üben Sie mit der Mutter, wie sie im Liegen, z. B. mithilfe von Kissen, eine bequeme Stillposition einnehmen und ihr Baby gut an die Brust anlegen kann!

Da Babys oft in der ersten Nachthälfte längere Schlafphasen haben als in der zweiten, sollte sich die Mutter angewöhnen, regelmäßig oder wenn sie selbst sehr müde ist, abends schon **mit dem Baby schlafen zu gehen**, statt noch lange aufzubleiben, wenn das Baby gut schläft. Dies erscheint manchen Müttern zwar zunächst als Einschränkung, reduziert jedoch am besten Schlafmangel und den daraus resultierenden Stress.

Halten Sie die Mutter darüber hinaus dazu an, **auch tagsüber zu schlafen oder zu ruhen**, wenn das Baby schläft! Viele Mütter beschäftigen sich während seiner Wachphasen intensiv mit dem Baby und versuchen die nötigen Hausarbeiten zu erledigen, wenn es am Tage kurz schläft. Dies vergrößert jedoch ihren Stress und den Schlafmangel. Günstiger ist es, wenn eine Mutter die anstehenden Arbeiten mit dem wachen Kind in einer ergonomischen **Tragehilfe** oder einem gut gebundenen Tragetuch verrichtet und seine Schlafphasen zur eigenen Regeneration nutzt.

Bei Schlafstörungen können auch in der Stillzeit **schlaffördernde Mittel** in einzelnen, moderaten Dosen nach der letzten Stillmahlzeit eingenommen werden. Baldrianpräparate sind unbedenklich, es sollten jedoch Zubereitungen ohne Alkohol bevorzugt werden. Mittel der Wahl in der Stillzeit ist das Antihistaminikum Diphenhydramin. Auch die Benzodiazepine Lormetazepam oder Temazepam können, wenn erforderlich, ohne Einschränkung des Stillens genommen werden. Als Tranquilizer sind Oxazepam und Diazepam akzeptabel und scheinen in Einzeldosen bei dem Baby keine Wirkung hervorzurufen [346].

Merke **M!**

Aus Sicherheitsgründen sollte eine Mutter, die sehr übermüdet ist oder schlaffördernde Mittel eingenommen hat, jedoch niemals mit ihrem Baby in einem Bett schlafen, da durch ihren tieferen Schlaf das Risiko des Überliegens besteht.

Ein „Babybalkon“ oder ein Beistellbett direkt neben dem Elternbett ermöglicht Mutter und Kind dennoch ein sicheres Schlafen in unmittelbarer Nähe zueinander.

15.5.4 Psychotherapie

Psychotherapie ist bei der Behandlung von leichten bis mittleren, perinatalen Depressionen die Therapie erster Wahl und wird gegenüber der medikamentösen Therapie bevorzugt, da sie **kein Risiko für das Kind** bedeutet und sich positiv auf die Anpassung an die neue Rolle als Mutter und auf die Entwicklung der Mutter-Kind-Bindung auswirkt. Am häufigsten werden verhaltenstherapeutische, interpersonelle und tiefenpsychologische

Therapiemethoden eingesetzt, sowohl in Einzel- als auch in Gruppentherapie. Die Betroffenen lernen dabei ihre belastenden Gedanken und Gefühle zu überwinden, stressauslösende Konfliktsituationen zu erkennen und zu verändern, ein unterstützendes Netzwerk aufzubauen und wieder mehr Freude am Leben zu haben [347].

Weisen Sie die Mutter auch darauf hin, dass es möglich ist, eine örtliche **Selbsthilfegruppe** zu besuchen oder Kontakt mit ehemals Betroffenen aufzunehmen! Listen von Selbsthilfegruppen, Beraterinnen, einzelnen Kontaktpersonen für Betroffene oder Angehörige, Fachleuten sowie Mutter-Kind-Einrichtungen gibt es bei „Schatten und Licht e. V."

Hilfreiche Adressen

- Schatten & Licht e. V.
  Obere Weinbergstr. 3
  86465 Welden
  Tel. 08293-965864, Fax 08293-965868
  www.schatten-und-licht.de

15.5.5 Psychopharmakotherapie

Bei schweren Depressionen wird eine Kombination von Psychotherapie und **antidepressiver Medikation** empfohlen. Sind Suizidgedanken, psychotische Wahnvorstellungen oder Halluzinationen, starke Funktionsbeeinträchtigungen und eine Komorbidität mit anderen psychischen Erkrankungen vorhanden, ist die Aufnahme in eine psychiatrische Klinik erforderlich.

Dabei sollte möglichst keine Trennung von Mutter und Kind erfolgen. Das Zusammenbleiben von Mutter und Kind ermöglicht der Mutter nicht nur weiter zu stillen, sondern reduziert auch die negativen Auswirkungen einer Trennung auf die Mutter-Kind-Bindung, da die daraus resultierenden Interaktionsstörungen oft länger anhalten als die psychischen Störungen der Mutter. Die gemeinsame **Aufnahme von Mutter und Kind** ist allerdings nur möglich, wenn die Mutter sich weiter selber um ihr Baby kümmern kann und von ihr keine Gefahr für sie selbst oder das Baby ausgeht. Eine schwer depressive Mutter fühlt sich vielleicht nicht in der Lage, das Baby an die Brust zu legen oder hat Angst, ihm zu schaden. Manchmal ist es ihr aber trotzdem möglich, in dieser Zeit ihre **Milch abzupumpen**, so dass das Baby vom Vater oder einer anderen Betreuungsperson damit gefüttert werden kann. Erklären Sie der Mutter, wie sie auch bei einer stationären Aufnahme ohne Baby ihre Milchproduktion mit einer elektrischen Milchpumpe während der Trennung aufrecht erhalten kann! Sobald es ihr wieder etwas besser geht, wird sie darüber wahrscheinlich froh sein, weil es ein Verlust weniger ist, den sie zu verarbeiten hat [348].

Die **Informationen auf Beipackzetteln von Medikamenten** oder in der Roten Liste vermitteln oft den Eindruck, dass diese Arzneimittel in Schwangerschaft und Stillzeit nicht verwendet werden dürfen. Viele Ärzte und Apotheker betrachten diese Hinweise als rechtlich bindend und fürchten haftungsrechtliche Konsequenzen, wenn sie solche Medikamente verordnen. Nach dem Contergan-Skandal der 1960er Jahre ist besonders die Behandlung von Schwangeren und stillenden Müttern mit Psychopharmaka bei Ärzten häufig angstbesetzt. Aus Selbstschutz und aus „Fürsorge für die Patientin und das Baby" empfehlen sie daher oft spontan und ohne sich eingehend zu informieren, beim Eintreten einer Schwangerschaft die Medikation abzusetzen oder umzustellen bzw. primär oder sekundär abzustillen. Die Erfahrung zeigt jedoch, dass es eine stillwillige Mutter sehr belastet, wenn sie nicht stillen „darf". Nicht selten führt dies sogar zu einer psychischen Destabilisierung, die eine erneute Medikation der Mutter erforderlich macht, manchmal mit deutlich höherer Dosierung und gelegentlich auch mit einem katastrophalen weiteren Verlauf der Erkrankung.

Es gibt drei Klassen von **Medikamenten** zur Behandlung von schweren Depressionen: Tri- und tetrazyklische Antidepressiva, Selektive Serotonin-Wiederaufnahme-Hemmer (SSRIs) und Monoaminooxidase-Hemmer (MAOIs). Die Antidepressiva können neben einer stimmungsaufhellenden Wirkung auch antriebssteigernde, antriebsneutrale oder antriebsdämpfende sowie beruhigende und angstlösende Wirkungen entfalten, des Weiteren wirken sie häufig auch entzündungshemmend.

Tri- und tetrazyklische Antidepressiva können zur Behandlung perinataler Depressionen eingesetzt werden. Gut erprobte Wirkstoffe, wie Amitriptylin, Imipramin und Nortriptylin, sind die Mittel der Wahl. Doxepin kann bei gestillten Kindern zu Trinkschwäche, muskulärer Hypotonie, Erbrechen sowie gelegentlich zu Atemdepression und Sedierung führen und sollte nur verordnet werden, wenn besser erprobte Antidepressiva nicht ausreichend wirken.

SSRIs gelten als ebenso wirksam wie tri- und tetrazyklische Medikamente, daher sollte sich die Wahl des Mittels nach der Verträglichkeit richten. Gut untersuchte SSRIs, z. B. Sertralin und Citalopram, sind bei einer Neueinstellung Mittel der ersten Wahl. Nach der Geburt kann es beim Neugeborenen zu zentralnervösen, gastrointestinalen und respiratorischen Anpassungsstörungen kommen. Vereinzelt wurde bei gestillten Babys Unruhe oder Somnolenz beobachtet, die sich nach Zufütterung von Flaschennahrung besserte.

MAOIs sind unzureichend untersucht und daher in der Stillzeit kontraindiziert [349].

Auch typische und atypische **Neuroleptika** können in der Schwangerschaft und Stillzeit eingesetzt werden, dabei kann es jedoch beim Neugeborenen zu zentralnervösen, gastrointestinalen und respiratorischen Anpassungsstörungen kommen.

> **Merke** M!
>
> Betroffene, die mit Psychopharmaka neu eingestellt werden, müssen sorgfältig auf Veränderungen ihrer Symptomatik beobachtet werden.

Vor allem Frauen mit einer noch nicht diagnostizierten, bipolaren Störung haben ein hohes Risiko, nach der Geburt eine depressive, manische oder psychotische Episode zu entwickeln. Sie und ihre Partner sollten auf entsprechende **Warnzeichen** hingewiesen werden, wie z. B. Schlaflosigkeit, Wahnideen, Halluzinationen, Gedankenrasen, Rede- und Bewegungsdrang, und ggf. sofort den behandelnden Psychiater kontaktieren.

Die Mutter und ihr Partner sollten wissen, welche **Verhaltensmuster von Babys** normal sind und welche Veränderungen derselben durch Nebenwirkungen der Medikamente verursacht werden können, z. B. extreme Müdigkeit, viel Schlafen, Trinkschwäche, Unruhe, Erregbarkeit, Koliken.

15.5.6 Alternative Therapien

Leichte bis mittlere Depressionen können in der Schwangerschaft und der Stillzeit auch gefahrlos mit einer Reihe von alternativen Therapien behandelt oder unterstützt werden. Dazu gehören Omega-3-Fettsäuren, Lichttherapie, sportliche Bewegung und Johanniskraut. Diese Therapien haben einen positiven Effekt bei der Prävention und Therapie von Depressionen, da sie vor allem Stress und seine Auswirkungen reduzieren, indem sie die Immunabwehr stärken und dadurch antientzündlich wirken. Sie eignen sich besonders auch für Frauen, die aus Angst vor Nebenwirkungen für das Baby, keine Antidepressiva nehmen möchten, und können sowohl miteinander kombiniert als auch ergänzend zu Antidepressiva angewendet werden [347].

Diverse Studien weisen daraufhin, dass es einen Zusammenhang zwischen Depressionen und einem niedrigen Wert an den mehrfach ungesättigten, langkettigen **Omega-3-Fettsäuren** Eicosapentaensäure (EPA) und Docosahexaensäure (DHA) gibt. EPA und DHA werden mit der in Europa üblichen Ernährung nicht ausreichend mit der Nahrung zugeführt, da sie vor allem in fettem Seefisch (besonders in Lachs, Sardellen, Sardinen, Hering und Makrelen) enthalten sind. Schwangere und stillende Mütter geben zudem diese Fettsäuren in starkem Umfang an ihr Baby weiter, weil es sie für sein sich rapide entwickelndes Gehirn und Nervensystem benötigt. Daher wird heute für Schwangere und Stillende eine tägliche Zufuhr von 250 mg EPA und 100–200 mg DHA empfohlen [350]. Für die Prävention und Therapie von Depressionen sollte die tägliche Zufuhr 1000–2000 mg EPA und mindestens 200–400 mg DHA (in Kapseln) betragen [347].

Eine saisonabhängige Depression (Winterdepression) kann sehr erfolgreich mit hellem Licht behandelt werden. Aber auch Menschen mit nichtsaisonalen Depressionen profitieren deutlich von einer **Lichttherapie** mit morgendlichen Bestrahlungen von 30–40 Minuten bei 10 000 Lux Lichtstärke. Schon nach einigen Tagen geht es den Patienten deutlich besser. Schlaf, Stimmung und Antrieb werden normalisiert, die depressiven Symptome nehmen deutlich ab oder verschwinden [347].

> **Merke** M!
>
> **Sportliche Bewegung** kann ebenfalls Stress reduzieren und somit als Therapie von Depressionen eingesetzt werden.

Sie ist kostengünstig, verbessert zugleich die körperliche Gesundheit, wirkt nicht stigmatisierend, hat allenfalls minimale Nebenwirkungen und lässt sich in Eigenregie, also auch ohne einen Therapeuten, ausüben [56]. Informieren Sie eine depressive Mutter über den antidepressiven Effekt von Bewegung, denn Sport ist meistens das Allerletzte, wonach ihr gerade der Sinn steht! Ein **Stress reduzierender, antidepressiver Effekt** wird aber schon erreicht, wenn die Mutter 2–3-mal in der Woche für 20–30 Minuten, am besten in einer Gruppe, einer moderaten sportlichen Betätigung nachgeht, z. B. durch Walken mit Kinderwagen, Gymnastik, Krafttraining, Yoga oder Stretching im aeroben Bereich [347].

Johanniskraut (Hypericum perforatum) ist ein sanftes, pflanzliches Antidepressivum, das bei leichten bis mittleren Depressionen auch im dritten Schwangerschaftstrimenon zur Stimmungsaufhellung eingesetzt werden kann, da es im Vergleich zu Trizyklika und SSRI weniger Anpassungsstörungen des Neugeborenen verursacht. Studien belegen, dass Johanniskraut wirksamer ist als ein Placebo und bei leichten bis mittelschweren Depressionen in Dosierungen von etwa 500–1000 mg Extrakt pro Tag vergleichbar wirksam ist wie synthetische Antidepressiva. Bei mittleren bis schweren Depressionen ist es in einer Dosierung von 900–1800 mg pro Tag mindestens genauso wirksam wie 20– 40 mg Paroxetin pro Tag, hat aber zugleich weniger Nebenwirkungen als synthetische Antidepressiva [352]. Durch seine antibakteriellen und antiviralen Inhaltsstoffe wirkt es zudem antientzündlich.

Johanniskrautpräparate, z. B. Esbericum®, können allerdings die Prolaktinausschüttung hemmen, so dass die Milchbildung verringert sein kann [353]. In einer neueren Untersuchung wurden bei zwei Kindern leichte Symptome beobachtet, wie z. B. Koliken, Lethargie und Schläfrigkeit, die allerdings nicht behandlungsbedürftig waren. Einschränkungen der Milchproduktion und mangelnde Gewichtszunahme wurden hier jedoch nicht beobachtet [354].

Merke M!

Johanniskrautpräparate gelten als sicher und akzeptabel in der Stillzeit, sollten jedoch wegen diverser *Wechselwirkungen mit einer Reihe von anderen Medikamenten* nur nach Rücksprache mit dem behandelnden Arzt eingenommen werden.

Bei der Auswahl eines Präparats sollte außerdem darauf geachtet werden, dass nicht zusätzlich der **Wirkstoff der Kava-Kava-Wurzel** enthalten ist, da dieser für Schwangere und Stillende kontraindiziert ist, weil er die Leber schädigen und toxisch wirken kann.

Weitere Alternativtherapien, wie etwa Kräuterheilkunde, Homöopathie, Aromatherapie, Massage, Hypnose, Traditionelle Chinesische Medizin und Ayurvedische Medizin, können von erfahrenen Therapeuten ebenfalls zur Behandlung von leichteren Depressionen in der Stillzeit eingesetzt werden, z. B. wenn eine Mutter die Behandlung von Antidepressiva ablehnt oder mit diesen Methoden bereits gute Erfahrungen gesammelt hat [355].

Alternative Therapieverfahren bei peripartalen Depressionen

- **Psychotherapie**: interpersonelle, tiefenpsychologische oder Verhaltenstherapie in Einzel- oder Gruppensitzungen;
- **Omega-3-Fettsäuren**: 1000–2000 mg EPA und 200–400 mg DHA pro Tag;
- **Lichttherapie**: morgendliche Bestrahlung bei 10 000 Lux für 30–40 Minuten;
- **Sport**: bei leichten bis mittelschweren Depressionen 2–3-mal pro Woche 20–30 Minuten moderate sportliche Bewegung, z. B. Walking, Gymnastik, bei mittleren bis schweren Depressionen 3–5-mal pro Woche 45–60 Minuten bei 60–85 % der maximalen Herzfrequenz;
- **Johanniskraut:** bei leichten bis mittelschweren Depressionen 3-mal 300 mg Extrakt pro Tag, bei mittleren bis schweren Depressionen 3-mal 300–600 mg Extrakt pro Tag.

15.5.7 Abstillen

Ist ein Abstillen unumgänglich oder wird es von der Mutter gewünscht, sollte ein abruptes Abstillen mit den Prolaktinhemmern Bromocriptin (z. B. Pravidel®) oder Cabergolin (z. B. Dostinex®) vermieden werden, da es aufgrund der psychose- und depressionsfördernden Nebenwirkungen dieser Mittel zu einer psychischen Destabilisierung führen kann.

Unterstützen Sie die Mutter stattdessen darin, einen Weg zu finden, so natürlich und so langsam wie möglich abzustillen. Im optimalen Fall wird sie dann **allmählich im Verlauf von mehreren Wochen** eine Stillmahlzeit nach der anderen durch eine Flaschenmahlzeit ersetzen. Wenn das Baby wegen einer mütterlichen Medikation nicht mehr angelegt werden darf, kann die Mutter dennoch ihre Milchproduktion durch entlastendes Abpumpen oder Ausstreichen von Hand und mit konservativer Unterstützung, wie z. B. Kühlen, Salbeitee usw., langsam reduzieren und natürlich auslaufen lassen, so dass ihre Symptomatik nicht noch durch heftige hormonelle Veränderungen oder medikamentöse Nebenwirkungen verstärkt wird (s. auch Kap. 4.3).

15.6 Was braucht das gestillte Kind?

Die positiven Auswirkungen des Stillens auf das Kind sind durch zahlreiche Studien belegt [356]. Das mögliche Risiko für das Baby durch eine psychopharmakologische Medikation der Mutter muss daher in einer **Risiko-Nutzen-Analyse** sorgfältig gegen die möglichen Nachteile des Nicht-Stillens und gegen die Risiken einer Nicht-Behandlung der psychischen Störung der Mutter abgewogen werden.

Psychoaktive Medikamente können in der Muttermilch vorhanden sein, die Spiegel im Baby sind aber normalerweise sehr niedrig oder unterhalb der Nachweisgrenze. Eine Mutter mit einer psychischen Störung und ihr Partner müssen diese Information bekommen und eine **Entscheidung** sollte für jeden Fall **individuell** getroffen werden. Nur sehr wenige Medikamente sind in der Stillzeit völlig kontraindiziert.

Etwa bei jeder 3. Mutter, die wegen schwerer Depressionen im dritten Trimenon der Schwangerschaft mit selektiven Serotonin-/Noradrenalin-Wiederaufnahmehemmern (SSRI, SNRI) behandelt wird, muss bei dem Neugeborenen mit zentralnervösen, gastrointestinalen und respiratorischen **Anpassungsstörungen nach der Geburt** gerechnet werden. Bei den Babys kann es zu Übererregbarkeit, stark erhöhtem Muskeltonus, vermehrtem Schreien, Zittern, Schlaf- und Fütterstörungen, Krämpfen und Atemstörungen kommen. Diese Symptome gehen zwar nach einiger Zeit von selbst vorüber, bereiten aber gerade zum Beginn der Stillens und in den ersten Tagen Probleme. Ausgiebiger Haut-Haut-Kontakt durch Känguruhen, der Einsatz einer ergonomischen Tragehilfe oder eines Tragetuchs, häufige Gelegenheiten zum Saugen und regelmäßige Ruhephasen helfen dem Baby sich zu beruhigen und reduzieren außerdem Gefühle der Überforderung und Depression bei der Mutter [357]. Wenn es klinisch vertretbar ist, kann das Antidepressivum auch vor der Geburt vorübergehend abgesetzt werden, um Anpassungsstörungen des Neugeborenen entgegenzuwirken.

Wenn in den ersten Tagen bis Wochen eine Zufütterung des Babys mit abgepumpter Muttermilch oder Formula erforderlich ist, sollte mit **alternativen Methoden zugefüttert** werden, die das korrekte Saugverhalten an der Brust möglichst wenig irritieren können.

Das Baby sollte vor der Einnahme neuer Medikamente in der Stillzeit **kinderärztlich untersucht** werden und in der weiteren Entwicklung sorgfältig beobachtet werden. Dazu gehört auch eine regelmäßige **Wachstums- und Gewichtskontrolle.** Die Medikamtenspiegel im Blut des Kindes sind meist gering, d. h. < 10 % der therapeutischen Dosis, oder nicht nachweisbar. Außer bei klinischen Auffälligkeiten sind daher routinemäßige Blutabnahmen zur Kontrolle der Blutwerte des Babys nicht erforderlich.

Merke **M!**

Vorsicht ist allerdings geboten, wenn das Kind früh geboren oder wenn seine Fähigkeit zur Ausscheidung oder Metabolisierung gestört ist.

Bei einigen Medikamenten kann es sinnvoll sein, **direkt vor oder nach der Medikamenteneinnahme** zu stillen, da das Medikament dann noch nicht in die Muttermilch gelangt ist. Es sollte auf jeden Fall vermieden werden, genau dann zu stillen, wenn der Spiegel im Blut oder in der Muttermilch am höchsten ist. Bei vielen Medikamenten ist der höchste Wert nach ein bis drei Stunden, bei manchen auch erst nach acht Stunden, erreicht. Informationen über den Serumspitzenwert eines Wirkstoffs findet man auf dem Beipackzettel oder in der Datenbank de.oddb.org. Bei der Einnahme von einzelnen Medikamenten oder einer Langzeittherapie sollte diese bei der letzten Stillmahlzeit am Abend erfolgen, um die eventuell längere erste Schlafphase des Babys als „Stillpause" auszunutzen. Der Zeitpunkt der Einnahme sollte aber auch für die Mutter therapeutisch sinnvoll sein.

Wenn der Verdacht besteht, dass ein Baby unter **Nebenwirkungen der Medikamente** leidet, z. B. nicht mehr richtig trinkt, plötzlich sehr müde ist und mehr schläft als gewöhnlich, sehr unruhig ist und viel schreit, sollte zunächst nur noch jede zweite Mahlzeit gestillt werden und zwischendurch mit Muttermilchersatznahrung zugefüttert werden. Normalisieren sich die Auffälligkeiten des Babys, so handelt es sich tatsächlich um Nebenwirkungen der Medikamente. Diese sind allerdings sehr selten und betreffen vor allem Neugeborene und extrem Frühgeborene. Während dieser Zeit sollte die Muttermilch abgepumpt werden, um die Milchproduktion aufrechtzuerhalten.

Im weiteren Verlauf sollte das **Baby gut beobachtet** und engmaschig auf adäquate Gewichtszunahme, hinreichende Pflege, Veränderungen im Verhalten oder der Aktivität und altersgerechtes Erreichen der Entwicklungsmeilensteine überprüft werden.

Zusammenfassend kann gesagt werden, dass **gut funktionierendes Stillen** sich auch unter einer psychopharmakologischen Therapie der Mutter langfristig positiv auf die Gesundheit und die gesamte Entwicklung des Babys auswirkt. Das im Stillkontakt immer wiederkehrende Halten, Streicheln und Anschauen der Mutter schützt das Baby vor den negativen Auswirkungen der Depression. So haben gestillte Kinder von Müttern mit Depressionen normale EEG-Muster, während nicht gestillte Kinder ein durch Stress verändertes EEG-Muster mit einer rechtsfrontalen Asymmetrie zeigen, wie es auch bei chronisch depressiven Erwachsenen vorkommt [344].

15.7 Praktische Tipps für die Betreuung

Im Bereich der **Prävention** haben zuerst rein pragmatische Erwägungen hinsichtlich des Lebens nach der Geburt einen nicht zu unterschätzenden Stellenwert. Diesbezügliche Fragen und Überlegungen betreffen folgende Punkte:

- Nichts Größeres planen (Umzüge usw.),
- Organisation des Alltags mit einem Säugling durchdenken,
- Formen der Unterstützung organisieren,
- Geeignete Betreuungsmöglichkeiten finden etc.
- Familienangehörige, Freundinnen, Familien-, Mütterpflegerin und/oder Haushaltshilfe sollten rechtzeitig darauf vorbereitet sein, die junge Familie nach der Geburt für eine ganze Weile tatkräftig zu unterstützen.

Checkliste 15–4: Notfallplan ✔

Besprechen Sie auch präventiv, am besten schon in der Schwangerschaft, anhand der folgenden Fragen mit der Mutter einen Notfallplan und notieren Sie die Antworten schriftlich:

- Was könnte im schlimmsten Fall passieren?
- Woran erkennen Sie, dass Sie jetzt dringend Hilfe brauchen?
- Was können Sie dann machen?
- Welche Telefonnummern benötigen Sie für den schlimmsten Fall?
- Wo platzieren/speichern Sie diese Nummern, damit Sie sie auf jeden Fall finden?

Merke M!

Stressvermeidung ist das oberste Gebot für psychisch gestörte Mütter.

Besprechen Sie dazu bereits in der Schwangerschaft mit der Frau und ihrem Partner, mit welchen Strategien in den ersten Stunden und Tagen nach der Geburt für maximale **Ruhe und Erholung** gesorgt werden kann. So ist z. B. die Zahl der Besucher in der Klinik und auch nach der Entlassung im eigenen Zuhause möglichst gering zu halten, um zusätzlich belastende Faktoren zu minimieren und eine Reizabschirmung zu gewähren. Besprechen Sie darüber hinaus auch mit beiden Partnern, welche Kontakte der Frau guttun und Kraft geben, aber ebenso, welche ihr Stress bereiten und eher Energie entziehen und daher in dieser kritischen Zeit besser gemieden werden sollten!

In den ersten Monaten nach der Geburt benötigen psychisch gestörte Mütter noch mehr Unterstützung als gesunde Mütter. Günstig ist, wenn der Partner in dieser ersten Zeit Urlaub oder Elternzeit nimmt, so dass er seine Frau im Haushalt und mit den Geschwisterkindern weitest gehend entlasten kann. Auch die **Hilfe und Unterstützung** durch andere Familienangehörige, Freunde sowie Nachbarn oder bezahlte Hilfskräfte sollte so umfassend wie möglich in Anspruch genommen werden. Nach Möglichkeit sollte mit einer ärztlichen Verordnung eine von der Krankenkasse bezahlte Haushaltshilfe für mehrere Stunden täglich engagiert werden.

Weitere Maßnahmen zur **Stressreduktion** sind:

- regelmäßige, gesunde, nährstoffreiche Ernährung,
- Ausruhen, während das Baby schläft,
- tägliche Spaziergänge an der frischen Luft,

- Stillen im Liegen nachts, aber auch während des Tages,
- regelmäßige Kontakte mit Freunden, Kollegen und anderen Müttern mit etwa gleichaltrigen Kindern,
- gelegentliche Auszeiten allein und auch gemeinsam mit dem Partner.

Zur Stressvermeidung ist es ebenfalls essenziell, die Mutter im Wochenbett beim Stillen sehr gut zu unterstützen, indem Sie mehrmals den Stillvorgang beobachten und evaluieren, damit Sie anfängliche Stillschwierigkeiten schon früh erkennen und auflösen können. Bestärken Sie außerdem die Mutter darin, sich schon **beim ersten Auftreten von Unsicherheiten** beim Stillen, wie z. B. empfindlichen Brustwarzen oder Sorgen bezüglich der Milchmenge, sofort zu melden oder andere Hilfe zu suchen, um so schnell wie möglich mit adäquaten Maßnahmen reagieren und eine Verstärkung der Schwierigkeiten verhindern zu können.

Merke **M!**

Wenn doch eine stressige Situation beim Stillen entstanden ist, hat die psychische Situation der Mutter und die Mutter-Kind-Beziehung höhere Priorität als das (ausschließliche) Stillen.

Dann gilt es, **individuelle Maßnahmen** zu empfehlen, die vor allem der Stressreduktion dienen. Manche Mütter benötigen in dieser Situation allerdings viel Bestärkung, damit sie keine Schuldgefühle dem Baby gegenüber haben oder sich als schlechte Mutter fühlen, wenn sie endlich zuerst an sich selber denken und gut für sich selbst sorgen. So kann, etwa bei geringer Milchmenge und häufigen Stillmahlzeiten, das regelmäßige **Zufüttern** von Formula die Situation erheblich entspannen. Oder es kann zur Entlastung der Mutter eine nächtliche **Stillpause** eingeführt werden, damit die Mutter schlafen kann, während der Vater Formula füttert.

Wenn das Stillen trotz guter Unterstützung nicht gut läuft und der Mutter eher noch mehr Stress statt Freude bereitet, kann es für die Mutter sehr entlastend sein, wenn Sie ihr die **„Erlaubnis" geben abzustillen**. In diesem Fall ist es für die Mutter hilfreich, wenn Sie ihr zusätzlich Hinweise geben, wie sie, auch ohne es zu stillen, weiter mit dem Baby viel **Haut- und Körperkontakt** haben kann, z. B. beim Füttern mit der Flasche, Tragen, Kuscheln, gemeinsamen Baden, Massieren usw.

Literatur

[296] Hornstein C, Klier C. Auf einmal ist da ein Kind ... Postpartale Depression – Erkennen und Helfen. Schulungs-DVD. Stuttgart: Kohlhammer; 2005

[297] Wittchen H-U, Jacobi F. Size and Burden of Mental Disorders in Europe – A critical review and appraisal of 27 studies. Eur Neuropsychopharmacol 2005; 15(4): 357–376

[298] Robles TF, Glaser R, Kiecolt-Glaser JK. Out of balance: A new look at chronic stress, depression, and immunity. Curr Dir Psychol Sci 2005; 14(2): 111–115

[299] Kendall-Tackett K. A new paradigm for depression in new mothers: the central role of inflammation and how breastfeeding and anti-inflammatory treatments protect maternal mental health. International Breastfeeding Journal 2007; 2: 6

[300] Diego MA, Field T, Hernandez-Reif M. Prepartum, postpartum and chronic depression effects on neonatal behavior. Infant Behav Dev 2005; 28: 155–164

[301] Stern G, Kruckman L. Multi-disciplinary perspectives on postpartum depression: An anthropological critique. Soc Sci Med 1983; 17: 1027–1041

[302] Almond P. Postnatal depression: A global public health perspective. Perspect Public Heal 2009; 129(5): 221–227

[303] Wisner KL, Parry BL. Piontek CM. Postpartum Depression. N Engl J Med 2002; 347: 194–199

[304] Cooper PJ & Murray L. Course and recurrence of postnatal depression. Evidence for the specificity of the diagnostic concept. Br J Psychiat 1995; 166: 191– 195

[305] Kumar R, Robson KM. A prospective study of emotional disorders in childbearing women. Br J Psychiat 1984; 144: 35–47

[306] Robert-Koch-Institut, Hrsg. Daten und Fakten: Ergebnisse der Studie „Gesundheit in Deutschland aktuell 2009". Berlin: 2011

[307] Amir LH, Dennerstein L, Garland SM et al. Psychological aspects of nipple pain in lactating women. J Psychosom Obstet Gynecol 1996, 17(1): 53–58

[308] Motivala SJ, Safati A, Olmos L et al. Inflammatory markers and sleep disturbance in major depression. Psychosom Med 2005; 67: 187–194

[309] Kiecolt-Glaser JK, Belury MA, Porter K et al. Depressive symptoms, omega-6: omega-3 fatty acids, and inflammation in older adults. Psychosom Med 2007; 69: 217–224

[310] Jardri R, Pelta J, Maron M et al. Predictive validation study of the Edinburgh Postnatal Depression Scale in the first week after delivery and risk analysis for postnatal depression. J Affect Disord 2006; 93(1–3); 169–176

[311] Herz E, Thoma M, Umek W et al. Nicht-psychotische postpartale Depression. Geburtsh Frauenheilk 1997; 57: 282–288

[312] Warner R, Appleby L, Whitton A et al. Demographic and obstetric risk factors for postnatal psychiatric morbidity. Br J Psychiat 1996; 168(5): 607–611

[313] Yonkers KA, Ramin SM, Rush AJ et al. Onset and persistence of postpartum depression in an inner-city maternal health clinic system. Am J Psychiat 2001; 158(11): 1856–1863

[314] Roux G, Anderson C, Roan C (2002), Postpartum depression, marital dysfunction and infant outcome: A longitudinal study. J Perinat Educ 2002; 11(4): 25–36

[315] Moehler E, Brunner R, Wiebel A et al. Maternal depressive symptoms in the postnatal period are associated with long-term impairment of mother-child bonding. Arch Womens Ment Health 2006; 9(5): 273–278

[316] Campbell SB, Cohn JF, Meyers T. Depression in first-time mothers: mother-infant interaction and depression chronicity. Dev Psychol 1995; 31: 349–357

[317] Bugental DB, Beaulieu D, Schwartz A. Hormonal sensitivity of preterm versus full-term infants to the effect of maternal depression. Infant Behav Dev 2008; 31: 51–61

[318] Rohde A. Rund um die Geburt eines Kindes: Depressionen, Ängste und andere psychische Probleme. Stuttgart: Kohlhammer; 2004

[319] Areias ME, Kumar R, Barros H et al. Correlates of postnatal depression in mothers and fathers. Br J Psychiat 1996; 169 (1): 36–41

[320] Ballard CG, Davis R, Cullen PC et al. Prevalence of postnatal psychiatric morbidity in mothers and fathers. Br J Psychiat 1994; 164(6): 782–788

[321] Ramchandani P, Stein A, Evans J et al. Paternal depression in the postnatal period and child development: a prospective population study. Lancet 2005; 365(9478): 2201–2205

[322] England SJ, Ballard C, George S. Chronicity in postnatal depression. Eur J Psychiat 1994; 8: 93–96

[323] Rohde A. Psychiatrische Erkrankungen in der Schwangerschaft und im Wochenbett. Gynäkologe 2001; 34: 315–323

[324] Lindahl V, Pearson JL, Colpe L. Prevalence of suicidality during pregnancy and the postpartum. Arch Women Ment Hlth 2005; 8: 77–87

[325] Peindl KS, Wisner KL, Hanusa BH. Identifying depression in the first postpartum year: guidelines for office-based screening and referral. J Affect Disord 2004; 80: 37–44

[326] Pantlen A, Rohde A. Psychische Auswirkungen traumatisch erlebter Entbindungen. Zentralbl Gynakol 2001; 123: 42–47

[327] National Collaborating Centre for Mental Health (NCCMH). Antenatal and Postnatal Mental Health: The NICE Guideline on Clinical Management and Service Guidance. 2007

[328] Academy of Breastfeeding Medicine Protocol Committee. ABM clinical protocol #18: use of antidepressants in nursing mothers. Breastfeed Med Mar 2008; 3(1): 44–52

[329] Cox JL, Holden JM, Sagovsky R. Detection of postnatal depression: Development of the 10-item. Edinburgh Postnatal Depression Scale. Br J Psychiat 1987; 150: 782–786

[330] http://s522812237.online.de/wp-content/uploads/2015/04/FolieEPDS.pdf

[331] Groër MW. Differences Between Exclusive Breastfeeders, Formula-Feeders, and Controls: A Study of Stress, Mood, and Endocrine Variables. Biol Res Nurs 2005; 7: 106–117

[332] Uvnäs-Moberg K, Petersson M. Oxytocin, a Mediator of Anti-stress, Well-being, Social Interaction, Growth and Healing. Z Psychosom Med Psychother 2005; 51(1): 57–80

[333] Sobrinho LG. The psychogenic effects of prolactin. Acta Endocrinol (Copenh) 1993; 129 (Suppl 1): 38–40

[334] Franceschini R et al. Plasma beta-endorphin concentrations during suckling in lactating women. Br J Obstet Gynaecol 1989; 96(6): 711–3. 23

[335] Doan T, Gardiner A, Gay CL et al. Breast-feeding increases sleep duration of new parents. J Perinat Neonat Nur 2007; 21: 200–206

[336] Dorheim SK, Bondevik GT, Eberhard-Gran M et al. Sleep and depression in postpartum women: A population-based study. Sleep 2009; 32(7): 847–855

[337] McKenna JJ, Mosko S, Dungy C et al. Sleep and arousal patterns of Co-Sleeping human mother/infant pairs: a preliminary physiological study with implications for the study of SIDS. Am J Phys Anthropol 1990; 83: 331–347

[338] Hunter LP, Rychnovsky JD, Yount SM. A Selective Review of Maternal Sleep Characteristics in the Postpartum Period. JOGGN 2009; 38: 60–68

[339] Misri S; Sinclair D, Kuan A. Breastfeeding and postpartum depression: Is there a relationship? Can J Psychiat 1997; 42: 1061–1065

[340] Cooper PJ, Murray L, Stein A. Psychosocial factors associated with the early termination of breastfeeding. J Psychosom Res 1993; 37: 171–176

[341] Dennis CL, McQueen K. The Relationship Between Infant-Feeding Outcomes and Postpartum Depression: A Qualitative Systematic Review. Pediatrics 2009; 123: e736-e751

[342] Shakespeare J, Blake F, Garcia J. Breastfeeding difficulties experienced by women taking part in a qualitative interview study of postnatal depression. Midwifery 2004; 20(3): 251–260

[343] https://www.embryotox.de/

[344] Jones NA, McFall BA, Diego MA. Patterns of brain electrical activity in infants of depressed mothers who breastfeed and bottle feed: The mediating role of infant temperament. Biol Psychol 2004; 67: 103–124

[345] Lothian AL. The Birth of a Breastfeeding Baby and Mother. J Perinat Educat 2005; 14(1): 42–45

[346] Schaefer C, Spielmann H, Vetter K. Arzneiverordnung in Schwangerschaft und Stillzeit. München: Elsevier; 2006

[347] Kendall-Tackett K et al. A Breastfeeding-Friendly Approach to Depression in New Mothers – A Curriculum and Resource Guide for Health Care Providers. The New Hampshire Breastfeeding Task Force 2009

[348] Walker M (2011). Breastfeeding Management for the Clinician: Using the Evidence. Sudbury: MA, Jones and Bartlett Publishers; 2011 (601–606)

[349] Rohde A, Schaefer C. Psychopharmakotherapie in Schwangerschaft und Stillzeit. Stuttgart: Thieme; 2010

[350] EFSA Panel on Dietetic Products, Nutrition, and Allergies (NDA). Scientific Opinion on Dietary Reference Values for fats, including saturated fatty acids, polyunsaturated fatty acids, monounsaturated fatty acids, trans fatty acids, and cholesterol. EFSA Journal 2010; 8(3): 1461

[351] Daley JD, MacArthur C, Winter H. The Role of Exercise in Treating Postpartum Depression: A Review of the Literature. J Midwifery Womens Health 2007; 52(1): 56–62

[352] Linde K, Berner MM, Kriston L. St John's wort for major depression. Cochrane Database Syst Rev 2008; 8(4)

[353] Franklin M, Cowen PJ. Researching the antidepressant actions of Hypericum perforatum (St. John's wort) in animals and man. Pharmacopsychiatry 2001; 34 (Suppl 1): S 29–37

[354] Lee A, Minhas R, Matsuda N. The safety of St. John's Wort (Hypericum perforatum) during Breast-feeding. J Clin Psychiatry 2003; 64(8): 966–968

[355] Mantle F. The role of alternative medicine in treating postnatal depression. Compl Ther Nurs Midwifery 2002; 8: 197–203

[356] Ip S et al. Breastfeeding and Maternal and Infant Health Outcomes in Developed Countries Rockville (MD): Agency for Healthcare Research and Quality (US): 2007. Online verfügbar: https://www.researchgate.net/profile/Np_Magula/publication/6076615_Breastfeeding_and_Maternal_Health_and_Infant_Health_Outcomes_in_Developed_Countries/links/557651a508aeacff1ffe62c2/Breastfeeding-and-Maternal-Health-and-Infant-Health-Outcomes-in-Developed-Countries.pdf

[357] Arraes de Alencar AEM, Arraes LC, Cavalcanti de Albuquerque E et al. Effect of Kangaroo Mother Care on Postpartum Depression. J Trop Pediatr 2008; 55 (1): 36–38

[358] Servan-Schreiber D. Die neue Medizin der Emotionen – Stress, Angst, Depression: Gesund werden ohne Medikamente. München: Antje Kunstmann; 2004

[359] BDH, Hrsg. Psychologie und Psychopathologie für Hebammen: Die Betreuung von Frauen mit psychischen Problemen. Stuttgart: Hippokrates; 2007

[360] Salis B. Psychische Störungen im Wochenbett: Möglichkeiten der Hebammenkunst. München: Elsevier; 2007

Ratschläge für Frauen in schwierigen psychischen Situationen

Herzlichen Glückwunsch,
Sie haben sich entschieden, Ihr Baby trotz Ihrer momentanen psychischen Schwierigkeiten zu stillen. Damit machen Sie Ihrem Baby und sich selbst ein großes Geschenk, denn Stillen ist mehr als nur Ernährung. Neben seinen vielen gesundheitlichen Konsequenzen für Mutter und Kind fördert es auch die Mutter-Kind-Beziehung und bietet dem Baby Befriedigung und Stimulation für alle Sinne. Erfolgreiches Stillen vermindert Ihr Risiko für Depressionen und reduziert die Auswirkungen einer Depression auf Ihr Baby.

Selbst wenn Sie Medikamente einnehmen müssen, kann Ihr Arzt ein Mittel für Sie auswählen, das mit dem Stillen vereinbar ist. Fragen Sie dazu auch den Kinderarzt, ob bei Ihrem Baby irgendwelche Besonderheiten bestehen, die gegen ein Stillen unter der Medikamenteneinnahme sprechen! In Zweifelsfällen sollte Ihr Arzt unbedingt Kontakt mit dem Beratungszentrum für Embryonaltoxikologie (https://www.embryotox.de) aufnehmen und sich informieren.

Damit Ihr Baby möglichst wenig von den Medikamenten abbekommt, können Sie versuchen, direkt vor oder nach der Medikamenteneinnahme zu stillen, da das Medikament dann noch nicht in die Muttermilch gelangt ist. Wenn Sie nur einmal am Tag ein Medikament nehmen müssen, können Sie das Mittel, wenn es therapeutisch sinnvoll ist, nach der letzten Stillmahlzeit am Abend einnehmen, um die längere erste Schlafphase des Babys als „Stillpause" auszunutzen.

Setzen Sie auf keinen Fall eigenmächtig die verordneten Medikamente gegen die psychischen Symptome ab, da sich dadurch Ihr Risiko für einen Rückfall stark erhöht!

Informieren Sie sich über das Stillen! Lesen Sie ein Stillbuch, suchen Sie den Kontakt und Austausch mit anderen stillenden Müttern in einer lokalen Stillgruppe! Wählen Sie, wenn möglich, für die Geburt ein „Babyfreundliches Krankenhaus"!

Sollten Sie doch **Probleme beim Stillen** haben, sollten Sie sofort die professionelle Hilfe Ihrer Hebamme in Anspruch nehmen, um die Probleme so schnell wie möglich zu lösen! Denn Stillprobleme und Schmerzen verursachen Stress. Und Stress ist einer der Hauptfaktoren für psychische Störungen nach der Geburt. Gerade am Anfang der Stillzeit, vor allem auch, wenn Ihr Baby per Kaiserschnitt oder mit einem geringen Gewicht geboren wurde, benötigen Sie sehr viel Unterstützung und sollten alle Hilfen in Anspruch nehmen, die Sie bekommen können.

Gönnen Sie sich und Ihrem Baby so viel Hautkontakt wie möglich, mindestens bis zum ersten Stillen, aber auch in den nächsten Tagen! Legen Sie schon in den ersten Tagen häufig an, auch wenn Sie noch nicht viel Milch haben!

Eine kurze Entspannungsübung, feuchtwarme Wickel und eine zarte Massage der Brüste vor dem Stillen können helfen, **Ihren Milchfluss anzuregen.**

Um Ihr Baby zu stillen, nehmen Sie eine bequeme Position in einem ruhigen, störungsfreien Raum ein! Am einfachsten gelingt das Anlegen in einem weiten Sessel mit Rückenlehne und Armlehnen, die Ihrem Stillkissen Halt geben. Legen Sie das Baby vor sich auf das Stillkissen, fassen Sie Ihre Brust von unten mit der Hand und drücken Sie sie mit Daumen und Fingern etwas zusammen, so dass das Baby mit weit geöffnetem Mund Ihren Warzenhof und damit einen guten Teil der Brust erfassen kann! Lassen Sie sich das korrekte Anlegen ruhig immer wieder zeigen und erklären!

Sie können Ihr Baby an Ihren Brüsten **so oft und so lange saugen lassen, wie es möchte**, denn das stimuliert am besten Ihre Milchproduktion! Wenn Sie richtig angelegt haben, spüren Sie dabei keine Schmerzen und bekommen auch keine wunden Brustwarzen. Wenn Sie beim Stillen Schmerzen haben, ist etwas verkehrt und muss geändert werden. **Achten Sie dabei auf die Schluckgeräusche beim Trinken!** Während das Baby trinkt, können Sie Ihre Brust zart massieren oder mit der Hand flächig etwas auf die Brust drücken, dann läuft Ihre Milch noch leichter. Legen Sie möglichst an beiden Brüsten mehrmals und in wechselnden Positionen an!

Führen Sie in den ersten Wochen ein Stillprotokoll und tragen Sie darin die Stillzeiten sowie die täglichen Urin- und Stuhlwindeln Ihres Babys ein, bis Sie sicher sind, dass Ihr Baby gut gedeiht! Tägliche Wiegeproben sind unnötig und verursachen unnötigen Stress für Sie und Ihr Baby.

Verzichten Sie auf den Einsatz eines Schnullers und bieten Sie Ihrem Baby so oft wie möglich Ihre Brust zum Saugen an, auch zwischen den Mahlzeiten, z. B. zur Beruhigung oder zum Trost!

Sie müssen keine „perfekte" Mutter sein. Ihrem Baby genügt es, wenn Sie eine ausreichend gute Mutter sind. Das Stillen kann Ihnen dabei helfen, die Beziehung zu Ihrem Baby zu vertiefen und sich als gute Mutter zu fühlen. Wenn Sie beim Stillen Probleme haben, beim Umgang mit Ihrem Baby unsicher sind oder sich Sorgen machen, suchen Sie sich unbedingt so schnell wie möglich fachliche Hilfe, z. B. durch Ihre Hebamme!

Vermeiden und reduzieren Sie Stress nach der Geburt! Verringern Sie Ihre Haushaltspflichten! Führen Sie notwendige Haushaltstätigkeiten mit wachem Baby im Tragesack oder -tuch aus! Nutzen Sie die Schlafphasen des Babys, um selbst zu ruhen oder etwas Angenehmes zu tun! Binden Sie Ihren Partner stärker im Haushalt oder in der Kinderbetreuung ein! Organisieren Sie sich eine Haushaltshilfe, z. B. aus der Familie oder gegen Bezahlung! Vereinbaren Sie regelmäßig Betreuung des Babys oder der Geschwisterkinder, z. B. durch eine Oma oder einen Babysitter! Nehmen Sie Kontakte mit anderen Müttern auf, z. B. in einer Stillgruppe, Rückbildungskurs, Babygruppe!

Sorgen Sie für ausreichend Schlaf! Wenn Sie mit Ihrem Baby im selben Raum schlafen, so bekommen Sie mehr Schlaf und müssen nicht aus dem Tiefschlaf erwachen! Stillen Sie nachts und mindestens einmal tagsüber in der Seitenlage, dabei können Sie selbst entspannen und sich erholen! Schlafen Sie regelmäßig auch während des Tages, wenn Ihr Baby schläft! Gehen Sie öfter mal abends früh zu Bett und schlafen Sie morgens länger aus!

Sorgen Sie für eine gute Ernährung mit regelmäßigen, warmen Mahlzeiten sowie Zwischenmahlzeiten! Trinken Sie reichlich, d. h. täglich ca. 2,5–3 l Flüssigkeit bzw. mindestens 1 Glas/Tasse zu jedem Stillen (z. B. Selters, Fruchtsäfte, Kräutertees) und bei Durstgefühl!

Bewegen Sie sich täglich an der frischen Luft, indem Sie mindestens 60 Minuten spazieren gehen! Treiben Sie moderaten Sport und entspannen Sie sich, z. B. durch Meditation oder Yoga!

Nehmen Sie professionelle Hilfe in Anspruch und gehen Sie zu einer lokalen Selbsthilfegruppe! Informationen und Präventionstipps sowie Adressen von Selbsthilfegruppen, Beraterinnen, Kontaktpersonen für Betroffene und Angehörige, Fachleuten und Mutter-Kind-Einrichtungen bei peripartalen psychischen Störungen gibt es bei: „Schatten & Licht e. V. – Krise nach der Geburt" https://schatten-und-licht.de/ und bei der Marcé-Gesellschaft http://www.marce-gesellschaft.de/.

Wenn ein Abstillen unumgänglich ist, sollten Sie dies auf keinen Fall abrupt mit Medikamenten tun, da die gängigen Abstillmittel Nebenwirkungen haben, die eine Depression oder Psychose fördern können. Stillen Sie stattdessen so **natürlich und so langsam wie möglich ab**, indem Sie allmählich eine Stillmahlzeit nach der anderen durch eine Flaschenmahlzeit ersetzen bzw. die Brüste noch für einige Zeit bei Bedarf abpumpen, während Ihr Baby Flaschennahrung bekommt! Lassen Sie sich beim natürlichen Abstillen von Ihrer Hebamme unterstützen!

Buchtipp:

Anke Rohde: Rund um die Geburt eines Kindes: Depressionen, Ängste und andere psychische Probleme. Verlag W. Kohlhammer, 2004.

Filmtipp:

„Das Fremde in mir" Ein sensibler Film über die Wochenbett-Depression einer jungen Mutter und den Weg zur Heilung. Mehr dazu unter: https://programm.ard.de/TV/arte/das-fremde-in-mir/eid_287246160529387

16 Stillen bei adipösen Frauen

Regine Gresens

Die Zahl der essgestörten Personen nimmt in unserer Gesellschaft seit Jahren zu, so dass Hebammen im Rahmen ihrer Tätigkeit zunehmend Frauen mit akuten oder ehemaligen Essstörungen betreuen. Störungen des Essverhaltens umfassen ein breites Spektrum von Verhaltensweisen. Diese äußern sich sowohl in einem gesellschaftlich akzeptierten „gezügelten Essverhalten" als auch in subklinischen und klinischen Störungsformen.

Die **klinischen Essstörungen** sind

- Magersucht (Anorexia nervosa),
- Ess-Brech-Sucht (Bulimia nervosa),
- Fettsucht (Adipositas)
- Esssucht (Binge Eating Disorder).

Subklinische Formen sind weniger stark ausgeprägte Essstörungen, wie sie bei Über- oder Untergewichtigen vorliegen können. Der Übergang von einem „normalen" zu einem gestörten Essverhalten ist dabei nicht scharf abgrenzbar, sondern fließend.

16.1 Fettsucht (Adipositas) und Esssucht

Normalgewicht und seine Abweichungen werden nach dem **Body-Mass-Index (BMI)** bestimmt. Die WHO stuft Erwachsene mit einem BMI > 25 als übergewichtig und mit einem BMI > 30 als stark übergewichtig (adipös) ein. Die Zahl der Übergewichtigen steigt insbesondere in den Industrieländern an. In den Jahren 2014/2015 waren in Deutschland 46,7 % der Frauen übergewichtig [362]. 1999 waren es nur 40 %. Die Häufigkeit von Übergewicht nimmt mit zunehmendem Alter zu, ist jedoch auch bei jungen Erwachsenen weit verbreitet. So hatten 2014/2015 bereits 26,2 % der 18- bis 29-jährigen Frauen Übergewicht (einschließlich Adipositas). Es ist also davon auszugehen, dass aktuell etwa jede vierte Frau im gebärfähigen Alter unter Übergewicht leidet, mit weiter zunehmender Tendenz.

Merke **M!**

BMI = Körpergewicht (in kg)/(Körperlänge (in m) × Körperlänge (in m))

Beispiel: 72 kg/1,64 m^2 = BMI 27

Starkes Übergewicht wirkt sich nachteilig auf die allgemeine Gesundheit aus. Es erhöht das Risiko für Herz-Kreislauf-Erkrankungen, Schäden am Knochengerüst und Bewegungsapparat, Diabetes mellitus, Fettstoffwechselstörungen und Bluthochdruck.

Adipöse Frauen haben zudem ein signifikant höheres Risiko für **Komplikationen in der Schwangerschaft**:

- Fehlgeburten
- Schwangerschaftsinduzierte Hypertonie (SIH)
- Gestationsdiabetes
- Frühgeburtlichkeit
- Oligo-/Polyhydramnion
- Pathologische Gewichtsentwicklung und Makrosomie [361].

Sie werden häufiger nach einer Geburtseinleitung entbunden und haben öfter prolongierte Geburtsverläufe. Im Vergleich zu Frauen, die vor der Schwangerschaft einen normalen BMI hatten, steigt das **Risiko für eine Sectio** bei einem BMI > 25 um 50 % und bei einem BMI > 30 auf mehr als das Doppelte [363]. Ein Kaiserschnitt erhöht zusätzlich das Risiko für eine verzögerte Milchbildung, mangelnde Milchproduktion und vorzeitiges Abstillen [364].

Merke **M!**

Die Ursachen der Adipositas sind hauptsächlich soziokulturell, d. h. die Betroffenen essen zu viel und zu kalorienreich und bewegen sich zu wenig.

Adipositas ist vor allem abhängig von dem sozioökonomischen Status. Bei Personen mit niedrigem Sozialstatus ist Adipositas in allen Altersgruppen deutlich häufiger als bei Personen mit mittlerem oder hohem Sozialstatus. Dies gilt vor allem für Frauen mit niedrigem Sozialstatus, bei denen die Adipositas fast viermal so oft vorkommt wie bei Frauen mit hohem Sozialstatus. Zudem werden die Ernährungsmuster in der Familie tradiert, so haben übergewichtige Eltern oft auch übergewichtige Kinder.

Tab. 16.1 Empfohlene Gewichtszunahme in der Schwangerschaft.

Gewichtskategorie vor der Schwangerschaft	Body-Mass-Index (BMI)	Empfohlene Zunahme (in kg)
Untergewicht	< 18,5	12–18
Normalgewicht	18,5–25,0	11–16
Übergewicht	25,0–30,0	7–11
Adipositas	> 30	Mindestens 6

Essen hat aber auch eine **psychische Funktion**. So kann zwanghaftes Suchtverhalten entstehen, wenn Essen emotionale und persönliche Zuwendung ersetzen oder negative Gefühle wie Frust, Traurigkeit, Langeweile, Anspannung und Stress auflösen soll.

Auch genetische Faktoren, also die Erbanlagen, spielen bei der Entstehung von Übergewicht eine gewisse Rolle. Ebenso können Stoffwechselstörungen, z. B. eine Schilddrüsenunterfunktion, oder die Nebenwirkungen von Medikamenten (Anti-Baby-Pille, Antidepressiva, Kortison, Insulin) die Entstehung von Übergewicht fördern. Wiederholte Diäten führen durch den **Jo-Jo-Effekt** nach dem Rückfall in alte Ernährungsgewohnheiten oft zu einem Anstieg des Körpergewichts. Auch eine übermäßige Gewichtszunahme in der Schwangerschaft (▶ Tab. 16.1) kann in Verbindung mit einer geringen postpartalen Gewichtsreduktion zur Entstehung von Übergewicht beitragen.

[Empfehlung der optimalen Gewichtszunahme der Deutschen Gesellschaft für Ernährung (DGE)]

In manchen Kulturen, z. B. in vielen armen Ländern Afrikas, galt Übergewicht lange als Statussymbol. In den letzten Jahren setzt hier allerdings auch ein Wandel hin zum westlichen Schönheitsideal ein. **Migrantinnen** halten jedoch häufig länger an Traditionen fest, so dass bei ihnen auch nach der Migration ein höherer Anteil von übergewichtigen Frauen zu finden ist.

5–10 % der Übergewichtigen leiden an dem sogenannten **Binge Eating Disorder (BID)**, auch Esssucht genannt. Sie bekommen regelmäßig Essanfälle, bei denen sie in sehr kurzer Zeit sehr große Mengen essen, obwohl kein Hungergefühl vorhanden und sie bereits übervoll sind. Sie verlieren in diesen Momenten völlig die bewusste Kontrolle über das Essen. Aus Peinlichkeit wird dabei immer allein gegessen, so dass oft auch die nächsten Angehörigen nichts von den Anfällen wissen. Nach dem Überessen kommt es dann zu Ekel- und Schuldgefühlen sowie zu Depression und Verzweiflung.

16.2 Konsequenzen für das Stillen

Adipöse Mütter beginnen seltener mit dem Stillen und legen häufiger das erste Mal verspätet an. Die Laktogenese 2, der **Prozess der Milchbildung**, der gewöhnlich etwa 36 Stunden nach der Geburt beginnt, und die daraus folgende initiale Brustdrüsenschwellung, die normalerweise nach 48–72 Stunden deutlich wahrnehmbar wird, setzen bei ihnen später ein. Sie stillen auch öfter schon in der Klinik ab und beenden nach der Entlassung das Stillen häufiger wegen Stillproblemen vorzeitig.

Merke M!

Je übergewichtiger eine Mutter ist, desto höher ist die Wahrscheinlichkeit, dass sie nicht erfolgreich stillen wird [365].

Dies hat weitreichende Konsequenzen, denn es ist seit Jahren durch zahlreiche Studien belegt, dass Stillen auch Übergewicht und seinen Folgeerkrankungen sowohl von Müttern und als auch von Kindern [366] entgegenwirkt. Je länger ausschließlich und je länger insgesamt gestillt wird, desto größer ist dieser **protektive Effekt**.

Optimal wäre natürlich eine Reduktion des Körpergewichts vor dem Beginn einer Schwangerschaft. Da die Hebamme meist erst **während der Schwangerschaft** Kontakt mit der Mutter hat, sollte sie eine adipöse Schwangere dabei unterstützen, eine übermäßige Gewichtszunahme zu vermeiden. Hierzu sollte sie bereits zum Beginn der Schwangerschaft alle Schwangeren über die optimale Gewichtszunahme informieren (▶ Tab. 16.1), die Gewichtszunahme regelmäßig kontrollieren und ggf. geeignete Maßnahmen zur Reduktion der Zunahme vorschlagen, wie etwa den Besuch einer professionellen Ernährungsberatung. Denn auch Frauen mit normalem Ausgangsgewicht, die in der Schwangerschaft übermäßig zunehmen, haben eine höhere Wahrscheinlichkeit für ein vorzeitiges Abstillen [367].

> **Merke** M!
>
> Einer adipösen Schwangeren sollte niemals empfohlen werden, in der Schwangerschaft abzunehmen. Stattdessen sollte ihr zu täglichen 30-minütigen Spaziergängen geraten werden.

Die zusätzliche Bewegung fördert die Sauerstoffkapazität und bereitet sie auf die Bewegung unter der Geburt und die Rückbildungsgymnastik nach der Geburt vor. Bei starkem Übergewicht und geringer Belastbarkeit kann die Schwangere mit täglichen Spaziergängen von zehn Minuten beginnen und diese Woche für Woche langsam ausdehnen.

Durch den erhöhten Progesteronspiegel im Fettgewebe haben adipöse Mütter in den ersten Tagen nach der Geburt eine reduzierte Prolaktin-Reaktion auf das Saugen des Babys. 48 Stunden nach der Geburt hatten übergewichtige Mütter signifikant niedrigere Prolaktinwerte als Mütter mit normalem Gewicht [366]. Da die Milchbildung in diesem Zeitraum noch ausschließlich hormonell gesteuert wird, kommt es in Folge dessen häufig zu einer **geringeren Kolostrumproduktion** und einer verspäteten Laktogenese 2 (> 72 Stunden) mit entsprechend hohem Gewichtsverlust des Babys. Dabei beginnt die Laktogenese 2 umso später, je höher der BMI vor der Schwangerschaft war, unabhängig vom Geburtsmodus [368].

16.3 Was braucht die stillende Mutter?

Adipöse Frauen benötigen **mehr Unterstützung beim Stillen** durch die Hebamme als Normalgewichtige, sowohl vor der Geburt, im Kreißsaal, als auch auf der Wochenstation und weiter nach der Klinikentlassung, da sie ein höheres Risiko für Stillprobleme und vorzeitiges Abstillen haben.

16.3.1 Vorbereitung auf das Stillen

Eine adipöse Schwangere sollte **schon vor der Geburt** über die Nachteile des Nichtstillens für sich selbst und für ihr Baby informiert, zu der Entscheidung für das Stillen motiviert und in ihrem Vertrauen in ihre Stillfähigkeit gestärkt werden. Dazu gehört auch, sie vor der Geburt über das optimale Stillmanagement von Beginn an sowie über die Vorbeugung möglicher Stillprobleme zu informieren. Außerdem sollte ihr ein von der WHO/Unicef-Initiative (BFHI) e.V. zertifiziertes „Babyfreundliches Krankenhaus" als Geburtsklinik empfohlen werden, da sie bei auftretenden Stillproblemen dort vermehrt professionelle Hilfe beim Stillmanagement erwarten kann.

Weiter sollte möglichst eine **natürliche Geburt** angestrebt werden, um die zusätzlichen negativen Auswirkungen eines Kaiserschnitts auf das Stillen zu verhindern (s. auch Kap. 4). Hier spielen sowohl die gute Geburtsvorbereitung zur Förderung der Atem- und Entspannungsfähigkeit und die Information über die möglichen Folgen eines Kaiserschnitts, als auch die kompetente Begleitung durch die Hebamme während der Geburt eine wichtige Rolle. Sollte wegen starker Wehenschmerzen oder eines Hypertonus eine Periduralanästhesie angezeigt sein, ist eine niedrig dosierte „Walking-PDA" zu bevorzugen.

Zudem sollte eine Trennung des Neugeborenen von seiner Mutter nach der Geburt vermieden oder auf das absolut erforderliche Maß reduziert werden. **Ausgiebiger, kontinuierlicher Haut-Haut-Kontakt** von Mutter und Kind, mindestens für eine Stunde oder bis nach dem ersten Anlegen, fördert das Bonding, erhöht die Oxytocinausschüttung und ermöglicht den frühzeitigen Stillbeginn. Auch auf der Wochenstation kann ein ausgiebiger Haut-Haut-Kontakt der beiden die mütterliche Hormonausschüttung fördern und die kindliche Stressreaktion reduzieren.

Bei einem Kaiserschnitt sollte das Baby möglichst schon im Operationssaal der Mutter auf die nackte Brust gelegt werden. Nach der Sectio brauchen adipöse Mütter besonders viel und kompetente Unterstützung, um das Stillen erfolgreich zu beginnen (Kap. 4).

16.3.2 Information und Anleitung

In der Geburtsklinik und im häuslichen Wochenbett benötigt die Mutter eine intensive Betreuung. In dieser Zeit sollte sie die **Grundlagen des Stillens erlernen**:

- Erkennen der Hungerzeichen des Babys
- Bequemes und schmerzfreies Anlegen des Kindes
- Verschiedene Stillpositionen
- Normale Dauer und Häufigkeit der Stillmahlzeiten
- Erkennen der kindlichen Schluckgeräusche beim Stillen
- Anzeichen für eine angemessene Nahrungszufuhr.

16.3.3 Stillprotokoll führen

Da eine übergewichtige Mutter oft schlecht selbst wahrnehmen kann, wie voll ihre Brüste sind und ob sie eine gute Milchproduktion hat, sollte sie zur frühzeitigen Identifikation von Stillproblemen in den ersten Wochen zu Hause ein **Stillprotokoll** führen, in dem sie die Stillzeiten sowie die Anzahl der täglichen Urin- und Stuhlwindeln einträgt. Zu den anfangs täglichen Besuchen der Hebamme muss daher die Beobachtung des Stillens und die **Ausscheidungs- und Gewichtskontrolle des Babys** gehören, um der Mutter Sicherheit über das normale Gedeihen des Kindes und ihre Fähigkeit zu stillen zu geben.

16.3.4 Stillpositionen

Es ist außerordentlich wichtig, der übergewichtigen Mutter zu helfen, eine für sie bequeme Position zum Stillen einzunehmen. Sie braucht dazu einen **weiten Sessel mit Rückenlehne und Armlehnen**, die zugleich ausreichend Platz spenden, um das Baby zum Positionieren bewegen zu können, und trotzdem genug Halt für das Stillkissen zum Ablegen des Babys bieten.

Auf dem Bett sitzend zu stillen ist in der Anfangsphase nicht zu empfehlen, da dort die Rückenlehne fehlt und das Stillkissen nicht durch Armlehnen an Ort und Stelle gehalten wird.

Liegend ist es in der Anfangsphase für eine Mutter oft schwierig, das Kind alleine schmerzfrei anzulegen, so dass sie hier auf Unterstützung durch die Hebamme oder Schwester beim Anlegen angewiesen ist. Sie sollte sich dann nicht scheuen, diese wichtige Unterstützung einzufordern, da sie andernfalls sehr schnell wunde Brustwarzen bekommen kann.

Beim Anlegen ist darauf zu achten, dass die **schweren Brüste** beim Stillen nicht auf dem Brustkorb des Babys liegen, da dies seine Atmung und seine Trinkfähigkeit beeinträchtigen kann. Zusätzlich muss darauf geachtet werden, dass die Brust nicht zu schwer auf dem Mund und Kinn des Babys liegt oder die Nase verdeckt, da es sonst Schwierigkeiten haben kann, zu atmen und die Brust im Mund zu halten. Auch sollte die Brust nicht durch ihr eigenes Gewicht nach unten und damit aus dem Mund des Kindes gezogen werden.

Um sie zu halten und zu stabilisieren, kann die Mutter ein **zusammengerolltes Handtuch** (▶ Abb. 16.1) unter ihre Brust legen, damit sie die Brust nicht die ganze Zeit mit der Hand stützen

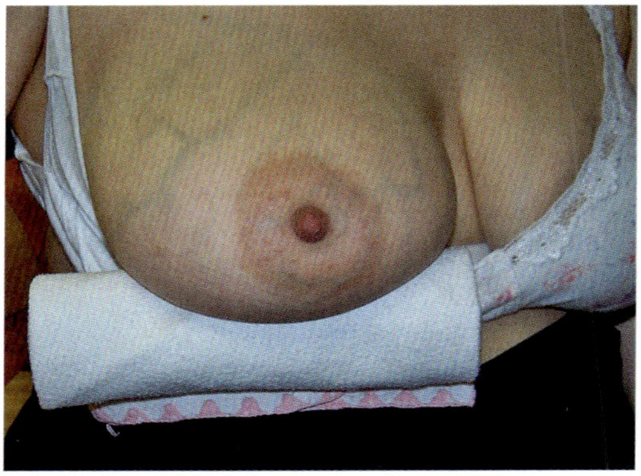

Abb. 16.1 Mit einem zusammengerollten Tuch wird eine schwere Brust von unten gestützt. (Quelle: Regine Gresens)

muss und auch mal eine Hand während des Stillens frei hat.

Hat sie das Anlegen erst einmal gelernt, ist das **Stillen im Liegen** für die Mutter oft einfacher als für schlanke Frauen mit kleinen Brüsten. Dazu liegt die Mutter mit einem Kissen unter dem Kopf **auf der Seite** und mit ihrer Schulter auf der Matratze. Die Brust liegt ebenfalls auf der Matratze und ist genau auf der richtigen Höhe, so dass das neben ihr auf der Seite liegende Baby sie gut erfassen kann. Indem sie sich ein wenig nach vorne beugt, kann sie das Baby sogar in der Überkreuz-Position an der oberen Brust trinken lassen, ohne sich auf die andere Seite drehen zu müssen. Sie kann dabei auch gut mit der oberen Hand die Brust leicht massieren, um einen besseren Milchfluss zu erreichen.

Die Mutter kann auch **auf dem Rücken liegend** stillen, indem sie das Baby entweder längs auf ihren Bauch oder quer zu ihrer Körperachse von der Achselhöhle kommend auf die Brust legt, seine Knie liegen dabei auf der Matratze. In dieser Position kann das Baby die Brustwarze leicht erfassen und besser atmen, weil die Schwerkraft die Brust von seiner Nase wegfallen lässt. Wenn das Baby seinen Kopf noch nicht alleine halten kann, muss sie ihn mit der Hand gegen seine Stirn etwas stützen.

Manche Mütter finden es bequemer, im **Rückengriff** anzulegen, da sie dabei das Baby gut beim Saugen beobachten können. Außerdem erhält es in dieser Position besonders viel Milch aus dem äußeren Quadranten der Brust, in dem sich das meiste Drüsengewebe und damit auch die meiste Milch befinden. Das Baby sollte dabei auf einem Kissen liegen, damit es auf der Höhe der Brustwarzen bleibt und die Mutter muss die Brust halten oder stützen, um das Saugen des Babys nicht zu beeinträchtigen. Sie sollte dabei auch darauf achten, dass das Baby sich nicht mit den Füßen an der Rückenlehne abstößt und dadurch seine Position zur Brustwarze verändert.

Der **Hoppe-Reiter-Sitz** kann ebenfalls eine bequeme Stillposition für die Mutter sein, wenn das Baby seinen Kopf schon selber halten kann. Dazu sitzt das Baby mit gespreizten Beinen auf dem Oberschenkel der Mutter und trinkt an der Brust (Kap. 2.2.14, ▸ Abb. 2.20).

16.3.5 Flache Brustwarzen

Übergewichtige Mütter haben oft große Brüste mit einer großen Areola und durch das periareoläre Fettgewebe abgeflachte Brustwarzen. Die flachen Brustwarzen erschweren das Anlegen, so dass es häufig zu wunden Brustwarzen und Rhagaden sowie einem eingeschränkten Milchtransfer kommt.

Das Anlegen kann erleichtert werden, wenn die Mutter für das auf der Seite liegende Baby ihre Brust im **„U"-Griff** von unten zwischen Daumen und Fingern fasst und etwas komprimiert (▸ Abb. 16.2) und dem auf der Seite liegenden Baby von der Nase kommend in den geöffneten Mund rollt, so dass es die ganze Brustwarze und möglichst viel Vorhof erfassen kann (▸ Abb. 16.3).

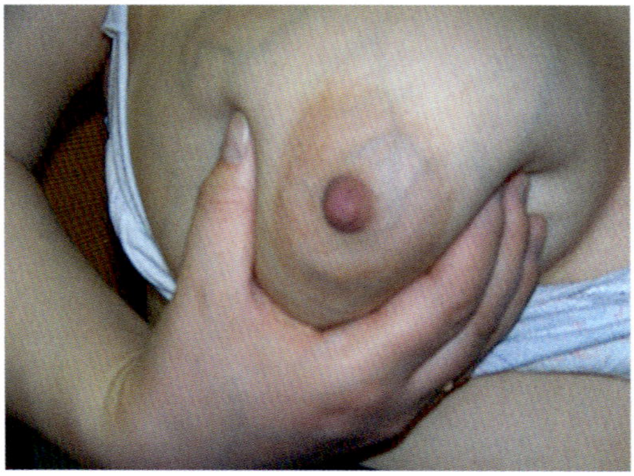

Abb. 16.2 Für das auf der Seite liegende Baby wird die Brust mit Daumen und Fingern parallel zu den Kieferleisten im „U-Griff" etwas komprimiert. (Quelle: Regine Gresens)

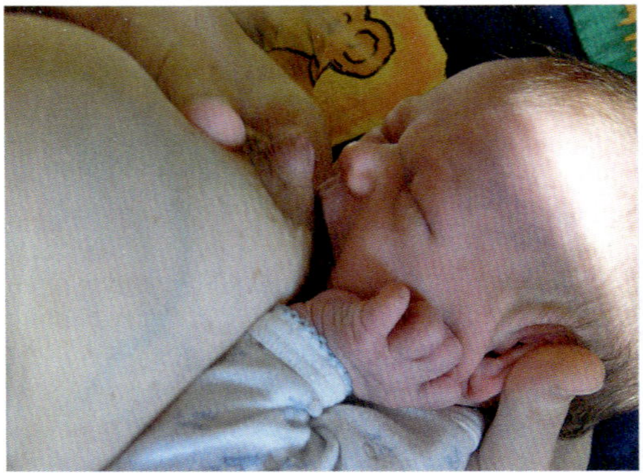

Abb. 16.3 Perspektive der Mutter: Die Brustwarze liegt vor der Nase des Babys. Wenn es den Mund weit öffnet, wird seine Unterlippe schnell an den Warzenhofrand gebracht und die Brust mit dem Daumen tief in den Mund gerollt. (Quelle: Regine Gresens)

Bei flachen oder Schlupfwarzen kann es außerdem hilfreich sein, vor dem Anlegen die Brustwarze kurz mit einer **elektrischen Pumpe** oder einer **Niplette®** herauszuziehen.

Ist die Areola in den ersten Tagen nach der Geburt durch Ödeme oder während der initialen Brustdrüsenschwellung sehr geschwollen und gespannt, kann vor dem Anlegen oder Pumpen die interstitielle Flüssigkeit durch sanften, rückwärts- und aufwärtsgerichteten **Druck mit den Fingern** (Reverse Pressure Softening) von der Areola ins tiefere Brustgewebe befördert werden [369].

16.3.6 Zum Saugen anregen

Wenn das angelegte Baby nicht oder nur für kurze Zeit an der Brust saugt, kann die Mutter mit einer **Brustkompression** den Milchfluss zum Kind wieder initiieren und es so zum Saugen anregen. Dazu drückt sie mit der Hand flächig etwas auf ihre Brust und hält den Druck so lange, bis das Kind wieder zu trinken beginnt [370].

16.3.7 Abpumpen

Falls eine übergewichtige Mutter abpumpen muss, ist es wichtig, dass sie eine **Brusthaube in der passenden Größe** (L, XL oder XXL) nimmt, damit sich ihre Brustwarzen frei und schmerzlos im Tunnel bewegen können und das Abpumpen effizient und angenehm für sie ist.

16.3.8 Still-BH und Kleidung

Große, schwere Brüste müssen mit einem gut sitzenden, festen Still-BH gestützt werden. Dazu muss die passende Größe ermittelt werden. Hierzu misst man im 7. oder 8. Schwangerschaftsmonat den Brustkorbumfang unter den Brüsten und wählt den **Cup mindestens 1–2 Größen größer** als bei einem aktuell gut sitzendem BH. Dabei ist allerdings darauf zu achten, dass der BH aus einem leichten, luftdurchlässigen und waschbaren Gewebe besteht und nicht drückt oder die Brust einschnürt.

Viele übergewichtige Mütter schämen sich wegen ihrer Körperfülle und ziehen sich daher zum Stillen zurück oder füttern in der Öffentlichkeit lieber mit der Flasche. Daher sollten sie lernen, wie sie durch **stillfreundliche Kleidung**, z. B. mit seitlichen Öffnungen, Weste oder Jacke, dem Einsatz von Tüchern und Ponchos u. Ä., diskret in der Öffentlichkeit stillen können. Die Mutter kann zu Hause vor einem Spiegel üben, das Baby so anzulegen, dass ihre Brust verdeckt ist. Oder sie kann sich von ihrem Partner oder einer Freundin dabei beobachten und mitteilen lassen, wann die Brust sichtbar ist und wann nicht.

16.3.9 Hautveränderungen

Übergewichtige Mütter mit großen Brüsten leiden oft unter **juckenden Schwangerschaftsstreifen** oder **Hitzeausschlägen** unterhalb und/oder zwischen den Brüsten. Juckende Streifen können mit einer unparfümierten Salbe oder Lotion eingecremt werden, um den Juckreiz zu lindern. Auf keinen Fall sollte die Mutter kratzen, da dies zu blutenden Wunden und Infektionen führen kann.

Bei übergewichtigen und/oder Müttern mit sehr großen Brüsten kommt es durch starkes Schwitzen und Reibung von Haut auf Haut häufiger zu Wundsein und einer **Entzündung der Hautfalten** unter den Brüsten (submammäre Intertrigo). Die Symptome sind Brennen, Jucken, Rötung, Bläschenbildung, Mazeration, Rhagaden und das Austreten von Wundsekret. Nicht selten treten dabei Sekundärinfektionen mit Pilzen (meist Candida albicans) oder Bakterien auf. Bei nässenden Stellen werden sterile Mullkompressen oder Leinenlappen in die Submammär-Falte gelegt, um die Haut vor weiterer mechanischer Reizung zu schützen und das Sekret aufzunehmen [371].

Als **Prophylaxe** wird tägliches Waschen und Duschen empfohlen, dabei soll die Feuchtigkeit auf der Haut anschließend abgetupft und nicht abgerieben werden.

Außerdem kann bei stärkerem Schwitzen unter den Brüsten eine **Kompresse** zum Trockenhalten in die Hautfalte gelegt werden.

Merke M!

Auf den Einsatz von Puder soll grundsätzlich verzichtet werden, da Puder die Haut mechanisch reizt und die Bildung der Intertrigo fördert.

Die Mütter sollten die **Zeichen einer Pilzinfektion** der Brüste sowie für Mundsoor des Babys kennen. Die Sekundärinfektionen sollten mit Antimykotika oder Antibiotika behandelt werden.

16.4 Ernährungsberatung

Merke M!

Stillende Mütter nehmen nach der Geburt schneller wieder ab als Nicht-Stillende, da sie für die Laktation täglich zusätzlich etwa 500–600 kcal verbrauchen [372].

Dabei ist die **Gewichtsabnahme** umso größer, je länger ausschließlich und je länger insgesamt gestillt wird. Im Durchschnitt nehmen stillende Frauen pro Monat zwischen 0,6–0,8 kg Körpergewicht ab [373].

Checkliste 16–1: Anamnese des Essverhaltens bei übergewichtigen Frauen ✔

- Wie schwer waren Sie vor der Schwangerschaft?
- Wie viel haben Sie in der Schwangerschaft zugenommen?
- Wie viel haben Sie seit der Geburt bereits abgenommen?
- Wie zufrieden sind Sie mit Ihrem Gewicht?
- Wie ernähren Sie sich jetzt?
- Halten Sie gerade eine strenge Diät ein, um stärker abzunehmen?
- Essen Sie heimlich?
- Verlieren Sie manchmal die Kontrolle beim Essen und essen Sie dann viel mehr als üblich?
- Nehmen Sie Medikamente zum Abführen, zur Appetitzügelung oder zur Entwässerung ein?

Tab. 16.2 Kritische Mikronährstoffe bei Restriktionsdiäten in der Stillzeit.

Mikronährstoffe in der Stillzeit	Mangel bei 2700 kcal/Tag	Mangel bei 2200 kcal/Tag	Mangel bei 1800 kcal/Tag	Für die Stillzeit empfohlene Lebensmittel mit hohem Gehalt des Mikronährstoffs:
Kalzium	X	X	X	Milch, Käse, Jogurt, Fisch (mit essbaren Gräten), Tofu (mit Kalziumsulfat hergestellt), Sojabohnen, Sojamilch, Chinakohl, Brokkoli, Grünkohl, Kohl, Fenchel, Lauch, Senf, Rübstielgemüse, Feigen, Nüsse, Kresse, Sprossen
Zink	X	X	X	Fleisch, Leber, Geflügel, Fisch, Eier, Sprossen, Jogurt, Vollkornprodukte, Hülsenfrüchte, Weizenkeime
Magnesium		X	X	Sonnenblumenkerne, Nüsse, Sprossen, Hülsenfrüchte, Vollkornprodukte, Naturreis, grünes Gemüse, Haferflocken, Weizenkeime
Thiamin		X	X	Schweinefleisch, Fisch, Vollkornprodukte, nnereien, Hülsenfrüchte, Mais, Erbsen, Samen, Nüsse, Vollkornmüsli
Vitamin B_6		X	X	Soja, Lachs, Sardinen, Walnüsse, Kleie, Sonnenblumenkerne, Leber, Fleisch, Fisch, Linsen, Kichererbsen, Huhn, Getreide, Hülsenfrüchte, Gemüse, Bananen, Avocado, Nüsse
Vitamin E		X	X	Weizenkeimöl, Sonnenblumenöl, Nüsse, Avocados, Erbsen, Karotten, Innereien, Weizenkeime
Vitamin B_2			X	Milchprodukte, Fleisch, Fisch, Getreide, Pilze
Folsäure			X	Blattgemüse, Früchte, Leber, grüne Bohnen, Vollkornmüsli, Hülsenfrüchte, Weizenkeime, Bierhefe
Phosphor			X	Milch und Milchprodukte, Fleisch, Fisch, Getreide und Hülsenfrüchte
Eisen			X	Fleisch, Leber, Hirse, Getreide, Hülsenfrüchte, Spinat, Gemüse, Pilze, Sonnenblumenkerne

[Quelle: modifiziert nach Subcommittee on Nutrition during Lactation (1991)]

In dem Gespräch sollte die Hebamme auch einfühlsam auf die **möglichen Auswirkungen** des Übergewichts oder der Essstörung auf die Mutter selbst und auf das Baby hinweisen. Sie sollte der Frau aber auch die Möglichkeit der Gewichtsabnahme während der Stillzeit vorschlagen und sie auf therapeutische Angebote zur Behandlung der psychischen Ursachen ihrer Essstörung hinweisen. (Kap. 17).

Eine **gesunde, ausgewogene Mischkost**, die neben Getreide und Vollkornprodukten sowie Gemüse und Obst auch tierische Produkte, wie Fleisch, Milch- und Milchprodukte, Eier, Fisch und Innereien, enthält, kann die stillende Mutter in der Stillzeit mit allen notwendigen Nährstoffen versorgen. Dabei sollte besonders auf eine ausreichende Zufuhr von **kalzium- und zinkreichen Lebensmitteln** geachtet werden (▶ Tab. 16.2), da Kalzium und Zink selbst bei einer Energiezufuhr von 2700 kcal pro Tag in zu geringer Höhe mit der Nahrung aufgenommen werden können.

Die Stillzeit ist eine gute Zeit, um eine **Gewichtsreduktion zu beginnen**.

> **Merke** M!
>
> Hat sich das Stillen nach acht Wochen gut etabliert, kann die Mutter bis zu 500 g in der Woche abnehmen, ohne das Baby oder ihre Milchmenge zu gefährden.

Dazu kann sie ihre **tägliche Energiezufuhr** auf bis zu 1800 kcal reduzieren. In diesem Fall kann allerdings die Versorgung mit Magnesium, Thiamin, Vitamin B_6, Vitamin E, Vitamin B, Folsäure, Phosphor und Eisen gefährdet sein, daher sollte bei der Ernährung auf Lebensmittel mit einem hohen Gehalt an diesen Mikronährstoffen geachtet werden (▶ Tab. 16.2). Ggf. kann auch ein entsprechendes Präparat zur Nahrungsergänzung empfohlen werden, am besten im Rahmen einer professionellen Ernährungsberatung [375].

Fastentage, die nicht länger als 24 Stunden dauern, können in der Stillzeit durchgeführt werden. Jedoch sollten keine Medikamente zur Entwässerung, zum Abführen oder zur Appetitzügelung eingenommen werden.

Außer bei chronischen Erkrankungen, wie Asthma oder Herzerkrankungen, sollte die Mutter zudem ihre **körperliche Bewegung langsam steigern**, bis sie mindestens 30 Minuten täglich flott spazieren kann. Zusätzlich sollte sie mit leichter Gymnastik, Schwimmen, Radfahren oder Walken in Einheiten von 15 Minuten beginnen, die bis auf 45 Minuten an vier Tagen in der Woche gesteigert werden [376], [377].

> **Merke** M!
>
> Die tägliche Energiezufuhr von 1800 kcal sollte auf keinen Fall unterschritten werden.

Denn eine Energiezufuhr von 1500 kcal/Tag kann zu einem **Rückgang der Milchproduktion** um 15 % [374] sowie zu einem Anstieg der aus dem mütterlichen Fettgewebe freigesetzten Fremdstoffe in der Muttermilch führen [378].

Bei einer moderaten Gewichtsabnahme geht von **Fremdstoffen in der Muttermilch** keine Gefahr für das Baby aus. Die Fremdstoffe in der Muttermilch haben verschiedene nationale und internationale Expertengremien, wie die Nationale Stillkommission und die WHO, in den vergangenen Jahren untersucht. Aus den gemessenen Werten haben sie geschätzt, wie viel ein Baby beim Stillen aufnimmt, und bewertet, ob diese Mengen zu gesundheitlichen Risiken für das Baby führen könnten. Die Experten sind unabhängig voneinander zu dem Ergebnis gekommen, das Stillen uneingeschränkt zu empfehlen, da nach bisherigem Wissensstand keine gesundheitlichen Beeinträchtigungen des Kindes zu erwarten sind und Flaschenernährung dagegen mit zahlreichen Nachteilen für die Entwicklung und Gesundheit des Kindes und für die mütterliche Gesundheit verbunden ist [379].

16.4.1 Beratungsangebote

Hilfreich für die Mutter ist es, wenn sie gegen Ende der Wochenbettbetreuung auf die mögliche Unterstützung durch ihre Hebamme bei Stillproblemen auch nach der 8. Woche bis zum Ende der Stillzeit hingewiesen wird. Gleichzeitig sollte sie über das **Angebot lokaler Stillgruppen** zum Austausch mit anderen Stillenden informiert werden. Für Probleme, die durch die Hebamme oder den Besuch einer Stillgruppe nicht gelöst werden können, sollte ihr auch die Möglichkeit der Beratung durch eine Still- und Laktationsberaterin genannt werden.

16.5 Was braucht das gestillte Kind?

Aufgrund der reduzierten Prolaktinreaktion der adipösen Mutter sollte das Neugeborene in den ersten Tagen **möglichst 10–12-mal in 24 Stunden** korrekt jeweils an beide Brüste angelegt werden, damit es keine Hypoglykämie entwickelt, ausreichend Flüssigkeit erhält, nicht zu viel Gewicht verliert und die Zufütterung von Flaschennahrung vermieden werden kann. Auch nach dem Beginn der initialen Brustdrüsenschwellung und der Laktogenese 2 ist **häufiges Anlegen** weiterhin wichtig. Zudem ist das Gewicht des Babys regelmäßig zu kontrollieren, bis sicher feststeht, dass es gut zunimmt.

Nach einer Magenverkleinerungsoperation zur Reduktion von exzessivem Übergewicht, etwa dem Legen eines Magenbandes oder eines Magenbypasses, wird der Körper der Mutter in den Zustand eines Mangels versetzt. Durch die geringe Aufnahme an Nahrungsmitteln muss zudem auf die Zufuhr von Vitaminen und Spurenelementen sowie Eiweiß geachtet werden.

Zwar ist Vitamin B_{12} in fast allen Nahrungsmitteln tierischer Herkunft (auch Eiern und Milchprodukten) enthalten, durch den Mangel des im Magen produzierten Intrinsic-Faktors kann es jedoch nach einer Magenverkleinerung aus der Nahrung nicht mehr ausreichend aufgenommen werden. Bei gestillten Kindern dieser Mütter ist es daher schon zu einem **Vitamin B_{12}-Mangel** mit daraus resultierenden Gedeih- und Entwicklungsstörungen gekommen. Deshalb wird die tägliche Einnahme eines Multivitaminpräparates empfohlen. In schweren Fällen ist eine monatliche Vitamin B_{12}-Injektion bei der Mutter sowie eine orale Vitamin B_{12}-Supplementation für das Baby erforderlich. Weiter sind die Gewichtszunahme und das Wachstum des Kindes zu beobachten [380], [381].

Literatur

Siehe Kap. 17

Informationen für stillende Mütter mit Übergewicht

Herzlichen Glückwunsch,

Sie haben sich entschieden, Ihr Baby zu stillen! Damit machen Sie Ihrem Baby und sich selbst ein großes Geschenk, denn Stillen ist mehr als nur Ernährung. Neben seinen vielen gesundheitlichen Konsequenzen für Mutter und Kind fördert es auch die Mutter-Kind-Beziehung und bietet dem Baby Befriedigung und Stimulation für alle Sinne. Stillen hilft Ihnen außerdem, schneller wieder Ihr altes Gewicht zu erreichen, und die Inhaltsstoffe der Muttermilch senken das Risiko Ihres Babys, später einmal Übergewicht zu bekommen.

Informieren Sie sich daher schon vorher gut über das Stillen! Lesen Sie ein Stillbuch, suchen Sie den Kontakt und den Austausch mit anderen stillenden Müttern in einer lokalen Stillgruppe.

Gerade am Anfang der Stillzeit, vor allem auch, wenn Ihr Baby per Kaiserschnitt geboren wurde, benötigen Sie sehr viel Unterstützung und sollten alle Hilfen in Anspruch nehmen, die Sie bekommen können. Gönnen Sie sich und Ihrem Baby **so viel Hautkontakt wie möglich**, mindestens bis zum ersten Stillen, aber auch in den nächsten Tagen. Legen Sie schon in den ersten Tagen häufig an, auch wenn Sie noch nicht viel Milch haben.

Um Ihr Baby zu stillen, nehmen Sie eine **bequeme Position in einem ruhigen, störungsfreien Raum** ein. Am einfachsten gelingt das Anlegen in einem weiten Sessel mit Rückenlehne und Armlehnen, die Ihrem Stillkissen Halt geben. Legen Sie das Baby vor sich auf das Stillkissen, fassen Sie Ihre Brust von unten mit der Hand und drücken Sie sie mit Daumen und Fingern etwas zusammen, so dass das Baby mit weit geöffnetem Mund Ihren Warzenhof und damit einen guten Teil der Brust erfassen kann.

Lassen Sie Ihr Baby an Ihren Brüsten **so oft und so lange saugen, wie es möchte**, denn das stimuliert am besten Ihre Milchproduktion. Wenn Sie richtig angelegt haben, spüren Sie dabei keine Schmerzen und bekommen auch keine wunden Brustwarzen. Achten Sie dabei auf die Schluckgeräusche beim Trinken. Während das Kind trinkt, können Sie Ihre Brust zart massieren oder mit der Hand flächig etwas auf die Brust drücken, dann läuft Ihre Milch leichter. Legen Sie in wechselnden Positionen an.

Achten Sie darauf, dass Ihre Brüste beim Stillen nicht auf Kinn und Nase oder den Brustkorb des Babys drücken und von der Schwerkraft nicht nach unten gezogen werden. Stützen Sie dazu Ihre Brust von unten mit einem zusammengerollten Handtuch oder einer Windel.

Führen Sie in den ersten Wochen ein **Stillprotokoll**, in das Sie die Stillzeiten sowie die täglichen Urin- und Stuhlwindeln Ihres Babys eintragen, bis Sie sicher sind, dass Ihr Baby gut gedeiht.

Verzichten Sie auf den Einsatz eines Schnullers. Bieten Sie Ihrem Baby stattdessen so oft wie möglich Ihre Brust zum Saugen an, auch zwischen den Mahlzeiten, z. B. zur Beruhigung oder zum Trost.

Tragen Sie einen **gut sitzenden, festen Still-BH** aus luftdurchlässiger, waschbarer Baumwolle. Wählen Sie das Körbchen etwa 1–2 Größen größer als im 7.–8. Schwangerschaftsmonat. Achten Sie darauf, dass der BH nirgends drückt oder die Brust einschnürt.

Duschen oder waschen Sie täglich Ihre Brüste mit Wasser und Seife, tupfen Sie die zarte Haut zwischen und unter den Brüsten vorsichtig trocken. Cremen Sie juckende Schwangerschaftsstreifen mit einer unparfümierten Lotion oder Salbe ein. Wenn Sie stark schwitzen, können Sie ein Taschentuch unter die Brüste legen, um den Schweiß aufzunehmen. Nehmen Sie **kein Puder**!

Zum diskreten Stillen in der Öffentlichkeit wählen Sie am besten **stillfreundliche Kleidung**, z. B. Oberteile mit seitlichen Öffnungen, eine Weste, Jacke oder ein Tuch zum Umhängen, und üben Sie zu Hause vor einem Spiegel oder mit Ihrem Partner, Ihr Baby so anzulegen, dass Ihre Brust verdeckt ist.

Wenn sich das Stillen nach 4–6 Wochen gut eingespielt hat, können Sie etwas Sport treiben, z. B. Schwimmen, Radfahren, Gymnastik, Walking, und Ihre tägliche Kalorienzufuhr auf bis zu 1800 kcal reduzieren und dabei bis zu 500 g in der Woche abnehmen, ohne das Baby oder Ihre Milchmenge zu gefährden.

17 Magersucht und Bulimie

Regine Gresens

Ca. 5–7 % der Frauen im gebärfähigen Alter sind von Essstörungen betroffen, die nicht zu Übergewicht führen, sondern **Untergewicht** verursachen können. Diese Essstörungen führen jedoch ebenfalls zu körperlichen Folgeerkrankungen und wirken sich auch auf die Fruchtbarkeit, die Schwangerschaft, die Geburt, das Stillen sowie die Mutter-Kind-Interaktion und das Kind aus [382].

Essstörungen sind wie die meisten psychogenen Erkrankungen **multifaktoriell bedingt**, so wirken bei der Krankheitsentstehung soziokulturelle Einflüsse, familiäre Faktoren und individuelle und Persönlichkeitsfaktoren zusammen. Zu den soziokulturellen Einflüssen gehören etwa das moderne Schlankheitsideal, die Konsum- und Leistungsorientierung und die veränderte Rolle der Frau in der westlichen Gesellschaft. In vielen Familien essgestörter Frauen finden sich pathologische Interaktions- und Verhaltensmuster, z. B. eine überbeschützende Haltung der Eltern, starke Leistungsbetonung, gestörte Kommunikations- und Konfliktlösungsmechanismen sowie negative Einstellungen zu Genuss und Sexualität.

Persönliche Risikofaktoren sind zunächst das weibliche Geschlecht, 90–97 % der Betroffenen sind weiblich, die Pubertätsphase, ein geringes Selbstwertgefühl, ein starker Perfektionismus, hohe Anpassungsbereitschaft an die Erwartungen von Anderen, ein Schönheitsideal des Schlankseins, starke Leistungsorientierung sowie gleichzeitig eine niedrige Frustrationstoleranz. Eine besondere Risikogruppe bilden Tänzerinnen, Fotomodelle und Modestudentinnen. Sehr häufig gab es in der persönlichen Vorgeschichte auch schon Misshandlung und sexuellen Missbrauch.

Merke M!

Das gestörte Essverhalten ist daher als misslungener Problemlöseversuch für innerpsychische und zwischenmenschliche Konflikte zu verstehen, was die schwierige und zeitintensive Therapie mit einer hohen Rückfallquote erklärt.

17.1 Magersucht (Anorexia nervosa)

Magersucht tritt vor allem bei Jugendlichen und jungen Frauen auf. Die Häufigkeit liegt in der Hauptrisiko-Gruppe zwischen dem 15. und 25. Lebensjahr bei ca. 1 %.

Eine Magersucht wird diagnostiziert, wenn aufgrund einer strikten Diät oder der Weigerung zu essen (Restriktiver Typus) oder durch selbstinduziertes Erbrechen und Missbrauch von Abführmitteln, Diuretika oder Klistieren nach vorhergehenden Fressanfällen (Binge-Eating/Purging-Typus), das **Körpergewicht mindestens 15 % unter dem** für Größe und Alter **üblichen Gewicht** liegt bzw. der BMI < 17,5 beträgt.

Obwohl sie kaum noch essen, dreht sich das gesamte Denken und Fühlen der Betroffenen um das Essen. Zusätzlich haben sie trotz des Untergewichts starke Angst vor einer Gewichtszunahme und fühlen sich aufgrund einer **gestörten Körperwahrnehmung** zu dick.

Die Unter- und Fehlernährung bei einer voll ausgeprägten Magersucht hat **massive körperliche Folgen** für die junge Frau, wie etwa ein Ausbleiben des Brustwachstums mit reduzierter Entwicklung des Drüsengewebes und der Milchgänge und eine Amenorrhoe, die im späteren Leben zu Infertilität sowie Fehl- und Frühgeburten führen kann. Manchmal wird diese Amenorrhoe durch die Einnahme der Anti-Baby-Pille verdeckt, die darin enthaltenen Hormone regulieren jedoch nicht alle hormonellen Folgen des Untergewichts. Weitere Symptome:

- sexuelle Lustlosigkeit
- Verlangsamung des Herzschlags
- niedriger Blutdruck
- Absinken der Körpertemperatur mit Kälteempfindlichkeit
- Magen-Darm-Probleme, z. B. chronische Verstopfung
- spröde Fingernägel, trockene Haut, Haarausfall
- vermehrtes Auftreten von Karies
- Reizungen und Verletzungen der Speiseröhre

- Vergrößerung der Speicheldrüsen
- Ödeme
- Lanugobehaarung
- Eisenmangel und Anämie
- Muskelkrämpfe
- Benommenheit, Ohnmacht
- Elektrolyt- und Herzrhythmusstörungen
- chronische Nierenprobleme
- Frakturen oder Osteoporose (schon ab dem 30. Lebensjahr).

Ca. 15 % der Frauen und Mädchen mit dem Vollbild der Magersucht sterben durch Dehydration, Herz- oder Nierenversagen, Infektionen oder auch Selbstmord [384]. Ein Teil der überlebenden Patienten leidet zeitlebens an Langzeitfolgen wie Osteoporose oder Niereninsuffizienz.

Aufgrund der Amenorrhoe treffen Hebammen selten auf Frauen mit einer akuten starken Magersucht. Wohl aber können sie bei Schwangeren oder Wöchnerinnen mit **subklinischen Misch- oder behandelten Formen** der Magersucht konfrontiert sein.

17.2 Ess-Brech-Sucht (Bulimia nervosa)

Als **Bulimie** bezeichnet man das Auftreten von wiederholten Heißhungerattacken mit regelrechten Fressanfällen und der regelmäßigen anschließenden Anwendung von Maßnahmen gegen eine Gewichtszunahme, wie selbstinduziertes Erbrechen oder Missbrauch von Appetitzüglern, Abführmitteln, Diuretika oder Klistieren (Purging-Typus), oder extreme Diäten, Fasten und/oder exzessive sportliche Aktivitäten (Nicht-Purging-Typus).

An Bulimie erkranken in der Risikogruppe im Alter von 18–35 Jahren 2–4 % der Frauen, wobei sich diese Zahl in den letzten 10 Jahren verdoppelt hat [385]. Die Betroffenen stammen dabei aus allen sozialen Schichten, jedoch trifft man sie in höheren sozialen Schichten häufiger.

> **Merke** M!
>
> Bulimikerinnen haben meistens Normalgewicht, können aber auch über- oder untergewichtig sein.

Ihr Denken dreht sich den ganzen Tag fast ausschließlich ums Essen und um ihren Körper. Sie sind in der Regel mit ihrem Körpergewicht unzufrieden, haben jedoch eine gestörte Körperwahrnehmung, d. h. sie fühlen sich auch bei Normalgewicht schon zu dick. Aus diesem Grund haben sie eine **extreme Angst vor dem Zunehmen**. Sie lehnen ihren weiblichen Körper ab und meist auch jegliche Form von Sexualität. Oft geht die Krankheit auch mit einem Missbrauch von Nikotin, Alkohol oder Drogen, Depressionen oder autoaggressivem, selbstverletzendem Verhalten einher. Da sie sich wegen ihres Kontrollverlusts während der Fressanfälle schämen und Schuldgefühle haben, versuchen sie meist, ihre Krankheit zu verbergen oder zu leugnen, so dass sie oft erst nach mehreren Jahren eingestanden oder erkannt wird und damit eine therapeutische Behandlung beginnen kann.

Folgen der Bulimie sind:

- Entzündungen der Speiseröhre
- vergrößerte Speicheldrüsen
- Müdigkeit, Konzentrationsstörungen
- Zahnschäden
- Magen-Darm-Probleme
- Ödeme
- Störungen des Elektrolythaushalts (Kalium-, Eisen-, sowie Calciummangel), die zu lebensbedrohlichen Herzrhythmusstörungen führen können
- Langzeitfolgen sind Nierenschäden und Osteoporose.

Ca. 50 % der Erkrankten haben trotz Normalgewichts **Zyklusstörungen mit anovulatorischen Zyklen**, daher wird davon ausgegangen, dass viele Frauen, die wegen Unfruchtbarkeit behandelt werden, eine nicht diagnostizierte Essstörung haben und zu wenige Kalorien mit der Nahrung zu sich nehmen.

17.3 Anamnese

Checkliste 17.1: Mögliche Fragen beim Verdacht auf eine Essstörung.

- Sind Sie mit Ihrem Essverhalten zufrieden?
- Haben Sie Probleme mit dem Essen?
- Machen Sie sich Sorgen wegen Ihres Gewichts oder Ihrer Ernährung?
- Beeinflusst Ihr Gewicht Ihr Selbstwertgefühl?
- Machen Sie sich viele Gedanken wegen Ihrer Figur?
- Essen Sie manchmal heimlich?
- Übergeben Sie sich, wenn Sie sich unangenehm voll fühlen?
- Machen Sie sich Sorgen, weil Sie manchmal mit dem Essen nicht aufhören können?
- Ist oder war die Gewichtszunahme in der Schwangerschaft für Sie problematisch?
- Wie oft wiegen Sie sich selbst?
- Wie ernähren Sie sich? Wie oft, was und wie viel essen Sie täglich?
- Haben Sie manchmal das Gefühl, dass Sie Essanfälle haben und das Essen nicht stoppen können?
- Kommt es vor, dass Sie fasten?
- Nehmen Sie Medikamente zum Abführen, zur Appetitzügelung oder zur Entwässerung ein?
- Wie viele Stunden Sport treiben Sie in der Woche?
- Verletzen Sie sich manchmal selbst, z. B. indem Sie sich Haare ausreißen oder die Arme ritzen?

Da Essstörungen meist lange Zeit von der Betroffenen vor Anderen verheimlicht und nicht zugegeben werden, sollte bei der Anamnese **auch auf Auffälligkeiten geachtet** werden, die Hinweise auf eine bestehende oder vergangene Essstörung sein können, wie etwa Zyklusstörungen, Fertilitätsbehandlungen, Fehlgeburten, Schwangerschaftserbrechen oder geringe Gewichtszunahme, sowie auf körperliche Anzeichen, wie Verhornungsmale (durch das Selbstherbeiführen des Erbrechens) am Handrücken oder Mittelfinger, und auf Zeichen für selbstverletzendes Verhalten (z. B. Ritzen der Arme, Ausreißen von Haaren).

Es ist sehr wichtig, Frauen mit Essstörungen **ernst zu nehmen**, sie einfühlsam auf die Störung anzusprechen und auf spezifische Hilfsangebote durch entsprechende Therapeuten, Kliniken oder Selbsthilfegruppen hinzuweisen (Kap. 17.5). Im optimalen Fall sollte dies noch vor Eintreten einer Schwangerschaft erfolgen. Da Hebammen aber in der Regel erst mit der Schwangeren in Kontakt kommen, wird solch eine frühzeitige Intervention nur selten möglich sein.

Merke M!

Die Hebamme sollte im Rahmen ihrer Tätigkeit das Essproblem zwar ansprechen, kann jedoch nicht diejenige sein, die es mit der Frau lösen wird.

Dazu ist in der Regel eine **längerfristige psychotherapeutische Behandlung** erforderlich. Da die Hebamme aber eine wichtige Vertrauensperson ist, sollte sie bei einer bekannten Essstörung oder dem Verdacht auf eine Essstörung ein **offenes und dennoch wohlwollendes Gespräch** mit der Schwangeren oder der Mutter führen. Es kann der Frau helfen, sich zu öffnen und vielleicht erstmalig über die von ihr meist verheimlichte oder verleugnete Erkrankung zu sprechen. Besonders die Verantwortung für das Kind ist für viele Frauen ein hoher Motivationsfaktor, die Möglichkeit einer professionellen Hilfe für sich anzunehmen.

Während der Schwangerschaft kann eine kalorienreduzierte Kost der Mutter zu einer Mangelversorgung des Kindes führen. So benötigt es besonders in den ersten Entwicklungsmonaten **Folsäure**, um Neuralrohrdefekte (z. B. Spina bifida) zu vermeiden. Da dieses Vitamin vor allem in Weichkäse, Nüssen, Müsli, Vollmilch, Bananen usw. vorhanden ist, weisen Frauen, die ständig Diäten halten, Mängel auf. Sie müssen daher unbedingt Folsäurepräparate einnehmen.

Eiweiß wiederum ist der Grundbaustoff menschlicher Zellen. Zur ausreichenden Eiweißversorgung sollten Schwangere daher ab dem vierten Monat vermehrt Vollkornprodukte, Kartoffeln, Hülsenfrüchte usw. zu sich nehmen, was bei Essstörungen aber extrem schwierig ist.

17.4 Konsequenzen für das Stillen

Manche Frauen mit akuten und auch mit geheilten Essstörungen bezeichnen die Schwangerschaft als die beste Zeit ihres Lebens, bei anderen verstärkt sich die Symptomatik noch durch eine Schwangerschaft. Sie lehnen ihren immer runder und weiblicher werdenden Körper ab und verlieren sogar an Gewicht. Auch leiden (ehemals) essgestörte Frauen häufiger unter übermäßigem **Schwangerschaftserbrechen** (Hyperemesis gravidarum) und haben häufiger **Fehlgeburten**. Sie nehmen in der Schwangerschaft weniger zu und bekommen öfter untergewichtige Babys [393].

Studien, nach denen es eine signifikante Häufung von Mehrlingsschwangerschaften und fetalen Fehlbildungen, wie Microcephalus, Lippen-Kiefer-Gaumen-Spalten und Spina bifida, bei essgestörten Schwangeren gibt, werden von neueren Studien nicht bestätigt [394], [395]. Dies mag der heute routinemäßigen Substitution von Folsäure zu verdanken sein. Dennoch haben die Frauen ein **höheres Risiko für Schwangerschafts- und Geburtskomplikationen** und müssen öfter aufgrund kindlicher Indikationen operativ oder per Kaiserschnitt entbunden werden, mit den damit einhergehenden negativen Auswirkungen auf das Stillen.

Obwohl sich bei vielen Frauen mit Bulimie die Symptomatik während einer Schwangerschaft verbessert, kommt es in der Zeit **nach der Geburt** öfter zu Rückfällen oder einer Verschlechterung der Symptome. Besonders gegen Ende der Schwangerschaft und ca. 3 Monate nach der Geburt nimmt das pathologische Essverhalten wieder zu [386]. Frauen mit Bulimie erkranken bis zu dreimal häufiger an einer postpartalen Depression als Mütter ohne Essstörungen. Dies hat gravierende Folgen für die Mutter-Kind-Interaktion und das Stillen [387] (s. auch Kap. 15).

Zwar schließen akute Essstörungen oder Essstörungen in der Vorgeschichte ein erfolgreiches Stillen nicht aus, einige (ehemals) essgestörte Mütter stillen sogar über mehrere Jahre. Dennoch haben viele der Betroffenen mehr Probleme beim Stillen, die oft zum vorzeitigen Abstillen führen. Diese Probleme basieren sowohl auf den erhöhten Raten an früh geborenen und untergewichtigen Babys und der hohen Sectiorate, als auch auf dem mütterlichen Untergewicht und den zugrunde liegenden psychischen Problemen.

Merke **M!**

Je größer die individuellen Sorgen um Figur und Gewicht bei einer Frau ausgeprägt sind, desto eher treten Probleme beim Stillen auf.

Einerseits möchten sie perfekte Mütter sein, andererseits führen Stillprobleme immer zu **vermehrtem Stress** bei den Müttern und sie fühlen sich gerade wegen der Stillprobleme noch mehr als Versagerinnen und als schlechte Mütter, was ihr ohnehin niedriges Selbstwertgefühl und die mit dem pathologischen Essverhalten verbundenen Scham- und Schuldgefühle dem Kind gegenüber noch weiter verstärkt [388].

Die mit der Mutterschaft einhergehenden Veränderungen des Alltags sind eine große Herausforderung für die Mütter. Oft werden die **Bedürfnisse des Kindes über die eigenen** gestellt. Das kann dazu führen, dass die Mutter für sich selbst keine regelmäßigen Mahlzeiten mehr zubereitet, weil ihr dazu die Zeit oder Energie fehlt. Gleichzeitig hat sie dabei schnell das Gefühl, den vielfältigen Bedürfnissen des Kindes nicht gerecht werden zu können. Dies führt dazu, dass ihre Schuldgefühle und ihr Gefühl zu versagen zunehmen. Das gestörte Essverhalten kann sich verstärken.

Die **Mutter-Kind-Interaktion** ist oft gestört, was sich in großer Unsicherheit im Umgang mit dem Baby äußern kann. Nicht selten fällt es der Mutter sehr schwer, eine innere Bindung zu ihrem Kind aufzubauen. Sie fühlt wenig Freude und starke Distanziertheit, was die Disharmonie zwischen Mutter und Kind verstärkt. Dies führt häufig dazu, dass das Baby schlecht schläft, viel schreit und sich von der Mutter schlecht beruhigen lässt. Dies wiederum erschwert die Bindung der Mutter zum Kind weiter und verstärkt ihr Gefühl, keine gute Mutter zu sein.

Das **anstrengende Leben mit dem Neugeborenen** und der Übergang in die neue Rolle als Mutter bedeuten für die Mutter mit einer Essstörung eine enorme Belastung, der sie sich häufig nicht richtig gewachsen fühlt. Oft fühlt sie sich dann auch müde, antriebslos und depressiv. Gleichzeitig hat sie große Angst, ihrem Kind zu schaden oder in der Schwangerschaft bereits geschadet zu haben. Außerdem fürchtet sie, dass das Baby etwas von ihrer

Krankheit spürt und später selber einmal essgestört werden könnte. Zusätzlich kommen ihr durch die Geburt oder das Stillen nicht selten traumatische Erlebnisse aus der eigenen Kindheit wieder ins Bewusstsein.

Diese **multiplen Stressfaktoren** bewirken dann oftmals, dass sich das gestörte Essverhalten einige Zeit nach der Geburt wieder einstellt, was erneut die Schuldgefühle verstärkt. Eine gefährliche Abwärtsspirale bis zur manifesten postpartalen Depression kann sich entwickeln.

Fallbeispiel 17–1: Übergewicht, Bulimie und postpartale Depression B

Frau B., 32 Jahre, wurde ungeplant, aber erwünscht schwanger. Ein Jahr zuvor hatte sie einen Schwangerschaftsabbruch. Sie hatte schon als Kind mäßiges Übergewicht. In ihren Zwanzigern litt sie zudem unter Bulimie, Depression und selbstverletzendem Verhalten.

Ihr BMI beträgt aktuell 27, sie macht sich Sorgen um die Schwangerschaft und gibt zu, gelegentlich Essanfälle mit anschließendem selbstinduziertem Erbrechen zu haben. Ansonsten geht es ihr körperlich gut. In der Schwangerschaft geht sie abwechselnd zu Vorsorgeuntersuchungen bei ihrem Frauenarzt und zu ihrer Hebamme.

Im ersten Trimenon der Schwangerschaft leidet sie unter häufigem Erbrechen. Ihr Frauenarzt ist zunächst unsicher, ob es sich dabei um eine Hyperemesis gravidarum oder einen Rückfall ihrer Essstörung handelt. Das Erbrechen hört in der 14. SSW auf und die Schwangerschaft entwickelt sich normal. Frau B. nimmt insgesamt 15 kg zu. Allerdings benötigt sie häufig Rat und Unterstützung durch die Hebamme, die ihr immer wieder bestätigen muss, dass ihre Gewichtszunahme im normalen Bereich liegt und kein Anlass zur Sorge um das Kind besteht.

In der 39. SSW bringt sie bei einer Spontangeburt eine kleine Tochter (Geburtsgewicht 3600 g) zur Welt. Das Stillen verläuft von Anfang an schwierig. Wegen wunder Brustwarzen und einer Gewichtsabnahme des Kindes von über 10 % beginnt sie noch in der Geburtsklinik Flaschennahrung zu füttern. Zuhause versucht sie mithilfe ihrer Hebamme vergeblich, durch Abpumpen mit Doppelpumpsystem ihre Milchmenge zu steigern, gerät dabei aber in eine massive Erschöpfung, hat Schlafstörungen und große Angst vor Schmerzen beim erneuten Anlegen.

Im Umgang mit ihrer kleinen Tochter ist sie sehr unsicher und distanziert, hat deswegen Schuldgefühle und Angst, keine gute Mutter sein zu können. Da sie unbedingt die perfekte Mutter, Hausfrau und Partnerin sein möchte, empfindet sie sich zunehmend als Versagerin und ist enttäuscht von ihrer Mutterschaft.

14 Tage nach der Geburt beginnen wieder Essanfälle mit anschließendem Erbrechen. Vier Wochen nach der Geburt stillt Frau B. ab, damit sie nachts wieder einmal durchschlafen kann. Sechs Wochen nach der Geburt wird vom Hausarzt eine postpartale Depression diagnostiziert. Frau B. wird mit Fluoxetin behandelt und nimmt mehrere Monate lang an einer ambulanten Mutter-Kind-Therapie teil.

5 Monate nach der Geburt besucht sie einen Rückbildungskurs und berichtet der Hebamme anschließend, dass es mit ihrer Tochter jetzt besser läuft und sie inzwischen mehr mütterliche Gefühle hat. Sie ist aber immer noch unglücklich über ihren Körper und ihr Gewicht, da sie weiterhin 10 kg mehr wiegt als vor der Schwangerschaft und auch weiterhin Ess-Brech-Anfälle hat.

Etwa die Hälfte der Frauen mit einer Essstörungsvergangenheit gibt an, keinen Gefallen am Stillen zu haben [391]. Manchen Müttern bereitet das Stillen Stress, weil sie dabei nicht kontrollieren können, wie viel ihr Baby trinkt. Sie legen es daher vor und nach jedem Stillen auf die Waage. Zudem übertragen sie häufig ihre Ängste vor einer zu hohen Gewichtszunahme auch auf das Baby. Dies kann dazu führen, dass sie es nicht oft oder nicht lange genug anlegen, häufig einen Schnuller zur Beruhigung geben bzw. das Baby sogar später bewusst auf Diät setzen.

Auch kommt es öfter zu **späteren Fütterungsproblemen**, beispielsweise wenn das Kind die Beikost verweigert oder die Mutter nicht gemeinsam mit dem Kind essen kann. Häufig äußern die Mütter sich im Beisein des Kindes negativ über das Essen, sein Essverhalten oder sein Gewicht.

> **Merke** M!
>
> Die mütterliche Essstörung ist somit auch ein Risikofaktor für das Kind, später selbst ein gestörtes Essverhalten zu entwickeln.

Versucht die Mutter in der Stillzeit abzunehmen, indem sie zu wenig isst bzw. ihre tägliche Kalorienaufnahme auf **weniger als 1800 kcal am Tag** beschränkt, besteht das Risiko, dass ihr Körper für die Milchbildung auf die körpereigenen Reserven zugreift und es zu mütterlichen Mangelerscheinungen kommt. Das kann zu starker körperlicher Erschöpfung und der Herabsetzung der Immunabwehr und damit zu einer vermehrten Anfälligkeit für Infektionen führen. Außerdem kann ihre Milchmenge zurückgehen, so dass das Baby nicht ausreichend zunimmt.

Bei Müttern, die untergewichtig sind und eine negative Energiebilanz aufweisen, ist der **Fettgehalt in der Muttermilch** erniedrigt und das Fettsäuremuster verändert, allerdings kann dies ausgeglichen werden, wenn das Baby nach Bedarf gestillt und durch häufigeres und längeres Anlegen seine tägliche Trinkmenge entsprechend erhöht wird [389].

Auch der Gehalt an **immunologisch wirksamen Komponenten der Muttermilch** ist vom mütterlichen Ernährungszustand abhängig. Bei Frauen mit einem BMI < 20 sind das sekretorische IgA sowie die Lysozyme im Kolostrum und in der reifen Muttermilch um etwa die Hälfte niedriger im Vergleich zu Frauen mit einem BMI > 20 [390].

Chronische Mangelernährung führt außerdem zu einem geringeren Gehalt der Muttermilch an den Vitaminen C, B_6, B_{12}, A und D und den Spurenelementen Selen und Jod. Der Gehalt an Proteinen, Laktose, den Mineralstoffen Eisen, Magnesium und Kalzium und den Spurenelementen Zink und Kupfer wird hingegen durch die Ernährung der Mutter nicht beeinflusst.

Bei stark untergewichtigen Mädchen kann es, aufgrund eines Mangels des körperfettabhängigen Wachstumshormons Leptin zu einer Störung der Brustentwicklung in der Pubertät kommen. Diese wird bei einigen jungen Frauen bei späterer Gewichtszunahme zwar nachgeholt, es kann aber dennoch bei einigen Betroffenen zu einer **dauerhaften Reduktion des Brustdrüsengewebes** kommen. Daraus kann wiederum eine Beeinträchtigung der Muttermilchmenge mit daraus folgender Gedeihstörung des Babys resultieren [392].

17.5 Was braucht die stillende Mutter?

Mütter mit Essstörungen oder ehemaligen Essstörungen brauchen die Versicherung, dass sie erfolgreich (voll) stillen können, ohne ihrem Kind zu schaden. Sie sollten sich in der Stillzeit gesund und ausgewogen ernähren und **ausreichend Energie (d. h. > 1800 kcal/Tag)** zu sich nehmen.

Da Frauen mit Essstörungen aber häufiger Stillprobleme haben, benötigen sie **schon vor der Geburt** eine gute Vorbereitung auf das Stillen sowie eine intensive Begleitung während der Schwangerschaft und unter der Geburt, die das Risiko für Schwierigkeiten beim Stillbeginn reduziert (Kap. 16.1).

17.5.1 Intensive Unterstützung des Stillbeginns

Auch nach der Geburt brauchen diese Mütter eine besonders intensive Unterstützung beim Stillen. Dies gilt besonders, wenn sie ein untergewichtiges oder zu früh geborenes Baby haben und/oder per Kaiserschnitt entbunden wurden. **Frühe Stillprobleme** wie etwa Anlegeschwierigkeiten, wunde Brustwarzen oder Saugschwäche des Kindes sollten schnellstmöglich durch adäquate Maßnahmen behoben werden, auch um den Stress für die Mutter so gering wie möglich zu halten. Zudem muss die Mutter wissen, dass das Baby von Anfang an häufig an beiden Brüsten ausgiebig trinken sollte und auch später beim Stillen nach Bedarf die Häufigkeit und die Dauer der Stillmahlzeiten nicht eingeschränkt werden sollten.

17.5.2 Unzureichende Milchmenge

Hat eine Mutter Probleme mit ihrer Milchmenge oder gedeiht das gestillte Kind schlecht, so sollte neben der Optimierung des Stillmanagements (Kap. 28.5.2), auch die **Ernährung der Mutter** soweit möglich verbessert werden (s. auch ▸ Tab. 16.2). Die Nahrungsaufnahme von **min-**

destens 1800 kcal pro Tag sollte in der Stillzeit nicht unterschritten werden.

Mütter, die sich einseitig ernähren oder deren Energiezufuhr < 1800 kcal liegt, müssen in der Stillzeit **Nahrungsergänzungsmittel** nehmen, um ihren eigenen Bedarf an Proteinen, Kalzium, Zink, Magnesium, Eisen, Folsäure, Vitamin B_2, B_6, E, Phosphor und Thiamin zu decken sowie das Defizit an den Vitaminen C, B_6, B_{12}, A und D und den Spurenelementen Selen und Jod in der Muttermilch auszugleichen. Essgestörte Mütter sollten zudem in der Stillzeit keinerlei Medikamente zur Entwässerung, zum Abführen oder zur Appetitzügelung einnehmen.

17.5.3 Stress abbauen

Merke M!

In der Regel ist Stress der Auslöser bzw. ein Verstärker für die Essstörung.

Daher sollte ein **Schwerpunkt der Beratung** durch die Hebamme auf Stressvermeidung bzw. -reduktion liegen. Da die betroffene Frau ohnehin schon unter massiven Schuldgefühlen leidet, ist es wichtig, ihr keine Vorwürfe für ihr Verhalten zu machen. Stattdessen sollte mit ihr besprochen und geplant werden, was sie konkret verändern kann, um ihren **Stress im täglichen Leben zu reduzieren**, zum Beispiel:

- Haushaltspflichten verringern
- Tätigkeiten im Haushalt mit wachem Baby im Tragesack oder -tuch ausführen
- Schlafphasen des Babys nutzen, um selbst zu ruhen oder etwas Angenehmes zu tun
- Den Partner stärker im Haushalt oder in der Kinderbetreuung einbinden
- Haushaltshilfe organisieren, z. B. aus der Familie oder gegen Bezahlung
- Regelmäßige Betreuung des Babys oder der Geschwisterkinder, z. B. durch Oma oder Babysitter
- Tägliche Bewegung und Spaziergänge von mindestens 60 Minuten Dauer an der frischen Luft
- Kontakte mit anderen Müttern aufnehmen, z. B. Stillgruppe, Rückbildungskurs, Babygruppe etc.
- Entspannungsübungen, Yoga etc.

17.5.4 Förderung der Mutter-Kind-Bindung

Merke M!

Ein weiterer Schwerpunkt in der Wochenbettbetreuung muss die Förderung der Mutter-Kind-Interaktion sein.

Zum einen ist daher das Stillen zu unterstützen, denn eine harmonische, erfolgreiche Stillbeziehung wirkt sich günstig auf die Bindung von Mutter und Kind aus. Zum anderen ist es aber auch eine wichtige Aufgabe der Hebamme, die Mutter mit den für das Leben mit dem Baby relevanten Informationen zu versorgen, damit sie **realistische Erwartungen**, sowohl an sich selbst als auch an ihr Kind, entwickeln kann. Gleichzeitig vermittelt sie im Rahmen ihrer Betreuung der Mutter weitere Fertigkeiten und Techniken des Handlings, um z. B. das Baby zu wickeln, zu trösten, zu tragen, in den Schlaf zu begleiten, zu baden, zu massieren, mit ihm zu kuscheln, zu sprechen, zu spielen usw., die sie sicherer werden lassen [397].

Merke M!

Daher wird es immer wieder erforderlich sein, der Mutter zu versichern, dass sie nicht „perfekt" sein muss, sondern eine „ausreichend gute Mutter" ist.

Dies kann in konkreten gelungenen Interaktions-Situationen durch direktes, glaubwürdiges Lob der Mutter erfolgen. Die Hebamme kann sie aber auch indirekt bestärken, indem sie sich in Gegenwart der Mutter beispielweise dem Baby, dem Partner oder anderen Angehörigen gegenüber lobend über die Mutter und ihren Umgang mit dem Baby äußert.

Des Weiteren sollte die Mutter auch auf lokale Einrichtungen und Personen hingewiesen werden, die professionelle Hilfe zur Vorbeugung und Therapie von Problemen der Mutter-Kind-Interaktion anbieten. Im besten Fall kann die Mutter schon in der Schwangerschaft Kontakt mit diesen Einrichtungen aufnehmen.

17.5.5 Vermittlung an andere Fachleute

Bei einer Essstörung geht es nicht nur um das Essen und das Gewicht, sondern die Störung ist nur das **Symptom eines tiefer liegenden seelischen Problems**. Für die Mutter ist es daher meist sehr unangenehm, wenn sie auf eine vermutete Essstörung angesprochen wird. Deshalb kann es sein, dass sie mit Angst oder Unmut reagiert oder alles abstreitet. In diesem Fall sollte die Hebamme nicht auf dem Thema beharren, aber die Frau wissen lassen, dass sie für sie da ist, wenn sie darüber sprechen will.

Wenn die Mutter bereit ist, über ihr Essverhalten zu sprechen, sollte sie ermutigt werden, **professionelle Hilfe** anzunehmen. Denn ohne eine entsprechende psychotherapeutische Behandlung ist eine Essstörung nur schwer zu durchbrechen und die Gefahr von Rückfällen bleibt bestehen. Dazu kann sich die Frau zunächst an ihren Hausarzt oder Gynäkologen wenden. Außerdem hat es sich praktisch bewährt, ihr bereits bei diesem Gespräch schriftliche Hinweise auf spezielle Beratungsstellen und ambulante Therapie-Angebote, z. B. über eine Essstörungs-Hotline zu geben, so dass sie zu einem späteren Zeitpunkt selbst Kontakt dorthin aufnehmen kann.

Hilfreiche Adressen ✓

Bei Essstörungen

Deutschland

- https://www.bundesfachverbandessstoerungen.de/
  Der Bundesfachverband Essstörungen informiert über die verschiedenen Essstörungen und bietet ein umfangreiches, landesweites Verzeichnis von spezialisierten Fachleuten, Beratungsstellen und Kliniken.
- https://www.bzga-essstoerungen.de/
  Die deutsche Bundeszentrale für gesundheitliche Aufklärung liefert Informationen für Betroffene, Angehörige, Fachleute und allgemein Interessierte. Das Angebot reicht von allgemeinen Hinweisen über Präventionsprogramme bis hin zur Bestellmöglichkeit sämtlicher Broschüren zum Thema.
- https://www.anad.de/
  Beratung und allgemeine Informationen zu Essstörungen. Der Verein bietet Beratung und therapeutisch betreute Wohngemeinschaften für Menschen mit Essstörungen an.
- https://www.essstoerungen-frankfurt.de/
  Mit diesem Internetportal möchte das Frankfurter Zentrum für Essstörungen über seine Angebote informieren und Betroffenen helfen, Kontakt aufzunehmen sowie Online-Beratung anbieten.

Österreich

- www.essstoerungshotline.at
  Hotline für Essstörungen, anonyme und kostenlose Beratung per Telefon oder Email, Vermittlung von Therapeuten in ganz Österreich.
  Gratishotline: 0800 20 11 20
  Mo–Do von 12–17 Uhr
  Email: hilfe@essstoerungshotline.at

Schweiz

- https://sges-ssta-ssda.ch/
  Informationen zu den Ursachen für Essstörungen, ihre Behandlungsmöglichkeiten sowie Angaben zu qualifizierten Fachleuten, Kliniken und Selbsthilfegruppen, die auf die Behandlung von Essstörungen spezialisiert sind.

Wenn die Hebamme allerdings den Eindruck hat, dass die **Gesundheit der Frau oder des Babys extrem gefährdet** ist, muss sie umgehend handeln. In diesem Fall sollte, notfalls auch ohne die Entbindung von der Schweigepflicht, offen mit dem Arzt und den Angehörigen der Frau über die weitere Vorgehensweise, z. B. eine Zufütterung, eine stationäre Aufnahme o. Ä., gesprochen werden.

In der Wochenbettzeit sollte die Hebamme insbesondere auf **frühe Zeichen einer postpartalen Depression der Mutter** achten. Dazu zählen Müdigkeit, Schlafstörungen, Energielosigkeit, Konzentrationsstörungen, Unsicherheit, Ängste, Schuld- und Insuffizienzgefühle, Unruhe oder Stimmungsschwankungen sowie körperliche Symptome, wie etwa Appetitlosigkeit, rascher

Gewichtsverlust, Magen-Darm-Beschwerden, aber auch Kopfschmerzen, Herzbeschwerden usw. Zur weiteren Diagnostik sollte dann unbedingt der Frauen- oder Hausarzt aufgesucht werden, damit die Mutter einer adäquaten Behandlung zugeführt werden kann (Kap. 15).

17.5.6 Abstillen

Manche Mütter empfinden das Stillen, von Beginn an oder mit der Zeit zunehmend, als Belastung, weil sie ihre Stillprobleme nicht lösen können oder keine Freude am Stillen haben und das Stillen ausschließlich als Pflicht ansehen. Dadurch kann ihre Essstörung erneut ausbrechen oder sich verstärken. In einer solchen Situation kann es erforderlich sein, die Mutter wohlwollend darauf anzusprechen und mit ihr gemeinsam einen für sie akzeptablen Weg zu finden, auf möglichst natürliche Weise abzustillen, um die Mutter zu entlasten und die Mutter-Kind-Bindung nicht weiter zu gefährden (Kap. 42).

Ein Abstillen oder ein Zufüttern per Flasche ohne schlechtes Gewissen kann von der Mutter dann als große Entlastung empfunden werden und zu mehr Nähe zum Kind und zu einer größeren Befriedigung als Mutter führen. In diesem Fall sollten ihr Möglichkeiten aufgezeigt werden, wie sie, auch ohne zu stillen, die Bedürfnisse ihres Kindes nach **Zuwendung und Körperkontakt** erfüllen kann, z. B. durch Kuscheln, Tragen, gemeinsames Baden und Schlafen.

17.6 Was braucht das gestillte Kind?

Fette sind wichtig für das rasante Wachstum und die Entwicklung des Gehirns und Nervensystems des Babys. Darüber hinaus machen die Fette in der Muttermilch 50 % ihres Kaloriengehalts aus. Etwa ein Drittel der Fette in der Muttermilch stammt direkt aus der Ernährung der Mutter. Die Zusammensetzung dieser Fette wird über die Ernährung der Mutter beeinflusst. Ernährt sie sich sehr fettarm, was bei Diäten oder Essstörungen meist der Fall ist, führt dies zu einem Anstieg der mittelkettigen Fettsäuren in der Muttermilch.

Weil aber gerade die essenziellen Fettsäuren, besonders Linolensäure und die langkettigen Omega-3-Fettsäuren (Eicosapentaensäure und Docosahexaensäure), für die Entwicklung des Nervensystems und der Retina des Babys unentbehrlich sind, sollten stillende Mütter pro Woche **zwei Portionen fetten Fisch** (z. B. Lachs oder Makrele) essen oder 300 mg/Tag Docosahexaensäure in Kapseln zu sich nehmen, um die optimale Entwicklung des Gehirns zu gewährleisten.

Weiter sollte regelmäßig kontrolliert werden, ob das Kind genug Muttermilch bekommt und ausreichend an Gewicht zunimmt. Dazu ist in der ersten Zeit nach der Geburt **tägliches Wiegen** sowie die Beobachtung der Ausfuhr an Hand der schweren und vollen Windeln erforderlich.

Bei **Anzeichen für eine Gedeihstörung** sollte die Mutter zunächst zu ihrer Ernährung befragt und entsprechend beraten werden, um eine Energiezufuhr < 1500 kcal ausschließen zu können.

Außerdem sollte frühzeitig das **Stillmanagement optimiert** werden. Ist das Anlegen korrekt und schmerzfrei, sollte zunächst versucht werden, über die Häufigkeit und Länge des Anlegens, eine Brustkompression und Wechselstillen die Trinkmenge des Babys zu erhöhen. Zusätzlich kann die Mutter nach dem Stillen die Brüste vollständig mit der Pumpe entleeren und dem Baby die so gewonnene fettreiche Milch verabreichen.

Bessert sich die Gewichtszunahme nicht binnen einiger Tage, ist die Mutter von den dafür erforderlichen Maßnahmen und der Sorge um das Kind zu gestresst oder ist sie nicht in Lage diese durchzuführen, dann sollte das Baby mit geeigneter **Muttermilchersatznahrung** zugefüttert werden.

Darüber hinaus sollte die Hebamme bei dem Baby auf **Zeichen einer gestörten Mutter-Kind-Bindung** achten. Schreit es in den ersten Lebenswochen exzessiv, ist es passiv, apathisch, desinteressiert, meidet es den Blickkontakt, lächelt es wenig und wirkt es unglücklich, so kann dies auf eine Störung der Mutter-Kind-Interaktion, z. B. als Folge einer postpartalen Depression der Mutter, hinweisen.

Um die Auswirkungen für das Kind möglichst gering zu halten und schnellstmöglich eine geeignete Therapie beginnen zu können, sollten Mutter und Kind so früh wie möglich bei einer **speziellen Beratungsstelle** oder einem Spezialisten für Mutter-Kind-Bindungsstörungen vorgestellt werden (Adressen Kap. 15).

Literatur

[361] Micali N, Treasure J, Simonoff E. Eating disorder symptoms in pregnancy: a longitudinal study of women with recent and past eating disorders and obesity. J Psychosom Res 2007; 63: 297–303

[362] Schienkiewitz A, Mensink GBM, Kuhnert R et al. Übergewicht und Adipositas bei Erwachsenen in Deutschland. Journal of Health Monitoring 2017; 2(2): 21–28

[363] Hänseroth K, Distler W, Kamin G et al. Schwangerschaftsverlauf, Geburt und Wochenbett bei adipösen Frauen. Geburtsh Frauenheilk 2007; 67(1): 33–37

[364] Poobalan AS, Aucott LS, Gurung T et al. Obesity as an independent risk factor for elective and emergency caesarean delivery in nulliparous women–systematic review and meta-analysis of cohort studies. Obes Rev 2009; 10(4): 487–488

[365] Rowe-Murray H, Fisher J. Baby friendly hospital practices: cesarean section is a persistent barrier to early initiation of breastfeeding. Birth 2002; 29(2): 124–131

[366] Rasmussen KM, Kjolhede CL. Prepregnant Overweight and Obesity Diminish the Prolactin Response to Suckling in the First Week Postpartum. Pediatrics 2004; 113: e465–471

[367] Harder T, Bergmann R, Kallischnigg G et al. Duration of Breastfeeding and Risk of Overweight: A Meta-Analysis. Am J Epidemio 2005; 162: 397

[368] Li R, Jewell S, Grummer-Strawn L. Maternal obesity and breast-feeding practice. Am J Clin Nutr 2003; 77(4): 931–936

[369] Hilson JA, Rasmussen KM, Kjolhede CL. High prepregnant body mass index is associated with poor lactation outcomes among white, rural women independent of psychosocial and demographic correlates. J Hum Lact 2004; 20: 18–29

[370] Cotterman J. Reverse Pressure Softening (2002). Im Internet: https://www.health-e-learning.com/articles/RPS_Cotterman_ver2005.pdf

[371] Newman J, Kernerman E. Kompression der Brust für besseren Milchfluss https://www.stillkinder.de/kompression-der-brust-fuer-besseren-milchfluss/

[372] Jevitt C, Hernandez I, Groer M. Lactation Complicated by Overweight and Obesity: Supporting the Mother and Newborn. J Midwifery Womens Health 2007; 52 (6): 600–613

[373] Baker JL, Gamborg M, Heitmann BL et al. Breastfeeding reduces postpartum weight retention. Am J Clin Nutr 2008; 88: 1543–1551

[374] Butte NF, Hopkinson JM. Body composition changes during lactation are highly variable among women. J Nutr 1998; 128 (Suppl. 2): 381–385

[375] Strode MA, Dewey HG, Lönnerdal B. Effects of short term caloric restriction on lactational performance of well-nourished mothers. Acta Paediatr Scand 1986; 75: 222–229

[376] Mackey AD, Picciano MF, Mitchell DC et al. Self-selected diets of lactating women often fail to meet dietary recommendations. J Am Diet Assoc 1998; 98 (3): 297–302

[377] Lovelady C, Garner K, Moreno K et al. The effect of weight loss in overweight, lactating women on the growth of their infants. N Engl J Med 2000; 342: 449–453

[378] Subcommittee on Nutrition during Lactation. Nutrition during Lactation. Washington DC; National Academy Press: 1991

[379] Engelmeyer A, Straff W. Start ins Leben – Einflüsse aus der Umwelt auf Säuglinge, ungeborene Kinder und die Fruchtbarkeit. Umweltbundesamt Deutschland, Hrsg: 2008

[380] McCrory MA. Does dieting during lactation put infant growth at risk? Nutr Rev 2001; 59: 18–21

[381] Stefanski J (2006). Breastfeeding after bariatric surgery. Todays Dietician 2006; 8: 47–57

[382] Sheiner E, Levy A, Silverberg D et al. Pregnancy after bariatric surgery is not associated with adverse perinatal outcome. Am J Obstet Gynecol 2004; 190: 1335–1340

[383] Langer M, Wimmer-Puchinger B. Essstörungen – ein aktuelles Problem für Gynäkologie und Geburtshilfe. J Gynäkol Endokrinol 2009; 19(2): 6–13

[384] Zipfel S, Löwe B, Reas D et al. Long-term prognosis in anorexia nervosa: lessons from a 21-year follow-up study. The Lancet 2000; 355(9205): 721–722

[385] Lacey JH. The treatment demand for Bulimia: a catchment areas report of referral rates and demography. Psychiatric Bulletin1992; 16: 203–205

[386] Stein A, Fairburn C. Eating Habits and Attitudes in the Postpartum Period. Psychosom Med 1996; 58: 321–325

[387] Franko D et al. Pregnancy Complications and Neonatal Outcomes in Women with Eating Disorders. Am J Psychiatry 2001; 158: 1461–1466

[388] Rortveit K, Aström S, Severinsson E. Experience of Guilt as a Mother in the Context of Eating Difficulties. Issues Ment Health Nurs 2009, 30(10): 603–610

[389] Perez-Escamilla R, Cohen RJ, Brown KH et al. Maternal anthropometric status and lactational performance in low-income Honduran population: Evidence for the role of infants. Am J Clin Nutr 1995; 61: 528–534

[390] Chang SJ. Antimicrobial proteins of maternal and cord sera and human milk in relation to maternal nutritional status. Am J Clin Nutr 1990; 51(2):183–187

[391] Koubaa S, Hällström T, Hirschberg AL. Early Maternal Adjustment in Women with Eating Disorders. Int J of Eat Disord 2008; 41(5): 405–410

[392] Moschos S, Chan JL, Mantzoros CS. Leptin and reproduction: a review. Fertil Steri 2002; 77(3): 433–444

[393] Koubaa S, Hällström T, Lindholm C et al. Pregnancy and neonatal outcomes in women with eating disorders. Obstet Gynecol 2005; 105(2): 255–260

[394] Lacey JH, Smith G. Bulimia nervosa: the impact of pregnancy on mother and baby. Brit J Psych 1987; 150: 777–781

[395] Lemberg R, Phillips J. The impact of pregnancy on anorexia nervosa and bulimia. Int J Eat Dis 2006; 8: 285–295

[396] Scherbaum V, Perl FM, Kretschmer U, Hrsg. Stillen: Frühkindliche Ernährung und reproduktive Gesundheit. Köln: Deutscher Ärzte Verlag; 2003

[397] Carwell ML, Spatz DL. Eating Disorders and Breastfeeding. MCN 2011; 36(2): 112–117

[398] Bund Deutscher Hebammen, Hrsg. Psychologie und Psychopathologie für Hebammen. Stuttgart: Hippokrates; 2007

[399] Walker M. Breastfeeding Management for the Clinician: Using the Evidence. Boston: Jones and Bartlett; 2011

Informationen für stillende Mütter mit Essproblemen

Herzlichen Glückwunsch, Sie haben sich entschieden, Ihr Baby zu stillen! Damit machen Sie Ihrem Baby und sich selbst ein großes Geschenk, denn Stillen ist mehr als nur Ernährung. Neben seinen vielen gesundheitlichen Konsequenzen für Mutter und Kind fördert das Stillen auch die Mutter-Kind-Beziehung und bietet dem Baby Befriedigung und Stimulation für alle Sinne. Zudem senken die Inhaltsstoffe der Muttermilch das Risiko Ihres Babys, später einmal Übergewicht zu bekommen.

Informieren Sie sich daher schon vorher gut über das Stillen! Lesen Sie ein Stillbuch, suchen Sie den Kontakt und Austausch mit anderen stillenden Müttern in einer lokalen Stillgruppe.

Gerade am Anfang der Stillzeit, vor allem auch, wenn Ihr Baby per Kaiserschnitt oder mit einem geringen Gewicht geboren wurde, benötigen Sie sehr viel Unterstützung und sollten **alle Hilfen in Anspruch nehmen, die Sie bekommen können**.

Gönnen Sie sich und Ihrem Baby **so viel Hautkontakt wie möglich**, mindestens bis zum ersten Stillen, aber auch in den nächsten Tagen. Legen Sie es schon in den ersten Tagen häufig an, auch wenn Sie noch nicht viel Milch haben.

Um Ihr Baby zu stillen, nehmen Sie eine **bequeme Position in einem ruhigen, störungsfreien Raum** ein. Lassen Sie Ihr Baby an Ihren Brüsten so oft und so lange saugen, wie es möchte, denn das stimuliert am besten Ihre Milchproduktion. Wenn Sie richtig angelegt haben, spüren Sie dabei keine Schmerzen und bekommen auch keine wunden Brustwarzen. Achten Sie dabei auf die Schluckgeräusche beim Trinken. Während es trinkt, können Sie Ihre Brust zart massieren oder mit der Hand flächig etwas auf die Brust drücken, dann läuft Ihre Milch leichter. Legen Sie in wechselnden Positionen an.

Führen Sie in den ersten Wochen ein **Stillprotokoll**, in das Sie die Stillzeiten sowie die täglichen Urin- und Stuhlwindeln Ihres Babys eintragen, bis Sie sicher sind, dass Ihr Baby gut gedeiht. Tägliche Wiegeproben sind unnötig und verursachen unnötigen Stress für Sie und Ihr Baby. Verzichten Sie aber auf den Einsatz eines Schnullers. Bieten Sie Ihrem Baby stattdessen so oft wie möglich Ihre Brust zum Saugen an, auch zwischen den Mahlzeiten, z. B. zur Beruhigung oder zum Trost.

Damit Sie genügend Muttermilch bilden, sollten Sie **mindestens 1800 kcal pro Tag** zu sich nehmen. Wählen Sie gesunde, abwechslungsreiche Nahrungsmittel mit einem hohen Gehalt an Proteinen, Vitaminen und Mineralstoffen. Falls dies nicht möglich ist, nehmen Sie ein Nahrungsergänzungsmittel, damit es nicht zu einem Mangel der Nährstoffe bei Ihnen kommt.

Sie müssen keine „perfekte" Mutter sein, Ihrem Baby genügt es, wenn Sie eine ausreichend gute Mutter sind. Das Stillen kann Ihnen dabei helfen, die Beziehung zu Ihrem Baby zu vertiefen und sich als gute Mutter zu fühlen. Wenn Sie beim Stillen oder beim Umgang mit Ihrem Baby unsicher sind oder sich Sorgen machen, sollten Sie sich fachliche Hilfe suchen, z. B. durch Ihre Hebamme.

Vermeiden und reduzieren Sie Ihren Stress im Haushalt, indem Sie z. B.

- Ihre Haushaltspflichten verringern,
- die Tätigkeiten im Haushalt mit wachem Baby im Tragesack oder -tuch ausführen,
- die Schlafphasen des Babys nutzen, um selbst zu ruhen oder etwas Angenehmes zu tun,
- Ihren Partner stärker im Haushalt oder in der Kinderbetreuung einbinden,
- sich eine Haushaltshilfe organisieren, z. B. aus der Familie oder gegen Bezahlung,
- eine regelmäßig Betreuung des Babys oder der Geschwisterkinder vereinbaren, z. B. durch Oma oder Babysitter,
- Kontakte mit anderen Müttern aufnehmen, z. B. in einer Stillgruppe, Rückbildungskurs, Babygruppe usw.,
- sich täglich bewegen und Spaziergänge von mindestens 60 Minuten Dauer an der frischen Luft machen,
- sich entspannen, z. B. durch Meditation oder Yoga.

Sollte sich Ihre Essstörung verschlimmern, suchen Sie bitte schnellstmöglich professionelle Hilfe.

18 Stillen und Drogenabhängigkeit

Christiane Knoop

18.1 Sucht und Suchtmittel

Der Begriff **„Sucht“** leitet sich nicht von dem Wort „suchen“ ab, wie gemeinhin angenommen wird, sondern kommt aus dem alten Wort „siechen“, das heißt: das Leiden an einer Krankheit. Sucht ist ein alter Begriff, der heute in Fachkreisen häufig durch **Abhängigkeitssyndrom** (für substanzgebundene Abhängigkeit) und durch **Impulskontrollstörung** (Zwangsstörung, Verhaltenssucht) ersetzt wird.

Menschen werden schnell sowohl körperlich als auch psychisch abhängig von bestimmten Substanzen, die ich in der folgenden Tabelle hinsichtlich ihrer Wirkung auch auf das ungeborene Kind genauer beschreiben und aufzählen möchte.

Tab. 18.1 Die häufigsten Drogen im Überblick.

Substanz	Suchtpotenzial und Applikationsform	Wirkung	Risiken für das Kind
Heroin	Halbsynthetisches, starkes Opiat mit einem hohen psychischen und körperlichen Abhängigkeitspotenzial Applikationsform: Spritzen, Rauchen, Schnupfen	Stark euphorisierend, macht schnell „high“, die Wirkung kann 6–24 Stunden anhalten, schneller Gewöhnungseffekt, es wird immer schneller mehr gebraucht, Verunreinigtes oder unerwartet reines Heroin kann zu tödlichen Überdosierungen führen	• Fehlgeburt • Frühgeburt • intrauteriner Stress durch Entzug der Mutter • intrauteriner Fruchttod • Neugeborenen-Abstinenzsyndrom durch Beimischungen • Fehlbildungen • Untergewicht • Entwicklungs- und Verhaltensstörungen
Kokain **(Koks, Schnee, Crack, Coke)**	Extem schnelle Abhängigkeit Applikationsform: durch Schnupfen über die Nasenschleimhaut	Starkes Stimulanz, euphorisierend, steigert die Leistungsfähigkeit, die Wirkung lässt nach 1–2 Stunden nach	• Fehlgeburt • Frühgeburt • intrauteriner Fruchttod • Neugeborenen-Abstinenzsyndrom • Vorzeitige Plazentalösung • Fehlbildungen von Herz, Gehirn und Urogenitalorganen • Entwicklungsverzögerung
Cannabis-Produkte: **Marihuana (Gras) und Haschisch (Shit, Hasch)**	Psychische Abhängigkeit	Sehr verharmloste Droge mit stark sedierender Wirkung, starke Konzentrationsstörungen, Lungenschädigung (wie Nikotin), Uteruskontraktion	• Frühgeburt • Untergewicht/Dystrophie • Plazentainsuffizienz • Fehlbildungen im Bereich des limbischen Systems • Sprachstörungen • Gedächstnisstörungen • Lernstörungen
Benzodiazepine **(z. B. Valium, Diazepam, Rohypnol)**	Verschreibungspflichtige Medikamente mit starker psychischer und körperlicher Abhängigkeit, schon in niedrigen Dosierungen	Schlaffördernd, stimmungsauffhellend, angstlösend, sedierend	• langandauernder Entzug mit ausgeprägter Symptomatik und Gefahr des Atemstillstands • Bei hohen Gaben im 1. Trimenon: • Gesichtsfehlbildungen (häufig LKG-Spalten) • geistige Retardierung • Hyperkinesien (übermäßige Bewegungsaktivität) • Krampfanfälle

Tab. 18.1 Fortsetzung

Substanz	Suchtpotenzial und Applikationsform	Wirkung	Risiken für das Kind
Drogen-ersatzstoffe: **Methadon, Polamidon, Subotex**	Verordnung im Rahmen eines Substitutions-programms	Bekämpft die Entzugs-erscheinungen, die Mütter sind stabiler und deutlich besser in der Lage, sich auf das Kind einzustellen (Voraussetzung: keine anderen Drogen) In der Schwangerschaft kann die Dosis verringert werden.	• geringerer fetaler Stress • Neugeborenen-Abstinenzsyndrom
Mischkonsum	Mehrere Suchtmittel gleichzeitig oder nacheinander	besonders gefährlich, weil sich die Substanzen mischen und gegenseitig verstärken können	• Fehlgeburt • Frühgeburt • Totgeburt • Neugeborenen-Abstinenzsyndrom • Wachstumsstörungen • Fehlbildungen • Störungen der geistigen Entwicklung • Störungen der körperlichen Entwicklung

18.2 Stillen und Bindung

Bindung ist **eine lebensnotwendige „Ver-Bindung“** zwischen (meistens) der Mutter und ihrem neugeborenen Kind, die diesem hilft, die „Not zu wenden“. Die Not, die durch die Geburt entsteht, die Ankunft im Neuen und Ungewissen, durch Stresserleben und unvorhergesehene Ereignisse. Stillen fördert diese Bindung durch die Nähe der Beziehung, durch den Blick- und Körperkontakt und durch vieles andere mehr.

Durch die **Erkenntnisse der Hirnforschung** wissen wir heute, dass sich positive Gedanken wie Freude, Glück und Liebe bereits im Mutterleib auswirken und Einfluss auf die Hirnentwicklung nehmen. Das ist ein Prozess, der sich im Idealfall nach der Geburt weiter fortsetzt, so dass alles, was ein Baby an liebevoller, konstanter Zuwendung, Nähe, Vertrauen und Liebe erfährt, zu Vernetzungen zwischen den Hirnzellen führt und damit zu Möglichkeiten des Kindes „die Welt im Kopf als schön zu erleben“ [400].

Merke M!

Eine *positive Bindung und gute Eltern-Kind-Kontakte* erlauben es dem Kind, sich vertrauensvoll auf die Welt einzustellen und sich und seine Handlungen als selbstwirksam zu erfahren.

Die **immense Bedeutung einer gelingenden Beziehung** zwischen Mutter und Kind lässt sich inzwischen auch durch „Gehirnscans“ nachweisen und darstellen. Wir Hebammen stehen an einer wichtigen Schnittstelle. Wir sehen die Frauen in der Schwangerschaft, begleiten sie durch die Geburt und durch das Wochenbett und sollten dieses auch immer im Bewusstsein für die große Bedeutung dieser frühen Bindungsvorgänge tun.

Merke M!

Wir sollten genau hinsehen!
- Wie geht die Mutter mit ihrem Baby um?
- Wie spricht sie mit ihm, von ihm?
- Wie berührt sie es?
- Wie ist sie von ihm berührt?

In den Niederlanden ist eine Methode entwickelt worden, die auch bei Neugeborenen und seinen Eltern angewandt werden kann: das **VideoHome-Training.** Eine kurze Videosequenz eines Eltern-Kind-Kontaktes ist Grundlage einer sehr positiven Rückmeldung an die Eltern. Es ist dies eine ressourcenverstärkende Möglichkeit, Eltern in ihrer Unsicherheit im Umgang mit ihrem Baby anzunehmen und zu begleiten, und sie vor allem auch in ihrem liebevollen und gelungenen Kontakt zu ihrem Kind zu bestätigen und zu ermutigen. Fällt dabei auf, dass es große Unsicherheiten gibt, Ambivalenzen und Unverständnis für die Bedürfnisse des Babys, wird verstärkt Hilfe und Unterstützung angeboten. Das VideoHomeTraining wird inzwischen auch bei uns in familienpädagogischen Arbeitsfeldern, in Frühberatungsstellen und Schreiambulanzen eingesetzt. Der kurze Filmausschnitt ist ein anderes Medium als Sprache und schafft dadurch einen anderen Zugang zu den Eltern.

Hilfreiche Adressen ✔

- www.spindeutschland.de

Aufgrund meiner langen Berufserfahrung als Familienhebamme habe ich den Eindruck, dass wir es mit einem **bedrückenden „Bildungsnotstand"** zu tun haben, der ein gedeihliches, verantwortungsvolles, soziales Miteinander in unserer Gesellschaft gefährdet. Ich beobachte, wie Frauen nach der Geburt zum „Alltäglichen" übergehen bzw. oft müssen, wie Neugeborene in Zeitstrukturen und Bedürfnismuster der Eltern „eingepasst" werden, wie Schonräume und Innehalten weichen, wie Überforderung und Einsamkeit ihren Tribut fordern und den Umgang mit dem Kind bestimmen.

Und ich höre, **wie von und mit den Babys gesprochen wird**. Da wird den gerade geborenen Kindern unterstellt, sie wollten ihre Mutter „ärgern", weil sie schreien, wo sie doch satt, gewickelt und im eigenen, sauberen Bett lägen. „Der ist schon wie sein Vater, genau so fordernd und frech.... aber da gehe ich jetzt nicht hin", erträgt eine Mutter lieber das Weinen ihres Kindes. Angst, die Kinder zu verziehen, sie aus dem eigenen Bett nicht mehr loszuwerden, sie mit Liebe zu verzärteln oder abhängig zu sein vom Willen der Neugeborenen, bestimmt den Umgang mit ihnen.

In vielen Familien herrscht eine allgemeine und sehr große Unkenntnis über das Wunder „neugeborenes Baby", was ein Kind schon an Fähigkeiten alles mitbringt und vor allem, was es an lebensnotwendigen Bedürfnissen an seine Beziehungspersonen hat, wie sich Bindung entwickelt.

Beispiele für ein nicht einfühlsames Verhalten der Mutter — B

Frau B. füttert ihr über ihren Knien hängendes Baby, indem sie ihm mit einer Hand die Augen verschließt und mit der anderen Hand hektisch und ruckartig die Flasche gibt. „Sie soll trinken und nicht im Raum rumgucken" sagt sie und „Sie muss sich gewöhnen, dass ich nicht alle Zeit der Welt für sie habe."

Frau K. wickelt ihr 4 Wochen altes Mädchen. Die Kleine ist unruhig und strampelt mit den Beinchen gegen den Bauch der Mutter (eine ihrer Möglichkeiten, sich zu zentrieren und so zu mehr Ruhe zu kommen). Die Mutter wertet das als Tritt in ihren Bauch und gibt dem Baby einen „Klaps" auf den Windelpo. „Du tust mir weh und treten lasse ich mich von dir nicht!" sagt sie.

Frau M. ist unsicher und traut sich nicht, das Kind zu baden. Beim Wickeln ist es unruhig und die Mutter sagt: „Mein Kind mag mich nicht." Sie ist entmutigt und behandelt das Kind entsprechend.

Frau K. schließt die Tür zum Kinderzimmer und stellt den Fernseher lauter, um das Schreien ihres Babys nicht zu hören: „Der soll jetzt schlafen", sagt sie genervt und weiter: „Jedes Mal wenn ich komme, ist er ruhig – ich lasse mich doch von ihm nicht an der Nase herumführen ...!"

Frau O. macht gerne Spielchen mit ihrem Kind: wenn sie es füttert, zieht sie gerne den Löffel oder die Flasche wieder weg und lacht über den Gesichtsausdruck des Kindes. Das macht sie auch, wenn ihr Kind nach einem Spielzeug greifen möchte... Das Kind ermutigen, ihm gute Momente positiv empfundener Selbstwirksamkeit zu verschaffen, das kann sie nicht tun, weil sie gar nicht weiß, wie sie angemessen mit ihrem Baby umgehen sollte.

Bei der Betreuung und Stillberatung von Müttern ist auch wichtig, auf **unsere eigene Sprache** zu achten. Was erzählen wir den Eltern über ihr Kind? Welche Eigenschaften verleihen wir ihm und unterstützen so ungewollt und unbewusst eine frühe Prägung des Kindes? Es kann für ein Baby eine frühe, ungute Prägung sein, wenn die Mutter von der Hebamme schon im Krankenhaus hört, „was für einen kleinen Dickkopf sie hat, eine wütende Eigenwillige oder ein launisches Kind, mit dem Sie noch Ihren Spaß haben werden ...“, und je nach den eigenen Erfahrungen und Vorstellungen wird so ein gehörtes Wort auf den Umgang der Mutter mit ihrem Kind einwirken.

Viele Frauen, mit denen wir umgehen, haben **eigene Bindungsunsicherheiten** erlebt. Es ist eine dankbare Aufgabe, sie als Hebammen zu begleiten, neue Wege mit ihrem Kind zu gehen. Und für Frauen mit Suchterkrankungen gilt das in einem bedrückenden Ausmaß.

18.3 Voraussetzungen für eine Begleitung

18.3.1 Möglichst früher Beginn

Die Begleitung einer suchtmittelabhängigen Frau steht und fällt oft mit dem **Zeitpunkt des Betreuungsbeginns**. Meist ist sie in Behandlung ihres Frauenarztes und ihres substituierenden Arztes. Manchmal ist sie im Kontakt mit einer Drogenberatungsstelle. Zwar können die Suchtberater auch Hausbesuche machen. Niemand sieht die Frauen jedoch im Kontext ihrer Schwangerschaft und ihrer Abhängigkeit zu Hause. Nur Familienhebammen können diese Lücke in der Versorgung schließen.

Es macht wenig Sinn, sich hinter datenschutzrechtlichen Bestimmungen zu verstecken und die Frauen vor Kontrolle, Jugendamt und Einmischung schützen zu wollen. **Spätestens nach** der Geburt werden sie sich mit dem Jugendamt zum Kinderschutz konfrontiert sehen.

Dann ist die **Situation der Mutter** aber schon eine ganz andere als in der Schwangerschaft. Sie muss sich einerseits mit ihren eigenen Schuldgefühlen und dem Kind im Entzug auf der Neugeborenen-Intensivstation auseinandersetzen und sich andererseits der Beobachtung und Kontrolle ihres Verhaltens dem Kind gegenüber stellen. Und genau diese Situation könnte in der Schwangerschaft vorbereitet und dann von der vertrauten Bezugsperson auch bei Schwierigkeiten in der Klinik begleitet werden.

Für die Frau macht es einen großen Unterschied, ob es einen Menschen gibt, der bezeugen kann, wie verantwortungsvoll und kooperativ und verlässlich sie sich schon in der Schwangerschaft gezeigt hat. Deshalb wäre eine **frühzeitige Übermittlung** durch die behandelnden Ärzte oder die Drogenberatungsstellen sehr wünschenswert, ja notwendig, verbunden mit der Aufklärung der Frauen hinsichtlich einer solchen frühen Begleitung. Zwar begrüßen viele der behandelnden Ärzte die Schwangerschaft ihrer Patientin ausdrücklich als eine Chance, sich zu stabilisieren und wollen diesen Prozess auch gerne begleiten, aber damit entgeht die Möglichkeit, sich der Mutter von den Bedürfnissen des Kindes her zu nähern, sie in ihrer Schwangerschaft zu begleiten, sie auf die Geburt vorzubereiten, wie jede andere Schwangere auch, und sie gleichzeitig mit der Entwicklung und dem Bedarf des Kindes vertraut zu machen.

Den Kontakt zum Sozialarbeiter des Jugendamtes schon mal herzustellen, die Eck- und Rahmenpunkte nach der Geburt zu benennen – das alles mag zunächst eine große Verunsicherung und Angst der Frau mit sich bringen, es wird aber ohnehin auf sie zukommen.

Bei der Betreuung ist es wichtig, den Frauen und ihren Partnern **vorbehaltlos entgegenzutreten**. Ich bin Frauen begegnet, denen mein großer Respekt gilt für ihre Bemühungen, mit ihren und für ihre Kinder den Weg in eine stabile und annähernd „normale“ Lebenssituation zurückzufinden. Alle diese Frauen haben bedrückende Lebensgeschichten und sind oft seit Jahrzehnten abhängig. Sie wollen dennoch mit dem Kind leben. Dabei müssen sie Unterstützung finden. Und dafür darf die Last der Verantwortung nicht auf einem Helfer allein liegen, sondern sollte sich auf ein miteinander kooperierendes Helfernetz aufteilen (Kap. 18.4).

18.3.2 Die gesamte familiäre Situation berücksichtigen

Eine wesentliche Rolle spielen die **Partner der Frauen**. Sind auch sie abhängig oder haben auch sie einen Entzug gemacht? Konsumieren sie weiterhin harte Drogen, eventuell das auch noch im Beisein der Frauen? Für die Frauen wird es sehr viel schwieriger, wenn die Partner noch in den alten Strukturen und Gewohnheiten verhaftet bleiben. Der Suchtdruck kann höher sein, ebenso die Verlockung, ihm nachzugeben. Deshalb gilt für die Begleitung, das gesamte Familiensystem im Blick zu haben.

Manchmal ist es sehr hilfreich, mit der **ECO-MAP** eine Karte des Netzwerkes und der Unterstützer zu erstellen. So können sich die Frauen die Menschen in den Blick holen, von denen sie Hilfe erwarten können. Und für die Helfer zeigt es den jeweiligen Rahmen auf, in denen die Frau lebt.

Hilfreiche Adressen

Eco-Maps gibt es beim Kronberger Kreis für QE e. V. Elterncoaching und Konfliktmanagement. Andere „Map-Varianten“ finden Sie über Suchmaschinen unter dem Stichwort „eco-maps“.

Praxisanleitung: Arbeit mit der Eco-Map

(nach Kronberger Kreis e. V.)

- Die Hebamme malt zuerst einen großen Kreis in die Mitte, welcher das Familiensystem oder eine einzelne Person darstellt.
- Gemeinsam mit der Familie oder der Frau wird dann das sie umgebende Netzwerk „belebt“ durch eine Anordnung weiterer kleinerer oder etwas größerer Kreise.
- Die Frau stellt diese Kreise dann in Bezug zueinander und verbindet sie mit Strichen.
- Die **Qualität der Beziehungen** wird durch unterschiedliche Linienführungen markiert:
  - eine gepunktete Linie bedeutet eine unbedeutende Beziehung,
  - eine starke, kräftige eine wichtige Person im Leben der Familie.
  - Konflikthafte Verbindungen werden durch einen Strich mit Querstrichen markiert
  - Bindungen, die sich durch besonderes Interesse oder Zugewandtheit und Unterstützung auszeichnen, werden mit einer Pfeillinie gemalt. Aus der Pfeilrichtung kann man ablesen, in welche Richtung der Energiefluss führt.
- Die Frau kann über diese Personen etwas erzählen.
- Durch **Nachfragen** wird manches klarer:
  - Welche Ressourcen gibt es in der Umgebung der Familie?
  - Welche Personen würden die Kernfamilie unterstützen?
  - Was fehlt an Unterstützung oder reicht nicht aus?
  - Wie ist die Art der Beziehungen untereinander?
  - Wo wird der Familie Anerkennung und Unterstützung zuteil?
  - Gibt es die Möglichkeit zu einem angemessenen Austausch?
  - Wie ist die Qualität der Beziehungen zu bewerten?
  - Ist der Energiefluss wechselseitig oder einseitig?
  - Wie durchlässig sind die Grenzen des Familiensystems zur Außenwelt?
  - Worauf werden zu enge Grenzen zurückgeführt, auf die Familie oder die Umwelt?

Helfersysteme erscheinen ebenfalls im Bild der betreuten Familien. Für uns HelferInnen wird durch sie sehr anschaulich klar, wie die soziale Situation der Familie aussieht und wo man vielleicht auf Unterstützung und Hilfe für die Frau zurückgreifen Kann. Die Eco-Map lässt sich auch gut zur Darstellung von kooperierenden Berufsgruppen einsetzen, um Konflikte aufzuspüren und aufzuzeigen.

Fallbeispiel 18–1: Arbeit mit der Eco-Map

B

Tanja ist 34 Jahre alt, ist mit Methadon substituiert und hat vor 4 Wochen ihr erstes Kind geboren. In der Schwangerschaft war sie sehr ambivalent und verunsichert: einerseits wollte sie das Kind, andererseits war sie stark von ihrem Partner abhängig, der im Gegensatz zu ihr noch „voll drauf“ war und auch in ihrem Beisein aktiv Drogen konsumiert hat. Das hatte ihren eigenen Suchtdruck beträchtlich erhöht.

Jetzt hat das Kind den Entzug überstanden und es stellt sich die Frage, wie die weitere Hilfeplanung aussehen soll. In Vorbereitung auf die Helferkonferenz im Krankenhaus setzen wir uns zusammen und erstellen die Eco-Map (Kronberger Kreis f. QE e. V.), eine Netzwerkkarte, die sehr schön deutlich macht, welche Menschen um sie herum sind, die auch eine Verantwortung übernehmen können und sie entlasten.

Im Mittelpunkt stehen die Fragen:

- Wo sind Ressourcen oder Konfliktquellen?
- Wo gibt es Entlastung für die Mutter?
- Wer kann in Krisenzeiten aktiv eine stützende Rolle übernehmen?
- Gibt es jemanden in der Nähe?

Es wird deutlich und gut zu besprechen, wo Gefährdungsmomente sind, welche Helfersysteme noch eingeschaltet werden können und welche schon aktiv sind. Verbindungslinien im Helfernetz können deutlich und somit sehr transparent gemacht werden. Sie kann jederzeit ergänzt und erneuert werden und kann die Grundlage von sehr konstruktiven Beratungsgesprächen sein.

In Tanjas **Eco-Map** ▶ Abb. 18.1 wird deutlich, dass die Beziehung zu ihrem Partner ebenso stark wie belastet ist und damit eine potenzielle Gefährdung darstellen kann. Aber es gibt auch eine Tante, die Energie aufwendet und sich der Mutter und dem Baby gleichermaßen zuwendet. Sie wird anzusprechen sein, wenn es um Unterstützung und Hilfe geht.

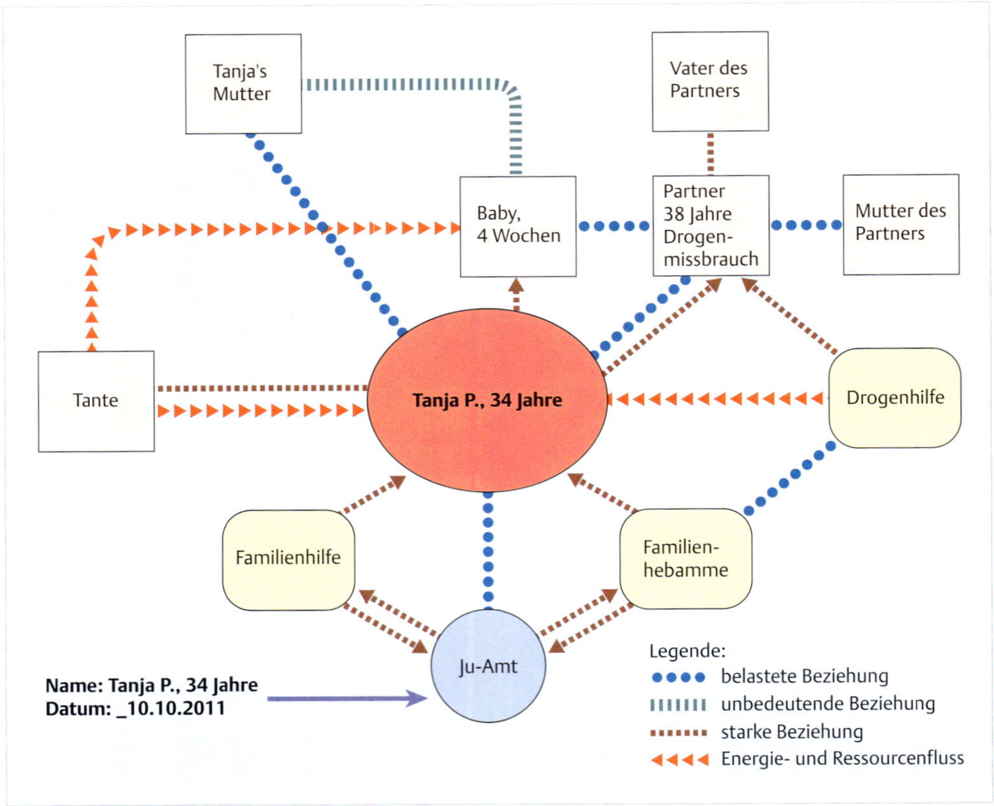

Abb. 18.1 Eco-Map.

Es macht Sinn, sich über die einzelnen Qualitäten des erweiterten Systems Familie und Freunde einen genauen Blick zu verschaffen. Wie stabil erlebt sich die Klientin? Kann sie ihre Droge vielleicht noch herunterdosieren – wird das dann ambulant gemacht oder lieber stationär? Hält sie verlässlich die Termine ein? Und hat sie Beigebrauch? Sind die Urinabgaben frei von anderen Drogen?

18.4 Schwangeren-und Geburtsbegleitung

Die allermeisten Frauen, die ich begleitet habe, haben sich entschieden, nicht zu stillen. Wenn wir gemeinsam die **Geburtsklinik** aufsuchen, um die Geburt vorzubesprechen und zu planen, gehört auch immer ein Besuch der angeschlossenen Neugeborenen-Intensivstation dazu und ein Gespräch mit dem Stationsarzt. Dann wird auch über das Stillen gesprochen und ob ein Stillwunsch der Frau besteht. Und sie wird auf den Entzug des Kindes (Neonatales Entzugssyndrom, Kap. 18.7) vorbereitet.

Merke M!

Nicht alle, aber die meisten Kinder haben postnatale Entzugssymptome.

Verlauf, Intensität und Dauer sind sehr unterschiedlich. Die abhängigen Schwangeren sind „Fachfrauen" auf dem Gebiet der Sucht und sie wissen, was auf ihr Kind zukommen kann und fürchten es. Sie haben oft starke Schuldgefühle und fürchten die Abwertung durch die Schwestern und Ärzte im Krankenhaus und dass sie schlechter und unfreundlicher behandelt werden.

Fallbeispiel 18–2: Drogenabhängige Mutter B

Frau D. bekommt ihr 3. Kind. Die Geburt dauert lange und ist schwer. Am Ende muss das Kind mit der Saugglocke geholt werden. Beim anschließenden Nähen weigert sich die Ärztin, eine Betäubungsspritze zu geben. Sie meint, Frau D. stehe ja sowieso unter Drogen und man könne letztlich auch nicht wissen, was zusätzliche Medikamente bewirken würden!

Frau D. hat diese Geburt als ein Trauma erlebt und sich nicht getraut, sich zu beschweren. „Wer hätte mir denn zugehört?", sagt sie.

Und dieses Erlebnis begleitet sie auch auf dem anschließenden Aufenthalt in der Kinderklinik. Sie ist unsicher, hat mehr Suchtdruck und das Gefühl, mit dem Kind nicht klarzukommen.

Wir schreiben einen Beschwerdebrief an die Klinikleitung, als sie wieder zu Hause ist, vorher hat sie sich nicht getraut. Und es tut ihr gut, als sich der Chefarzt einige Wochen später für den Vorfall entschuldigt.

Nach der Geburt eines Kindes mit suchtmittelabhängigen Eltern sollte vom Sozialdienst der Geburtsklinik eine **Helferkonferenz** einberufen werden. Dort treffen sich die Eltern und alle Helfer, die mit der Klientin befasst sind, und besprechen gemeinsam den weiteren Hilfeplan. Danach werden die Erfahrungen zusammengefasst. Sie bilden die Grundlage für das weitere Vorgehen. Ist die Mutter zuverlässig? Wie ist ihr Umgang mit dem Kind?

Die Stationsschwester und der Arzt teilen ihren Eindruck mit, der Sozialarbeiter vom Jugendamt übernimmt ab jetzt die Fallverantwortung. Er entscheidet, ob für die erste Zeit ein Krisendienst eingesetzt wird oder eine sozialpädagogische Familienhilfe, eine Familienhebamme und Drogenberatung notwendig sind. Für die Frauen stellt diese Runde eine enorme Belastung und Herausforderung dar, umso besser, wenn schon vorher Kontakte stattgefunden haben.

Die **Säulen der Begleitung** suchtmittelabhängiger Eltern sind:

- **Schützen:** da, wo es Not tut, wo die Frauen selbst überfordert sind, für sich und ihre Interessen einzutreten, wo sie Vorurteilen begegnen, die sich nachhaltig auf ihren Umgang mit dem Kind auszuwirken drohen
- **Stützen:** da, wo es gebraucht wird, zu den eigenen Ressourcen zu finden, Suchtdruck zu widerstehen und Wege aus der Überforderung zu finden, sich neue Strukturen zu schaffen
- **Konfrontieren:** da, wo es für das Wohl des Kindes angezeigt ist (die Verantwortung für ihr Handeln liegt bei der Mutter) und sie damit zu konfrontieren, wie ihre Entscheidungen sich auf das Kind auswirken, durch das Handeln der Eltern entstehende Risiken und Gefahren für das Kind zu verdeutlichen
- **Fordern:** da, wo das Verhalten der Eltern es notwendig macht, Konsequenzen ihres Tuns benennen und diese Konsequenzen dann auch einleiten

18.5 Kooperation im Helfernetz

Maßgeblich für den Erfolg der Betreuung einer drogenabhängigen Frau ist eine **gute Kooperation unter den Helfern** und Transparenz im Umgang mit ihr. Sucht spielt sich schon in der Grauzone der Illegalität und im Geheimen ab und die Problematik der Familien tendiert dazu, ein Gleiches auf der Helferebene zu tun.

Es gibt die **Helferfallen**, in die wir nur allzu oft tappen:

- unterschiedliche „Sprachen“ zwischen den Helfern: Wer meint was?
- andere Ziele: Wer hat wen im Blick?
- Es gibt die Konkurrenz untereinander, wer ist der oder die Beste?
- mangelnde Kooperation
- ungleicher Wissensstand
- kein Transfer von wichtigen Informationen
- Koalitionen mit den Frauen und „Dreiecksgeschichten“ (= Heimlichkeiten und Ausgespieltwerden)

Merke **M!**

Dagegen helfen nur *klare Absprachen, regelmäßige Helferrunden* mit der beteiligten Familie und das Bemühen um Transparenz und Wertschätzung.

Die **Durchführung von Kontrollen**, z. B. das Drogenscreening im Urin, sollte beim Jugendamt liegen. Dies entlastet die Arbeit in den Familien um ein Vielfaches. Wenn ganz klar ist, wer was macht, kann sich jeder auf seine Aufgaben konzentrieren.

Für **Familienhebammen** bedeutet das, die Frauen in der Schwangerschaft zu begleiten, zu beraten, Hilfe und Unterstützung anzubahnen und Kontakt zum Jugendamt herzustellen, dann die Mütter in ihrem Umgang mit dem Kind zu stützen und anzuleiten (und manchmal gehört das Stillen dazu).

In Bremen werden die Zusammenarbeit und die Verantwortlichkeit der einzelnen Helferorganisationen in der Arbeit mit den Kindern suchtmittelabhängiger Eltern über die fachliche Weisung des Amtes für soziale Dienste geregelt. An der Erstellung dieser Weisung waren viele Kooperationspartner beteiligt: Vertreter der Krankenhäuser, der Sozialen Dienste, der Pädiater, des Familiengerichts, der Drogenberatung, der Politik und des Jugendamtes, der Familienhebammen und des kinder- und jugendärztlichen Dienstes des Gesundheitsamtes. Sie verpflichtet die Eltern zur **vertraglich geregelten Mitarbeit** und möchte einerseits den Eltern Unterstützung und Hilfe gewähren und andererseits dem Kinderschutz Genüge tun. Dies bringt mehr Klarheit und Strukturen in die Arbeit und könnte sicher als Modell für andere Städte und Gemeinden dienen.

18.6 Stillen und Substitution

Die bis vor kurzem herrschende Meinung, unter Substitution nicht zu stillen oder nur, wenn die Methadon- oder Polamidondosis sehr niedrig ist, gilt heute nicht mehr. „Nach Studien konnte in der Muttermilch abhängiger Mütter als auch im Plasma ihrer Neugeborenen das **Methadon nur in geringen Konzentrationen** festgestellt werden. Es ist offensichtlich, dass der Methadonmetabolismus individuell stark variiert, so dass die Dosis kaum mit den Plasmaspiegeln korreliert“ [405].

Ob das Stillen, wie früher befürchtet, **Einfluss auf den postnatalen Entzug** der Kinder nimmt, ist unklar. Zwar kann ein abruptes Abstillen zum Auftreten einer erneuten Entzugssymptomatik führen, aber die positive Hinwendung zum Kind, die Körpernähe und -wärme der Mutter können dem Kind andererseits auch besser durch einen bestehenden Entzug helfen und es unterstützen, schneller damit fertig zu werden. Für die betreuende Familienhebamme bedeutet dies, sich gut mit den Anzeichen eines Entzuges vertraut zu machen.

„Wenn wir ganz sichergehen wollen, müssen wir den Frauen abraten, zu stillen", sagt Dr. Jan-Peter Siedentopf, Arzt in der dortigen Drogenambulanz der Charité, Berlin. Aber er fügt gleich hinzu, dass die Gründe nicht ausreichen, eine zum Stillen motivierte Mutter davon abzuhalten [407].

Merke M!

Die positiven Aspekte des Stillens überwiegen, sowohl für das Kind als auch für die Mutter.

Dazu gehört auch das Streben der Mutter, die Bedürfnisse ihres Kindes zu erfüllen und sich selbstbewusster und gestärkter mit ihrem Baby zu fühlen und Stolz auf das zu empfinden, was sie tut. **Stillen stärkt die Bindung an ihr Kind** und wirkt daher schützend für diese doch schon von Anfang an viel belastetere Beziehung. Gerade für diese Frauen ist das ein stabiles Fundament, das sie gut brauchen können.

Aber dieses Stillen erfordert **Voraussetzungen**:

- Unterstützung und Wertschätzung der Mutter durch das Personal auf der Wochenbettstation
- ganz konkrete Hilfen beim Anlegen
- Beratung über das richtige Vorgehen, den Schutz von Brustwarzen und vor Schmerzen beim Anlegen, die richtige Haltung
- Ruhe und Entlastung der Mutter
- positive Rückmeldungen, damit die Mutter Vertrauen in ihre Fähigkeiten entwickeln kann

Merke M!

Wenn die Mutter jedoch rückfällig wird und aktiv andere Drogen zusätzlich zum Methadon nimmt, darf sie nicht stillen.

Das Kind wäre sonst einer hohen Dosis ausgesetzt und eventuell gefährdet. Auch rücken bei einem Rückfall ganz andere Gesichtspunkte in den Vordergrund: das Kindswohl und ob die verlässliche Sorge für das Baby gewährleistet ist.

Problematisch ist auch, dass viele Frauen **stark rauchen** und dieser Sucht zugunsten ihres „Wohlbefindens" nicht entsagen können. Sie argumentieren, dass sie nicht an allen Suchtfronten zur gleichen Zeit kämpfen können. Das schafft für das Kind eine zusätzliche Problematik und für das Stillen ist eine differenzierte Beurteilung notwendig (Kap. 13).

Suchtmittelabhängige Frauen und ihre Kinder zu betreuen, stellt immer eine **besondere Herausforderung** dar. Eigene Urteile und Vor-Urteile sind da und in Betracht zu ziehen, ein hohes Maß an Verantwortungsgefühl für die betreuten Kinder und Angst, etwas zu übersehen und Fehler zu machen, begleiten die Arbeit mit einer betroffenen Familie. Eigene Transparenz und Klarheit sind immer wieder gefordert und die Fähigkeit, sich im Helfernetz mit anderen konstruktiv auszutauschen.

Immer wieder beeindrucken aber die Frauen mit ihrem Mut, sich trotz widriger Startbedingungen **an ein neues Leben zu wagen**. Es liegt an den Frauen, die Signale zu setzen. Wir können nur da unterstützen, wo es gewollt wird und es einen Auftrag an die Helfer gibt! Ein guter Leitsatz für die Arbeit mit suchtmittelabhängigen Familien lautet:

Merke M!

Wir sollten die Frauen an dem messen, was sie tun, und nicht an dem, was sie sagen.

18.7 Neonatales Entzugssyndrom

Das neonatale Entzugssyndrom tritt in hoher Wahrscheinlichkeit bei **70–90 % aller Neugeborenen** nach Drogenkonsum und Substitutionseinnahme der Mutter auf, etwa 48–72 Stunden nach der Geburt. Im Mekonium des Kindes lassen sich zusätzlich zu den Drogenkontrollen bei der Mutter gut die konsumierten Substanzen nachweisen.

Wenn die Mutter **nur das Substitut genommen** hat und stillen möchte, kann im Kreißsaal damit begonnen werden. Auf jeden Fall sollte durch Ruhe und geeignete Unterstützung der Beziehungsaufbau zwischen Mutter und Kind gefördert werden.

Tab. 18.2 Finnegan Score zur Beurteilung des Neonatalen Entzugssyndroms.

Kriterium	1	2	3	4	5
Schreien		häufig,schrill	ständig,schrill		
Schlafen nach dem Füttern	< 3 Std.	< 2 Std.	< 1 Std.		
Moro-Reflex		verstärkt	extrem		
Tremor bei Störung	leicht	mäßig			
Tremor in Ruhe			leicht	mäßig	
Muskeltonus		erhöht			
Hautabschürfungen	ja				
Myokloni			ja		
Krampfanfälle					ja
Schwitzen	ja				
Fieber	37,2–38,2 °C	> 38,2 °C			
Häufiges Gähnen	ja				
Marmorierte Haut	ja				
Verstopfte Nase		ja			
Niesen	ja				
Atmung	> 60/Min	> 60/min, Dyspnoe			
Übermäßiges Saugen	ja				
Trinkschwäche		ja			
Erbrechen		Regurgitation	im Schwall		
Stühle		dünn	wässrig		

Merke **M!**

Wenn *Entzugssymptome* auftreten, wird das Kind auf die Intensivstation verlegt.

Zu der **Entzugssymptomatik** gehören Schreien, oft schrill, Schwitzen, Tremor, Durchfälle, Zittern, Tachypnoe, verstopfte Nase und Schniefen, häufiges Gähnen, übermäßiges Saugen, Fieber, marmorierte Haut, Trinkschwäche, Unruhe, wenig Schlaf nach dem Füttern, Krampfanfälle. Alle diese Symptome werden im **Finnegan-Score** (▶ Tab. 18.2) in einem Punktesystem erfasst und die Höhe der Therapie (meistens Morphinlösung) festgesetzt. Bei einer starken Symptomatik muss das Kind abgeschirmt und ruhig werden, ohne starke Außenreize, das Handling muss ebenfalls sehr behutsam erfolgen.

Ein Entzugssyndrom kann unabhängig von der konsumierten Menge **unterschiedlich lange dauern**, zwischen 2–3 Wochen oder auch Monate. Der Verbleib im Krankenhaus ist entsprechend. Die Mütter können mit dem Kind aufgenommen werden, so dass sie ihre Kinder gut versorgen können.

Bei einem **starken Entzug** wird das Stillen oft nicht klappen. Dann muss **abgepumpt** und dann per Flasche gefüttert werden, bis das Stillen für das Kind möglich ist.

Praxistipp

Auch wenn die Mutter abpumpt, sollte sie ihr Kind immer auch anlegen, weil dies eine beruhigende Wirkung auf das Kind hat und die Mutter so das Gefühl bekommt, ihrem Kind durch die Not helfen zu können.

Gewichtskontrollen müssen anfänglich immer erfolgen. Eine gute Beratung der Mutter ist auch deshalb wichtig, weil das Kind ein so starkes Saugbedürfnis als Folge seines Entzuges hat. Die Mutter würde wahrscheinlich diesem Bedürfnis immer nachgeben. Wunde Brustwarzen wären dann die wahrscheinliche Folge. Den richtigen Stilltechniken und Geduld kommt eine große Bedeutung zu.

In meiner langjährigen Arbeit als Familienhebamme habe ich nur sehr wenige Frauen erlebt, die gestillt haben, und noch weniger Frauen, die über die Zeit in der Klinik hinaus mit dem Stillen durchgehalten haben.

18.8 Hepatitis C und Stillen

Das **Risiko einer Übertragung** des Hepatitis C-Virus (HCV) von einer infizierten Mutter auf ihr Kind liegt bei ca. 4 %. Grundlage einer Studie des Institutes für Medizinische Mikrobiologie und Immunologie, Universitätsklinikum Eppendorf, sind Arbeitsergebnisse auf der Grundlage von 1474 HCV-exponierten Kindern. Die eigenen Daten wurden mit denen anderer Zentren in ganz Europa verknüpft und hatten alle die gleichen Arbeitsergebnisse. Danach werden die Kinder **meist schon intrauterin infiziert**, so dass sich das Risiko auch durch eine Schnittentbindung nicht senken lässt.

Merke M!

Bei Untersuchungen der Muttermilch wurden keine HC-Viren festgestellt.

Eine Empfehlung der nationalen Stillkommission stuft eine Übertragung des Hepatitis C-Virus durch das Stillen als unwahrscheinlich ein, schließt sie aber nicht vollständig aus. Die **Empfehlungen der Studiengruppe für Frauen mit einer chronischen HCV-Infektion** lauten:

- Eine **Sectio** ist **nicht notwendig**, weil dadurch das Infektionsrisiko des Kindes nicht gesenkt werden kann.
- Wenn möglich, sollten **diagnostische Eingriffe vor der Geburt**, z. B. eine Fruchtwasseruntersuchung, vermieden werden, da es durch eine solche Maßnahme zur Infektion kommen kann.
- Die von der Mutter auf das Kind übertragenen HCV-Antikörper bleiben ca. 1 Jahr lang nachweisbar. Während dieser Zeit ist die Infektion des Kindes nur durch eine **Bestimmung der HCV-RNA** aus dem kindlichen Blut nachweisbar bzw. auszuschließen. Diese Untersuchungen sind bereits gegen Ende der ersten Lebenswoche möglich und sinnvoll, da nur bei einer frühzeitig begonnenen Diagnostik eine Unterscheidung zwischen vor oder nach der Geburt erworbener Infektion möglich ist [406].

Merke M!

Mütter können also stillen, wenn sie dies wünschen.

Auf Verletzungen der Brustwarze und auf geeignete Stilltechniken ist zu achten. Die Mütter brauchen eine **konstante, zuverlässige Beratung und Ansprechpartnerin** (s. auch Kap. 20).

Für Frauen mit einer **frisch erworbenen Hepatitis C-Infektion gilt dies nicht**. Sie sollten ihren Stillwunsch mit dem behandelnden Arzt besprechen und nach der Untersuchung und Bestimmung der Viruslast zu einer individuellen Entscheidung finden.

18.9 HIV und Stillen

Merke M!

Frauen mit einer HIV-Infektion wird vom Stillen abgeraten, weil das Risiko, das Kind zu infizieren, nicht in Kauf genommen werden soll.

Fallbeispiel 18–3: HIV-infizierte Mutter **B**

Lisa ist 16 Jahre, als sie sich mit HIV infiziert. Mit 21 Jahren wird sie schwanger und substituiert. Sie ist zuverlässig, hält alle Termine ein und besucht sogar einen „normalen" Geburtsvorbereitungskurs. Sie ist sehr schweigsam, fragt nicht viel. Sie entbindet per Kaiserschnitt ein gesundes Mädchen mit verhältnismäßig geringen Entzugssymptomen. Sie geht liebevoll mit dem Kind um, weiterhin schweigsam und verschlossen.

Ich möchte ihr die Babymassage zeigen und sie willigt gerne ein. Ich zeige es aber nicht an dem Kind, sondern streiche langsam über ihren Arm, über die Fingerspitzen hinaus – um ihr zu zeigen, wie sanft die Berührung sein sollte. Sie ist ganz starr und als ich ruhig frage: „Sie haben Angst, nicht wahr!?" – da weint sie und erzählt von ihrer HIV-Infektion, von ihrer Geschichte und von ihrer Angst und von ihrer Liebe zu ihrem Baby. Und in der Folge hat sie viel mehr Fragen und erzählt mehr als vorher.

Über die Hände in Kontakt zu kommen, ist uns eine vertraute Sprache und sie sagt so viel! HIV-positive Mütter haben eine große Last zu tragen: die Angst um sich und die Angst um ihre Kinder und nicht immer ist es ihnen möglich, über dieses Trauma zu sprechen. Die „berührende" Begegnung mit dieser jungen, substituierten Frau zeigt deutlich, wie stark **Verdrängung und Angst** wirken und wie sie durch Berührung aufweichen und Momente großer Nähe schaffen können (Siehe auch Kap. 20).

Literatur

[400] Sunderland M. Die neue Elternschule. Dorling Kindersley Limited, London 2006

[401] Knoop, C, Quell-Liedke S. Substanzen. Hebammenforum September 2009

[402] Finnegan Score Schema zur Beurteilung des NAS

[403] ECO MAP hier: Kronberger Kreis für QE e. V. Elterncoaching und KM (Konfliktmanagement)

[404] Fachliche Weisung des Amtes für Soziale Dienste/Bremen „zum Umgang mit den Kindern suchtmittelabhängiger Eltern", Internet Datei: Fachliche Weisung 01/2009

[405] Kashwagi M et al. Opiatabhängigkeit und Stillen – Literaturübersicht und Empfehlungen. Geburtshilfe Frauenheilkunde 2005; 65: 938–941

[406] Polywka S, Laufs R. Ärzteforum/Stillempfehlung/HCV. Institut für Medizinische Mikrobiologie und Immunologie, Universitätsklinikum Hamburg-Eppendorf, 3.3.2003

[407] Jan-Peter Siedentopf. Klinik für Geburtsmedizin, Charité, Berlin. Vortrag in Bremen 2010, Thema: „Sucht und Schwangerschaft"

Praktische Tipps Ihrer Hebamme für substituierte Mütter

Sie sind schwanger und substituiert und erwarten Ihr Kind. Sie freuen sich. Sie haben Angst? Sie fühlen sich vielleicht schuldig, weil Sie wissen, dass Ihr Kind einen Entzug haben wird? Sie haben Angst vor Kontrolle und Einmischung? Oder Sie befürchten, dass das Jugendamt Ihnen das Kind wegnehmen wird ... Sie haben ganz viele Fragen. Sie haben ein Recht auf Hebammenhilfe.

Sie sind „Fachfrau" in allen Fragen von Sucht und Abhängigkeit. Sie wissen, was ein Entzug bedeutet, und Sie fürchten ihn für Ihr Kind, haben auch vielleicht Angst, in der Klinik als „schlechte Mutter" abgestempelt zu werden. Vielleicht möchten Sie gerne stillen und haben ganz viele Fragen dazu. **Sie haben ein Recht auf Hebammenhilfe, wie alle anderen Schwangeren in Deutschland auch.**

Sie möchten vielleicht ganz schnell weg von Methadon oder Polamidon oder Subotex, weil Sie den Entzug für Ihr Baby mindern wollen, oder Sie spüren, dass der Suchtdruck steigt und Sie bekommen Angst ...

Ein paar Antworten:

Ihr Baby braucht Ihre Stabilität, damit es sich gut entwickeln kann und möglichst nicht in den Entzug und dadurch in ein Stresserleben schon in der Gebärmutter gerät. Dosisveränderungen des Substituts müssen Sie mit Ihrer Frauenärztin und Ihrem substituierendem Arzt besprechen und einen Teilentzug eventuell in der Klinik durchführen. **Es muss Ihnen gut gehen** – wenn Sie in Stress kommen, gilt das auch für Ihr Baby. Und es ist ganz wichtig, dass Sie nur Ihr Substitutionsmittel nehmen und **keinen Beigebrauch** haben. Damit hat Ihr Baby einen besseren Start ins Leben.

Wenn Sie Fragen haben, trauen Sie sich zu fragen. Sprechen Sie über Ihre Ängste, Ihre Unsicherheiten, Ihre Angst vor Kontrolle. Es wird Ihnen besser gehen, wenn Sie wissen, was nach der Geburt Ihres Kindes auf Sie zukommt. Suchen Sie den Kontakt zum Jugendamt schon in der Schwangerschaft, Ihre Hebamme/Familienhebamme kann Sie begleiten. Gehen Sie mit Ihrer Familienhebamme und Ihrem Partner oder einer Person Ihres Vertrauens in die Geburtsklinik und sprechen Sie über die Geburt. Besuchen Sie auch die Kinderklinik, stellen sich sozusagen dort vor. Wenn Sie gerne stillen möchten, bitten Sie um Unterstützung für dieses Vorhaben.

Nach der Geburt kommt es nicht sofort zum Entzug und auch nicht bei allen Babys, aber bei fast 70–80 % in den ersten 24–72 Stunden nach der Geburt. Deshalb **genießen Sie Ihr Baby nach der Geburt**, den ersten Kontakt mit ihm. Wenn Sie stillen möchten, ist jetzt Zeit für das erste Anlegen noch im Kreißsaal. Wenn Sie unsicher sind, bitten Sie die Hebamme um Unterstützung. Es geht vielen Müttern so, dass sie nicht wissen, wie sie mit dem Kind umgehen sollen.

Die Zeit auf der Neugeborenen-Intensivstation und der Entzug

Diese Zeit ist nicht nur für Ihr Baby belastend, sondern auch für Sie. Sie haben vielleicht ein schlechtes Gewissen und meinen, sich auf der Station rechtfertigen zu müssen. Aber Sie können Ihrem Baby durch Ihre verlässliche Anwesenheit, durch Körperkontakt, eventuell das Stillen und durch Ihre Nähe am besten durch diese Zeit helfen. Und Sie sollten sich eine Schwester, einen Arzt suchen, mit denen Sie gut reden können, oder bitten Sie Ihre Hebamme, zu vermitteln, wenn Schwierigkeiten auftreten. Haben Sie Mut, sich etwas zuzumuten!

Das Baby könnte entlassen werden – eine Helferkonferenz

Oft kommt es vor Ihrer Entlassung mit dem Baby nach Hause zu einer „Hilfeplankonferenz" noch im Krankenhaus. Wer wird Sie zu Hause besuchen, um Sie mit Ihrem Kind zu unterstützen? Vielleicht haben Sie jetzt Angst vor Kontrolle. Aber es geht hier nicht nur um das Bedürfnis, sicherzustellen, dass es Ihrem Kind gut geht. Es geht auch darum, dass **Sie** eine gute Chance haben, mit Ihrem Baby zusammenzuleben. Wir wollen Ihnen dafür alle Unterstützung geben, die Sie dafür brauchen.

19 Stillen und Alkoholabhängigkeit

Christiane Knoop

19.1 Alkohol und seine Wirkung auf das ungeborene Kind

2500–4000 Kinder werden jährlich nach Einschätzung des Bundesdrogenbeauftragten mit einem **Fetalen Alkoholsyndrom** (FAS) geboren. Mit Schäden, die dem Abusus von Alkohol nicht so ohne Weiteres zugeordnet werden, weil sie als solche nicht erkannt und diagnostiziert werden, dürften es weit, weit mehr sein, Schätzungen zufolge sind 10 000–20 000 Kinder in Deutschland betroffen. Die Dunkelziffer ist hoch.

Unter dem Begriff „FASD“ (fetal alcohol spectrum disorders) werden alkoholbedingte Geburtsschäden, fetale Alkoholeffekte und alkoholbedingte neurologische Entwicklungsstörungen zusammengefasst. Diese Kinder leiden unter einer Vielzahl von Symptomen, die frühzeitig erkannt und behandelt wohl zu einer Linderung, aber nie zur Ausheilung kommen können. Es mangelt jedoch an Ärzten, die die richtige Diagnose rechtzeitig stellen können. Die Auffälligkeiten der Kinder werden oft anderen Gründen zugeordnet, manchmal sogar der Erziehungsunfähigkeit ihrer Pflegeeltern.

Merke **M!**

Alkohol ist ein Zellgift, das alle sich teilenden und vermehrenden Zellen schädigt, vor allem die Gehirnzellen.

Durch seine spezifischen Eigenschaften (fett- und wasserlöslich) kann der Alkohol die schützende **Plazentaschranke mühelos durchdringen**. Alkohol gelangt ungehindert in den fetalen Organismus und wirkt dort unmittelbar schädigend auf alle Zellen und deren Teilung, d. h. auf die gesamte Entwicklung des Kindes. Seine Wirkung auf das Kind ist ungleich größer als auf die Mutter. Während diese den Alkohol bereits wieder abgebaut hat, kann das Kind dies noch nicht im selben Maße. Bei ihm geht der **Alkoholabbau 10-mal langsamer** vonstatten. Seine Leber ist noch unreif, es fehlen wichtige Enzyme für den Abbau und der Alkohol ist nicht nur im Blut des Feten, sondern in beträchtlicher Menge auch im Fruchtwasser, von dem das Kind trinkt und so seinen Rauschzustand ständig erneuert. So benötigt es eine wesentlich längere Zeit bis zur endgültigen Ausscheidung des Alkohols. Deshalb hat das Kind manchmal einen höheren Blutalkoholspiegel als die Mutter.

Alkohol in der Schwangerschaft verursacht:

- Minderwuchs
- Untergewicht
- Kleinköpfigkeit
- Gesichtsveränderungen
- Augenfehlbildungen
- organische Schäden
- Skelettfehlbildungen
- geistige und motorische Entwicklungsverzögerungen
- Verhaltensstörungen
- geistige Behinderungen
- einen verminderten Intelligenzquotienten
- postnatales Suchtrisiko durch frühe Gewöhnung

„Ich habe Alkohol getrunken, als ich noch nicht wusste, dass ich schwanger war …?“

Bei einem **Alkoholabusus in der Frühschwangerschaft** scheint man davon ausgehen zu können, dass es möglicherweise zu einer alle Zellen betreffenden Schädigung kommt und somit entweder zum Verlust der Schwangerschaft oder es überleben einzelne Stammzellen unbeschadet, aus denen sich ein gesunder Embryo entwickeln kann, vorausgesetzt die Mutter verzichtet ganz auf weiteren Alkoholkonsum in der Schwangerschaft [408].

Merke **M!**

Man kann keine unschädliche Dosis für Alkohol in der Schwangerschaft angeben. Darum sollte in der Schwangerschaft und auch in der Stillzeit ganz auf Alkohol verzichtet werden.

19.2 Anamnese: „Wie spreche ich ‚es' an?"

Die Schäden, die durch den Alkoholkonsum der Mütter beim Kind entstehen, wären zu 100 % vermeidbar. Deshalb ist es so wichtig, dass wir Hebammen unsere besondere Rolle in der Schwangerenberatung dazu nutzen, **Fragen nach dem Konsum von Alkohol und den Trinkgewohnheiten** zu stellen. Wir können diese Fragen in Informationen über die Entwicklung des Kindes, seine intrauterine Bedürfnisse und seine Fähigkeiten, die es mit auf die Welt bringen wird, einbetten. Trotzdem fällt es uns oft schwer, die konkrete Frage nach dem Trinkverhalten der Mutter zu stellen.

Und so sollten wir uns zunächst selbst fragen, wie konkret wir eine solche Frage stellen, wie sie exakt lautet und wie genau wir auf die Antwort hören, ob wir nachfragen und insistieren oder ob wir erleichtert zu anderen Fragen übergehen. Es ist wichtig, eine **eigene Einstellung** zu haben und der Frage nachzugehen, was uns unter Umständen hindert. Wir können nur dann ein Thema mit der nötigen Überzeugung einbringen, wenn wir selbst ganz dahinter stehen und den Frauen dieses Gefühl auch vermitteln. Die Frauen haben gute Antennen für ihr Gegenüber und werden ihrerseits leicht in eine Vermeidenshaltung gehen, wenn sie Unsicherheiten ihrer Gesprächspartnerin spüren.

Unser Vorteil ist, für die Frauen mehr Zeit im häuslichen Bereich zu haben, ein Umstand, der schwierige Gespräche erleichtern kann. Vielen Frauen wird es ganz einfach möglich sein, auf den Alkohol zu verzichten, wenn sie auf die Bedeutung aufmerksam gemacht werden. Und bei anderen lohnt es sich, genauer hinzuhören und hinzusehen – in einer möglichst vorurteillosen, wertschätzenden Atmosphäre.

Merke M!

Alkoholabhängigen Schwangeren zu vermitteln, dass sie nicht abgewertet werden sollen, ist sehr wichtig, um überhaupt einen Zugang zu ihnen zu erhalten.

Die Lebenssituation der Frauen ist zu respektieren. Es braucht ein **„aktives" Zuhören**, das durch ruhiges Zuhören, Mitgefühl, Achtsamkeit, echtes Interesse, Sorge und Wertschätzung gekennzeichnet ist.

Nachfragen sollten als **„offene" Fragen** gestellt werden. Offene Fragen lassen der Angesprochenen Raum für Antworten, die sich nicht nur auf ein „Ja, nein, weiß nicht" beschränken. Sie sind für die Befragte auch eine Möglichkeit, sich mit der eigenen Situation auseinanderzusetzen.

Praxistipp

Ein Beispiel für eine solche offene Frage in Bezug auf das Trinkverhalten könnte sein: **„Was bedeutet das Trinken von Alkohol für Sie?"** Wenn wir fragen: „Trinken Sie Alkohol?" gibt es darauf nur ein Ja oder Nein, also kaum Möglichkeiten, Informationen zu erhalten, und gar keine Form, um weitere Fragen stellen zu können. Es kann dann schnell zu einem Ja-Nein/Frage- und Antwort-Ritual kommen, bei dem einem schnell die Ideen für weitere Fragen ausgehen können.

Zum aktiven Zuhören gehört auch eine **Reflektion des Gehörten**, d. h. das Zusammenzufassen der Absichten, Gründe und Planungen. Von da aus kann man dann mit Absprachen, Aufgaben, konkreten Zielen weitermachen.

Zu vermeiden sind auf jeden Fall auch Schuldzuweisungen oder der frühzeitige Appell an die Schwangere, sich doch der Verantwortung für das Kind bewusst zu sein. Es wird sie schnell in eine Abwehrhaltung bringen, aus der sie sich nicht mehr herausholen lässt, weil sie unter Umständen das Gefühl hat, schlecht und falsch zu sein.

Merke M!

Im Mittelpunkt der Beratung sollte die Verantwortung der Frau für sich selbst stehen und ihre Ideen für Möglichkeiten einer Verhaltensänderung.

Die nachfolgende Unterstützung und nachhaltige Begleitung ist dann ein gemeinsamer Prozess, der von der Schwangeren mitgetragen werden kann und nicht abgelehnt werden muss.

Für den Umgang mit Alkohol und Schwangerschaft hat die BZGA einen **Handlungsleitfaden für professionelle Helfer** herausgegeben „Alkoholfrei durch die Schwangerschaft" [409]. Er ist kostenlos über die BZGA zu beziehen. Wir können einen Anfang machen und dem Thema „Alkohol" den ihm gebührenden Raum erst mal überhaupt öffnen.

Hilfreiche Adressen ✓

Infomaterial:

- Bundeszentrale für gesundheitliche Aufklärung (BZGA), 51101 Köln, Fax 0221–8992–257
- „Auf dein Wohl, mein Kind" – Broschüre, Bestell-Nr. 32041000
- „Beratungsleitfaden: Alkoholfrei durch die Schwangerschaft", Bestell-Nr. 32040000
- www.bzga.de oder www.kenn-dein-limit.de

Was sich dann daraus entwickelt, bleibt offen: Es kann der Versuch sein, einen gemeinsamen Handlungs- und Aktionsplan zu entwerfen, dafür könnte der BZGA-Leitfaden eine gute Hilfe sein, oder es kann eine andere Helferorganisation unterstützend dazukommen. Das wird sich **im Einzelfall** entwickeln und auch vom Vertrauensverhältnis zwischen Frau und Hebamme bestimmt sein. Wichtig ist es, die eigenen Grenzen zu kennen und sich entsprechend zu verhalten.

19.3 Alkohol und Stillen

„Alkohol fördert die Milchmenge."
„Ein Gläschen hat noch niemandem geschadet und es entspannt!"

Nach einer Studie aus Philadelphia [410] treffen beide Behauptungen hinsichtlich des Stillens nicht zu. Die amerikanischen Biowissenschaftlerinnen wiesen nach, dass die Milchmenge nach einer Alkoholeinnahme nicht steigt, sondern eher zurückgeht. Unter Alkoholeinfluss sanken die Hormonspiegel des für den Milchfluss verantwortlichen Hormons Oxytocin um durchschnittlich 78 %, während das milchbildende Prolaktin stieg, es aber nicht zu mehr abgepumpter Milch kam. Zudem dauerte es deutlich länger, bis der erste Tropfen austrat.

Alkohol braucht eine Stunde, um in die Blutbahn zu gelangen. Dann beginnt die Leber mit dem Abbau – etwa 0,1 Promille pro Stunde. Das Baby braucht länger, um den aufgenommenen Alkohol abzubauen. So wie sich beim Erwachsenen unter Alkoholeinfluss die **Reflexe verlangsamen**, wirkt der Alkohol auch beim Baby: sein Suchreflex verlangsamt sich, auch sein Saugen und Schlucken, und es trinkt schlechter an der Brust.

Es gibt Empfehlungen, nur dann ein kleines Glas Wein zu trinken, wenn zwischen der Alkoholeinnahme und dem Stillen möglichst viel Zeit liegt. Aber wenn man richtig sicher sein will, dem Kind nicht zu schaden, dann gilt in der Stillzeit dasselbe wie in der Schwangerschaft: auf den Genuss von Alkohol ganz zu verzichten!

Fallbeispiel 19–1: Alkoholabhängigkeit **B**

Simone ist trockene Alkoholikerin, 41 Jahre alt. Sie hat 2 Söhne, 20 und18 Jahre alt. Nur noch der Jüngere lebt bei ihr in der Wohnung.

Beide waren vor 10 Jahren für ein halbes Jahr in Pflegefamilien untergebracht, weil Simone in der Öffentlichkeit durch ihre Alkoholexzesse aufgefallen war. Sie hatte daraufhin eine Entzug und eine Therapie gemacht und diese Zeit als einen großen Schrecken im Gedächtnis. Beide Söhne haben einen Vater, der sich gelegentlich um sie kümmert. Die Trennung von diesem Mann erfolgte sehr schnell nach der Geburt des Kindes und Simone hat unter diesem Alleinsein gelitten.

Ihr neuer Partner Sascha lebt nicht bei ihr, ist aber dort gemeldet und hat viele Sachen in ihrer Wohnung stehen. Er ist drogenabhängig, konsumiert aktiv und nimmt alles, was auf dem Markt zu haben ist. Er nervt sie, aber er tut ihr auch leid. „Er hat ja niemanden" sagt sie. „Seine Mutter und sein Bruder sind gerade gestorben. Der Bruder hat sich das Leben genommen".

Nun sei sie als Einzige für ihn da. Eigentlich will Simone sich immer wieder von ihm trennen, aber nun ist sie von ihm schwanger. Sie war gerade im Begriff, eine Ausbildung zur Altenpflegerin zu machen, und die Bestätigung der Schwangerschaft durch den Frauenarzt in der 29. SSW löst eine heftige Reaktion von Angst und Verzweiflung bei ihr aus.

Sie wird auf die Möglichkeit einer Begleitung durch die Familienhebammen hingewiesen und mit ihrem zögerlichen Einverständnis auch gleich übermittelt. Zu Beginn ist Simone sehr misstrauisch, schweigsam und zurückhaltend. Sie fürchtet das Jugendamt und neue Einmischungen und dass man ihr das Baby gleich wegnimmt. Sie will wissen, was in die Dokumentation geschrieben wird und wer das alles liest.

Ich gehe dazu über, in ihrer Gegenwart zu schreiben, damit sie weiß, was ich schreibe. Sie gewinnt an Vertrauen und wird offener.

Simone erzählt von ihrem Alkoholismus, von der als traumatisch erlebten Zeit, als ihre Kinder wegkamen, und nach einiger Zeit auch von dem Suchtdruck, den sie immer wieder spürt. Sie weiß durch ihre Therapie um Entlastungsmöglichkeiten, fürchtet sich aber vor der neuen großen Verantwortung. Sie weiß, dass ihr Partner jetzt eher eine Belastung und Gefährdung für sie darstellt, und unternimmt konkrete Schritte, um sich von ihm zu trennen. So richtig sie diesen Schritt auch empfindet, so löst er doch massive Ängste und Verlassenheitsgefühle bei ihr aus. Eine Therapie möchte sie jetzt noch nicht wieder machen, auch nicht zu den anonymen Alkoholikern zurzeit gehen. Sie war dort nach dem Entzug für 3 Jahre konsequent angebunden.

Wir entwickeln über eine Eco-Map ihr Unterstützungssystem, d. h. Menschen, die ihr etwas bedeuten und die sie anrufen kann, wenn sie sie braucht. Sie begreift, dass es an ihr liegt, Hilfe zu erbitten, dass sie sich trauen muss. Sie empfindet unsere regelmäßigen Kontakte als stabilisierend und entlastend. Die Schwangerschaft wird zunehmend von ihr als eine neue Chance gesehen, manchmal gar als ein Geschenk. Wir planen die Geburt, sie kauft mit einer Freundin Babysachen. Sie möchte stillen, bei den beiden Söhnen hatte sie viel Stress und es hat nicht geklappt, sie hat die Flasche gegeben. Aber dieses Mal möchte sie ihr Baby stillen.

Sie geht ins Geburtshaus, entbindet dort spontan und unkompliziert. Eine Freundin begleitet sie und wird Patin ihrer Tochter. Für sie ist das sehr wichtig, einen Menschen an ihrer Seite zu haben, der sich zu ihrer Tochter im alten Sinne der Patenschaft bekennt. Es erlöst sie ein Stück aus der alleinigen Verantwortung und dem als bedrohlich empfundenen Alleinsein mit dem Kind.

Sie stillt voll und gerne, genießt die Momente mit der Kleinen. Ihr Sohn geht eigene Wege und nabelt sich ab. Sie hat Schuldgefühle ihm gegenüber, fragt sich, ob sie nicht mehr für ihn tun müsste ... Manchmal lässt sie die beiden allein und macht etwas für sich und dann hat sie das Gefühl, ihr Sohn und ihre Tochter kommen gut zurecht. Sie braucht meine regelmäßigen Besuche sehr. Simone hat immer wieder sehr zu kämpfen mit ihrem Suchtdruck. Nur ein Gläschen, flüstert es dann in ihr, nur ein Gläschen – das kann doch gar nicht schaden. Niemand werde davon etwas mitkriegen. Manchmal ruft sie dann eine Freundin an, manchmal geht sie mit der Kleinen raus und stundenlang spazieren.

Wir suchen nach Stillgruppen, Rückbildungsgymnastik und Mutter-Kind-Treffen. Sie geht überall hin und spürt sehr, wie die Atmosphäre dort ist und ob sie sich willkommen fühlt. Sie ist in einer Gruppe einer jungen Mutter mit einem behinderten Kind sehr verbunden und geht dort gerne hin. Sie genießt die Zeit mit ihrem Baby und die Ausbildung fehlt ihr, sie empfindet sich wie in einer Achterbahn mit ihren Gefühlen.

Wir suchen dann doch über das Jugendamt nach Entlastungsmöglichkeiten für Simone. Dabei begleite ich sie zunächst. Als ihre Angst weniger wird, macht sie alles alleine. Zum Ende des ersten Lebensjahres hat sie eine Krippe gefunden, will doch wieder eine Therapie machen und in nächster Zeit ihre Ausbildung beginnen.

Unsere gemeinsame Zeit endet. Thema war immer wieder ihr mangelndes Vertrauen in sich, ihr Selbstbild, die Möglichkeit, über sich zu erzählen, die Wertschätzung und die Ermutigung, jemanden für einen klar umrissenen Zeitrahmen verlässlich an der Seite zu haben, über Schuldgefühle und Versagensängste reden zu können.

Literatur

[408] Jan-Peter Siedentopf. Hebammenforum Themenheft „Sucht“, September 2010

[409] BZgA. Beratungsleitfaden für Professionelle „Alkoholfrei durch die Schwangerschaft“, und Broschüre „Auf dein Wohl, mein Kind“, Bundeszentrale für gesundheitliche Aufklärung, Köln

[410] Julie A. Mennella, Yanina Pepino, Karen L. Teff, Mondell Chemical Senses Center, Philadelphia, Department of Medicine, University of Pennsylvenia Hospital, Philadelphia-Journal of clinical Endocrinology and Metabolism, Vol. 90 (4), pp 1979–85,DOI 10.1210/jc. 2004–1593

Alkohol in Schwangerschaft und Stillzeit

Herzlichen Glückwunsch, Sie sind schwanger und erwarten Ihr Baby. Sie wünschen sich ein gesundes Kind und es gibt einiges, was Sie tun können, um Ihrem Baby einen guten Start ins Leben zu ermöglichen.

Alkohol ist ein „Genussmittel", das sich in unserer Gesellschaft einer großen Beliebtheit erfreut. Aber Alkohol ist ein Zellgift und wirkt als solches auf das ungeborene Kind ein und schädigt es auf vielfältige Art und Weise. Es kommt zu Schäden des Gehirns und aller anderen Organe.

Wie wirkt Alkohol?

Sie trinken ein Glas Alkohol (und es ist egal, ob Wein oder Bier, Sekt oder höherprozentige Spirituosen), der Alkohol gelangt in Ihre Blutbahn und von dort durch die Plazenta und die Nabelschnur auch ins Blut des Babys. Und während Ihre Leber den Alkohol langsam abbaut, kann die Leber Ihres Kindes das nicht im selben Maße tun, weil sie noch unreif ist. Der Abbau geht also langsamer. Zudem gelangt der Alkohol auch ins Fruchtwasser und von dem trinkt Ihr Baby. Es hat also einen längeren Rauschzustand als Sie selbst.

Welche Schäden treten bei dem Baby auf?

Die Art der Schäden hängt vom Zeitpunkt des Alkoholkonsums ab. Aber immer ist das Zellwachstum und die Zellteilung aller Zellen betroffen. Das Gehirn reagiert besonders empfindlich. Es bleibt klein und hat weniger Gehirnzellen. Die Fehlgeburtsraten sind erhöht, das Wachstum des Kindes im Mutterleib ist vermindert. Die Kinder haben bleibende Schäden von großem Ausmaß und sind in ihrer ganzen Entwicklung für immer behindert.

Dürfen Sie überhaupt etwas trinken? Ab wann ist Alkohol gefährlich?

Es lässt sich nicht mit Bestimmtheit sagen, ab wann Alkohol eine schädigende Wirkung auf ein Baby hat. Das Risiko steigt mit der getrunkenen Menge, aber auch geringe Mengen sind nicht ungefährlich. Deshalb: Verzichten Sie ganz auf Alkohol!

Sie haben getrunken, als Sie noch nicht wussten, dass Sie schwanger waren ...und jetzt machen Sie sich Sorgen?

Es scheint so zu sein, dass es bei starker Alkoholeinnahme in der Frühschwangerschaft entweder zu einem Abgang der Schwangerschaft kommt, weil zu viele Zellen des Babys geschädigt worden sind, oder es sind genug gesunde Zellen da, die zu einem gesunden Baby werden, immer vorausgesetzt, dass kein weiterer Alkohol in der Schwangerschaft getrunken wird.

Kann ich stillen und trotzdem ein Gläschen trinken?

Für das Stillen gilt das Gleiche. Der Alkohol gelangt in die Muttermilch und so wie beim Erwachsenen die Reflexe verlangsamt und verzögert werden und zum Beispiel das Autofahren aus diesem Grund untersagt ist, so wirkt die alkoholisierte Muttermilch genauso auf das Baby: sein Such-, Saug- und Schluckreflex verlangsamen sich und es nimmt weniger Muttermilch zu sich.

Sie machen sich Sorgen, weil Sie ein schlechtes Gewissen haben, wenn Sie diese Zeilen lesen? Sie trauen sich nicht, mit jemandem über Ihre Alkohol-Trinkgewohnheiten zu sprechen? Vielleicht befürchten Sie Schuldzuweisung und Verurteilung ...

Trauen Sie sich und haben Sie den Mut, mit einem Menschen, dem Sie vertrauen und der sie ernst nimmt und Ihnen zuhört, über sich und Ihre Ängste zu sprechen. Es gibt Möglichkeiten, mit Unterstützung und Hilfe aus der Not herauszufinden. Ihre Hebamme oder Familienhebamme kann Sie darin begleiten, andere, neue Wege zu gehen.

20 Stillen bei Infektionskrankheiten der Mutter

Regine Gresens

20.1 Schutzfaktoren des Kindes bei mütterlichen Infektionskrankheiten

Infektionskrankheiten sind die **häufigsten akuten Erkrankungen**. Am häufigsten kommt es in der Stillzeit zu Infektionen durch Viren, Bakterien und Pilzen. Bei der stillenden Mutter können aber auch Infektionen durch Protozoen (Einzeller) oder Würmer auftreten. Nicht jede Infektion führt aber notwendigerweise auch zu einer Erkrankung.

Bei mütterlichen Infektionserkrankungen in der Stillzeit wird auch heute noch häufig zum Abstillen oder zum Einlegen einer Stillpause geraten.

Merke M!

Tatsächlich ist es jedoch in den meisten Fällen möglich und auch sinnvoll, bei mütterlichen Infektionen weiter zu stillen.

Die Risiken und Nachteile eines vorzeitigen Abstillens oder einer Unterbrechung des Stillens wiegen für das Kind fast immer schwerer als die Risiken des Weiterstillens.

Zwar ist das Immunsystem eines Babys noch nicht voll entwickelt, doch es gibt verschiedene natürliche Mechanismen, die es in dieser Phase zusätzlich schützen und die Entwicklung seiner Abwehrsysteme unterstützen. Erstens kommt es bereits mit einer gewissen Leihimmunität auf die Welt. Dieser sogenannte **Nestschutz** ist eine vorübergehende, frühe Form der passiven Immunität durch mütterliche Immunglobulin-G-Antikörper, die ab dem 3. Schwangerschaftsmonat über die Plazenta auf den Feten übertragen wird.

Zweitens erfolgt ebenfalls bereits in der Schwangerschaft eine vermehrte Migration von mütterlichen Lymphozyten aus dem Darm in die Brustdrüsen, wo daraufhin spezifische sekretorische Immunglobuline A (sIgA) gegen die im mütterlichen Darm vorkommenden Bakterien gebildet werden. Das Baby erhält dann nach der Geburt diese **sekretorischen Immunglobuline** mit der Muttermilch.

Zahlreiche Studien belegen, dass gestillte Kinder, auch in den Industrieländern, **signifikant seltener an Infektionen** durch Viren und Bakterien, z. B. Mittelohrentzündungen, Atemwegsinfekten und Durchfallerkrankungen, erkranken und der Verlauf einer Erkrankung durch das Stillen gemildert wird. Außerdem unterstützt Stillen die Entwicklung der aktiven Immunität und führt zu einer besseren Impfantwort des Kindes auf verschiedene Impfungen [1].

Grund dafür sind die unzähligen, in der Muttermilch enthaltenen **Abwehrstoffe**. Zum einen gibt es hier die spezifische Abwehr, dazu gehören humorale und zelluläre Antikörper. **Humorale Antikörper** sind Moleküle, wie die sekretorischen Immunglobuline A (sIgA), die von aus dem mütterlichen Darm in die Brustdrüse eingewanderten Lymphozyten gebildet werden. Sie schützen den Darm des Babys spezifisch vor den Bakterien und Viren, z. B. Escherichia coli, Streptokokken, Staphylokokken, Shigellen, Rota- und Polioviren, die im Darm der Mutter vorhanden sind, und fördern auch die eigene sIgA-Bildung des Kindes.

Die **zellulären Antikörper** sind ganze Zellen, die Krankheitserreger unschädlich machen. In der Muttermilch finden sich sowohl Leukozyten, vor allem Neutrophile und Eosinophile, als auch Lymphozyten, die zu 80 % IgA-bildende T-Zellen sind.

Außerdem gibt es noch eine unspezifische Abwehr, diese besteht vor allem aus **Makrophagen**, das sind weiße Blutkörperchen, die 75 % aller Zellen der Muttermilch ausmachen und Bakterien, Viren und Pilze fressen.

Weiter gehören zur **unspezifischen Abwehr** auch Laktoferrin, Lysozym und der Bifidusfaktor. **Laktoferrin** ist ein Protein, das Eisen an sich bindet und so für Bakterien unzugänglich macht, die Eisen für den Aufbau ihrer Wände benötigen. **Lysozym** ist ein antibakterielles Enzym, das in der Lage ist, Bakterienwände aufzulösen. Es ist besonders im Kolostrum enthalten, steigt aber auch in reifer Muttermilch wieder an, wenn das Kind Beikost erhält und mobiler wird. Nach einem Jahr ist seine Konzentration wieder so hoch wie im Kolostrum und seinen Höchstwert erreicht es sogar erst, wenn das Kind 25 Monate alt ist.

Der **Bifidusfaktor** ist ein Oligosaccharid, das für einen sauren pH-Wert (5,5) des Muttermilchstuhls sorgt, welcher ebenfalls Schutz vor Krankheitserregern bietet. Außerdem fördert der Bifidusfaktor das Wachstum des physiologischen Lactobacillus bifidus im kindlichen Darm.

Checkliste 20–1: Anamnese: Die wichtigsten Fragen bei Infektionskrankheiten der Mutter ✔

- Welcher Erreger wurde festgestellt? Wann? Durch wen? Mit welcher Untersuchungsmethode?
- Ist die Diagnose gesichert?
- Wissen Sie, wann die Infektion stattgefunden hat?
- Wann sind die ersten Symptome bei Ihnen aufgetreten?
- Ist das Kind ebenfalls erkrankt?
- Welche Medikamente/Wirkstoffe sollen Sie einnehmen? In welcher Dosierung und wie lange? Wann wurde mit der Einnahme der Medikamente begonnen?
- Fühlen Sie sich körperlich zum Stillen in der Lage?
- Falls nicht, fühlen Sie sich zum Abpumpen in der Lage?
- Haben Sie eine Pumpe im Haus?
- Falls nicht, wissen Sie, wie Sie ohne Pumpe die Milch von Hand ausstreichen?
- Wer versorgt Sie, Ihr(e) Kind(er) und den Haushalt während Ihrer Erkrankung?

20.2 Konsequenzen für das Stillen?

Angesichts der vielen Schutzfaktoren in der Muttermilch sollte bei mütterlichen Infektionskrankheiten nicht leichtfertig oder „vorsichtshalber" zum Abstillen geraten werden, da dies nicht zu unterschätzende, kurz-, mittel- und langfristige Folgen für die Gesundheit des Babys sowie weitreichende emotionale Folgen für Mutter und Kind hätte.

Merke M!

Auch eine medikamentöse Behandlung der mütterlichen Infektion lässt sich in der Regel mit dem Weiterstillen vereinbaren.

Das **Risiko der Therapie** wird oft überschätzt oder aber die Arzneimittel der Wahl in der Stillzeit sind nicht bekannt. Daher darf einer erkrankten Mutter auch aufgrund des Stillens eine notwendige Behandlung mit Medikamenten nicht verwehrt werden.

Bei der **Auswahl eines Medikaments** sollte möglichst die niedrigste Dosierung, die kürzeste Einnahmedauer und die mit dem Stillen verträglichste Applikationsform eines seit langem bewährten Mittels gewählt werden, das die Erreger wirksam bekämpft, aber am wenigsten in die Muttermilch übergeht und die geringsten Auswirkungen auf das gestillte Baby hat.

Es ist also in jedem Fall **individuell zu klären**, ob:

- das Baby über die Muttermilch oder die Nähe beim Stillen angesteckt werden kann;
- eine mögliche Erkrankung für das Baby gefährlich sein könnte;
- die medikamentöse Therapie der Mutter das gestillte Baby gefährden könnte;
- und der mütterliche Allgemeinzustand das Stillen zulässt.

Die Konsequenzen für das Stillen für ausgewählte mütterliche Infektionen sind in Tabellen dargestellt, die ein schnelles und gezieltes Nachschlagen ermöglichen sollen. Die Tabellen unterscheiden zunächst nach der Art des Erregers, d. h. Infektionen durch Viren ▶Tab. 20.1, Bakterien ▶Tab. 20.2, Pilze ▶Tab. 20.3 oder Parasiten ▶Tab. 20.4. Die einzelnen Tabellen sind aufsteigend alphabetisch nach dem Namen der Erkrankung sortiert. In der zweiten Spalte werden die Übertragungswege erläutert. Die dritte Spalte enthält jeweils Angaben zur Inkubationszeit in Klammern und darunter Angaben zur Dauer der Infektiosität.

Aus der vierten Spalte sind die Konsequenzen für das Stillpaar zu entnehmen, von hier wird auf die entsprechenden Erläuterungen zur Durchführung der jeweiligen Maßnahmen verwiesen. In der fünften Spalte finden sich weitere Bemerkungen über den Erreger, die Art der Erkrankung, mögliche Komplikationen, die übliche Therapie und ggf. die Meldepflichtigkeit.

Tab. 20.1 Virale Infektionen in der Stillzeit.

Erkrankung	Übertragungswege	(Inkubationszeit) Dauer der Infektiosität	Konsequenzen	Krankheitsverlauf und Auswirkungen auf das Stillen
COVID-19 Erreger: SARS-CoV-2, ugs. häufig als „Coronavirus" bezeichnet	• Durch aerogene Tröpfcheninfektion. Beim Atmen, Husten, Niesen, Sprechen, Singen oder Lachen ausgeschiedene Viren können über mehrere Meter in der Luft schweben und sich in geschlossenen Räumen verteilen • Kontakt- oder Schmierinfektion (z. B. nach dem Händeschütteln oder Berühren von kontaminierten Oberflächen) • Eine Übertragung durch Muttermilch ist derzeit nicht belegt • Intrauterin (möglich, jedoch derzeit nur wenige Studien vorhanden) • während der Geburt • möglicherweise über die Augen und Stuhl.	(In der Regel: 5–6 Tage, 2–14 Tage sind möglich) Als sicher gilt, dass die Ansteckungsfähigkeit in der Zeit um den Symptombeginn am größten ist und dass ein erheblicher Teil von Übertragungen bereits vor dem Auftreten erster klinischer Symptome erfolgt. Nach derzeitigem Kenntnisstand geht bei leichter bis moderater Erkrankung die Kontagiosität 10 Tage nach Symptombeginn deutlich zurück. Bei schweren Krankheitsverläufen und bei Vorliegen einer Immunschwäche können Patienten auch noch erheblich länger als 10 Tage nach Symptombeginn ansteckend sein. Auch klinisch unauffällige Infektionen sind ansteckend.	**Bei Einhaltung der Hygieneregeln keine.** Siehe dazu Kap. 20.5.1 Kap. 20.5.2 Kap. 20.6 Kap. 20.10	• SARS-CoV-2 (severe acute respiratory syndrome coronavirus type 2) ist ein bis dahin unbekanntes Beta-Coronavirus, das als Auslöser der COVID-19-Pandemie (ab 2019) identifiziert wurde. Zu den Beta-Coronaviren gehören u.a. auch SARS-CoV(-1) und MERS-CoV [460]. • **Wenn der Allgemeinzustand der Mutter es zulässt, sollte sie stillen [461].** Andernfalls sollte sie zum Abpumpen und Verfüttern der Muttermilch motiviert werden, da die Muttermilch spezifische Immunglobuline gegen die Erreger enthält, die das Baby vor einer Infektion schützen bzw. ihren Verlauf abmildern können [462]. • Neonatale SARS-CoV-2-Infektionen sind selten, selten symptomatisch, und die Infektionsrate ist nicht höher, wenn das Kind vaginal geboren wird, gestillt wird oder bei der Mutter verbleibt [463]. • In Muttermilch gelang in einigen Fällen der Nachweis von Virus RNA. Eine erfolgreiche Virusanzucht aus Muttermilch ist bislang nicht beschrieben, daher ist nicht abschließend geklärt, ob SARS-CoV-2 durch Muttermilch übertragbar ist. • Die deutschen Fachgesellschaften sprechen sich übereinstimmend mit der WHO für das Stillen bei SARS-CoV-2-Infektion aus. **Mütter sollen zum Stillen unter adäquaten Hygienemaßnahmen, zum Haut-zu-Haut-Kontakt und zum Rooming-In ermutigt werden: Tragen eines MNS, Abstand, Händehygiene, Information zu Schleim-/Hautkontakt („Streicheln – Ja, Küssen – Nein") [461], [464].** • Neugeborene von Müttern mit SARS-CoV-2-Infektion sollten per Rachenabstrich (PCR) getestet und von anderen Säuglingen isoliert werden. Bei positiv getesteten Neugeborenen ist eine Trennung von der Mutter nicht erforderlich.

Tab. 20.1 Fortsetzung

Erkrankung	Übertragungswege	(Inkubationszeit) Dauer der Infektiosität	Konsequenzen	Krankheitsverlauf und Auswirkungen auf das Stillen
COVID-19 (Fortsetzung)				• Die Ständige Impfkommission (STIKO) hält es für unwahrscheinlich, dass eine Impfung mit mRNA-Impfstoffen während der Stillzeit ein Risiko für den Säugling darstellt. Studiendaten dazu fehlen jedoch. Die Fachgesellschaften betonen, dass bei stillenden Müttern mit einem erhöhten Risiko für einen schweren COVID-19-Verlauf der potenzielle Nutzen theoretischen Bedenken hinsichtlich der Sicherheit der Impfung überwiegt [465]. • In Deutschland sind Krankheitsverdacht, Erkrankung sowie Tod an COVID-19 meldepflichtig.
Cytomegalie (Zytomegalie) Erreger: Humanes Cytomegalie-Virus (HCMV) oder Humanes Zytomegalie-Virus (HZMV), auch Humanes Herpes-Virus Typ 5 (HHV-5)	• Schleimhautkontakt • parenteral über zellhaltige Blutkomponenten • durch Stammzell-/Organtransplantation • sexuell über zervikale Sekrete, Ejakulat • über Speichel, Tränen und Urin • in der Peri- und Postnatalzeit transplazentar, über zervikale, vaginale Sekrete und Muttermilch auf den Föten bzw. das Kind	(4–8 Wochen) Während der Inkubationszeit kommt es zur Virämie und HCMV wird über alle Körperflüssigkeiten ausgeschieden. Es bleibt nach einer Infektion lebenslang in den menschlichen Zellen. Jeder Infizierte – auch nach einer asymptomatischen Infektion – kann das Virus übertragen.	Siehe dazu Kap. 20.5.1 Kap. 20.6 Kap. 20.10	• Die Erstinfektion mit HCMV verläuft in 99 % der Fälle symptomlos oder -arm, danach geht das Virus in den Zustand der Latenz über. • **Die HCMV-Infektion ist die häufigste Infektion, die während der Schwangerschaft von der Mutter auf den Fötus übertragen wird.** Etwa 0,3–1,2 % aller Schwangeren infizieren sich mit dem Virus und übertragen es in 40–50 % der Fälle auf das Ungeborene. Eine Infektion während des 1. oder 2. Trimenons kann zu Fehlbildungen des Herz-Kreislauf-Systems, Magen-Darm-Trakts, Skeletts und der Muskeln führen. • HCMV wird über die Muttermilch übertragen. Für gesunde, reife Säuglinge stellt dies jedoch keine Gefahr dar. **HCMV-seropositive Mütter von reifen Neugeborenen können ohne Einschränkung stillen.** • Bei 35–40 % der sehr kleinen Frühgeborenen (VLBW) von HCMV-seropositiven Müttern kommt es jedoch zu einer Infektion über die Muttermilch, weil ihr Immunsystem noch nicht ausgereift ist und die Antikörper der Mutter sie nicht ausreichend schützen. Sie können eine schwere HCMV-Erkrankung mit sepsisähnlichen Symptomen wie Pneumonie, Apnoe, Hepatitis sowie Leuko- und Thrombozytopenie entwickeln.

Tab. 20.1 Fortsetzung

Erkrankung	Übertragungswege	(Inkubationszeit) Dauer der Infektiosität	Konsequenzen	Krankheitsverlauf und Auswirkungen auf das Stillen
Cytomegalie (Fortsetzung)				• **Sehr kleine Frühgeborene < 32 Wochen von HCMV-seropositiven** Müttern sollten nicht gestillt werden. Die Viren können aber durch Pasteurisieren der Muttermilch komplett eliminiert werden [412]. Einfrieren der frischen Muttermilch bei ca. –20 °C für 12–24 Stunden reduziert die Viruslast um 90 % und erhält zudem, im Unterschied zur Pasteurisation, noch die antiinfektiösen Inhaltsstoffe der Muttermilch, die eine nachgewiesene Prophylaxe für die nekrotisierende Enterokolitis bei Frühgeborenen darstellen. Es wird daher als kostengünstige und leichter anwendbare Alternative bei Müttern mit unklarem oder positivem CMV-Status empfohlen [457].
Epstein-Barr-Virus-Infektion Erreger: Epstein-Barr-Virus (EBV), auch Humanes Herpes-Virus 4 (HHV 4)	• Tröpfchen- oder Kontaktinfektion (besonders über Speichel) • Schmierinfektion • seltener sind Übertragungen im Rahmen von Organtransplantationen oder Bluttransfusionen.	(4–7 Wochen) Während der akuten Phase des Pfeifferschen Drüsenfiebers sowie über mehrere Monate danach gelangt das Virus in den Speichel. In dieser Zeit besteht Ansteckungsgefahr für Personen, die nicht gegen EBV immun sind.	**Keine** siehe dazu auch Kap. 20.5.1	• Die EBV-Infektion verläuft in 2/3 der Fälle mit geringen Symptomen bis asymptomatisch, besonders bei Kindern. Bei Jugendlichen oder Erwachsenen kommt es in 30–60 % der Fälle zum Ausbruch des Pfeifferschen Drüsenfiebers (infektiöse Mononukleose). Die Krankheit dauert 2–3 Wochen, hat eine gute Prognose und führt zu einer lebenslangen Immunität. Ab dem 40. Lebensjahr sind ca. 98 % der Menschen mit EBV infiziert. Wie alle Herpesviren verbleibt EBV lebenslang im Körper und kann nach längerer Zeit bei schlechter Abwehrlage reaktiviert werden. • **Wenn der Allgemeinzustand der Mutter es zulässt, kann sie stillen.** • Die Therapie richtet sich nach den Symptomen. Medikamente können so gewählt werden, dass sie das Stillen nicht beeinträchtigen. Die Mutter benötigt ausreichende Flüssigkeitszufuhr und vor allem viel Ruhe. Antibiotika werden nur gegen begleitende bakterielle Infektionen, z. B. eine Streptokokken-Tonsillitis, eingesetzt. Auf Ampicillin sollte verzichtet werden, da es bei EBV häufig einen Hautausschlag verursacht.

Tab. 20.1 Fortsetzung

Erkrankung	Übertragungswege	(Inkubationszeit) Dauer der Infektiosität	Konsequenzen	Krankheitsverlauf und Auswirkungen auf das Stillen
Epstein-Barr-Virus-Infektion (Fortsetzung)				• Es besteht der Verdacht, dass EBV eine wichtige Rolle bei der Entstehung von Chronischem Erschöpfungssyndrom (CFS), Morbus Hodgkin (Lymphdrüsenkrebs), Burkitt-Lymphom (BL) und Nasopharynxkarzinomen spielt. Weiter wird EBV als Co-Faktor bei der Entstehung von Brustkrebs und Malaria diskutiert. Es liegen jedoch derzeit nicht genügend Daten vor, um eine Empfehlung gegen das Stillen bei EBV zu stützen [414].
Genitalwarzen Erreger: (Humane Papillomviren (HPV)	• Sexualkontakt • auch durch Schmierinfektionen • durch Körperkontakt bei gemeinsamem Baden • möglicherweise auch durch kontaminierte Gegenstände.	(4 Wochen – mehrere Monate) Die Mehrzahl der Infektionen verläuft jedoch unbemerkt. HPV sind die häufigsten sexuell übertragenen Mikroorganismen. Etwa 25 % der sexuell aktiven jungen Frauen sind HPV-Trägerinnen.	**Keine** siehe dazu auch Kap. 20.5.1	• Es ist kein erhöhtes Risiko für eine HPV-Infektion durch Muttermilch offensichtlich, daher kann gestillt werden. Selbst in dem seltenen Fall von HPV-Läsionen auf der Mamille oder der Brust, liegen derzeit keine Daten vor, die das Stillen oder das Füttern von abgepumpter Muttermilch kontraindizieren [414]. Humanes α-Lactalbumin wird sogar erfolgreich zur lokalen Therapie von HPV-Läsionen eingesetzt [415]. • Bei äußerlichen Warzen scheint eine lokale Therapie mit Imiquimod (Aldara®) erfolgversprechend, eine Beeinträchtigung des gestillten Babys ist aufgrund der normalerweise geringen Applikationsfläche kaum anzunehmen. Untersuchungen speziell zur Stillzeit liegen jedoch nicht vor [416]. • Die Hochrisiko-HPV-Typen 16 und 18 werden weltweit für etwa 70 % aller Zervixkarzinome bei Frauen verantwortlich gemacht. Die STIKO empfiehlt daher die Impfung gegen die HPV-Typen 16 und 18 für alle Mädchen von 12–17 Jahren. Der Impfstoff Gardasil® kann auch stillenden Müttern verabreicht werden [416].

Tab. 20.1 Fortsetzung

Erkrankung	Übertragungswege	(Inkubationszeit) Dauer der Infektiosität	Konsequenzen	Krankheitsverlauf und Auswirkungen auf das Stillen
Hand-Mund-Fuß-Krankheit Erreger: Coxsackie-, Echo- oder Enterovirus	• Verunreinigte Nahrung und Wasser • durch Tröpfchen-, Kontakt- bzw. Schmierinfektion • auch über mit Speichel oder Stuhl kontaminierte Oberflächen.	(3–6 Tage) In der ersten Woche nach der Infektion ansteckend, d. h. sogar einige Tage vor dem Auftreten von Hauterscheinungen. Die hoch ansteckende Phase endet ungefähr dann, wenn die Bläschen abheilen. Die Viren können aber noch über Wochen im Stuhlgang ausgeschieden werden.	**Keine** siehe dazu auch Kap. 20.5.1	• Coxsackie tritt bei stillenden Müttern eher selten auf, kommt vornehmlich in den Sommermonaten vor und befällt hauptsächlich Kinder unter 10 Jahren. **Kontakt des Stillkindes mit betroffenen Geschwistern sollte vermieden werden, um eine Ansteckung zu verhindern.** • Die Behandlung erfolgt nur symptomatisch mit schmerzstillenden Mundgels oder -lösungen, Lutschtabletten und fiebersenkenden Mitteln, die in der Regel mit dem Stillen vereinbar sind. • **Wenn der Allgemeinzustand der Mutter es zulässt, kann sie stillen** [414]. • Falls das gestillte Kind erkrankt ist, kann es vorkommen, dass es aufgrund der Schmerzen im Mundraum die Brust verweigert. Dennoch sollte die Mutter, ggf. nach der Gabe von Paracetamol-Zäpfchen und Zahnungsgel für Babys, immer wieder versuchen, es anzulegen oder ihm abgepumpte Muttermilch zu füttern, damit es genügend Flüssigkeit erhält. Sie muss auf Zeichen von Dehydrierung achten und ggf. sofort einen Arzt aufsuchen.
Hepatitis A Erreger: Hepatitis-A-Virus (HAV)	• Fäkal-oral, durch Kontakt- oder Schmierinfektion • Sexualkontakt • durch kontaminierte Lebensmittel, Wasser oder Gebrauchsgegenstände.	(15–50 Tage, meist 25–30 Tage) Die Zeit der höchsten Ansteckung liegt etwa 1–2 Wochen vor Ausbruch bis 1 Woche nach Ausbruch der Erkrankung. Die Erkrankung kann akut über mehrere Wochen bis Monate verlaufen.	Siehe dazu auch Kap. 20.5.1 Kap. 20.5.2	• **Nach passiver und aktiver Immunisierung des Babys kann gestillt werden, wenn die Mutter sich körperlich dazu in der Lage fühlt. Für einen Zeitraum von mindestens 2 Wochen sind besondere hygienische Maßnahmen einzuhalten** [414]. • Eine spezifische Therapie gegen die Hepatitis A existiert nicht. Symptomatische Maßnahmen bestehen in Bettruhe und Behandlung der Allgemeinsymptome (Erbrechen, grippeähnliche Symptome). • Die HAV-Infektion verläuft vor allem bei Kindern häufig subklinisch oder asymptomatisch. Infizierte Säuglinge können das Virus in großen Mengen über mehrere Wochen im Stuhl ausscheiden und dadurch zur Infektionsquelle für andere Kinder und Erwachsene werden [417].

Tab. 20.1 Fortsetzung

Erkrankung	Übertragungswege	(Inkubationszeit) Dauer der Infektiosität	Konsequenzen	Krankheitsverlauf und Auswirkungen auf das Stillen
Hepatitis B Erreger: Hepatitis-B-Virus (HBV)	• Blut und Blutprodukte • sexuelle Kontakte • transplazentar oder während der Geburt. HBV ist auch in • Speichel, • Tränenflüssigkeit, • Sperma, • Vaginalsekret • Menstrualblut, • Kolostrum, wenngleich in wesentlich geringeren Konzentrationen [418].	(40–200 Tage, meist 60– 90 Tage) Ansteckungsfähigkeit besteht unabhängig von den Symptomen der Krankheit, solange HBV-DNA, HbsAg oder HbeAg nachweisbar sind.	Siehe dazu auch Kap. 20.5.1 Kap. 20.6	• Hepatitis B ist eine der häufigsten Infektionskrankheiten überhaupt. Sehr oft tritt sie in China, Südostasien, dem Nahen und Mittleren Osten, der Türkei und in Teilen Afrikas auf. Reisende und Personen aus diesen Ländern, Drogenabhängige, homosexuell aktive Männer, Prostituierte, Ärzte und Pflegepersonal in Kliniken sowie bestimmte Patientengruppen, z. B. Dialysepflichtige, zählen zu dem besonders gefährdeten Personenkreis. Vor allem symptomarme oder -lose, chronisch Infizierte stellen eine Infektionsquelle dar. • Bei einer chronischen HBV-Infektion der Schwangeren werden 90 % und bei einer akuten perinatalen Infektion 50 % der Kinder mit HBV angesteckt. Eine Ansteckung über die Muttermilch ist denkbar, aber bisher wenig dokumentiert [414]. • **Bei einer HBsAG-positiven Schwangeren sollte das Neugeborene sofort nach der Geburt, am besten noch im Kreißsaal, bzw. innerhalb von maximal 12 Std. postnatal, eine aktiv-passive Simultanimpfung erhalten. Danach kann gestillt werden.** • **Bei akuter, peri- oder postpartaler Hepatitis und Verdacht auf eine HBV-Infektion sollte sicherheitshalber die Muttermilch nicht gegeben werden, wenn andere geeignete Nahrung für das Baby verfügbar ist, bis die Ursache der Hepatitis feststeht.** • **Bei einer diagnostizierten HBV-Infektion kann nach aktiver und passiver Immunisierung des Babys wieder gestillt werden, wenn die Mutter sich körperlich dazu in der Lage fühlt** [414].

Tab. 20.1 Fortsetzung

Erkrankung	Übertragungswege	(Inkubationszeit) Dauer der Infektiosität	Konsequenzen	Krankheitsverlauf und Auswirkungen auf das Stillen
Hepatitis C Erreger: Hepatitis-C-Virus (HCV)	• Meist über Bluttransfusion oder Blutprodukte • evtl. auch auf sexuellem Weg • während der Geburt, seltener transplazentar • eine Übertragung durch Muttermilch ist derzeit nicht belegt.	(2–26 Wochen) Eine exakte Dauer der Ansteckungsfähigkeit kann nicht angegeben werden. Grundsätzlich besteht sie, solange das Virus im Blut vorhanden ist. Sie kann bereits eine oder mehrere Wochen vor dem Auftreten der ersten Symptome beginnen und bleibt bei den meisten Personen auf Dauer erhalten.	Siehe dazu auch Kap. 20.5.1	• Risikogruppe sind Drogenabhängige, Dialysepatienten, HIV-Positive und Personen mit wechselnden Geschlechtspartnern oder blutigen Sexpraktiken. Die Infektion verläuft in der Akutphase meist symptomlos oder -arm (in 75 % der Fälle), etwa 25 % der Infizierten entwickeln eine akute, (häufig) milde Hepatitis. In 50–85 % der Fälle nimmt sie einen chronischen Verlauf. Die Symptome sind dann häufig uncharakteristisch und mild, z. B. Müdigkeit, unspezifische Oberbauchbeschwerden, Leistungsinsuffizienz, z. T. auch Juckreiz und Gelenkbeschwerden. Langfristig entwickelt sich bei rund 20 % der chronisch Infizierten eine Leberzirrhose. • **Nach derzeitiger Erkenntnislage dürfen chronisch HCV-Infizierte Mütter stillen, wenn sie HIV-negativ sind und keine Verletzungen der Brustwarzen haben. Daher sollten sie professionell unterstützt werden, um blutende Verletzungen der Brustwarzen möglichst zu vermeiden** [414], [419]. • Etwa 3–10 % der Neugeborenen von HCV-RNA-positiven Müttern infizieren sich, dies erfolgt bei gestillten und nicht gestillten Babys etwa gleich häufig. Ein HCV-RNA-positives Neugeborenes kann auch wieder negativ werden. Eltern sollten daher über das statistische Restrisiko des Stillens bei HCV-positiver Mutter sowie die Risiken des Nicht-Stillens aufgeklärt werden, um eine informierte Entscheidung treffen zu können [420]. • Bei einer sehr seltenen, akuten, peripartalen HCV-Infektion muss das Risiko der Infektion via Muttermilch sorgfältig abgewogen werden, da das Infektionsrisiko wegen der hohen Viruslast und der noch fehlenden Antikörper in dieser Phase höher sein könnte [421].

Tab. 20.1 Fortsetzung

Erkrankung	Übertragungswege	(Inkubationszeit) Dauer der Infektiosität	Konsequenzen	Krankheitsverlauf und Auswirkungen auf das Stillen
Hepatitis E Erreger: Hepatitis-E-Virus (HEV)	• Fäkal-oral, als Kontakt- oder Schmierinfektion und über das Wasser möglich • Es gibt derzeit keine Daten zur Übertragung durch Muttermilch.	(30–40 Tage) Infizierte Patienten scheiden das Virus zum Teil über mehrere Wochen mit dem Stuhl aus.	Siehe dazu auch Kap. 20.5.1 Kap. 20.5.2	• Hepatitis E kommt vor allem in Nordafrika und Vorderasien vor, wo HEV bei Überschwemmungen in der Monsunzeit durch kontaminiertes Wasser übertragen wird und zu Epidemien führt. Sie ist klinisch nicht von der Hepatitis A zu unterscheiden, ist jedoch schwerer im Verlauf, in 0,5–4 % der Fälle sogar tödlich. Die Hepatitis heilt meist nach 1–2 Monaten spontan aus. • Seit einigen Jahren nehmen in Deutschland auch autochthone Erkrankungsfälle (d. h. ohne Reiseanamnese) zu, die hauptsächlich nach dem Verzehr von Wildschweinfleisch und Innereien auftreten [422]. • Besonders Schwangere sollten nicht in Endemiegebiete reisen oder unzureichend gegartes Wildschweinfleisch oder Innereien essen, da eine HEV-Infektion bei Schwangeren in ca. 2/3 der Fälle zu einer Frühgeburt führt, in ca. 1/3 der Fälle auch der Fetus infiziert wird und für ca. 10–25 % der Schwangeren tödlich endet [423]. • **Wenn der Allgemeinzustand der Mutter es zulässt, kann sie stillen** [414].
Herpes simplex 1 und 2 Erreger: Humanes Herpesvirus 1 und 2 (HHV-1/2), auch Herpes simplex-Virus 1 und 2 (HSV-1/2)	• HSV-1 durch Kontakt- und Schmierinfektion, • HSV-2 durch Schleimhautkontakt auf sexuellem Weg und auch bei der Geburt.	(Bei Erstinfektion 3–7 Tage) Bei einer **Erstinfektion** sind Speichel, Schleimhaut und Sperma auch ohne Beschwerden bis zu 3 Wochen lang infektiös. Bei einem **Rezidiv** ist das Bläschensekret bis zum vollständigen Abheilen hochinfektiös. Eine Übertragung kann aber auch in Phasen symptomarmer Reaktivierungen stattfinden.	Siehe dazu auch Kap. 20.5.1 Kap. 20.6 Kap. 20.7	• **HSV-1** ist verantwortlich für 70–80 % der Fälle von Herpes im Gesichts-/Lippenbereich (Herpes labialis), **HSV-2** steckt hinter den meisten der genitalen Herpes-Manifestationen (Penis, Scheide, Analbereich). Nach einer (auch symptomlosen) Erstinfektion verbleibt das Virus in einem Ruhezustand (Latenz) lebenslang im Körper und kann wiederholt, in individuell unterschiedlich langen Abständen, zum Auftreten der typischen Herpes-Bläschen führen. • Da HSV-1 bereits ab dem Säuglingsalter durch engen körperlichen Kontakt, z. B. zwischen Mutter und Kind, Geschwistern oder Spielkameraden, übertragen wird, ist es in der Bevölkerung sehr häufig. Für HSV-1 beträgt die Seroprävalenz (Antikörpernachweis im Blut) in Deutschland bei Erwachsenen ca. 85 %.

Tab. 20.1 Fortsetzung

Erkrankung	Übertragungswege	(Inkubationszeit) Dauer der Infektiosität	Konsequenzen	Krankheitsverlauf und Auswirkungen auf das Stillen
Herpes simplex 1 und 2 (Fortsetzung)				• HSV-2 wird dagegen erst später bei sexuellen Kontakten übertragen und hat eine Seroprävalenz von ca. 15 %, Frauen in den neuen Bundesländern sind davon häufiger betroffen, was an der dort selteneren Kondomnutzung in der Vergangenheit liegen könnte. • **Bei einer Erstinfektion mit HSV-2 und einer Manifestation des genitalen Herpes in der zweiten Schwangerschaftshälfte besteht ein Risiko von 40–50 %, bei einer aktiven, wiederkehrenden Erkrankung von 5–10 % für eine schwere generalisierte Herpes-simplex-Infektion des Neugeborenen.** Dieser Herpes neonatorum betrifft die Haut (lokal begrenzt oder großflächig verteilt), den Mund-Rachen-Raum, innere Organe und, in der schwersten Form, auch das ZNS, als Herpes-simplex-Enzephalitis mit einer Letalität von 55 %. Ein primärer Kaiserschnitt kann die Infektion des Kindes vermeiden. • **Postnatale Infektionen können vorkommen und sollten bis zum vollständigen Abheilen der Bläschen durch gute Hygiene, sorgfältiges Abdecken von Läsionen und Verhindern von Kontakt des Babys mit Sekreten, z. B. durch Küssen, vermieden werden.** • **Die Mutter darf stillen. Nur bei Läsionen auf der Brust sollte die Milch aus der betroffenen Brust bis zum vollständigen Abheilen abgepumpt und verworfen werden** [414]. • **Medikamente können so gewählt werden, dass sie das Stillen nicht beeinträchtigen. Die lokale, orale und/oder i. v.-Therapie mit Virustatika beschleunigt die Genesung und reduziert die Dauer der Infektiosität. Virustatika der Wahl sind Aciclovir (Zovirax®) und Valaciclovir (Valtrex®)** [416].

Tab. 20.1 Fortsetzung

Erkrankung	Übertragungswege	(Inkubationszeit) Dauer der Infektiosität	Konsequenzen	Krankheitsverlauf und Auswirkungen auf das Stillen
HIV/AIDS Erreger: Humanes Immundefizienz-Virus (HIV)	• Kontakt mit Körperflüssigkeiten • Blut • Sperma • Vaginalsekret • Liquor • Muttermilch • intrauterin • während der Geburt.	(Antikörper gegen HIV können in der Regel 2–10 Wochen nach erfolgter Infektion erstmalig nachgewiesen werden) Jeder Infizierte ist lebenslang potenziell infektiös. Die Infektiosität ist in den ersten Wochen nach der Infektion, bevor sich körpereigene Abwehrstoffe und spezifische Abwehrzellen gebildet haben, besonders hoch. Danach sinkt sie in der Regel und nimmt bei fortgeschrittenem Immundefekt und dem Auftreten klinischer Symptome wieder zu.	Siehe dazu Kap. 20.5.1 Kap. 20.9 Kap. 20.10	• 6 Tage bis 6 Wochen, meist aber 2–3 Wochen nach der HIV-Infektion tritt bei einem Teil der Infizierten ein unspezifisches, akutes Krankheitsbild eines viralen Infektes auf. Die Symptome können milde verlaufen und werden meist als grippaler Infekt verkannt. • Nach der akuten Infektion folgt meist ein symptomfreies oder -armes Stadium, welches Monate oder Jahre dauern kann. Ohne Behandlung sind 10 Jahre nach der Infektion etwa 50 % der Infizierten an schweren Immundefekten (AIDS) erkrankt. In den beiden ersten Jahren nach der Infektion ist der Anteil der an AIDS-Erkrankten gering, danach erkranken jährlich etwa 6 % der Infizierten. Säuglinge und Kleinkinder erkranken schneller, bei ihnen stehen Entwicklungsstörungen und schwere bakterielle Infektionen im Vordergrund. • Mit den heute zur Verfügung stehenden antiretroviralen Medikamenten kann AIDS um viele Jahre hinausgezögert oder ganz verhindert werden [424]. • Das Risiko der prä- und perinatalen Infektion eines Kindes durch eine HIV-infizierte Mutter wird ohne Behandlung auf 15–30 % geschätzt. Durch die Behandlung der Schwangeren mit antiretroviralen Medikamenten, primärem Kaiserschnitt, primärem Abstillen sowie antiretroviraler Therapie des Babys kann das Risiko auf < 1 % reduziert werden. • **In Industrieländern ist das Stillen bei mütterlicher HIV-Infektion kontraindiziert, da hier die Anwendung von Ersatznahrung sicher durchgeführt werden kann.**

Tab. 20.1 Fortsetzung

Erkrankung	Übertragungswege	(Inkubationszeit) Dauer der Infektiosität	Konsequenzen	Krankheitsverlauf und Auswirkungen auf das Stillen
HIV/AIDS (Fortsetzung)				• In nicht industrialisierten Ländern, in denen keine adäquaten, finanzierbaren, nachhaltigen und sicheren Alternativen für die kindliche Entwicklung zur Verfügung stehen, stellt Nicht-Stillen ein potenziell höheres Risiko für das Baby dar. Daher sollten dort HIV-positive Schwangere bzw. Eltern über die Vor- und Nachteile sowie Risiken der verschiedenen Ernährungsoptionen (z. B. Formula, ausschließliches Stillen, Teilstillen, Stillen durch HIV-negative Amme, Pasteurisierung ausgestrichener bzw. abgepumpter Muttermilch, Muttermilchbanken) informiert werden und darin unterstützt werden, die von ihnen gewählte Option sicher durchzuführen, um das Infektionsrisiko für das Baby zu reduzieren [425].
Humanes T-lymphotropes Virus 1 und 2 (früher auch: Humanes T-Zell-Leukämie-Virus 1 und 2)	• Sexualkontakt • Transfusion infizierter Blutprodukte (Blutplasma ist im Gegensatz zu HIV nicht infektiös) • transplazentar • durch Muttermilch (die Infektionsrate beträgt bei einer Stilldauer ≤ 6 Monate ca. 4 %, bei ≥ 12 Monaten bis zu 32 %).	(Mehrere Jahre, man geht derzeit von einer Latenzzeit von bis zu 40 Jahren aus) Eine primäre Erkrankung ist nicht bekannt. Jeder Infizierte ist lebenslang potenziell infektiös.	Siehe dazu Kap. 20.5.1 Kap. 20.9	• HTLV-1 kann zwei Krankheitsbilder auslösen: eine Leukämie des Erwachsenen, die Adulte T-Zell-Leukämie (ATL), und eine zentralnervöse Erkrankung, die HTLV-1-assoziierte Myelopathie (HAM), auch Tropische Spastische Paraparese (TSP). Ca. 1–4 % der Infizierten erkranken im Laufe ihres Lebens. Ursprüngliche Verbreitungsgebiete sind Japan, die Karibik, Nord- und Südamerika, Melanesien, Nordiran und Afrika. In Europa tritt die Infektion vor allem bei Personen aus den ursprünglichen Verbreitungsgebieten und bei intravenös Drogenabhängigen auf. Die wesentlich seltenere HTLV-2-Infektion ist nach bisherigen Erkenntnissen mit der Haarzell-Leukämie assoziiert. • Für beide Infektionen stehen, im Gegensatz zur HIV-Infektion, keine antiviralen Medikamente zur Verfügung, daher erfolgt die Therapie nur symptomatisch. • Bei einem einzelnen positiven HTLV-1-Antikörpertest in westlichen Ländern mit geringer HTLV-1-Prävalenz (Europa, USA, Kanada) sollte der Test zunächst wiederholt werden, da hier die Chancen für einen falsch positiven Test im Verhältnis hoch sind [414]. • **In Industrieländern ist das Stillen bei mütterlicher HTLV-Infektion kontraindiziert, da hier die Anwendung von Ersatznahrung sicher durchgeführt werden kann.**

Tab. 20.1 Fortsetzung

Erkrankung	Übertragungswege	(Inkubationszeit) Dauer der Infektiosität	Konsequenzen	Krankheitsverlauf und Auswirkungen auf das Stillen
Humanes T-lymphotropes Virus 1 und 2 (Fortsetzung)				• Ist dies nicht sicher durchführbar, kann auch das Einfrieren und Auftauen der Muttermilch die Viren inaktivieren und das Risiko einer Übertragung minimieren [426]. Eine Beschränkung der Stillzeit auf ≤ 6 Monate könnte das Risiko einer HTLV-Infektion des Kindes ebenfalls verringern [414].
Influenza (auch Virus-, saisonale oder „echte“ Grippe) Erreger: Influenza-Virus A und B	• Tröpfcheninfektion • Kontakt- oder Schmierinfektion (z. B. nach dem Händeschütteln oder Berühren von kontaminierten Oberflächen).	(1–2 Tage) Die Infektiosität dauert im Mittel etwa 4–5 Tage ab dem Auftreten der ersten Symptome. Eine längere Dauer bis 7 Tage ist möglich, v. a. bei Kindern und bei hospitalisierten Patienten.	Siehe dazu Kap. 20.5.1	• Bei etwa ⅓ der Infektionen kommt es zu einem typischen fieberhaften Verlauf mit plötzlichem Fieber, Hals-, Kopf- und Gliederschmerzen und trockenem Reizhusten, bei einem weiteren ⅓ zu einem leichteren und beim letzten ⅓ zu einem asymptomatischen Verlauf. Selten kommt es ca. 3–5 Tage nach Symptombeginn zu einer Verschlechterung mit schweren Verläufen, z. B. Influenzapneumonie, bakterieller Pneumonie nach Superinfektion (Pneumokokken, Haemophilus influenzae, Staphylokokken) und vorwiegend bei Kindern zu Mittelohrentzündung und beatmungspflichtiger Myokarditis sowie Enzephalitis [427]. • **Wenn der Allgemeinzustand der Mutter es zulässt, kann sie stillen** [414]. • Die Therapie bei unkompliziertem Verlauf erfolgt überwiegend symptomatisch. Bei Zeichen einer bakteriellen Superinfektion sind Antibiotika indiziert. Die Medikamente können so gewählt werden, dass sie das Stillen nicht beeinträchtigen.
Influenza A/H1N1 (2009) (auch „Schweine“-„Mexiko“- oder Neue Grippe) Erreger: Influenza-Virus A/H1N1	• Tröpfcheninfektion • Kontakt- oder Schmierinfektion (z. B. nach dem Händeschütteln oder Berühren von kontaminierten Oberflächen).	(1–2 Tage) Die Infektiosität ist hoch, sie beginnt mit der Inkubation und besteht ab dem Auftreten der ersten Symptome für weitere 4–5 Tage. Kinder können den Erreger auch nach der Genesung noch bis zu 14 Tage verbreiten.	Siehe dazu Kap. 20.5.1	• Die Influenza A/H1N1 (2009) führt häufiger zu krankenhauspflichtigen Erkrankungen, v. a. mit sehr schweren Verläufen bei sehr viel jüngeren Patienten als die saisonale Influenza [427]. • **Wenn der Allgemeinzustand der Mutter es zulässt, kann sie stillen** [414]. • **Die Medikamente können so gewählt werden, dass sie das Stillen nicht beeinträchtigen.** • Eine antivirale Therapie sollte so früh wie möglich beginnen, d. h. innerhalb von 48 Stunden nach dem Auftreten der ersten Symptome. Als Virustatika stehen Oseltamivir (Tamiflu®) und Zanamivir (Relenza®) zur Verfügung. Symptome bei gestillten

Tab. 20.1 Fortsetzung

Erkrankung	Übertragungswege	(Inkubationszeit) Dauer der Infektiosität	Konsequenzen	Krankheitsverlauf und Auswirkungen auf das Stillen
Influenza A/H1N1 (Fortsetzung)				Kindern wurden bei Oseltamivir bisher nicht beschrieben, da der Übergang in die Muttermilch nach bisherigen Erfahrungen sehr gering ist. Auch bei Zanamivir erscheinen Symptome bei gestillten Kindern aufgrund der geringen oralen Bioverfügbarkeit extrem unwahrscheinlich. **Bei beiden Mitteln darf uneingeschränkt gestillt werden, eine Stillpause ist nicht erforderlich** [428]. • Schwangere im 3. Trimenon haben ein erhöhtes Risiko, nach einer Infektion mit dem Influenzavirus A/H1N1 einen schwereren Krankheitsverlauf zu entwickeln. Daher empfiehlt die STIKO, Schwangere im 2. und 3. Trimenon gegen Influenza A/H1N1 zu impfen, bei Vorliegen eines erhöhten Risikos durch chronische Erkrankungen auch schon im 1. Trimenon. • **Eine Impfung in der Stillzeit erfordert keine Stillpause** [428].
Masern Erreger: Masernvirus	• Tröpfcheninfektion beim Husten, Niesen, Sprechen, Singen, Lachen • durch Kontakt mit infektiösen Sekreten aus Nase oder Rachen.	(8–10 Tage bis zum Beginn des katarrhalischen Stadiums, 14 (–21) Tage bis zum Ausbruch des Ausschlags) Die Infektiosität beginnt bereits 5 Tage vor Auftreten des Exanthems, unmittelbar vor seinem Erscheinen ist sie am größten und hält bis 4 Tage nach dem Auftreten des Hautausschlags an [429].	Siehe dazu Kap. 20.5.1 Kap. 20.6 Kap. 20.7 Kap. 20.8	• Masern sind weltweit verbreitet, sie sind hoch ansteckend und führen in Entwicklungsländern, besonders in Afrika, immer wieder zu lokalen Epidemien mit hohen Krankheits- und Sterblichkeitszahlen. In Deutschland sind die Masern durch die praktizierte Impfung zwar insgesamt deutlich zurückgegangen, doch kommt es immer wieder zu lokalen Ausbrüchen. • Masern verlaufen in zwei Phasen. Sie beginnen mit Fieber, Konjunktivitis, Schnupfen, Husten und einem Exanthem am Gaumen. Das typische Masernexanthem entsteht am 3.–7. Tag nach Auftreten der initialen Symptome. Es beginnt im Gesicht und hinter den Ohren, breitet sich innerhalb von 24 Stunden über den ganzen Körper aus und bleibt 4–7 Tage bestehen. Die Erkrankung hinterlässt eine lebenslange Immunität. • Die Infektion führt zu einer vorübergehenden Immunschwäche von etwa 6 Wochen Dauer. Die Folgen können bakterielle Superinfektionen sein, am häufigsten Otitis media, Bronchitis, Pneumonie, Diarrhöen und bei etwa 0,1 % der Fälle eine akute postinfektiöse Enzephalitis, die bei ca. 20– 30 % der Betroffenen zu bleibenden Schäden am ZNS und bei ca. 10–20 % zum Tod führt.

Tab. 20.1 Fortsetzung

Erkrankung	Übertragungswege	(Inkubationszeit) Dauer der Infektiosität	Konsequenzen	Krankheitsverlauf und Auswirkungen auf das Stillen
Masern (Fortsetzung)				• Die Masern können mit anderen Erkrankungen wie Röteln, Ringelröteln und Scharlach verwechselt werden, nur in etwa 20 % der Verdachtsfälle werden Masern bestätigt. Daher ist eine Labordiagnostik zum sicheren Nachweis der Masernerkrankung unerlässlich. • **Bei einer nachgewiesenen frischen Maserninfektion der Mutter sollte das Baby bis 72 Std. nach Beginn des Exanthems räumlich von ihr getrennt werden und eine passive Immunisierung mit humanem Immunglobulin erhalten. Die abgepumpte Muttermilch kann dem Baby gefüttert werden,** da in Muttermilch keine Masernviren nachgewiesen wurden, wohl aber bereits 48 Std. nach Beginn des Exanthems spezifische Antikörper gegen den Masernvirus in der Muttermilch vorhanden sind. • Die Mutter sollte in der akuten Krankheitsphase Bettruhe einhalten und reichlich trinken, um ihren Flüssigkeitsbedarf zu decken. Eine spezifische antivirale Therapie gibt es nicht. Die Therapie erfolgt rein symptomatisch, bei bakteriellen Superinfektionen sind Antibiotika indiziert. **Die Medikamente können so gewählt werden, dass sie das Stillen nicht beeinträchtigen** [414]. • In Deutschland sind Krankheitsverdacht, Erkrankung sowie Tod an Masern namentlich meldepflichtig.
Mumps (Parotitis epidemica, Salivitis epidemica, Ziegenpeter) Erreger: Mumpsvirus	• Vor allem durch Tröpfcheninfektion • seltener durch mit Speichel kontaminierte Gegenstände • Die mögliche Virusausscheidung im Urin und in der Muttermilch hat keine praktische Bedeutung für die Übertragung.	(In der Regel 16–18 Tage, 12–25 Tage sind möglich) Die Infektiosität beginnt 7 Tage vor und dauert bis 9 Tage nach dem Auftreten der Parotisschwellung, sie ist 2 Tage vor bis 4 Tage nach Erkrankungsbeginn am größten. Auch klinisch unauffällige Infektionen sind ansteckend.	**Keine** siehe dazu auch Kap. 20.5.1	• Mindestens 30–40 % der Infektionen verlaufen subklinisch. Bei Kindern unter 5 Jahren kommt es in 40– 50 % der Fälle zum Bild einer akuten respiratorischen Erkrankung. Mumps tritt während des ganzen Jahres, jedoch gehäuft im Winter und Frühjahr auf. Das typische Erkrankungsbild ist eine Entzündung der Speicheldrüsen in Verbindung mit Fieber. Auch andere Drüsen, wie die Bauchspeicheldrüse, Hoden oder seltener die Brustdrüse, können betroffen sein. Die Erkrankung führt in der Regel zu lebenslanger Immunität; Zweiterkrankungen sind möglich, aber selten.

Tab. 20.1 Fortsetzung

Erkrankung	Übertragungswege	(Inkubationszeit) Dauer der Infektiosität	Konsequenzen	Krankheitsverlauf und Auswirkungen auf das Stillen
Mumps (Fortsetzung)				• **Wenn der Allgemeinzustand der Mutter es zulässt, kann sie ohne Einschränkungen stillen** [414]. Das Baby wurde bereits 7 Tage lang den Erregern ausgesetzt, bevor sich die ersten Symptome bei der Mutter zeigen, und erhält auch bereits mütterliche Antikörper über die Muttermilch, die ggf. dafür sorgen, dass seine Erkrankung milde und schneller verläuft.
Röteln (Rubella) Erreger: Rötelnvirus	• Tröpfcheninfektion • transplazentar in der Schwangerschaft.	(14–21 Tage) Infektiosität besteht bereits eine Woche vor Ausbruch des Exanthems und dauert bis zu einer Woche nach dem Auftreten des Exanthems.	Siehe dazu Kap. 20.5.1	• Röteln sind eine hoch ansteckende, klassische „Kinderkrankheit". Etwa 50 % der Infektionen im Kindesalter verlaufen asymptomatisch. Die Erkrankung ist durch einen kleinfleckigen Ausschlag gekennzeichnet, der im Gesicht beginnt, sich über Körper und Extremitäten ausbreitet und nach 1–3 Tagen wieder verschwindet. Weiter können Kopfschmerzen, subfebrile Temperaturen, Lymphknotenschwellungen, ein leichter Katarrh der oberen Luftwege und eine Konjunktivitis auftreten. Eine postnatale Rötelninfektion des Babys geht selten mit Komplikationen einher. • Eine Infektion in der Schwangerschaft kann allerdings, abhängig vom Infektionszeitpunkt, schwere Schäden des Fetus verursachen. Die STIKO empfiehlt daher die Rötelnschutzimpfung für Kinder ab dem 11. Lebensmonat sowie für alle Frauen im gebärfähigen Alter mit unklarem oder unzureichendem Impfstatus [430]. • **Wenn der Allgemeinzustand der Mutter es zulässt, kann sie ohne Einschränkungen stillen** [414]. • Eine Therapie erfolgt ausschließlich symptomatisch. **Medikamente können so gewählt werden, dass sie das Stillen nicht beeinträchtigen** [414]. • Falls erforderlich, darf eine Frau in der Stillzeit geimpft werden [416].

Tab. 20.1 Fortsetzung

Erkrankung	Übertragungswege	(Inkubationszeit) Dauer der Infektiosität	Konsequenzen	Krankheitsverlauf und Auswirkungen auf das Stillen
Rotaviren	• Fäkal-oral, besonders durch Schmierinfektion, aber auch durch kontaminiertes Wasser und Lebensmittel. • Das Virus ist sehr leicht übertragbar. Subklinisch Erkrankte (vor allem Neugeborene und Erwachsene) sind als Überträger des Virus wichtig.	(1–3 Tage) Infektiosität besteht während des akuten Krankheitsstadiums und solange das Virus mit dem Stuhl ausgeschieden wird, in der Regel nicht länger als 8 Tage. In Einzelfällen (z. B. bei Frühgeborenen, Immundefizienten) wurden jedoch auch wesentlich längere Virusausscheidungen beobachtet.	Siehe dazu Kap. 20.5.1 Kap. 20.5.2	• Rotaviren sind die häufigste Ursache viraler Darminfektionen bei Kindern. In den westlichen Industrieländern erkranken am häufigsten Säuglinge und Kinder im Alter von 6 Monaten bis zu 2 Jahren. Die Erkrankung tritt saisonal gehäuft auf, am häufigsten von Februar bis April. Die Symptomatik reicht von subklinischen Infektionen über leichte Diarrhöen bis zu schweren Erkrankungen. Sie beginnt akut mit wässrigen Durchfällen und Erbrechen. Schleimbeimengungen im Stuhl, Fieber und abdominelle Schmerzen können auftreten. Sie verläuft bei Säuglingen und Kleinkindern durchschnittlich schwerer als Durchfallerkrankungen durch andere Erreger und kann schnell zu einer Dehydratation führen, die ohne rechtzeitige Infusionstherapie zum Tod führt [431]. • Eine Übertragung durch Muttermilch wurde bisher nicht dokumentiert. Muttermilch enthält aber bis zu 2 Jahre lang Antikörper gegen Rotaviren. Ausschließliches Stillen kann die Gefahr der schweren Darmerkrankung um bis zu 90 % reduzieren und mildert die Erkrankung bei Kindern unter 2 Jahren [432]. • **Wenn der Allgemeinzustand der Mutter es zulässt, kann sie ohne Einschränkungen stillen** [414]. Wegen des Flüssigkeitsverlustes durch Erbrechen und Durchfall sollte die Mutter ausreichend trinken und Elektrolyte zu sich nehmen. • Akute Rotaviruserkrankungen sind in Deutschland meldepflichtig.

Tab. 20.1 Fortsetzung

Erkrankung	Übertragungswege	(Inkubationszeit) Dauer der Infektiosität	Konsequenzen	Krankheitsverlauf und Auswirkungen auf das Stillen
Varizellen (Windpocken) sowie **Herpes zoster** (Gürtelrose) Erreger: Varicella-Zoster-Virus (VZV)	• Durch aerogene Tröpfcheninfektion beim Atmen, Sprechen, Singen, Lachen oder Husten ausgeschiedene Viren können über mehrere Meter in der Luft übertragen werden • Schmierinfektion durch virushaltigen Bläscheninhalt oder Krusten. • Bei Herpes zoster ist nur die virushaltige Bläschenflüssigkeit infektiös.	(8–28 Tage, in der Regel 14–16 Tage) Die Infektiosität beginnt 1–2 Tage vor dem Auftreten des Exanthems und endet 5–7 Tage nach dem Auftreten der letzten Hautveränderungen.	Siehe dazu Kap. 20.5.1 Kap. 20.6 Kap. 20.8	• Varicella-Zoster-Viren (VZV) können zwei verschiedene Krankheitsbilder verursachen: Varizellen (Windpocken) bei Erstinfektion und Herpes zoster (Gürtelrose) bei der endogenen Reaktivierung des Virus. VZV sind hoch infektiös und werden vor allem während saisonaler Häufungen – in gemäßigten Breitengraden im Winter und Frühjahr – übertragen. Die Erkrankung führt zu einem juckenden Exanthem und Fieber für 3–5 Tage. Durch starkes Kratzen oder bakterielle Superinfektionen können Narben zurückbleiben. • Eine diaplazentare Übertragung ist selten, kann aber in etwa 1–2 % der Varizellenerkrankungen bei Schwangeren zum fetalen Varizellensyndrom führen, wenn die Infektion zwischen der 5. und 24. SSW erfolgt ist. • Schwer verlaufende neonatale Windpocken können bei einer Erkrankung der Mutter innerhalb von 5 Tagen vor der Geburt oder bis zu 48 Stunden danach entstehen. Da das Neugeborene in diesen Fällen transplazentar keine schützenden Antikörper erhält und ein unreifes Immunsystem hat, sind die Verläufe sehr schwer und mit einer Letalitätsrate bis zu 30 % verbunden. Das größte Risiko haben Neugeborene, die zwischen dem 5. und 10. (12.) Lebenstag an Varizellen erkranken [433]. • **Bei einer mütterlichen Erkrankung kurz vor oder nach der Geburt sollte das Baby räumlich von der Mutter getrennt werden, bis sie nicht mehr infektiös ist.** Sobald das Baby Varizellen-Hyperimmunglobulin erhalten hat, kann es die abgepumpte Muttermilch bekommen, wenn die Mutter keine Läsionen auf den Brüsten hat [414]. • Bei einer sehr schweren Erkrankung der Mutter ist Aciclovir (Zovirax®) das Virustatikum der Wahl [416]. • Berichte über VZV-Infektionen durch Muttermilch liegen nicht vor, aber es wurden Varizellen-Antikörper in der Muttermilch gefunden. • Bei einem **Herpes zoster** kann die Mutter stillen, wenn sie keine Läsionen auf den Brüsten hat und die betroffenen Hautpartien gut abgedeckt werden [414].

Tab. 20.2 Bakterielle Infektionen in der Stillzeit.

Erkrankung	Übertragungswege	(Inkubationszeit) Dauer der Infektiosität	Konsequenzen	Krankheitsverlauf und Auswirkungen auf das Stillen
Banale Infektionen, z. B. Magen-Darm-, Atemwegs-, Harnwegs- oder grippaler Infekt Verschiedene Erreger möglich	• Verschiedene, z. B. Kontakt-, Tröpfchen- oder fäkal-orale Infektionen sind möglich	(Unterschiedlich) Es ist davon auszugehen, dass das gestillte Baby bereits vor dem Ausbruch der mütterlichen Symptome Kontakt mit den Erregern hatte.	**Keine** siehe auch Kap. 20.5.1 Kap. 20.6	• **Medikamente können so gewählt werden, dass sie das Stillen nicht beeinträchtigen.** • Wenn der Allgemeinzustand der Mutter es zulässt, kann sie weiterstillen. Andernfalls sollte sie zum Abpumpen und Verfüttern der Muttermilch motiviert werden, da die Muttermilch spezifische Immunglobuline gegen die Erreger enthält, die das Baby vor einer Infektion schützen bzw. ihren Verlauf ggf. abmildern können. • Die Mutter sollte ausreichend trinken, besonders bei Fieber und Durchfall.
A-Streptokokken-Infektion (vorwiegend *Streptococcus pyogenes*, GAS)	• Direkter Kontakt als Tröpfchen- und auch Schmierinfektion.	(1–3 Tage, selten länger) Unbehandelte Patienten mit einer akuten Streptokokken-Infektion können bis zu 3 Wochen ansteckend sein, mit eitrigen Ausscheidungen auch länger. Nach Beginn einer wirksamen antibiotischen Therapie erlischt die Ansteckungsfähigkeit nach 24 Stunden.	Siehe dazu Kap. 20.6 Kap. 20.8	• A-Streptokokken führen zu Haut- und Atemwegsinfektionen, gehören weltweit zu den häufigsten bakteriellen Erkrankungen im Kindesalter und treten besonders in den Wintermonaten gehäuft auf. In gemäßigten Klimazonen spielen die Racheninfektionen (Scharlach) die größte Rolle, während in tropischen Ländern eher Hautinfektionen vorkommen. • Therapie der Wahl in der Stillzeit bei Rachen- und Hautinfektionen mit Streptococcus pyogenes ist die 10-tägige, orale oder parenterale Gabe von Penicillin (z. B. Isocillin®, Amoxypen®), Erythromycin oder Cephalosporinen der 2. Generation [416]. • **Mutter und Kind sollten räumlich getrennt werden, bis mindestens seit 24 Std. eine wirksame Therapie erfolgt. In dieser Zeit sollte die Muttermilch abgepumpt und verworfen werden [414].** • Scharlach ist in Deutschland in einigen Bundesländern (Sachsen, Sachsen-Anhalt, Thüringen) meldepflichtig.

Tab. 20.2 Fortsetzung

Erkrankung	Übertragungswege	(Inkubationszeit) Dauer der Infektiosität	Konsequenzen	Krankheitsverlauf und Auswirkungen auf das Stillen
B-Streptokokken-Infektion (*Streptococcus agalactiae*, GBS)	• In utero oder durch Schmierinfektion bei der Geburt • möglicherweise später über Mund und Nase des Babys auf die mütterliche Brust und umgekehrt • oder durch Kontakt mit infiziertem Pflegepersonal bzw. Angehörigen.	(Sehr variabel, bei Neugeborenen wenige Stunden bis 1 Woche) Die Frühform der GBS beginnt bereits in der 1. Lebenswoche, die Spätform zwischen dem 7. und 90. Tag. Nach Beginn einer wirksamen antibiotischen Therapie erlischt die Ansteckungsfähigkeit nach 24 Stunden.	Eine Übertragung über die Muttermilch ist selten. Siehe dazu Kap. 20.6 Kap. 20.8	• B-Streptokokken sind die Hauptverursacher einer schweren, bakteriellen Sepsis, Pneumonie und Meningitis bei Neugeborenen sowie einer Endometritis, Harnwegsinfektion und bilateralen Mastitis bei Müttern. Besonders gefährdet sind Frühgeborene. • In Deutschland werden daher Schwangere in der 35.–37. SSW routinemäßig auf B-Streptokokken untersucht. Bei positivem Befund erfolgt bei der Geburt eine prophylaktische Behandlung der Mutter mit Penicillin G i. v. (Mittel der Wahl) oder alternativ mit Ampicillin i. v., Cefazolin i. v. und bei bestehender Penicillin/Cephalosporin-Allergie mit Clindamycin i. v. [416]. • **Bei einer GBS-Erkrankung der stillenden Mutter oder Nachweis von GBS in der Muttermilch sollte die Mutter antibiotisch mit Penicillin oder Cephalosporinen behandelt werden. Zusätzlich sollten Mutter und Kind bis 24–48 Std. nach Beginn einer wirksamen Therapie räumlich getrennt und eine Stillpause eingehalten werden. Die abgepumpte Muttermilch sollte verworfen werden. Das Baby muss während dieser Zeit engmaschig klinisch überwacht und bei besonderer Gefährdung oder Verdacht einer Infektion ebenfalls antibiotisch behandelt werden** [414].
Enterohämolytische Escherichia coli (EHEC) (*Escherichia coli*, Serotyp O157:H7)	• Fäkal-oral durch kontaminierte tierische Lebensmittel (z. B. Rohmilch, -produkte, rohes, nicht durchgegartes Fleisch oder Fleischprodukte von Rindern, Schafen, Ziegen, Wild, Rohmilch) • über fäkalienverseuchtes Trink- und Badewasser • direkte Tier-Mensch-Kontakte (z. B. in Strei-	(Die Infektion kann symptomfrei verlaufen. In der Regel tritt nach 2–10 Tagen, durchschnittlich 3–4 Tagen, eine Gastroenteritis auf, die sich zu einer Darmentzündung entwickelt). Die Ausscheidung der Bakterien erfolgt typischerweise in einem Zeitraum von 5–20 Tagen, kann sich bei Kindern jedoch auch	**Bei Einhaltung der Hygieneregeln keine.** Siehe dazu Kap. 20.5.1 Kap. 20.5.2 ggf. Kap. 20.6	• E. coli ist Teil der normalen Darmflora von nicht (mehr) gestillten Menschen. Außerhalb des Darms kann E. coli Infektionen hervorrufen, z. B. Harnwegsinfekte, Bauchfellentzündung oder Meningitis bei Neugeborenen. Einige Stämme von E. coli zählen zu den häufigsten Ursachen für Lebensmittelvergiftungen, die gefährliche, blutige Durchfallerkrankungen auslösen. • Eine Bekämpfung von E. coli durch Antibiotika ist nicht erfolgversprechend, da schnell Resistenzen auftreten, die Ausscheidung der Bakterien verlängert oder der Krankheitsverlauf durch eine erhöhte Toxinbildung verschlimmert werden kann. Die Behandlung erfolgt daher symptomorientiert. Wegen des Flüssigkeitsverlustes durch Erbrechen und Durchfall sollte die Mutter ausreichend trinken und Elektrolyte zu sich nehmen.

Tab. 20.2 Fortsetzung

Erkrankung	Übertragungswege	(Inkubationszeit) Dauer der Infektiosität	Konsequenzen	Krankheitsverlauf und Auswirkungen auf das Stillen
Enterohämolytische Escherichia coli (Fortsetzung)	chelzoos oder auf Bauernhöfen) • aber auch eine direkte Übertragung von Mensch zu Mensch (Schmierinfektion) wurde in Familien, Kindertagesstätten, Altenheimen und Krankenhäusern nachgewiesen. • Bei der Geburt überträgt die Mutter ihre Darmflora auf das Baby.	über mehrere Monate erstrecken. In dieser Zeit ist eine Ansteckung weiterer Personen möglich.		• Die IgM- und IgA-Antikörper gegen E. coli sowie weitere Bestandteile der Muttermilch, wie z. B. Lactoferrin, sIgA, Glykosphingolipide und Lipopolysaccharide, schützen vor dem Anhaften von E. coli im kindlichen Darm. • **Wenn der Allgemeinzustand der Mutter es zulässt, sollte sie stillen** [414]. • Präventiv sollten rohe und leicht verderbliche Lebensmittel kontinuierlich gekühlt werden, rohes Fleisch darf nicht mit anderen Lebensmitteln in Berührung kommen. Fleisch muss für 10 Minuten bei einer Kerntemperatur von 70 °C durchgegart werden. Kinder sollten in Streichelzoos beobachtet werden und die Hände nach dem Berühren der Tiere nicht in den Mund stecken, sondern zuerst gründlich mit Seife waschen [444]. • In Deutschland ist der Verdacht oder Nachweis einer EHEC-Infektion meldepflichtig, wenn entweder a) ein enteropathisches hämolytisch-urämisches Syndrom (HUS) vorliegt, b) zwei oder mehr Personen erkrankt sind, oder c) ein Erkrankter im Lebensmittel- oder Gaststättengewerbe tätig ist.
(*Escherichia coli*, Serotyp O104:H4)	• Fäkal-oral direkt von Mensch zu Mensch • oder indirekt vom Menschen über die Umwelt, d. h. durch Verzehr von bei der Herstellung oder Zubereitung kontaminierten, pflanzlichen, rohen Lebensmitteln (z. B. Sprossen, Salat oder Gemüse).	In der Regel tritt bei ca. 90 % der Infizierten nach 2–10, durchschnittlich 3–4 Tagen, zunächst wässriger Durchfall mit starken abdominellen Schmerzen, Übelkeit und Erbrechen, jedoch meist ohne Fieber, auf. In 10–20 % der Fälle entwickelt sich daraus eine hämorrhagische Kolitis mit blutigem Stuhl und krampfartigen Schmerzen im Abdomen.	**Bei Einhaltung der Hygieneregeln keine.** Siehe dazu Kap. 20.5.1 Kap. 20.5.2 Kap. 20.6	• Im Mai 2011 kam es in Deutschland zu zahlreichen schweren EHEC-Erkrankungen und Todesfällen durch den hochinfektiösen, Antibiotika-resistenten E. coli Serotyp O104:H4. Als Infektionsquelle wurde der Verzehr von kontaminierten rohen Bockshornkleesamensprossen aus Ägypten ausgemacht. • Die von diesem Serotyp gebildeten Shigatoxine werden von den roten Blutkörperchen in die Nierengefäße transportiert und binden an spezielle Zellwandrezeptoren, die vor allem im kapillaren Endothel vorkommen. Die Shigatoxine blockieren dort die Proteinsynthese, führen zu einem schnellen Zelltod und damit zu kapillaren Endothelschäden. Daraufhin kommt es bei ca. 50 % der Erkrankten zu einem HUS-Syndrom (mit Fieber, Nierenfunktionsstörungen bis hin zum Nierenversagen und thrombotischer Mikroangiopathie) oder einem TTP-Syndrom (mit Thrombozytopenie, hämolytischer Anämie und Hautblutungen) sowie vielfach zu neurologischen Veränderungen.

Tab. 20.2 Fortsetzung

Erkrankung	Übertragungswege	(Inkubationszeit) Dauer der Infektiosität	Konsequenzen	Krankheitsverlauf und Auswirkungen auf das Stillen
E. coli (Fortsetzung)		Ein gesunder Körper beherrscht üblicherweise die Infektion, so dass die Symptome nach 4–10 Tagen vollständig zurückgehen. Anschließend können für einen Zeitraum von 5–20 Tagen noch Bakterien ausgeschieden werden, bei Kindern kann dies auch über mehrere Monate erfolgen.		Die Letalität bei HUS und TTP ist besonders im Kindesalter hoch (1–5 %), oft kommt es zum akuten Nierenversagen mit Dialysepflicht, seltener zum irreversiblen Nierenfunktionsverlust mit chronischer Dialyse bis hin zur Transplantation. • Die Shigatoxine haben eine relativ hohe Molekularmasse, die ein Eindringen in die milchbildenden Alveolen einer infizierten Mutter sehr unwahrscheinlich macht. Während der ersten 3–4 Tage nach der Geburt ist das alveoläre Epithel zwar durchlässiger, so dass Viren, Bakterien und Shigatoxine mit hoher Molekularmasse in die Muttermilch eintreten könnten [456]. Aufgrund der noch geringen Milchmenge in der Kolostralphase können die Shigatoxine das Kind aber nicht in solchen Mengen erreichen, dass dies Probleme verursachen würde. Zudem schützen die IgM- und IgA-Antikörper gegen E. coli sowie weitere Bestandteile der Muttermilch, wie Lactoferrin, sIgA, Glykosphingolipide und Lipopolysaccharide, vor dem Anhaften von E. coli im kindlichen Darm [459]. Außerdem enthält Muttermilch das Glykolipid Gb 3 (Globotriaosylceramid), das Shigatoxine an sich bindet [458]. • **Wenn der Allgemeinzustand der Mutter es zulässt, sollte sie stillen** [414].
Gonorrhoe (Tripper) Erreger: Gonokokken, *Neisseria gonorrhoeae*	• Sexuell • bei der Geburt von einer erkrankten Mutter auf die Bindehäute des Kindes.	(2–3 (–10) Tage) Die Krankheit ist während ihrer gesamten Dauer und auch bei symptomarmen oder chronischen Verläufen hochinfektiös. Es wurde aber kein Erreger in der Muttermilch und keine Infektion über das Stillen nachgewiesen.	Siehe auch Kap. 20.5.1 Kap. 20.6 Kap. 20.8	• **Nach einer räumlichen Trennung und einer Stillpause mit Verwerfen der Muttermilch von 24 Stunden kann weiter gestillt werden, wenn die Mutter wirksam behandelt wird, z. B. mit Ceftriaxon (z. B. Rocephin®)** [414]. • Da Gonorrhoe häufig von einer allgemeinen Clamydieninfektion begleitet wird, werden manchmal zusätzlich noch für 7 Tage Tetraycycline gegeben. Wichtig ist auch die Behandlung des Sexualpartners, da es sonst zur „Ping-Pong“-Infektion kommen kann.

Tab. 20.2 Fortsetzung

Erkrankung	Übertragungswege	(Inkubationszeit) Dauer der Infektiosität	Konsequenzen	Krankheitsverlauf und Auswirkungen auf das Stillen
Gonorrhoe (Fortsetzung)				• Als Prophylaxe vor einer Augeninfektion des Neugeborenen (Ophthalmia neonatorum) werden heute kurz nach der Geburt meist Tetracyclin- oder Erythromycin-haltige Augentropfen in den Konjunktivalsack des Kindes getropft.
HIB-Erkrankung Erreger: *Haemophilus Influenza Typ B*	• Tröpfcheninfektion	(2–5 Tage) Die Krankheit verläuft meist harmlos als Halsentzündung.	Siehe auch Kap. 20.5.1 Kap. 20.6 Kap. 20.8 Das Baby ist auf Anzeichen einer Infektion zu beobachten.	• Erwachsene erkranken selten, 90 % der HIB-Erkrankungen treten in den ersten 5 Lebensjahren auf. Der Altersgipfel liegt im 6.–7. Lebensmonat. Bei geschwächten Babys und Kleinkindern ist H. Influenzae Typ B auch Erreger von lebensbedrohlichen Hirnhaut-(Meningitis) und Kehlkopfentzündungen (Epiglottitis). Als Prophylaxe wird von der STIKO die HIB-Impfung für Babys empfohlen. Stillen reduziert deutlich das Risiko von Kindern, an HIB zu erkranken [442]. • **Die Mutter sollte sofort mit Cephalosporinen behandelt werden. Ein Baby ohne vollen Impfschutz sollte ab Beginn der mütterlichen Therapie für 24 Std. räumlich von der Mutter getrennt und mit abgepumpter Muttermilch gefüttert werden. Zudem sollte es eine Rifampicin-Prophylaxe erhalten** [414].
Listeriose Erreger: *Listeria monocytogenes*	• Kontaminierte tierische Lebensmittel, z. B. Geflügel, Fleisch, Fleischerzeugnisse, Fisch, Fischerzeugnisse (hauptsächlich Räucherfisch), Milch und Milchprodukte (insbesondere Käse) sowie auch durch pflanzliche Lebensmittel, z. B. vorgeschnittene Salate. • Schwangere können die Infektion auch transplazentar, während der Geburt oder postnatal	(Schwere Krankheitssymptome können nach 3–70 Tagen (in der Regel nach etwa 3 Wochen) oder bei hoher Infektionsdosis schon wenige Stunden nach Infektion auftreten) Die Erreger werden mehrere Monate lang über den Stuhl ausgeschieden. Bei Müttern von infizierten Neugeborenen sind die Erreger in Lochien und Urin bis etwa 7–10 Tage nach der Geburt nachweisbar, selten länger.	**Keine** Es gibt keine Belege für eine Übertragung durch die Muttermilch. Siehe dazu auch Kap. 20.5.1 Kap. 20.5.2	• Bei Schwangeren verläuft die Erkrankung in der Regel unter einem relativ unauffälligen grippeähnlichen Bild oder zum Teil sogar symptomfrei. Die manifeste Listeriose äußert sich mit grippetypischen Symptomen wie Fieber, Muskelschmerzen sowie u. U. auch durch Erbrechen und Durchfall. Es kann zu einer Früh- oder Todgeburt oder der Infektion des Kindes kommen. • Bei der neonatalen Listeriose werden eine Frühinfektion (in der 1. Lebenswoche) und eine Spätinfektion (ab der 2. Lebenswoche) unterschieden. Die Frühinfektion ist durch Sepsis, Atemnotsyndrom und Hautläsionen gekennzeichnet. Säuglinge mit einer Spätinfektion werden meist zum regulären Termin geboren und nehmen den Erreger auf, während sie den Geburtskanal passieren, sie erkranken häufig an einer Meningitis. Das erkrankte Neugeborene darf, sobald wie möglich, mit abgepumpter Muttermilch bzw. Kolostrum gefüttert oder direkt angelegt werden [414].

Tab. 20.2 Fortsetzung

Erkrankung	Übertragungswege	(Inkubationszeit) Dauer der Infektiosität	Konsequenzen	Krankheitsverlauf und Auswirkungen auf das Stillen
Listeriose (Fortsetzung)	durch Kontakt auf das Kind übertragen.			• **Antibiotika können so gewählt werden, dass sie das Stillen nicht beeinträchtigen. Wenn der Allgemeinzustand der Mutter es zulässt, kann sie stillen.** • Wegen des Flüssigkeitsverlustes durch Erbrechen und Durchfall sollte die Mutter ausreichend trinken und Elektrolyte zu sich nehmen. • Besondere Maßnahmen für Kontaktpersonen sind nicht erforderlich, eine Ausnahme bilden Wöchnerinnen nach der Geburt eines an Listeriose erkrankten Kindes. Hier sind nosokomiale Übertragungen auf geburtshilflichen Stationen beschrieben worden [434]. • Präventiv sollten Schwangere auf den Verzehr folgender Lebensmittel verzichten: Rohfleischerzeugnisse (z. B. Hackfleisch), Rohwurst (z. B. Salami), roher Fisch sowie geräucherte und marinierte Fischerzeugnisse, vorgeschnittene verpackte Blattsalate, Rohmilch-, Weich- und Sauermilchkäse (z. B. Harzer). Vakuumverpackte Lebensmittel sollten möglichst zügig nach dem Einkauf und weit vor dem Ablauf der angegebenen Mindesthaltbarkeit verbraucht werden, da Vakuumverpackung und Kühlschranklagerung nicht vor einer Vermehrung der Listerien schützen [434]. • Der direkte Nachweis des Erregers aus Blut, Liquor oder anderen normalerweise sterilen Substraten sowie aus Abstrichen von Neugeborenen ist in Deutschland meldepflichtig.
Lyme-Borreliose Erreger: *Borrelia burgdorferi*	• Eigentlich nur durch den Stich einer infizierten Zecke [435]. • Es gibt aber Berichte von Übertragungen auf Feten während der Schwangerschaft und den Verdacht einer möglichen Übertragung via Muttermilch [414].	(Je nach Stadium der Erkrankung Tage bis Wochen bzw. Wochen bis Monate bzw. Monate bis Jahre) Erkrankte Personen sind nicht ansteckend [435].	Siehe dazu Kap. 20.7 Ggf. auch Kap. 20.6	• Borreliose ist die häufigste durch Zecken übertragene Erkrankung in Europa. Etwa 5–35 % der Zecken in allen Teilen Deutschlands sind mit Borrelien befallen. Nach bisherigen Erkenntnissen ist nach einem Zeckenstich bei 1,5–6 % der Betroffenen mit einer Infektion und bei 0,3–1,4 % mit einer manifesten Erkrankung zu rechnen. Die Infektion kann von März bis Oktober erfolgen, je nach Witterung auch früher oder später, ein Gipfel besteht von Juni bis August.

Tab. 20.2 Fortsetzung

Erkrankung	Übertragungswege	(Inkubationszeit) Dauer der Infektiosität	Konsequenzen	Krankheitsverlauf und Auswirkungen auf das Stillen
Lyme-Borreliose (Fortsetzung)				• Die Infektion verläuft in drei Stadien. Sie führt zu Hautreaktionen, Fieber, Kopfschmerzen, neurologischen Manifestationen und letztlich zu chronischer Arthritis und Enzephalitis. Wichtig ist eine frühzeitig einsetzende Therapie, um Komplikationen zu vermeiden. **Antibiotika können so gewählt werden, dass sie das Stillen nicht beeinträchtigen.** Maßnahmen für Kontaktpersonen sind nicht erforderlich [435]. • Aufgrund der nahen Verwandtschaft der Borrelien mit dem Syphilis-Erreger wird jedoch von Fachleuten diskutiert, ob ebenfalls eine Übertragung von B. burgdorferi durch Muttermilch erfolgen könnte. Ausreichende Belege dafür liegen noch nicht vor. Dennoch wäre es beim momentanen Wissensstand umsichtig, den Eltern diese Information mitzuteilen und mit ihnen zu diskutieren, ob zur Sicherheit, analog zu dem Vorgehen bei Syphilis-Erregern, mindestens bis 24 Stunden nach Behandlungsbeginn eine Stillpause eingelegt und die Milch verworfen werden soll. Bei verdächtigen mütterlichen Hautläsionen auf Brüsten oder Brustwarzen wäre ggf. eine Stillpause mit Verwerfen der Muttermilch erforderlich, bis die Behandlung der Mutter abgeschlossen ist und die Läsionen abgeheilt sind [414]. • Impfungen stehen in Europa nicht zur Verfügung, daher beinhaltet die Prävention vor allem lange Kleidung, die möglichst viel Körperoberfläche bedeckt, das Absuchen des Körpers (bei Kindern besonders des Haaransatzes) nach Aufenthalten in Gebieten mit potenziellem Zeckenvorkommen sowie ein umgehendes Entfernen von Zecken und Desinfizieren der Einstichstelle. • In den Bundesländern Berlin, Brandenburg, Mecklenburg-Vorpommern, Sachsen-Anhalt, Sachsen und Thüringen ist Lyme-Borreliose meldepflichtig.

Tab. 20.2 Fortsetzung

Erkrankung	Übertragungswege	(Inkubationszeit) Dauer der Infektiosität	Konsequenzen	Krankheitsverlauf und Auswirkungen auf das Stillen
MRSA-Infektion Erreger: Methicillin-resistenter *Staphylococcus aureus*	• Direkter Kontakt, überwiegend Schmierinfektion über die Hände von klinisch gesundem, mit Staphylokokken besiedeltem Pflegepersonal bzw. Angehörigen, aber auch von der Mutter, auf das Baby und umgekehrt.	(Bei Intoxikationen mit oral aufgenommenen Staphylokokkentoxinen wenige Stunden (etwa 2–6 Std.), bei Infektionen 4–10 Tage) Ansteckungsfähigkeit besteht insbesondere während der Dauer klinisch manifester Symptome.	Siehe dazu Kap. 20.5.1 Kap. 20.6	• MRSA ist ein Staphylokokken-Stamm, der Resistenzen gegen gängige Antibiotika, wie Oxacillin oder Methicillin, gebildet hat und daher für Menschen sehr gefährlich werden kann. Er tritt vor allem in Krankenhäusern auf und verbreitet sich dort durch unzureichende Hygienemaßnahmen epidemieartig. • **Bei reifen Neugeborenen sollte eine Stillpause erfolgen und die Muttermilch abgepumpt und verworfen werden, bis mindestens seit 24 Std. eine wirksame Therapie erfolgt. Danach kann das Stillen wieder aufgenommen werden, wenn die Mutter sich dazu in der Lage fühlt** [414]**. Dabei ist gründliches Händewaschen und Desinfizieren von großer Wichtigkeit, außerdem sollte das Baby vor Kontakt mit mütterlichen Hautläsionen oder Wundsekreten geschützt werden.** • **Bei dem seltenen, durch Toxine erzeugten Staphylokokken-Scalded-Skin-Syndrom (SSSS), das unbehandelt bei Babys zu lebensbedrohlichen Komplikationen, wie Pneumonie und Sepsis, führen kann, sollte die Muttermilch abgepumpt und verworfen werden, bis mindestens seit 24 Std. eine wirksame Therapie erfolgt. Danach kann das Stillen wieder aufgenommen werden, wenn die Mutter sich dazu in der Lage fühlt. Das Baby muss während dieser Zeit engmaschig klinisch überwacht und bei Verdacht einer Infektion ebenfalls antibiotisch behandelt werden** [414]. • **Bei Frühgeborenen, Babys mit sehr geringem Geburtsgewicht oder Babys, die gerade krank sind oder waren, sollte die Muttermilch erst wieder verfüttert werden, wenn nach dem Ende der Behandlung mindestens 2–3 negative Bakterienkulturen der Muttermilch vorliegen** [414]. • MRSA-Infektionen in Blut oder Hirnwasser sind meldepflichtig.

Tab. 20.2 Fortsetzung

Erkrankung	Übertragungswege	(Inkubationszeit) Dauer der Infektiosität	Konsequenzen	Krankheitsverlauf und Auswirkungen auf das Stillen
Keuchhusten (Pertussis) Erreger: *Bordetella pertussis*	• Über Tröpfchen innerhalb eines Abstandes bis zu ca. 1 Meter durch Husten, Niesen, Lachen, Singen oder Sprechen.	(7–20) Tage) Die Ansteckungsfähigkeit beginnt gegen Ende der Inkubationszeit, ist während des 1. Stadiums am höchsten und kann bis zu 3 Wochen nach Beginn des 2. Stadiums andauern. Durch eine antibiotische Therapie verkürzt sie sich auf etwa 5 Tage nach Beginn der Therapie.	Siehe dazu Kap. 20.5.1 Kap. 20.6 Kap. 20.8 Hinweise für eine Übertragung durch die Muttermilch gibt es nicht.	• Pertussis ist eine lang dauernde, hochinfektiöse Erkrankung. Etwa 80–100 % der Menschen, die mit dem Erreger in Kontakt kommen, erkranken. Sie verläuft in drei Stadien: das 1. Stadium catarrhale mit grippeähnlichen Symptomen und trockenem Reizhusten dauert etwa 1–2 Wochen. Im 2. Stadium convulsivum, das 2–6 Wochen dauert, treten die typischen Hustenattacken mit heraus gestreckter Zunge und häufig begleitendem Erbrechen auf. Im 3. Stadium decrementi nehmen die Hustenattacken allmählich ab, es dauert noch einmal etwa 3–6 Wochen, ohne antibiotische Therapie auch 6–10 Wochen. • **Bei Babys unter 6 Monaten können sich die Hustenattacken untypisch ausschließlich in Form von Atemstillständen (Apnoen) äußern und somit lebensbedrohlich verlaufen.** Insbesondere im ersten Lebensjahr können weitere Komplikationen auftreten, vor allem Pneumonien (15–20 % der stationär behandelten Pertussis-Patienten) und Otitis media durch Sekundärinfektionen mit Haemophilus influenzae. • Da weder eine Impfung noch die durchgemachte Erkrankung eine lebenslange Immunität garantieren, wird von der STIKO eine Impfung empfohlen, sofern in den letzten 10 Jahren keine Pertussis-Impfung stattgefunden hat. Geimpft werden sollten alle Frauen im gebärfähigen Alter sowie enge Haushaltskontaktpersonen (Eltern, Geschwister) und Betreuer (z. B. Tagesmütter, Babysitter, ggf. Großeltern) möglichst 4 Wochen vor der Geburt des Kindes. Falls die Impfung nicht vor der Konzeption erfolgt ist, sollte die Mutter bevorzugt in den ersten Tagen nach der Geburt des Kindes geimpft werden. Die Grundimmunisierung von Säuglingen sollte zum frühestmöglichen Zeitpunkt, d. h. unmittelbar nach Vollendung des 2. Lebensmonats, beginnen und zeitgerecht fortgeführt werden [436]. • Bei einer Pertussis-Infektion sollten **alle** Haushaltskontaktpersonen, unabhängig von ihrem Alter und ihrem Immunstatus, auch Babys, eine Chemoprophylaxe erhalten, wenn sich in ihrer Umgebung gefährdete Personen, z. B. ungeimpfte oder nicht vollständig geimpfte Säuglinge oder Kinder mit kardialen oder pulmonalen Grundleiden, befinden.

Tab. 20.2 Fortsetzung

Erkrankung	Übertragungswege	(Inkubationszeit) Dauer der Infektiosität	Konsequenzen	Krankheitsverlauf und Auswirkungen auf das Stillen
Keuchhusten (Fortsetzung)				• **Für eine erkrankte stillende Mutter sind die Antibiotika der Wahl Erythromicin (z. B. Erythrocin®, Monomycin®) oder Roxithromycin (Rulid®), das Baby sollte neben der Chemoprophylaxe ab der 7. LW zusätzlich geimpft und engmaschig klinisch beobachtet werden. Weiter wird eine räumliche Trennung von Mutter und Kind empfohlen, bis mindestens seit 5 Tagen eine wirksame Therapie erfolgt. Beim Abpumpen und Hantieren mit der Muttermilch sollte die Mutter als Schutz vor Tröpfcheninfektion einen Mundschutz tragen. Das Baby kann in dieser Zeit die abgepumpte Muttermilch erhalten** [414].
Salmonellose Erreger: *Salmonella enterica*	• Meist über infizierte Lebensmittel (z. B. rohe Eier, Hackfleisch, Fleischsalat) oder infiziertes Trinkwasser • durch direkten Kontakt mit infizierten Tieren (z. B. Rinder, Schweine, Geflügel, Reptilien)	(6–72 Stunden, in der Regel 12–36 Stunden) Die Erkrankungsdauer beträgt in der Regel nur wenige Stunden oder Tage (in seltenen Ausnahmen auch mehrere Monate). Nach der Erkrankung dauert die Ausscheidung von Salmonellen bei Erwachsenen im Durchschnitt einen Monat, bei Kindern unter 5 Jahren 7 Wochen oder länger.	Siehe auch Kap. 20.5.1 Kap. 20.5.2 Hinweise für eine Übertragung durch die Muttermilch liegen nicht vor.	• **Wenn der Allgemeinzustand der Mutter es zulässt, kann sie weiter stillen.** Andernfalls sollte sie zum Abpumpen und Verfüttern der Muttermilch motiviert werden, da die Muttermilch spezifische Immunglobuline gegen Salmonellen enthält, die das Baby vor einer Infektion schützen bzw. ihren Verlauf ggf. abmildern können [414]. • Wegen des Flüssigkeitsverlustes durch Erbrechen und Durchfall sollte die Mutter ausreichend trinken und Elektrolyte zu sich nehmen. • Bei voll gestillten Babys kommt es selten zu einer Infektion. Da bei Säuglingen und Kleinkindern aber schon geringe Erregermengen zu einer Infektion führen können, ist es wichtig, atypische Infektionswege, z. B. über Kontakt mit Haustieren, aufzudecken und präventive Strategien zu entwickeln [437]. • In unkomplizierten Fällen erfolgt keine antibiotische Behandlung, bei erkrankten Säuglingen und Kleinkindern oder bei einem schweren Verlauf ist eine Antibiotikatherapie mit Cephalosporinen angezeigt.

Tab. 20.2 Fortsetzung

Erkrankung	Übertragungswege	(Inkubationszeit) Dauer der Infektiosität	Konsequenzen	Krankheitsverlauf und Auswirkungen auf das Stillen
Salmonellose (Fortsetzung)				• Salmonellen sind außerhalb des menschlichen bzw. tierischen Körpers wochenlang lebensfähig. Um sich vor einer Salmonellen-Infektion zu schützen, wird die Erhitzung der Lebensmittel mindestens 10 Minuten auf 75 °C empfohlen. Durch Einfrieren werden die Bakterien nicht abgetötet. • In Deutschland ist Salmonellose bei Personen, die im Lebensmittelbereich arbeiten, oder bei mehr als 2 Erkrankten, bei denen ein epidemischer Zusammenhang wahrscheinlich ist oder vermutet wird, meldepflichtig.
Shigellose (Shigellenruhr) Erreger: (*Shigellen*)	• Fäkal-oral von Mensch zu Mensch • in wärmeren Ländern auch durch kontaminiertes Trinkwasser oder Lebensmittel • Shigellen können schon bei einer minimalen aufgenommenen Dosis (10–200 Keime!) klinische Symptome auslösen.	(Selten länger als 12–96 Stunden) Ansteckungsfähigkeit besteht während der akuten Infektion und solange der Erreger mit dem Stuhl ausgeschieden wird, dies kann 1–4 Wochen nach der akuten Krankheitsphase der Fall sein.	Siehe auch Kap. 20.5.1 Kap. 20.5.2	• Schwere Shigellosen wurden in den letzten Jahren vor allem in Ägypten, Tunesien, Jugoslawien, in der Dominikanischen Republik und der Türkei erworben. Viele asiatische Länder sind ebenfalls bekannte Infektionsgebiete. • Da die Übertragung in der Regel durch direkten Kontakt von Mensch zu Mensch erfolgt, ist eine wirksame Händehygiene zur Vermeidung von fäkal-oralen Schmierinfektionen die entscheidende präventive Maßnahme. • **Aufgrund der hohen Infektiosität wird generell eine Antibiotikabehandlung, in der Stillzeit vorzugsweise mit dem am besten erprobten Ciprofloxacin (z. B. Ciprobay®), empfohlen. Dabei kann weitergestillt werden, wenn der Allgemeinzustand der Mutter es zulässt** [416]. • Eine erkrankte Mutter sollte ausreichend trinken und Elektrolyte zu sich nehmen. Bei erkrankten Babys und Kleinkindern müssen Flüssigkeits- und Elektrolytverluste durch Infusionen ausgeglichen werden. • Shigellose ist in Deutschland meldepflichtig.

Tab. 20.2 Fortsetzung

Erkrankung	Übertragungswege	(Inkubationszeit) Dauer der Infektiosität	Konsequenzen	Krankheitsverlauf und Auswirkungen auf das Stillen
Staphylokokken-Infektion Erreger: *Staphylococcus aureus*	• Direkter Kontakt, überwiegend Schmierinfektion über die Hände von gesundem, aber kolonisiertem Pflegepersonal bzw. Angehörigen, aber auch von der Mutter auf das Baby und umgekehrt.	(Die Latenzzeit ist sehr variabel: von 1 Tag bis mehrere Wochen oder Monate) Die Ansteckung erfolgt auch über gesunde Personen, die keine Symptome haben.	**Keine** siehe dazu auch Kap. 20.5.1 Kap. 20.6	• *Staphylococcus aureus* kommt auf der Haut und im Nasen-Rachen-Raum bei 25–30 % aller Menschen vor, meist löst der Erreger keine Krankheitssymptome aus. Bei „günstigen" Bedingungen, z. B. offenen Wunden oder einem geschwächten Immunsystem, vermehrt er sich und kann zu eitrigen Hautinfektionen, Muskelerkrankungen und sogar zu lebensbedrohlichen Erkrankungen, wie Pneumonie, Endokarditis, Toxischem Schock-Syndrom (TSS) und Sepsis führen. Mastitis wird in 90 % der Fälle von *Staphylococcus aureus* verursacht. Da der Erreger sehr leicht übertragen wird, sind 40–90 % der Neugeborenen bereits am 5. Lebenstag kolonisiert [414]. • **Falls erforderlich, sollte die Mutter antibiotisch mit Penicillin oder Cephalosporinen behandelt werden. Nach einer Stillpause von 24– 48 Std. kann sie ohne Einschränkungen weiter stillen, wenn ihr Allgemeinzustand es zulässt** [414].
Syphilis (Lues) Erreger: *Treponema pallidum*	• Sexuelle Übertragung • in der Schwangerschaft und bei der Geburt kann eine erkrankte Mutter die Infektion auf ihr Kind übertragen • durch Kontakt mit offenen, nässenden Hautläsionen der Mutter oder anderen Personen.	(3–4 Wochen) Die Krankheit verläuft unbehandelt in 4 Stadien über mehrere Jahre.	Siehe auch Kap. 20.5.1 Kap. 20.6	• Penicilline sind die Mittel der Wahl zur Behandlung der Syphilis in allen Krankheitsstadien. Da sich die Erreger langsam vermehren, ist eine Behandlungsdauer von mindestens 10–14 Tagen erforderlich. • **Ohne verdächtige Hautläsionen auf der Brust sollte die Mutter bis 24 Stunden nach Behandlungsbeginn eine Stillpause einlegen und ihre Milch verwerfen, danach kann gestillt werden. Bei verdächtigen mütterlichen Hautläsionen auf Brüsten oder Brustwarzen ist eine Stillpause mit Verwerfen der Muttermilch erforderlich, bis die Behandlung der Mutter abgeschlossen ist und die Läsionen abgeheilt sind** [414].

Tab. 20.2 Fortsetzung

Erkrankung	Übertragungswege	(Inkubationszeit) Dauer der Infektiosität	Konsequenzen	Krankheitsverlauf und Auswirkungen auf das Stillen
Tuberkulose (TBC, früher: Schwindsucht) Erreger: *Mycobacterium tuberculosis*	• Fast immer aerogen durch Husten, Niesen, Lachen, lautes Singen oder Sprechen von erkrankten Personen mit offener Lungentuberkulose.	(Im Durchschnitt 6–8 Wochen) Unter einer wirksamen antituberkulösen Kombinationstherapie sind Patienten meist innerhalb von 2–3 Wochen nicht mehr infektiös. Die Erkrankung verläuft in mehreren Stadien und kann auch noch Jahre nach einer Ansteckung zum Ausbruch kommen.	Ohne Vorliegen einer tuberkulösen Mastitis gibt es keine Berichte von Infektionen durch die Muttermilch. Siehe dazu auch Kap. 20.5.1 Kap. 20.6 Kap. 20.8	• TBC tritt in Deutschland vermehrt bei Migranten aus Osteuropa, der ehemaligen Sowjetunion, Asien, Afrika sowie bei Obdachlosen, Alkohol- und Drogenabhängigen, HIV-Infizierten und Immungeschwächten auf. • Ob es zu einer Infektion kommt, hängt von verschiedenen Faktoren ab: Häufigkeit und Dauer des Kontakts mit einer erkrankten Person, Menge der inhalierten Erreger, Empfänglichkeit der exponierten Person. • Babys und Kleinkinder erkranken häufiger und leichter an TBC und entwickeln eher eine gefährliche tuberkulöse Meningitis oder Miliartuberkulose. • **Bei einer „geschlossenen" Tuberkulose darf die Mutter ohne Einschränkung stillen** [414]. • **Beim Verdacht auf oder der gesicherten Diagnose einer offenen, unbehandelten TBC sollte der direkte Kontakt der erkrankten Person mit dem Baby vermieden werden, d. h. eine Mutter mit Verdacht auf TBC oder offener TBC darf auch nicht stillen. Das Baby sollte daher bis zur Klärung des Verdachts bzw. bis zum Wirksamwerden der antituberkulösen Therapie nach ca. 2–3 Wochen auch räumlich von ihr getrennt werden und/oder ggf. prophylaktisch Isoniazid (z. B. Isozid®) erhalten** [414]. • Isoniazid, Rifampizin (z. B. Eremfat®) und Pyrazinamid (z. B. Pyrafat®) sind die Tuberkulostatika der Wahl in der Stillzeit [416]. • **Wenn keine tuberkulöse Mastitis oder Läsionen der Brust vorliegen, kann das Baby während der Trennung mit abgepumpter Muttermilch gefüttert werden** [414]. • Prophylaktisch sollte der gestillte Säugling täglich 0,5–1 mg/kg Pyridoxin (Vit B_6) erhalten [416]. • Offene Tuberkulose ist in Deutschland meldepflichtig.

Tab. 20.3 Pilzinfektionen in der Stillzeit

Erkrankung	Übertragungswege	(Inkubationszeit) Dauer der Infektiosität	Konsequenzen	Krankheitsverlauf und Auswirkungen auf das Stillen
Candidose (Hefepilzinfektion, Soor) Erreger: hauptsächlich *Candida albicans*	• Direkter Kontakt mit unauffälligen, aber besiedelten Personen oder ihren oralen oder vaginalen Sekreten • selten kommen auch intrauterin aufsteigende Infektionen vor.	(Eine Inkubationszeit gibt es praktisch nicht) Die Infektiosität besteht auch nach Abklingen der Symptome mindestens 2 Wochen weiter.	**Keine** Synchrone Behandlung von Mutter und Kind, Einnahme der Medikamente Auch nach dem Abklingen der Symptome fortsetzen.	• Candida-Pilze gehören bei Menschen zur physiologischen Keimbesiedelung von Rachenraum, Magen-Darm-Trakt, Vagina und Haut. Bei geschwächten Abwehrkräften, z. B. durch Stress, Hormonschwankungen, enge, luftundurchlässige Kleidung, bestimmte Medikamente, vor allem Antibiotika, sowie einige Grunderkrankungen, wie Diabetes mellitus oder HIV, vermehren sie sich massiv und führen zu einer Candidose. • **Nystatin (z. B. Candio Hermal®) oder Clotrimazol (z. B. Canesten®) sind Mittel der Wahl bei der lokalen Behandlung. Sie erfordern keine Einschränkung des Stillens, da sie kaum resorbiert werden und für das Baby nicht enteral verfügbar sind. Für eine unumgängliche systemische Behandlung sollte Fluconazol (z. B. Fungata®) gewählt werden, eine längere Stillpause mit der Gabe von Flaschennahrung ist nicht erforderlich** [416]. Die systemische Einnahme von Fluconzal sollte möglichst abends nach der letzten Stillmahlzeit erfolgen. • Bei mütterlicher Candidose muss das Baby unbedingt gleichzeitig mit Miconazol (z. B. Daktar®) behandelt werden, da die mit der Milch übergehende Menge therapeutisch nicht ausreichend ist und die Gefahr der „Ping-Pong"-Infektion besteht [416]. • Folgende Maßnahmen sind als Vorbeugung zu empfehlen: Reduktion von Zuckerkonsum, baldmöglichstes Beenden der Antibiotikatherapie sowie zusätzliche Einnahme von probiotischen Bakterien (z. B. Joghurt, Milch oder Tablettenform). Stillen unterstützt den Aufbau der gesunden kindlichen Darmflora, z. B. mit dem pilzhemmenden Lactobacillus acidophilus. • Weitere Informationen zur Behandlung von Brustsoor Kap. 27.

Tab. 20.3 Fortsetzung

Erkrankung	Übertragungswege	(Inkubationszeit) Dauer der Infektiosität	Konsequenzen	Krankheitsverlauf und Auswirkungen auf das Stillen
Dermatomykose (Fußpilz, Nagelpilz) Erreger: *Dermatophyten* (Fadenpilze)	• Von Mensch zu Mensch durch deren infizierte abgestoßene Hautschuppen • über Haustiere (z. B. Katzen, Hunde, Meerschweinchen, Hamster) • über kontaminierte Gegenstände (z. B. Haarbürsten, Körbchen) • über kontaminierte Flächen (z. B. in Schwimmbädern, Saunen)	(Die Inkubationszeit kann Jahre betragen, sie ist vom allgemeinen Gesundheitszustand abhängig. Bei Abwehrschwäche vermehren sich die Pilze und erzeugen hochinfektiöse Krankheitsherde) Die Dauer der Infektiosität und der Therapie kann etliche Monate betragen, da Pilzsporen sehr lange infektiös bleiben.	**Keine**	• Clotrimazol (z. B. Canesten®, Mykofungin®) ist Mittel der Wahl bei der lokalen Behandlung, auch Miconazol (z. B. Daktar®) ist akzeptabel [416]. • Mutter und Kind sollten synchron behandelt und der Kontakt mit infizierten Hautstellen vermieden werden. Nach dem Abklingen der offensichtlichen Symptome muss die Behandlung mindestens 6 Wochen fortgesetzt werden. • Besonders wichtig ist die Desinfektion der mit den Hautstellen in Kontakt geratenen Textilien und Schuhe. Strümpfe sollten bei mindestens 60 °C gewaschen werden, da Pilzsporen sonst überleben und eine Neuinfektion verursachen können. Zusätzlich können Salz- oder Essigfußbäder angewendet werden.

Tab. 20.4 Infektionen mit Parasiten in der Stillzeit.

Erkrankung	Übertragungswege	(Inkubationszeit) Dauer der Infektiosität	Konsequenzen	Krankheitsverlauf und Auswirkungen auf das Stillen
Ascariasis Erreger: *Ascaris lumbricoides* (Spulwürmer)	• Aufnahme der Eier durch kontaminierte Nahrungsmittel oder Trinkwasser.	(8–10 Tage) Die extrem resistenten Eier werden nach 6–11 Wochen mit dem Kot ausgeschieden und müssen mindestens 2 Wochen im Freien reifen, um infektiös zu werden. Die Eier können dann unter feuchtwarmen Bedingungen bis zu 4 Jahre überleben.	**Keine,** da keine Übertragung der Eier durch die Muttermilch erfolgt. Siehe auch Kap. 20.5.1 Kap. 20.5.2	• Ascariasis ist die weltweit häufigste Wurminfektion beim Menschen. Hauptverbreitungsgebiete sind die Tropen und Subtropen mit schlechtem Hygienestandard. • Bei Massenbefall der Lunge können pneumonieähnliche Zustände und allergische Reaktionen auftreten, der mütterliche Allgemeinzustand kann dann dem Stillen widersprechen. • **Die medikamentöse Behandlung erfordert keine Stillpause.** • Mittel der Wahl zur Therapie in der Stillzeit ist Mebendazol (z. B. Vermox®), der Wirkstoff wird kaum resorbiert [416]. • Problematisch bleibt die hohe Infektiosität der Wurmeier, die auch Jahre nach der erfolgreichen Antiwurmtherapie eine Infektionsquelle darstellen können. Hygiene bleibt daher oberstes Gebot.
Bandwürmer Erreger: Rinder- oder Schweinebandwurm (*Taenia saginata/solium)*	• Verzehr von mit Finnen (Zystizerken) infiziertem, nicht tief gefrorenem, rohem bzw. ungarem Rind- oder Schweinefleisch. Der Mensch ist Endwirt.	(Wenige Stunden bis Tage bei akuter Erkrankung, Wochen bis Jahre bei chronischer Form) Ausscheidung von Wurmgliedern mit Eiern nach 8–12 Wochen, diese müssen dann vom Rind oder Schwein aufgenommen werden. Im Zwischenwirt (Tier) können die Finnen jahrelang infektionsfähig bleiben.	**Keine,** da keine Übertragung der Eier durch die Muttermilch erfolgt. Siehe Kap. 20.5.2	• Bandwürmer sind beim Mensch relativ häufig vorkommende Parasiten. • **Die medikamentöse Behandlung erfordert keine Stillpause.** • Mittel der Wahl zur Therapie in der Stillzeit ist Niclosamid (z. B. Yomesan®), da es kaum resorbiert wird und deshalb gut verträglich zu sein scheint. Auch Praziquantel (z. B. Cesol®) darf ohne Einschränkung des Stillens verordnet werden, wenn es keine Alternative gibt [416]. • Als Vorbeugung ist darauf zu achten, kein ungenügend gekochtes Schweine- oder Rindfleisch zu essen bzw. dieses nur aus seriösen Quellen zu beziehen. Sachgerecht durchgefrorenes Fleisch enthält keine infektiösen Finnen.
Echinokokkose Erreger: Hundebandwürmer *(Echinococcus granulosus)*	• Meist Kontakt- bzw. Schmierinfektion von Hundekot, Fell oder Schnauze über die danach kontaminierten Hände mit dem Mund. Der Mensch ist Fehl- bzw. Zwischenwirt.	(Ca. 6 Monate oder sogar Jahre) Da sich im menschlichen Darm keine ausgewachsenen Würmer bilden können und er nicht vom Hund gefressen wird, wird der Kreislauf unterbrochen.	**Keine,** da keine Übertragung der Eier durch die Muttermilch erfolgt. Siehe auch Kap. 20.5.2	• Die medikamentöse Behandlung erfordert keine Stillpause. • Mittel der Wahl zur Therapie in der Stillzeit sind Mebendazol (z. B. Vermox®) und auch Albendazol (z. B. Eskazole®) [416]. • Eine Ansteckung ist zumeist das Ergebnis mangelnder Hygiene, z. B. ungewaschenes Gemüse, ungewaschenes Obst, oder ungewaschene Hände beim Essen. Auch indirekte Ansteckungen sind möglich, z. B. durch mit Echinokokkus-Eiern verunreinigte Nahrungsmittel oder Trinkwasser.

Tab. 20.4 Fortsetzung

Erkrankung	Übertragungswege	(Inkubationszeit) Dauer der Infektiosität	Konsequenzen	Krankheitsverlauf und Auswirkungen auf das Stillen
Echinokokkose (Fortsetzung)				• Zur Vermeidung einer Erkrankung wird ein regelmäßiges Untersuchen und ggf. Entwurmen von Hunden empfohlen, besonders bei Tieren, die auf Reisen in Mittelmeerländer mitgenommen oder von dort mitgebracht wurden.
Flohbefall Erreger: Katzenflöhe (*Ctenocephalides felis*)	• Meist über das Fell der Haustiere in die Wohnung • auch von Vogelnestern in Fensternähe • aus Lagern streunender Katzen • aus Viehställen	Flöhe halten sich nur zum Stechen und Blutsaugen auf Tieren oder Menschen auf. Danach leben sie in Betten, Polstermöbeln, Vorhängen, Teppichen usw. Flöhe können bis zu 35 cm weit und 20 cm hoch springen. Hat der Floh Gelegenheit, wird er mindestens einmal täglich Blut saugen. Andererseits können Flöhe längere Hungerperioden (bis zu 18 Monaten), z. B. in Ferienwohnungen, überdauern.	**Keine,** da keine Übertragung durch die Muttermilch erfolgt. Bei einer lokalen Behandlung von Stichen in der Nähe der Brustwarze sollte die Salbe vor dem Anlegen abgewaschen werden.	• Der eigentliche Menschenfloh ist in Mitteleuropa selten geworden. Dies liegt an der Trockenheit der modernen Wohnungen und den verbesserten hygienischen Verhältnissen. In gemäßigten Breitengraden ist der Katzenfloh am häufigsten anzutreffen. Deshalb sind besonders Personen betroffen, deren Haustiere Flöhe haben. Da Flöhe sich in der warmen Jahreszeit schneller vermehren, sind sie im Sommer weiter verbreitet. Flöhe können indirekt Krankheiten übertragen. Sie dienen z. B. als Zwischenwirt für den Gurkenkernbandwurm, als Überträger anderer Katzenkrankheiten und von Streptokokken und Staphylokokken, welche möglicherweise verstärkt durch das nächtliche Kratzen zu Entzündungen an der Stichstelle führen. • Haustiere sollten durch Flohhalsbänder oder Spot-on-Präparate vor Flöhen geschützt werden. Bei Flohbefall der Tiere kommen Shampoos, Sprays oder auch Puder zum Einsatz, empfohlen wird auch eine Wurmkur. Eine Reinigung der Schlafplätze der Tiere ist unerlässlich (Staubsauger, Waschen, Umgebungssprays). Betten, Polstermöbel, Vorhänge, Teppiche, Fugen, Ritzen usw. sind ebenfalls abzusaugen. • Beim Menschen reicht normale Hygiene (Dusche, Badewanne) in Verbindung mit Kleidungswäsche und Bettreinigung vollkommen aus. Die Stiche können gekühlt und mit juckreizstillenden, entzündungshemmenden Salben oder Gels behandelt werden. • **Die medikamentöse Behandlung erfordert keine Stillpause** [416].

Tab. 20.4 Fortsetzung

Erkrankung	Übertragungswege	(Inkubationszeit) Dauer der Infektiosität	Konsequenzen	Krankheitsverlauf und Auswirkungen auf das Stillen
Kopflausbefall (Pediculosis capitis) Erreger: Kopfläuse *(Pediculus humanus capitis)*	• Typischerweise enger Kopfkontakt mit einer Person, die von Kopfläusen befallen ist. • Gelegentlich ist die Übertragung auch indirekt möglich über Gegenstände, die mit dem Haupthaar in Berührung kommen und die innerhalb einer kurzen Zeitspanne gemeinsam benutzt werden (z. B. Kämme, Bürsten, Schals, Kopfbedeckungen, Fahrradhelme, Kopfkissen u. a.).	(Eine Inkubationszeit im üblichen Sinn existiert nicht.) Ansteckungsfähigkeit besteht, solange die Betroffenen mit mobilen Läusen befallen und noch nicht adäquat behandelt sind. Aus entwicklungsfähigen Eiern, die bis höchstens 1 cm von der Kopfhaut entfernt an den Haaren haften, schlüpfen etwa 7–8 Tage nach der Eiablage Larven, die nach etwa 9–11 Tagen geschlechtsreif werden. Vom Ei bis zur ersten Eiablage der Weibchen dauert es etwa 17–22 Tage.	**Keine,** da keine Übertragung der Eier durch die Muttermilch erfolgt.	• Kopflausbefall ist die häufigste parasitäre Infektion im Kindesalter und hat nichts mit fehlender Sauberkeit zu tun. • Die Häufigkeit schwankt in Abhängigkeit von der Jahreszeit. Von Januar bis Juli/August treten Neuerkrankungen konstant auf, allerdings in verhältnismäßig geringer Zahl. Mit dem Beginn der Sommerferien nimmt die Zahl der neuen Fälle rasch zu und erreicht etwa um die 37. KW ein Maximum. • **Die medikamentöse Behandlung erfordert keine Stillpause.** • Mittel der ersten Wahl zur Therapie in der Stillzeit sind Kokosöl (z. B. Aesculo®) und Pyrethrumextrakt (z. B. Goldgeist Forte®). Lindan sollte gemieden werden [416]. • Die optimale Behandlung besteht nach heutiger Auffassung in der Kombination chemischer, mechanischer und physikalischer Wirkprinzipien: • Tag 1: Mit einem Insektizid behandeln und anschließend mit einem Nissenkamm nass auskämmen, • Tag 5: Nass auskämmen, um früh nachgeschlüpfte Larven zu entfernen, bevor sie mobil sind, • Tag 8, 9 oder 10: Erneut mit dem Insektizid behandeln, um spät geschlüpfte Larven abzutöten, • Tag 13: Kontrolluntersuchung durch nasses Auskämmen, • Tag 17: Evtl. letzte Kontrolle durch nasses Auskämmen. • Zusätzlich sollten Kämme, Haarbürsten, Haarspangen und -gummis in einer heißen Seifenlösung gereinigt werden, Schlafanzüge und Bettwäsche, Handtücher und Unterwäsche müssen gewechselt werden. Kopfbedeckungen, Schals und weitere Gegenstände, auf die Kopfläuse gelangt sein könnten, sollten für 3 Tage in einer Plastiktüte verpackt aufbewahrt werden [443].

Tab. 20.4 Fortsetzung

Erkrankung	Übertragungswege	(Inkubationszeit) Dauer der Infektiosität	Konsequenzen	Krankheitsverlauf und Auswirkungen auf das Stillen
Krätze (Skabies) Erreger: Krätzmilbe *(Sarcoptes scabiei var. hominis)*	• Praktisch nur durch direkten Körperkontakt, z. B. gemeinsames Schlafen in einem Bett, Kuscheln, Spielen, Körperreinigung und Liebkosen von Kleinkindern, Geschlechtsverkehr und Körperpflege von Kranken.	(Bei Erstinfestation 4–5 Wochen, bei Reinfestation 1–2 Tage) Ansteckungsfähigkeit besteht bis zum Wirksamwerden der Medikamente, d. h. 24 Std. nach Beginn der Behandlung.	**Keine** Bei einer Behandlung im Bereich der Brustwarzen sollten diese vor dem Anlegen gewaschen werden. Siehe auch Kap. 20.5.1	• In Mitteleuropa kommt Skabies als sporadische Erkrankung bei Kindern, Müttern, immunsupprimierten Personen oder sexuell aktiven Erwachsenen vor. Sie tritt in allen sozialen Schichten auf, häufiger jedoch in Einrichtungen mit beengten Verhältnissen. • **Die medikamentöse Behandlung erfordert keine Stillpause.** • Bei dringender Behandlungsindikation sind Mittel der ersten Wahl in der Stillzeit Crotamiton (z. B. Crotamitex®) und Benzylbenzoat (z. B. Antiscabiosum®). Lindan sollte gemieden werden. Ein direkter Kontakt des Säuglings mit Benzylbenzoat ist zu vermeiden [416]. Wiederholung der Behandlung in der Regel nach einer Woche. • In einer Falldarstellung wird über eine Mutter mit einer Skabies des Brustwarzenhofs berichtet, die vermutlich beim Stillen ihr Baby infizierte [438]. • Um „Ping-Pong"-Infektionen zu vermeiden, ist eine synchrone medikamentöse Mitbehandlung von Familienangehörigen sinnvoll. • **Cave:** Desinfektionsmittel wirken nicht gegen Krätzemilben.
Madenwürmerinfektion Erreger: Enterobiasis, auch Oxyuriasis *(Oxyuren)*	• Direkt oder indirekt auf fäkal-oralem Weg • Bei rezidivierenden Infektionen spielt die Autoinfektion über kontaminierte Finger eine wichtige Rolle.	(1–4 Wochen) Weibliche Würmer legen nachts ihre Eier auf der Perianalhaut ab. Die Eier sind 4–6 Std. später, je nach den klimatischen Bedingungen, über mehrere Tage bis Wochen infektiös.	**Keine,** da keine Übertragung der Eier durch die Muttermilch erfolgt. Siehe auch Kap. 20.5.2	• Oxyuriasis ist die häufigste Parasitose der gemäßigten Zonen. Überwiegend sind Kindergarten- und Schulkinder davon betroffen. • **Die medikamentöse Behandlung erfordert keine Stillpause.** • Mittel der ersten Wahl zur Therapie in der Stillzeit sind die Wirkstoffe Pyrviniumembonat (z. B. Molevac®, Pyron®) und Mebendazol (z. B. Vermox®), beide Wirkstoffe werden kaum resorbiert [416]. • Die Behandlung erfolgt einmalig, sie wirkt allerdings nur auf erwachsene Würmer, nicht auf Larven. Daher kommt es nach der Einmaltherapie oftmals zu Rezidiven, weswegen die Therapie nach 2–3 Wochen wiederholt werden sollte. • Um „Ping-Pong"-Infektionen zu vermeiden, ist eine medikamentöse Mitbehandlung von Familienangehörigen im selben Intervall meist sinnvoll.

Tab. 20.4 Fortsetzung

Erkrankung	Übertragungswege	(Inkubationszeit) Dauer der Infektiosität	Konsequenzen	Krankheitsverlauf und Auswirkungen auf das Stillen
Toxocariasis Erreger: Katzenspulwürmer *(Toxocara mystax)*	• Meist per Kontakt- bzw. Schmierinfektion vom Katzenkot, dem Fell oder der Schnauze über die danach kontaminierten Hände mit dem Mund. Der Mensch ist Fehl- bzw. Zwischenwirt.	(Wochen bis Monate) Die im Katzenkot ausgeschiedenen Eier müssen vor der Aufnahme für 3–4 Wochen an der Umwelt reifen. Der Entwicklungszyklus läuft im Menschen nicht vollständig ab. Daher sterben die Larven nach Monaten bis Jahren im Menschen ab, so dass keine Wurmeier, Larven oder adulte Würmer im menschlichen Stuhl ausgeschieden werden.	**Keine,** da keine Übertragung der Eier durch die Muttermilch erfolgt. Siehe auch Kap. 20.5.2	• Die medikamentöse Behandlung erfordert keine Stillpause. • Mittel der Wahl zur Therapie in der Stillzeit ist Mebendazol (z. B. Vermox®), da der Wirkstoff kaum resorbiert wird [416]. • Zur Vermeidung von Wurminfektionen sollten eng mit dem Menschen in Kontakt lebende Katzen regelmäßig untersucht und ggf. entwurmt werden.
Toxoplasmose Erreger: *Toxoplasma gondii*	• Durch älteren Katzenkot (Endwirt) • Aufnahme von rohem oder ungenügend behandeltem, zystenhaltigem Fleisch bzw. Fleischprodukten (z. B. von Schwein, Geflügel, anderen Schlachttieren) • durch Schmutz- und Schmierinfektionen mit kontaminierter Erde.	(1–3 Wochen) Außer in der Schwangerschaft ist keine Übertragung von Mensch zu Mensch möglich. Die infektiösen Zysten bleiben jedoch im Katzenkot oder im Erdboden bis zu 18 Monate lebensfähig, bei + 4 °C sogar bis zu 5 Jahre.	**Keine,** da eine Übertragung über die Muttermilch bislang nicht belegt ist. Siehe auch Kap. 20.5.2	• Toxoplasmose ist eine der häufigsten Infektionen weltweit. Ungefähr 50 % der Frauen im gebärfähigen Alter haben Antikörper und sind normalerweise gegen eine Ansteckung immun. Eine Ersterkrankung im 1. oder 2. Trimenon kann zu erheblichen Schädigungen des Fetus führen. Daher ist eine Infektion in der Schwangerschaft zu vermeiden. • Eine Infektion nach der Geburt verläuft gewöhnlich asymptomatisch und komplikationslos. Muttermilch kann darüber hinaus Antikörper gegen T. gondii enthalten [414]. • Als Prävention sollten Schwangere und Stillende keine Katzentoiletten reinigen. Falls es unumgänglich ist, sollte dies täglich und mit Handschuhen erfolgen, da die Erreger erst 24–48 Std. nach der Ausscheidung infektiös werden [439].

Tab. 20.4 Fortsetzung

Erkrankung	Übertragungswege	(Inkubationszeit) Dauer der Infektiosität	Konsequenzen	Krankheitsverlauf und Auswirkungen auf das Stillen
Trichomoniasis Erreger: Trichomonaden *(Trichomonas vaginalis)*	Sexuelle Übertragung bei der Geburt kann eine erkrankte Mutter die Infektion auf ihr Kind übertragen.	(4 Tage-3 Wochen) Der Erreger scheint keine schwerwiegenden Erkrankungen des Babys zu verursachen. Er ist allerdings häufig mit anderen sexuell übertragbaren Krankheiten vergesellschaftet, insbesondere Gonorrhoe, und führt bei Mädchen und Frauen zu einer erhöhten Infizierbarkeit mit HIV.	**Keine,** da eine Übertragung über die Muttermilch bislang nicht belegt ist. Siehe auch Kap. 20.5.1	• Abstillen oder eine Stillpause mit Verwerfen der Muttermilch erscheint aufgrund der vorliegenden Erfahrungen nicht mehr gerechtfertigt [416]. • Stillende Mütter sollten eine orale Einmaldosis von 2 g mit Metronidazol (z. B. Clont®, Arilin®) der mehrtägigen vaginalen Behandlung vorziehen, da diese als therapeutisch wirksamer gilt und die kindliche Exposition reduziert. Da die Halbwertzeit von Metronidazol bei Neugeborenen und besonders bei Frühgeborenen verlängert ist, sollte die Einnahme, wenn möglich, abends nach der letzten Stillmahlzeit erfolgen, um durch die nächtliche Stillpause die kindliche Exposition weiter zu verringern. • Zur Vermeidung von „Ping-Pong“-Infektionen ist eine medikamentöse Therapie der Sexualpartner notwendig.

20.3 Was braucht die stillende Mutter?

Eine Mutter, die in der Stillzeit an einer Infektion erkrankt, erlebt zusätzlichen Stress in der ohnehin schon anstrengenden neuen Lebenssituation mit dem Baby. So kann es bei ihr zu Gefühlen von Wut, Schuld oder Schmerz kommen. Darüber hinaus macht sie sich Sorgen, ob sie ihr Baby weiter stillen darf oder das Ansteckungsrisiko bzw. die verordneten Medikamente ein Abstillen oder eine Stillpause erfordern. Möglicherweise ist ihr Allgemeinzustand auch vorübergehend so schlecht, dass sie sich nicht mehr um das Baby kümmern kann. **Es ist daher wichtig, sie zu ermutigen**, ihre Ängste offen auszusprechen, ihre Fragen zu beantworten und sie darin zu unterstützen, ihre Wünsche auch gegenüber dem behandelnden Arzt zu äußern.

Nach der gesicherten Diagnose benötigt sie in erster Linie **korrekte Informationen über die tatsächlichen Risiken** der jeweiligen Erkrankung. Informieren Sie sie darüber, dass das Baby bei den meisten Infektionserkrankungen der Mutter mit dem Erreger bereits in Kontakt gekommen ist, bevor die Krankheit diagnostiziert wurde, und dass es in der Regel über die Muttermilch bereits Antikörper der Mutter gegen den Erreger erhält und so besser gegen die Erkrankung geschützt ist, als ein nicht gestilltes Baby.

Zudem benötigt die Mutter konkrete Anweisungen, mit welchen **hygienischen Maßnahmen** sie für welchen Zeitraum eine Ansteckung des Babys verhindern sollte, z. B. regelmäßiges Händewaschen, Tragen eines Mund-Nasen-Schutzes oder Abdecken von Läsionen der Brust.

Informieren Sie sie darüber, dass auch die **Einnahme von Medikamenten in der Stillzeit** nicht grundsätzlich problematisch ist, sondern in den meisten Fällen Medikamente gegeben werden können, die nur in sehr kleinen Mengen über die Muttermilch zum Baby gelangen und keine bis geringe Nebenwirkungen haben können. Damit der behandelnde Arzt ihr das richtige Mittel verordnen kann, muss sie ihn darauf hinweisen, dass sie stillt und auch weiter stillen möchte.

Sollte der Arzt unsicher sein oder nicht über entsprechende Fachliteratur zur Verträglichkeit von Medikamenten in der Schwangerschaft und Stillzeit verfügen, so kann sie ihn bitten, sich im Internet bei https://www.embryotox.de/ und http://www.reprotox.de zu informieren oder telefonisch oder per E-Mail beim Pharmakovigilanz- und Beratungszentrum für Embryonaltoxikologie Charité-Universitätsmedizin in Berlin (siehe Kasten) nachzufragen.

Hilfreiche Adressen

Pharmakovigilanz- und Beratungszentrum
für Embryonaltoxikologie
Institut für Klinische Pharmakologie
und Toxikologie
Charité-Universitätsmedizin Berlin
Campus Virchow-Klinikum
Augustenburger Platz 1, 13353 Berlin
https://www.embryotox.de/
Tel +49 30 450 525 700 (Telefonische Beratung für medizinische Fachleute)
Sprechzeiten (nur werktags, nicht an Feiertagen):
Mo – Fr: 9:00–12:30 Uhr und 13:30–16:00 Uhr (außer Mittwoch)

Praxistipps

- Ist die Mutter nach der Verordnung eines Medikaments unsicher, wurde ihr zu einer Stillpause oder zum Abstillen geraten oder hat sie noch weitere Fragen, kann es sie sehr beruhigen, wenn Sie ihr anbieten, die entsprechende Literatur oder andere Informationsquellen im Internet bzgl. der **Verträglichkeit des Medikaments in der Stillzeit zu überprüfen.** Dies ist besonders wichtig, wenn sie aus Angst vor möglichen Nebenwirkungen der Medikamente erwägt, das Mittel nicht zu nehmen oder abzustillen.
- Häufig sind den Müttern auch die Risiken und Nachteile des vorübergehenden **Nicht-Stillens** oder des vorzeitigen Abstillens ohne Indikation nicht bewusst oder werden unterschätzt.
- Teilen Sie der Frau mit, dass sie die **Menge** des in die Muttermilch übergehenden Wirkstoffs **reduzieren kann**, indem sie z. B. das Medikament direkt nach dem Stillen oder vor einer längeren Schlafphase des Babys einnimmt.

Falls die Mutter wegen einer Stillpause vorübergehend **abpumpen** oder die Brüste **von Hand entleeren** muss, benötigt sie Hinweise darauf, wo sie eine elektrische Milchpumpe ausleihen kann, wie sie durch Entspannung, Wärme und sanfte Brustmassage ihren Milchfluss anregen kann, wie und wann sie am besten und möglichst keimfrei abpumpen bzw. Milch ausstreichen kann, um ihre Milchproduktion aufrechtzuerhalten, einem Milchstau vorzubeugen und ihr Baby, wenn möglich, mit ausreichend Muttermilch zu versorgen. Darüber hinaus muss sie erfahren, wie mit der abgepumpten Milch in ihrem Fall umzugehen ist, z. B. Aufrechterhalten der Kühlkette, Einfrieren, Verwerfen, Pasteurisieren.

Wahrscheinlich wird sie sich auch Sorgen machen, ob das Baby **nach einer Stillpause** und/oder Trennung wieder an der Brust trinken wird. Versichern Sie ihr, dass die meisten Babys nach einer kurzen Unterbrechung des Stillens gerne wieder dazu bereit sind oder mit Geduld und beharrlichem Üben wieder dazu gebracht werden können.

Vorbeugend kann das Kind zudem in dieser Zeit mit **alternativen Methoden**, z. B. mit einem Becher, gefüttert werden, so dass es sich nicht an einen Flaschensauger gewöhnt und das Saugen an der Brust verlernt.

Manche Mütter haben auch die **Befürchtung, ihr Baby könnte nicht satt werden**, weil es nicht daran gewöhnt ist, aus einer Flasche zu trinken oder diese bisher immer abgelehnt hat. Beruhigen Sie sie und erklären Sie ihr, dass es auch andere Möglichkeiten gibt, z. B. Bechern oder Fingerfütterung, um ein hungriges Baby zu füttern.

Eine **vorübergehende Trennung von ihrem Baby** kann für die Mutter seelisch sehr belastend sein, sie braucht dann regelmäßig die Bestätigung, dass es ihm körperlich gut geht, es von seiner Pflegeperson gut versorgt wird und seine Bedürfnisse befriedigt werden.

Wenn die erkrankte Mutter zu Hause im Bett liegt, benötigt sie für die Zeit der Erkrankung auf jeden Fall **Unterstützung im Haushalt** und bei der Versorgung der Kinder. Klären Sie mit ihr, wer sie während dieser Zeit unterstützen könnte. Falls keine Angehörigen kurzfristig zur Verfügung stehen, sollte sie sich von ihrem Arzt eine Haushaltshilfe verordnen lassen, damit sie eine reelle Chance auf Genesung und Rekonvaleszenz hat.

20.4 Was braucht das gestillte Kind?

Bei banalen Infekten der Mutter ist es für das Baby am besten, wenn es weiter gestillt wird. Dabei ist es wichtig, dass die der jeweiligen Krankheit entsprechenden **hygienischen Maßnahmen**, z. B. Händewaschen, konsequent durchgeführt werden, um eine Ansteckung zu vermeiden. Medikamente für die Mutter sollten so gewählt und verabreicht werden, dass sie mit dem Stillen vereinbar sind. Auf keinen Fall sollte das Baby vorsichtshalber von der Mutter getrennt oder wegen befürchteter Nebenwirkungen von Medikamenten abgestillt werden, wenn dies nicht notwendig ist.

Merke **M!**

Das Baby sollte nur dann von der Mutter getrennt werden, wenn dies tatsächlich aufgrund der Ansteckungsgefahr oder des schlechten Allgemeinzustands der Mutter erforderlich ist.

Wenn es gestillt werden darf, sollt es ihr möglichst zum Stillen gebracht werden. Sobald dies wieder möglich ist, sollte das Kind auch mit ihr zusammen sein können und von ihr versorgt werden, da eine längere Trennung für beide traumatische Folgen haben kann.

Wenn das Baby die Milch der eigenen Mutter bekommen kann, aber nicht gestillt werden darf, braucht die Pflegeperson des Babys Informationen, wie sie die **abgepumpte Muttermilch** sicher und kühl aufbewahren und für das Füttern schonend erwärmen kann, damit die Inhaltsstoffe der Muttermilch nicht zerstört werden oder sich Keime darin vermehren können.

Wenn das Baby die Muttermilch nicht erhalten darf, benötigt es für den kürzest möglichen Zeitraum eine seinem Alter angemessene Nahrung, die nach Vorschrift zubereitet ist. Optimal wäre Spenderinnenmilch, wenn sie erhältlich ist, ansonsten bekommt es industrielle Flaschennahrung.

> **Merke** **M!**
>
> Um das weitere Stillen nicht zu gefährden, sollte die Ersatznahrung mit alternativen Zufütterungsmethoden verabreicht werden.

Wenn das Baby Muttermilch oder Flaschennahrung **aus der Flasche** trinken soll, jedoch das Trinken aus der Flasche nicht kennt, sollte mit der Fütterung begonnen werden, bevor es allzu hungrig oder während es noch im Halbschlaf ist. Dabei kann die Pflegeperson das Baby in die Stillposition legen und ein Kleidungsstück, das nach der Mutter riecht, um die Flasche wickeln. Sie kann es auch beim Füttern liebevoll im Arm wiegen, im Schaukelstuhl schaukeln oder dabei umhergehen. Manchmal lehnt das Baby auch nur bestimmte Sauger ab. Daher kann versucht werden, ob es bei einer anderen Saugerform, einem anderen Saugermaterial oder einer anderen Lochgröße besser trinkt. Anderenfalls sollte es mit alternativen Zufütterungsmethoden gefüttert werden.

20.5 Infektionsprophylaxe

20.5.1 Allgemeine Hygieneregeln

Bei den meisten Erkrankungen, wie Atemwegs-, Magen-Darm- oder Urogenitalerkrankungen, Hautinfektionen und Lebensmittelvergiftungen, kann und sollte eine erkrankte Mutter ohne Einschränkungen weiter stillen, wenn sie sich körperlich dazu in der Lage fühlt. Sie sollte dabei aber immer die allgemeinen Hygieneregeln zur Infektionsprophylaxe beachten, d. h.

- häufiges Waschen der **eigenen Hände** mit Wasser und Seife
- sowie der **Hände des Babys**, vor allem, wenn es seine Hände in seinen Mund genommen hat.
- Auch alle **Gegenstände**, die das Baby in den Mund nimmt, sollten regelmäßig mit Wasser und Seife gereinigt werden.
- **Schnuller, Löffel oder Babyspielzeug** sollten von den Eltern, Geschwistern oder anderen Personen nicht in den Mund genommen oder abgeleckt werden.
- Generell sollte der Kontakt des Babys mit allen anderen Körperflüssigkeiten außer Muttermilch vermieden werden. Nicht intakte Hautpartien oder **nässende Wunden** sollten mit Kleidung oder Verbandsmaterial so abgedeckt werden, dass das Baby mit den Wunden oder Wundsekreten nicht in Berührung kommt.
- Bei Erregern, die **über die Atemwege** in den Organismus gelangen (Tröpfchen- bzw. aerogene Infektion), sollte außerdem Niesen, Husten, lautes Sprechen, Singen oder Lachen in der Nähe des Babys vermieden werden, ggf. kann das Tragen eines Mund-Nasen-Schutzes das Infektionsrisiko vermindern.

20.5.2 Vermeidung von fäkal-oraler Übertragung

Beim fäkal-oralen Übertragungsweg müssen die Mutter sowie die Familienangehörigen auf die strikte Beachtung der entsprechenden **Hygienemaßnahmen** hingewiesen werden. Dazu gehören u. a.

- Kurzschneiden und Reinigen der Fingernägel mit der Bürste
- gründliches Händewaschen mit Seife vor jeder Nahrungsaufnahme, vor dem Stillen oder dem Berühren des Babys
- ebenso nach jedem Toilettengang und nach dem Berühren von Haustieren
- gründliches Waschen der Brüste mit Seife vor jedem Stillen
- häufiges Waschen der Analregion
- striktes Trennen von Waschlappen und Handtüchern für die Analregion
- Wechseln der Nacht- und Bettwäsche nach jeder Therapie
- Vermeidung einer Staubinfektion (insbesondere beim Bettenmachen).

Weitere Hygienemaßnahmen zur Vermeidung einer fäkal-oralen Infektion sind:

- Gartenarbeit mit Handschuhen
- kein Verzehr von ungewaschenen Pflanzen (Gemüse, Früchte und Pilze)
- kein Verzehr von rohem bzw. ungarem Fleisch
- regelmäßiges Beseitigen von Katzenkot
- regelmäßige (vierteljährliche) Entwurmung in der Familie gehaltener Kleintiere
- Vermeiden potenziell mit Wurmstadien kontaminierter Umgebungen (Hundewiesen, Gärten oder Spielplätze, Sandkästen), insbesondere für Kleinkinder.

Ggf. kann durch das **Tragen von Handschuhen** bei einem potenziell möglichen Kontakt mit Ausscheidungen des Infizierten sowie eine wirksame Händedesinfektion mit einem Händedesinfektionsmittel eine Übertragung des Erregers vermieden werden. Der Erreger kann außerhalb des Wirts u. U. aber monatelang stabil bleiben, daher sollten kontaminierte Oberflächen mit einem geeigneten **Flächendesinfektionsmittel** abgewischt werden.

Auch die **Matratze** sollte mit einem geeigneten Flächendesinfektionsmittel abgewischt oder eingesprüht werden.

Die **Toiletten** müssen heiß gereinigt werden. Sofern im Haus zwei Toiletten sind, sollten Infizierte nur eine benützen. Möglicherweise kontaminierte Flächen im Badezimmer sollten mit einem Flächendesinfektionsmittel desinfiziert werden.

Die **Wäsche** sollte zur Vermeidung von Staubinfektionen bis zum Waschen nicht im offenen Wäschekorb, sondern in einem Plastiksack aufbewahrt werden. Kontaminierte Wäsche sollte im Kochwaschgang bei 95 °C mit einem normalen Waschmittel gewaschen werden.

Praxistipp

Für Wäsche, die nicht gekocht werden kann, empfiehlt es sich, diese in einer Tüte gesondert zu sammeln und vor dem Waschen zunächst mindestens eine Stunde in den Gefrierschrank (–20 °C) zu legen. Dadurch lassen sich beispielsweise Wurmeier mit hoher Sicherheit abtöten.

20.6 Durchführung einer vorübergehenden Stillpause

Eine Stillpause bedeutet, dass das Baby für einen begrenzten Zeitraum nicht an die Brust gelegt wird und die abgepumpte Muttermilch nicht erhält, sondern diese verworfen wird, z. B. weil die Mutter stillunverträgliche Medikamente einnehmen, bis zur aktiven oder passiven Immunisierung des Babys oder bis zum Ende der Ansteckungsgefahr durch die Mutter gewartet werden muss oder weil die Mutter sich körperlich vorübergehend nicht zum Stillen in der Lage fühlt. Die **Ziele** einer vorübergehenden Stillpause sind dabei der Schutz des Babys und gleichzeitig der Aufbau oder die Aufrechterhaltung der Milchbildung und das Vorbeugen von Milchstau und Mastitis bei der Mutter.

Praktisches Vorgehen

- Ist eine Stillpause tatsächlich medizinisch erforderlich, benötigt die Mutter für diese Zeit eine bequeme Sitzgelegenheit in einem störungsfreien Bereich und möglichst eine **elektrische Milchpumpe**, um ihre Brüste regelmäßig zu entleeren und die Milchproduktion aufrechtzuerhalten.
- Die Mutter muss in den Gebrauch der Milchpumpe oder in das Ausstreichen per Hand eingewiesen werden.
- Sie sollte vor dem Berühren ihrer Brüste und vor dem Abpumpen noch einmal gründlich ihre **Hände waschen**.
- Sie sollte in einem **ähnlichen Rhythmus** abpumpen, wie das Baby trinken würde, mindestens 6–8-mal täglich für mindestens 10 Minuten bzw. so lange, bis ihre Brüste sich weicher anfühlen.
- Wenn es der Mutter körperlich sehr schlecht geht, benötigt sie dabei vielleicht Hilfe.
- Wichtig ist während dieser Zeit auch die Versorgung der Mutter mit ausreichend **Getränken und regelmäßigen Mahlzeiten**.
- Um eine Saugverwirrung des Kindes durch künstliche Flaschensauger zu vermeiden, sollte das Baby für die Zeit der Trennung mit **alternativen Methoden**, wie Becher, Löffel, Pipette oder ggf. Fingerfütterung, gefüttert werden.
- Da die Muttermilch nicht verfüttert werden kann, sollte es, wenn möglich, zu gesunden Zeiten abgepumpte, tief gefrorene Milch der eigenen Mutter oder Spenderinnenmilch erhalten. Ansonsten wird es mit nach Vorschrift zubereiteter, industrieller Flaschennahrung ernährt.
- Das **Stillen** sollte wieder aufgenommen werden, sobald wieder gestillt werden kann.
- Wenn keine räumliche Trennung von Mutter und Kind erforderlich ist, sollte die Mutter ermutigt werden, unter Einhaltung der in der Situation gebotenen Hygienemaßnahmen zur Infektionsprophylaxe, so oft wie möglich **Körperkontakt mit dem Baby** zu haben, um für beide den Verlust der Nähe beim Stillen auszugleichen.

20.7 Medikamentöse Therapien in der Stillzeit

Unzureichende Informationen über medikamentöse Therapien in der Stillzeit auf Beipackzetteln, in der „Roten Liste“ oder durch medizinische Fachleute führen oft zu einer erheblichen Verunsicherung der Mutter, da das Risiko der Therapie häufig überschätzt wird oder die Arzneimittel der Wahl nicht bekannt sind und die Folgen des plötzlichen Abstillens unterschätzt werden. Infolgedessen nehmen viele Mütter das verordnete Medikament nicht ein, machen eine unnötige Stillpause oder stillen vorzeitig ab, obwohl dies nicht erforderlich wäre [445].

Merke M!

Zwar gehen fast alle Medikamente in die Muttermilch über, jedoch in der Regel nur in sehr kleinen Mengen.

Das Medikament muss zahlreiche Barrieren überwinden, um im Körper des gestillten Kindes wirksam zu werden. Bei **oral aufgenommenen Mitteln** gelangt nur ein Teil der Wirkstoffe überhaupt in die mütterliche Blutbahn und somit in die Brustdrüse. Vor allem gut fettlösliche Stoffe mit niedriger Eiweißbindung, alkalischer Reaktion und geringer Molekularmasse gelangen dann vom Blut auch in die Muttermilch.

Aber nicht alle Stoffe in der Milch werden vom Darm des Kindes aufgenommen und kommen damit auch in seine Blutbahn. Zudem ist die Leber des Kindes mit zunehmendem Alter auch immer besser in der Lage, die aufgenommenen Stoffe zu verstoffwechseln. Daher kommt es in der Regel bei den gestillten Babys, wenn überhaupt, eher zu **geringen Nebenwirkungen**, wie etwa einem flüssigeren Stuhlgang bei mütterlicher Antibiotikaeinnahme. Aus diesen Gründen gibt es weit mehr Medikamente, die mit dem Stillen zu vereinbaren sind, als Mittel, die in der Stillzeit kontraindiziert sind.

Merke M!

Eine medikamentöse Therapie mit Antibiotika ist mit dem Stillen vereinbar.

Antibiotika der Wahl in der Stillzeit sind Penicilline und Cephalosporine. Auch Tetracycline (z. B. Achromycin®), Doxycyclin (z. B. Vibramycin®) und Minocyclin (z. B. Klinomycin®) können gegeben werden, wenn von den Antibiotika der Wahl kein Erfolg erwartet wird [416].

Zur Behandlung von **Kopf- oder Gliederschmerzen** und zur **Fiebersenkung** der erkrankten Mutter sind Paracetamol (z. B. ben-u-ron®) und Ibuprofen (z. B. Dolgit®) die Mittel der Wahl in der Stillzeit [416].

Hilfreiche Adressen ✓

Fachleute können weitere Informationen zur Verträglichkeit von Medikamenten in der Schwangerschaft und Stillzeit im Internet finden:

- https://www.embryotox.de/ und http://www.reprotox.de oder telefonisch oder per E-Mail beim Pharmakovigilanz- und Beratungszentrum für Embryonaltoxikologie in Berlin erhalten.

20.8 Vorübergehende räumliche Trennung von Mutter und Kind

Bei einigen Erkrankungen, die über die Atemwege übertragen werden, muss die erkrankte Mutter vorübergehend, z. B. für die Dauer der Infektiosität, bis zum Wirksamwerden der aktiven oder passiven Immunisierung des Babys oder bis zum Abschluss ihrer medikamentösen Behandlung von dem Baby getrennt werden.

Eine plötzliche räumliche Trennung ist für Mutter und Kind emotional sehr belastend, die Mutter hat vielleicht Schuldgefühle und macht sich Sorgen, wie ihr Baby mit der Trennung zurechtkommt. Sie benötigt in dieser Zeit **viel Zuspruch und Ermutigung** sowie die Gewissheit, dass es ihrem Baby gut geht, es gut versorgt wird und genügend Zuwendung und Körperkontakt erhält, um den Verlust des Stillens und die Abwesenheit der Mutter auszugleichen.

Wenn die verabreichten Medikamente dies nicht ausschließen, kann und sollte das Baby aber während der Trennung durch eine andere gesunde Person mit der **abgepumpten Muttermilch** gefüttert werden, da in der Muttermilch spezifische Antikörper gegen die Erreger vorhanden sind. Da eine erkrankte Mutter häufig annimmt, dass auch ihre Milch infektiös sei, sollte sie über die das Baby schützenden Inhaltsstoffe der Muttermilch informiert und motiviert werden, ihre Milch abzupumpen, wenn sie sich körperlich dazu in der Lage fühlt.

Praktisches Vorgehen

- Die Mutter benötigt für diese Zeit eine bequeme Sitzgelegenheit in einem störungsfreien Bereich, möglichst eine **elektrische Milchpumpe** und **Zugang zu einem Kühlschrank**, um ihre Milchproduktion während der Trennung aufrechtzuerhalten und genügend abgepumpte Muttermilch für das Baby bereitzustellen.
- Die Mutter muss in den Gebrauch der Milchpumpe oder in das Ausstreichen per Hand eingewiesen werden.
- Sie sollte vor dem Berühren ihrer Brüste und vor dem Abpumpen noch einmal gründlich ihre **Hände waschen** und beim Pumpen und beim Umgang mit der Muttermilch einen **Mund-Nasen-Schutz** tragen.
- Sie sollte in einem **ähnlichen Rhythmus** abpumpen, wie das Baby trinken würde, mindestens 6–8-mal täglich für mindestens 10 Minuten bzw. so lange, bis ihre Brüste sich weicher anfühlen.
- Wenn es der Mutter körperlich sehr schlecht geht, benötigt sie dabei vielleicht **Hilfe**.
- Wichtig ist während dieser Zeit auch die Versorgung der Mutter mit ausreichend **Getränken und regelmäßigen Mahlzeiten**.
- Um eine Saugverwirrung des Kindes durch künstliche Flaschensauger zu vermeiden, sollte das Baby für die Zeit der Trennung mit alternativen Methoden, wie Becher, Löffel, Pipette oder ggf. Fingerfütterung, gefüttert werden.
- Das **Stillen** sollte **wieder aufgenommen** werden, sobald die räumliche Trennung nicht mehr erforderlich ist und wieder gestillt werden kann.

20.9 Abstillen bei Kontraindikation oder Abstillwunsch der Mutter

> **Merke** M!
>
> In der westlichen Welt gibt es nur drei mütterliche Infektionserkrankungen, bei denen das Stillen absolut kontraindiziert ist und daher abgestillt werden muss: HIV, HTLV1 oder HTLV2 und eine unbehandelte, aktive Tuberkulose.

Ebenso gibt es nur wenige Medikamente, die ein Abstillen erfordern, weil keine stillverträglichen Alternativen zur Verfügung stehen und sie über einen längeren Zeitraum eingenommen werden müssen.

Kontraindizierte Medikamente in der Stillzeit sind: Zytostatika, therapeutisch eingesetzte Radionuklide, Kombinationstherapien mit mehreren Psychopharmaka oder Antiepileptika und jodhaltige Kontrastmittel, Expektoranzien und großflächige jodhaltige Desinfektion [416].

Weiter besteht eine **Indikation zum Abstillen nur**, wenn eine Mutter auch nach der Aufklärung über die Erkrankung, die Risiken der Medikamente und die Risiken des Nichtstillens nicht mehr weiterstillen möchte oder sich körperlich dazu nicht mehr in der Lage fühlt.

In diesen Fällen sollte mit der Mutter besprochen werden, wie sie für sich selbst und für das Baby das Abstillen so wenig belastend wie möglich gestalten kann (s. auch Kap. 42). Da Abstillmedikamente zusätzlich zu der durch die Infektion schon vorhandenen körperlichen und seelischen Belastung weitere massive, körperliche und psychische Nebenwirkungen verursachen können, sollte **auf konservative Art** abgestillt werden, d. h.

- Kühlen der Brüste
- Trinken von Pfefferminz- oder Salbeitee, evtl. zusätzliche Unterstützung durch Homöopathie oder TCM
- nach Bedarf vorsichtiges Ausstreichen oder Abpumpen von Muttermilch, um das Spannungsgefühl in den Brüsten zu reduzieren.

Das früher übliche Hochbinden der Brüste sollte unterbleiben, da es zu Milchstau und Brustentzündung führen kann und zudem unwirksam ist. Auch eine Einschränkung des Trinkens ist **nicht zu empfehlen**, sondern erkrankte Mütter sollten im Gegenteil weiter nach ihrem Durstgefühl trinken.

Das Baby braucht neben einer ausreichenden Menge adäquater Säuglingsnahrung in dieser Phase sehr viel **liebevolle Zuwendung, Nähe und Körperkontakt**, nach Möglichkeit mit der Mutter, sonst mit einer anderen vertrauten Person, um den Verlust des Stillen und evtl. der räumlichen Trennung von der Mutter zu verkraften. Sollte aus medizinischer Sicht nichts dagegen sprechen, kann das Baby ggf. noch weiter mit der während des Abstillens ausgestrichenen oder abgepumpten Muttermilch gefüttert werden.

Eine Mutter, die nicht (mehr) stillen darf, benötigt **Verständnis und Mitgefühl** in ihrer Trauer um den Verlust des Stillens. Zusätzlich braucht sie Bestärkung, dass ihr Baby auch mit Flaschennahrung gut gedeihen und sich gesund entwickeln kann. Dafür benötigt sie adäquate Informationen rund um das Füttern mit der Flasche und konkrete Tipps und Ratschläge, wie sie auch ohne zu stillen eine gute Bindung mit ihrem Kind etablieren kann.

20.10 Pasteurisation von Muttermilch

Beim **Pasteurisieren** wird die keimarm von Hand ausgestrichene oder abgepumpte Muttermilch kurzzeitig erhitzt, um Bakterien, Pilze und Viren, z. B. HIV, Hepatitis-, Röteln-, Herpes- und Cytomegalie-Viren, zu eliminieren. Anschließend muss sie schnell abgekühlt und bis zur Fütterung an das Baby kühl aufbewahrt werden.

> **Merke** M!
>
> Diese Hitzebehandlung der Muttermilch wird für alle Frühgeborenen von CMV-positiven Müttern empfohlen [446]. **Sie ist auch eine Möglichkeit für HIV-positive Mütter** [447].

Das Pasteurisieren garantiert zwar die Inaktivierung von Pilzen, Bakterien und vielen Viren, hat aber auch **negative Auswirkungen** auf die immunologischen und antiinfektiösen Komponenten der Muttermilch sowie auf Enzyme und Vitamine, insbesondere Folsäure. Durch das Pasteurisieren werden alle lebenden Zellen sowie Lipasen und langkettige Fettsäuren zerstört und freie Fettsäuren freigesetzt, sodass die Fettverwertung um bis zu 30 % herabgesetzt sein kann. Die Gewichtszunahme kann dadurch eingeschränkt sein. Die freien Fettsäuren und Fette binden Calcium, was wiederum zur Folge hat, dass sich die Resorption von Magnesium, Zink und Eisen um 30–50 % reduziert. Pasteurisierte Muttermilch hat aber noch Immunfaktoren und immer noch eine bessere Fettverwertung und Eisenresorption als künstliche Nahrung [414].

Es gibt drei Methoden der Pasteurisation, die auch zu Hause mit wenigen Utensilien sicher durchgeführt werden können (s. Praxisanleitung).

20.11 Impfungen der Mutter

Stillende Mütter dürfen sowohl mit Tot- als auch Lebendimpfstoffen geimpft werden.

> **Merke** M!
>
> Es gibt keine Impfung, die eine Einschränkung des Stillens erforderlich macht [440].

Nach einer **Rötelnimpfung** mit abgeschwächten Lebendviren können anschließend Viren in der Muttermilch nachweisbar sein, gewöhnlich wird das gestillte Kind jedoch nicht infiziert. Falls das Kind an Röteln erkrankt, so verläuft diese nicht ernsthafte Erkrankung zudem in abgeschwächter Form [441].

Bei der früher üblichen oralen **Polioimpfung** mit abgeschwächten Lebendviren bestand die Gefahr einer Kontaktpoliomyelitis des ungeschützten Kindes durch Schmierinfektion. Da seit 1998 für die Polioimpfung ein Totimpfstoff verwendet wird, sind heute keine Einschränkungen mehr erforderlich [416].

Praxisanleitung: Pasteurisation von Muttermilch

Benötigt werden dazu

- eine Kochstelle oder Herdplatte bzw. ein Wasserkocher
- ein Kochtopf (ca. 1 l) bzw. eine hohe Pfanne
- ein ausgekochtes Glas mit Deckel (ca. 450 g Volumen) oder ein Glasfläschchen mit Deckel
- eine Zange oder ein Topflappen
- ggf. ein Haushaltsthermometer (zum Einwecken)
- einige Steine oder andere Gewichte zum Beschweren der Deckel
- eine Uhr oder ein Timer

Darüber hinaus ist für das Kühlen und die kühle Aufbewahrung ein Kühlschrank bzw. Gefrierschrank und ggf. zum Abpumpen eine elektrische Milchpumpe mit Pumpzubehör erforderlich.

Methode 1: Flash-Pasteurisation

- 50–150 ml Muttermilch werden in das Glas gefüllt, das Glas mit dem Deckel verschlossen und in den Kochtopf gestellt.
- Dann ca. 450 ml Wasser in den Topf gießen – bis ca. 2 cm oberhalb des Milchniveaus.
- Das Wasser im Topf schnell zum Kochen bringen.
- Sobald das Wasser kocht, das Glas mit der Zange oder dem Topflappen sofort herausnehmen.
- Dann sofort die Muttermilch kühlen [448].

Methode 2: Pretoria-Pasteurisation

- Ca. 500 ml Wasser im Wasserkocher erhitzen.
- 50–150 ml Muttermilch in das Glas füllen und das verschlossene, evtl. mit einem Gewicht beschwerte Glas in den Kochtopf stellen.
- Ca. 450 ml kochendes Wasser bis ca. 2 cm unterhalb des Topfrands in den Topf gießen und 30 Minuten stehen lassen.
- Anschließend das Glas herausnehmen und die Muttermilch sofort kühlen [449].

Methode 3: Holder-Pasteurisation

- 50–150 ml Muttermilch in das Glas füllen, das Glas mit dem Deckel verschlossen in den Kochtopf stellen.
- Ca. 450 ml Wasser im Topf für 30 Minuten auf 62,5 °C erhitzen.
- Anschließend das Glas herausnehmen und abkühlen [450].

Literatur

[411] Pickering LK, Granoff DM, Erickson JR et al. Modulation of the immune system by human milk and infant formula containing nucleotides. Pediatrics 1998; 101: 242–249

[412] Hamprecht K, Maschmann J, Müller D et al. Cytomegalovirus (CMV) Inactivation in Breast Milk: Reassessment of Pasteurization and Freeze-Thawing. Pediatr Res 2004; 56 (4): 529–535

[413] Ernährungskommission der Österreichischen Gesellschaft für Kinder- und Jugendheilkunde. Prävention von CMV-Infektionen bei Frühgeborenen (< 28 + 0 SSW oder einem Geburtsgewicht < 1000 g) durch Muttermilch – Update 2018. Monatsschr Kinderheilkd 2019; 4: 323–328. Im Internet: https://d-nb.info/1184145458/34

[414] Lawrence RA, Lawrence RM. Breastfeeding: a guide for the medical profession, 7th ed. Maryland Heights, Missouri: Mosby; 2011

[415] Gustafsson L, Leijonhufvud I, Aronsson A et al. Treatment of Skin Papillomas with Topical a-Lactalbumin–Oleic Acid. N Engl J Med 2004; 350(26): 2663–2672

[416] Schaefer C, Spielmann H, Vetter K, Weber-Schöndorfer C. Arzneimittel in Schwangerschaft und Stillzeit. München: Elsevier; 8. Aufl. 2012

[417] RKI. Hepatitis A : RKI-Ratgeber für Ärzte 2008. Aktual. Fassung v. Sept. 2008. Erstveröffentl. Epidemiologisches Bulletin 27/1999

[418] RKI. Hepatitis B : RKI-Ratgeber für Ärzte 2004. Aktual. Fassung v. Aug. 2004. Erstveröffentl. Epidemiologisches Bulletin 33/2000

[419] Robert Koch-Institut: RKI-Ratgeber Hepatitis C. Epid Bull 2018; 31: 299–307 | DOI 10.17886/EpiBull-2018-038

[420] Sarrazin C, Zimmermann T et al. S3-Leitlinie „Prophylaxe, Diagnostik und Therapie der Hepatitis-C-Virus (HCV-Infektion". Z Gastroenterol 2018; 56: 756–838. Im Internet: https://www.awmf.org/uploads/tx_szleitlinien/021-012l_S3_Hepatitis-C-Virus_HCV-Infektion_2018-07.pdf

[421] Robert Koch-Institut (Hrsg). GBE-Themenheft Hepatitis C. Gesundheitsberichterstattung des Bundes. Berlin, 2016. Im Internet: https://www.rki.de/DE/Content/Gesundheitsmonitoring/Gesundheitsberichterstattung/GBEDownloadsT/hepatitis_c.pdf

[422] RKI. Hepatitis E: RKI-Ratgeber. (Stand: 02.11.2015). Im Internet: https://www.rki.de/DE/Content/Infekt/EpidBull/Merkblaetter/Ratgeber_HepatitisE.html

[423] Kumar A, Beniwal M, Kar P et al. Hepatitis E in pregnancy. Int J Gynaecol Obstet 2004; 85(3): 240–244.

[424] RKI. HIV-Infektion/AIDS: RKI-Ratgeber. Aktualisierte Fassung vom 22.11.2018 (2018). Im Internet: https://www.rki.de/DE/Content/Infekt/EpidBull/Merkblaetter/Ratgeber_HIV_AIDS.html

[425] WHO. HIV and infant feeding counseling tools: reference guide. WHO Press, Genf, Schweiz (2005). Im Internet https://apps.who.int/iris/handle/10665/43191

[426] Ando Y, Ekuni Y, Matsumoto Y et al. Long-term serological outcome of infants who received frozen-thawed milk from human T-lymphotropic virus type-I positive mothers. J Obstet Gynaecol Res 2004; 30(6): 436–438
[427] RKI. Influenza (Saisonale Influenza, Influenza A(H1N1) 2009, Aviäre Influenza): RKI-Ratgeber für Ärzte. Aktual. Fassung v. Jan 2011, Erstveröffentl. Epidemiologisches Bulletin 7/1999
[428] RKI. Kann in der Schwangerschaft und Stillzeit geimpft werden? (Stand: 26.03.2020). Im Internet: https://www.rki.de/SharedDocs/FAQ/Impfen/AllgFr_AllgemeineFragen/FAQ08.htm
[429] RKI. Masern: RKI-Ratgeber für Ärzte. Aktual. Fassung v. August 2010 (2010). Erstveröffentl. im Epidemiologischen Bulletin 44/1999
[430] RKI. Röteln (Rubella): RKI-Ratgeber für Ärzte. Aktual. Fassung vom August 2010 (2010). Erstveröffentl. im Epidemiologischen Bulletin 19/2001
[431] RKI. Rotaviren: RKI-Ratgeber für Ärzte. Aktual. Fassung vom Mai 2010 (2010). Erstveröffentl. im Epidemiologischen Bulletin 10/2002
[432] Clemens J, Rao M, Ahmed F, et al. Breastfeeding and the risk of life-threatening rotavirus diarrhea: prevention or postponement? Pediatrics 1993; 92(5): 680–685
[433] RKI. Varizellen (Windpocken), Herpes zoster (Gürtelrose): RKI-Ratgeber für Ärzte. Aktual. Fassung vom Jan 2010. Erstveröffentl. im Epidemiologischen Bulletin November 2000
[434] RKI. Listeriose: RKI-Ratgeber für Ärzte. Aktual. Fassung v. Apr. 2010. Epidemiologisches Bulletin 16/2000
[435] RKI. Lyme-Borreliose: RKI-Ratgeber für Ärzte. Aktual. Fassung v. Apr. 2007. Epidemiologisches Bulletin 22/1999
[436] RKI. Pertussis: RKI-Ratgeber für Ärzte. Aktual. Fassung v. Aug. 2010 (2010). Erstveröffentl. Epidemiologisches Bulletin 43/2001
[437] Böhme H, Fruth A, Rebmann F et al. Reptilien-assoziierte Salmonellenenteritis bei einem voll gestillten Säugling. Klin Padiatr 2009; 221: 74–75
[438] Haas N, Stuttgen G. Facial involvement in scabies in infancy. Hautarzt 1987; 38 (10): 622–623
[439] RKI. Toxoplasmose: RKI-Ratgeber für Ärzte. Aktual. Fassung v. Jun. 2009. Epidemiologisches Bulletin 40/2007
[440] Empfehlungen der Ständigen Impfkommission (STIKO) am Robert Koch-Institut (Epidemiologisches Bulletin 30/2010)
[441] Center for Disease Control and Prevention (CDC). General Recommendations on Immunization of the Advisory Committee on Immunization Practices (ACIP). MMWR 2006; 55 (RR15): 1–48
[442] Silverdal SA, Bodin L, Hugosson S et al. Protective effect of breastfeeding on invasive Haemophilus influenzae infection: a case-control study in Swedish preschool children. Int J Epidemiol 1997; 26(2): 443–450
[443] RKI. Kopflausbefall (Pediculosis capitis): RKI-Ratgeber für Ärzte. Aktual. Fassung v. Nov. 2008. Epidemiologisches Bulletin 47/2003
[444] RKI. Erkrankungen durch Enterohämorrhagische Escherichia coli (EHEC): RKI-Ratgeber für Ärzte. Aktual. Fassung vom Jan 2008. Epidemiologischen Bulletin 31/1999
[445] Ito S, Koren G, Einarson TR. Maternal noncompliance with antibiotics during breastfeeding. Ann Pharmacother 1993; 27 (1): 40–42
[446] Riegen-Fackeldey E, Genzel-Boroviczeny O, Schulze A. Schwere systemische Zytomegalie-Virusinfektion Frühgeborener über die Muttermilch. Monatsschr Kinderh 2001; 149: 1059–1062
[447] Orloff SL, Wallingford JC, McDougal JS. Inactivation of human immunodeficiency virus type 1 in human milk: effects of intrinsic factors in human milk and of pasteurization. J Hum Lact 1993; 9(1): 13–17
[448] Israel-Ballard K, Chantry C, Dewey K et al. Viral, nutritional, and bacterial safety of flash-heated and Pretoria-pasteurized breast milk to prevent mother-to-child transmission of HIV in resource-poor countries: a pilot study. J Acquir Immune Defic Syndr 2005; 40: 175–181
[449] Jeffery BS, Mercer KG. Pretoria pasteurisation: a potential method for the reduction of postnatal mother to child transmission of the human immunodeficiency virus. J Trop Pediatr 2000; 46: 219–223
[450] WHO. HIV and infant feeding counseling tools: reference guide 2005. Genf, Schweiz; 48
[451] Biancuzzo M. Stillberatung: Mutter und Kind professionell unterstützen. München: Elsevier; 2005
[452] Reich-Schottky U, Rouw E. Stillen und Stillprobleme. Arbeitsgemeinschaft Freier Stillgruppen (AFS): Bonn; 2010
[453] Scherbaum V, Perl FM, Kretschmer U (Hrsg). Stillen: Frühkindliche Ernährung und reproduktive Gesundheit. Köln: Deutscher Ärzte Verlag; 2003
[454] Mohrbacher N, Stock J. Handbuch für die Stillberatung. La Leche Liga Deutschland; 2000
[455] Newman J, Pitman T. The ultimate breastfeeding book of answers. Roseville: Prima Publishing; 2000
[456] Walker M. Breastfeeding Management for the Clinician: Using the Evidence. Boston: Jones and Bartlett; 2011
[457] Zwiauer, K. Prävention von CMV-Infektionen bei Frühgeborenen durch Muttermilch. Monatsschr Kinderh 2009; 8: 795–797
[458] Newburg DS, Ashkenazi S, Cleary TG. Human milk contains the Shiga toxin and Shiga-like toxin receptor glycolipid Gb 3. J Infect Dis 1992; 166(4): 832–836
[459] Herrera-Insua I, Gomez HF, Diaz-Gonzalez VA et al. Human milk lipids bind Shiga toxin. Adv Exp Med Biol 2001; 501: 333–339
[460] [u] Robert-Koch-Institut: Epidemiologischer Steckbrief zu SARS-CoV-2 und COVID-19. (Stand: 09.02.2021) https://www.rki.de/DE/Content/InfAZ/N/Neuartiges_Coronavirus/Steckbrief.html
[461] [v] Aktualisierte Stellungnahme von DGPM, DGGG, DGPGM, DGPI, GNPI und NSK zu SARS-CoV-2/COVID-19 und Schwangerschaft, Geburt und Wochenbett (Stand 02.10.2020) https://dgpi.de/aktualisierte-stellungnahme-von-dgpm-dggg-dgpgm-dgpi-und-gnpi-zu-sars-cov-2-covid-19-und-schwangerschaft-geburt-und-wochenbett-stand-30-06-2020/
[462] [w] van Keulen BJ, Romijn M, Bondt A et al: Breastmilk; a source of SARS-CoV-2 specific IgA antibodies medRxiv 2020.08.18.20176743; https://www.medrxiv.org/content/10.1101/2020.08.18.20176743v1.full.pdf
[463] [x] Bartick MC, Valdés V, Giusti A et al: Maternal and Infant Outcomes, Associated with Maternity Practices Related to COVID-19: The COVID Mothers Study. Breastfeeding Medicine 2021; 16(3). Online Ahead of Print: 9 Feb 2021. https://doi.org/10.1089/bfm.2020.0353
[464] [y] World Health Organization. (2020). Frequently asked questions: breastfeeding and COVID-19: for health care workers, (Stand: 12.05.2020) https://apps.who.int/iris/handle/10665/332719
[465] [z] Gemeinsame Empfehlung der DGGG, der DGPM und der NSK: Hinweise zur Impfung von stillenden Frauen gegen SARS-CoV-2 (Stand: Januar 2021) https://www.dggg.de/fileadmin/documents/pressemitteilungen/2020/Hinweise_fuer_Stillende_zur_COVID-19-Impfung.pdf

Informationen für Mütter mit Infektionskrankheiten

Die zahlreichen Inhaltsstoffe der Muttermilch schützen Ihr Baby vor vielen akuten Infektionskrankheiten und weiteren Erkrankungen, daher ist Stillen das Beste, was Sie tun können, um es vor Krankheit zu bewahren. Um einer Infektion Ihres Babys vorzubeugen, sollten Sie sich regelmäßig gründlich Ihre Hände mit Seife waschen, in der Nähe des Babys möglichst nicht niesen oder husten, keine Gegenstände in Ihren Mund nehmen, die Sie ihm anschließend in den Mund stecken und größere Menschenansammlungen meiden.

Bei **häufig auftretenden Infektionen**, z. B. Erkältungen, oder Magen-Darm-Infekten, sollten Sie unter Einhaltung der gebotenen Hygienemaßnahmen (z. B. Händewaschen, ggf. Tragen von Mund-Nasen-Schutz) weiterstillen, da die Erreger nicht über die Muttermilch übertragen werden. Ihr Baby erhält jedoch mit der Muttermilch spezifische Antikörper gegen die Erreger, so dass es nicht erkrankt oder seine Erkrankung wesentlich leichter verläuft als bei einem nicht gestillten Kind.

Wurde bei Ihnen eine Infektion sicher diagnostiziert, dann teilen Sie Ihrem behandelnden Arzt mit, dass Sie stillen und auch weiterstillen möchten, damit er Ihnen ein **Medikament** verordnen kann, das mit dem Stillen vereinbar ist. Für die allermeisten Therapieziele gibt es lang bewährte Medikamente, die in der Stillzeit ohne Bedenken genommen werden können. Sollte Ihr Arzt diesbezüglich unsicher sein, kann er weitere Informationen zur Verträglichkeit von Medikamenten in der Stillzeit auf den Internetseiten https://www.embryotox.de/ finden oder telefonisch bzw. per E-Mail beim Pharmakovigilanz- und Beratungszentrum für Embryonaltoxikologie in Berlin erhalten.

Bei einigen Infektionserkrankungen kann es erforderlich sein, wegen der Ansteckungsgefahr für das Baby oder der für Sie notwendigen Medikamente eine **vorübergehende Stillpause** einzuhalten oder Sie und Ihr Baby für einige Zeit räumlich voneinander zu trennen. Lassen Sie sich von Ihrer Hebamme beraten, wie Sie während dieser Zeit Ihre Brüste am besten entleeren können. Pumpen oder entleeren Sie Ihre Brüste von Hand etwa in dem Rhythmus, in dem Ihr Baby bisher getrunken hat, um Ihre Milchproduktion aufrecht zu erhalten, Milchstaus vorzubeugen und ggf. genug Milch für Ihr Baby zu sammeln.

Darf Ihr Baby die Muttermilch während dieser Zeit erhalten, lassen Sie sich oder der Person, die Ihr Baby während der Trennung betreut, zeigen, wie die Muttermilch erwärmt und Ihrem Baby ggf. mit alternativen Fütterungsmethoden oder mit der Flasche gefüttert werden kann.

Wenn Ihr Baby die Muttermilch vorübergehend nicht erhalten darf, entleeren Sie Ihre Brüste möglichst in dem Rhythmus, in dem Ihr Baby bisher getrunken hat und verwerfen Sie die Milch. Das Baby braucht während dieser Zeit dann eine industrielle Säuglingsnahrung oder, falls vorhanden, Spenderinnenmilch.

Abstillen wird in Industrieländern nur bei mütterlicher Infektion mit HTLV, HIV oder einer unbehandelten, aktiven Tuberkulose empfohlen.

Wenn es Ihnen schlecht geht, legen Sie sich am besten gemeinsam mit Ihrem noch kleinen Baby ins Bett. Ein paar Windeln und Feuchttücher neben dem Bett ermöglichen das Wechseln der Windeln, ohne dass Sie aufstehen müssen und Sie können das Kind bequem im Liegen stillen, wann immer es danach verlangt. Legen Sie es so oft wie möglich an, um Ihre Milchproduktion in Gang zu halten. Schlafen Sie immer dann auch selbst, wenn Ihr Baby schläft.

Achten Sie auch darauf, selbst **ausreichend zu trinken** und nehmen Sie reichlich Vitamin C zu sich, um Ihre Abwehrkräfte zu unterstützen. Organisieren Sie sich **Hilfe im Haushalt** und zur Betreuung der Geschwisterkinder, damit Sie sich ausreichend schonen und wieder ganz gesund werden können.

21 Stillen bei multipler Sklerose

Ingrid Lohmann

21.1 Multiple Sklerose

Die Multiple Sklerose (MS) ist eine Erkrankung der weißen Substanz des zentralen Nervensystems, die vorwiegend in Schüben und Remissionen verläuft. Frauen sind im Verhältnis 2 : 1 wesentlich häufiger betroffen als Männer. Das mittlere Erkrankungsalter beträgt 30 Jahre. In Deutschland wird mit 100 000 bis 120 000 Erkrankten gerechnet.

Sie gilt als **Autoimmunerkrankung**, die wahrscheinlich durch eine Viruserkrankung in der Kindheit bei Menschen mit einer genetischen Disposition ausgelöst wird und im späteren Leben dann manifest wird. Das Immunsystem der Betroffenen zeigt Abweichungen, indem es durch T-Zellen vom Typ Th 1 vermehrt entzündungsfördernde Zytokine produziert.

Symptome

Die Beeinträchtigungen der Betroffenen reichen von Störungen der Sensibilität über Lähmungen und Krämpfe, andere Koordinationsstörungen bis zu Blasen- und/oder Mastdarmstörungen. Auffällig sind auch extreme Müdigkeit und depressive Phasen.

Therapie

Akute Schübe werden mit Glukokortikoiden behandelt. Als Alternative wirken Glatirameracetat (Copaxone) und Immunglobuline ähnlich gut. Die jeweils individuellen Symptome werden parallel dazu behandelt. Harnwegsinfekte sind häufig und erfordern gelegentlich auch eine lange Antibiotikatherapie.

21.2 Auswirkungen einer Schwangerschaft und Geburt

Die Schwangerschaft wirkt durch ihren Einfluss auf das Immunsystem, bei der vermehrt entzündungshemmende Zytokine produziert werden, **dämpfend** auf die MS.

In der Schwangerschaft verringert sich das Auftreten der Schübe, während sie im Wochenbett wieder gehäufter vorkommen.

In einer Studie von Achiron (1996) an einer kleinen Gruppe von Wöchnerinnen, die bei vorangegangenen Geburten einen Schub im Wochenbett erlitten hatten, erhielten die Frauen als Prophylaxeversuch direkt nach der Geburt beginnend Immunglobuline. Keine der untersuchten Frauen erlitt einen weiteren Schub. Stillen ist unter dieser Medikation möglich [471].

Eine kleine Studie der Universität Stanford [470] legt nahe, dass auch Stillen das Auftreten neuer MS-Schübe im Wochenbett reduzieren kann. Dieses Ergebnis wurde bisher aber nicht durch Kontrollstudien bestätigt.

> **Merke** M!
>
> Wenn keine besonderen Probleme vorliegen, hat die MS zunächst keinen besonderen Einfluss auf Schwangerschaft und Geburt.

Allerdings sollten Frauen, die an einer MS leiden, sich möglichst nicht zu sehr anstrengen und müssen deshalb **großzügig entlastet** werden.

21.3 Anamnese: Die wichtigsten Fragen zum Stillen bei MS

1. **Welche Wünsche** hat die Mutter bezüglich der Ernährung ihres Kindes?
2. Die Ursache für eine niedrigere Bereitschaft der MS-Mütter zum Stillen sind meist auf die Bedenken der behandelnden Ärzte zurückzuführen, es könnte die Frauen überfordern [471].
3. **Welche Sorgen** macht sich die Mutter bezüglich des Stillens?
4. Alle offenen Fragen sollten zunächst sachlich aus der Fachkenntnis über das Stillen beantwortet werden. Die Mutter ist für ihre Erkrankung grundsätzlich die Spezialistin und kann nach einer guten Information am besten entscheiden, ob sie sich das Stillen zutraut.
5. **Welche Medikamente** muss die Mutter regelmäßig nehmen, um die Symptome ihrer MS zu behandeln?

Zunächst wird eine Liste der unvermeidbaren Medikamente auf ihre Verträglichkeit beim Stillen überprüft. Auch hier gilt es, als Hebamme selbst zu klären, welche Medikamente mit dem Stillen vereinbar sind, denn die Ärzte, die die MS behandeln, könnten dazu neigen, eher zum Abstillen zu raten. Im Zweifelsfall können vielleicht auch Medikamente durch die behandelnden Ärzte ausgetauscht werden, damit die Mutter stillen kann.

Merke **M!**

Die meisten Autoren schreiben dem Stillen einen beruhigende Wirkung auf die MS zu, die Datenlage ist aber noch nicht eindeutig. In dieser Frage sollten keine Versprechungen gemacht werden.

1. Hat die Mutter verstanden, welche **großen Vorteile** das Stillen sowohl für ihr Baby als auch vielleicht für sie selbst haben kann?
   Die Vorteile von Muttermilchernährung sollten diesen wie allen Müttern sehr deutlich vor Augen geführt werden. Besonders die positive Wirkung auf die Immunsituation und die Abwehrkraft des Kindes sollten dabei betont werden.
   Die Mutter selbst hat eine Chance, die Schubhäufigkeit im Wochenbett durch das Stillen abzumildern.
2. **Welche Unterstützung** kann die Familie oder der Freundeskreis für die Stillzeit anbieten?
   Sollte das Hilfsangebot zu gering ausfallen, muss über die Unterstützung durch eine Haushaltshilfe oder andere professionelle oder ehrenamtliche Institutionen gesprochen werden.
   Die Hebamme braucht hierzu einen Überblick über die vor Ort zur Verfügung stehenden Möglichkeiten.
3. Wie gut ist der **Allgemeinzustand der Mutter?** Hat sie subjektiv genug Kraft, um ihr Kind zu stillen?
   Die endgültige Entscheidung sollte der Mutter zu jedem Zeitpunkt überlassen bleiben, damit sie ihren Zustand selbst einschätzen kann. In der Vorbereitung ist es für die Mutter hilfreich zu wissen, dass sie sich nicht endgültig festlegen muss, sondern die Entscheidung, ob sie stillen möchte, **zu jedem Zeitpunkt neu treffen** kann. Selbstverständlich ist es leichter, das Stillen zu beenden als nach dem Abstillen doch wieder anzufangen.
   In der Abwägung ihrer Kräfte sollte die Mutter auch bedenken, dass Stillen nicht nur eine Belastung für den Körper ist, sondern den Alltag durchaus auch sehr entlasten kann, wenn die Sorge um die Flaschen mit dem gesamten Aufwand entfällt. Es bleiben in jedem Fall die gesundheitlichen Vorteile für das Kind, für die sich die an MS erkrankte Mutter jedoch nicht „opfern" soll.

21.4 Konsequenzen für das Stillen

Zunächst hat die Multiple Sklerose keine unmittelbaren Konsequenzen für das Stillen. Das Stillen entwickelt sich bei diesen Frauen wie bei allen anderen auch.

Mütter, die an MS erkrankt sind und stillen, sollten gedanklich darauf vorbereitet sein, dass sie eventuell eine **Phase medikamentöser Behandlung** benötigen. Deshalb sollte mit ihnen im Vorfeld besprochen sein, auf welche Weise die dann notwendige Stillpause überbrückt werden kann. Sie können Muttermilch im Vorfeld abpumpen und einlagern. Das muss allerdings auf Verdacht geschehen, es ist nicht sicher, dass diese Milch auch benötigt wird.

Praxistipp

Da für eine Stillpause der erforderlichen Länge eine größere Menge Milch nötig ist (ca. 700 ml für jeden Tag), kann das Abpumpen nicht kurzfristig erfolgen. Es bietet sich eher an, **von Beginn an in günstigen Situationen** Milch abzupumpen und einzufrieren. In diesem Fall kann das Pumpen in Ruhe erlernt werden und Situationen, in denen reichlich Milch vorhanden ist, können genutzt werden. Durch verteiltes **Pumpen über einen längeren Zeitraum** wird auch die Milchproduktion nicht zu stark angeregt.

Die abgepumpte Milch wird in der Stillpause mit einer Flasche gefüttert. Ob dazu eine Spezialflasche vonnöten ist, um keine Saugverwirrung zu entwickeln, muss im Einzelfall entschieden werden.

Ist das Abpumpen nicht ergiebig genug oder tritt die Situation unerwartet ein und ist deshalb eine Vorratshaltung von Muttermilch nicht mehr möglich, muss eine **Säuglingsanfangsnahrung** der Kategorie Pre gefüttert werden. Da es sich nur um einen befristeten Zeitraum handeln wird, ist eine Nahrung mit vielen Zusätzen nicht erforderlich. Ersatznahrung kann jederzeit gekauft werden, sie sollte nicht „für den Fall, dass sie gebraucht wird" im Schrank stehen. In Stillkrisen oder stressigen Situationen ist die Versuchung sonst zu groß, die Probleme über Zufütterung zu lösen. Dieser Aspekt trifft auf alle Familien zu, in denen gestillt wird.

Die Handfertigkeiten zum schonenden und effektiven Abpumpen nutzen der Mutter in jedem Fall, auch wenn eine Stillpause unnötig bleibt.

21.5 Was braucht die stillende Mutter?

Merke M!

Damit der Stillstart möglichst reibungslos abläuft und die Mutter nicht unnötig belastet, sollte unbedingt akribisch auf die Einhaltung der 10 Schritte (Kap. 43.2) zum erfolgreichen Stillen geachtet werden.

Wenn möglich sollte die Frau in einem **stillfreundlichen Krankenhaus** entbinden, damit sie alle notwendige Unterstützung und die fachlich bestmögliche Betreuung erhält.

Eine **Spontangeburt** ermöglicht einen einfacheren Stillbeginn, eine Sectio sollte also nur im Notfall entschieden werden. Eine primäre Sectio ist wegen der MS allein nicht notwendig und erschwert das Stillen unnötig. Eine ambulante Geburt verbessert die Chancen auf einen guten Stillbeginn, wenn kein stillfreundliches Krankenhaus in der Nähe ist und kann immer eine Alternative nach einer vaginalen Geburt sein.

Die **Medikation der MS** ist in enger Absprache mit dem behandelnden Arzt auf das Stillen einzustellen. Unter Umständen benötigt der Arzt hierzu Informationen, damit er dem Stillen nicht zu ablehnend gegenüber steht.

Für das Wochenbett sollte **viel Hilfe organisiert** werden. Hilfreich kann ein Einsatzplan für die eingegangenen Hilfsangebote aus Verwandtschaft und Freundeskreis sein. Großzügig sollte auch über den möglichen Einsatz einer Haushaltshilfe nachgedacht werden. Diese Fragen müssen von der Hebamme schon in der Schwangerschaft besprochen und in konkrete Form gebracht werden.

Die Hebamme sollte nach dem gelungenen Stillstart der Mutter auch alle Möglichkeiten vermitteln, wie Muttermilch abgepumpt und von Dritten an das Baby gefüttert werden kann, damit der Frau Erholungsphasen ermöglicht werden können.

Es kann hilfreich sein, wenn die Mutter mit anderen Betroffenen mit Stillerfahrung in Kontakt tritt. Die einfachste Art hierfür sind Internetseiten für MS-Kranke und deren Foren.

Hilfreiche Adressen ✓

- www.ms-life.de
- www.amsel.de

Das Fallbeispiel 21–1 macht betroffenen Müttern Mut. Es kann auch als Kopiervorlage verwendet werden.

Fallbeispiel 21–1: Stillen mit MS **B**

Sandra, 36 Jahre, lebt in einer kleineren Großstadt in Norddeutschland. Sie beschreibt ihre Entscheidung, ihre 3 Kinder trotz MS-Erkrankung zu stillen. Die Kinder wurden nach dem Auftreten der Erkrankung geboren.

„Ich habe alle 3 Kinder 6–8 Monate voll gestillt und danach noch teilweise im ersten Jahr. Insgesamt gesehen glaube ich nicht, dass das Stillen etwas mit dem Krankheitsverlauf zu tun hat. Beim 1. und beim 2. Kind habe ich während der Stillzeit keinen MS-Schub gehabt, beim 3. Kind allerdings nach 3,5 Monaten. Die Symptome haben sich jedoch nach einer Kortisonbehandlung wieder vollständig zurückgebildet (Sehnerventzündung).

Die unterbrochenen nächtlichen Schlafzeiten führten bei mir tagsüber zu häufigeren Erschöpfungszuständen und Antriebslosigkeit.

Die Vorteile des Stillens überwiegen jedoch: Nahrung war immer sofort verfügbar, musste nicht aufwendig zubereitet werden, was für mich weniger Stress als bei der Flaschennahrung bedeutet hat (wir mussten beim 3. Kind einmal die Flaschennahrung anwenden. Was für ein Geschrei, bis diese endlich fertig war!).

Das Stillen habe ich tagsüber immer ganz **bewusst als „Auszeit" angesehen**, ich habe dabei entspannt und meine Gedanken schweifen lassen. Das Gefühl, meinem Kind das Beste an „Erstnahrung" zu geben und es trotz MS zu schaffen, war für mich sehr wichtig und hat mich immer wieder motiviert, es auch während meines Schubes weiter zu versuchen und nicht aufzugeben.

Für die Ärzte in der Geburtsklinik war meine MS nicht wirklich relevant, wahrscheinlich auch deshalb, weil man mir keine Symptome ansieht. Die Kinderschwestern im Krankenhaus haben mich beim Stillen unterstützt. Meine Hebammen haben mir immer Mut gemacht und waren eine sehr große Hilfe. Mein Mann fand das Stillen sehr positiv. Von meinen Eltern kam wenig Unterstützung.

Die Meinungen der Ärzte waren unterschiedlich: die behandelnde Neurologin hat mich bei meinem Schub unterstützt (jedoch erst, nachdem ich auf das weitere Stillen bestanden habe). Der Kinderarzt fand das lange Stillen sehr gut, bis er erfuhr, dass ich MS habe. Da meinte er, ich müsste nicht mehr stillen, dieses wäre für mich zu anstrengend! Und für unseren damals 13 Monate alten Sohn könnte ich jetzt auf Vollmilch umsteigen.

Da ich verschiedene Allergien habe, wurde mir Stillen als Risikominimierung für die Kinder empfohlen. Dieses kann ich leider nicht bestätigen, da alle drei Kinder zu Allergien neigen. Ich würde es aber trotzdem immer wieder so machen.

Eigentlich hat niemand genau etwas gegen das Stillen aufgeführt. Unterschwellig wurde mir jedoch gesagt, dass ich doch lieber auf Flaschennahrung umsteigen solle, Stillen wäre auf Dauer zu anstrengend für mich. Das Stillen war dann anstrengend, wenn die Müdigkeit, die mittlerweile als eigenes Krankheitsbild der MS angesehen wird, dazukam. Diese hatte ich jedoch auch schon, wenn auch nicht so häufig, vor meinen 3 Kindern.

Ich finde es ganz wichtig, auf sich zu vertrauen und seinen Weg zu gehen, auch gegen die Meinungen anderer. Mir hat das Stillen viel Selbstbewusstsein gegeben, auch wenn es anstrengend war, sich immer und immer wieder erklären müssen. Wichtig ist, sich selber nicht unter Druck zu setzen, sondern die Situationen so anzunehmen, wie sie kommen. Eine Lösung findet sich immer."

21.6 Was braucht das gestillte Kind?

Es kann in anstrengenden Phasen der Erkrankung oder während eines Schubes notwendig werden, das Baby mit einer Flasche zu füttern. Vorzugsweise ist abgepumpte Muttermilch zu verwenden, ergänzend eine Pre-Milch. Dabei ist es sinnvoll, eine Flasche zu benutzen, die das Stillen möglichst wenig gefährdet.

In der **Lernphase des Stillens**, also ungefähr in den ersten 4 Wochen, sollte eine alternative Fütterhilfe verwendet werden, wenn die Mutter vorübergehend nicht stillen kann.

Entwickelt das Kind eine **Neigung zu übermäßigen Blähungen und Koliken**, sollte an eine Darmunterstützung mit probiotischen Bakterien gedacht werden, wenn die Mutter häufiger antibiotisch behandelt wurde und besonders, wenn das Kind per Kaiserschnitt zur Welt kam.

Literatur

[466] Poser S. Demyelisierende Erkrankungen. In Schmailzl KJ, Hackelöer BJ: Schwangerschaft und Krankheit: Wechselwirkung, Therapie, Prognose. Berlin: Blackwell; 2002

[467] www.ms-life.de

[468] www.amsel.de

[469] Achiron A, Rotstein Z, Noy S, Mashiach S, et al. Intravenous immunoglobin treatment in the prevention of childbirth-associated acute exacerbations in multiple sclerosis. J Neurol 1996; 243: 25–8

[470] Confavreux C, Hutchinson M, Hours MM, Cortinovis-Tourniaire P, et al. Rate of pregnancy-related relapse in multiple sclerosis. N Engl J Med 1998; 339: 285–91

[471] Langer-Gould A, Huang SM et al. Exclusive Breastfeeding and the Risk of Postpartum Relapses in Women with Multiple Sclerosis. Arch Neurol 2009; 8: 66

22 Stillen bei besonderen Brust- und Mamillenformen

Karola Grüsgen

Begleitet man stillende Mütter, so sieht man die unterschiedlichsten Brust- und Mamillenformen. Meist haben diese keinen Effekt auf die Stillfähigkeit. Manche Frauen sind aber verunsichert, weil ihre Brüste oder Brustwarzen besonders geformt sind. Oder sie empfinden die Veränderung der Brust zu Beginn der Schwangerschaft als unangenehm.

Deshalb empfiehlt es sich, die Brust beim **Vorgespräch** oder einer **Vorsorgeuntersuchung** zu untersuchen und die Größe, Form, Symmetrie, Festigkeit und die Mamillen zu beurteilen. Außerdem befragt man die Frauen, ob und wie sich die Brust im Schwangerschaftsverlauf verändert hat. Die Schwangere erhält die Information, dass diese Brustveränderungen physiologisch sind und die Brust auf die Stillzeit vorbereiten. Auf diese Weise können die meisten Zweifel der Frauen ausgeräumt werden. Gibt es besondere Befunde, können frühzeitig Maßnahmen ergriffen werden.

22.1 Untersuchung der Brust

22.1.1 Brustgröße

Merke **M!**

Die Größe der Brüste kann sehr variieren und sagt in der Regel nichts über die Fähigkeit zur Laktation aus.

Wenn sich die Brust **zu Beginn der Schwangerschaft** und bei der initialen Brustdrüsenschwellung (IBDS) beidseitig gleich vergrößert, ist dies ein Indiz für ausreichendes Alveolarepithel. Verändert sich die Brust dagegen kaum oder gar nicht, ist möglicherweise Drüsengewebe vermindert oder fehlt. Das kann eine geringe Milchproduktion bedeuten.

Manche Frauen haben sehr große Brüste. Eine **Makromastie** liegt bei einem Gewicht von über 600 g pro Brust vor, eine **Gigantomastie** ab 1500 g pro Brust. Sie wird meist durch größere Mengen Fettgewebe verursacht. Bei sehr großen Brüsten können häufiger Problemen mit dem Milchfluss auftreten, weil das vermehrte Fettgewebe die Milchgänge komprimiert und so die Milch nicht abfließen kann.

Sind die Brüste sehr klein, spricht man von einer **Mikromastie**, diese ist nicht näher definiert.

22.1.2 Brustformen

Ebenso gibt es viele Brustformen. Man unterscheidet zwischen konischen und konvexen Brüsten und Hängebrüsten. **Konische Brüste** laufen wie ein Kegel eher gerade zu, **konvexe** Brüste sind rundlich geformt.

Merke **M!**

Die Brustform hat meist keinen Einfluss auf die Stillfähigkeit, mit Ausnahme der tubulären Form.

Dies ist eine extreme Ausprägung der konischen Brust. Hier ist häufig ein Mangel an Drüsengewebe die Ursache für die besondere Form. Die Brüste sind weit auseinander, die Areola ist großflächig, die Mamillen sind nach außen gerichtet. Beim Palpieren lässt sich nur wenig Drüsengewebe tasten (► Abb. 22.1).

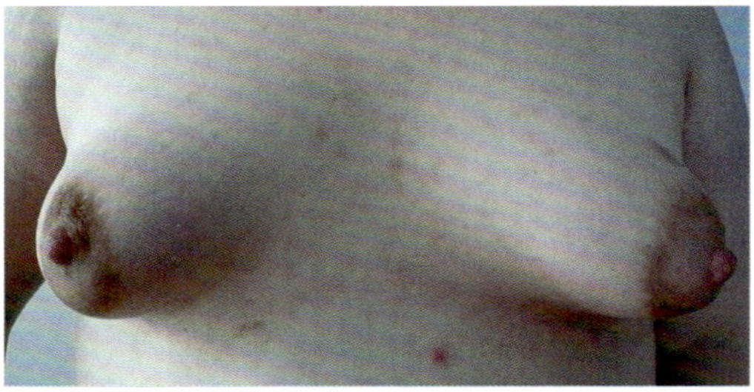

Abb. 22.1 Tubuläre Brüste in der Laktationphase. Diese Frau konnte nur kleine Mengen stillen und fütterte bei jeder Mahlzeit größere Portionen Muttermilchersatznahrungen mit einer Playtexflasche® zu. Neben den alternativen Fütterungsmethoden können diese Flaschen ein gutes Trinkverhalten an der Brust fördern. (Quelle: Karola Grüsgen)

22.1.3 Akzessorisches Drüsengewebe

Bei manchen Frauen ist versprengtes Brustdrüsengewebe in der Achsel zu tasten. Manchmal ist eine zusätzliche Mamille angelegt. **Während des Milcheinschusses** reagiert dieses akzessorische Drüsengewebe genauso wie die restliche Brust, es kommt zu einem Spannungsgefühl und verstärkt zu Schmerzen in der Achsel. Bei einer zusätzlichen Mamille kann Milch abgesondert werden. Durch Kühlen des betroffenen Bereichs werden die Beschwerden gelindert und die Milchproduktion geht zurück.

22.1.4 Symmetrie

Die Brüste sind meist symmetrisch angelegt. Die Herzbrust ist oft etwas größer.

> **Merke** M!
>
> Sehr unterschiedlich große Brüste können ein Hinweis auf eine Fehlbildung sein.

Die **kleinere Brust** hat oft unzureichendes Drüsengewebe und bildet später nur wenig Milch (▶ Abb. 22.2).

Insbesondere wenn zu Beginn der Schwangerschaft die Brüste **unterschiedlich stark wachsen**, ist dies ein Hinweis auf eine Anomalie des Drüsengewebes.

Anders ist es, wenn während der Stillzeit die Brüste **nach und nach asymmetrisch** werden. Hier ist durch bevorzugtes Stillen einer Brust eine stärkere Laktation eingetreten, diese Brust wird größer. Dies lässt sich durch Korrigieren der Stillpraxis wieder beheben.

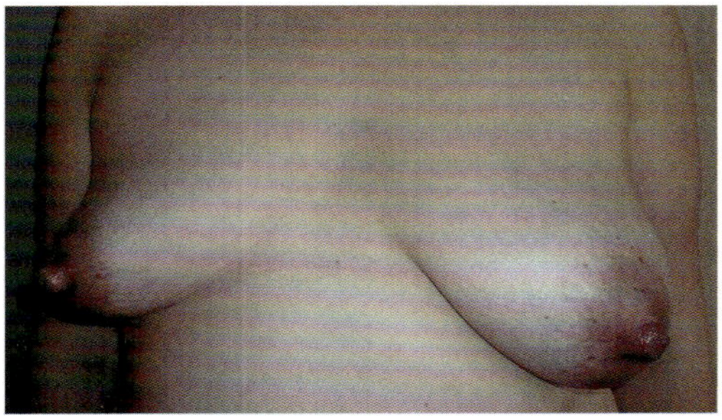

Abb. 22.2 Asymmetrische Brüste. Die Mutter konnte ausschließlich stillen, wobei die rechte tubuläre Brust nur kleine Mengen Muttermilch produzierte. (Quelle: Karola Grüsgen)

22.1.5 Konsistenz des Gewebes

Die Festigkeit der Brust kann sehr unterschiedlich sein. Bei jungen Frauen und Erstgebärenden kann das Gewebe unnachgiebiger sein.

In der **Laktationsphase** verändert sich immer wieder die Festigkeit der Brust. Während der initialen Brustdrüsenschwellung haben viele Frauen ein sehr festes Brustgewebe bis hin zu einem extremen Spannungsgefühl.

> **Merke** M!
>
> Kommt es zu einem deutlichen Milcheinschuss, kann man von einer ausreichenden Laktation ausgehen.

Frauen, die schon in der Schwangerschaft ein festes Brustgewebe haben, können beim **Milcheinschuss** mehr Beschwerden haben als Frauen mit einem eher weichen Gewebe. Durch seltenes und begrenztes Anlegen können die Beschwerden und das Spannungsgefühl während der initialen Brustdrüsenschwellung verstärkt werden. Auch danach kommt es immer wieder zu festen, spannenden Brüsten. Durch eine längere Stillpause ist die Brust gut gefüllt, kann spannen und schmerzhaft sein. Die Beschwerden verschwinden jedoch nach dem Stillen vollständig.

22.1.6 Beurteilung der Mamillen

- Die **Haut** von Areola und Mamille sollte unversehrt sein. Läsionen sind meist ein Hinweis auf ein ungünstiges Anlegen. Sie können bei Flach- oder Hohlmamillen etwas häufiger auftreten.
- Die **Pigmentierung** von Mamille und Areola ist unterschiedlich. Hellhäutige Frauen haben meist weniger stark pigmentierte Areolen und Mamillen. Die Mamille ist dunkler als der Vorhof.
- **Symmetrie:** Die Mamille liegt in der Mitte der Areola. Ist dies nicht der Fall, muss die Frau beim Anlegen darauf achten, dass die Mamille zentriert im kindlichen Mund ist.

- **Größe und Form** der Mamille können sehr variieren. Es gibt besonders kleine Mamillen, flache oder invertierte, große lang gezogene, feste oder eher nachgiebige.

Nach dem Betrachten der Mamille wird diese mit der Areola 2,5 cm hinter dem Mamillenansatz zwischen Daumen und Zeigefinger zusammengedrückt. Bei dem sogenannten **Kneiftest** richtet sich die Mamille auf und tritt hervor.

- Zieht sie sich nach innen, liegt eine **Hohlmamille** vor.
- Invertierte Mamillen können durch diese Stimulation hervortreten. In einem solchen Fall spricht man von **Schlupfmamillen**.
- **Flache Mamillen** treten bei der Stimulation weder hervor, noch ziehen sie sich nach innen.

Zusätzliche Mamillen

Manchmal ist eine zusätzliche Mamille angelegt, auch Polythelie genannt. Zusätzliche Mamillen entwickeln sich in der Embryonalzeit entlang der Milchleiste. Diese erstreckt sich von der Achsel bis zur Leiste. Häufig liegen zusätzliche Mamillen zwischen Brust und Achsel. In seltenen Fällen ist eine zusätzliche oder auch akzessorische Brustdrüse angelegt. Diese Befunde haben **keinen Einfluss auf die Laktation**.

Während der initialen Brustdrüsenschwellung vergrößert sich das akzessorische Drüsengewebe genauso wie die restliche Brustdrüse. Kann die Milch nicht abfließen, kommt es zu einer schmerzhaften Stauung. Durch regelmäßiges Kühlen und die nicht stattfindende Entleerung stellt sich die Milchproduktion ein. Ein stillverträgliches Schmerzmittel kann die Beschwerden lindern.

Hohlmamille und flache Mamillen

Ca. 7–10 % aller Frauen haben flache oder invertierte Mamillen (▸ Abb. 22.3). Es gibt **unterschiedliche Ursachen** für diese Mamillenformen:

- Zu kurze Milchgänge ziehen die Mamille nach innen. Manchmal sind bei Hohlmamillen weniger oder auch anormale Milchgänge angelegt. Daher wird bei invertierten Mamillen auf eine ausreichende Laktation geachtet.
- Verwachsungen im Bindegewebe verbinden die Mamille mit dem inneren Brustgewebe und ziehen sie so nach innen.

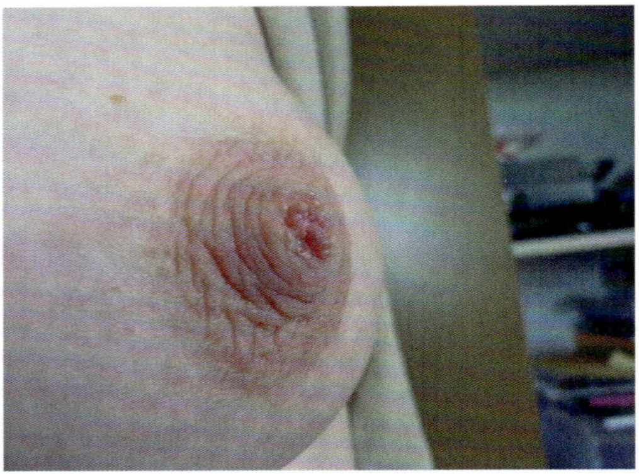

Abb. 22.3 Invertierte Mamille. (Quelle: Karola Grüsgen)

- Bei Schlupfmamillen sind die Milchgänge lang genug, das darunter liegende Bindegewebe reicht jedoch nicht aus.

Selten sind bei einer Frau beide Mamillen gleichermaßen invertiert. **Im Schwangerschaftsverlauf** treten Hohlmamillen manchmal hervor. Die Schwangerschaftshormone lockern das duktale Gewebe und Bindegewebe auf, es wird weicher und elastischer. Selten ziehen sich zuvor aufgerichtete Mamillen im letzten Trimenon nach innen. Hat eine Frau von Geburt an Hohlmamillen, so ist im Schwangerschaftsverlauf keine Veränderung zu erwarten. Ist die Mamille am Schwangerschaftsende invertiert, kann die Verwendung von **Mamillenformern** (Kap. 22.4.1) sinnvoll sein.

Schlupfmamillen

Merke **M!**

Bei *Schlupfmamillen* sind aufgrund der Mamillenform keine Probleme beim Anlegen des Kindes zu erwarten.

Somit ist auch keine Behandlung notwendig. Vor dem Anlegen wird lediglich die Mamille stimuliert, so dass sie gut hervortritt.

22.2 Stillberatung bei großen Brüsten

22.2.1 Beratung in der Schwangerschaft

Frauen mit großen Brüsten fühlen sich manchmal schon zu Beginn der Schwangerschaft stärker beeinträchtigt: durch die Schwangerschaftshormone wird ihre Brust deutlich größer. Informiert man die Frau über die **physiologischen Veränderungen** zu Beginn der Schwangerschaft und darüber, dass das Brustwachstum dem Stillen förderlich ist, wird sie damit besser umgehen können. Manche Frauen haben ein negatives Gefühl zu ihrer Brust, fühlen sich eingeschränkt. Durch ein Gespräch über diese Gefühle fühlt sich die Frau verstanden und geht mit einer besseren Einstellung zu ihrer Brust in die Laktationsphase. Bei großen Brüsten ist ein **gut stützender BH** wichtig.

22.2.2 Geeignete Stillpositionen

Zu Beginn der Stillzeit braucht die Mutter mit einer großen Brust meist **mehr Unterstützung** beim Anlegen des Kindes. Sie kann vielleicht ihre Brust und das Kind nicht optimal positionieren. Hier helfen bestimmte Stillpositionen:

- Wenn die Frau **im Sitzen** stillt, sollte sie unbedingt eine **aufrechte Körperhaltung** einnehmen. Denn wenn sie sich nach vorne beugt, kann sie ihre Mamillen und Areolen kaum sehen und so auch nicht kontrollieren, ob ihr Kind die Brust korrekt erfasst hat. Außerdem kann bei einer vorgebeugten Haltung die Brust auf dem kindlichen Kinn lasten. Dadurch ermüdet das Kind schnell oder kann nicht effizient saugen. Oder die Brust bedeckt die Nase des Kindes.
- Die **Brust wird unterstützt**. Dazu legt man eine Stoffwindel oder Babydecke zusammengerollt unter die Brust (▸ Abb. 16.1). Die Mutter hält die Brust im C-Griff, so kann sie mit ihrer Hand die Brust zusätzlich gut stützen.
- Der **Rückengriff** ist bei großen Brüsten eine geeignete Stillposition. Hier liegt das Kind seitlich unter dem Arm der Mutter und ihr zugewandt. Mit ihrem Unterarm und ihrer Hand stützt sie den oberen Rücken und Kopf des Kindes, nun kann sie es gezielt zur Brust führen (▸ Abb. 2.10). Mit ihrer anderen Hand, bietet sie die Brust im C-Griff an. So erfasst das Kind Mamille und Areola gut. In dieser Position kann die Mutter leicht beobachten, ob das Kind korrekt anliegt und richtig saugt.
- Die **Übergangshaltung**, auch Frühgeborenenhaltung genannt, ist eine weitere geeignete Position (▸ Abb. 3.4). Hier liegt das Kind vor der Mutter auf Höhe der Areola, Bauch an Bauch. Die Mutter hält das Kind mit dem entgegengesetzten Arm (linke Brust, rechter Arm oder umgekehrt). Wie beim Rückengriff ruht ihre Hand am Hinterhaupt und im oberen Rücken des Kindes. Mit der anderen gleichseitigen Hand stützt sie die Brust im C-Griff und bietet sie dem Kind an. Auch so kann sie ihr Kind gezielt zur Brust führen und gut beurteilen, ob es die Brust korrekt erfasst hat.
- Stillt die Mutter **im Liegen**, ist die Brust gut durch die Unterlage gestützt. Das Kind liegt Bauch an Bauch, mit dem Mund fast auf Höhe der Mamille, so dass es während des Stillens seinen Kopf leicht strecken muss. Dadurch ist die Nase des Kindes nicht so sehr an die Brust gedrückt. Die Mutter achtet auf das richtige Erfassen der Brust, da sie in dieser Position ihr Kind nicht so gezielt zur Brust führen kann.

Merke **M!**

Kinder, die mehr Unterstützung beim Anlegen brauchen, und Frauen mit Mamillenproblemen sollten die Positionen im Sitzen bevorzugen.

22.2.3 Milchstau

Neben der Unterstützung beim Anlegen richtet man das Augenmerk auf den Milchfluss. Bei sehr großen Brüsten komprimiert Fettgewebe manchmal das duktale Gewebe. **Die Stillende** sollte als Vorbeugung regelmäßig ihre Brüste untersuchen:

- Gibt es verhärtete Bereiche?
- Ist die Brust druckschmerzhaft?
- Gibt es Rötungen?

Bei **schmerzenden geröteten Bereichen** überprüfen wir zunächst die Stillpraxis:

- Wird in einer bequemen Stillposition gestillt?
- Ist die Brust genügend unterstützt?
- Ist das Kind korrekt angelegt?
- Saugt es regelrecht an der Brust?
- Erfasst es genügend Brust?
- Wird ausgiebig ohne Begrenzung gestillt?

Entsteht ein **Stau infolge abgedrückter Milchgänge**, helfen folgende Maßnahmen:

- Eine sanfte Massage, z. B. nach Marmet, lockert das Gewebe
- Feuchte Wärme vor dem Stillen weitet die Milchgänge
- Anlegen des Kindes mit dem Kinn in Richtung des gestauten Bereiches
- Häufiges Stillen, damit die Brust sich nicht zu sehr füllt
- Korrektur einer fehlerhaften Stillpraxis

Weitere Maßnahmen sind z. B. eine **Schmerztherapie** mit bis zu 1600 mg Ibuprofen® pro Tag; dies wirkt zusätzlich abschwellend.

Durch die Einnahme von bis zu 1500 mg **Lecithin** täglich und die gleichzeitige Reduzierung tierischer Fette im mütterlichen Speiseplan, fließt die Muttermilch besser.

Trotzdem kann es bei Frauen mit großen Brüsten immer wieder zu einem Milchstau oder gar einer Mastitis kommen. So muss von Fall zu Fall entschieden werden, ob ein Weiterstillen möglich ist.

22.3 Stillberatung bei tubulären oder unterschiedlich großen Brüsten

Bei diesen Brustformen liegt meist eine **Fehlbildung** vor. In der Embryonalzeit entwickelt sich die Brustanlage nicht ausreichend. Je nach der Ausprägung kann das Drüsengewebe völlig fehlen, was als Amazonenbrust bezeichnet wird. Fehlt der Brustmuskel, spricht man vom Poland-Syndrom (▶ Abb. 22.4). Dieses tritt häufig in Kombination mit Handfehlbildungen auf.

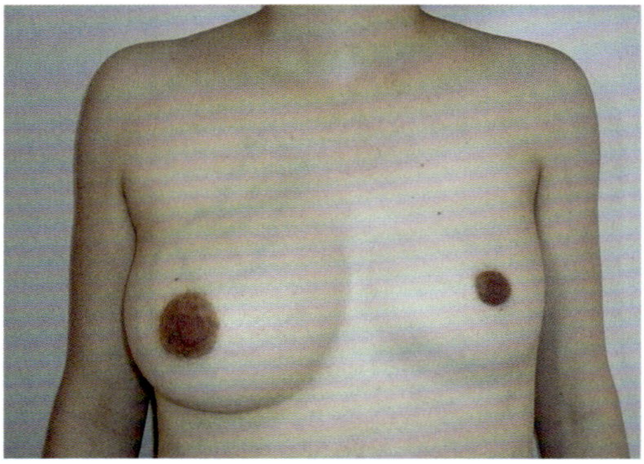

Abb. 22.4 Frau mit Poland-Syndrom. Beim Palpieren war beidseits Drüsengewebe tastbar, beide Brüste haben sich in der Schwangerschaft deutlich vergrößert. (Quelle: Karola Grüsgen)

Asymmetrien sind die häufigste Brustanomalie. Selten sind Brüste vollständig symmetrisch. Gibt es eine deutliche Größendifferenz, palpiert man die Brust. So lässt sich das Drüsengewebe meist tasten.

Eine ausreichende Laktation wird gefördert durch

- ausgiebiges Bonding und viel Hautkontakt,
- häufiges und ausreichend langes Stillen,
- richtiges Anlegen und korrektes Saugen

Bei der **Beobachtung einer Stillmahlzeit** achtet die Hebamme auf Zeichen des Milchtransfers:

- Schluckt das Kind regelmäßig?
- Macht es einen zufriedenen Eindruck nach dem Stillen?
- Ist die Gewichtsentwicklung regelrecht?

Reicht die Muttermilchmenge nicht, werden frühzeitig Maßnahmen zum Steigern der Milchbildung ergriffen:

- 8–12-mal stillen in 24 Stunden
- so lange stillen, bis Brust geleert ist
- bequeme und wechselnde Stillpositionen
- kein Stress, viel Ruhe, Hautkontakt mit dem Kind
- ausgewogene und gehaltvolle Ernährung
- ausreichend Trinken

Als **Galaktogene** können verschiedene Kräuter eingesetzt werden:

- Fenchelsamen, frisch gemahlen, mehrere Tassen täglich trinken
- Kümmelsamen
- Zitronenmelisse
- Mariendistelsamen, frisch gemahlenen, mehrere Tassen täglich
- Geißrautensamen, 1 Teelöffel Samen auf eine Tasse, kochend aufgießen, maximal 2 Tassen täglich
- Bockshornkleesamen, z. B. Dr. Pandalis® Bockshornkleekapseln aktiviert, 3 × 2 Kapseln täglich über 5 Tage, evtl. nach 1–2 Wochen wiederholen

Domperidon ist ein verschreibungspflichtiger Arzneiwirkstoff, der als Dopaminantagonist die Prolaktinausschüttung steigert. Er wird bei Störungen des Magen-Darm-Trakts eingesetzt. Die Steigerung der Milchmenge ist eine Nebenwirkung. Wird

Domperidon für diesen Zweck eingesetzt, ist dies ein **Off-Label-Use**. Er wird über mehrere Wochen eingenommen, als Tagesdosis sind 80 Milligramm üblich. Ist die Milchproduktion ausreichend, wird die Tagesdosis langsam reduziert. Meist ist eine Einnahme über 6–8 Wochen notwendig (s. auch Kap. 23.6.4).

Merke **M!**

Das *Gedeihen des Kindes* muss regelmäßig kontrolliert werden.

Ist die Gewichtsentwicklung trotz guter Stillpraxis zu langsam oder zeigt das Kind nach dem Stillen weiter Hungerzeichen wie Suchen und kräftiges Saugen, muss Ersatzmilch zugefüttert werden. Bei tubulären Brüsten ist ausschließliches Stillen häufig nicht möglich.

22.4 Stillberatung bei invertierten oder flachen Mamillen

Ist eine Frau wegen der Form ihrer Mamillen besorgt, werden nach dem Untersuchen der Brust die verschiedenen Möglichkeiten des Vorgehens besprochen.

Merke **M!**

Flache oder invertierte Mamillen stellen häufig kein Stillhindernis dar, das Kind saugt an der Brust, nicht an der Mamille.

Ein gesundes, reifgeborenes Kind kann ausreichend viel Brustgewebe einsaugen. Dies sollte bei der Beratung während der Schwangerschaft betont werden.

Praxistipps

- Eine mögliche Vorbereitung auf das Stillen ist das Weglassen des BHs.
- Die Frau kann auch Löcher in einen alten, gut sitzenden BH schneiden. So werden die Areolen und Mamillen immer wieder leicht stimuliert (► Abb. 22.5).

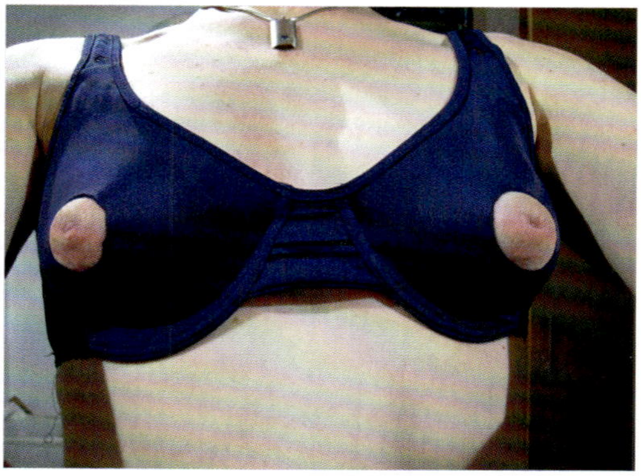

Abb. 22.5 modifizierter BH. (Quelle: Karola Grüsgen)

Direkt nach der Geburt ist ein ungestörtes Bonding wichtig. Das Kind bleibt in Hautkontakt, bis es die Brust gut erfasst hat. Gerade bei besonderen Mamillenformen kann eine behutsame Unterstützung das erste Stillen erleichtern. So nutzt man das physiologisch stark ausgeprägte, kindliche Saugverlangen direkt nach der Geburt. Gelingt das erste Stillen im Kreißsaal, geht die Mutter zuversichtlicher in die Stillzeit.

Beim Anlegen ist auf Folgendes zu achten:

- Das Kind soll seinen **Mund weit öffnen**. Dies wird durch Berühren der kindlichen Lippen mit Brust oder Finger gefördert.
- Die Mutter stimuliert ihre Mamille so weit wie möglich und bietet die Mamille mit Areola im **Scheren- oder C-Griff** so an, so dass die Mamille möglichst hervortritt.
- Sie streicht etwas **Kolostrum** aus, damit das Kind gleich die Milch schmeckt

Häufiges Anlegen in den ersten Tagen post partum führt bei dem Kind zu einem gutem Trinkverhalten bis zur initialen Brustdrüsenschwellung. Dann wird bei einer vollen, gespannten Brust vor dem Anlegen etwas Muttermilch ausgestrichen oder vorsichtig abgepumpt. So kann das Kind die Brust besser erfassen. Der Muttermilchgeschmack fördert zusätzlich ein gutes Andocken.

Zwischen den Stillmahlzeiten oder mindestens 20 Minuten vor dem Stillen unterstützen **Mamillenformer** das Hervortreten der Mamille und damit das Anlegen.

Ist das **Kind unruhig**, sollte es in Körperkontakt kommen und durch Stillen beruhigt werden. Ein Beruhigungssauger sollte nicht benutzt werden.

Ebenso sollte das Kind nicht durch Saugen am Finger beruhigt werden. Dieses Vorgehen kann zu einer Saugirritation führen und so das korrekte Erfassen der Brust erschweren.

22.4.1 Stillhilfsmittel bei flachen oder invertierten Mamillen

Mamillenformer

Merke **M!**

Mamillenformer können das ausreichende Erfassen der Brust erleichtern.

Durch den permanenten sanften Druck auf die Areola und das umliegende Gewebe treten die Mamillen hervor. In der Schwangerschaft empfehlen wir dieses Stillhilfsmittel Frauen, die schon seit der Kindheit invertierte Mamillen haben, oder in Sorge sind, ihr Kind nicht anlegen zu können. In Studien zeigte die Anwendung dieses Hilfsmittels während der Schwangerschaft keine längere Stilldauer. Der Frau kann die Anwendung jedoch das Gefühl geben, sich gut auf die Stillzeit vorzubereiten.

Mamillenformer werden zunächst 1–2-mal täglich für etwa 10 Minuten getragen. Die Frau achtet dabei auf Reaktionen: Spürt sie Kontraktionen? Reagiert ihre Haut auf den Silikonring? Wenn keine unerwünschten Reaktionen auftreten, trägt sie die Former bis zu einer Stunde mehrmals täglich (▸ Abb. 22.6).

In der Beratung sollte nicht der Eindruck entstehen, dass das Stillen ohne dieses Hilfsmittel nicht gelingt. So kann die Schwangere aufgrund sachlicher Informationen entscheiden, ob sie Mamillenformer verwenden möchte oder nicht.

Postpartal ist die Anwendung **zwischen den Stillmahlzeiten** oder **20 Minuten vor dem Anlegen** empfehlenswert. Die Mamille tritt dann hervor und das Kind kann die Brust leichter erfassen.

Wird dieses Hilfsmittel länger benutzt, kann es unter dem Silikonring zu Hautirritationen kommen. Der BH sollte ausreichend groß sein, damit kein unangenehmes Druckgefühl entsteht.

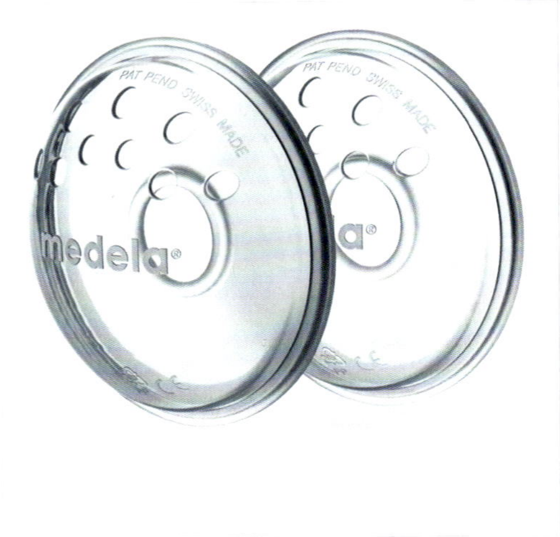

Abb. 22.6 Mamillenformer. (Quelle: Medela AG, Switzerland)

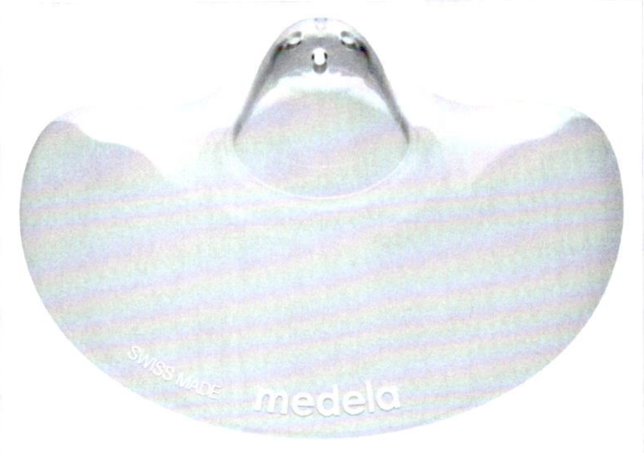

Abb. 22.7 Stillhütchen. (Quelle: Medela AG, Switzerland)

Stillhütchen

Merke **M!**

Wenn ein Kind trotz guter Anlegetechnik und der Verwendung von Mamillenformern die Brust nicht erfassen kann, ist der Einsatz von Stillhütchen eine Lösung.

Stillhütchen sind jedoch nicht zum schnellen Beheben eines Anlegeproblems gedacht. Sie bieten vielmehr die Möglichkeit, trotz massiver Anlegeprobleme zu stillen. So wird das Abpumpen von Muttermilch und das Zufüttern verhindert (▸ Abb. 22.7).

Wichtig ist die richtige Wahl des Hütchens:
- Ein **weiches Material** ist zu bevorzugen, die meisten Produkte sind aus Silikon.
- Die **Größe** muss passend zum Mund des Kindes und zur Mamille gewählt werden. Tendenziell sollte man eher das größere Stillhütchen nehmen. So kann mehr Brustgewebe eingesaugt werden und das Kind lernt, den Mund weit zu öffnen.
- Ein **zu langes** Stillhütchen kann den Würgereflex auslösen.
- Ein **zu kurzes** Stillhütchen bietet dem Kind nicht genügend intraorale Stimulation, kann die Mamille verletzen und zu einem verzögerten Milchspendereflex (MSR) führen.
- Eine **Aussparung für die kindliche Nase** fördert den Hautkontakt und das Kind kann seine Mutter riechen.

Praxisanleitung: Stillhütchen

Die Mutter wird ausführlich über den Gebrauch eines Stillhütchens informiert:
- Vor dem Aufsetzen des Stillhütchens kann etwas Muttermilch ausgestrichen und auf Mamille und Areola verteilt werden. So haftet das Hütchen gut. Ebenso kann das Hütchen auf seiner Spitze mit Muttermilch benetzt werden.
- Beim Aufsetzen des Hütchens ist die Mamille zentriert in der Mitte.
- Die Aussparung im Rand des Hütchens befindet sich dort, wo die kindliche Nase an der Brust ruht.
- Beim Anlegen mit Stillhütchen muss das Kind seinen Mund möglichst weit öffnen, so dass es viel Material des Hütchens erfasst.
- Die Mutter achtet auf die Zeichen des Milchtransfers, z. B. Schluckgeräusche und -bewegungen, und kann so eine Stillmahlzeit beurteilen.

Mögliche unerwünschte Folgen beim Einsatz von Stillhütchen:
- Die Stimulation der Mamille und Areola ist geringer. Der Oxytocin- und Prolaktinspiegel sind niedriger. Dadurch kommt es zu einem verzögerten und verminderten Milchspenderreflex.
- Stillhütchen können zu einem langsameren Gedeihen des Kindes führen.
- Der verzögerte und verminderte Milchfluss führt zur mangelnden Entleerung der Brust. Es kann zu Milchstau und Mastitis kommen.
- Der niedrigere Prolaktinspiegel führt zu einer geringen Milchmenge.
- Die Mamille kann durch das Stillhütchen verletzt werden.

Deshalb ist das Stillen mit Stillhütchen eine **Übergangslösung** bei flachen oder invertierten Mamillen:
- Das Abpumpen von Muttermilch und/oder das Zufüttern von Ersatzmilch wird dadurch vermieden.
- Die Mutter kann ihr Kind anlegen. Mutter und Kind haben Hautkontakt.
- Die Mamille tritt durch die Stimulation während des Stillens nach und nach mehr hervor.

Merke M!

Das Stillhütchen sollte wegen der vielen zu erwartenden Komplikationen nur kurze Zeit verwendet werden.

Nach der initialen Brustdrüsenschwellung sollte es wieder **abgewöhnt** werden:
- Das Kind saugt zu Beginn der Mahlzeit mit Stillhütchen an der Brust.
- Beginnt das Kind zu schlucken, wird das Stillhütchen schnell von der Brust genommen.
- Die Mutter legt das Kind dann rasch korrekt an.
- Sie bietet die Brust im C-Griff an.

Auch wenn die ersten Stillmahlzeiten so missglücken, sollte die Mutter weiter versuchen, nach jedem Anlegen das Stillhütchen wegzulassen. In den ersten Wochen saugen viele Kinder reflexartig. Dadurch ist es in dieser Zeit leichter, ein Kind vom Stillhütchen zu entwöhnen.

Milchpumpe

Eine weitere Möglichkeit bietet die Verwendung einer **Milchpumpe**. Kann das Kind die Brust nicht erfassen, wird durch kurzes Abpumpen die Mamille stimuliert und der Milchfluss ausgelöst. Dann wird das Kind rasch zur Brust geführt und angelegt.

Gelingt das Anlegen nicht, muss mit einer **Zweiphasenmilchpumpe** die Laktation initiiert werden. Hierzu wird dreistündlich 15 Minuten pro

Brust abgepumpt, am besten erst 7 Minuten je Brust, dann 5 Minuten und zuletzt noch mal 3 Minuten. Die so gewonnene Muttermilch wird mit dem Becher gefüttert. Saugerflaschen und Fingerfeeding können das Kind irritieren.

Beim Abpumpen werden die Mamillen stimuliert. Sie treten mehr und mehr hervor. Das Kind wird immer wieder in Hautkontakt genommen. So entwickelt es ein stärkeres Saugverlangen und kann eher die Brust erfassen.

22.4.2 Weniger geeignete Hilfsmittel

Die **Niplette** ist eine spezielle Saugapparatur. Mit ihr wird durch Unterdruck die Mamille herausgezogen. Häufig empfinden Frauen dies als unangenehm. In der Packungsbeilage wird von einer Anwendung in der Schwangerschaft abgeraten. Die starke Stimulation kann vorzeitige Wehen auslösen. In der Stillzeit wird durch den Unterdruck Muttermilch extrahiert. So ist die Anwendung auch dann nicht effektiv.

Der **LatchAssist** ist eine Saugapparatur ähnlich wie die Niplette. Er wird als Hilfsmittel beim Anlegen verwendet. Bei invertierten oder flachen Mamillen hat er wenig Effekt. Durch die kurze Stimulation tritt die Mamille kaum hervor.

Eine **abgeschnittene Spritze** sollte niemals an der Mamille angewendet werden. Sie kann zu Verletzungen führen.

22.4.3 Häufige Komplikationen

Läsionen an Mamille und Areola

Bei Müttern mit flachen oder invertierten Mamillen kommt es häufiger zu Läsionen an Mamille und Areola. Oft erfasst das Kind nicht genügend Brust oder es rutscht ab. So ist auf das Anlegen besonderes Augenmerk zu richten. Die Mutter braucht professionelle Unterstützung.

- Ähnlich wie bei großen Brüsten sollte die Mutter **im Sitzen stillen**.
- Sie wählt eine Position, in der sie das Kind gezielt zur Brust führen kann.
- Sie hält die Brust im C-Griff.
- Zeigefinger und Daumen fassen 3–4 cm vom Mamillenansatz und das umliegende Gewebe.
- Das Brustgewebe wird etwas zusammengedrückt, so dass ein **Hautwulst** entsteht.
- Dieser Hautwulst passt in ihrer Ausrichtung zur Mundöffnung des Kindes.
- Nur mit einem **weit geöffnetem Mund** kann das Kind genügend Brust erfassen. Die Mutter unterstützt durch „Kitzeln" der kindlichen Lippen die Mundöffnung.
- Dann führt sie das Kind rasch zur Brust.
- Sie kontrolliert, ob das Kind genügend Brustgewebe erfasst hat.
- Sind die Lippen aufgestülpt?
- Berühren Nase und Kinn die Brust?
- Lassen die anfänglichen Schmerzen nach ein paar Saugzügen nach?

Siehe auch Kap. 2 und Kap. 25.

Schmerzen hinter der Mamille

Manche Frauen haben während des Stillens starke Schmerzen direkt hinter der Mamille. Äußerlich erkennt man keine Verletzungen. Diese Schmerzen entstehen durch den starken Zug an den Milchgängen und dem Bindegewebe. Durch die regelmäßige Stimulation und Dehnung in den ersten Wochen der Stillzeit verlängern sich langsam Milchgänge und Bindegewebe. Die Mamille erfährt eine radikale Korrektur und die Schmerzen lassen nach.

Bei manchen Frauen sind die Beschwerden so stark, dass sie ihr Kind nicht anlegen können. Häufig ist nur eine Seite so stark betroffen. In diesem Fall pumpt die Mutter an dieser Seite Milch ab. An der anderen Seite stillt sie.

Auch das **Abpumpen** kann schmerzhaft sein. Hier verwendet man eine Zweiphasenpumpe mit weicher Brusthaube, z. B. die SoftFit® Brusthaube von Medela. Die Bedienung der Pumpe muss der Frau ausführlich erklärt werden. Nach und nach tritt die Mamille hervor. Die Schmerzen gehen zurück. Sobald es möglich ist, legt die Mutter ihr Kind an beiden Seiten wieder an.

Ungenügende Milchmenge

Bei invertierten oder flachen Mamillen kommt es manchmal zu einer ungenügenden Milchbildung. Ursache kann eine Anomalie der Milchgänge sein oder die Stimulation an der Mamille reicht nicht aus, um die notwendige Prolaktinausschüttung auszulösen.

Daher achten wir bei diesen Mamillenformen auf:

- ein gutes Gedeihen des Kindes
- den Milchtransfer während des Stillens
- die kindlichen Ausscheidungen

Gibt es Hinweise auf eine zu geringe Milchmenge, wird die Milchbildung unterstützt (S. 348).

Fallbeispiel 22–1: Invertierte Mamillen

B

Sonja, eine langjährige gute Bekannte, bittet die Hebamme, doch mal einen Blick auf ihre Brustwarzen zu werfen, da sie sich mit dem Gedanken trage, schwanger zu werden. Sie ist etwas in Sorgen wegen ihrer Brustwarzen, denn stillen möchte sie ihre künftigen Kinder unbedingt. Beide Mamillen sind invertiert, die linke mehr als die rechte (▶ Abb. 22.8, ▶ Abb. 22.9). Auf Kältereiz stellt sich die rechte Mamille minimal auf, die linke reagiert nicht und beim „Milchausdrückgriff" bleibt sie ebenfalls innen.

Die Hebamme informiert Sonja über die Besonderheiten ihrer Brustwarzen und welche Möglichkeiten es gibt, sie zu „korrigieren" und empfiehlt ihr, sich wieder zu melden, sobald sie schwanger ist. Einige Monate später erzählt Sonja der Hebamme stolz, dass sie in der 8. SSW sei und sie vereinbaren als erste Maßnahme, zwei ältere, gut sitzende BHs in Warzenhofgröße auszuschneiden und regelmäßig zu tragen.

In der 21. SSW besucht die Hebamme Sonja und bringt ihr Brustwarzenformer mit. Dann wird das weitere Vorgehen besprochen: Zunächst soll Sonja die Brustwarzenformer einige Tage lang 1–2-mal täglich für ca. 10 Minuten tragen, dann nach eigenem Ermessen die Zeiten in den nächsten beiden Monaten langsam bis zu einer Stunde 2-mal täglich ausweiten, wenn ihre Haut das Silikon gut toleriert und sonst keine Beschwerden auftreten.

In der 31. SSW findet ein weiterer Besuch statt. Die Mamillen haben sich inzwischen ein klein wenig evertiert, also nach außen gekehrt. Das Tragen der Mamillenformer empfindet Sonja bisher keineswegs als unangenehm. Manchmal vergesse sie sogar, dass sie die Former trage. Es folgt noch ein ausführliches Gespräch über das künftige Stillmanagement. Sonja soll die Zeit des Tragens in diesem Umfang vorerst so belassen und ab der 34. SSW ausweiten, wenn sie das möchte und wenn keine Frühgeburtsbestrebungen vorhanden sind.

Ihr Sohn kommt einen Tag vor dem errechneten Termin zur Welt. Die Geburt verläuft rasch und problemlos, das Kind wiegt 3000 g und wird am 4. Wochenbetttag mit 2950 g entlassen.

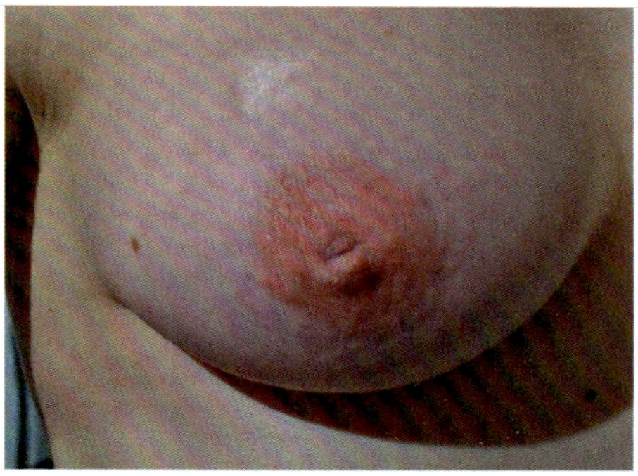

Abb. 22.8 rechte Brust. (Quelle: Karola Grüsgen)

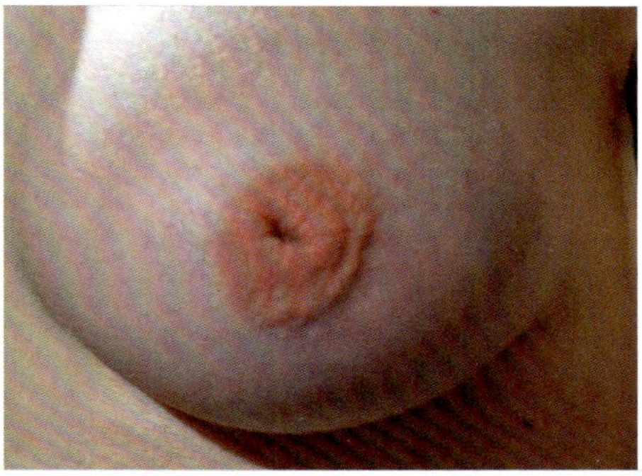

Abb. 22.9 linke Brust. (Quelle: Karola Grüsgen)

Die Mutter kann rechts teilweise ohne Hütchen stillen. Für die linke Seite wird ein 24 mm großes Hütchen empfohlen. Beide Mamillen sind ziemlich gereizt und zeigen an den Spitzen Einrisse. Sie werden mit viel Luft und Licht, Hintermilch und Multi-Mam-Kompressen® behandelt. Durch diese Maßnahmen wird zunächst jedoch keine Besserung erreicht. Die Gewichtszunahme beträgt ca. 160 g/Woche.

Nach gut 4 Wochen wird die linke Seite wieder schlimmer. Das Kind war in den Tagen zuvor immer unruhiger geworden (Wachstumsschub) und wurde häufiger angelegt. Zwischen den Stillzeiten trägt Sonja zeitweise einen Brustwarzenschutz.

Nachdem sich die Beschwerden wieder gebessert hatten, versucht sie vor allem gegen Ende der Mahlzeiten vorsichtige Anlegeversuche an der linken Seite ohne Hütchen. Meistens macht sie jede zweite Mahlzeit einen Versuch. Das Kind macht recht gut mit.

Mit 6 Wochen wird bei ihm ein Leistenbruch festgestellt, der 5 Tage später operiert wird. Durch diese Aufregung lässt die Milchproduktion etwas nach, ebenso die Gewichtsentwicklung. Zur Anregung der Milchbildung verordnet die Hebamme u. a. ein Bockshornkleeprodukt und ein elektrisches Nachpumpen, besonders morgens. Die gewonnene Milch wird dann vorrangig in den unruhigen Abendstunden per Flasche verabreicht.

Nach ca. 9 Wochen versucht Sonja wieder, zeitweise ohne Hütchen zu stillen, obwohl die Mamille noch immer ziemlich gereizt ist. Das Nachpumpen und Nachfüttern wird vorerst beibehalten, da die Gewichtszunahme noch etwas schleppend verläuft.

Im 3. Lebensmonat ist dann die Gewichtszunahme deutlich besser, Sonja stillt inzwischen ohne Hütchen. Die Mamille bleibt noch gereizt, da sie sich immer weiter nach außen stülpt, die Schmerzen sind jedoch tolerabel. Nach ca. 4 Monaten ist Sonja im Großen und Ganzen beschwerdefrei.

22.5 Stillen bei besonders großen oder kleinen Mamillen

Große Mamillen sind kein Stillhindernis. Wichtig ist, dass das Kind nicht nur an der Mamille saugt. Wenn es seinen Mund weit öffnet, kann es genügend Gewebe erfassen. Ein Kind mit kleinem Mund wird durch Stimulation an seinen Lippen zum weiteren Öffnen des Mundes motiviert. Kann das Kind nur die Mamille umschließen, kann es diese verletzen.

Manchmal reicht die Stimulation an der Mamille für eine volle Milchbildung nicht aus. Dann kann das Abpumpen von Muttermilch eine Übergangslösung darstellen.

Mit **kleinen Mamillen** kann ohne Einschränkung gestillt werden. Das Kind saugt an der Brust. Die Mamille erleichtert aber das Andocken. Daher kann es manchmal zu Problemen beim Anlegen kommen. Die Maßnahmen bei wunden Mamillen (S. 352) helfen dem Kind beim Erfassen der Brust. Sie können auch bei kleinen Mamillen angewendet werden.

22.6 Stillen bei geteilter oder doppelter Mamille

Geteilte oder doppelte Mamillen treten sehr selten auf. Hier ist die Mamillenform meist oval. Abhängig von der Größe der Mamille kommt es zu Stillproblemen. Das Kind muss die Mamille ganz erfassen können. Es wird so angelegt, dass der **größte Durchmesser der Mamille** zwischen den kindlichen Mundwinkeln liegt [474].

Ist die **Mamille zu groß**, kann nicht gestillt werden. Auch hier kann Abpumpen sinnvoll sein. Dabei muss auf eine entsprechend große Brusthaube geachtet werden. Wenn das Kind etwas größer ist, kann es unter Umständen die Brust wieder ausreichend erfassen und gestillt werden.

Literatur

[472] Deutscher Hebammen Verband. Empfehlung zur Stillbegleitung durch Hebammen, 2009

[473] Biancuzzo M. Stillberatung. Mutter und Kind professionell unterstützen, München: Elsevier Urban & Fischer; 2005

[474] Both D, Frischknecht K. Stillen kompakt. Atlas zur Diagnostik und Therapie in der Stillberatung. München: Urban & Fischer; 2007

[475] Mohrbacher N, Stock J. Handbuch für die Stillberatung, LLL international 2000

Praktische Tipps Ihrer Hebammen zum Stillen mit besonderen Brustformen

Ihre Brüste und/oder Brustwarzen haben eine besondere Form. Sie möchten Ihr Kind stillen und sich gut auf diese Zeit vorbereiten. Die folgenden Ratschläge werden Ihnen dabei helfen:

- Suchen Sie Sich eine **Hebamme**, die Sie kompetent in allen Stillfragen berät. Sprechen Sie mit ihr über Ihre Vorstellungen, Wünsche und auch Sorgen, die Sie zum Stillen haben.
- **Ihre Brust verändert sich im Schwangerschaftsverlauf**. Meist wird sie größer und die Brustwarzen werden dunkler. Diese Veränderungen sind eine normale Vorbereitung auf die Stillphase. Bleiben sie aus, informieren Sie Ihre Hebamme.
- Sind Ihre **Brustwarzen** seit Ihrer Kindheit **nach innen gezogen** und treten sie auch nicht bei Stimulation hervor, kann eine Vorbereitung mit Brustwarzenformern sinnvoll sein. Ihre Hebamme untersucht Ihre Brust und berät Sie.
- **Wenn Ihr Kind geboren ist**, nehmen Sie es zu sich, halten Sie es Haut auf Haut und genießen Sie die Nähe. In den ersten Stunden nach der Geburt hat Ihr Kind ein besonders starkes Saugbedürfnis. Legen Sie es an und lassen Sie sich dabei unterstützen, wenn Ihr Kind die Brust nicht allein gut erfasst. Routinemaßnahmen wie Wiegen, Messen und Baden können bis nach dem Stillen warten.
- **Stillen Sie Ihr Kind häufig** in den ersten Tagen nach der Geburt. Es will öfter gestillt werden, wenn es nah bei Ihnen ist, Sie riecht und spürt. Halten Sie es viel in Hautkontakt.
- Haben Sie flache oder nach innen gezogen Brustwarzen, kann das Tragen von **Brustwarzenformern** vor dem Anlegen Ihrem Kind das Erfassen der Brust erleichtern.
- Lassen Sie sich beim Anlegen unterstützen.
- **Stimulieren Sie Ihre Brustwarze vor dem Anlegen**. Lassen Sie sich das Ausstreichen von Muttermilch zeigen. Ihr Kind erfasst die Brust leichter, wenn es Muttermilch riecht und schmeckt.
- Halten Sie die Brust so, dass Ihr Kind **genügend Brust erfassen** kann. Ihre Finger müssen weit genug vom Warzenansatz entfernt sein.
- Immer ist es wichtig, dass Ihr Kind seinen **Mund weit öffnet**. Sie können dies durch Berühren seiner Lippen mit der Brust oder dem Finger auslösen.
- Lassen Sie sich **Stillpositionen** zeigen, in denen Sie Ihr Kind gezielt zur Brust führen können. Ist sein Mund weit geöffnet, ziehen Sie es beherzt zur Brust.
- Wenn Ihr Kind trotz regelmäßigem Hautkontakt, kompetenter Unterstützung und der Verwendung von Brustwarzenformern nicht an der Brust saugen kann, ist das Benutzen von Stillhütchen eine Möglichkeit, doch zu stillen.
- Eine andere Möglichkeit besteht darin, durch Ansetzen der Milchpumpe die Brustwarze zu stimulieren und den Milchfluss auszulösen. Sobald die Milch fließt, legen Sie Ihr Kind an.
- Wenn Ihr Kind nicht an der Brust saugt, können Sie mit einer **elektrischen Milchpumpe** die Milchbildung anregen und Milch abpumpen.
- In den ersten Tagen und Wochen nach der Geburt werden die Weichen für eine gute Milchbildung gestellt. Stillen Sie nach Bedarf. **Wenn Ihr Kind viel schläft, wecken Sie es.** Mit sanfter Massage an Füßen und Händen, mit Berühren von Wangen und Lippen können Sie Ihr Kind zum Trinken anregen. Es sollte 8- bis 12-mal täglich trinken.
- Haben Sie besonders **große Brüste,** erfordert das Anlegen mehr Aufmerksamkeit. Unterstützen Sie Ihre Brust während des Anlegens und der gesamten Stillmahlzeit. Suchen Sie sich Stillpositionen, in denen Sie gezielt Ihr Kind zur Brust führen und auch beobachten können, ob es Ihre Brust gut erfasst hat.

23 Stillen nach Brustoperationen

Karola Grüsgen

Immer mehr stillende Frauen haben schon eine Brustoperation hinter sich. Zum einen spielen dabei kosmetische Gründe eine Rolle. Zum anderen steigt mit zunehmendem Durchschnittsalter der Frauen, die gebären, auch die Zahl der Mütter, die schon einmal eine medizinisch notwendige Operation oder eine Biopsie an der Brust hatten. Je nach der Indikation für die Operation und der Operationstechnik treten dabei unterschiedlichste Stillprobleme auf.

Eine Frau mit einer Brustoperation schaut immer mit einer vorausgegangenen belastenden Erfahrung auf ihre Brust. Sie hat oft wenig Zutrauen in ihre Stillfähigkeit. Die Brust ist und war **eine Problemzone**, so ist eine besondere psychosoziale Begleitung nötig, um ihr Selbstbewusstsein zu stärken. Möchte eine Frau nach einer Brustoperation stillen, braucht sie schon in der Schwangerschaft eine kompetente und einfühlsame Beratung.

Bei der **Brustuntersuchung** lässt sich anhand der Narben auf die Operationstechnik schließen. Der Operationsbericht erleichtert die Einschätzung über die Stillfähigkeit.

Merke **M!**

Bei jeder Operationstechnik gilt: Möchte eine Frau stillen, sollte sie das auch tun, unabhängig von der Aussicht auf Erfolg. Nur so kann sie erfahren, ob sie stillen kann.

Je näher der Operateur **an der Areola** operierte, desto häufiger kommt es zu Verletzungen an den Milchgängen oder zu Schädigungen an den Nerven. Sind Milchgänge durchtrennt, kann die Muttermilch nicht abfließen. Pro Brust gibt es zwischen 4 bis 18 Milchgänge. Das Durchtrennen einiger von ihnen wirkt sich unterschiedlich stark auf die Milchmenge aus. Eingriffe oder Operationen an der Brust führen immer zu **Vernarbungen und Druck auf die Milchgänge**. Mögliche Folgen sind erst ein Milchstau und dann eine Mastitis.

Typisch nach jeder Operation ist ein **Gefühlsverlust**, weil Nerven durchtrennt wurden. Er ist umso ausgeprägter, je größer das Operationsgebiet ist. Innerhalb von sechs Monaten bis zwei Jahren kehrt das Gefühlsempfinden in der Regel wieder zurück.

Merke **M!**

Die Empfindungen im Bereich der Areola und der Mamille sind wesentlich für die Laktation.

Nur über den empfundenen Reiz, der durch das kindliche Saugen ausgelöst wird, erfolgt der Milchspendereflex. Der Prolaktinspiegel steigt an. Eine aktuelle Untersuchung von Frauen mit und ohne Brust-OP aus Brasilien [477] zeigt: Das Risiko eines Säuglings, nicht ausschließlich gestillt zu werden, ist 5-mal größer, wenn die Mutter eine Brustverkleinerung hatte. Liegt eine Brustvergrößerung vor, ist das Risiko 2,6-mal größer. Umso wichtiger ist für diese Mütter eine professionelle Unterstützung.

23.1 Brustvergrößerung

Bei einer **Operation aus kosmetischen Gründen** entspricht die Brust nicht dem Wunschbild der Frau. Bei einer Brustvergrößerung ist das fast immer der Fall. Über 25 000 Frauen, die einem durch Medien verbreiteten Schönheitsideal folgen, lassen sich Jahr für Jahr in Deutschland die Brust vergrößern. Die Zahl steigt stetig, die Frauen werden immer jünger und die Implantate immer voluminöser.

Merke **M!**

Eine Brustvergrößerung allein bedeutet nicht gleichzeitig ein erhöhtes Risiko für Stillprobleme.

Viele Frauen sorgen sich, dass ihre Brust nach der Stillzeit nicht mehr die gewünschte Form hat. Dabei wird die Brustveränderung vor allem durch die Schwangerschaftshormone verursacht. Das eigentliche Stillen hat nur wenig Effekt auf die Form der Brust.

23.1.1 Schnittführung und Operationstechniken

Zur Brustvergrößerung oder Augmentationsplastik gibt es verschiedene Möglichkeiten der Schnittführung und Operationstechnik (▶ Abb. 23.1):

Infrasubmammäre Schnittführung

Bei dieser Schnittführung schneidet der Chirurg zuerst in der Brustumschlagfalte, um anschließend subglandulär (unterhalb des Drüsengewebes und oberhalb des Brustmuskels) (▶ Abb. 23.2) oder submuskulär (unterhalb des Drüsengewebes und der Muskulatur) ein Implantat einzusetzen. So werden Milchdrüsen, Milchgänge, Areola und Mamille nicht verletzt. Die Frauen müssen aufgrund der Operation nicht mit Stillschwierigkeiten rechnen. Allerdings kann es zu Wundheilungsstörungen kommen, weil häufig der BH im Wundgebiet aufliegt.

Axilläre Schnittführung

Bei dem axillärem Schnitt schneidet der Operateur longitudinal in der Axilla. Auch so kann er subglandulär oder submuskulär Implantate einsetzen. Der Schnitt ist fast nicht sichtbar, kann aber später das Diagnostizieren von Knoten in der Achsel erschweren. Die Stillfähigkeit wird nicht beeinträchtigt. Der axilläre Schnitt ist auch bei Biopsien möglich.

Periareolare Schnittführung

Bei der periareolaren Schnittführung wird ein Halbkreis um die untere Areola gezogen. Dieser Schnitt ist kaum sichtbar, kann aber wichtige Nerven und die Milchgänge schädigen. Er ermöglicht auch, Implantate einzusetzen, häufig zwischen Haut und Drüsengewebe. Biopsien erfolgen ebenfalls über diesen Schnitt.

Durch eine **Verletzung der Milchgänge** kann es später beim Stillen nach einem ungestörten Milcheinschuss zu Komplikationen kommen: Entweder kann sich die Milch nur dort entleeren, wo die

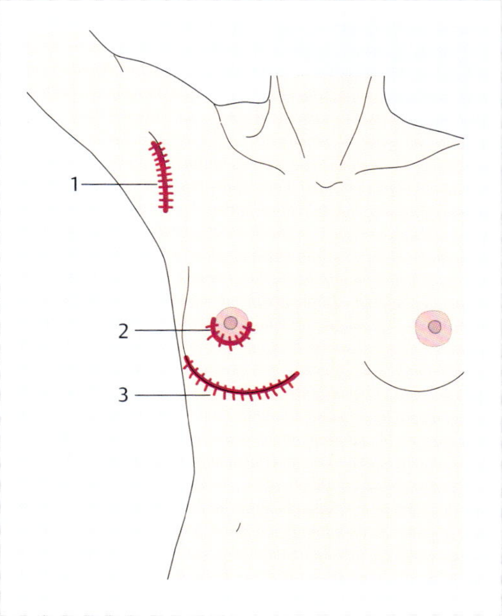

Abb. 23.1 Verschiedene Möglichkeiten der Schnittführung.
1 = Axilläre Schnittführung.
2 = Periareoläre Schnittführung.
3 = Infra/submammäre Schnittführung.

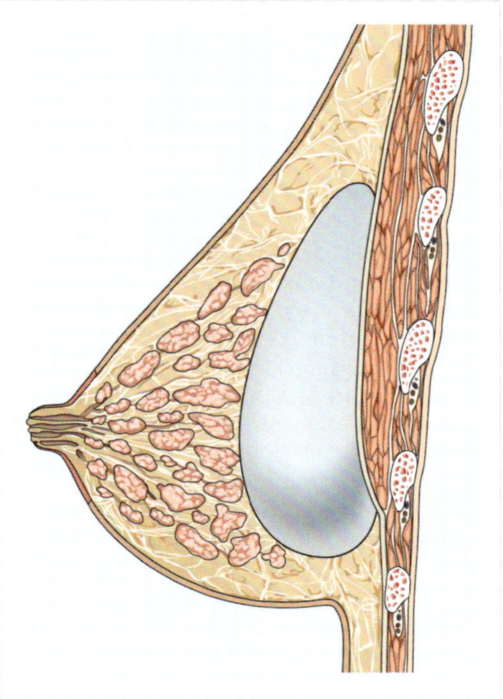

Abb. 23.2 Subglanduläres Brustimplantat.

Milchgänge intakt sind, oder der Milchspendereflex ist durch Nervenschädigungen beeinträchtigt. Dort, wo die Milchgänge nicht intakt sind, kommt es zu einem Milchstau.

23.1.2 Implantate

Bei allen Brustvergrößerungen können Substanzen aus den Implantaten in den mütterlichen Organismus gelangen. Die Implantate bestehen aus **Silikonhüllen**. Sie werden mit Kochsalzlösung oder Silikongel gefüllt, bei Kochsalzlösungsimplantaten aber erst nach dem Einsetzen. So sind die Narben kleiner als bei silikongefüllten Implantaten. Die Hüllenoberfläche ist generell glatt oder texturiert, wobei texturierte Implantathüllen mit der Umgebung verwachsen. So kommt es seltener zu einer Kapselfibrose.

Es gibt unterschiedliche Implantatformen und damit auch unterschiedliche **Tastbefunde bei der Brustuntersuchung**. Je nach Implantat sind verschiedene Substanzen im Organismus der Frauen nachweisbar.

Merke **M!**

Sicher ist: Das Silikon eines Implantats kann nicht in die Muttermilch „überfließen“ und direkt zum Kind gelangen. Trotzdem kann eine höhere Silikonbelastung in der Muttermilch vorkommen.

Silikone sind in Säuglingsmedikamenten wie Sab-Simplex® oder Lefax® enthalten. Auch Muttermilchersatznahrungen scheinen höhere Silikonwerte zu haben, als die durchschnittliche Muttermilch. In der Silikonhülle von Implantaten sind Toluylendiisocyanat (TDI) und Diaminotoluol (TDA) verarbeitet, die im Verdacht stehen, krebserregend, fruchtschädigend und möglicherweise sogar erbgutverändernd zu sein. TDI und TDA dienen der Herstellung von vielen Kleb- und Schaumstoffen sowie hochwertigen Lacken. Sie sind weit verbreitet und auch bei Urinuntersuchungen nachweisbar. Unklar ist, welche Mengen in die Muttermilch gelangen. Unklar ist auch, ob sie aus einem Brustimplantat stammen oder nicht und ob es zu einer Gesundheitsgefährdung für den Säugling kommt.

23.2 Brustverkleinerung

Die Brustverkleinerung (Mammareduktionsplastik) ist entweder medizinisch oder kosmetisch indiziert. Zu große Brüste, auch Makromastie genannt, führen zu Haltungsschäden, Rückenschmerzen und psychischen Problemen. Die Frauen fühlen sich gehemmt, bei körperlichen Tätigkeiten sind sie oft eingeschränkt. Eine Mammareduktion bringt oft eine große Erleichterung.

Eine **medizinische Indikation** liegt vor, wenn pro Brust 500 g Brustgewebe oder mehr entfernt werden. Die betroffenen Frauen sind häufig noch jung. Sie haben sich noch nicht mit Kinderwunsch und Stillen beschäftigt. Daher ist es wichtig, sie vor dem Eingriff immer über die Konsequenzen für das Stillen, eventuelle Stillkomplikationen sowie die unterschiedlichen Operationstechniken aufzuklären.

23.2.1 Operationstechniken

Stieltechnik

Am häufigsten ist die Stieltechnik. Areola und Mamille bleiben mit dem darunterliegenden Parenchym verbunden und bilden einen „Gewebe-Stiel“. Seitlich und unterhalb entfernt der Operateur das Gewebe. Die Narbe verläuft um die Areola, von dort weiter senkrecht nach unten in die Brustumschlagfalte (▶ Abb. 23.3). Die meisten Milch-

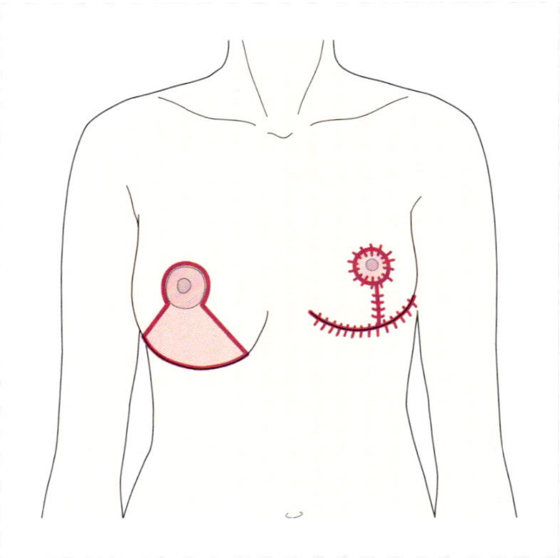

Abb. 23.3 Stieltechnik.

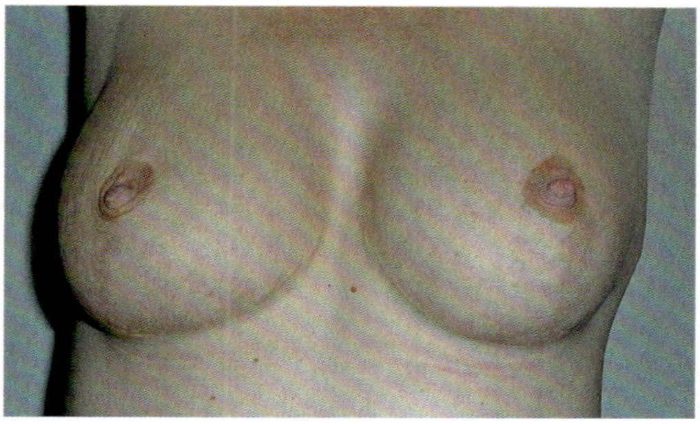

Abb. 23.4 Brust nach einer Stieltechnik-OP. (Quelle: Karola Grüsgen)

gänge, Blutgefäße und Nerven bleiben erhalten. Stillen ist meistens möglich. Ob es zu einer ausreichenden Milchbildung kommt, hängt von der Menge des entfernten Gewebes, der Empfindungsfähigkeit der Areola und der Mamille und dem Vorhandensein intakter Milchgänge ab.

Free-Nipple-Technik oder Autotransplantation

Der Chirurg löst hier die Mamille mit Areola vollständig ab und durchtrennt dabei Milchgänge, Nerven und Blutgefäße. Nötig ist dies bei der Entfernung großer Gewebemengen.

Merke **M!**

Stillen ist danach unmöglich.

Manche Frauen machen sich später Vorwürfe, dass sie nun nicht mehr stillen können. Da diese Operation aber nur bei einer ausgeprägten Makromastie üblich ist, hätten diese Frauen auch ohne eine solche Operation meist mit erheblichen Stillproblemen zu kämpfen gehabt.

23.3 Bruststraffung

Bei der Bruststraffung, auch Mastopexy genannt, wird die Haut im submammären Bereich gestrafft. Die Narbe ist identisch wie bei einer Brustverkleinerung. Auch hier können Nerven und Milchgänge verletzt werden. Weil aber nur die Haut betroffen ist, gibt es weniger Probleme bei der Laktation. Möglich sind verstärkte Beschwerden bei der initialen Brustdrüsenschwellung. Durch Nervenverletzung oder Durchtrennen von Milchgängen ist manchmal auch der Milchspendereflex gestört oder die Milchmenge unzureichend.

23.4 Biopsien und andere Brustoperationen

Biopsien dienen der Abklärung von auffälligen Brustbefunden. Vor einer Biopsie wird der Befund durch Palpation und bildgebende Verfahren wie Ultraschall genau lokalisiert.

Merke **M!**

Während der Stillperiode ist eine Mammografie möglich, aber wenig aussagekräftig. Die laktationsbedingt erhöhte Gewebedichte erschwert eine richtige Beurteilung.

Eine **Feinnadelbiopsie** ist in der Stillzeit unbedenklich. Sie kann unter Lokalanästhesie ambulant in der Facharztpraxis erfolgen. Das Stillen muss nicht unterbrochen werden.

Bringt die Feinnadelbiopsie keine eindeutigen Ergebnisse, ist eine Biopsie notwendig. Je nach Lokalisation macht der Arzt erst einen periareolaren oder seltener einen axillären Schnitt, anschließend entnimmt er darüber mit der Biopsienadel eine Gewebeprobe. Je nach Schnittführung und Lage des verdächtigen Knotens sind Verletzung von Milchgängen, Blutgefäßen oder Nerven möglich.

Bei einer **Biopsie während der Stillzeit** ist laktationsbedingt eine verstärkte Blutungsneigung wahrscheinlich. Dann wird eine Wunddrainage notwendig. Manchmal kommt es durch eine Biopsie zu einer Milchfistelbildung. Diese heilt in der Regel gut aus.

Nach dem Entfernen von Knoten lässt sich anhand der Schnittführung und der Menge des entnommenen Gewebes die Stillfähigkeit gut prognostizieren. Meist wird die periareolaren Schnittführung gewählt, bei der Milchgänge und/oder Nerven verletzt werden können (Kap. 23.1.1).

23.5 Piercings

Brustwarzenpiercings müssen beim Stillen entfernt werden. Manchmal wird Muttermilch durch das Loch abgesondert. Die Milchmenge und der Milchfluss sind nicht beeinträchtigt.

23.6 Stillberatung nach Brustoperationen

23.6.1 Beratung in der Schwangerschaft

Nach einer Brustoperation ist immer eine **intensivere Stillunterstützung** notwendig. Die Frau ist häufig verunsichert oder zweifelt an ihrer Stillfähigkeit. Ein Beratungsgespräch sollte schon vor der Geburt klären, welche Operationstechnik zum Einsatz kam und mit welchen Auswirkungen auf das Stillen zu rechnen ist. Um die Kolostrummenge zu steigern, kann die Frau schon während der Schwangerschaft ihre Brust massieren oder etwas Kolostrum ausdrücken.

23.6.2 Unterstützung des Stillbeginns

Direkt nach der Geburt gilt es, optimale Bedingungen zu schaffen, um die Laktation zu initiieren. Dazu zählen:

- **ungestörtes und ausgiebiges Bonding**: Die Frau nimmt ihr Kind nach der Geburt aktiv zu sich, hält es im direkten Hautkontakt für zwei Stunden oder auch länger.
- keine Unterbrechung des Bondings: Nur medizinisch notwendige Interventionen durchführen, Mutter und Kind werden nicht gestört.
- Stillen in den ersten Stunden nach der Geburt – wenn nötig, mit feinfühliger Unterstützung.
- Messen, Wiegen und Untersuchen des Kindes erst nach dem ersten Stillen – Mutter und Kind nicht trennen.
- das Kind erst vor der Verlegung aus dem Kreißsaal anziehen.

Wenn Bonding und erstes Stillen gelingen, startet die Mutter mit größerer Zuversicht in die Stillzeit. Auch die Stilldauer verlängert sich. In den ersten Wochen post partum werden **die Weichen für die Stillzeit** gestellt. Durch häufiges und ausgiebiges Stillen steigt der Prolaktinspiegel und die Prolaktinrezeptoren, die die Milchbildung regulieren, etablieren sich am Alveolarepithel. Bleibt in dieser Phase durch falsche Stillpraxis der Prolaktinspiegel niedrig, hat das langfristig Auswirkungen auf die Milchbildung. Sie bleibt unzureichend. Kommt es hingegen jetzt zu einer ausreichenden Laktation, sind die Chancen auf eine lange, unbelastete Stillzeit groß.

In den ersten Tagen und Wochen post partum empfiehlt sich folgende Vorgehensweise:

- **Mutter und Kind sind immer zusammen**, Rooming-in tagsüber wie auch nachts ist Standard. Die Mutter nimmt die ersten Hungerzeichen des Neugeborenen wahr und legt es häufiger an.
- Im Wochenbett ist ausgiebiger gegenseitiger **Hautkontakt** wichtig, Kinder in Hautkontakt wollen häufiger gestillt werden.
- Schläft ein Kind viel, sollte es geweckt werden. Sinnvoll ist, es innerhalb von 24 Stunden **8 bis 12-mal** zu stillen.
- Das Stillen erfolgt **ohne zeitliche Einschränkung**. Dies führt zu einem hohen Prolaktinspiegel, der wiederum die Milchbildung fördert.
- **Korrektes Anlegen** ist für eine ausreichende Milchbildung wesentlich. Das Kind sollte Mamille und Areola gut erfassen und dadurch effektiv saugen.

23.6.3 Häufige Stillprobleme nach Brustoperationen

Eine Brustoperation kann die **Empfindungsfähigkeit von Mamille und Areola** beeinträchtigen. Nimmt die Mutter das Saugen des Kindes nicht wahr, kommt es nicht zu einer Oxytocinausschüttung und damit auch nicht zum Milchspendereflex. Das für die Milchproduktion verantwortliche Prolaktin wird nicht freigesetzt. Ist das an beiden Brüsten der Fall, ist Stillen nicht möglich.

Ist **eine der beiden Brustwarzen normal enerviert**, sollte die Frau immer auf dieser Seite mit dem Stillen beginnen, bis der Milchspendereflex ausgelöst ist. Dann wechselt sie rasch zur anderen Seite, bis diese geleert ist. Anschließend stillt sie die erste Brust zu Ende. Die Frau sollte immer mit beiden Brüsten stillen, es sei denn, dass eine Brust keine Milch entleeren kann.

Nach Brustoperationen ist ein **verzögerter Milcheinschuss** oder auch eine erst langsam steigende Milchproduktion typisch.

Sind **Milchgänge durchtrennt**, gibt es zwar einen normalen Milcheinschuss, die Muttermilch kann jedoch teilweise nicht abfließen. Es kommt zu einem Milchstau, häufig verbunden mit Schmerzen. Eine Kühlung der gestauten Brust lindert die Beschwerden. Die mangelnde Entleerung sorgt dafür, dass der entsprechende Drüsenlappen nicht weiter laktiert.

23.6.4 Unzureichende Milchbildung

Bei einer verkleinerten Brust ist zu klären, wie viel Gewebe entfernt wurde. Das lässt Rückschlüsse auf die Milchbildung zu. Ist trotz guter Stillpraxis keine ausreichende Laktation möglich, sollten frühzeitig (nach Abklingen der initialen Brustdrüsenschwellung) **Galaktogene** zum Einsatz kommen, z. B.:

- Bockshornkleesamen, aktiviert von Dr. Pandalis®, 3 × 2 Kapseln über 5 Tage, evtl. nach 1–2 Wochen wiederholen
- Geißrautensamentee, max. 2 Tassen täglich frisch zubereitet
- Fencheltee, mehrere Tassen täglich frisch zubereitet
- Mariendistelsamentee, mehrere Tassen täglich frisch zubereitet

Diese phytotherapeutischen Mittel können die Milchproduktion steigern. Am deutlichsten ist der Effekt bei Bockshornkleesamen in Kapselform.

Reicht die Milchmenge trotzdem nicht aus, kann schon frühzeitig – auch bei einer kaum feststellbaren initialen Brustdrüsenschwellung – der **Arzneimittelwirkstoff Domperidon** (z. B. Motilium®) verabreicht werden. Er steigert indirekt die Prolaktinproduktion der Hirnanhangdrüse, weil er die Aktivität von Dopamin reduziert, das wiederum die Prolaktinausschüttung hemmt. Mehrere Studien bestätigten die Wirksamkeit des in Deutschland rezeptpflichtigen Medikaments. Bei Säuglingen traten keine unerwünschten Wirkungen auf. Eine Tagesdosis entspricht 4 × 20 mg. Nach zwei bis drei Wochen tritt in den meisten Fällen die maximale Wirkung ein. Auch wenn der gewünschte Effekt nicht eintritt, sollte der Wirkstoff weitere drei Wochen eingenommen werden. Setzt dann immer noch keine Wirkung ein, wird das Medikament abgesetzt.

Erfolgversprechend ist der Einsatz von Domperidon bei Frauen mit einer Brustverkleinerung. Durch das Entfernen von Drüsengewebe ist die Wahrscheinlichkeit einer zu geringen Milchproduktion hoch. Je früher das Präparat zum Einsatz kommt, desto wirkungsvoller ist es. Über Einnahmedauer und Dosierung muss von Fall zu Fall entschieden werden. Kommt eine ausreichende Laktation in Gang, wird die Tagesdosis sehr langsam verringert. In manchen Fällen verwenden stillende Frauen den Wirkstoff während der gesamten Stillzeit.

Selten treten bei der Mutter **Nebenwirkungen** wie Kopfschmerzen, Bauchkrämpfe und Mundtrockenheit auf. Beim Kind sind keine Nebenwirkungen zu erwarten. Die Dosis in der Muttermilch ist sehr gering.

Die **Betreuung von Frauen**, die eine Brustoperation hinter sich haben, erstreckt sich über die gesamte Stillzeit. Jede Veränderung im kindlichen Trinkverhalten, z. B. während der Wachstumsphasen, verunsichert sie mehr. Der Besuch einer Stillgruppe ist zu empfehlen. Das Zusammentreffen mit anderen Müttern und die Beratung durch die Stillgruppenleiterin räumen immer wieder auftretende Sorgen und Zweifel aus.

Fallbeispiel 23–1: Mutter mit einer Brustverkleinerung

B

Frau X ist 35 Jahre., II gravida, I para, Z. n. einer Spontangeburt. Damals konsultierte sie die Hebamme knapp 5 Wochen p. p. in der Stillambulanz wegen Muttermilchmangel, trotz häufigem Stillen und viel Hautkontakt. Das Saugverhalten des Kindes war mäßig. Während des Stillens schlief es immer wieder ein.

Als 19-Jährige hatte Frau X eine Brustverkleinerung durchführen lassen. Der Chirurg entfernte per Stieltechnik 400 g Brustgewebe links und 450 g Brustgewebe rechts. Anschließend war die Empfindungsfähigkeit der rechten Mamille eingeschränkt; der Milchspendereflex funktioniert nicht.

Nach anfänglichem ausschließlichem Stillen fütterte sie seit der 3. Lebenswoche bei jeder Mahlzeit zwischen 80–100 ml Ersatzmilch zu. Nach einer Kontrolle der Stillpraxis riet ihr die Hebamme, mehrmals täglich mit einer 2-Phasen-Pumpe abzupumpen, häufig zu stillen und den Schnuller möglichst nicht mehr zu verwenden. Darüber hinaus sollte sie 4-mal tägl. 20 mg Domperidon einnehmen.

Als nach weiteren zwei Wochen die Milchbildung immer noch nicht ausreichte, musste Frau X sogar täglich 5-mal 140 ml Ersatzmilch zufüttern. Nur nachts konnte sie ausschließlich stillen. Auch nach drei Wochen Domperidoneinnahme und guter Stimulation durch Pumpe und häufiges Stillen war die Milchmenge weiter zu gering. Frau X setzte das Medikament ab. Nachts klappte es, ausschließlich zu stillen, tagsüber fütterte sie bis zur Beikosteinführung gleichbleibende Mengen Ersatzmilch zu.

In ihrer zweiten Schwangerschaft kontaktierte sie die Hebamme in der 18. SSW mit der Frage, was sie tun könne, um ihr zweites Kind erfolgreicher zu stillen. Würde Abpumpen helfen? Oder sollte sie Domperidon von Anfang an nehmen? Bezüglich des Abpumpens lautete der Rat, erst einmal abzuwarten und zu schauen, wie das Neugeborene saugt. Mit der Einnahme von Domperidon sollte sie allerdings direkt nach der Geburt beginnen.

Verlauf:

Das zweite Kind kam an ET + 3 rasch und unkompliziert zur Welt, 3505 g schwer, 53 cm lang, hatte ein gutes Trinkverhalten und wollte von Beginn an häufig und ausgiebig saugen. Frau X stillte nach Bedarf. Seit der Geburt nahm sie Domperidon in der üblichen Dosierung mit 4 × 20 mg täglich. Am 9. Tag war das Geburtsgewicht wieder erreicht.

An der rechten Brust bildete sich ein leichter Milchstau. Er ließ sich mit phytotherapeutischen und physikalischen Maßnahmen erfolgreich therapieren. Ursache für den Milchstau war das fehlende Gefühlsempfinden der rechten Mamille. Saugte das Kind an der linken Brust, lief die rechte mit. Frau X legte ihr Kind zuerst immer an der linken Brust an und wechselte, sobald die Milch lief, zur rechten Brust. War diese geleert, stillte sie die linke Brust weiter.

In den ersten drei Monaten gedieh das Kind sehr gut, die wöchentliche Gewichtszunahme lag durchschnittlich bei 240 g, ohne Zufüttern. Ab dem 4. Monat verminderte sich die Gewichtszunahme schrittweise auf durchschnittlich 70 g wöchentlich. Der Säugling wirkte dabei satt und zufrieden. Er entwickelte sich auf allen anderen Ebenen vorbildlich.

Während der gesamten Stillzeit nahm Frau X 80 mg Domperidon pro Tag, im 5. und 6. Monat erhöhte sie die Dosis schrittweise auf 120 mg täglich. Trotzdem verlangsamte sich die Gewichtszunahme weiter. Ab dem 7. Monat fütterte sie Breie zu. Das Stillen klappte weiterhin gut. Mit dem Beikostbeginn reduzierte sie langsam die Domperidondosis und stillte weiter. Sie war sehr froh über die gelungene zweite Stillzeit.

Literatur

[476] Abou-Dakn M, Bauer Z. Die stillende Frau in der Gynokologischen Praxis. ComMed; 2008

[477] de Andrade RA et al. Breastfeeding pattern in the first month of life in women submitted to breast reduction and augmentation. Jornal de Pediatria; 2010

[478] Wikipedia. Brustvergrößerung, 2011

[479] Both D, Frischknecht K. Stillen kompakt. Atlas zur Diagnostik und Therapie in der Stillberatung. München: Urban & Fischer; 2007

[480] Lawrence RA, Lawrence RM. Breastfeeding. A guide for the medical profession, 6. Aufl. Elsevier Mosby; 2005

[481] Biancuzzo M. Stillberatung. Mutter und Kind professionell unterstützen. Elsevier Urban & Fischer; 2005

[482] VELB Verband Europäischer Laktationsberaterinnen. Klinische Leitlinien zur Etablierung des ausschließlichen Stillens. 2005

Stillen nach Brustoperationen

Sie möchten stillen, haben aber eine Brustoperation hinter sich. Freuen Sie sich: Nach den meisten Brustoperationen ist Stillen möglich!

Anhand der Narben und der Operationstechnik kann man einschätzen, wie die Chancen auf eine unbeschwerte Stillzeit stehen. Aus dem Operationsbericht geht hervor, welche Operationstechnik angewendet wurde. Sprechen Sie mit Ihrer Hebamme und Ihrer Ärztin über die Brustoperation.

Die Erfahrung einer Brustoperation ist oft eine Belastung, vielleicht machen Sie sich Sorgen, ob das Stillen klappt. Egal, wie die Chancen für ein Gelingen des Stillens sind: **Wenn Sie gerne stillen möchten, sollten Sie damit beginnen!**

Vielleicht empfinden Sie es als unangenehm, wenn sich die Brust in der Schwangerschaft und der Stillzeit vergrößert. Das Wachstum der Brust zu Beginn der Schwangerschaft geht meist mit einer guten Milchbildung einher, ist also ein gutes Zeichen.

Nach jeder Operation gibt es Narben. Je näher an Brustwarze und Vorhof operiert wurde, umso häufiger gibt es Verletzungen an Nerven und Milchgängen. Die Empfindungen der Brustwarzen fördern die Milchbildung und den Milchfluss, sie sind also wichtig für das Stillen.

Nach einer Brustvergrößerung gibt es aufgrund der Operation wenig Stillprobleme. In den ersten Tagen nach der Geburt, wenn die Milch einschießt, kann die Brust stark spannen und schmerzen. Stillen Sie häufig und ausgiebig, so beugen Sie diesen Beschwerden vor. Substanzen aus dem Implantat können nicht in die Muttermilch gelangen.

Nach einer Biopsie oder der Entfernung von Knoten ist das Stillen meist wenig beeinträchtigt.

Ein Piercing muss vor dem Anlegen entfernt werden. Es hat keinen Einfluss auf das Stillen.

Nach einer Brustverkleinerung können je nach Operationstechnik Stillprobleme auftreten. Es ist wichtig, alles für einen guten Stillbeginn zu tun:

- Wenn Ihr Kind geboren ist, nehmen Sie es zu sich, halten Sie es Haut auf Haut und genießen Sie die Nähe.
- In den ersten Stunden nach der Geburt hat Ihr Kind ein besonders starkes Saugbedürfnis. Legen Sie es an und lassen Sie sich dabei unterstützen, wenn Ihr Kind die Brust nicht allein gut erfasst.
- Stillen Sie Ihr Kind in den ersten Tagen nach der Geburt häufig. Es will öfter gestillt werden, wenn es nah bei Ihnen ist, wenn es Sie riecht und spürt. Halten Sie es viel in Hautkontakt.
- Wenn Sie an einer Brustwarze wenig Gefühlsempfindungen haben, beginnen Sie mit der anderen, empfindsamen Brust zu stillen, bis die Milch fließt und wechseln Sie dann auf die andere Seite. Ist diese Brust geleert, stillen Sie die erste Seite zu Ende.

Durch die Brustverkleinerung können Milchgänge durchtrennt sein. Es kann zu Verhärtungen in der Brust kommen. Kühlen Sie diese Bereiche, so geht die Stauung langsam zurück und die Schmerzen werden gelindert.

Manchmal reicht die Milchmenge nach einer Brustverkleinerung nicht aus. Ihre Hebamme berät Sie und kann Ihnen Tipps zur Förderung der Milchbildung geben. Auch wenn Sie nicht ausschließlich stillen können, so ist die **Nähe und Geborgenheit während des Stillens** ein Schatz für Sie und Ihr Kind.

24 Stillen bei Brustkrebs

Karola Grüsgen

24.1 Mammakarzinom

24.1.1 Fakten und Zahlen

Brustkrebs bei Frauen ist die häufigste Tumorerkrankung in der westlichen Welt. Für Deutschland heißt das: 28 % aller Tumore sind Mammakarzinome. Das Risiko, Brustkrebs zu bekommen, stieg in den letzten Jahrzehnten deutlich an. Im Jahr 1980 erkrankten durchschnittlich 84 Frauen pro 100 000 Einwohner, bundesweit waren das 34 560 Fälle. 2006 waren es schon 138 Fälle pro 100 000 Einwohner, insgesamt 57 970 Frauen. Nur vier Jahre später (2010) lag die Zahl bei 59 510. Fazit: Seit 1980 hat sich das Risiko nahezu verdoppelt [483].

Merke M!

Jede 8. Frau erkrankt in ihrem Leben an Brustkrebs.

Auch wenn sich die **Überlebenschancen** stetig verbessert haben, stieg die Zahl der Sterbefälle in den letzten 30 Jahren kontinuierlich: 1980 starben 14 780 Frauen an einem Mammakarzinom, 2008 waren es 17 209.

Die meisten Erkrankungen treten im **Alter** zwischen 65 und 70 Jahren auf, wie die Zahlen für das Jahr 2006 belegen: 316 Frauen pro 100 000 Einwohner dieser Altersgruppe bekamen Brustkrebs. Im Alter 35 bis 44 wurden 77 Neuerkrankungen pro 100 000 Einwohner registriert [483].

In die **Prämenopause** fallen 25 % aller Mammakarzinome, das sind fast 15 000 Erkrankungen jährlich. Im Zusammenhang mit Schwangerschaft und Stillzeit treten 3 % aller Brustkrebserkrankungen auf [484].

Merke M!

Eine von 3000 Schwangeren bekommt Brustkrebs.

Dafür gibt es einen einfachen Grund: Viele Frauen entscheiden sich heute erst später, ein Kind zu gebären. Ihr Risiko, einen malignen Brusttumor zu bekommen, ist höher, weil sie älter sind.

Während Schwangerschaft oder Stillzeit werden Brustkrebserkrankungen in der Regel spät diagnostiziert. Rund 80 % dieser Karzinome sind bereits größer als 2 cm, oft liegen schon Lymphknotenmetastasen vor. Die späte Diagnose und das oft rasche Wachstum der Krebszellen verringern die Heilungschancen [485].

Merke M!

Weil sich die Brust in Schwangerschaft und Stillzeit physiologisch verändert, ist es schwieriger, bösartige Tumoren zu erkennen.

Beim Tasten sind typischerweise knotige Strukturen zu spüren. Der Gedanke, dass es sich dabei um Krebs handeln könnte, liegt fern. Auch eine Mammografie reicht oft nicht aus, eine Diagnose zu stellen, weil die erhöhte Gewebedichte eine richtige Beurteilung erschwert. **Konsequenz**: Eine gründliche und regelmäßige Untersuchung der Brust während Schwangerschaft und Stillzeit ist wichtig!

24.1.2 Risikofaktoren

Viele verschiedene Ursachen begünstigen das Entstehen von Brustkrebs. Einige hängen vom persönlichen Verhalten ab, andere nicht. Sicher ist, dass es sich immer um ein **Zusammenspiel mehrerer Faktoren** handelt.

Genetische Faktoren sind für 5–10 % aller Mammakarzinome verantwortlich. Mutationen der Brustkrebsgene BRCA 1 und 2 bei Mutter oder Schwester, die tatsächlich zu einer Krebserkrankung geführt haben, bedeuten ein 2- bis 3-mal höheres Risiko.

Hormonelle Faktoren spielen eine wichtige Rolle. Dabei steht Östrogen im Mittelpunkt. Es führt in der Pubertät zum Wachstum der Brust, weil es die Zellteilung des Brustdrüsenepithels anregt. Die Wahrscheinlichkeit von Mutationen – und damit einer Krebserkrankung – ist bei Zellen umso größer, je häufiger sie sich teilen. Es gilt die einfache Regel: Je höher der Östrogenspiegel, desto höher das Risiko, ein Mammakarzinom zu entwickeln.

In jedem Menstruationszyklus schüttet der Körper Östrogene aus, welche auf das Brustdrüsengewebe wirken. Eine frühe Menarche und eine späte Menopause erhöhen die Lebenszeitzyklenzahl, also die Anzahl der Zyklen im Leben einer Frau. Damit steigt auch ihr Brustkrebsrisiko. Eine Vielzahl von Faktoren, wie Ernährung, Umweltchemikalien oder Lebensgewohnheiten, die Einfluss auf die Anzahl der Menstruationszyklen haben, wirken auf die Brustdrüse – und beeinflussen damit die Zahl der Krebserkrankungen. Fest steht: Die reproduktive Phase der Frau hat sich in den letzten Jahrzehnten um 4–6 Jahre deutlich verlängert, die Menarche setzt früher ein, die Menopause ist später.

Keine oder kurze Stillzeiten begünstigen Brustkrebs. Je länger eine Frau stillt, umso mehr sinkt ihr persönliches Erkrankungsrisiko. Stillen reduziert die Lebenszeitzyklenzahl.

Frühes und deutliches Übergewicht erhöht das Brustkrebsrisiko um das bis zu 2,5-Fache. Eine höhere Östrogenproduktion in den Fettdepots führt zu einer früheren Menarche. Übergewichtige Frauen haben einen deutlich höheren Östrogenspiegel.

Eine **Hormonersatztherapie** während und nach den Wechseljahren kann Brustkrebs auslösen. Meistens werden östrogen- und progesteronhaltige Präparate eingenommen. Die Erkrankungsrate steigt um bis zu 45 % durch diese Therapie.

Über den **Einfluss hormoneller Antikonzeptiva** wird kontrovers diskutiert, Das Risiko hängt von der Dosis und den Substanzen ab. Frauen, die 5 Jahre oder auch länger die Pille einnehmen, sind um den Faktor 1,2 bis 1,4 stärker gefährdet.

Regelmäßiger Alkoholgenuss steigert das Krebsrisiko um bis zu 30 %. Alkohol erhöht den Östrogenspiegel.

Langanhaltender und ausgiebiger Nikotinkonsum führt zu 30 % mehr Brustkrebs.

Linkshänderinnen haben prämenopausal bis zu 2,5-mal häufiger ein Mammakarzinom. Die Ausbildung der Händigkeit entwickelt sich scheinbar in der Embryonalzeit durch eine erhöhte Ausschüttung der Sexualhormone der Mutter. Außer auf die Händigkeit haben sie auch Einfluss auf die Entstehung des embryonalen Brustdrüsenepithels und sorgen dafür, dass das Brustgewebe im späteren Leben für maligne Veränderungen anfälliger ist.

Vitamin-D-Mangel bei Frauen verursacht ein höheres Brustkrebsrisiko. So sinkt bei älteren Frauen, die Calcium und Vitamin D vorbeugend gegen Knochenbrüche einnehmen, das Erkrankungsrisiko stark. Bei einer Mammakarzinomdiagnose korrelieren Metastasierung und geringere Überlebenschancen mit einem Vitamin-D-Mangel.

Ionisierende Strahlung in jungen Jahren erhöht generell das spätere Brustkrebsrisiko. Deshalb wird eine Mammografie-Untersuchung erst ab einem Alter von 50 Jahren empfohlen.

Umweltchemikalien mit einer karzinogenen und östrogenen Wirkung beeinflussen das Ansteigen und immer frühere Auftreten von Mammakarzinomen. Allerdings ist umstritten, wie stark ihre Wirkung tatsächlich ist.

Bisphenol A z. B. hat eine östrogene Wirkung und zählt zu den endokrinen Disruptoren, also zu den Substanzen, die das Hormonsystem beeinflussen oder wie Hormone wirken. Viele **Plastik- oder Dosenverpackungen** von Lebensmitteln und Getränken enthalten Bisphenol A als Weichmacher oder zur Oberflächenversiegelung. Ist ein Nahrungsmittel lange darin verpackt oder ist es höheren Temperaturen ausgesetzt, steigt seine Belastung mit Bisphenol A (BPA). Die EU-Kommission hat zum 1. Juni 2011 den Verkauf von BPA-haltigen Babyflaschen verboten. Bei Männern führt BPA u. a. zu Unfruchtbarkeit, bei Frauen zu Brustkrebs. Rund 130 Untersuchungen stellten bereits einen Zusammenhang zwischen Bisphenol A und dem Entstehen von Brustkrebs fest [486].

Die **Europäische Behörde für Lebensmittelsicherheit (EFSA)** bewertet das Risiko bestimmter Umweltchemikalien. Sie stufte BPA als nicht besonders besorgniserregend ein. Es ist jedoch bekannt, dass die Präsidentin und ein Vorstandsmitglied der EFSA zum Zeitpunkt der Bewertung gleichzeitig Mitglieder eines Forschungsverbandes (International Life Science Institute, ILSI) waren, der hauptsächlich von BPA-Herstellerfirmen finanziert wird. Ein Interessenskonflikt liegt nahe. Tatsache ist: Die US-amerikanische Aufsichtsbehörde Food and Drug Administration (FDA) stuft BPA wesentlich kritischer ein.

Die meisten kritischen Umweltchemikalien sind fettlöslich und lassen sich im Körperfett oder in der Muttermilch nachweisen. Frauen haben einen höheren Körperfettanteil als Männer. Zum einen nehmen sie mehr giftige Chemikalien auf und speichern sie, zum anderen bauen sie die Substanzen langsamer ab. Die Folge: Die Konzentrationen von Umweltchemikalien im weiblichen Organismus – vor allem in der Brust mit ihrem hohen Fettanteil – sind besonders hoch. Die Substanzen wirken direkt auf das Brustgewebe ein.

Neben BPA wirken in unserer Umwelt viele **endokrine Disruptoren** auf den Menschen ein:

- **Phthalate** als Weichmacher in Plastik, Kosmetika und Reinigungsmitteln
- **Parabene** als Konservierungsstoff in Kosmetika, Körperpflegeprodukten, Arzneimitteln und Lebensmitteln
- **Bromierte Flammschutzmittel** auf Verbrauchsgütern wie Computern, Fernsehern, Möbeln, Teppichen, Lacken und Farben
- **Quecksilber** als Werkstoff in der Elektroindustrie und der Zahnheilkunde
- Kosmetika enthalten teilweise **Östrogene**, die nicht deklariert sein müssen

Je nach Arbeitsumfeld, Lebensgewohnheiten und Konsumverhalten reagiert der Organismus mehr oder weniger stark auf Umweltchemikalien. Gerade weil Brustkrebs immer früher auftritt und trotz Screening-Untersuchungen die Sterbefälle weiter ansteigen, liegt die Vermutung nahe, dass die **zunehmende Belastung mit endokrinen Disruptoren** das Erkrankungsrisiko deutlich erhöht. Ein weiterer Sachverhalt untermauert diese These: Der Prozentsatz der Brustkrebserkrankungen unter Migrantinnen gleicht sich nach kurzer Zeit an denjenigen der Frauen im Gastland an. Brustkrebs scheint eher auf Umweltbedingungen und Lebensgewohnheiten als auf eine individuelle, biologische oder genetische Disposition zurückzuführen zu sein.

24.1.3 Symptome

Beim **Auftreten klinischer Symptome** wie Veränderung von Brustgröße oder -form, verminderter Beweglichkeit, Verhärtungen oder Hauteinziehungen ist die Erkrankung schon weit fortgeschritten. Apfelsinenhaut oder Absonderungen aus der Mamille sind ebenfalls späte Anzeichen. Knoten in der Achselhöhle können auf Lymphknoten-Metastasen hinweisen.

Bei einer **fortgeschrittenen Erkrankung** kann die Frau Knochenschmerzen und einen Leistungsabfall bemerken und verliert an Körpergewicht. Ein unbehandelter Brustkrebstumor dehnt sich lokal über die Lymphgefäße und subkutan aus. Die ganze Brusthaut kann panzerförmig untermauert sein.

Besonderheiten in der Stillzeit

Merke M!

Knoten in der Brust können bösartig sein, wenn sie nicht druckempfindlich sind und im Verlauf des Stillens nicht kleiner werden.

Weitere **Anzeichen in der Laktationsphase** sind mastitisartige Symptome wie gerötete und geschwollenen Areale, die ohne Fieber auftreten und auch nach einer Antibiotikatherapie nicht zurückgehen. Ein wiederkehrender Milchstau an ein und derselben Stelle ist auffällig.

Merke M!

Zieht sich eine Mamille ein, die zuvor normal aufgerichtet war, könnte dahinter auch ein Mammakarzinom stehen.

Verweigert das Kind plötzlich eine Brustseite, an der es von Geburt an normal gesaugt hat, und trinkt es gleichzeitig an der andere Seite wie gewohnt weiter, kann dies ein wichtiger Hinweis – **Goldsmith-Zeichen** genannt – auf eine mögliche Krebserkrankung sein. Was dieses Verhalten auslöst, ist nicht klar: Geruchs-, Geschmacks- oder Konsistenzveränderungen der Muttermilch könnten die Ursache sein.

Auf jeden Fall gilt: **Jeden verdächtigen Knoten schnellstmöglich abklären** zu lassen. Ein wesentliches Problem bei Brustkrebs besteht darin, dass er in der Regel erst dann Symptome zeigt, wenn ein fortgeschrittenes Tumorstadium vorliegt. Nur eine regelmäßige Vorsorgeuntersuchung ermöglicht eine frühzeitige Diagnose.

24.2 Vorsorgeuntersuchungen und Diagnoseverfahren

Das Abtasten der Brust ist die einfachste Untersuchungsmethode. Der Nutzen der Tastuntersuchung ist allerdings umstritten [487].

Einige Fakten:

- Frauen ertasten 80–90 % aller Mammakarzinome selbst.

- Der kleinste tastbare Knoten ist **mindestens 1 cm** groß. Viele Tumoren sind aber größer, wenn sie ertastet werden, und mit einer schlechteren Prognose verbunden.
- Mehrere Studien zeigen, dass eine regelmäßige Tastuntersuchung die Sterblichkeit nicht senkt.
- Bei der Selbstuntersuchung ist nur jede 12. ertastete Veränderung bösartig. Die daraus resultierende Folgediagnostik belastet und verunsichert die Frau, manchmal finden unnötige Biopsien statt.

In Deutschland empfehlen medizinische Fachgesellschaften die **Selbstuntersuchung**, weil sie zur Bewusstseinsbildung beiträgt und die eigentliche Früherkennung durch bildgebende Verfahren begünstigt. Das Abtasten der Brust, das alle 1–2 Monate etwa 5–7 Tage nach dem Einsetzen oder kurz nach dem Ende der Regelblutung durchgeführt werden soll, erfolgt nach einem bestimmten, sich immer wiederholenden Schema. Bei Auffälligkeiten sollten Frauen einen Facharzt aufsuchen.

Praxisanleitung: Selbstuntersuchung der Brust

- Vor einem Spiegel und bei guter Beleuchtung beurteilt die Frau **Form, Größe, Einziehungen oder Veränderungen** der Brust und ihrer Haut. Sie bewegt dabei die Arme mehrfach auf und ab.
- Anschließend tastet sie die Brust **erst im Stehen, dann liegend** ab. Auch hier empfiehlt sich immer die gleiche Vorgehensweise.
- Erst drückt die Frau **jede Brustwarze** mit Daumen und Zeigefinger mehrfach zusammen. Erscheint Flüssigkeit, achtet sie auf die Farbe. Außerhalb der Laktationsphase ist die Sekretion aus der Mamille ein Hinweis auf eine Krebserkrankung.
- Dann beginnt die Frau, den **oberen äußeren Quadranten** abzutasten. 60 % aller Brusttumoren sind in diesem Quadranten lokalisiert. Beim Tasten wandern die Finger wie beim Klavierspiel über die Brust.
- Die Brust wird so rundum palpiert, **Quadrant für Quadrant**. Oft sind Knoten tastbar, gerade junge Frauen haben normalerweise knotigere Brüste. Prägt sich die Frau ihren Tastbefund gut ein, bemerkt sie Veränderungen früher und kann sie ärztlich abklären lassen.
- Anschließend untersucht sie die **Achselhöhle im Stehen und im Liegen**. Sie hebt dazu den Arm an. Die Finger der gegenüberliegenden Hand tasten in der Achselhöhle, während sie den Arm wieder senkt. Es ist wichtig, die gesamte Achsel abzutasten und auf jegliche Veränderungen und derbe Knoten zu achten. In Zweifelsfällen muss ein Arzt konsultiert werden.

Hilfreiche Adressen

Unter www.Brust-Selbstuntersuchung.de oder www.brustkrebs-info.de gibt es genaue Anleitungen für die Selbstuntersuchung.

In dem dichteren Drüsengewebe während Schwangerschaft und Stillzeit ist die Tastuntersuchung schwieriger. Die Ärztin untersucht meist im 1. Trimenon die Brust. Auch die Hebamme tastet sie bei ihren Vorsorgeuntersuchungen ab. Beide sollten die Schwangere zur Selbstuntersuchung der Brust ermuntern. Das regelmäßige Abtasten wird ihr dann vertraut, sie lernt ihre Brust kennen und bemerkt Veränderungen früher.

Merke M!

In der Laktationsphase sollte das Abtasten zur täglichen Routine der Mutter gehören.

So kann sie Milchstauungen und andere druckdolente Bereiche feststellen. Fühlt sie in dieser Zeit einen **Knoten**, der sich durch das Leeren der Brust nicht verändert und auch nicht druckempfindlich ist, sollte sie ihn innerhalb von zwei Wochen ärztlich und mit bildgebenden Verfahren untersuchen lassen. Auch ein wiederkehrender Milchstau an ein und derselben Stelle ist kontrollbedürftig.

Merke M!

In Schwangerschaft und Stillzeit vergehen im Durchschnitt 8 Monate vom ersten Verdacht bis zur Diagnose eines Mammakarzinoms.

Sonst sind es 5 Monate [488]. Eine spätere Diagnose beeinflusst den Verlauf der Krankheit stark und führt zu einer schlechteren Prognose.

Die ärztliche Tastuntersuchung gilt ab dem 30. Lebensjahr als empfehlenswert. Sie ist Bestandteil des gesetzlichen Krebs-Früherkennungsprogramms. Natürlich gibt es dabei auch viele falsch positive und falsch negative Befunde.

24.2.1 Bildgebende Verfahren

Bildgebende Verfahren sind in Deutschland offiziell ab dem 50. Lebensjahr vorgesehen. Bei jedem Verdacht kommen sie selbstverständlich auch früher zum Einsatz.

Mammografie

Eine **Röntgenuntersuchung** der Brust (Mammografie) wird zwischen dem 50. und 69. Lebensjahr als Screeninguntersuchung empfohlen. Seit 2009 gibt es deutschlandweit 94 Mammografie-Screening-Zentren. In ihnen arbeiten speziell geschulte Röntgenfachärzte, Röntgenfachkräfte und Pathologen. Übergeordnete Zentren überprüfen die Erfolgsquoten: Doppelbefundungen helfen, eine Krebserkrankung im Frühstadium zu erkennen und invasive Untersuchungen bei gutartigen Tumoren zu vermindern.

Brustkrebs ist bei „normalem Wachstum" in der Regel nach 6–8 Jahren in der Mammografie sichtbar. Frühestens 1–2 Jahre später ist er tastbar. Durch diese Untersuchung werden Tumoren entdeckt, die **kleiner als 1 cm** sind. In diesen Stadien sind die Heilungschancen hoch.

Bei der Untersuchung wird die Brust von oben und schräg seitlich aufgenommen. Sie wird zwischen Objekttisch und einer Plexiglasplatte zusammengedrückt. Die Komprimierung vermindert die Strahlendosis, das Mammografiebild ist besser zu befunden. Einerseits bemühen sich die Röntgenfachkräfte, eine verwertbare Aufnahme zu erstellen, anderseits soll die Untersuchung nicht zu belastend oder gar schmerzhaft sein. Trotzdem ist sie für viele Frauen unangenehm.

Bei auffälligen Tastbefunden gilt die Mammografie als Standard-Untersuchungsmethode.

> **Merke** M!
>
> Bei jüngeren Frauen und während Schwangerschaft und Stillzeit ist die Sonografie das erste bildgebende Verfahren.

Bei **sonografisch sichtbaren Veränderungen** folgt eine Mammografie. Bestätigt sie den Befund, ist eine Biopsie indiziert.

Sinn und Nutzen des Screenings hängt in großem Maße von der Qualität der Röntgenaufnahme und der anschließenden Befundung ab.

Ein **Mammografie-Screening**, vor allem zwischen dem 50. und 69. Lebensjahr, verringert die Brustkrebssterblichkeitsrate in dieser Altersgruppe um 30 %. Bei jüngeren Frauen ist die Situation anders. Ihr Brustgewebe ist dichter, und die Ergebnisse einer Mammografie sind schwieriger zu bewerten. Es kommt zu mehr falsch positiven Befunden. Auch die Untersuchung als solche ist belastender. Für Frauen zwischen 40 und 50 Jahren bietet eine Mammografie deshalb keinen Vorteil [489].

Mammasonografie

Die Mammasonografie hilft, die unterschiedlichen Strukturen der Brust gut zu beurteilen, allerdings nur mit der Hochfrequenz-Sonografie. Tumoren lassen sich manchmal anhand der Doppler-Sonografie besser erkennen. Das Tumorwachstum führt lokal begrenzt zu einer Hypervaskularisation, die bei einer Doppler-Ultraschalluntersuchung sichtbar wird. Je nach Zelltyp und Besonderheiten lassen sich manche Mammakarzinome früher in der Sonografie oder der Röntgenuntersuchung darstellen.

Nach einem auffälligen Befund durch eine Mammografie wird sonografisch immer nachuntersucht. Bei jungen Frauen ist eine Sonografie vorzuziehen.

Kernspintomografie

Eine gute Methode zur exakten Untersuchung der Brust ist auch die Kernspintomografie (MRT). Sie kommt zum Einsatz, um bei einem positiven Befund durch Röntgen-Mammografie oder Mammasonografie ein genaueres Bild über das Ausmaß des Tumors zu bekommen. Nach erfolgter Brustkrebs-OP kann sie gut zwischen Narbengewebe und erneut wachsendem Tumorgewebe unterscheiden. Bei jungen Frauen mit dichtem Brustgewebe bietet sie darüber hinaus eine zuverlässigere Einschätzung bei auffälligen Tastbefunden.

Die Kernspintomografie ist aber um ein Vielfaches teurer als die herkömmlichen Röntgenaufnahmen. Die Krankenkassen bezahlen sie bei gesetzlich versicherten Patientinnen nur in besonderen Situationen.

24.2.2 Diagnostik in Schwangerschaft und Stillzeit

Bei einem auffälligen Tastbefund **während der Schwangerschaft** ist eine **Sonografie** die erste weiterführende Diagnostik.

Räumt sie nicht alle Zweifel aus, folgt eine **Mammografie**. Adäquate Abschirmmaßnahmen schützen das Kind vor der Strahlung. Das Ergebnis einer Röntgenuntersuchung ist in der Schwangerschaft leider sehr ungenau: nur 25–78 % aller Mammakarzinome lassen sich während dieser Phase erkennen. Das heißt im Umkehrschluss: bis zu 75 % der Tumoren bleiben unentdeckt.

Eine **Kernspinuntersuchung** ist wahrscheinlich zuverlässiger. Anders als bei der Röntgenuntersuchung gibt es bei ihr auch keine fruchtschädigenden Strahlen. Eine genaue Diagnose ist trotzdem schwierig. Die schwangerschaftsbedingte Proliferation des Drüsenepithels und die erhöhte Durchblutung erschweren bei allen bildgebenden Verfahren eine sichere Befundung. Leider bringt während einer Schwangerschaft häufig erst eine Biopsie die notwendige Klarheit.

Auch **während der Stillzeit** ist es schwierig, einen Tastbefund zu verifizieren. Zuerst kommt eine **Mammasonografie** zum Einsatz, danach – falls nötig – eine **Mammografie**. Vor dieser Untersuchung stillt die Mutter oder leert die Brust gründlich. Die Komprimierung der Brust während der Aufnahme verursacht manchmal einen Milchstau oder sogar eine Mastitis. Bis zu 50 % aller Tumoren sind nicht erkennbar.

Eine **Kernspintomografie** liefert in der Regel ebenfalls keine eindeutige Diagnose. Am Ende bleibt auch hier nur eine Biopsie.

24.2.3 Biopsie

Bei einem tastbaren Tumor gewinnt der Arzt meist mit einer Stanz- oder Vakuumbiopsie einen Gewebezylinder. Der Pathologe untersucht das gewonnene Gewebe und klassifiziert beim Vorliegen eines Karzinoms weitere Merkmale des Tumors.

In der Schwangerschaft und Stillzeit besteht nach einer Biopsie ein leicht erhöhtes Nachblutungsrisiko. Bei einer Schwangeren erfolgt die Gewebeentnahme in lokaler Betäubung, um das Kind nicht mit Narkosemedikamenten zu belasten.

Während der Laktationsphase stillt die Mutter kurz vor der Biopsie. Es ist sinnvoll, dass sie auch etwas Muttermilch abpumpt und als Reserve im Kühlschrank aufbewahrt. Wie nach jedem operativen Eingriff stillt die Mutter ihr Kind, sobald sie wieder dazu in der Lage ist. Ein Abstillen oder Unterbrechen des Stillens ist nicht nötig. Die Milch der betroffenen Brust kann etwas blutig sein, das schadet dem Kind aber nicht. In manchen Fällen entsteht nach einer Biopsie eine Milchfistel. Sie heilt meist problemlos ab.

Ein neues Verfahren, um Brustkrebs während der Stillzeit ohne Biopsie zu diagnostizieren, könnte sich aus einer aktuellen Untersuchung ergeben. Eine Forschungsgruppe um Kathleen Arcaro von der Universität of Massachusetts [4] fand **in der Muttermilch brustkrebskranker Frauen** eine vermehrte Methylierung an dem Krebsgen RASSF1. Muttermilch enthält neben Nährstoffen immer auch eine kleine Anzahl von Epithelzellen der Brustdrüse. Sind bei diesen Zellen Methylierungen an bestimmten Genen vorhanden, liegt Brustkrebs vor.

Wie funktioniert der Mechanismus im Detail? Wenn sich Methylgruppen an die Basen der DNA hängen, schalten sie bestimmte Gene an oder aus. Das Erbgut verändert sich und Krebswachstum kann die Folge sein. Die Studie untersuchte die Muttermilch von 250 stillenden Frauen, die wegen des Verdachts auf Brustkrebs eine Biopsie hatten. Bei allen Frauen, die an einem Mammakarzinom litten, fiel die Methylierung des Krebsgens RASSF1 auf. Aufgrund der kleinen Studiengruppe kann aber noch nicht abschließend gesagt werden, ob ein Muttermilchgentest eine Biopsie ersetzen könnte. Ein Gentest wäre jedoch wesentlich sicherer als alle bildgebenden Verfahren während der Stillzeit. Die Biopsie könnte einer Stillenden möglicherweise erspart werden [490].

> **Merke** M!
>
> Mit den heutigen Methoden ist es möglich, viele Brusttumoren frühzeitig zu entdecken und die Aussicht auf Heilung zu erhöhen. Das gelingt jedoch nur, wenn die Frauen die Möglichkeiten zur Früherkennung nutzen.

24.3 Krankheitsverlauf und Prognose

Das Wachstum von Brustkrebszellen beginnt meist in den Milchgängen, 70–80 % der malignen Brusttumoren sind somit **duktale Adenokarzinome**. Seltener, in 10–15 % der Fälle, entwickelt sich ein Tumor in den Drüsenläppchen, ein **lobuläres Karzinom**. Solange ein Tumor ausschließlich innerhalb der Milchgänge oder der Drüsenläppchen wächst, wird er als **nicht invasiv** oder **Carcinoma in situ** bezeichnet [491].

Das **Paget-Karzinom** tritt sehr selten auf, es entwickelt sich in der Mamillenhaut. Anhand der Symptome vermutet man meist ein Mamillenekzem oder einen gutartigen Tumor.

Wachsen die Krebszellen weiter und verdrängen gesundes Gewebe, werden sie **„invasiv"**. Der Tumor wird größer, es lösen sich Krebszellen ab und dringen ins Lymphsystem oder in Blutgefäße ein. Die Krankheit breitet sich im ganzen Körper aus.

Ein **inflammatorisches Mammakarzinom** hat die Lymphbahnen so weit infiltriert, dass es zu einem Lymphstau kommt und die Brusthaut gerötet und geschwollen ist. In diesem Stadium liegen meist schon **Metastasen** in den Lymphknoten vor.

> **Merke** M!
>
> Die Größe des Tumors, die Anzahl und die Lokalisation von Metastasen sind entscheidende Parameter für die Prognose einer Krebserkrankung.

Bei einer Krebserkrankung verändert sich das Gewebe. Das sogenannte **Grading** beurteilt die Zellmutationen. Je mehr sich die Krebszelle im Zellkern in ihrer Form und ihrer Teilungsrate von den Zellen im gesunden Gewebe unterscheidet, desto höher ist das Grading des Tumors. Dies ist ein wesentliches Kriterium für die Therapie und die Heilungschancen.

Weitere Merkmale einer Krebszelle sind die **Rezeptoren für Hormone und Wachstumsfaktoren** an ihrer Zelloberfläche. Krebszellen mit Rezeptoren für Östrogen und Progesteron wachsen meist etwas langsamer. Ist der **Human Epidernal growth factor Receptor 2** (**HER2/neu**) auf der Zelloberfläche, wächst der Tumor meist schneller und die Prognose verschlechtert sich.

Will man die Heilungschancen einer Brustkrebspatientin beurteilen, so werden folgende Aspekte herangezogen (▸ Tab. 24.1), [492].

Tab. 24.1 Prognosekriterien beim Mammakarzinom.

	Gute Heilungschancen	Weniger gute Heilungschancen	Eher schlechte Heilungschancen
Tumorgröße	Bis zu 2 cm	Größer als 2 cm	Größer als 2 cm
Anzahl der Lymphknotenmetastasen	–	1–3	4 oder mehr
Grading	G 1	G 2 + G 3	G 2 + G 3
Tumoreinbruch	–	Invasion in Gefäße	Invasion in Gefäße
Hormonrezeptorstatus	Östrogen/Progesteron positiv	–	–
Wachstumsfaktoren-Rezeptorstatus	–	Positiv	Positiv
Alter	35 Jahre und älter	35 Jahre und älter	Jünger als 35

Es ist etwas irreführend, von Heilungschancen zu sprechen, da Brustkrebszellen in der Regel schon im Frühstadium der Erkrankung über Blutgefäße und das Lymphsystem in andere Organe gelangen. Diese Zellen wachsen sehr langsam, es entwickeln sich **Metastasen**. Systemische Therapien töten nach dem Entfernen des Tumors diese verstreuten Krebszellen ab oder vermindern sie. Selbst wenn bei einer Brustkrebserkrankung 5 Jahre lang kein neuer Tumor entdeckt wird, gilt die Frau nicht als geheilt. Immer wieder kommt es **noch nach 15–20 Jahren** zu Rezidiven oder Metastasen. Diese sind jedoch meist gut therapierbar.

24.3.1 Besonderheiten in Schwangerschaft und Stillzeit

Tritt während der Schwangerschaft, in der Stillzeit oder bis zu einem Jahr nach dem Abstillen ein Mammakarzinom auf, bezeichnet man dieses als **schwangerschaftsassoziiertes Mammakarzinom** (S-a-M). Der Krankheitsverlauf und die Prognose sind häufig schlechter. Unter Experten werden die Ursachen für diese Tatsache kontrovers diskutiert. Die spätere Diagnose ist vermutlich nicht allein für die höhere Sterberate verantwortlich.

Merke **M!**

Die *5-Jahres-Überlebensrate* bei Brustkrebs in der Schwangerschaft oder Stillzeit liegt bei 38 %, bei Frauen nach der Menopause liegt sie um 80 % [488].

Schwangere und stillende Frauen sind jung, alle Wachstumsprozesse laufen schneller ab. Das schwangerschaftsbedingte Brustwachstum fördert vielleicht auch das Wachstum eines bereits vorhandenen Tumors. Die Brust ist stärker durchblutet. Die Veränderung des Drüsenepithels als Vorbereitung auf die Laktation kann die Invasion der Krebszellen fördern. Eine Metastasierung wird durch die Schwangerschaft nicht verursacht. Jedoch können bereits vorhandene Mikrometastasen schneller wachsen. Eine weitere Ursache für ein rasches Tumorwachstum kann die reduzierte Immunabwehr während der Schwangerschaft sein.

Bei der Diagnose in der Schwangerschaft oder Stillzeit sind viele Karzinome größer als 2 cm und inflammatorisch, das bedeutet, dass bereits **Lymphknotenmetastasen** vorhanden sind. Die Mehrheit der Tumoren hat keine Hormonrezeptoren, was die Heilungschancen weiter mindert. Die Zellveränderungen im Tumorgewebe sind ausgeprägter, das heißt, sie haben ein **hohes Grading**. Gefäßeinbrüche und auch Fernmetastasen finden sich beim schwangerschaftsassoziierten Mammakarzinom häufiger.

Die Brustkrebsdiagnose in Schwangerschaft und Stillzeit ist schwieriger, eine regelmäßige Selbstuntersuchung bietet der Frau aber die Möglichkeit, mit ihrer Brust vertraut zu werden und so früh Veränderungen zu bemerken.

Merke **M!**

Eine frühzeitige Diagnose bietet die höchsten Heilungschancen.

24.4 Therapiemöglichkeiten

Die Behandlung von Brustkrebs stützt sich auf **drei Säulen**:

- operative Tumorentfernung
- Bestrahlung
- medikamentöse Therapien mit Zytostatika, Antihormonpräparaten oder Antikörpern.

Es gibt keine einheitliche Brustkrebstherapie. Anhand der Klassifikation des Tumors und der körperlichen, psychosozialen und emotionalen Situation der Frau entwickeln die behandelnden Ärzte in der **Tumorkonferenz** einen **individuellen Therapieplan**. Daran wirken Gynäkologen, internistische Onkologen, Radiologen, Pathologen und Strahlentherapeuten mit. Die Einbindung der Patientin in diese Entscheidungsfindung ist von großer Bedeutung. Der Behandlungsplan ist auf sie zugeschnitten.

Grundsätzlich steht die **Lebensqualität** der Patientin im Vordergrund. Der genaue Ablauf der Therapie hängt vor allem von der Größe des Tumors ab. Fast immer ist die operative Entfernung des Mammakarzinoms wesentlicher Bestandteil der Behandlung. Je nach Tumorlokalisation und -größe führt man vor der Operation eine Chemo-, Strahlen- oder auch antihormonelle Therapie durch, um den Tumor zu verkleinern und so brusterhaltend operieren zu können und die Metastasierung zu hemmen (**neoadjuvante Therapie**).

24.4.1 Operative Therapie

Das Operationsverfahren bei Brustkrebs hängt vom Befund ab. Selten wünscht eine Patientin eine Brustamputation. Bei 60–70 % der Patientinnen kann die **Brust erhalten** werden. Die Voraussetzungen dafür sind:

- Der Tumor ist nicht größer als 2 cm.
- Der Tumor hat keine langen Ausläufer entlang der Milchgänge.
- Muskulatur und Haut sind nicht vom Tumor infiltriert.
- Der Tumor liegt nicht zu nah an der Mamille.
- Der Tumor ist nicht inflammatorisch.

Entsprechend der Tumorlokalisation schneidet der Arzt möglichst in der Achsel, in der Brustumschlagfalte oder periareolär, um so ein kosmetisch gutes Ergebnis zu erzielen. Dann entfernt er den Knoten mit dem umliegenden Gewebe, evtl. den umliegenden Quadranten und einem nötigen Sicherheitsabstand.

Gleichzeitig werden die **Lymphknoten** untersucht. Sind im Schnellschnitt des ersten brustnächsten Lymphknoten, dem sogenannten Wächterlymphknoten, keine Metastasen, können die restlichen Lymphknoten bei einem kleinen Mammakarzinom in der Achsel verbleiben. Entfernt der Chirurg eine größere Gewebemenge, ist nach der Tumorentfernung eine intramammäre Verschiebeplastik sinnvoll, um so eine ausgeglichene Brustform zu erzielen.

Bei einem größeren Befund wird eine **Mastektomie** (Ablatio) durchgeführt. Dabei entfernt der Operateur den gesamten Brustdrüsenkörper, die Lymphknoten in der Achselhöhle und einen Teil der darüber liegenden Haut. Anschließend kann er auf Wunsch der Frau ein Implantat einsetzen. Mamille und Areola können bei einer Mastektomie erhalten bleiben, sofern der Tumor nicht in der Nähe der Brustwarze lag.

Nach einer Brustkrebs-OP kann die Frau eine **Brustprothese** oder ein Brustausgleichsteil tragen. Die Kosten für diese Hilfsmittel inklusive Beratung und Anpassung werden von den Krankenkassen übernommen.

Merke M!

Fast jede Patientin erhält nach einer Brustkrebs-OP eine weitere unterstützende, adjuvante Behandlung.

24.4.2 Chemotherapie

Brustkrebs breitet sich auch in frühen Stadien schnell im Körper aus. So ist fast immer eine systemische Krebsbehandlung notwendig. Die Chemotherapie folgt in der Regel auf eine Brustkrebs-OP. Ziel ist es, möglicherweise **verbliebene Tumorzellen abzutöten**. Welche Zytostatika notwendig sind, hängt vom Zustand der Patientin, der Klassifikation des Tumors und dem Schema der Behandlung ab. Eine Chemotherapie führt zu Blutbildveränderungen, schaltet die ovarielle Hormonproduktion aus und schädigt manchmal Nieren und andere Organe.

24.4.3 Antihormonelle Therapie

Hormonrezeptorpositive Brustkrebstumoren reagieren auf Östrogene und Progesteron mit Wachstum. Eine antihormonelle Therapie hemmt bei ihnen eine weitere Ausbreitung. Abhängig vom Hormonstatus der Frau gibt es verschiedene Vorgehensweisen:

- Ist die Frau noch in der reproduktiven Phase, also noch **vor der Menopause**, wird die ovarielle Produktion von Östrogen und Progesteron unterdrückt, zum einen durch die Chemotherapie, zum anderen durch GnRH-Analoga. Dieser Wirkstoff ist über zwei Jahre indiziert und hemmt die Östrogenfreisetzung der Ovarien. Eine Ovarektomie ist nicht mehr üblich. Außerdem verändert ein Östrogen-Rezeptor-Modulator, z. B. Tamoxifen®, die Hormonrezeptoren des Tumors so, dass ein Andocken von Östrogen und Progesteron unterbunden wird.
- **Nach der Menopause** ist ebenfalls eine Therapie mit Tamoxifen® möglich. Diese Behandlung läuft meist über fünf Jahre. Eine Alternative sind die Aromatasehemmer. Dieser Wirkstoff hemmt die Östrogenbildung im gesamten Körper irreversibel. In Studien wurde eine gering bessere Lebenserwartung festgestellt.

Die Antihormone lösen ein **vorzeitiges Klimakterium** mit den üblichen Wechseljahrsbeschwerden aus, das Thrombose- und Osteoporoserisiko erhöhen sich.

24.4.4 Antikörper

Ungefähr 25 % aller Mammakarzinome weisen vermehrte **HER2/neu-Rezeptoren** auf, was mit einen aggressiven Krankheitsverlauf und einer ungünstigen Prognose einhergeht. Diese Tumoren können mit dem Antikörper Trastuzumab behandelt werden. Er blockiert die HER2/neu-Rezeptoren und hemmt so das Tumorwachstum.

24.4.5 Strahlentherapie

Neben diesen medikamentösen Behandlungsmethoden ist die Strahlentherapie in der adjuvanten Betreuung der Brustkrebspatientin üblich. Nach einer **brusterhaltenden Operation** senkt sie die Rezidivrate von 30 auf 5 %. Nach einer **Mastektomie** ist bei einem großen Tumor, bei mehreren Tumoren in der Brust oder wenn bereits Haut oder Brustmuskulatur vom Tumor betroffen waren, eine Nachbestrahlung empfehlenswert. Auch bei Lymphknotenmetastasen ist die Bestrahlung indiziert.

Die Strahlendosis sollte bei Frauen unter 60 etwas höher sein. 4–6 Wochen nach der Operation beginnt die Strahlentherapie und dauert bis zu 8 Wochen. Manchmal kommt es währenddessen zu Lymphödemen, Lungen- und Herzproblemen.

24.4.6 Nachsorge

In den ersten 5 Jahren nach der Krebserkrankung muss die betroffene Brust regelmäßig untersucht werden. In diesem Zeitraum treten die meisten Rezidive auf. Alle 6 Monate wird eine Mammografie angefertigt, danach wird jährlich mammografiert. Besteht der Verdacht auf ein Rezidiv oder eine Metastasierung, können Tumormarker CA15–3 und CEA bestimmt werden, sowie auch zur Verlaufskontrolle.

Die Brustkrebsnachsorge dauert **mindestens 5 Jahre**. Trotzdem kann auch nach dieser Zeit die Erkrankung wieder auftreten.

24.4.7 Therapie in der Schwangerschaft

Nach der Diagnose von Brustkrebs in der Schwangerschaft beginnt ein **schwieriger Abwägungsprozess**, mitunter Leben gegen Leben. Die Frau ist häufig in einer Art Schockzustand, hat nicht nur Angst um sich, sondern auch um ihr Kind. Eine psychoonkologische Begleitung der Frau ist empfehlenswert und verbessert häufig auch den Erfolg der Krebsbehandlung.

Im **ersten Trimenon** ist häufig eine dem Erkrankungsgrad entsprechende Therapie nur eingeschränkt möglich. So versucht man eine Vollnarkose in den ersten drei Schwangerschaftsmonaten zu vermeiden und operiert, wenn möglich, nur in lokaler Betäubung. Früher wurde ein Schwangerschaftsabbruch empfohlen. Die Prognose verbessert sich nach einer Interruptio jedoch nicht, dies belegen verschiedene Untersuchungen.

Während der Schwangerschaft entfernt man den Tumor möglichst **operativ**. Dabei biopsiert der Operateur den Wächterlymphknoten und entnimmt bei einem positiven Befund die Lymphknoten. Der Wächterlymphknoten kann ab dem 2. Trimenon mit Radionukliiden markiert werden. Es scheint keine nennenswerte Strahlung außerhalb der Axillaregion aufzutreten. Patantblau kann während der Schwangerschaft zur Wächterlymphknotenmarkeirung nicht benutzt werden, es wirkt teratogen [485].

Eine anschließende **Chemotherapie** ist nach der Organogenese im 2. und 3. Trimenon möglich und sinnvoll. Nach dem ersten Trimenon scheint eine Chemotherapie kein erhöhtes Fehlbildungs- oder Abortrisiko zu verursachen.

Manchmal wird eine vorzeitige Geburt empfohlen, um eine Strahlentherapie post partum beginnen zu können. Eine Spontangeburt ist möglich. Ist ein Tumor schon sehr groß, ist vor der OP eine neoadjuvante Behandlung mit Zytostatika nötig.

> **Merke** M!
>
> Eine Antihormon-, Antikörper- oder Strahlentherapie ist in der Schwangerschaft nicht möglich und folgt, wenn notwendig, nach der Geburt.

24.4.8 Therapie in der Stillzeit

Es gibt keine Hinweise dafür, dass **Stillen** das Entstehen eines Tumors fördert. Die gesteigerte Durchblutung des Drüsenepithels hat eventuell aber Einfluss auf das Wachstum eines Tumors. Die betroffene Brust sollte immer abgestillt werden. Dann geht auf dieser Seite die laktationsbedingte Hypervaskularisation zurück.

Wird eine Brustkrebsdiagnose in der Stillzeit gestellt, sollte die erforderliche Behandlung zügig beginnen. Das **therapeutische Vorgehen** gleicht der Behandlung nicht stillender Frauen. Je nach Tumorgröße, Metastasierung und Lymphknotenstatus wird erst neoadjuvant, dann operativ und adjuvant behandelt.

Präoperative (neoadjuvante) Therapie

Erhält die Stillende eine **neoadjuvante Chemotherapie**, darf das Kind ihre Muttermilch meist nicht trinken. In den letzten Jahren wurde vermehrt die Belastung der Muttermilch mit den Zytostatika untersucht. Bei manchen Wirkstoffen kann nach einer ausreichend langen Pause gestillt werden. Je nach Wunsch der Patientin und der Wirkstoffkombination lohnt sich eine Beratung beim embryotoxikologischen Institut in Berlin.

Ist die Belastung für den Säugling zu hoch, beendet die Mutter das Stillen oder pumpt währenddessen ab und verwirft die Muttermilch. Da bei der Notwendigkeit dieser Therapie die Erkrankung weit fortgeschritten ist, stellt sich die Frage, ob ein Weiterstillen nach dieser Behandlung überhaupt möglich ist.

Eine **neoadjuvante Strahlentherapie** verkleinert ebenfalls den Brusttumor. Die Bestrahlung verursacht eine Fibrose und führt zu Verhärtungen in der Brust, sie zerstört teilweise das Drüsengewebe. Während dieser Therapie kommt es zu einer Art Sonnenbrand, die Mamille wird rau und schuppig. Manchmal ist die bestrahlte Brust berührungsempfindlich und schwillt an. Viele Frauen empfinden eine starke Müdigkeit oder bekommen Depressionen. Meist braucht die Frau ihre gesamten Kraftreserven für sich und ihre Genesung und stillt nicht. Es gibt wenig Erfahrung mit dieser Behandlung während des Stillens. Es ist möglich, dass es währenddessen vermehrt zu Stauungen oder entzündungsähnlichen Prozessen kommt. Das Stillen ist mit der bestrahlten Brust schwierig. So empfiehlt man den Frauen meist abzustillen.

Erhält eine Frau eine Strahlentherapie, kann sie ihr Kind **mit der gesunden Brust stillen**. Dabei sollte jedoch gründlich abgewogen werden, ob die positiven Effekte des Stillens für Mutter und Kind die zusätzlichen Belastungen aufwiegen, die hierdurch entstehen. Sicherlich benötigt die Frau in dieser belastenden Situation viel Unterstützung. Der Kontakt mit dem Kind muss nach einer Strahlenbehandlung nicht eingeschränkt werden. Die Mutter kann z. B. immer im Anschluss an eine Bestrahlung stillen.

Vor einer Brustkrebs-OP kann auch eine **antihormonelle Therapie** indiziert sein. Wie diese Medikamente auf die Laktation wirken, ist unklar. Abstillen ist in diesem Fall sinnvoll.

Operative Therapie

Bei einer Brustkrebsdiagnose während der Laktationsphase ist fast immer eine Operation notwendig. Das **Operationsverfahren** richtet sich, wie außerhalb der Stillzeit, nach dem Grad der Erkrankung. Jedoch besteht eine stärkere Blutungsneigung, dies erfordert manchmal eine Wunddrainage. Manchmal bildet sich nach einer Brustoperation in der Stillzeit eine Milchfistel. Diese heilt meist komplikationslos ab.

Merke M!

Bei einem lokal begrenzten Befund ist ein Abstillen vor der OP nicht nötig.

Nach erfolgter Operation kann die Mutter ihr Kind anlegen, sobald sie dazu in der Lage ist. Wenn aufgrund des histologischen Befundes eine weitere Behandlung nicht notwendig ist, kann die Mutter weiter stillen.

Bei einem **großen Tumor oder Metastasen** in den Lymphknoten oder anderen Körperregionen empfiehlt sich ein Abstillen vor der Operation. So reduziert sich das Nachblutungsrisiko. Außerdem ist bei den zu erwartenden Folgetherapien ein Weiterstillen nicht möglich.

Postoperative Therapie

So ergeben sich bei der Beratung von Frauen zum **weiteren Stillen im Vorfeld einer Brustkrebs-OP** folgende Fragen:

- Wie groß ist der Tumor?
- Wird nur ein Knoten bei der OP entfernt?
- Ist eine großflächige Operation notwendig?
- Besteht bereits eine Metastasierung?
- Mit welchen Folgetherapien ist postoperativ zu rechnen?

Bei einer nachfolgenden **Strahlenbehandlung** ist es möglich, weiter zu stillen.

Während einer **Chemotherapie** ist es meistens notwendig abzustillen oder die Mutter pumpt ihre Milch ab und verwirft sie. Wenn ein starker Stillwunsch besteht, ist – je nach Dosierung und Wirkstoff – manchmal Stillen während einer Intervalltherapie nach einer ausreichend langen Stillpause möglich. Eine Beratung durch das embryotoxikologische Institut in Berlin ist hier immer notwendig und bringt Klarheit über eine empfehlenswerte Vorgehensweise.

Nach abgeschlossener Chemotherapie kann eine Mutter weiter stillen. Auch hier sollten die Vorteile des Stillens auf der einen Seite und die höhere körperliche Beanspruchung der Mutter auf der anderen Seite gegeneinander abgewogen werden. Eine Chemotherapie ist immer eine starke Belastung für den Organismus.

Bei hormonrezeptorpositiven Tumoren ist eine **Antihormon-Therapie** notwendig. Dann stillt die Mutter ab. Eine Behandlung mit Tamoxifen® oder GnRH-Analoga ist in der Stillzeit kontraindiziert.

Weist ein Tumor HER2/neu-Rezeptoren auf, ist eine **spezielle Antikörper-Therapie** nötig. Diese Behandlung ist nicht mit dem Stillen vereinbar.

Wurde ein **Tumor bereits in der Schwangerschaft operativ entfernt** und eine Chemotherapie durchgeführt, sind nach der Geburt oft weitere Maßnahmen nötig. In einem solchen Fall rät man der Wöchnerin, primär abzustillen und dann mit den notwendigen Therapien rasch zu beginnen.

Die **adjuvante Bestrahlung der Brust** sollte in den ersten drei Monaten nach der Brustkrebs-OP starten. Sie senkt die Rezidivrate deutlich. Währenddessen ist Stillen mit der gesunden Brust möglich.

Bei einer **weit fortgeschrittenen Krebserkrankung** mit einer nur noch sehr kurzen mütterlichen Lebenserwartung, hat eine kurze intensive Stillbeziehung für die Mutter vielleicht eine besondere Bedeutung. Hier ist es wichtig, dass mit der Muttermilch keine toxischen Substanzen zum Kind gelangen.

Merke **M!**

Verzögert oder verhindert das Stillen eine adäquate Brustkrebsbehandlung, verschlechtern sich die Heilungsaussichten mitunter erheblich.

Wie die Behandlung gestaltet wird, hängt von der Ausbreitung der Erkrankung und den Bedürfnissen von Mutter und Kind ab. Stillen kann das seelische Wohlbefinden der Mutter unterstützen, verhindert es jedoch notwendige Therapien, verkürzt sich dadurch ihre Überlebenszeit.

24.5 Stillen nach der Brustkrebserkrankung

Brustkrebserkrankungen nehmen insgesamt zu und treten immer früher auf, gleichzeitig entscheiden sich viele Frauen immer später für ein Kind. Das führt dazu, dass die Zahl der Frauen, die nach Brustkrebs stillen möchten, steigt. 4–5 % der Frauen, die in der Prämenopause an Brustkrebs erkrankten, bekommen noch ein Kind. So gewinnt die Beratung dieser Frauen eine zunehmende Bedeutung.

Nach einer Chemotherapie ist es gut, mindestens ein Jahr mit einer Empfängnis zu warten. Oft wird erst nach 3–5 Jahren zu einer Schwangerschaft geraten. Nach diesem Zeitraum treten nur noch selten Rezidive auf. In einer Folgeschwangerschaft kommt es in den ersten 20 SSW am ehesten zu einem Rezidiv.

Merke **M!**

Insgesamt scheint eine Schwangerschaft und anschließende Stillzeit die Überlebenszeit und Prognose der Frau aber nicht zu beeinflussen.

24.5.1 Beratung in der Schwangerschaft

Eine Frau, die Brustkrebs hatte, schaut mit einem **ambivalenten Gefühl** auf ihre Brust. Oft zweifelt sie an ihrer Stillfähigkeit. Eine einfühlsame und kompetente Beratung bereits während der Schwangerschaft ist wesentlich für eine gelingende Stillbeziehung. Geht die Frau zuversichtlich in die Stillzeit, hat sie gute Aussichten, erfolgreich zu stillen.

Die Schwangere sollte wissen, dass

- Stillen keinen Einfluss auf ihre Erkrankung hat,
- es nicht häufiger zu einem Rezidiv kommt,
- sich ihre Überlebenszeit nicht verkürzt,
- Brustkrebs nicht durch die Muttermilch übertragen wird.

Bei fast allen Brustkrebserkrankungen wird der Tumor operativ entfernt. Je nach Operationsverfahren treten unterschiedliche Probleme beim Stillen auf. So untersucht man die Brust in der Schwangerschaft. Anhand der Narben ist eine **Einschätzung der Stillfähigkeit** möglich. Der OP-Bericht gibt weitere Auskunft. Je näher der Chirurg an der Areola operierte und je mehr Gewebe entfernt wurde, umso mehr ist das Stillen beeinträchtigt. Milchfluss und Milchmenge können an der betroffenen Brust reduziert sein. Nerven können verletzt sein. Die Empfindungsfähigkeit der Mamille und Areola ist für den Milchspendereflex wichtig. Durchtrennte der Operateur Milchgänge, kann die Muttermilch nicht abfließen. In Folge dessen kommt es beim Stillbeginn häufiger zu einem Milchstau. Bei einem größeren Tumor musste viel Gewebe entnommen werden, dadurch kann die Milchmenge unzureichend sein.

Merke **M!**

Gewissheit über die Stillfähigkeit gibt es aber erst, wenn die Frau mit dem Stillen beginnt.

Nach einer **Mastektomie** oder der **Entfernung der Mamille** ist Stillen nicht möglich. Da meist nur eine Brust von der Krebserkrankung betroffen war, kann mit der gesunden Seite problemlos gestillt werden (s. auch Kap. 23).

Wurde im Rahmen der Behandlung die **Brust bestrahlt**, kommt es zu einer Gewebsfibrose und einer Schädigung des Drüsenepithels. Dies kann zu einer verminderten Milchbildung führen oder die Milch fließt nicht gut ab, ein Milchstau ist die Folge. In jedem Fall sind Milchbildung und Milchabgabe beeinträchtigt. Wie sehr dies die Laktation stört, lässt sich aber nicht prognostizieren. Mussten beide Brüste bestrahlt werden, gelingt Stillen selten, die Milchbildung reicht dann in den allermeisten Fällen nicht aus.

24.5.2 Stillmanagement

Nach einer Brustkrebserkrankung unterstützt ein gutes Stillmanagement eine ausreichende Laktation. So sind nach einer möglichst interventionsarmen Geburt **optimale Bedingungen für die Initiierung einer ausreichende Milchbildung** wichtig:

- Ungestörtes und ausgiebiges Bonding – die Frau nimmt ihr Kind nach der Geburt aktiv zu sich, hält es im direkten Hautkontakt für zwei Stunden oder auch länger.
- Keine Unterbrechung des Bondings – nur medizinisch notwendige Interventionen durchführen, Mutter und Kind werden nicht gestört.
- Stillen in den ersten Stunden nach der Geburt – wenn nötig mit feinfühliger Unterstützung.
- Messen, Wiegen und Untersuchen des Kindes erst nach dem ersten Stillen – Mutter und Kind nicht trennen.
- 24-Stunden-Rooming-in während des Klinikaufenthalts – die Mutter lernt die ersten Hungerzeichen kennen, das Kind wird häufiger gestillt.
- Co-Sleeping und viel Hautkontakt – die Mutter-Kind-Bindung wird gefestigt, die Mutter erkennt frühzeitig die kindlichen Bedürfnisse. Kinder trinken öfter, wenn sie ihre Mutter riechen, spüren und hören.
- Die Mutter stillt an beiden Brüsten ohne zeitliche Einschränkung – der Oxytocin- und Prolaktinspiegel steigen an und führen zu einer langfristig ausreichenden Laktation.
- Korrektes und ausgiebiges Saugen – die Milchbildung wird gut stimuliert.
- Das Kind in langen Schlafphasen wecken – das Kind wird in der REM-Schlafphase alle 3–5 Stunden geweckt. Kürzere Stillabstände fördern die Milchbildung.
- Häufiges Stillen in den ersten Lebenswochen – fördert eine langfristig ausreichende Milchbildung.

Die **erkrankte Brust** kann während des Stillens besonders empfindlich sein. Manchmal ist das Gewebe verhärtet oder die Mamille weniger mobil. Während der initialen Brustdrüsenschwellung ist die betroffene Brust vielleicht gestaut und schmerzhaft. Oft sind Milchgänge verletzt oder durchtrennt, sodass sich die Milch nicht entleeren kann.

- In diesem Fall wird die Brust nach jedem Anlegen gekühlt.
- Ein stillverträgliches Schmerzmittel lindert die Beschwerden.
- Eine besonders vorsichtige Brustmassage nach Marmet lockert das Drüsengewebe und vielleicht fließt etwas Milch ab.

Je nach Operationstechnik oder Intensität der Bestrahlung kann es auch vorkommen, dass die erkrankte Brust gar keine Milch produziert oder entleert. **Wenn 2 Wochen post partum die betroffene Brust nicht laktiert**, stillt die Mutter nur noch mit der gesunden Brust. Die andere Brust wird mit kühlen Kompressen abgestillt. Häufig gelingt es mit einer Brust, ausreichend Milch zu produzieren. Dabei sollte die Mutter auf die Ausscheidungen des Kindes achten. Sechs nasse Windeln und zwei- bis viermal Stuhlgang täglich sind ein Hinweis auf eine ausreichende Milchmenge. Die Gewichtsentwicklung des Kindes sollte überwacht werden.

Gelingt es einer Frau, ihr Kind nach einer Brustkrebserkrankung zu stillen, wird dies in der Regel von ihr als sehr **versöhnlich** empfunden: Die Brust, welche erkrankt war und ihr Leben bedroht hat, schenkt ihrem Kind Wachstum, Gesundheit und emotionale Geborgenheit. Dieser Prozess ist ein großer Schritt zur seelischen Gesundung.

Literatur

[483] Robert-Koch-Institut. Krebsregister. Berlin; 2010

[484] Scheele M. Stillen und Muttermilchernährung. BzgA; 2001

[485] Strauss A. Brustkrebsmanagement. Diagnose und Therapie bei Schwangeren. ÄP Gynäkologie. 6-2010: Stuttgart; Thieme

[486] President's Cancer Panel Report 2008/2009. Im Internet: http://tinyurl.com/pcp-2008

[487] Wikipedia, Brustkrebs, Früherkennung und Screening. Aiello EJ et al.: Rate of breast cancer diagnoses among postmenopausal women with self-reported breast symptoms. Im Internet: http://www.jabfm.org/cgi/content/full/17/6/408

[488] Loibl S et al. Breast cancer during pregnancy – a prospective and retrospective registry. 2008

[489] AWMF. Leitlinie Brustkrebs-Früherkennung. 2008

[490] Arcaro KF. Breast milk and Breast milk cells: Biomarkers of Expo ure, Effect and Genetic Susceptibility to Breast Cancer. University of Massachusetts; 2011. Im Internet: www.bio.umass.edu

[491] Wikipedia, Brustkrebs, Histologische Klassifikation

[492] Wikipedia, Brustkrebs. Risikogruppen, Einteilung nach Ergebnissen der Konsensuskonferenz. St. Gallen 2007

Informationen für Mütter mit Brustkrebs

Sie erwarten ein Kind oder sind bereits Mutter – und haben plötzlich den Verdacht, an Brustkrebs zu leiden. Daraus ergeben sich **viele Fragen und Ängste**, vor allem auch im Zusammenhang mit der Schwangerschaft und in der Stillzeit. Hilfreiche Informationen sind im Internet z. B. unter www.brustkrebs-web.de, www.brustkrebs-info.de zu finden.

Generell gilt: In Schwangerschaft oder Stillzeit ist Brustkrebs sehr selten. Die **Selbstuntersuchung der Brust** ist eine Möglichkeit, mit der Brust vertraut zu werden und frühzeitig Veränderungen und Knoten zu tasten. Auch die natürlichen Veränderungen des Brustgewebes in der Schwangerschaft und Stillzeit rufen knotige Strukturen hervor. Eine Anleitung dazu finden Sie unter www.Brust-Selbstuntersuchung.de oder www.brustkrebs-info.de.

Merke: Tasten Sie jedoch Knoten, die sich vor und nach dem Stillen gleich anfühlen, sollten Sie für eine genauere Untersuchung zu Ihrem Arzt oder Ihrer Ärztin gehen.

Die **Diagnose von Brustkrebs** ist in der Schwangerschaft und/oder Stillzeit schwierig. Eine Mammografie ist oft nicht aussagekräftig genug. Bei einem auffälligen Tastbefund ist daher oft eine Gewebeentnahme (Biopsie) nötig, um endgültige Klarheit zu erlangen.

In der Schwangerschaft sind bei Brustkrebs viele Behandlungsmethoden möglich. Ein Schwangerschaftsabbruch verbessert die Heilungschancen nicht.

Bitte beachten Sie: Jede Brustkrebstherapie belastet Sie körperlich. Stillen kann eine zusätzliche Anstrengung bedeuten, bietet jedoch auch viele Vorteile für Sie und Ihr Kind.

Merke: Bitte verzögern Sie wegen des Stillens nie eine notwendige Therapie.

Möchten Sie Ihr Kind nach einer Brustkrebserkrankung stillen, sollten Sie auf einen **guten Stillbeginn** achten: Intensives Kennenlernen, Rooming-In, viel Hautkontakt mit Ihrem Kind, ausgiebiges und häufiges Anlegen fördern eine ausreichende Milchbildung. Ihre Hebamme berät Sie bei allen Fragen zum Stillen.

Auch in der Stillzeit ist eine **Strahlentherapie** möglich. Möchten Sie Ihr Kind stillen, können Sie dies trotz Bestrahlung tun, allerdings nur mit der gesunden Brust.

Sind gleichzeitig **andere Behandlungsmethoden** (z. B. Chemotherapie) notwendig, empfiehlt es sich, nicht zu stillen.

Wurde Ihre **Brust operiert und bestrahlt**, kommt es in der Folge meist zu einer mehr oder weniger starken Beeinträchtigung des Stillens. Die Brust kann schmerzhaft und gestaut sein. Nach dem Stillen hilft Kühlen und eine stillverträgliche Schmerzbehandlung.

Fließt nach zwei Wochen **keine Milch aus der „kranken" Brust**, sollten Sie Ihr Kind dort nicht mehr anlegen. Sie können es auch nur mit der gesunden Brust stillen.

Achten Sie auf die Ausscheidungen Ihres Kindes, sie spiegeln die Nahrungsaufnahme wider. 6 nasse Windeln und 2- bis 4-mal täglich Stuhlgang sind ein Hinweis auf eine ausreichende Milchbildung.

Wenn Sie **trotz einer zurückliegenden Brustkrebserkrankung** Ihr Kind stillen, ist das ein wesentlicher Schritt, um wieder seelisch gesund zu werden. Die Brust, an der Sie lebensbedrohlich erkrankten, schenkt Ihrem Kind sowohl Nahrung, Gesundheit wie Geborgenheit – und Ihnen selbst ein gutes Gefühl und die Hoffnung auf ein gesundes Leben!

Teil III

Besondere Stillprobleme

III

25 Wunde Brustwarzen

Hildegard Schüllner

Die Bandbreite wunder Mamillen (Brustwarzen) erstreckt sich von kaum sichtbaren Reizungen der Mamillenhaut bis hin zu massiven, blutigen Hautablösungen oder tiefen Rhagaden (Einrisse/ Schrunden). Am häufigsten sind Mamillenreizungen/-verletzungen in den ersten Tagen p. p. zu beobachten. Sie können aber auch im Verlauf der gesamten Stillzeit auftreten und sind einer der häufigsten Gründe für vorzeitiges Abstillen [510].

Werden die Beschwerden in den ersten Tagen nach der Geburt ernst genommen und deren Ursachen erkannt und korrigiert (mehr als 80 % sind anlegebedingt), gewöhnt sich das Neugeborene nicht an eine evtl. vorhandene ungünstige Anlege- oder Saugtechnik und der Mutter wird u. U. ein langer Leidensweg erspart.

Bei **anhaltenden Schmerzen**, erst recht beim Auftreten von Verletzungen, sollte die Mutter möglichst rasch fachliche Hilfe in Anspruch nehmen, denn Schmerzen signalisieren, dass etwas nicht stimmt und sollen vor weiteren Schäden bewahren. Darum müssen diese Beschwerden in der Praxis sehr ernstgenommen werden. Dies erfordert von allen Seiten viel Zeit und Geduld, die eigentlichen Ursachen zu finden und hilfreiche, lindernde Maßnahmen einzuleiten.

Merke M!

Wunde Mamillen sind in der Regel *kein* Grund zum Abstillen.

Symptome

- Schmerzen und Rötung im Anfangsstadium
- es folgen Saugbläschen, Blutbläschen und Petechien, die sich rasch weiterentwickeln können zu
- Fissuren (kleine Einrisse) und blutenden Rhagaden (▸ Abb. 25.1) oder einer Ablösung der oberen Hautschicht (Erosion), die zwischen den Mahlzeiten verkrusten und beim nächsten Stillen wieder aufreißen und oft
- heftige, fast unerträgliche Schmerzen bereiten.

Merke M!

Schmerzen hemmen den Milchspendereflex.

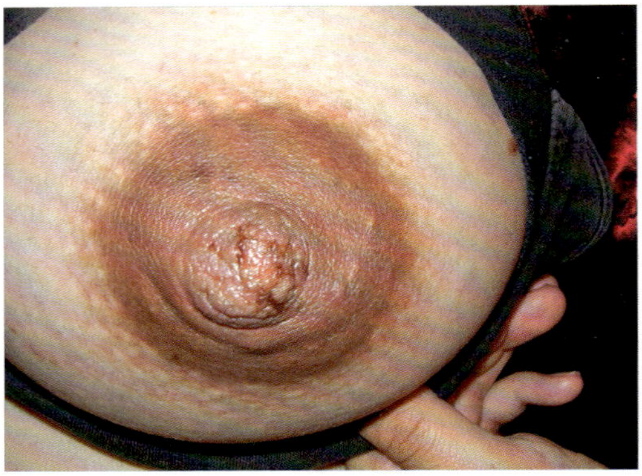

Abb. 25.1 Rhagaden. (Quelle: Hildegard Schüllner)

25.1 Auffälligkeiten im Bereich der Mamille und Areola

- **Rötung der Mamillen** in unterschiedlicher Ausprägung.
- **Plötzlich auftretende, leuchtende Röte mit weißlichen Belägen oder rosa-livide gefärbte Mamille und Areola** (Warzenhof) mit offenen Stellen (Läsionen) sowie Brennen während und nach dem Stillen können auf eine Soorinfektion hinweisen (Kap. 27).
- **Aufgequollene Mamillen** entstehen durch anhaltende Einwirkung von Feuchtigkeit, z. B. durch zu dick aufgetragene Salbe, seltenes Wechseln nasser Stilleinlagen bei stark auslaufenden Brüsten oder bei Stilleinlagen mit Plastikfolie. Dadurch quillt die schützende Hornschicht der Mamillenhaut auf und reibt sich beim Saugen des Kindes schneller ab.
- **Schwellungen im Bereich der Mamille** bzw. **Areola** sind häufig Ödeme, insbesondere um die Zeit der initialen Brustdrüsenschwellung (BDS, Milcheinschuss) (Kap. 25.5.7).
- **Saugbläschen/Wasserbläschen** sind helle, evtl. mit klarer Flüssigkeit gefüllte Bläschen, die sich meistens im Bereich der Mamillenspitze befinden und vor allem in den ersten Tagen p. p. vorkommen. Wird die Ursache nicht erkannt und behoben, füllen sich die Saugbläschen mit Blut bzw. die Haut reagiert mit Petechien (punktförmige Einblutungen wie Nadelstiche) (Kap. 25.5.1).

- **Gruppiert stehende Bläschen** – meist mit honigfarbenem Sekret gefüllt und mehr oder weniger schmerzhaft – sind Herpes simplex-verdächtig und müssen immer ärztlich abgeklärt werden, da Stillen bei Herpes im Bereich der Mamille/Areola kontraindiziert ist.
- Hin und wieder beobachtet man ein **einzelnes, weißes Bläschen** (Milchbläschen), das sich bei Druck auf die Milchgänge oft sogar prall hervorwölbt. Ein Milchgang wird – durch eine spontane Membranbildung z. B. beim Abheilen einer Verletzung – von einem Häutchen überzogen und kann sich dadurch nicht mehr entleeren, was zu einem Milchstau führen kann (Kap. 25.5.9).
- Bei **vereinzelt auftretenden weiß-gelben Bläschen**, die sowohl auf der Mamille als auch auf der Areola vorkommen können, handelt es sich um verstopfte Talgdrüsen. Sie machen normalerweise keine Beschwerden und verändern sich auf Druck nicht in der Größe.
- Ab und zu findet man eine **gelblich-weiße, meist fettige, runde Auflage auf der Mamille**, die manchmal Schmerzen verursacht und zu einem Milchstau führen kann. Hierbei handelt es sich um einen Fettpfropf, der einen Milchgang verstopft (Kap. 25.5.8).
- **Weiße Flecken** oder eine **komplett weiße Mamille** (wie blutleer) können auf einen Gefäßspasmus hindeuten. Als Ursache hierfür können u. a. latenter Magnesiummangel oder das Raynaud-Phänomen in Frage kommen (Kap. 26), aber auch gefäßverengende Medikamente, hoher Konsum gefäßverengender Stoffe (Coffein, Nikotin) oder Kältereiz.
- Bei einer **bläulich-livide verfärbten Mamille**, (manchmal mit Schmerzen) verbunden, kann es sich ebenfalls um einen Gefäßspasmus handeln. Sobald Entspannung und Wärme für eine Erweiterung der Gefäße und eine bessere Durchblutung sorgen, bildet sich die bläuliche bzw. weiße Verfärbung zurück.
- **Blaue Flecken** sind häufig Hämatome, die durch ein ungünstiges Erfassen der Brust, eine falsch positionierte Abpumphaube oder einen zu hoch eingestellten Sog beim elektrischen Abpumpen entstehen können.
- Bei **gelblichen Flecken** handelt es sich meistens um abgestorbenes Hautepithel, das sich mit der Zeit ablösen wird.
- **Flachgequetschte Mamillen, oft mit blutleeren Rändern**, sind nur unmittelbar nachdem der Säugling die Brust loslässt, zu beobachten (Kap. 25.5.2).
- **Rote oder blutende Läsionen** können – je nach Stillposition – **quer oder schräg** über die Mamille hinweg oder **halbmondförmig** verlaufen (Kap. 25.5.3).
- Immer wieder können **kleine Einrisse** (Fissuren) bis hin zu **tiefen, klaffenden Rissen** (Rhagaden) oder **wunde bzw. blutige Mamillenspitzen** beobachtet werden (Kap. 25.5.4).
- **Fissuren oder Rhagaden am Übergang von der Areola zur Mamille**, also am Brustwarzenansatz, zeigen, dass in diesem Bereich viel Belastung einwirkt (Kap. 25.5.5).
- **Gelblich-eitrige Auflagen mit rotem Hof** deuten auf eine Infektion hin und sollten ärztlich abgeklärt werden.
- **Hautabschürfungen, -ablösungen, wunde Stellen** entstehen durch anhaltende mechanische Beanspruchung (Kap. 25.5.6).
- **Schorfe oder Borken** sind häufig Wundverschlüsse von Verletzungen, die sich im Heilungsprozess befinden. Es bietet sich an, diese vor dem Anlegen oder Abpumpen mit Muttermilch zu benetzen, damit sie etwas aufweichen und so „elastischer" werden.
- **Ekzeme** können u. a. Ausdruck von Stress sein oder von allergischen Reaktionen auf Cremes, Kosmetik, Waschmittel oder Bestandteile der Babykost, wenn im Anschluss an die Mahlzeit gestillt wird (Kap. 25.5.10).

Merke **M!**

Ein einseitig auftretendes Ekzem, vor allem in Mamillennähe, *das nicht schmerzt* und eine gerötete, schuppige, manchmal krustig-nässende Oberfläche aufweist (in einem späteren Stadium sinkt die Brustwarze ein und ein Knoten ist hinter der Mamille tastbar), muss unbedingt ärztlich abgeklärt werden. Eine sehr seltene Krebsform, *Morbus Paget*, könnte dahinter stecken [10].

Sämtliche Verletzungen im Mamillen- und Areolenbereich bedeuten ein **erhöhtes Infektionsrisiko**, denn sie sind eine ideale Eintrittspforte für Keime aller Art. Darum muss auf absolute Sauberkeit beim Stillen, bei der Brustpflege und Wundversorgung geachtet werden!

25.2 Mögliche Ursachen

Als **Primärursache** für wunde Mamillen gelten:

- ein hohes Vakuum bei spärlichem bzw. ohne Milchfluss [493], [506]
- oft kombiniert mit zu wenig Brustgewebe im Mund (u. a. durch Anlegefehler) und/oder
- eine starke Kompression der Mamille ohne Entlastung während des Saugvorgangs.

Gerade zu Beginn einer Mahlzeit, erst recht beim Stillen in den ersten Tagen nach der Geburt, wenn sich noch wenig Milch in den Milchgängen befindet und/oder bei einem spärlichen oder fehlenden MSR kann das **intraorale Vakuum zu hoch** sein. Es verringert sich, sobald die Milch fließt und das Kind zu schlucken beginnt [493], [506]. Dieser hohe Sog reizt das Gewebe und Bläschen können sich durch den anhaltenden Unterdruck rasch bilden, insbesondere bei einer **ungünstig erfassten Brust** oder einer zu hoch eingestellten Saugstärke beim elektrischen Abpumpen. Hierbei darf auch das Hin- und Hergleiten der Mamille während des Pumpzyklusses (ebenso beim Stillhütchen) nicht unterschätzt werden: Ist die Haube/das Hütchen zu klein oder nicht zentriert angesetzt, kann sich die Mamillenhaut an der Wand aufreiben bzw. die Mamillenspitze wird durch den Sog stark belastet. Ist sie zu groß, kann es zu einem Ödem und/oder Verletzungen (Einblutungen, Einrisse) u. a. im Bereich der Areola bzw. am Brustwarzenansatz kommen.

Das gereizte Gewebe reagiert beim Saugen mit **Schmerzen** und diese wiederum hemmen die Oxitocinausschüttung bzw. den MSR. Es fließt noch weniger Milch, ein **Teufelskreis** ist entstanden.

Bei einer **schlecht erfassten Brust** und ebenso bei anatomischen Auffälligkeiten im Mundbereich des Kindes oder bei ungünstig positionierten Stillhilfen oder Passungenauigkeit derselben kommt noch hinzu, dass die Zunge und der Kiefer nicht optimal arbeiten können und der MSR evtl. nicht richtig ausgelöst werden kann.

Ähnliches gilt bei **besonderen Mamillenformen**: Eine flache oder schräg zulaufende Mamille befindet sich oft nicht tief genug im Mundraum. Dadurch ist insbesondere die Mamillenspitze dem hohen Sog (Vakuum) und einer entsprechenden mechanischen Beanspruchung ausgesetzt, erst recht eine invertierte Mamille (Hohl- oder Pseudohohlwarze, Kap. 22) oder eine in der Elastizität eingeschränkte Mamille.

Als **Konsequenz für das Stillmanagement** gilt darum – insbesondere in den ersten Tagen p. p.:

> **Merke** M!
>
> Erst den MSR auslösen, die Mamille und Areola mit dem austretenden Kolostrum/Milch mehrfach benetzen und dann erst – unter Berücksichtigung einer bequemen Stillposition und korrekter Anlegetechnik – das Kind anlegen.

Allgemeine und mütterliche Ursachen

- Ungünstige Stillposition und daraus resultierende Überbeanspruchung der Mamille [511].
- Anlegefehler (z. B. Kind muss mitverdrehtem Kopf stillen, Nase und Kinn berühren nicht die Brust) [511].
- Ungünstiges Erfassen der Brust (z. B. zu wenig Brustgewebe im Mund des Kindes), hoher Sog bei wenig Milch in den ersten Tagen p. p. oder zu Beginn/gegen Ende der Mahlzeit.
- Hoher Sog und fehlender oder spärlicher Milchspendereflex (MSR) beim Stillen oder Abpumpen.
- Zu hohe Saugstärke beim (elektrischen) Abpumpen, im ungünstigsten Fall noch kombiniert mit wenig Milch und spärlichem/fehlendem MSR.
- Initiale Brustdrüsenschwellung (Milcheinschuss) oder prall gefüllte Brüste.
- Schlecht sitzende Stillhütchen bzw. Abpumphauben oder mangelnde Passform derselben.
- Besondere Mamillenformen (flache oder abgeschrägte oder invertierte Mamillen (Hohl-/Schlupfwarzen) (Kap. 22).
- Eingeschränkte Elastizität der Mamille.
- Falsches oder abruptes Lösen des Kindes von der Brust.
- „Nase-frei-Halten" (ist in den meisten Fällen unnötig und oft nur eine spontane Reaktion der Mutter).
- Seltenes Wechseln nasser Stilleinlagen, zu viel Brustwarzensalbe.
- Verspätetes erstes Anlegen p. p.
- häufig Erstgebärende
- Unverträglichkeit oder Allergie auf Pflegeprodukte oder auf Bestandteile der Beikost, wenn in direktem Anschluss an die Beikostmahlzeit gestillt wird. Manchmal kann auch das Material von Stillhilfen Hautreaktionen auslösen.

- Als Reaktion des Körpers auf psychische Überbelastung und manchmal auch als ein diskretes Zeichen für eine beginnende postnatale Depression.
- Hormonelle Veränderungen beim Wiedereinsetzen der Menses oder durch eine erneute Schwangerschaft.
- Mangelnde Hygiene.

Kindliche Ursachen
- Eingeschränkte Mundöffnung.
- Eingezogene Lippen vor allem Lippenmitte (kurze Lippenbändchen).
- Temperament und Saugverhalten des Kindes.
- Saugverwirrung (angeboren oder p. p. erworben).
- KiSS (**K**opfgelenk **i**nduzierte **S**ymmetrie **S**törung, Kap. 8).
- Ausgeprägter Beißreflex, krampfhaftes Beißen, muskuläre Hypertonie.
- Kurzes Zungenbändchen [507] oder andere Auffälligkeiten von Form und Beschaffenheit der Zunge sowie deren Funktion (Kap. 34).
- Soorinfektion im Mund des Kindes (Kap. 27).
- Fliehendes Kinn, zurückgezogener Unterkiefer.
- KUSS (**K**opfgelenk **u**nabhängige **S**ymmetrie**s**törung, z. B. Schiefhals durch Verletzung des Halsmuskels).
- Schiefer Mund beim Schreien/Lächeln; hängender Mundwinkel.
- (Vorübergehende) Saugschwäche, hypotone Babys.
- Saugprobleme durch eine ungünstige Zungentechnik.
- Besondere Gaumenformen.
- Lippen-Kiefer-Gaumen-Spalte (Kap. 6).
- Gastroösophagealer Reflux (Kap. 25.5.19).
- Harte „Pickelchen" auf den Kauleisten im Schneidezahnbereich (Kap. 25.5.20).
- Angeborene Zähnchen (Kap. 25.5.20).

25.3 Anamnese und Inspektion

Zur richtigen Diagnose findet man, je nach Situation, durch einen oder mehrere der folgenden Punkte:
- Fragen an die Mutter
- Inspektion der Brust
- Beobachtung und Untersuchung des Kindes
- Beobachtung einer Stillmahlzeit

Viele der nachfolgend aufgelisteten Fragen erübrigen sich normalerweise, da die besten Informationen bzgl. der bestehenden Probleme aus dem Gespräch mit der Mutter und deren Beobachtungen zu erhalten sind und vor allem während der sorgfältigen Beobachtung einer Stillmahlzeit. Ergänzt wird das Bild durch die Untersuchung des Kindes (ggf. Sauguntersuchung und Mund austasten) und die eigenen Beobachtungen beim Betrachten des schlafenden bzw. schreienden Kindes. Einige Fragen beantworten sich von selbst durch die Inspektion und das Abtasten der Brust.

25.3.1 Anamnese

Checkliste 25–1: Die wichtigsten Fragen bei wunden Mamillen ✓

- In welchen Positionen wurde bisher gestillt?
- Seit wann haben Sie Schmerzen? Was könnte der Auslöser sein (Zufüttern, Beikostbeginn, Wechsel eines Kosmetikartikels, Soorinfektion, Regelbeginn, erneute Schwangerschaft, etc.)?
- Wann ist der Schmerz am schlimmsten? Nur zu Beginn der Stillmahlzeit oder während der gesamten Dauer?
- Wo tut es beim Stillen weh? (komplette Brustwarze, nur Warzenspitze, Übergang Warze-Warzenhof, Warzenunterseite/-oberseite?)
- Wie würden Sie den Schmerz beschreiben? (Brennen, Stechen ...)
- Pumpen Sie zwischendurch ab?
- Verwenden Sie einen Beruhigungssauger, Stillhütchen oder sonstige Stillhilfsmittel?
- Wie würden Sie das Temperament Ihres Kindes/seinen Saugtyp beschreiben? (Hektiker, Genießer, Träumer, zuschnappender Schnelltrinker)
- Was wurde bereits an lindernden Maßnahmen angewandt? (Welche Korrekturen wurden bzgl. Position, Erfassen, Saugverhalten veranlasst? Welche therapeutischen Anwendungen sind bereits erfolgt?)
- Wer unterstützt die Mutter beim Stillen und in der Alltagsroutine?
- Wie sieht diese Unterstützung konkret aus?

Durch die Fragen nach dem Schmerzzeitpunkt, dem Schmerzort oder der Schmerzart lassen sich relativ gut die Ursachen und die therapeutischen Möglichkeiten ermitteln (Kap. 25.6).

> **Merke** M!
>
> Eine konkrete Angabe des *Schmerzortes* zeigt, wo die Mamille ungünstig positioniert ist bzw. wo sie belastet wird.

Eine konkrete Aussage zum **Schmerzzeitpunkt**, z. B. „Schmerzen nur zu Beginn der Mahlzeit“ oder „seit ich abpumpe“ geben Hinweise auf mögliche Auslöser, ebenso die Angabe zur **Schmerzart**, wie z. B. „wie Splitter in den Milchgängen“ (Kap. 25.6).

25.3.2 Inspektion und Untersuchung der Brust

- Wie sehen die Verletzungen aus? (Kap. 25.5)
- Wo befinden sie sich? (Kap. 25.5 und Kap. 25.6)
- Tastbefund (Brüste prall, initialer Milcheinschuss, gestaute Bezirke?) (Kap. 25.5.7)
- Gibt es Auffälligkeiten bei der Mamillenform? (Kap. 22)
- Gibt es Auffälligkeiten an den Brüsten (Narben, besondere Brustformen oder Hinweise der Mutter, die auf mangelnde Milchbildung oder schwierige Entleerung schließen lassen?) (Kap. 22)

25.3.3 Beobachtung und Untersuchung des Kindes

Durch das Beobachten/Untersuchung des Kindes während seiner Aktivitäten (Schreien, Lachen, Schlafen, Gähnen und Saugen an der Brust) erhält man bereits wichtige Informationen zur Körperhaltung, zum Muskeltonus, zur Mundform, zur Mundöffnung und der Anatomie des Mundraumes. Man sieht die Beschaffenheit und Form der Zunge und der Blick in den Gaumen zeigt, ob dort Auffälligkeiten bestehen. Durch das Austasten des Mundes (nur in seltenen Fällen nötig) kann die Gaumenbeschaffenheit beurteilt werden bzw. das Saugverhalten während einer Sauguntersuchung (beides setzt eine spezielle Schulung voraus).

- **Anatomie des Mundes**:
  Form und Beschaffenheit der Zunge (zu lang, zu kurz, zu dick oder herzförmig, eingekerbte Zungenspitze),
  Beschaffenheit des **Zungenbändchens** (elastisch, derb, straff, zu kurz)
  Beschaffenheit des **Lippenbändchens** vor allem der Oberlippe (zu straff/kurz; sehr tief an der Lippe ansetzend) (Kap. 7)
  Auffälligkeiten der Kieferbögen/**Zahnleisten** (Abweichungen in der Form, Verdickungen, angeborene Zähnchen)
  Form und Beschaffenheit des Gaumens bzw. Abweichungen in der Form (hoch, spitz, stufig, blasig, Längsrille, Spalte) (Kap. 6 und Kap. 7)
- **Zungenbewegung beim Saugen** (Peristaltik, zurückziehen, Zungenstoß)
- **Mundform/-öffnung** beim Schreien, Lachen Gähnen (schiefer Mund, hängender Mundwinkel, eingeschränkte Mundöffnung)
- **Form und Haltung des Kopfes** (Abplatten des Hinterkopfes, Asymmetrie, Seitenprominenz, s. auch Kap. 8)
- **Körperhaltung** (seitliche Verbiegung, Asymmetrie)
- **Muskeltonus** (regelrecht, erhöht, fest oder schlaff)
- **Gastroösophagealer Reflux** (GÖR). Kind kann nach der Mahlzeit nicht flach liegen, spuckt extrem häufig (Kap. 2.10.2)

25.3.4 Beobachtung einer Stillmahlzeit

Das aufmerksame Beobachten einer Stillmahlzeit, am besten vom ersten Anlegeversuch bis zum Ende der Mahlzeit, bietet eine Fülle an Information. Fragen sollten so formuliert werden, dass sich die Mutter weder verletzt noch angegriffen fühlt, noch rechtfertigen muss. Bei manchen Fragen können heikle oder sensible Themenbereiche berührt werden (ggf. vorsichtiges Herantasten und die Reaktionen der Mutter beobachten).

Manche Korrekturen können mit einer entsprechenden Erklärung sofort vorgenommen werden, z. B.:

- der Mutter zum Ablegen der Arme ein Kissen o. ä. unterschieben
- ihr Möglichkeiten zum Abstützen der Beine zeigen
- die Lage des Kindes oder die Stillposition korrigieren oder mittels Kissen in eine bequemere Position bringen
- eine eingezogene Unter-/Oberlippe lösen u. a. m.

Andere Auffälligkeiten können notiert und anschließend oder zu einem passenderen Zeitpunkt besprochen werden (nicht zu viel Info/Korrektur auf einmal). Was bereits gut klappt, darf gern positiv herausgestellt werden. Das ermutigt und motiviert die Mutter. Auch angemessenes Lob tut ihr gut.

Checkliste 25–2: Beobachtung einer Stillmahlzeit

- **Tastbefund:** Ist die Brust sehr prall gefüllt oder eher weich und schlaff? Gibt es gestaute und/ oder druckdolente (schmerzende) Bezirke?
- **Inspektion:** Wie sehen die Verletzungen aus, wo befinden sie sich? Zeigen die Mamillen sonstige Auffälligkeiten (aufgequollen, flach, invertiert, Piercing) oder die Brust (Schwellung, alte Narben etc.)?
- In welcher Position stillt die Mutter? Welche Positionen kennt sie noch?
- Sind Mutter und Kind durch Kissen o. ä. gut gepolstert und gestützt?
- Wie reicht sie dem Kind die Brust (Zigarettengriff, C-Griff)? Ist dabei genug Brustgewebe frei, damit das Kind auch wirklich „einen Mund voll Brust" nehmen kann (also mindestens 3 cm vom Mamillenansatz entfernt die Finger anlegen)?
- Befindet sich der Mund des Kindes auf Mamillenhöhe?
- Wie erfasst das Kind die Brust? Öffnet das Kind den Mund weit genug oder schlürft es die Brust rein? Hat es genügend Brustgewebe im Mund (auch einen Teil der Areola)?
- Zieht die Mutter das Kind rasch zur Brust oder beugt sie sich dem Kind entgegen?
- Sitzt/liegt sie entspannt und bequem?
- Sind ihre Schultern hochgezogen?
- Kann sie die Arme/Ellbogen ablegen?
- Kann sie den Kopf anlehnen?
- Sind ihre Füße gut abgestützt?
- Wie hält sie das Kind?
- Liegt das Kind bequem, gut gestützt und entspannt?
- Liegt das Kind Bauch-an-Bauch bzw. mit seinem Körper ganz nah am Körper der Mutter?
- Befinden sich Ohr-, Schulter und Hüfte des Kindes in einer Linie?
- Falls die Mutter das Köpfchen mit der Hand führt: Liegt der Kopf locker in der Hand der Mutter? (Zangengriff möglichst vermeiden!)
- Ist das Gesicht des Kindes der Brust zugewandt oder ist der Kopf verdreht oder zu sehr überstreckt?
- Berühren Kinn und Nase das Brustgewebe?
- Sind Ober- und Unterlippe aufgestülpt? Auch in der Lippenmitte (straffes Lippenband)?
- Wo liegt die Zunge? (Wenn man die Unterlippe sanft zur Seite schiebt, sollte der Zungenrand zu sehen sein.)
- Hält die Mutter die Nase des Kindes frei?
- Wie saugt das Kind? Nuckelt es nur (ineffektives oder non-nutritives Saugen) oder sind gute Kieferbewegungen sichtbar (nutritives Saugen)? Saugt es mit Pausbäckchen oder sind Grübchen/eingezogene Wangen sichtbar?
- Welcher Saugtyp ist das Kind (Träumer, Genießer, Schnelltrinker, etc.)? (Kap. 2.5).
- Sind Schluckgeräusche deutlich hörbar?
- Fallen andere Geräusche auf (Klicken, schmatzen, schnalzen)?
- Gibt es **Hinweise auf einen unzureichenden Milchtransfer/Milchfluss** (= fehlender oder spärlicher MSR oder generell zu wenig Milch)? z. B.:
  - Ist das Kind unruhig, zerrt es an der Brust, lässt es immer wieder los?
  - Bäumt es sich auf und weint?
  - Nuckelt es viel und schläft häufig ein (ineffektives Saugen)?
  - Macht es mehr als 3 gute Saugbewegungen bis der Schluckakt kommt (normalerweise folgt das Schlucken auf 1–2 kräftige Saugbewegungen)?
- Kennt die Mutter Möglichkeiten zum Auslösen/ Unterstützen des MSR?
- Wie lange dauert eine Stillmahlzeit? Wie viele Unterbrechungen gibt es?
- Werden beide Seiten angelegt?
- Wird bei einer Stillmahlzeit zwischen den Seiten hin- und hergewechselt (= Wechselstillen)?
- Kann das Kind auf beiden Seiten problemlos in verschiedenen Positionen trinken? (KiSS?)
- Wie löst die Mutter das Kind von der Brust?
- Wie sieht die Warze unmittelbar nach dem Loslassen aus (Form, Farbe)?
- **Tastbefund:** Wie fühlt sich das Brustgewebe nach dem Stillen an (gut geleert und weich oder knotig mit verhärteten/gestauten Arealen)? Gibt es schmerzhafte Stellen)?
- **Kind:** Gibt es Auffälligkeiten beim Kind (Muskeltonus, Mund, Zunge, Gaumen, Kieferleisten)? Wirkt es satt und zufrieden?

Ausführliche Erläuterungen zu den genannten Punkten finden Sie in Kap. 2, Kap. 25.5 und Kap. 25.6.

25.4 Therapiemöglichkeiten

Merke M!

Die nachhaltigste Therapie bei wunden Mamillen ist das Erkennen und Korrigieren von Anlegefehlern bzw. einer ungünstig erfassten Brust.

Von Vorteil ist hierbei die einheitliche Schulung des gesamten Fachpersonals, das in die Betreuung von Mutter und Kind einbezogen ist, z. B. nach dem Model „Babyfriendly Hospital" (Kap. 43).

In der Regel sind die besten und effektivsten Hinweise auf hilfreiche Maßnahmen durch die gute **Beobachtung** eines Anlegeversuchs bzw. das Beobachten einer kompletten Stillmahlzeit zu erhalten. Darum sollten zuerst verschiedene Stillpositionen ausprobiert und dabei das Anlegen beobachtet und ggf. korrigiert werden (s. auch Kap. 2).

Unterstützende Maßnahmen zum Auslösen des Milchspendereflexes (MSR):

- bequeme Stillposition, gut abgestützter Körper, entspannte Körperhaltung,
- warme Umgebung, ggf. Wärmflasche zwischen die Schultern,
- feuchte Wärme auf die Brust für ca. 5 Minuten.
- **Brustmassage unter Verwendung eines (Still-) Öls**, um den Hautwiderstand zu reduzieren, die Finger gleiten dann besser auf der Haut entlang, Knötchen sind leichter zu spüren. Öl stoppt die Verdunstungskälte und enthält oft wärmende und entspannungsfördernde Zusätze. Manche Babys stören sich jedoch am Geruch.
- Falls die Mutter abpumpen muss, ist es für den Milchfluss förderlich, wenn sie dabei das Kind anschaut oder – falls es in der Klinik ist – auf einem Foto betrachtet oder an ihr Kind denkt.

Gestört wird der Milchspendereflex durch Kälte, Schmerzen, Unbehagen, Anspannung, Verspannungen, emotionalen Stress (Kummer, Sorgen), einen hohen Nikotin- und/oder Alkoholkonsum.

Praxistipp

Insbesondere **Kolostrum**, das durch seinen hohen Eiweißanteil etwas dickflüssiger und klebrig ist, überzieht die Mamille mit einer Art Schutzfilm für die ersten paar Saugversuche und macht das Gewebe insgesamt geschmeidiger. Verkrustungen werden „aufgeweicht" und elastischer, Hauben und Hütchen haften besser.

Deshalb sollte man **unmittelbar vor dem Anlegen** mehrfach Milch abdrücken und einen dicken Tropfen auf der Mamille belassen und erst dann das Kind anlegen.

So schmeckt das Baby gleich die süße Milch, das Anlegen klappt dadurch in der Regel besser und der bereits ausgelöste MSR erspart dem Kind einiges an Arbeit. Beim Saugen fließt sofort Milch. Dadurch sind sehr hungrige Kinder schneller befriedigt und saugen meist etwas sanfter. Außerdem wurde in Studien nachgewiesen, dass die Saugstärke beim nutritiven Saugen niedriger ist als beim non-nutritiven Saugen [506].

Folgende Maßnahmen können die Beschwerden lindern und zur Abheilung beitragen und sollten **individuell und der Situation entsprechend** ausgewählt werden:

25.4.1 Vor dem Anlegen

- **Hände gründlich waschen**, Hygiene ist bei wunden Mamillen sehr wichtig (erhöhte Mastitisgefahr!)
- **Ruhige, warme Umgebung**, eine möglichst entspannte Haltung und eine gute Stillposition, damit die Milch gut fließen kann.
- Evtl. eine **Tiefdruckmassage** (Kap. 25.5.7) bei massivem Gewebeödem in der Zeit des initialen Milcheinschusses veranlassen. (Sie sollte nur von erfahrenem bzw. entsprechend geschultem Fachpersonal ausgeführt werden.)
- Eine **sanfte Brustmassage** (evtl. mit Öl) fördert den MSR und den Milchfluss.
- Oder zuerst **feuchte Wärme** für 5 Minuten und im Anschluss daran evtl. eine kurze, sanfte Brustmassage mit (Still-)Öl.
- Es ist auch möglich, die Brust vor dem Anlegen kurz mit warmem Wasser abzuduschen (vor allem nach Quark- oder Kohlauflagen).

- Bei prallen Brüsten (Kap. 25.5.7) durch **Handentleerung** (Kap. 2.1.5) **oder Anpumpen** dafür sorgen, dass der Bereich um die Areola weich ist, damit das Kind die Brust gut erfassen kann. Ist die Brust zu voll, sind Mamille und Areola durch die Gewebedehnung ausgezogen und schwer zu erfassen. Wunde Mamillen werden schlechter statt besser.
- Der Mutter verschiedene Möglichkeiten zeigen, wie der **Milchspendereflex auszulösen ist** und erst danach das Kind anlegen. Zuvor evtl. die
- austretende Milch mehrfach auf Warze und Warzenhof verteilen (auch bei der Verwendung von Stillhütchen oder beim Abpumpen), das macht das Gewebe geschmeidiger und dehnbarer. Es entsteht eine Art Schutzfilm, vor allem bei Kolostrum (s. Praxistipp).
- Oder **an der weniger schmerzenden**, weniger verletzten **Seite zuerst anlegen** und nach dem Einsetzen des Milchflusses die Seite wechseln oder die verletzte Seite kurz mit der Pumpe stimulieren und dann erst anlegen.
- Das Kind **in einer anderen Position** als bisher anlegen und der Mutter weitere Positionen zeigen.
- Bei Verletzungen am Mamillenschaft oder am Übergang von der Mamille zur Areola das Kind so anlegen, dass sich die **Verletzung im Mundwinkel befindet**.
- Beim Anlegen kann die Mutter durch **tiefe Atemzüge** mit offenem Mund **zur Schmerzbegrenzung** beitragen. (Durch das „Zähnezusammenbeißen" wird der Schmerz eher verstärkt und festgehalten, denn die Körperspannung erhöht sich und der MSR bleibt aus oder verzögert sich).
- Bei starken Beschwerden **Schmerzmittelgabe** 20–30 Minuten vor dem Anlegen (z. B. Paracetamol, Ibuprofen).
- Bei flachen oder invertierten Mamillen (Schlupf- oder Hohlwarzen) einen Warzenformer vor dem Stillen für 20–30 Minuten in den BH einlegen oder vor dem Anlegen kurz anpumpen.

25.4.2 Während der Stillmahlzeit

- Beim Anlegen die **Kriterien und Zeichen für gutes Erfassen** beachten (Kap. 2.7)
- Nach Einsetzen des MSR 5–10 Minuten pro Seite stillen (lieber häufigere und dafür kürzere Mahlzeiten).
- **Bei Schmerzen das Stillen sofort unterbrechen** und die Stillposition bzw. Anlegetechnik überprüfen und ggf. korrigieren. Dabei ein besonderes Augenmerk auf die Lippenmitte und das Zungenband richten.
- Eine **eingezogene Lippe lösen** (Kap. 2.7.3) bzw. das Lippenband auf Elastizität prüfen bzw. sanft dehnen (Kap. 25.5.14).
- Bei einem strammen Zungenbändchen das Kind so anlegen, dass die **Zunge und der Mundboden etwas entlastet werden** (z. B. das Kind mit einem etwas zu seiner Brust gezogenem Kinn anlegen oder das Kind auf seinem Bauch liegend anlegen (Kap. 2.8). Evtl. muss das Zungenbändchen durchtrennt werden [507].
- Wird das Stillen zum Wickeln oder Aufstoßen unterbrochen, bietet es sich an, danach das Kind **in einer anderen Position** neu anzulegen.
- Evtl. mit dem Daumen und den Fingern der C-Griff-Hand vorsichtig die Brust mitmassieren oder komprimieren oder kleine Vibrationen erzeugen, um den **Milchtransfer** zu **fördern** und so die Stillmahlzeit ein wenig zu verkürzen. (Brustmassagen während des Saugens nicht bei Babys anwenden, die bereits bei kleinsten Manipulationen am Brustgewebe den Saugschluss oder die Mamille verlieren. Hier nur Brustkompression anwenden!)
- Bei längeren Trinkpausen das **Kind stimulieren**, damit die Mamille durch das längere Verweilen im Mund nicht unnötig aufweicht. Oder das Kind kurz von der Brust lösen, ablegen und warten, bis es Stillsignale zeigt. Ein schläfriges oder rasch einschlafendes Kind mit spärlicher Bekleidung bzw. mit viel direktem Hautkontakt stillen.
- Bei starken Schmerzen oder massiv verletzten Mamillen ist der **kurzfristige Einsatz von Stillhütchen** oft noch die einzige Möglichkeit, das Stillen aufrechtzuerhalten. Bei Stillhütchen ist auf die richtige Größe und weiches Silikonmaterial – am besten mit Ausschnitt – zu achten (evtl. Hütchen von verschiedenen Herstellern ausprobieren lassen).
- Bessern Stillhütchen die Situation auch nicht, bleibt nur noch die **vorübergehende Stillpause** mit Handentleerung oder Abpumpen und – wenn möglich – alternativer Fütterung der Muttermilch. Beim Abpumpen die richtige Haubengröße beachten und ebenso, dass die Mamille zentriert eingesogen und kein zu hoher Saugdruck eingestellt wird.

- Wenn das Kind am Ende der Mahlzeit nicht von alleine loslässt, auf **korrektes Abnehmen von der Brust** achten. (Erst den Saugschluss lösen, indem man einen Finger vorsichtig am Mundwinkel einführt und auf die Unterkieferleiste drückt. Eine Art schmatzendes Geräusch kündigt dies an. Nun den Finger tiefer in die Mundhöhle führen, bis der Mund gut geöffnet ist und die Mamille problemlos und rasch herausgezogen werden kann.)

25.4.3 Nach dem Stillen

- Die Brust noch **mindestens 10 Minuten an der Luft trocknen lassen.**
- Die Brust häufig Licht und Luft und kurzzeitiger Sonnenbestrahlung aussetzen.
- Auf **peinliche Sauberkeit** ist unbedingt zu achten.
- Die **fettreiche Hintermilch ausdrücken** und um Mamille und Areola verteilen und neu antrocknen lassen.
- Evtl. eine **Punktmassage** durchführen (s. Praxisanleitung).
- **Hochwertige Stilleinlagen** verwenden, am besten aus Bourettseide/Wolle. Sie tragen sich angenehm, auch wenn der erste Blick das nicht vermuten lässt. Außerdem sorgen sie für eine gute Luftzirkulation und ein gutes Heilklima und können Feuchtigkeit gut aufsaugen.
- **Einmalstilleinlagen häufig wechseln**, vor allem wenn sie feucht/nass sind.
- Mamille mittels **Brustwarzenschutz (BWS) oder „Donut"** (s. Praxisanleitung) nach dem Antrocknen der Milch- und Speichelreste **„hohllagern"** (um die Zeit des Milcheinschusses nur 20–30 Minuten, damit sich wegen der vermehrten Wassereinlagerung/Lymphstauung kein Ödem bildet. Später kann der BWS oder „Donut" auch etwas länger getragen werden.) Beim Tragen eines BWS oder Donut unbedingt darauf achten, dass BH/Bustier nicht zu eng sind, da die Milchgänge durch den permanenten Druck gestaut oder abgedrückt werden können und im Bereich Mamille/Areola ein Stauungsödem entstehen kann. (BWS nach jedem Benutzen sofort reinigen und 1- bis 2-mal täglich auskochen/vaporisieren)

Praxisanleitung: Punktmassage

- Mit der Zeigefingerkuppe sanft in das unverletzte Gewebe der Areola drücken und kleine Kreise beschreiben, ohne den Finger von der Stelle zu bewegen oder kleine Vibrationen in das Gewebe setzen.
- Dann den Finger lösen und ein kleines Stück daneben aufsetzen und ebenso verfahren.
- Auf diese Weise „wandert" man Stück für Stück um die Mamille herum. Das fördert die Durchblutung und die Abheilung der verletzten Mamille.

Praxisanleitung: Donut basteln

Brustwarzenschoner sind relativ teuer und bei gutem Management heilen wunde Mamillen in wenigen Tagen ab. Darum hier die Anleitung zum Basteln des **„Donut"**:

Man braucht dazu:
- je nach Länge der Mamillen, 5–9 preiswerte Einmalstilleinlagen
- eine etwa 4 cm breite Mullbinde
- eine Schere, die gut schneidet.

Ausführung:
- Die Stilleinlage zum Halbkreis falten und mit einer scharfen Schere einen Halbkreis ausschneiden.
- Nach dem Aufklappen bleibt ein Ring von etwa 2 cm Stärke.
- Mit den restlichen Stilleinlagen genauso verfahren.
- Die ausgeschnittenen Ringe übereinanderlegen.
- Mit einer ca. 4 cm breiten Mullbinde im Spiralgang die Ringe umwickeln und die Enden seitlich verknoten.
- Der „Donut" wird in den BH eingelegt. Er sollte so dick sein, dass die Mamille vor der Berührung mit dem BH geschützt ist.

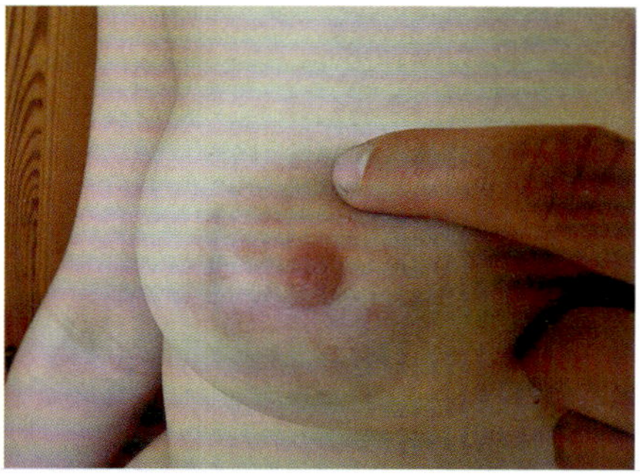

Abb. 25.2 Punktmassage. (Quelle: Hildegard Schüllner)

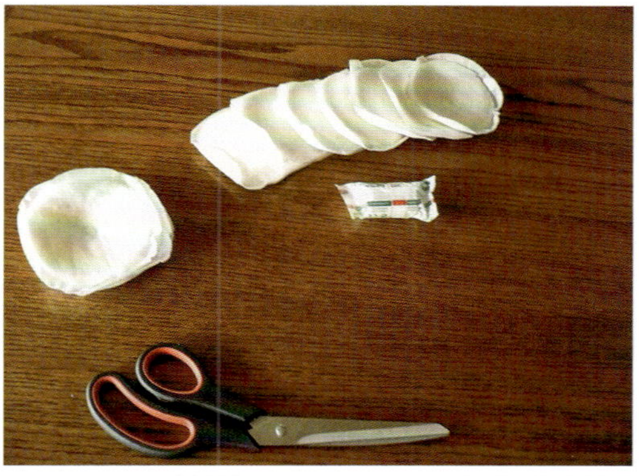

Abb. 25.3 Material für Donut. (Quelle: Hildegard Schüllner)

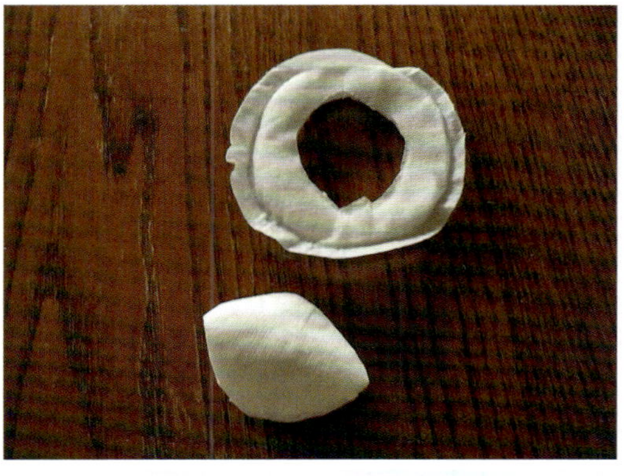

Abb. 25.4 Stilleinlage mit ausgeschnittener Mitte. (Quelle: Hildegard Schüllner)

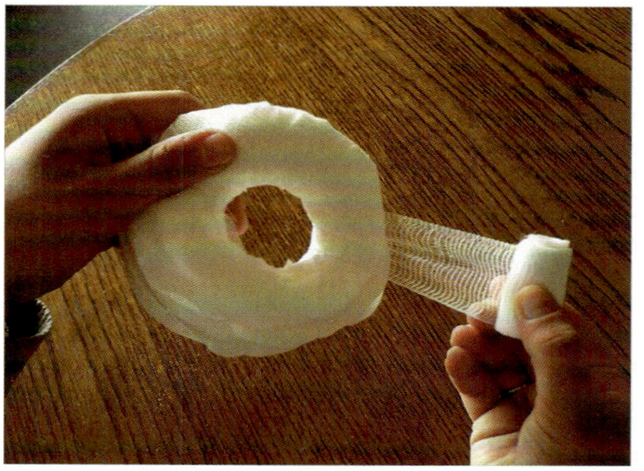

Abb. 25.5 Umwickeln der ausgeschnittenen Stilleinlage. (Quelle: Hildegard Schüllner)

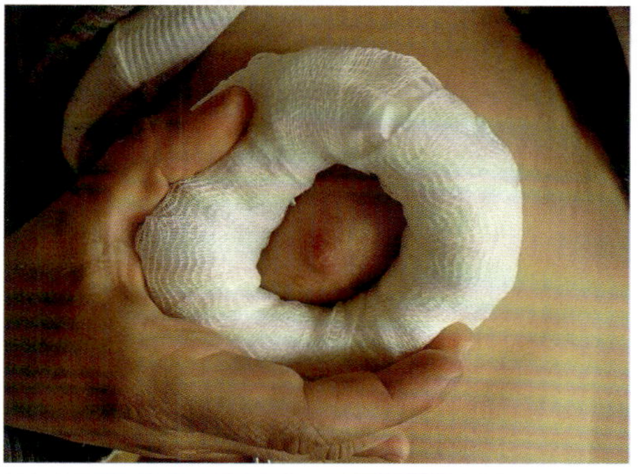

Abb. 25.6 Fertiger Donut. (Quelle: Hildegard Schüllner)

- Bei leichten Reizungen ist es ausreichend, hochgereinigtes Wollfett (Lanolin z. B. Lansinoh®, Purelan®, Goldcreme® u. a.) dünn aufzutragen. Zuvor lässt man die auf der Mamille verbliebenen Milch- und Speichelreste trocknen.
- Bei verletzten/blutenden Mamillen bringen **Multi-Mam-Kompressen®** rasch Schmerzlinderung und Abheilung. Gute Erfahrungen gibt es auch mit **Hydrogel-Pads** (aus Polyurethan) oder **Heilwolle** (Vorsicht bei Allergikern, und ebenso, wenn Auflagen mit Tees gemacht werden). Hydrogel-Pads sollten jedoch nicht bei Soor oder bakteriellen Infektionen verwendet werden!
- Bei tiefen Rhagaden und blutenden Verletzungen kann zum Reinigen der Wunden **sterile physiologische Kochsalzlösung** verwendet werden.

- **Nach dem Abheilen der Verletzungen** reicht es, noch einige Tage hoch gereinigtes Wollfett (Lanolin) oder Olivenöl 2–3-mal/in 24 Stunden dünn aufzutragen (beides muss vor dem Stillen nicht abgewaschen werden). **Keine paraffinhaltigen Salben** verwenden, da sie für das Kind schädlich sind und vor dem Stillen abgewaschen werden müssen [495].
- Hilfreich kann auch eine **Low-Level-Lasertherapie** durch autorisiertes Fachpersonal sein.
- Neben den genannten Maßnahmen sprechen wunde Mamillen auch gut auf Homöopathika oder Akupunktur an.

Da wunde Mamillen sehr empfindlich auf die Berührung der Kleidung/Stilleinlagen reagieren, kann man den Müttern nach dem Stillen und dem Antrocknen der Milch- und Speichelreste das **„Hohllagern" der Mamillen** empfehlen. Dies geschieht am besten durch einen „Donut" oder Brustwarzenschoner (BWS), den man in den BH/Bustier einlegt (20–30 Minuten um die Zeit des Milcheinschusses; 30–60 Minuten in der Zeit danach. Bei längerem Verweilen besteht die Gefahr der Ödembildung durch die unterschiedlichen Druckverhältnisse.) BH/Bustier dürfen allerdings nicht zu eng sein (Milchgänge können abgedrückt/gestaut werden). Sauberes Arbeiten und sauberes Material wird vorausgesetzt. Ein feuchter oder verschmutzter Donut muss ausgetauscht werden.

Körperpflege/Hygiene: Solange die Mamillen gereizt oder verletzt sind,

- sollten die Haare nicht unter der Dusche oder beim Baden gewaschen werden, sondern separat.
- Die Brust sollte nur unter fließendem Wasser gereinigt werden, evtl. kann man ein mildes pH-neutrales Waschgel verwenden.
- Die Kleidung, die mit der Brust und den Mamillen in Berührung kommt, sollte bei mind. 60 °C waschbar sein (Ausnahme: Stilleinlagen aus Bourettseide/Wolle, sie haben eine natürliche keimabweisende Eigenschaft).

Merke M!

Eine optimale Therapie gibt es nicht, da die Ursachen so vielfältig sind. Dennoch sollte nach spätestens 3 Tagen mit einer Auswahl der genannten Maßnahmen eine deutliche Besserung eingetreten sein.

Mittel der ersten Wahl sind die Korrektur möglicher Anlegefehler und eine gute Anleitung der Mutter bzgl. des Stillmanagements und der Hygienevorkehrungen, in Kombination mit viel Luft- und Lichtbädern bzw. dem Hohllagern der Mamillen und Multi-Mam®-Kompressen oder Lanolinanwendung [505].

Beim **Verdacht auf ein Saugproblem** oder eine falsche Zungentechnik kann ein Saugtraining durch speziell geschultes Fachpersonal helfen. Auch an Therapien wie Osteopathie, Cranio-sacral-Therapie, Manualmedizin u. a. denken.

Merke M!

Heilen Verletzungen dennoch binnen einer Woche nicht ab, sollte ein Arzt zugezogen und evtl. ein Abstrich gemacht werden.

Bluthaltige Milch ist kein Grund zum Abstillen! Geringe Mengen werden vom Kind in der Regel gut toleriert. Häufig jedoch spucken die Kinder und im Erbrochenen sind Blutspuren erkennbar. Bei größeren Mengen verschluckten Blutes kann im Stuhl eine kaffeesatzartige Beimengung festgestellt werden. Sind an der Mamille jedoch keine Verletzungen sichtbar, muss abgeklärt werden, ob das gespuckte Blut tatsächlich von der Mutter stammt (z. B. durch Abpumpen und ggf. durch Hinzuziehen eines Gynäkologen). Beim Verdacht auf eine kindliche Ursache muss der Kinderarzt konsultiert werden.

25.4.4 Stillhütchen und Stillpause durch Abpumpen

Bei starken Beschwerden kann es hilfreich sein, vorübergehend Stillhütchen einzusetzen. Sie können die Schmerzen durchaus lindern und zum Abheilen beitragen. Ihr Einsatz sollte jedoch nicht leichtfertig gehandhabt werden. Erst nach der Ursache suchen, denn über 80 % der wunden Mamillen sind anlegebedingt! Hütchen schützen auch nicht vor wunden Mamillen. Im Gegenteil, wenn sie nicht richtig sitzen, können wunde Mamillen begünstigt oder vorhandene Beschwerden verstärkt werden.

Wenn das bisherige Vorgehen (unterschiedliche Stillpositionen, etc.) **nicht** den gewünschten Erfolg brachte, sind Stillhütchen auch in folgenden Situationen gerechtfertigt:

- Flache oder invertierte oder in der Elastizität eingeschränkte Mamillen
- Sehr große/lange Mamillen, insbesondere bei einem kleinem Mund/Kind oder Frühgeborenem
- Evtl. bei Babys mit Saugschwäche
- Babys mit neurologischen oder anatomischen Auffälligkeiten
- Manchmal auch bei Frühgeborenen trotz normaler Mamillengröße

Beim Einsatz von Stillhütchen beachten

- Eine gute **Begleitung** der Mutter und Informationen zum korrekten Anlegen, richtigen Saugen und dem Erkennen eines guten Milchtranfers sind unerlässlich.
- Das Kind darf **nicht nur am Schaft des Hütchens** saugen, sondern muss auch einen Teil des Silikonrandes, der die Areola bedeckt, miteinsaugen. Nur so ist eine effektive Stimulation und Entleerung gewährleistet.
- **Größe** (Länge und Weite) **und Form** des Trichters/Schafts sollen der Mamille angepasst sein. Es ist möglich, dass man – je nach Mamillenform – zwei verschiedene Hütchen braucht, wenn beide Mamillen betroffen sind. Die Trichtergröße sollte auch zum Mund des Kindes passen, vor allem bei Frühgeborenen, darum ggf. verschiedene Hersteller ausprobieren lassen.
- Hütchen aus dünnem, **weichem Silicon mit Ausschnitt** sind zu bevorzugen, da der Latex-/Silikonrand dem Kind den Geruch der Mutter vorenthält und der Austausch von wichtigen Hautkeimen zwischen Mutter und Kind behindert wird. So kann das Kind zumindest im Bereich des Ausschnitts den Geruch der Mutter wahrnehmen. Passgenauigkeit geht jedoch vor.
- Vor dem Stillen die **Hände gründlich waschen**.
- Vor den Anlegen unbedingt den **MSR auslösen** und die austretende Milch um Warze und Warzenhof mehrmals verteilen. Das begünstigt das Haften des Hütchens und lindert die Schmerzen, da das Gewebe geschmeidiger wird und Schorfe aufweichen und elastischer werden (gilt auch für das Abpumpen). Das Kind erhält sofort Milch und saugt sanfter.
- Es gibt verschiedene **Möglichkeiten das Hütchen aufzusetzen**. Günstig ist folgende Variante: vor dem Ansetzen das Hütchen zur Hälfte nach „links" umkrempeln, so dass der halbe Trichter direkt auf der Areola aufsitzt). Beim Zurückklappen der Ränder und Herausziehen der noch eingezogenen Spitze des Trichters wird die Mamille in den Trichter eingesogen. Auf zentriertes Aufsetzen achten.
- **Sobald die Beschwerden nachlassen**, können vorsichtige Anlegeversuche ohne Hütchen probiert werden, am besten gegen Ende einer Mahlzeit. Dadurch kann einer Gewöhnung an das Hilfsmittel vorgebeugt werden.
- **Nach dem Stillen** die Brust abtasten, um festzustellen, ob sie gut entleert ist oder noch feste Bezirke zu tasten sind, und ggf. nachpumpen, um Stauungen zu vorzubeugen bzw. die Milchbildung zu unterstützen.
- **Das Gewicht des Kindes regelmäßig kontrollieren**, denn das Stillen mit Hütchen kann zu einer ungenügenden Bruststimulation bzw. zu einer ungenügenden Entleerung und infolgedessen zu einer geringeren Milchproduktion führen. Das Kind stillt zwar sein Saugbedürfnis bzw. nuckelt sich müde, erhält jedoch zu wenig Milch.

Reinigung

(gilt auch für das Abpumpzubehör)

- Das Stillhütchen nach Gebrauch möglichst bald unter fließendem Wasser und mit einigen Tropfen Spülmittel reinigen und anschließend in ein Gefäß legen und mit kochendem Wasser übergießen. Dort kann das Hütchen/Abpumpset bis zum nächsten Gebrauch bleiben oder man nimmt es nach dem Abkühlen heraus und lässt es unter einem sauberen Tuch trocknen. Die Stillhütchen/das Abpumpset zu vaporisieren, ist ebenfalls möglich.
- Bei offenen/blutenden Mamillen die Hilfsmittel wie oben beschrieben behandeln und zusätzlich 1–2-mal täglich für 5–10 Minuten auskochen oder im Vaporisator o. Ä. sterilisieren.

Wird die Milch an **kranke Babys oder Frühgeborene** verfüttert, gelten strengere Hygienemaßnahmen.

Stillhütchen entwöhnen

Grundsätzlich gilt die Devise: Lieber mit Hütchen stillen als gar nicht! Dennoch sollten sie nur nach genauem Abwägen und der Situation entsprechend eingesetzt werden. Sobald es die Situation erlaubt, sollten Versuche unternommen werden, um das Kind wieder an die Brust zu gewöhnen. Am besten gelingt dies, wenn der erste Hunger gestillt ist und die Mamille durch den Sog schon etwas hervorgetreten ist. Manchmal klappt der Übergang problemlos von einer Mahlzeit zur anderen oder innerhalb weniger Tage, manchmal braucht man viel Geduld. Hin und wieder kann es etliche Wochen dauern, bis das Kind die Brust akzeptiert bzw. seine anatomischen Verhältnisse (durch das Wachstum) besser passen (s. auch Fallbeispiel 25–1, Kap. 25.5.20).

Das „scheibchenweise" Abschneiden der Hütchen ist nicht zu empfehlen, sondern gefährlich!

Abpumpen

Sind die Beschwerden extrem und die Mamillen massiv verletzt und blutend, kann für einige Tage eine **Stillpause durch Abpumpen** erwogen werden. In der Regel reicht eine gute Handmilchpumpe, da die Mutter das Intervall und die Saugstärke bei jeder Hebelbewegung selber bestimmen kann. Beim elektrischen Abpumpen soll die Saugstärke so eingestellt werden, dass die Effektivität gewährleistet, aber der Schmerz tolerabel ist (evtl. kann ein Schmerzmittel 20–30 Minuten zuvor eingenommen werden). Die abgepumpte Milch sollte nach Möglichkeit durch stillfreundliche Füttermethoden dem Kind verabreicht werden.

25.5 Praktische Tipps für besondere Fälle

25.5.1 Saugbläschen, Blutbläschen, Fissuren

Bzgl. der Ursache Kap. 25.2

Praktische Tipps für die Stillberatung

- Zuerst alle Maßnahmen einleiten, die den MSR begünstigen und auslösen und das Kind erst anlegen, wenn die Milch tropft bzw. wenn das Kolostrum leicht zu gewinnen ist.
- Darauf achten, dass viel Brustgewebe erfasst werden kann (**Cave:** pralle Brüste, eingeschränkte Mundöffnung).
- Bei prall gefüllten Brüsten auf einen weichen vorderen Brustanteil achten, damit das Kind viel Brustgewebe erfassen kann; ggf. etwas Milch handentleeren (Kap. 2.1.5)
- Auf eine gute Mundöffnung achten
- Bei eingeschränkter Öffnung mit dem Kind das Öffnen üben/vormachen und/oder beim Anlegen das Mundöffnen unterstützen (Kap. 2.7.1); bei Verspannungen oder beim Verdacht auf KiSS entsprechende Therapeuten zuziehen
- Auf gut aufgestülpte Lippen achten, besonders bei der Lippenmitte (kurzes Lippenband), eingezogene Lippen lösen (Kap. 2.7.3)
- Auf einen guten Saugschluss achten (keine Geräusche wie Klicken, Schmatzen, Schnalzen beim Saugen); ggf. Saugschluss unterstützende Massagen einleiten (Kap. 2.7.4) und/oder DanCer-Griffe beim Stillen einsetzen
- Evtl. mit Brustkompression das Saugen bzw. den Milchtransfer unterstützen
- Bei flachen oder invertierten oder in der Elastizität eingeschränkten Mamillen besonders sorgfältiges Stillmanagement vor allem bzgl. der Stillposition und Anlegetechnik; Warzenformer 20–30 Minuten vor dem Stillen tragen, ggf. auch danach oder Warzenschoner/„Donut".
- Passform der Stillhilfsmittel beachten
- Angemessene Saugstärke beim elektrischen Abpumpen wählen
- Zufüttern möglichst nicht mit der Flasche; auf Beruhigungssauger nach Möglichkeit verzichten

25.5.2 Flachgequetschte Mamille mit blutleeren Rändern

In den ersten Tagen p. p. kann man häufig eine flachgequetschte Mamille mit blutleeren Rändern, unmittelbar nachdem der Säugling die Brust loslässt, beobachten (bei anhaltender Belastung auch mit Einblutungen im Randbereich sowie an der Mamillenspitze). Mögliche Ursachen sind:

- **Zu viel Spannung im Kiefer**, d. h. selbst bei korrektem Erfassen und guter Position der Mamille bleibt der Kiefer aus unterschiedlichen Gründen nicht locker, sondern gräbt sich in die Brust ein, was man beim Saugen an dem kleinen Winkel der beiden Kiefergelenke beobachten kann. Die Zunge erhält dadurch mehr Druck und presst die Mamille ins Gaumendach. Auch während des Saugvorgangs erfährt die Mamille keine Entlastung.

- Ähnliches ist zu beobachten bei Kindern, die eine **muskuläre Hypertonie** vor allem im Kopf-Schulter-Bereich zeigen. Sie klemmen oder neigen zu krampfhaftem Beißen oder zeigen einen starken Beißreflex (kann auch neurologisch bedingt sein, ggf. Kinderarzt/Kinderneurologen zuziehen; Kap. 2.9.2 und Kap. 10).
- Ein **ungünstiges Erfassen der Brust**. Die Mamille befindet sich nicht tief genug im Mund (z. B. wegen unzureichender Mundöffnung oder prall gefüllten Brüsten, wenn die Zunge nicht über die Kieferleiste gelegt werden kann oder wegen Saugverwirrung). Das Kind klemmt sie ein, um sie nicht zu verlieren, dabei erhält die Mamille konstanten, dauerhaften Druck.
- Ein **„Barrakuda-Saugtyp"**, der exzessiv saugt.
- Bei einer von der Norm **abweichenden Gaumenform** kann die Mamille eingequetscht werden, da diese Kinder durch die ungünstige Gaumenform Mühe haben, den Saugschluss zu halten und gerne abrutschen bzw. die Mamille ungünstig positionieren. Gleiches gilt für submuköse (verdeckte) Spalten.
- Auch eine **zu kurze Zunge** oder ein **straffes Zungenband** kann die Ursache sein. (Einen Kinderarzt zuziehen und ggf. eine Frenulotomie veranlassen) (Kap. 25.7).

Praktische Tipps für die Stillberatung

Neben den in Kap. 25.5.1 genannten Punkten kann noch Folgendes ausprobiert werden:

- Besonders gut auf einen **weit geöffneten Mund** achten, insbesondere bei flachen oder invertierten oder in der Elastizität eingeschränkten Mamillen; Warzenformer vor dem Stillen tragen, ggf. auch danach oder Warzenschoner/„Donut" (Kap. 25.4.3).
- Bei V. a. muskuläre Hypertonie im Kopf-/Mund- und Kieferbereich kann oft eine osteopathische Behandlung zu rascher Besserung oder Behebung der Problematik führen.

Bei **schwerwiegenderen Problemen** oder beim Verdacht auf eine neurologische Erkrankung sollte umgehend ein Kinderarzt hinzugezogen bzw. ein Saugtraining veranlasst werden.

25.5.3 Rote oder blutende Mamillenläsion

Eine rote oder blutende Läsion – je nach Stillposition – quer oder schräg an der Mamillenspitze oder halbmondförmig entsteht, wenn die Ursachen einer flachgequetschten Mamille (s. o.) nicht schnell genug gefunden bzw. behoben werden können. Die Mamille erhält anhaltend viel Druck durch Kieferleiste, Gaumen und Zunge bzw. findet während des Saugvorgangs, vor allem wenn sich der Unterkiefer absenkt, keine Entlastung und der hohe Sog verletzt die flachgedrückte Mamillenspitze.

Praktische Tipps für die Stillberatung

Siehe Kap. 25.5.1 und Kap. 25.5.2

- Bei massiven Verletzungen ggf. mit Hütchen stillen oder eine vorübergehende Stillpause durch Abpumpen einlegen.

25.5.4 Rhagaden und blutende Mamillenspitze mit Epithelablösung

Kleine Einrisse (Fissuren) der Mamillenspitze können sich zu tiefen, klaffenden Rissen (Rhagaden) entwickeln (▶ Abb. 25.7), Saug- oder Blutbläschen zu einer wunden bzw. blutigen Mamillenspitze mit und ohne Hauterosionen/Epithelablösungen. Mögliche Ursachen:

- Fortbestehen der ungünstigen Belastung, insbesondere durch das anhaltend hohe Vakuum beim (non-nutritiven) Saugen
- Ein sehr straffes Zungenband
- Das Zurückziehen der Zunge, z. B. bei zu starkem Milchfluss (die Zunge drückt gegen die Mamille, um den Milchfluss abzubremsen), beim Gaumenjucken (evtl. durch eine allergische Reaktion auf Inhaltsstoffe der Muttermilch) oder bei Kindern mit gastroösophagealem Reflux
- Zungenstoß oder „Knubbeln" (ungünstige Zungentechnik, meist ein Hin- und Herschieben der Zunge)
- Flache oder invertierte oder in der Elastizität eingeschränkte Mamillen neigen besonders stark zu dieser Art von Verletzungen (Kap. 22), vor allem wenn nicht genug Brustgewebe erfasst wird und das Kind „knubbelt".
- In seltenen Fällen sind angeborene Zähnchen der Grund (Fallbeispiel 25–1)

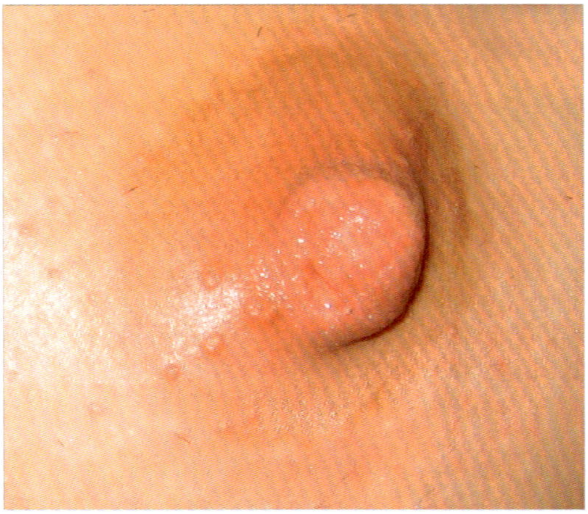

Abb. 25.7 Rhagade am Mamillenrand.
(Quelle: Hildegard Schüllner)

Praktische Tipps für die Stillberatung

Zusätzlich zu den in Kap. 25.5.1 bis Kap. 25.5.3 genannten Punkten:

- Bei flachen oder invertierten Mamillen besonders sorgfältiges Stillmanagement vor allem bzgl. der Stillposition und Anlegetechnik; evtl. Brustwarzenformer vor dem Stillen tragen, ggf. auch danach oder Brustwarzenschutz (BWS)/„Donut" (Kap. 25.4.3).
- Frenotomie bei einem zu straffen Zungenband
- Bei ungünstiger Saug- und Zungentechnik evtl. die Fingerfütterung bevorzugen, wenn zugefüttert werden muss; ggf. Zungenübungen nach Anleitung durch speziell geschultes Fachpersonal oder bei besonderen Auffälligkeiten ein spezielles Saugtraining nach neurophysiologischen Gesichtspunkten durch entsprechende Therapeuten/autorisiertes Fachpersonal einleiten;
- Gründe fürs Zurückziehen der Zunge finden und nach Möglichkeit eliminieren (Kap. 2.10.2).
- Bei starkem MSR/Milchfluss gegen die Schwerkraft stillen (Mutter befindet sich in einer mehr oder weniger auf dem Rücken liegenden Position)
- Beim Verdacht auf eine submuköse Spalte oder eine ungünstige Gaumenform Facharzt zuziehen
- Bei angeborenen Zähnchen können Stillhütchen oder evtl. eine Stillpause mit Abpumpen nötig sein (Fallbeispiel 25–1)
- Bei besonders massiv verletzten Mamillen sind ebenfalls Stillhütchen/Stillpause mit Abpumpen in Erwägung zu ziehen

25.5.5 Fissuren und Rhagaden am Mamillenansatz

Fissuren oder Rhagaden am Übergang von Areola zur Mamille, also am Brustwarzenansatz, sind u. a. Hinweise darauf,

- dass das Baby nicht genug Brustgewebe erfasst hat und sich dort mit den Kieferleisten „einhakt"
- dass es die Brust wieder „verliert", obwohl es gut angelegt war, weil der Saugschluss nur schwer gehalten werden kann (zu kurzes Lippen-/Zungenband; zu prall gefüllte Brust; verdeckte Spalte; Spalte des weichen Gaumens; zu wenig Energie und Kraft durch Hyperbilirubinämie, Auszehrung oder bei Herzfehlern). Es „hakt" sich mit den Kieferleisten ein, um die Brust nicht ganz zu verlieren.
- dass möglicherweise die Lippe eingezogen ist (straffes Lippenband)
- fliehendes Kinn
- dass das Kind eine ungünstige Zungentechnik hat.
- dass die Mutter beim Halten der Brust oder beim „Nase-frei-Halten" am Brustgewebe zerrt
- dass eine hohe Gewebebelastung vorlag, z. B. durch falsches Lösen des Kindes von der Brust.
- dass der Kopf des Kindes verdreht ist, also Ohr-Schulter-Hüfte nicht in einer Linie sind
- Wenn die Mahlzeit etwas länger dauert und die Mutter das Kind frei hält, kann sich durch Ermüdung der Armmuskulatur die Lage des Kindes, wenn auch nur minimal, verändern, was sich aber negativ auf die Belastung der Mamille auswirkt.

Praktische Tipps für die Stillberatung

Neben den oben genannten Möglichkeiten:

- Stillpositionen wählen, bei denen sich die Verletzung im Mundwinkel befindet
- Auf eine gute Mundöffnung beim Anlegen achten; ggf. Übungen mit dem Kind machen (Kap. 2.7.1).
- Ursachen für mangelnden Saugschluss finden und beseitigen bzw. hilfreiche Maßnahmen einleiten (Zunge beurteilen)
- Nach dem Stillen die Mamille hohllagern durch BWS oder „Donut"
- „Nase-frei-Halten" ist normalerweise überflüssig. Freies Atmen kann über eine Korrektur der Position oder Kopfhaltung geregelt werden
- Richtiges Lösen von der Brust beachten, falls das Kind nicht von selbst loslässt
- Passender Abpumpzylinder/Haube, angemessene Saugstärke wählen

25.5.6 Hautabschürfungen

Hautabschürfungen, -ablösungen, wunde Stellen entstehen durch eine anhaltende mechanische Beanspruchung. Das Baby „schabt" mit seiner Zunge an der Mamille (Schaft und/oder Spitze), weil diese ungünstig positioniert ist und/oder infolge einer falschen Zungentechnik. Verletzungen am Mamillenschaft entstehen auch beim Abpumpen oder Stillen mit Hütchen, wenn sich die Mamille an der Wand von Abpumphauben oder Stillhütchen aufreibt, weil die Größe nicht passt oder das Hilfsmittel nicht zentriert aufgesetzt ist.

Praktische Tipps für die Stillberatung

- Die bereits beschriebenen Punkte für gutes Erfassen beachten;
- Saug- und Zungentechnik überprüfen und nach Möglichkeit korrigieren, ebenso die Mundöffnung und die Elastizität von Zungen-/Lippenband
- Bei Verletzungen am Schaft Stillpositionen wählen, bei denen sich die Verletzung im Mundwinkel befindet und häufiger Positionswechsel
- Hilfsmittelpassform überprüfen und auf zentriertes Ansetzen achten.

25.5.7 Prall gefüllte Brüste

Beim initialen Milcheinschuss oder generell bei prall gefüllten Brüsten kommt es durch die Brustdrüsenschwellung zu einer Gewebeüberdehnung. Mamille und Areola flachen ab, das Gewebe steht unter Spannung und das Kind hat es schwer, die Brust bzw. Bereiche der Areola zu erfassen. Es rutscht immer wieder ab, saugt evtl. nur an der Mamille, dockt neu an, hat aber doch zu wenig Gewebe im Mund und beansprucht es ungünstig. Reizungen und Verletzungen sind die Folge bzw. wunde Mamillen werden schlechter statt besser. Außerdem kann die effektive Stimulation des MSR beeinträchtigt sein, was zu einer unzureichenden Entleerung führen kann.

Praktische Tipps für die Stillberatung

> **Merke** M!
>
> Stillen nach Bedarf heißt auch nach Bedarf der Mutter.

Spätestens **wenn die Brust zu spannen beginnt**, spricht nichts dagegen, das Kind zu wecken und anzulegen. Lässt es sich nicht wecken und zum Trinken animieren, sollte durch Handentleerung und Kühlen der Brust für Linderung gesorgt werden. Manchmal ist es nicht zu umgehen, durch einmaliges Abpumpen für Entlastung zu sorgen und anschließend mit Kühlen, Salbeitee etc. die Produktion etwas herunterzuregeln.

- Um die Zeit des initialen Milcheinschusses sollte das Kind **sehr häufig angelegt** werden (auf frühe Stillsignale achten), damit die Brust nicht zu voll wird. (8–12-mal in 24 Stunden oder kurzfristig auch öfters).
- Bei prallen Brüsten vor dem Anlegen durch Handentleerung oder Anpumpen den vorderen Brustanteil entlasten, damit das Baby genügend Gewebe erfassen kann.
- Bei prall gefüllten Brüsten kann es passieren, dass einzelne Milchgänge abgedrückt werden, oder dass durch die allgemeine Schwellung und Lymphstauung die Milchgänge eingeengt sind oder sich nicht genug dehnen können. Das alles behindert den Milchfluss.
  Individuell und der Situation entsprechend entscheiden, ob nach dem Stillen Kühlen (z. B. mit Quark- oder Weißkohlauflagen) angebracht ist, und ob es helfen könnte, durch einmaliges Abpumpen und anschließendes Kühlen die Situation zu entschärfen.
  Milchreduzierende Maßnahmen nur bei tatsächlich überschüssiger Produktion und möglichst **nach** dem Milcheinschuss einleiten.
- Bei starkem Gewebeödem ggf. eine **Tiefdruckmassage** von erfahrenem und entsprechend geschultem Fachpersonal durchführen lassen. Durch diese spezielle Behandlung wird der Lymphstrom angeregt. Das im Brustgewebe gestaute Gewebewasser wird dabei sanft in Richtung Lymphbahnen und Lymphknotenansammlungen (z. B. in der Achselhöhle, im Bereich von Sternum und Bauch) gelenkt.

> **Merke** M!
>
> Es ist normal, dass sich 2–3 Wochen nach der Geburt die Brüste nicht mehr so prall vor dem Stillen anfühlen. Sie werden weicher und manchmal wieder etwas kleiner. Bei gutem Gedeihen des Kindes ist dies kein Grund zur Besorgnis.

25.5.8 Fettpfropf

Ablagerungen in oder auf einem Milchgang, Verklumpungen der Milch oder fadenziehende Milch behindern die Entleerung (Gefahr von Milchstau/Mastitis).

Praktische Tipps für die Stillberatung

- Eine Kompresse mit warmem Öl tränken und 20 Minuten auflegen, dann stillen oder manuell die Milch gewinnen (Handentleerung) und dabei die Warze sanft zwischen den Fingern abrollen, als wolle man eine Tube ausdrücken, evtl. öfters wiederholen.
- Häufig stillen, Stillpositionen wählen, bei denen die Schwerkraft die Milch besser fließen lässt, z. B. Vierfüßler-Stand (Kap. 2.2.14); Stillen im Stehen (Kap. 2.2.15).
- Zusätzlich kann helfen/vorbeugen: 1–4 EL Granulat/Tag oder 1–2 magensaftresistente Kapseln (á 1200 mg) Lecithin pro Tag einnehmen und vorübergehend auf Milchfette (Milchprodukte wie Sahnejogurt, Sahnequark, Butter, Sahne, Eiscreme etc.) in der Ernährung verzichten oder stark reduzieren. Evtl. auch andere tierische Fette (fettes Fleisch, Wurst) weglassen.
- Gefäßverengend Medikamente oder gefäßverengende Stoffe in Lebensmitteln (z. B. in Schokolade) in Salbei oder in Genussmitteln (Koffein, Teein, Nikotin) können rezidivierende Milchstauungen oder verstopfte Milchgänge begünstigen.

25.5.9 Milchbläschen

Praktische Tipps für die Stillberatung

- Zur Vorbereitung evtl. wie beim Fettpfropf verfahren.
- Die Mamille sanft zwischen den Fingern abrollen, als wolle man eine Tube ausdrücken, und ggf. öfters wiederholen. Vielleicht platzt dabei das evtl. prall gefüllte Bläschen.
- Ansonsten mit einer sterilen Kanüle die Bläschenhaut öffnen und gleich danach anlegen.
- Bei beginnendem oder bereits bestehendem Milchstau die dafür angezeigten Maßnahmen durchführen (Kap. 29).

25.5.10 Ekzeme

Eine schuppige, wunde Mamillenhaut, evtl. juckend, die auf die übliche Behandlung wunder Mamillen nicht oder nur unzureichend anspricht (Soor ausschließen), deutet auf ein Ekzem hin (▶ Abb. 25.8). In sehr seltenen Fällen kann auch Psoriasis oder ein Paget-Karzinom die Ursache sein. Zur Sicherheit immer ärztlich abklären lassen.

Ekzeme können unterschiedliche Auslöser haben, z. B. Stress, Neurodermitis, Allergien/Unverträglichkeitsreaktionen.

Praktische Tipps für die Stillberatung:

- Beim Verdacht auf ein **Stressekzem** kann die Hebamme mit der Mutter/den Eltern die häusliche Situation betrachten und nach Entlastungsmöglichkeiten suchen (Kap. 25.9).
- Vit.-D-/Fluortablette nicht ins Stillhütchen legen und dann stillen!
- Unverträglichkeitsreaktionen/Allergien sind häufiger bei Frauen zu beobachten, die selber an Neurodermitis, Heuschnupfen oder einer Chrom-Nickel-Allergie leiden.

Um **Unverträglichkeitsreaktionen oder Allergien vorzubeugen**, empfiehlt es sich,

- auf Körperpflegeprodukte im Bereich von Mamille und Areola ganz zu verzichten, Wasser reicht.
- Zwischen der Beikostmahlzeit und dem Stillen sollte eine angemessene Pause liegen, vor allem bei Müttern, die zu Hautirritationen und Allergien neigen. Das Kind nach der Beikostmahlzeit und vor dem Anlegen etwas Wasser trinken lassen.
- Bei hochgradig allergisch reagierenden Müttern nur nach sorgfältigem Abwägen Therapeutika und Stillhilfen einsetzen, die gut geprüft und gängig sind, um Hautirritationen durch deren Inhaltsstoffe einzugrenzen.

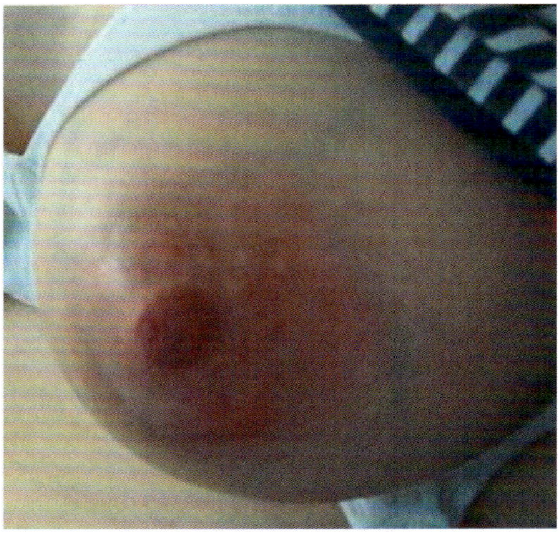

Abb. 25.8 Kontaktekzem der Areola durch Materialunverträglichkeit eines BWS. (Quelle: Hildegard Schüllner)

25.5.11 Saugschwache Kinder

Babys mit einer (vorübergehenden) Saugschwäche bzw. hypotone Babys haben oft zu wenig Kraft, um die Warze tief genug einzusaugen und zu halten. Sie rutschen häufig ab. Dadurch wird die Warze ungünstig positioniert und von Zunge, Kieferleisten und Gaumenrillen stärker mechanisch beansprucht (cave: ineffektiver MSR, geringer Milchtransfer, unzureichende Entleerung, Brustdrüsenschwellung, Rückgang der Milchbildung).

Praktische Tipps für die Stillberatung

- Übungen und Massagen, die den Saugschluss verbessern (Kap. 2.7.4) oder in schweren Fällen eine orofaziale Regulationstherapie durch autorisiertes Fachpersonal einleiten.
- Guter Arbeitstonus der Mutter/des Kindes beim Stillen
- Weicher vorderer Brustanteil (nicht zu volle Brüste)
- Die Mutter sollte Stillen im Liegen oder halbsitzende Stillpositionen bevorzugen, damit das Kind nicht gegen die eigene Schwerkraft arbeiten muss, sondern diese für sich ausnutzen kann; das Kind gut abstützen
- DanCer-Griff oder modifizierter DanCer, falls erforderlich

25.5.12 Saugtypen

Das Temperament und das daraus resultierende Saugverhalten des Kindes (Kap. 2.5.5) kann zu wunden Mamillen führen. Der ungestüme „Barrakuda" schnappt einfach zu und saugt sofort gierig los und kann in den allerersten Stilltagen die Mamillen sehr belasten. Der „erfolglose Hektiker" dockt in seiner Aufgeregtheit immer wieder nur kurz an und verliert die Mamille kurz darauf wieder. Auch die „Feinschmecker und Genießer" docken immer nur kurz an, nuckeln, nippen und spielen mit der Mamille und der „Träumer" lässt sich viel Zeit und nuckelt in den Pausen viel.

Praktische Tipps für die Stillberatung

- Bei „Barrakudas" unbedingt zuerst den Milchspendereflex auslösen, austretendes Kolostrum/Milch auf Mamille und Areola verteilen, mehrfach wiederholen und dann erst anlegen,
- Beim „Erfolglosen Hektiker" ebenso verfahren. „Zauderer", „Genießer" und „Träumer" könnten ebenfalls davon profitieren (Kap. 2.5).
- Darauf achten, dass der vordere Brustanteil weich und gut zu erfassen ist.
- Ansonsten Geduld und das Kind nicht zwingen/drängen.
- Evtl. Milch/Kolostrum von Hand entleeren und die Tropfen mit einem Teelöffel auffangen oder mit einer Spritze aufziehen und die so gewonnene Milch dem Kind einflößen. (Bei der Mutter wird dadurch die Milchbildung angeregt und beim Kind einer Hypoglykämie vorgebeugt).
- Evtl. mit der (elektrischen) Milchpumpe die Milchbildung unterstützen.

25.5.13 Soor

Auf eine Soorinfektion weisen **plötzlich auftretende Mamillenschmerzen** hin, vor allem wenn es bisher keine Probleme mit wunden Mamillen gab. Sie gehen mit Brennen und leuchtend roten Mamillen/Mamillenspitzen beim und nach dem Stillen einher und bessern sich nicht durch Multi-Mam® Kompressen (Kap. 27).

25.5.14 Auffälligkeiten von Zunge, Lippen und Gaumen

Die **Zunge** übernimmt beim Saugen und Milchtransfer eine tragende Rolle. Schränkt ihre Form (kurz, herzförmig) die Funktion ein oder hat das Kind eine ungünstige Zungentechnik (Zungenstoß, Zunge zurückziehen, „Knubbeln"), sind Reizungen und Verletzungen der Mamille und eine mangelnde Stimulation/Milchbildung die Folge. Maßnahmen zum Umgang mit diesen Auffälligkeiten werden in Kap. 2 genauer beschrieben.

Eingezogene Lippen sind relativ häufig die Ursache für wunde Mamillen und einen mangelnden Milchtransfer. Oft sehen die Lippen in der seitlichen Ansicht aufgestülpt aus, bei genauerem Hinsehen und Beobachten des Saugvorganges fällt auf, dass sich die **Lippenmitte beim Saugen einzieht.** Gründe dafür können intrauterines Saugen an der Lippe oder ein straffes oder tief angewachsenes Lippenband sein. Ein Saugbläschen an der Oberlippenmitte oder „Hornhaut" auf den Lippen des Kindes zeigen, dass die Lippen während des Saugens mitarbeiten bzw. dass das Kind unter Anspannung/Stress stehen könnte.

Kinder mit isolierter **Lippenspalte** können häufig problemlos stillen. Bei einer **Kiefer- und/oder Gaumenspalte** ist es u. U. schwierig und mühsam (Kap. 6). Eine Spalte im weichen Gaumen kann, je nach Größe, Probleme beim Aufbau/Halten eines ausreichenden Saugschlusses und Vakuums bereiten, ebenso verdeckte Spalten.

Der **Gaumen** zeigt in der Regel einen sanften Bogen mit Querrillen im vorderen Bereich zum besseren Halten des Brustgewebes/der Mamille. Hin und wieder gibt es Abweichungen (z. B. ein hoher oder spitzer Gaumen, Blasengaumen, Stufengaumen oder eine Gaumenlängsrille), die wunde Mamillen begünstigen können. Diese Kinder haben oft Mühe, den Saugschluss zu halten, was durch Geräusche wie Klicken, Schmatzen oder Schnalzen hörbar ist. Sie können die Mamille schlecht in Position halten, rutschen ab, fassen ständig nach, was schließlich die Warze wund reibt. Auch kann es sein, dass die Mamille ins Gaumendach gequetscht wird, um den Saugschluss besser zu halten, was sich unmittelbar nach dem Loslassen in Form einer flachgequetschten Mamille, manchmal mit hellen, blutleeren Rändern, zeigt. Durch den starken Druck können diese Stellen auch einbluten oder „aufplatzen".

Reagiert das Kind auf Inhaltsstoffe der Muttermilch **„allergisch"**, kann es sein, dass der Gaumen beim Trinken zu jucken beginnt. Das Kind versucht dann, mit der Zunge den Juckreiz am Gaumen zu stillen, indem es sie zurückzieht und den Gaumen „schabt". Dabei wird natürlich die Mamille entsprechend beansprucht und wund gescheuert.

Praktische Tipps für die Stillberatung

- Das Kind gut abstützen und **Stillpositionen** bevorzugen, die die Zunge entlasten und den Mundboden entspannen (Kinn des Kindes beim Anlegen brustwärts neigen; das Kind in aufrechter Haltung beim Wiege-/Rückengriff und die Mutter etwas zurückgelehnt; Hoppereitersitz; gegen die Schwerkraft stillen, d. h. Mutter in liegender Stillposition oder halbsitzend, damit das Kind nicht gegen die Schwerkraft arbeiten muss, sondern diese für sich ausnutzen kann).
- Eingezogene Lippen lösen (Kap. 2.7.3);
- **Lippenbändchen sanft dehnen**: beim Spielen mit dem Kind immer wieder mit dem Zeigefinger über die Lippenmitte streichen und die Oberlippe sanft Richtung Nase aufstülpen, die Unterlippe Richtung Kinn.
- Ein zu **straffes Zungenband** sollte durchtrennt werden, auch im Hinblick auf die spätere Sprachentwicklung (Kap. 25.7).
- Beim **Zungezurückziehen** vor jedem Anlegen und zwischendurch die „Mund-auf-Zunge-Rausstreck-Übung" vormachen.
- Evtl. Zungenübungen nach entsprechender therapeutischer Anleitung machen oder Saugtraining durch autorisiertes Fachpersonal veranlassen.
- Kinder, die an einem **gastroösophagealen Reflux** leiden, neigen dazu, die Zunge zurückzuziehen (Kap. 25.5.19).
- **Anamnese bzgl. der Allergien in der Herkunftsfamilie** des Kindes erheben (besonders Milcheiweißunverträglichkeit/-allergie). Beim Verdacht auf eine Allergie des Kindes auf Inhaltsstoffe der Muttermilch sollten alle Milchprodukte, Schokolade, Wurst und Fertigprodukte für 8 Tage aus der Ernährung der Mutter gestrichen werden.
- Zögern Sie nicht, bei persistierenden Schwierigkeiten Fachleute hinzuzuziehen.

25.5.15 Schiefer Mund

Ein Kinderarzt/Kinderneurologe sollte hinzugezogen werden, wenn Ihnen ein hängender Mundwinkel in Ruhe oder ein schiefer Mund beim Schreien oder Lächeln auffällt. KiSS oder eine Minderfunktion oder Lähmung/Verletzung der Gesichtsnerven könnte die Ursache sein.

Praktische Tipps für die Stillberatung

- Die erste Maßnahme ist stets das Ausprobieren verschiedener Stillpositionen, auch außergewöhnlicher (Kap. 2.2 ff), ggf. Hilfsgriffe (DanCer) beim Anlegen einsetzen.
- Das Kind so anlegen, dass die schwache Seite oben, also in Sicht ist.

25.5.16 Mundöffnung nicht weit genug

Das weite Öffnen des Mundes ist für das Erfassen der Brust zwingend. Kann ein Kind aus irgend einem Grund, z. B. KiSS, den Mund nicht weit genug öffnen, wird es die Mamille nicht tief genug einsaugen können. Vor allem flachgequetschte Mamillen oder Verletzungen an der Mamillenspitze, am Mamillenansatz, (bei zusätzlicher Zungenproblematik auch am Mamillenschaft) können die Folge sein.

Praktische Tipps für die Stillberatung

- Das Mundöffnen vormachen bzw. unterstützen. (Kap. 2.7.1)
- Ansonsten müssen die Kriterien für gutes Erfassen der Brust beachtet werden (Kap. 2.7)

- Kann das Kind auch beim Schreien den Mund nicht weit genug öffnen, sollte ein Kinderarzt zugezogen und eine Behandlung rasch eingeleitet werden (Kap. 8).
- Gleiches gilt für einen ausgeprägten Beißreflex, ein krampfhaftes Beißen und muskuläre Hypertonie beim gesunden, reifen Neugeborenen.
- Verändert sich durch diese Behandlung und das Ausprobieren verschiedener Stillpositionen und Massagen das „Beißen“ nicht, kann dies ein Zeichen für eine vorübergehende Unreife des Gehirns oder eine neurologische Erkrankung sein. Das Kind sollte rasch einem Kinderarzt/Kinderneurologen und Therapeuten vorgestellt werden.
- Die „Rotationslagerung“ könnte sich u. U. auch positiv auswirken (s. Praxistipp Kap. 2.7.1)

Merke **M!**

Das Hinzuziehen von Therapeuten mit einem neurophysiologischen Behandlungskonzept und Erfahrung in Saugstimulation, Saugtraining etc. ist zwingend bei neurologisch auffälligen Kindern, insbesondere in Kombination mit ungünstiger Saug- und Zungentechnik. Es kann aber auch bei anhaltend wunden Mamillen und Verdacht auf eine ungünstige Saug-/Zungentechnik angezeigt sein.

25.5.17 Fliehendes Kinn, zurückgezogener Unterkiefer

Bei einem **fliehenden Kinn,** erst recht bei einem **zurückgezogenen Unterkiefer**, kann das Kind beim Anlegen den Unterkiefer – und oft auch die Zunge – nicht weit genug nach vorne bringen. Es tut sich schwer, genug Brustgewebe einzusaugen und die Zunge kann in ihrer Motorik eingeschränkt sein. Das Kind „hakt“ sich meist mit dem Unterkiefer ein, um die Brust nicht zu verlieren, was zu Verletzungen im Bereich Übergang Areola – Mamille und Mamillenspitze führt.

Merke **M!**

Cave: Bei einem stark zurückgezogenen Unterkiefer immer auch an ein zugrundeliegendes komplexes Syndrom denken!

Praktische Tipps für die Stillberatung

- Stillpositionen wählen, die den Mund- und Zungenboden entlasten (Kap. 25.5.14).
- Mit DanCer-Griff oder modifiziertem DanCer das Kinn nah an der Brust halten.
- Ausprobieren, ob das Anlegen mit einem etwas zur Brust gezogenen Kinn besser klappt; ggf. Kinderarzt hinzuziehen.

25.5.18 Kindliche Asymmetrien

Für das korrekte Erfassen und Saugen an der Brust muss das Kind „in seiner Mitte“ sein. D. h. Abweichungen in der Symmetrie im Kopf-, Mund- und Gesichtsbereich oder in der Körperachse können das subtile Zusammenspiel der vielen verschiedenen beim Saugakt aktiven Gesichtsmuskeln und Nerven beeinträchtigen und wirken sich somit auf das Saugmuster aus. Das kann dazu führen, dass das Kind Probleme hat, den Saugschluss zu halten, weil der Mund schief ist oder eine Lippenhälfte nicht so viel Kraft aufbringen kann, oder dass die Zunge in ihrer Form und Arbeitsweise beeinträchtigt ist. Es kann auch vorkommen, dass das Kind nur in einer bestimmten Stillposition trinkt/trinken kann.

Gesichtsasymmetrien können durch die Lage in der Gebärmutter bedingt sein oder sich in den ersten Wochen durch einseitige Lagerung/Seitenpräferenz des Kindes entwickeln.

In Bauch- und Rückenlage lässt sich vor allem beim nackten Kind dessen **Symmetrieachse** gut **beurteilen**. Es fällt auf, wenn der Körper in beiden Lagen eine „Verbiegung“ zeigt oder der Kopf eine „Lieblingsseite“. Hier liegt der Verdacht auf KiSS nahe (Kap. 8). Die „Rotationslagerung“ könnte sich hier u. U. auch positiv auswirken (s. Praxistipp Kap. 2.7.1).

Praktische Tipps für die Stillberatung

- Bei leichten Beeinträchtigungen empfiehlt sich ein häufiger Stillpositionswechsel, um die Mamillenbelastung „gleichmäßig zu verteilen“.
- Das Kind sollte so angelegt werden, dass die schwache Seite oben liegt; evtl. DanCer-Griffe probieren.
- Rasche Besserung können spezielle (Bürsten-) Massagen (nach Ulrike Bunzel-Hinrichsen) und ein Saugtraining bringen (beides setzt eine entsprechende Schulung voraus).

- Beim Verdacht auf KiSS oder eine Lähmung ist das Hinzuziehen eines Kinderarztes/Kinderneurologen und eines Therapeuten umgehend zu veranlassen.

25.5.19 Gastroösophagealer Reflux (GÖR)

Durch mangelnden Verschluss des Mageneingangs läuft, insbesondere im Liegen (auch beim Stillen), Mageninhalt zurück in die Speiseröhre (Ösophagus). Der saure pH-Wert verursacht Verätzungen der Ösophagusschleimhaut und Schmerzen. Die Kinder wollen/können nicht flach liegen. Sie spucken extrem häufig, sind sehr unruhig, bäumen sich beim Stillen auf und können auch zum Brustverweigern tendieren. Sie zeigen oft auch Probleme mit der Saug- und Zungentechnik und neigen zum Zungezurückziehen (s. auch Kap. 2.10.2).

Praktische Tipps für die Stillberatung

- Häufige kleine Mahlzeiten
- Das Kind in aufrechter Position stillen
- Gewichtskontrolle
- Kinderarzt/Kindergastroenterologe

25.5.20 Angeborene Zähnchen

Normalerweise brechen die Schneidezähnchen bei den meisten Stillkindern erst mit etwa 6–8 Monaten durch. Sie können aber auch schon nach wenigen Lebenswochen durchbrechen. Das Stillen ist dann meistens unproblematisch. In seltenen Fällen kann die veränderte Speichelzusammensetzung während der Zahnungsphase zu Irritationen des Mamillen-/Areolengewebes führen.

Angeborene Zähnchen sind sehr selten. Sie können jedoch wunde Mamillen begünstigen, da die anatomischen Verhältnisse noch nicht passen, d. h. Kiefer und Mundöffnung sind bei einem NG wesentlich kleiner und die Zähnchen können daher den Mamillenbereich eher verletzen, außerdem scheinen sie die Zunge zurückzuziehen.

Praktische Tipps für die Stillberatung:

- Häufiger Positionswechsel, um die Belastung der Mamille gleichmäßig zu verteilen
- Für sofortigen und guten Milchtransfer sorgen, darum vor dem Anlegen den MSR auslösen
- Ggf. vorübergehend mit Hütchen stillen
- In ausgeprägten Fällen kurzfristige Stillpause mit Abpumpen

Fallbeispiel 25–1: Vorzeitiger Zahndurchbruch **B**

Eine Mutter, III. para mit extrem verletzten Mamillen, (Epithelablösungen sowohl an der Mamillenspitze als auch an anderen Stellen der Mamille und Einrisse am Übergang Mamille – Areola) wird am 3. Wochenbetttag aus der Geburtsklinik entlassen.

Beim Kind fallen „Verdickungen" – ähnlich wie Pickel oder kleine Geschwüre – auf der Kauleiste des Unterkiefers auf, die am Ende der ersten Woche die Kronen zweier Schneidezähnchen frei geben. Die Verdickungen waren bereits in der Klinik aufgefallen und als „Dentitio praecox" (vorzeitiger Zahndurchbruch) im U-Heft vermerkt. Stillhütchen wurden der Mutter vom Pflegepersonal angeboten, aber nicht verwendet.

Die ersten Stilltage sind mit extrem starken Schmerzen verbunden, sie verzichtet dennoch auf Schmerzmittel und zunächst auch auf Stillhilfsmittel. Das Stillen in unterschiedlichen Positionen bringt kaum Schmerzlinderung.

Am 3. Betreuungstag (7. Tag p. p.) entscheidet sich die Mutter dann doch fürs Stillen mit Hütchen, nachdem sich die Verletzungen weiter verschlimmert hatten und das Kind Blut spuckte. Auf die überlassene Handmilchpumpe greift sie nach weiteren 2 Tagen zurück, da die Gewichtszunahme über mehrere Tage ausbleibt. Das Abpumpen schmerzt trotz massiv verletzter und blutender Mamillen kaum, die Milch fließt gut und somit ist der „Teufelskreis" unterbrochen.

Die Hilfsmittel bewahren die Mamillen vor weiteren Verletzungen und tragen zur Heilung bei (ebenso Multi-Mam®-Kompressen und später abwechselnd hochgereinigtes Lanolin und Olivenöl). Die deutliche Reduktion der Schmerzen sorgt für einen guten MSR, und somit auch für ausreichend Milch und eine gute Gewichtszunahme. Zwei Wochen lang pumpt sie die massiv verletzte linke Seite ab und gibt die Milch per Flasche (Bechern ist ihr zu mühsam). Rechts stillt sie mit Hütchen.

Während der folgenden Wochen wird rechts, zu Beginn der Mahlzeit mit Hütchen gestillt und gegen Ende, nachdem der größte Hunger bereits gestillt ist, vorsichtige Versuche ohne Hütchen gemacht – zunächst bei jeder zweiten Mahlzeit und nach etlichen Tagen bei jeder Mahlzeit. Als es immer besser klappt, beginnt die Mutter nur kurz mit Hütchen und setzt dann das Stillen ohne Hütchen fort.

Parallel dazu legt sie immer wieder mal am Ende einer Mahlzeit das Kind kurz an der linken Seite mit Stillhütchen an. Mit zunehmender Abheilung werden auch hier die Stillzeiten ausgeweitet. Nach geraumer Zeit stillt sie rechts kurz ohne Hütchen und wechselt dann nach links und stillt dort mit Hut weiter. Falls nötig, wird anschließend noch etwas nachgepumpt.

Es dauert ca. 5 Wochen, bis die linke Mamille komplett abgeheilt ist. Nach insgesamt 7 Wochen ist es möglich, das Kind auch links ohne Hilfsmittel zu stillen. Die durchschnittliche Gewichtszunahme liegt bei ca. 300 g! pro Woche. Die Abdrücke der Zähnchen sieht man nach jedem Stillen, doch sie „wandern“ von Woche zu Woche etwas weiter vom Mamillenansatz in Richtung Areola.

25.6 Schmerzzeitpunkt, Schmerzort und Schmerzart

25.6.1 Schmerzzeitpunkt

Die Angabe des **Schmerzzeitpunktes**, z. B. „seit mein Kind eine Flaschenmahlzeit erhalten hatte …“, „seit ich abpumpe …“, „seit ich das Hütchen verwende …“, „ein paar Tage nachdem mein Kind eine Soorinfektion im Mund hatte …“, seit ich das Duschgel wechselte …“, o. ä. lassen auf die entsprechende Ursache schließen.

Weitere Auslöser könnten sein: Beruhigungssauger wurde eingeführt, Beikostbeginn, Wiedereinsetzen der Regel, eine erneute Schwangerschaft.

Schmerzen im Zusammenhang mit der Verwendung von Stillhilfsmitteln stellen deren Handhabe und Passform in Frage und müssen überprüft werden.

Schmerzen nur am Beginn der Mahlzeit und nachlassend, sobald das Kind kräftig schluckt, kann man reduzieren/vermeiden, indem das Kind erst dann angelegt wird, wenn die Milch bereits gut fließt, bzw. der Milchspendereflex ausgelöst ist (gilt auch fürs Abpumpen).

25.6.2 Schmerzort

Merke M!

Eine konkrete Angabe des *Schmerzortes* zeigt, wo die Mamille ungünstig positioniert ist bzw. wo sie belastet wird.

Schmerzen an der Unterseite der Mamille (die Unterseite ist dort, wo sich der Unterkiefer befindet!) werden hauptsächlich verursacht durch
- eine ungünstige Brustführung. Dadurch kann sich die Position der Mamille im Mund des Kindes verändern und so einer ungünstigen Belastung ausgesetzt sein.
- eine ungünstige Zungentechnik (Zungenstoß, Knubbeln, Zunge hin- und herschieben), eine ungünstige Zungenform (kurz, herzförmig, durch zu kurzes Zungenband) oder
- eine eingezogene Unterlippe (Lippenband)
- ein fliehendes Kinn
- Während der Anwendung von Stillhilfsmitteln kann ein nicht zentriertes Ansetzen oder die ungünstige Passform Ursache sein.

Schmerzen an der Oberseite der Mamille können u. a. dadurch bedingt sein, dass die ungünstig erfasste/positionierte Mamille an den Gaumenrillen hin- und hergleitet (eingezogene Lippe, ungünstige Brustführung, Nase frei halten etc.) oder sich am Zylinder eines Stillhütchens/Abpumphaube aufreibt.

Schmerzen am Übergang zwischen Mamille und Areola (vgl. Kap. 25.5.5) können u. a. bedingt sein durch
- „Einhaken“ bei zu wenig/ungünstig erfasstem Brustgewebe
- eine eingezogene Ober-/Unterlippe (Kap. 2.7.3) Einen verdrehten Kopf (Ohr-Schulter-Hüfte nicht in einer Linie)
- eine nach oben oder unten schräg zulaufende Mamillenspitze
- ein fliehendes Kinn
- eine kurze Zunge, ein zu kurzes Zungenband o. Ä.

- eine ungünstige Zungentechnik
- Auch beim „Nase-frei-Halten" – was bei guter Anlegetechnik i. d. R. unnötig ist – wird ein ungünstiger Zug auf das Gewebe am Mamillenansatz ausgeübt.

Schmerzen an der Warzenspitze werden oft durch einen starken Sog verursacht, z. B. weil nicht ausreichend Milch fließt (erst MSR auslösen, dann anlegen; Wechselstillen). Das Reiben der Zunge an der Mamillenspitze bei einer ungünstigen Zungentechnik oder das Zurückziehen der Zunge, um einen starken Milchfluss zu bremsen, verursacht dies ebenso.

25.6.3 Schmerzart

Auch die **Beschreibung der Schmerzart** kann Aufschluss über die Ursache geben.

Ein **brennender oder stechender Schmerz** kann anzeigen, dass die Mamille nicht tief genug eingesaugt wurde, schlecht positioniert ist oder der Sog von Kind oder Pumpe zu stark ist oder dass Stillhilfsmittel nicht richtig sitzen oder in der Größe unpassend sind. Es kann aber auch ein Hinweis auf einen Vasospasmus sein (blutleere, helle Mamille oder ein bläulich-livide Verfärbung).

Äußerungen, wie **„... als würde mir jemand die Warze mit einem stumpfen Messer abschneiden"** weisen häufig auf Schmerzen/Rhagaden am Übergang Mamille zu Areola hin.

Schmerzen **„wie Splitter in den Milchgängen"** wecken den Verdacht auf einen Milchgangssoor, erst recht bei einer vorausgegangenen Soorinfektion im Mund des Kindes bzw. der Mamillen.

Ein **brennender Schmerz der ganzen Mamille**, während und nach dem Stillen, weckt ebenfalls den Gedanken an eine Soorinfektion, vor allem in Kombination mit einer leuchtend roten Mamille. Ist die Sooranamnese negativ und sind die Mamillen unauffällig, können kurzfristige, hochdosierte und zeitlich versetzte Gaben von Magnesium und Kalzium probiert werden. Auch eine kurzfristige Vitamin-B-Substitution kann manchmal helfen.

Anhaltende Schmerzen während einer Stillmahlzeit lassen sich häufig durch einen Positionswechsel lindern. Ändert sich nichts, lohnt es sich, durch die genaue Beobachtung einer Stillmahlzeit herauszufinden, ob das Kind den Mund weit genug öffnen und genug Brustgewebe erfassen kann, wie gut der MSR/Milchfluss ist oder ob es an einer falschen Saug- oder Zungentechnik liegt.

Fallbeispiel 25–2: Anhaltender Schmerz beim Stillen ohne sichtbare Verletzung **B**

Eine afrikanische Mutter besucht uns mit ihrem etwa drei Monate alten Säugling im Stillcafé und berichtet über ständige Schmerzen beim Stillen in der rechten Brust. Auf die Frage, seit wann sie diese Schmerzen habe, antwortet sie, dass sie von Anfang an bestünden und sie den gleichen Schmerz bereits beim ersten Kind während der gesamten Stillzeit von ca. einem Jahr hatte! Er sei nicht sehr intensiv, aber nervenaufreibend, eine Art Ziehen von der Mamille in die Brust.

Die Inspektion der Mamille und der Tastbefund der Brust zeigen keine Auffälligkeiten. Sie legt das Kind korrekt an und das Erfassen der Brust durch das Kind ist optimal. Sie stillt in der Wiegehaltung. Die Frage, ob sie auch in anderen Positionen stillt, verneint sie.

Daraufhin zeigen wir ihr anhand einer Puppe verschiedene Positionen und ermutigen sie, den Rückengriff (Football-Haltung) auszuprobieren. Sie tut es und ist sehr erstaunt, dass das Saugen jetzt völlig schmerzfrei ist. Auch bei einem Kontakt 2 Tage später bestätigt sie die Schmerzfreiheit.

25.7 Mögliche Folgen

25.7.1 Erhöhtes Mastitisrisiko

Das Risiko, an einer **Mastitis** zu erkranken, ist bei wunden Mamillen deutlich erhöht, da die Verletzungen eine ideale Eintrittspforte für Keime sind. Nach Biancuzzo [493] ist die Wahrscheinlichkeit, eine Mastitis in der Woche zu bekommen, in der die Mamille verletzt war, um das 6-Fache erhöht.

Mastitisprophylaxe durch die Mutter

- Die Hände vor dem Stillen oder Berühren der Brust gründlich waschen.
- Die Kleidung, die mit der Brust und den Mamillen in Berührung kommt, sollte bei mind. 60 °C waschbar sein (Ausnahme: Stilleinlagen aus Bourettseide, sie haben eine natürliche keimabweisende Eigenschaft).
- Stillhilfsmittel nach jedem Gebrauch gründlich reinigen und 2-mal täglich auskochen oder vaporisieren. Adäquate Wundversorgung bei offenen/blutenden Mamillen.

Mastitisprophylaxe durch das Klinikpersonal:

- Gründliche Händedesinfektion, bevor die Brust berührt wird.

25.7.2 Vorzeitiges Abstillen

Wunde Mamillen haben einen negativen Einfluss auf die Stilldauer, sie sind ein sehr häufiger Grund für das Abstillen. Nicht wenige Mütter geben aus diesen Grund das Stillen bereits in der Klinik auf. Laut Bayerischer Stillstudie [510] sind Stillprobleme, wie **Milchmangel und wunde Mamillen**, der Hauptgrund zum vorzeitigen Abstillen im 2. Monat nach der Geburt. Der Milchmangel steht dort an erster Stelle.

Milchmangel und wunde Mamillen hängen unmittelbar zusammen. Fließt wenig Milch, ist insbesondere die Mamillenspitze einem höheren Sog/Vakuum ausgesetzt [506]. Schmerzen und Reizungen werden ausgelöst (Kap. 25.2).

Schmerzen beim Stillen hemmen die Oxytocinausschüttung und demzufolge den MSR. Mangelnde Entleerung und mangelnde Milchbildung sind die Folge.

25.8 Präventionsmöglichkeiten

Merke M!

Die beste Möglichkeit, wunden Mamillen vorzubeugen, ist eine gute Information der Mutter bzgl. Stillpositionen und Anlegetechniken[512] **am besten bereits in der Schwangerschaft.**

Dies kann z. B. durch einen frühzeitigen Kontakt zu einer Hebamme erfolgen oder im Rahmen der Geburtsvorbereitung oder durch den Besuch eines speziellen Stillvorbereitungskurses – am besten schon im II. Trimenon (ab ca. 18. SSW), da die Schwangere dafür offener und noch nicht so sehr auf die Geburt ausgerichtet ist, als im III. Trimenon. Auch der Kontakt zu einer Stillgruppe/Stillcafé ist empfehlenswert.

Bei invertierten Mamillen, vor allem bei echten Hohlwarzen lohnt sich der frühe Kontakt zu einer Hebamme oder Stillberaterin, um frühzeitig „korrigierende“ Maßnahmen, z. B. durch das Tragen eines Mamillenformers (ab etwa 20. SSW), einzuleiten (siehe Fallbeispiel und Abbildungen in Kap. 22.4). Das Tragen eines Mamillenformers kann sich auch bei flachen oder in der Elastizität eingeschränkten Mamillen im letzten Drittel der Schwangerschaft bewähren.

Eine gute Möglichkeit, die Mamillen auf ihre künftige Beanspruchung vorzubereiten, ist der **Kontakt der Mamillen zur Kleidung**, also keinen BH tragen, vor allem bei kleinen Brüsten. Braucht die Brust Stütze, kann man ältere, aber gut sitzende BHs entsprechend ausschneiden oder mit einem Loch in Warzenhofgröße versehen (▸ Abb. 22.5) oder einen Still-BH mit offener Lasche tragen.

Erlaubt, sehr effektiv und sicher sind auch **sanfte Partnerstimulationen** [501] und viel Kontakt zu (Sonne) Licht und Luft.

Merke M!

Es ist nicht erwiesen, dass abhärtende Maßnahmen vorbeugend wirken. Ebenso wenig helfen spezielle Pflegeprodukte, die zur Anwendung in der Schwangerschaft angeboten werden.

Es konnte ebenfalls nicht nachgewiesen werden, dass hellhäutige, blonde oder rothaarige Frauen häufiger zu wunden Warzen neigen. (Lawrence [501] und das Royal College of Midwives [496] beziehen sich auf Studien von Brockway, 1986; Gans, 1958; Brown/Hurlock, 1975).

Mamille und Areola sollten **möglichst wenig Kontakt zu Duschgels, Badezusätzen und sonstigen Pflegeprodukten** haben, erst Recht gegen Ende der Schwangerschaft und in den ersten Wochen nach der Geburt. Blankes (evtl. kaltes) Wasser reicht, denn gegen Ende der Schwangerschaft bildet sich natürlicherweise eine etwas dickere Hornschicht (Keratose) im Bereich der Mamille, die eine Art Schutzschicht für die ersten Anlegeversuche darstellt. Die Bildung dieser Schutzschicht kann durch kurze Sonnenbestrahlung unterstützt werden und durch das sanfte Reiben der Kleidung an den unbedeckten Mamillen. Die kleinen „Pickelchen“ im Bereich der Areola, die Montgomerydrüsen, sondern ein Sekret/Lubrikat ab, das u. a. fettende und pflegende Substanzen für Mamille und Areola enthält, sowie Duft- und Lockstoffe für das Neugeborene, damit es die Brust leichter findet. Es unterstützt außerdem die vermehrte Keimbesiedelung im Bereich der Mamille und Areola mit Acidophilus- und Bifidusbakterien [495]. Sie dienen als Schutz vor Infektionen, insbesondere bei wunden Mamillen. Diese Bakterienstämme sind auch für eine positive Keimbesiedelung im kindlichen Darm verantwortlich und werden in erster Linie durch direkten Hautkontakt beim Stillen übertragen; deshalb nur dann mit Hütchen stillen oder Abpumpen, wenn es nicht zu vermeiden ist.

25.9 Was braucht die stillende Mutter?

Wunde Mamillen und dazu evtl. noch ein unruhiges Kind sind eine immense körperliche und seelische Beanspruchung für die Mutter. Zum Stillen braucht sie, neben adäquater und kompetenter fachlicher Hilfe, unbedingt die **seelisch-moralische Unterstützung** aus ihrem unmittelbaren Umfeld, um diese Krise zu meistern. Fehlt sie, ist der Weg zum Abstillen nicht mehr weit.

Die **Entlastung im Haushalt** und die Betreuung von Geschwisterkindern sollten ebenso selbstverständlich sein. Kann dies nicht aus dem unmittelbaren Umfeld der Familie gewährleistet werden, ist der kurzfristige Einsatz einer Haushaltshilfe anzuraten. Oft gibt es in den Gemeinden (Rathaus) eine Liste mit Frauen, die ehrenamtliche, kurzfristige Hilfe anbieten. Auch sozial-karitative Einrichtungen oder die Kirchen bieten ähnliche Dienste an. Die Institution „wellcome“, die es in manchen großen Städten bereits gibt, bietet ebenfalls preiswerte Unterstützung an.

Hilfreiche Adressen ✓

- www.wellcome-online.de

Daneben sollte die Mutter wissen (s. auch Kopiervorlage):

- Wunde Mamillen sind zu über 80 % anlegebedingt und klingen durch Korrektur des Stillmanagements oft in wenigen Tagen ab.

Merke M!

Das Kind spürt die Anspannung der Mutter und ihre Angst vor dem Stillen bei sehr schmerzhaften Mamillen und lässt sich dadurch oft verunsichern.

- Dies kann das Anlegen/Andocken zusätzlich erschweren (MSR vor dem Anlegen auslösen, ggf. Schmerzmittelgabe 20–30 Minuten vor dem Anlegen).
- Körperliche Schonung ist förderlich für den Heilungsprozess und die Milchbildung.
- Der Kontakt zu Stillgruppen, Stillcafés, Elterntreffs und der Austausch mit Frauen, die ähnliche Schwierigkeiten hatten, stärkt die Betroffene sehr.

25.10 Was braucht das gestillte Kind?

- Das Kind muss bequem und gut abgestützt liegen, damit ein gutes Erfassen und Halten der Mamille möglich ist (ggf. den MSR vorher auslösen und in halbwachem Zustand oder bei den ersten Stillzeichen anlegen).
- Das Anlegen in einer **entspannten Atmosphäre** ist wichtig.
- **Das Kind genau beobachten und untersuchen** (ggf. Kinderarzt), ob die Ursache für die wunden Mamillen evtl. in einer eingeschränkten Mobilität der Zunge oder anderen Auffälligkeiten zu finden ist. Bei festgestellten Auffälligkeiten entsprechende Maßnahmen/Gang zu Therapeuten veranlassen, um deren Behebung einzuleiten.
- **Auch das Kind loben** für alles, was es gut macht.
- **Zurückhaltung** im Einsatz von Beruhigungssaugern und Stillhütchen, Flaschenfütterung nach Möglichkeit umgehen.
- **Beim Einsatz von Stillhütchen** auf guten Milchtransfer achten und das Gewicht des Kindes im Auge behalten.

Literatur

[493] Biancuzzo M. Stillberatung, Mutter und Kind professionell unterstützen. München: Elsevier Urban und Fischer; 2005

[494] Mohrbacher N. Stock J. Handbuch für die Stillberatung. Deutsche Übersetzung von Both D. 2. Aufl. München: LLL-Deutschland e. V. 2002

[495] Muß K. Stillberatung und Stillförderung. Stuttgart: WVG; 2005

[496] Royal College of Midwives. Erfolgreiches Stillen. Deutsche Ausgabe von Friedrich J. 7. Aufl. Bern: Hans Huber; 2005

[497] Ausbildungszentrum Laktation und Stillen (AZ L + S) Otterbach. Unterrichtsmaterial zum Kurs: „Still- und Laktationsberatung IBCLC 2007/2008“ www.stillen.de

[498] Fortbildungszentrum Bensberg. Unterrichtsmaterial zum Kurs: „Ausbildung zur Fachkraft für Stillförderung 2007/2008“ www.fortbildung-bensberg.de

[499] Bunzel-Hinrichsen U. IBCLC, Hamburg. Unterrichtsmaterial zum Kurs „Saugtraining: Basiswissen, Basisstimulation" 10/2007. www.Stillen.de

[500] Nehlsen E. IBCLC,Porta Westfalica: AZ L+S Otterbach. Unterrichtsmaterial zum Kurs: „Saugtraining" 3/2011. www.Stillen.de

[501] Lawrence R, Lawrence R. Brestfeeding – A Guide for the Medical Profession. $6^{th}/7^{th}$ Edition. Philadelphia: Elsevier Mosby; 2005/2010

[502] Pschyrembel®. Klinisches Wörterbuch. 262. Auflage. Berlin: de Gruyter; 2011

[503] Friedrich J. Stillen – Was Mütter wissen sollten. Kreuzlingen/München: H. Hugendubel, Irisiana; 2007

[504] Lothrop H. Das Stillbuch. München: Kösel; 1995

[505] Brent N et al. Sore nipples in breast-feeding women: A clinical trial of wound dressings vs conventional care. 1998 http://www.ncbi.nlm.nih.gov/pubmed/9811284

[506] Minuno K et al. Higher sucking pressure during NNS. 2006 http://www.ncbi.nlm.nih.gov/pubmed/16627890

[507] Dollberg S et al. Immediate nipple pain relief after frenotomy in breastfed infants with ankyloglossia: a randomized, prospective study. 2006 http://www.ncbi.nlm.nih.gov/pubmed/16952598

[508] Srinivasan A et al. Ankyloglossia in breastfeeding infants: the effect of frenotomy on maternal nipple pain and latch. 2006 http://www.ncbi.nlm.nih.gov/pubmed/17661602

[509] Geddes DT et al. Frenulotomy for breastfeeding infants with ankylglossia: effect on milk removal and suckling mechanism as imaged by ultrasound. 2008. Im Internet: http://pediatrics.aappublications.org/cgi/content/abstract/122/1/e188

[510] Infoblatt zur Bayrischen Stillstudie. Initiales Stillen und Gründe für das Abstillen. Ergebnisse der Studie „Stillverhalten in Bayern". 2006 http://www.lgl.bayern.de/gesundheit/umweltmedizin/doc/stillstudie_ergebnisse.pdf

[511] Coca KP et al. Does breastfeeding positions influence the onset of nipple trauma. 2009 http://www.ncbi.nlm.nih.gov/pubmed/19655688

[512] Morland-Schultz K, Hill PD. Prevention of and therapies for nipple pain: a systematic review. 2005 http://www.ncbi.nlm.nih.gov/pubmed/16020410

Tipps Ihrer Hebamme zur Vorbeugung und Behandlung wunder Brustwarzen

Vorbereitung der Brust auf die kommende Stillzeit

- Nehmen Sie möglichst bald in der Schwangerschaft Kontakt zu einer Hebamme auf, die Sie später auch im Wochenbett betreuen wird (beides ist eine Kassenleistung).
- Besuchen Sie möglichst schon in Ihrer Schwangerschaft einen Stillvorbereitungskurs und/oder nehmen Sie Kontakt zu einer örtlichen Stillgruppe auf.
- Gönnen Sie sich und Ihrer Brust ab und zu ein kurzes Sonnenbad.
- Verzichten Sie zu Hause auf den BH, damit Ihre Mamillen (Brustwarzen) sich an der Kleidung „abhärten" können. Braucht Ihre Brust jedoch Stütze, dann tragen Sie entweder einen Still-BH mit offener Lasche oder Sie schneiden einen älteren BH entsprechend aus oder Sie schneiden jeweils ein Loch in Warzenhofgröße hinein.
- Auch ein sanftes Streicheln der Brustwarzen durch Ihren Partner ist eine gute Vorbereitung.
- Verzichten Sie spätestens ab der 36. SSW auf Pflegeprodukte im Bereich der Brustwarze und des Warzenhofes. Ihr Körper bzw. die kleinen Drüsen im Warzenhofbereich sorgen für die nötige Pflege.

Nach der Geburt

- Machen Sie von der Möglichkeit des 24-Stunden-Rooming-in Gebrauch. Dadurch lernen Sie rasch, die Stillsignale Ihres Kindes zu deuten und Sie stimmen sich im Schlaf-Wach-Rhythmus gegenseitig aufeinander ein.
- Legen Sie Ihr Baby häufig an (8- bis 12-mal in 24 Stunden) und wechseln Sie dabei jedes Mal die Stillposition. Die Mamille wird dadurch „gleichmäßig belastet" und die Brust optimal stimuliert/entleert.
- Achten Sie darauf, dass Ihr Baby beim Erfassen der Brust den Mund weit öffnet und möglichst viel Brustgewebe einsaugen kann. Positionieren Sie Ihre Hand/Finger dabei weit genug vom Warzenhof entfernt (ca. 3 cm). Beachten Sie auch, dass die Lippen gut aufgestülpt sind (insbesondere die Lippenmitte).
- Schläft Ihr Kind an der Brust schnell ein, so wickeln Sie es zwischendurch und stillen Sie es mit wenig Kleidung und viel direktem Hautkontakt.
- Lassen Sie sich von Ihrer Hebamme zeigen, wie Sie den Milchspendereflex auslösen können.
- Streichen Sie vor jedem Anlegen etwas Milch/Kolostrum aus und verteilen Sie diese auf Ihrer Mamille und dem Warzenhof. Sie können Ihre Brüste auch sanft massieren und mit der evtl. austretenden Milch ebenso verfahren.
- Lassen Sie nach dem Stillen die Milch- und Speichelreste erst antrocknen, bevor Sie die Brust wieder einpacken.
- Stilleinlagen aus Bourettseide/Wolle haben sich besonders bewährt.
- Verzichten Sie nach Möglichkeit auf Beruhigungssauger und Flaschenfütterung, es gibt andere Möglichkeiten. Lassen Sie sich diese von Ihrer Hebamme zeigen.

Hilfreiche Tipps bei wunden Brustwarzen

- Wenden Sie sich bei Beschwerden möglichst rasch an Ihre Hebamme oder das Klinikpersonal/Still- und Laktationsberaterin, damit das Anlegen und Saugen Ihres Kindes überprüft werden kann (80 % der wunden Mamillen sind anlegebedingt!)
- Stillen Sie häufig und in wechselnden Positionen.
- Pflegen Sie Ihre Brustwarzen mit viel Luft, Licht und kurzen Sonnenbädern und danach – bei leichten Reizungen – mit dünn aufgetragenem Lanolin (z. B. Lansinoh®, Purelan®, Goldcreme® u. a.). Bei sonstigen Verletzungen haben sich Multi-Mam®-Kompressen bewährt. Diese bringen rasch Linderung und Heilung.
- Achten Sie auf saubere Hände, wenn Sie Ihre Brust berühren/pflegen und auch bei allem, was mit Ihrer Brust in Berührung kommt.
- Sie können Ihre Brustwarzen auch nach dem Stillen und Pflegen für 20–30 Minuten durch das Tragen eines Brustwarzenschutzes oder „Donuts" hohllagern (Hygiene beachten!). So kann Luft zirkulieren und Ihre Brustwarzen werden nicht von der Kleidung oder den Stilleinlagen berührt.

- Vielleicht kennt sich Ihre Hebamme mit Homöopathie oder Akupunktur oder Lasertherapie aus. Auch das kann rasch Linderung bringen.
- Sorgen Sie für Entlastung im Haushalt und bei der Kinderbetreuung und gönnen Sie sich körperliche Schonung. Das trägt sehr zum Heilungsprozess und auch zur Milchbildung bei.
- Wunde Mamillen sollten nach spätestens 3 Tagen deutlich besser sein. Anderenfalls ist weitere professionelle Hilfe und evtl. das Hinzuziehen eines Arztes nötig.

Hier erhalten Sie Information und Hilfe

Deutscher Hebammenverband www.hebammenverband.de → Beauftragte für Stillen und Ernährung oder bei den regionalen Landesverbänden jeweils bei der Beauftragten für Stillen und Ernährung.
Bund freiberuflicher Hebammen Deutschlands www.bfhd.de
Hebammen(Praxen), Stillambulanzen/Stillsprechstunden Ihrer Region mit Still- und Laktationsberatung.
Bei Ihrem Kinderarzt
Bei Still- und Laktationsberaterinnenwww.stillen.de oder www.bdl-stillen.de oder www.velb.org
Örtliche Stillgruppen/Stillcafés der AFS www.afs-stillen.de oder LLL www.lalecheliga.de oder www.stillen.de oder www.bdl-stillen.de

26 Weiße Mamille

Hella R. Köster

Das Erscheinungsbild einer weißen Mamille (► Abb. 26.1) im Zusammenhang mit dem Stillen beruht auf einer **unzureichenden oder vollständig unterbrochenen Durchblutung** der Brustwarze. Sofern keine Schmerzen auftreten und die Brustwarze schnell wieder ihre normale Farbe annimmt, besteht kein Problem. Sicherheitshalber sollte jedoch das Stillverhalten überprüft werden, um eine unzureichende Anlegetechnik auszuschließen.

Behandlungsbedürftige Verläufe dagegen sind von mehr oder weniger starken Schmerzen geprägt. Sie gehen entweder von einer Kompression der Mamille durch das stillende Kind oder von einer krampfartigen Verengung der zuleitenden Blutgefäße, einem Vasospasmus, aus.

26.1 Kompression der Mamille

Merke M!

Das Symptom der weißen Mamille steht meistens im Zusammenhang mit einem unzureichenden Stillverhalten, bei dem die Brustwarze durch das Kind komprimiert wird.

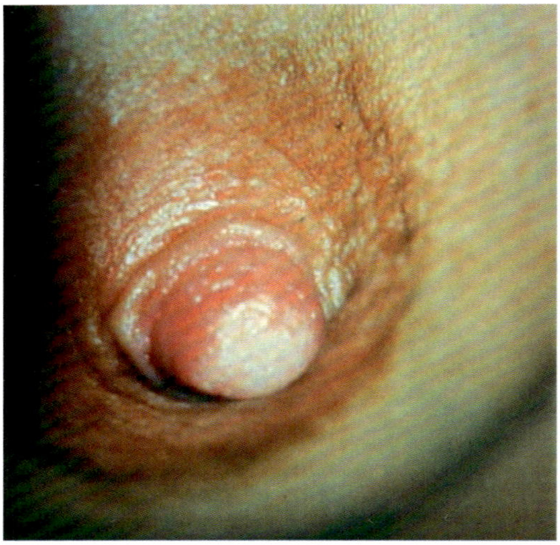

Abb. 26.1 Weiße Mamille. (Quelle: U. Taschner: Differenzialdiagnose: Weiße Mamille, Die Hebamme 2008; 160–165, Foto: Christa Herzog)

Die Brustwarze ist **unmittelbar nach dem Stillen** weiß und verformt (z. B. abgeflacht, zugespitzt, unförmig), möglicherweise ist ein weißer Kompressionsstreifen vorhanden. Hinzu kommen **Schmerzen**, die bereits während des Stillens einsetzen. Sie können sich noch verstärken, nachdem das Kind die Brust losgelassen hat, und bis zu einer Stunde nach dem Ende der Stillmahlzeit anhalten. Manchmal treten die Schmerzen auch erst nach dem Stillen auf.

Ursachen für eine Kompression der Mamille [515]:

- Unzureichendes Erfassen von Brustgewebe (häufigste Ursache)
- Instabile Stillposition, das Kind hält sich mit dem Kiefer an der Brust fest
- Unsachgemäßes Saugen
- Kieferklemme zur Regulierung eines zu starken Milchflusses
- Kurzes Zungenbändchen (Kap. 7)
- Kieferklemme, wegen allergischer Reaktion der Mundschleimhaut
- Krampfhafter Beißreflex des Neugeborenen
- Gaumenanomalien (z. B. schmaler, hoher Gaumen)

Die Symptome und Beschwerden gehen zurück, sobald die Ursache behoben ist. Bei Besonderheiten der Mundanatomie sind spezielle, ggf. medizinische Maßnahmen und ein individuelles Stillmanagement erforderlich.

26.2 Vasospasmus (Gefäßkrampf)

Seltener beruht eine weiße Mamille auf einem Vasospasmus, einem Krampf der kleinen Blutgefäße, welche die Brustwarze versorgen. Ursachen sind vorausgegangene Brustwarzentraumata, die einen **reaktiven Vasospasmus** auslösen, oder eine individuelle Veranlagung in Form des so genannten **Raynaud-Phänomens**.

Die Symptome setzen beim Vasospasmus **verzögert** ein, nachdem das Kind die Brust bereits losgelassen hat, und können auch **zwischen den Stillmahlzeiten** auftreten. Sie halten für mehrere Minuten bis zu einer Stunde an. Die Symptomatik wird besonders durch Kälte begünstigt oder verstärkt. Wenn das Kind die Brust loslässt, gelangt die Brustwarze aus einem zuvor warmen Milieu in die kühlere Umgebungstemperatur. Dies scheint ein kritischer Moment für das Auftreten des Vasospasmus zu sein.

Ein Calcium- und/oder Magnesiummangel ist als weitere Ursache für einen Vasospasmus bekannt. Ein besonderes Risiko besteht, wenn eine **therapeutische Magnesiumsubstitution** der Schwangeren nach der Geburt plötzlich abgesetzt wird.

Bei einem Vasospasmus geht das Abblassen der Mamille mit **sehr starken Schmerzen** einher, die als brennend, stechend und pulsierend beschrieben, werden. Auch kann ein Taubheitsgefühl auftreten. Bei der nachfolgenden, erneuten Durchblutung **verfärbt sich die Mamille** in einem drei-phasigen Verlauf. Ausgehend von der Blässe kommt es zur Blaufärbung, gefolgt von einer Rötung (reflektorische Gefäßerweiterung). Es werden auch zweiphasige Verläufe beschrieben, bei denen die Farbveränderungen der Mamille von weiß über blau direkt zur ursprünglichen Hautfarbe zurückkehren.

26.2.1 Reaktiver Vasospasmus

Der Vasospasmus stellt hier eine **sekundäre Reaktion** auf Schmerzen oder Brustwarzentraumata wie Verletzungen der Brustwarzen oder eine Soorinfektion dar. Die Problematik der weißen Mamille besteht auch nach der Optimierung von Stillposition und Anlegetechnik fort. Prinzipiell sollten die Beschwerden jedoch nachlassen, sobald eine verletzte Brustwarze abgeheilt bzw. eine Pilzinfektion erfolgreich behandelt ist. Dennoch können sie darüber hinaus andauern, weil das zuvor geschädigte Brustgewebe noch für eine Zeit lang überempfindlich sein kann.

Tatsächlich tritt ein Vasospasmus gehäuft nach **vorausgegangenen Soorinfektionen** der Brust und zwar nach Abschluss der Behandlung auf [515], [521]. Da sich die Schmerzen ähneln und auch eine weiße Mamille bei beidem vorkommen kann, entsteht leicht der Verdacht, dass der Soor möglicherweise nicht ganz ausgeheilt ist. Es ist nicht ganz klar, ob der Vasospasmus in diesen Fällen eine Folge der soorbedingten Brustwarzenverletzungen oder eine außergewöhnliche Nebenwirkung der Therapie mit Fluconazol ist.

26.2.2 Raynaud-Phänomen

Das Raynaud-Phänomen ist charakterisiert durch **attackenartig auftretende Gefäßspasmen** der kleinen arteriellen Gefäße der Finger, Hände (▸ Abb. 26.2) und seltener der Füße. Diese Symptome treten bei den meisten Betroffenen ohne eine bekannte Ursache auf. Es scheint jedoch eine Neigung zu Gefäßverengungen im gesamten Organismus (z. B. Nieren, Herz, Lunge, Plazenta) vorzuliegen, mit einem gehäuften Auftreten von migräneartigen Kopfschmerzen. Es sind überwiegend Frauen im gebärfähigen Alter davon betroffen.

Im Vergleich zum reaktiven Vasospasmus tritt das Raynaud-Phänomen auch völlig unabhängig vom Stillen auf. Möglicherweise konnten schon in der Schwangerschaft entsprechende Symptome, z. B. an den Händen oder Füßen, beobachtet werden. Weitere Merkmale: Das Raynaud-Phänomen der Mamille tritt meistens **beidseitig** auf und die Symptome halten eher länger an als beim reaktiven Vasospasmus, die Schmerzen sind extrem.

Auslöser oder verstärkende Faktoren sind:

- Kältestress
- Emotionaler Stress
- Rauchen, Tabakrauchexposition
- Kaffee, Tee, Alkohol
- Medikamente, orale Kontrazeptiva
- Vorausgegangene Brustoperationen spielen möglicherweise auch eine Rolle [514]

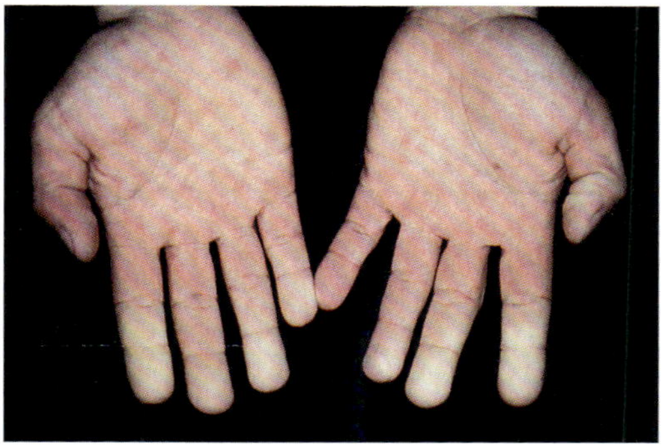

Abb. 26.2 Raynaud-Phänomen. (Quelle: Middeke M. Zyanose. In Füeßl H, Middeke M, Hrsg. Duale Reihe Anamnese und Klinische Untersuchung. 6., aktualisierte Auflage. Stuttgart: Thieme; 2018. doi:10.1055/b-006-149437)

Differenzialdiagnosen:

- Häufig wird das Raynaud-Phänomen mit einem **Soor** der Brustwarze verwechselt, wobei die medikamentöse Soorbehandlung dann erfolglos verläuft. Irrtümlicherweise werden Mutter und Kind wiederholt lokal oder systemisch gegen einen Soor behandelt [514] (Kap. 27).
- Schließlich kann auch dann von einem Raynaud-Phänomen ausgegangen werden, wenn die empfohlenen Maßnahmen zur Behandlung eines **reaktiven Vasospasmus** keine ausreichende Wirkung zeigen. Es besteht ein Wiederholungsrisiko für die Stillzeit bei weiteren Kindern.

26.3 Anamnese und Diagnostik

Zunächst gilt es, die **Ursache** für die Problematik herauszufinden. Dabei ist zu bedenken, dass Frauen zwar über Schmerzen nach dem Stillen berichten, das Abblassen der Mamille aber häufig nicht von sich aus erwähnen.

Checkliste 26–1: Die wichtigsten Fragen bei weißen Mamillen ✔

- Art und Intensität der Schmerzen
- Zeitpunkt und Dauer der Schmerzen
- Verstärkende Faktoren
- Genussmittel, Rauchen
- Vorausgegangene Brustwarzenverletzungen
- Soorbehandlungen der Brust
- Magnesiumsubstitution in der Schwangerschaft
- Frühere Brustoperationen
- Früheres Auftreten der Symptome (z. B. Hände, Füße)
- Bestimmte Medikamente, orale Kontrazeptiva

Untersuchung:

- Beobachtung einer Stillmahlzeit
- Beurteilung der Brustwarzen nach dem Stillen
- Inspektion der Brustwarzen auf Verletzungen und Infektionen
- Untersuchung der kindlichen Mundanatomie, Sauguntersuchung

26.4 Konsequenzen für das Stillen

Es ist davon auszugehen, dass die starken, wiederholt auftretenden Schmerzen ein frühzeitiges Abstillen begünstigen [514], [516]. Manche Frauen beißen auch die Zähne zusammen und empfinden das Stillen dann dauerhaft als belastend. Die hormonelle Situation ist bei einem schmerzhaften Stillvorgang verändert, mit dem Risiko, dass die Mutter weniger Glücks- und Liebesgefühle im Kontakt mit ihrem Kind erlebt [513]. Des Weiteren können die Durchblutungsstörungen den Heilungsverlauf wunder Brustwarzen verzögern. Auch muss damit gerechnet werden, dass die häufigen Schmerzereignisse den Milchspende-Reflex beeinträchtigen und somit die Milchbildung nachhaltig stören können.

Fallbeispiel 26–1: Vasospasmus B

Sabine hatte immer fest vor, ihr Kind voll zu stillen. Sie stillt jetzt seit 5 Wochen und ist verzweifelt. Nach dem Stillen werden ihre Brustwarzen total weiß und beginnen, sich nach innen zu ziehen und zu brennen. Es tut höllisch weh. Anzeichen für einen Soor gibt es nicht.

Magnesium hat eine Zeitlang geholfen, die Wirkung lässt aber schon nach. Die Hebamme schlägt vor, die Brustwarzen warm einzupacken. Das hilft aber auch nicht wirklich. Sabine fürchte sich vor jedem Stillen. Am liebsten würde sie schon jetzt, nach nur 5 Wochen, abstillen. Sie hat aber ein schlechtes Gewissen, weil sie ihr Kind ursprünglich ein halbes Jahr stillen wollte.

26.5 Praktische Tipps für die Stillberatung

Merke M!

Unabhängig von der Ursache besteht der erste Schritt einer Behandlung darin, eine optimale Anlegetechnik sicherzustellen.

Die wichtigsten Kriterien:
- Das Kind ist stabil, mit dem Mund-Nasen-Bereich auf Höhe der Brustwarze positioniert
- Das Kind ist der Mutter ganz zugewandt
- Leicht zurückgelehnte, entspannte Stillposition der Mutter
- Gute Mundöffnung und korrektes Erfassen der Brust
- Physiologisches Saugverhalten

Bei einem **unzureichenden Erfassen des Brustgewebes** sollte das Kind unmittelbar wieder von der Brust gelöst und neu angelegt werden. Das Problem einer Kompression der Mamille lässt sich in den meisten Fällen durch eine Korrektur des Stillverhaltens beheben.

Ist ein **starker Milchfluss** der Grund für ein Zusammenpressen der Kiefer, ist es besonders wichtig, das Kind in einer zurückgelehnten Position anzulegen, z. B. im Wiegengriff oder Rückengriff, oder aber in der Australia-Position (Kap. 2). Durch häufiges Stillen kann zudem erreicht werden, dass die Milchmenge, die sich zwischen den Mahlzeiten ansammelt, gering gehalten wird und damit für das Kind besser zu bewältigen ist. Eine weitere Möglichkeit besteht darin, dass Kind nach dem Einsetzen des Milchspende-Reflexes von der Brust zu nehmen und die erste, reichlich fließende Milch mit einem Tuch aufzufangen. Ein Zuviel an Milch sollte nicht ausgestrichen werden, denn auch jede zusätzlich zum Stillen gewonnene Milchmenge wird nachgebildet.

Ein Kind mit einem **angeborenen Beißreflex** klemmt die Kiefer zusammen, wenn es schluckt oder etwas in den Mund bekommt. Das Kind kann trainiert werden, den Mund beim Anlegen weit zu öffnen, indem die Mutter es ihm vormacht. Zusätzlich kann das Kinn des Kindes leicht nach hinten unten gedrückt werden, um die Mundöffnung zu verbessern. Sofern keine neurologische Störung vorliegt (Kap. 10), sollte sich der Beißreflex innerhalb weniger Wochen verlieren. Im Einzelfall muss solange abgepumpt und alternativ zugefüttert werden.

Bei einem **reaktiven Vasospasmus** ist es notwendig, zunächst für eine Heilung der verletzten Brustwarzen zu sorgen (Kap. 25) bzw. einen Soor zu behandeln (Kap. 27). Die Behandlung wird ergänzt durch gezielte Maßnahmen zur Bekämpfung des Vasospasmus.

Allgemeine Maßnahmen bei einem Vasospasmus:
- Mit dem Rauchen aufhören und Tabakrauchexposition meiden
- Kaffee, Tee und Alkohol meiden
- Kältereize vermeiden
- Für eine gleichmäßige Umgebungstemperatur und warme Kleidung sorgen

Vorgehen beim Stillen:
- In **warmer Umgebung** stillen, ggf. in eine Wolldecke einhüllen
- Die Brustwarze so schnell wie möglich bedecken, wenn das Kind die Brust losgelassen hat, z. B. mit einer Stilleinlage aus Wolle oder einer Mullwindel
- Die Brustwarzen auf keinen Fall nach dem Stillen an der Luft trocknen lassen
- Sofort nach dem Stillen **trockene Wärme** anwenden. Dazu wird ein angewärmtes Reis- oder Kirschkernsäckchen auf die bekleidete Brustwarze gehalten, bis diese wieder gut durchblutet ist.
- Es kann hilfreich sein, die **Brustwarze** im akuten Stadium zu **massieren**. Dazu wärmt die Mutter ein wenig Olivenöl zwischen ihren Fingern an, um es dann in die Brustwarze einzumassieren. Dadurch kann die Symptomatik oftmals dauerhaft gelindert werden [525].
- Empfohlen wird auch eine **Massage der Brustmuskulatur** nach dem Stillen, bzw. wenn Beschwerden auftreten. Es geht um die Muskeln unterhalb der Schlüsselbeine und unterhalb der Brust [525].

26.6 Medikamentöse Behandlung

Erfolgte eine **Magnesiumsubstitution in der Schwangerschaft**, sollte diese zunächst wieder aufgenommen werden. Es wird mit der Dosierung begonnen, die zuletzt in der Schwangerschaft eingenommen wurde. Wenn die Frau beschwerdefrei ist, wird die Magnesiumeinnahme über zwei Wochen ausgeschlichen. Anderenfalls kann eine Nahrungsergänzung mit **2000 mg Calcium** und **1000 mg Magnesium** pro Tag – zumindest als Therapieversuch – durchgeführt werden [522].

Gute Erfolge wurden auch mit **Schüssler Salz Nr. 7** Magnesium phosphoricum D6 Tabl. erzielt. Einnahmeanleitung [522]:
- 10 Tabl. in heißem Wasser auflösen und schluckweise über einen Vormittag oder einen Nachmittag, an 3 Tagen hintereinander, einnehmen.

- Nach einer Therapiepause von 3 bis 5 Tagen kann die Kur bei Bedarf wiederholt werden. In der Regel werden 2–3 Durchläufe benötigt.
- Sollten sich die Beschwerden nach der zweiten Einnahmesequenz noch nicht gebessert haben, werden zusätzlich Calcium-Brausetabletten, täglich 1 × 1 à 1000 mg (evtl. auch 2 × 1 Tabl.) empfohlen. Mit einer Beschwerdefreiheit ist innerhalb von 2–4 Wochen zu rechnen.

Mit der Einnahme von **Vitamin B6** wurden ebenfalls gute Erfahrungen gemacht. Newman [520] empfiehlt 4 Tage lang täglich 150–200 mg einzunehmen und danach 25 mg/Tag. Lässt die Wirkung bei der niedrigeren Dosis nach, kann wieder zur höheren Dosierung zurückgekehrt werden. Die Einnahme wird solange fortgesetzt, bis die Frau für einige Wochen beschwerdefrei ist. Auf eine Langzeiteinnahme hoher Dosen sollte in der Stillzeit allerdings verzichtet werden [522]. Wirkt die Substitution mit Vitamin B 6 nicht innerhalb weniger Tage, gilt eine weitere Therapie als wenig erfolgversprechend.

Nifedipin, eigentlich ein Medikament zur Behandlung von Bluthochdruck, ist aufgrund seiner vasodilatatorischen Wirkung auch zur Behandlung des Raynaud-Phänomens geeignet. Es ist das **letzte Mittel der Wahl**, wenn alle anderen Maßnahmen versagen. In diesen Fällen scheint es sich um ein Raynaud-Phänomen im eigentlichen Sinne zu handeln [514]. Die empfohlene Dosierung beträgt 1-mal täglich 30 mg, wahlweise können 3-mal täglich 5 mg verordnet werden [514], [520]. Nach 2 Wochen wird die Medikation gestoppt. Sollten die Symptome zurückkehren, kann die Therapie nochmals für 2 Wochen wiederholt werden. Nifedin ist mit dem Stillen verträglich, da nur geringe Mengen in die Muttermilch übergehen und es auch bei Kindern als sicheres Medikament angesehen wird.

Literatur

[513] Abou-Dakn M, Wöckel A (2011): Schmerzhafte und wunde Brustwarzen: Gibt es evidenzbasierte Therapieempfehlungen? Die Hebamme, 3: 172–177

[514] Anderson JE, Held N, Wright K (2004): Raynaud's Phenomenon of the Nipple: A Treatable Cause of Painful Breastfeeding. Pediatrics 2004; 113(4): 360–4

[515] Bonyata, K (2011): Nipple blanching and vasospasm. www.kellymom.com

[516] Kohlhuber M, Rebhan B, Schwegler U, Koletzko B, Fromme H (2008): Breastfeeding rates and duration in Germany: a Bavarian cohort study. British Journal of Nutrition 2008; 99: 1127–1132

[517] Lawlor-Smith L, Lawlor-Smith C (1997): Raynaud's phenomenon of the nipple: a preventable cause of breastfeeding failure? Med J Aust. 1997 Apr 21;166 (8):448

[518] Lawlor-Smith L, Lawlor-Smith C. (1997): Vasospasm of the nipple – a manifestation of Raynaud's phenomenon: case reports. BMJ 1997; 314: 644

[519] Lawrence RA, Lawrence ML (2005): Breastfeeding: A Guide for Medical Profession. 6th edition, Elsevier Mosby.

[520] Newman J (2003): Treatments for sore nipples and sore breasts. Handout 3#b. January 2003. http://www.breastfeedingonline.com/3bpdf

[521] Schaefer C, Spielmann H, Vetter K, Weber-Schöndörfer C (2011): Arzneiverordnung in Schwangerschaft und Stillzeit. München: Elsevier

[522] Taschner U (2008): Differenzialdiagnose: weiße Mamille. Die Hebamme, 21: 160–165

[523] www.elternforen.com

[524] www.med1.de

[525] www.nbci.ca

27 Brustsoor

Astrid Kruid

27.1 Candidamykose (Soor)

Der typische Erreger von Hefepilzerkrankungen der Schleimhaut ist **Candida albicans**. Dieser Erreger ist sehr verbreitet. Er gehört zur normalen Standortflora des Menschen. Nur bei übermäßiger Ausbreitung kommt es zu einer Erkrankung. Eine Candidaerkrankung wird Candidamykose, Candidose, Candidiasis oder Soor genannt. Die Ausbreitung wird durch Abwehrschwäche, z. B. bei Diabetes mellitus, anderen schweren Grunderkrankungen, Stress oder in der Schwangerschaft begünstigt.

Da die Erreger sich in einem warmen, feuchten und dunklen Milieu wohlfühlen, sind häufig erkrankte Körperstellen die Schleimhäute des Verdauungstraktes, der Scheide und der Trachea. Auf der Haut verursacht Candida albicans am ehesten Windelsoor. Es kann aber auch zu einem Befall der Unterbrustfalte und, seltener, der Zehen- und Fingerzwischenräume kommen. In der Stillzeit ist eine Infektion der Mamillen und der Milchgänge möglich. Neuere Forschungen geben den Hinweis, dass die Diagnose „Brustsoor" zu oft gestellt wird [531], [530]. Trotzdem sollte, besonders bei entsprechenden Symptomen und Faktoren der Anamnese, immer auch an Soor gedacht werden.

27.2 Anamnese

Faktoren, die eine Pilzerkrankung der Brust in der Stillzeit begünstigen sind:

- vorangegangene Antibiothikatherapie
- Diabetes mellitus
- Anämie
- Rauchen
- vorangegangene vaginale Candidamykosen
- Windel- oder Mundsoor des Stillkindes
- Stress, Schlafmangel
- Abwehrschwäche
- wunde Mamillen
- vorangegangene Mastitiden
- häufiger Gebrauch eines Beruhigungssaugers [526], [527]

Bei der Anamnese werden die Risikofaktoren sowie mögliche Candidainfektionen bei Familienmitgliedern erfragt.

27.3 Symptome

Die **Schmerzen**, die betroffene Frauen während des Stillens äußern, werden als heftig, schneidend, stechend oder brennend beschrieben. Ist ausschließlich die Mamille betroffen, bleibt der Schmerz dort lokalisiert. Bei einem Befall der Milchgänge zieht der Schmerz bis tief in die Brust oder darüber hinaus bis unter die Achsel oder in den Rücken.

> **Merke** M!
>
> Typisch für beide Infektionsorte, Mamille und Milchgangsystem, ist der anhaltende Schmerz nach dem Beenden der Stillmahlzeit.

Manchmal verstärkt sich der Schmerz noch nach dem Stillen. Die Schmerzen sind oft so ausgeprägt, dass auch die stillfreudigste Mutter schnell an ihre Grenzen kommt.

Die **sichtbaren Anzeichen** eines Brustsoors sind an den Mamillen oft gering. Sie können rosa, schuppige, glänzende oder perlmuttartige Bereiche aufweisen. Häufig sind diese Areale scharf abgegrenzt. Ebenso möglich sind rote Punkte die satelittenartig die Mamille und die Areola umranden. Weiße Auflagerungen sucht man in der Regel vergeblich.

▶ Abb. 27.1, ▶ Abb. 27.2, ▶ Abb. 27.3 zeigen mögliche Symptome eines Brustsoors.

Beim Stillkind können ein Windelsoor oder typische weiße Auflagerungen auf der Mundschleimhaut (Mundsoor) zu finden sein. Diese weißen Flecken lassen sich, im Gegensatz zu Milchresten, nur schwer abreiben. Gelingt es, hinterlassen sie eine dunkelrote, leicht blutende Stelle. Ein symptomloser Säugling ist allerdings ebenso möglich! Eine Mitbehandlung ist immer angezeigt, um eine immer wiederkehrende Neuinfektion (Ping-Pong-Effekt) zu vermeiden.

Ebenso kann der **Partner** der Stillenden von Mund- oder Genitalsoor betroffen sein. Auch hier ist eine Mitbehandlung nötig.

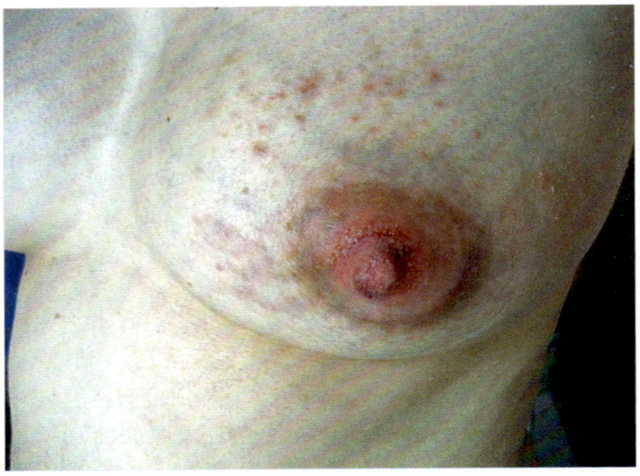

Abb. 27.1 Soor. (Quelle: Edeltraut Hertel)

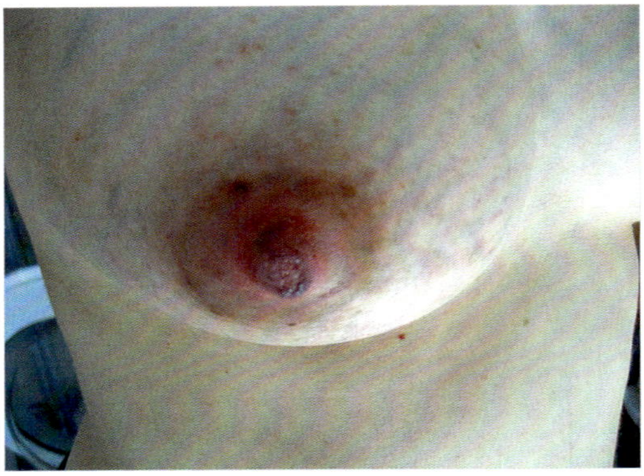

Abb. 27.2 Soor. (Quelle: Edeltraut Hertel)

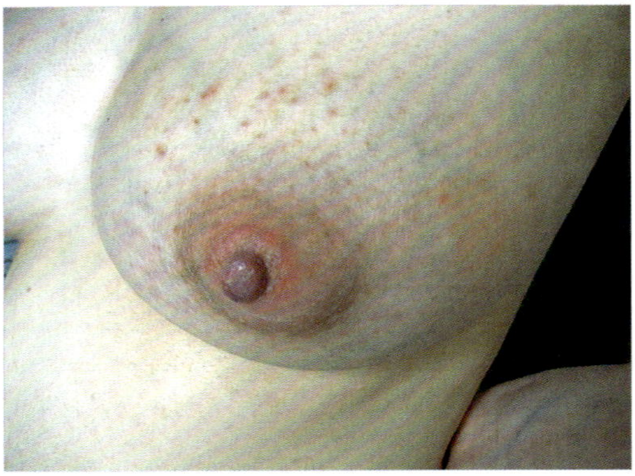

Abb. 27.3 Soor. (Quelle: Edeltraut Hertel)

27.4 Diagnostik und Differenzialdiagnosen

Bei einer **Infektion der Mamille** reicht im Allgemeinen die Blickdiagnose und die Schilderung der Schmerzen unter Berücksichtigung der Anamnese zur Diagnosestellung aus.

Wird eine **Infektion der Milchgänge** vermutet, sind die Anamnese und die Aussagen der Frau ebenfalls die wichtigste Möglichkeit, die Diagnose zu stellen.

Auf Grund der dann nötigen teuren Therapie wird manchmal ein definitiver **laborchemischer Nachweis** der Erreger in der Muttermilch gewünscht. Dieser Beweis ist allerdings schwer zu erbringen, da das Laktoferrin in der Muttermilch das Wachstum von Keimen behindert und sich an Krankheitserreger heftet und sie somit „unsichtbar" macht. In der Vergangenheit wurden verschiedene Möglichkeiten der Labordiagnostik von Candida albicans in Muttermilch beforscht (vgl. [530]). Es besteht weiterer Forschungsbedarf.

Mögliche Differenzialdiagnosen sind:

- Muskelverspannungen, z. B. durch unbequeme Stillpositionen, die in Brust, Achsel und Rücken ausstrahlen können
- verletzte/angegriffene Mamillen
- verstopfte Milchgänge
- bakterielle Infektionen der Mamillen oder der Milchgänge
- Vasospamus/Raynaud Syndrom (Kap. 26)
- heftiger Milchspendereflex
- Mastitis (Kap. 29)

Insbesondere eine besondere Form der Mastitis scheint sich ebenfalls hinter den beschriebenen Symptomen verstecken zu können. Es handelt sich um die subakute Mastitis. Bei ihr fehlen äußerliche Zeichen einer Mastitis, die Schmerzen, die die Frauen beschreiben, ähneln jedoch sehr denen bei einem Soor der Milchgänge. Allerdings sprechen diese Frauen auf eine entsprechende antimykotische Therapie nicht an.

27.5 Therapiemöglichkeiten

27.5.1 Allgemeine Maßnahmen bei Brustsoor

Da Candidapilze es feucht, warm und dunkel mögen und sich zudem von Kohlenhydraten (Lactose in der Muttermilch) ernähren, ist die stillende Brust ein idealer Wachstumsort.

> **Merke** M!
>
> Die erste Maßnahme beim Verdacht auf Soor ist deshalb die Vermeidung einer feuchten Kammer.

- Die Brust sollte **nach dem Stillen** mit klarem Wasser gewaschen werden. Ein Antrocknen der Milch auf den Mamillen ist zu vermeiden!
- **Stilleinlagen** sind zu verwerfen, sobald sie feucht sind. Wiederverwendbare Stilleinlagen sollten in Essiglösung (1 Esslöffel auf eine Tasse Wasser) eingeweicht werden und erst nach Krankheitsende wieder verwendet werden.
- **Alle Textilien** (Still-BH, Spuckwindeln etc.), die mit der Brust oder der Milch in Kontakt kommen, müssen bei 60 °C gewaschen werden.
- Ggf. verwendete **Flaschensauger** werden auch beim Stillkind mit einem Alter über 6 Monaten nach jeder Verwendung ausgekocht.
- Wird ein **Beruhigungssauger** benutzt, sollte er mindestens einmal täglich für 20 Minuten ausgekocht werden.

> **Merke** M!
>
> Die Verwendung von Saugern jeder Art erhöht die Gefahr einer Pilzinfektion [526], [527]. Ihr Einsatz sollte deshalb grundsätzlich überdacht werden.

- **Abgepumpte Muttermilch** darf nicht eingefroren werden, da die Candidaerreger das Einfrieren überleben. Ein sofortiges Verfüttern der frischen Milch (intakte Makrophagen etc.) ist jedoch möglich.
- Natürlich werden auch alle mit Milch in Kontakt kommenden Teile der **Milchpumpe** nach dem Gebrauch für 20 Minuten abgekocht.
- Außerdem ist eine **gute Handhygiene**, ein regelmäßiges Händewaschen nach der Berührung der Brust und der Muttermilch wichtig.

27.5.2 Medikamentöse Therapie bei Soor der Mamillen

Neben den allgemeinen Maßnahmen wird üblicherweise eine **antimykotische Creme** verordnet. Die gebräuchlichsten Mittel sind Nystatin, Clotrimazol und Miconazol. Sie sind alle apothekenpflichtig, aber verschreibungsfrei und können somit von der Hebamme einmalig der Mutter auf Kosten der Krankenkasse überlassen werden. Alle Wirkstoffe werden nicht bzw. kaum oral resorbiert und dürfen daher auch beim Kind oral, als Suspension oder Mundgel, angewendet werden. Die Creme wird nach dem Waschen und Abtrocknen der Mamille nach jedem Stillen aufgetragen und braucht vor dem nächsten Anlegen nicht entfernt zu werden.

Eine **gleichzeitige Behandlung** des Stillkindes, des Partners und ggf. auch anderer Familienmitgliedern ist sinnvoll.

Die Schmerzen können schon nach 2–3 Tagen deutlich gebessert sein. Trotzdem sollte die Therapie **mindestens 14 Tage** dauern bzw. nach dem Abklingen der sichtbaren Symptome noch einige Tage fortgeführt werden.

27.5.3 Medikamentöse Therapie bei Soor der Milchgänge

Ein Pilzbefall der Milchgänge indiziert eine **systemische Behandlung**. Bei gleichzeitigem äußerem Befall kann zusätzlich lokal behandelt werden, um die Schmerzen schneller in den Griff zu bekommen. Mittel der Wahl der systemischen Therapie ist Fluconazol. Es ist verschreibungspflichtig und relativ teuer. Unter Umständen ist es nützlich, mit dem Hausarzt oder Gynäkologen der Stillenden Kontakt aufzunehmen und auf Literatur [529] oder die Möglichkeit, sich über www.embryotox.de als Fachperson beraten zu lassen, hinzuweisen.

Die **übliche Dosierung** beginnt mit einer Initialdosis von 400 mg am ersten Tag und wird 2–3 Wochen bzw. 2 Wochen nach Symptomfreiheit mit 100–200 mg täglich fortgeführt. Ein Ausschleichen mit weiteren 50 mg/tgl. für 1–2 Wochen wird diskutiert. Die stillende Mutter sollte das Medikament wegen der besseren Verträglichkeit abends nach der letzten Stillmahlzeit einnehmen. Eine Stillpause ist nicht nötig!

Die **Behandlung des Säuglings** ist auch in diesem Fall unerlässlich, da die in die Milch übergehende Dosis therapeutisch nicht ausreichend ist.

Weitere mögliche Wirkstoffe sind Ketonazol und Itraconazol, diese sind zwar nicht so kostenintensiv, aber leider auch schlechter verträglich.

Je nach **Schmerzintensität** ist die Einnahme von Paracetamol oder Ibuprofen möglich.

Fallbeispiel 27–1: Brustsoor B

Eine 27-jährige Erstgebärende hat nach einer problemlosen Schwangerschaft und Spontangeburt am Termin plötzlich immer wiederkehrende Vaginalmykosen. Nach einigen Wochen problemloser Stillzeit kommt es zur Verkettung mehrerer Stillprobleme. Die Mamillen werden wieder wund und schmerzen.

Auf Grund der Anamnese und den leuchtend pink farbenen Mamillen schlägt die Hebamme eine Behandlung von Mutter und Kind mit Nystatin vor. Innerhalb weniger Tage bessern sich die Symptome. Die Therapie wird noch 10 Tage fortgeführt.

Kurz darauf bemerkt die Stillende einen verschlossenen Milchgang, der sich mit einem Bläschen auf einer Mamille und bald mit einer Stausymtomatik bemerkbar macht. Eine konservative Behandlung der Überhäutung ist nicht effektiv und so wird der verschlossene Milchgang mit einer sterilen Nadel geöffnet. Die Stausymptomatik ist rückläufig. Seitdem treten aber Schmerzen beim und vor allem nach dem Stillen in der Tiefe der Brust auf. Die Mamillen bleiben weiterhin unauffällig.

Es kommt zu einer Odyssee, bis die richtige (Verdachts-) Diagnose gestellt ist. Zunächst wird eine Mastitis vermutet und trotz fehlender Entzündungszeichen durch eine Hebamme konservativ behandelt. Mit anhaltenden Beschwerden sucht die stillende Mutter eine Stillberaterin auf, die eine Pilzinfektion der Brust vermutet. Die dann aufgesuchte Gynäkologin verordnet jedoch kein entsprechendes Medikament, sondern rät zum Abwarten oder Abstillen.

Erst eine weitere Gynäkologin erklärt sich bereit, eine Therapie mit Fluconazol zu verordnen. Die Schmerzen sind 48 Stunden nach Therapiebeginn verschwunden. Die Frau kann ihr Kind noch bis zum 18. Lebensmonat problemlos stillen.

Literatur

[526] Mattos-Graner RO, deMoraes AB, Rontani RM et al. Relation of oral yeast infection in Brazilian infants and use of a pacifier. ASDC J Dent Cuild 2001; 68 (10): 33–36

[527] Morill JF et al. Risk factors for mammary candidosis among lactating women. JOGNN 2005; 34: 37–45

[528] Morill JF et al. Detecting Candida albicans in Human Milk. J Clin. Microbiology 2003; 41: 475–478

[529] Schaefer C, Spielmann H, Vetter K, Weber-Schöndorfer C. Arzneimittel in Schwangerschaft und Stillzeit. Elsevier; 2011. Internet: www.embryotox.de

[530] Mutschlechner W, Karall D, Hartmann C et al. Mammary candidiasis: molecular-based detection of Candida species in human milk samples. Eur J Clin Microbiol Infect Dis 2016; 35: 1309–1313

[531] Jiménez E, Arroyo R, Cárdenas N et al. Mammary candidiasis: A medical condition without scientific evidence? PlosOne 2017; 12(7). Internet: www.stillen-institut.com/de/soor-stillzeit.html

Informationen für stillende Mütter mit Brustsoor

Eine Pilzinfektion der Brust hat nichts mit mangelnder Hygiene zu tun!

Ein durch Stress und Schlafmangel belastetes Immunsystem und die süße Milch (Lebensgrundlage der Pilze) begünstigt eine Pilzerkrankung in der Stillzeit. Auch vor kurzem erfolgte Antibiotikabehandlungen, Scheidenpilze oder Mund- und Windelsoor des Säuglings erhöhen die Wahrscheinlichkeit, dass der Grund für schmerzende Brustwarzen oder ziehende, stechende Schmerzen in der Brust, vor allem nach dem Stillen, eine Pilzinfektion ist.

Brustwarzen, die von Pilzerkrankungen (Candida, Soor) betroffen sind, sehen oft rosa, schuppig oder glänzend aus. Manchmal ist äußerlich nichts zu sehen, aber die Brustwarzen schmerzen trotzdem.

Ihre Hebamme oder Ihr Arzt wird Ihnen eine antimykotische Creme empfehlen (Anwendung siehe unten). Ein Weiterstillen ist ausdrücklich erlaubt!

Sitzt die Infektion in der Tiefe der Brust, im Milchgangsystem, wird Ihr Arzt (ggf. nach Laboruntersuchung der Milch) Ihnen zusätzlich Fluconazol verschreiben. Ein Weiterstillen ist auch damit erlaubt. Nehmen Sie das Medikament abends nach dem letzten Stillen ein.

Praktische Tipps

- Lassen Sie jetzt keine Milch auf den Brustwarzen antrocknen. Waschen Sie die Brust nach dem Stillen mit Wasser (ggf. mit einem Schuss Essig im Wasser) ab.
- Tragen Sie nach jedem Stillen auf die trockene Brustwarze die verordnete Creme auf.
- Waschen Sie Ihre Hände nach Berührung der Brust oder mit Ihrer Milch.
- Benutzen Sie Einmalstilleinlagen.
- Wiederverwendbare Stilleinlagen bitte in Essigwasser einweichen und erst nach dem Verschwinden der Symptome wieder verwenden.
- Schnuller, Sauger, Flaschen und Milchpumpen müssen einmal täglich für 20 Minuten ausgekocht werden.
- Textilien (Still-BH, Spuckwindeln, Kuscheltiere etc.) bitte nach dem Kontakt mit Muttermilch oder dem Speichel Ihres Kindes austauschen und bei 60 °C waschen
- Abgepumpte Muttermilch darf nur frisch verfüttert werden, nicht einfrieren!
- Eine Mitbehandlung Ihres Kindes ist wichtig, auch wenn es keine Symptome zeigt. Auch die Behandlung Ihres Partners ist sinnvoll. Auch er kann Überträger bei Küssen und Geschlechtsverkehr sein.

Gute Besserung!

28 Verstärkter initialer Milcheinschuss

Hella R. Köster

Brustprobleme in der Stillzeit, vom verstärkten initialen Milcheinschuss bis hin zum Abszess, gehören zu den **häufigsten Ursachen für frühzeitiges Abstillen**, nicht zuletzt deshalb, weil sie mit Schmerzen einhergehen [557], [549], [558]. Frühzeitiges Abstillen bedeutet hier eine Stilldauer von weniger als drei bis vier Monaten.

Auch wenn günstige Stillbedingungen und eine gute Stillberatung vorbeugend wirken, lassen sich Brusterkrankungen nicht ganz vermeiden. Vielmehr ist die laktierende Brust den Wechselfällen des Lebens ausgesetzt und spiegelt als empfindliches „Organ" auch die psychische Befindlichkeit der Frau während der Stillzeit wider.

> **Merke** M!
>
> Neben der Prophylaxe ist deshalb eine rasche und effektive Behandlung ausschlaggebend für eine erfolgreiche Stillbeziehung.

Die verschiedenen Brustprobleme lassen sich anhand ihrer Symptomatik nicht immer sicher gegeneinander abgrenzen und können zudem fließend ineinander übergehen, weshalb gute Kenntnisse für ein adäquates Handeln erforderlich sind.

28.1 Physiologische Grundlagen und Symptome

Am 3.–4. Tag sind die Plazentahormone, welche die Prolaktinwirkung am Alveolarepithel zunächst noch gehemmt haben, im Blut der Mutter vollständig eliminiert. Die Milchbildung kommt voll in Gang, bei gleichzeitig starker Durchblutung der Brust. Beides zusammen führt zur Venen- und Lymphstauung im Brustgewebe sowie zur Milchansammlung in den Alveolen und kleinen Milchgängen. In der Regel handelt es sich bei diesem sogenannten **„Milcheinschuss"** um ein vorübergehendes Phänomen von **2–3 Tagen** Dauer, welches die Befindlichkeit der Frau nicht weiter beeinträchtigt. Stillen führt währenddessen zur vorübergehenden Erleichterung der Brust, sie wird weicher, Spannungsgefühl und Schmerzen lassen nach.

Beim **verstärkten initialen Milcheinschuss** sind die Symptome stärker ausgeprägt und bleiben länger bestehen. Die Frau hat anhaltende Beschwerden und ihr Allgemeinzustand ist deutlich beeinträchtigt. Im Vordergrund der Problematik steht ein ausgeprägtes Brustgewebeödem, welches zum Abknicken der Milchgänge führt, wodurch wiederum die Brustentleerung deutlich erschwert ist.

Zeitpunkt des Auftretens: 2. bis 10. Tag p. p.

Symptome:
- ödematös geschwollene Brust
- Spannungs- und Stauungsgefühl
- starke Venenzeichnung
- Hitze der Brust
- Drüsenkörper ist knotig unter der Haut tastbar (prall gefüllte Alveolen)
- diffuse Rötung: Entzündungsreaktion durch den Übertritt von Muttermilch aus geplatzten Alveolen ins Brustgewebe
- flach ausgezogene Areola
- kein Milchfluss
- gelegentlich subfebrile Temperatur oder leichtes Fieber (< 38,4 °C)

> **Merke** M!
>
> Im Unterschied zu anderen Brustproblemen treten die Symptome immer beidseitig auf.

28.2 Mögliche Ursachen

1. Unzureichende Entleerung der Alveolen

In erster Linie beruht der verstärkte initiale Milcheinschuss auf einem unzureichenden Stillmanagement in den ersten Lebenstagen, z. B.
- spätes und seltenes Anlegen des Kindes,
- zeitliche Begrenzung des Stillens,
- fehlerhafte Anlegetechnik,
- frühes Zufüttern und Beruhigungssauger.

2. Schwerergiebigkeit der Brust

Angst, Stress, Verspannung und Schmerzen führen zur Adrenalinausschüttung, wodurch die Bildung und Wirkung von Oxytocin eingeschränkt werden. Die auf der Wirkung von Oxytocin basierende Kontraktion der Myoepithelzellen

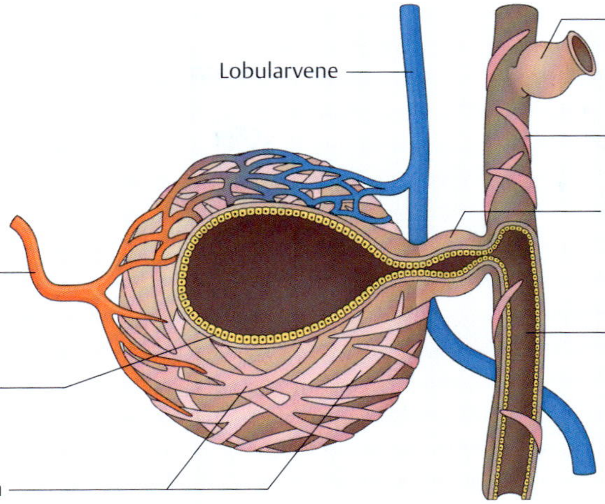

Abb. 28.1 Alveole. Die Myoepithelien umgeben die Alveolen (Milchbläschen) und kleinen Milchgänge als ein feines Muskelfasernetz und unterstützen den Milchfluss beim Stillen. (Quelle: Piotr Gusta, Champigny sur Marne, Frankreich)

(▸Abb. 28.1) bleibt aus, der Milchspendereflex wird gehemmt. Es resultiert ein Anstau der Milch in den Alveolen, der zusätzlich Schmerzen bereitet. So kommt der **Teufelskreis einer gestörten Milchbildung** in Gang.

Auslösende Faktoren können sein:

- wunde, schmerzende Brustwarzen
- verspannte Stillposition der Mutter
- Verunsicherung durch widersprüchliche Informationen zum Stillen
- fehlende Möglichkeiten zur Entspannung für die Mutter (vor allem in der Klinik)

3. Sonstige

- Brustimplantat
- exzessive Flüssigkeitszufuhr in Form von Infusionen

Merke M!

Ein verstärkter initialer Milcheinschuss kann im Wesentlichen auf ein unzureichendes Stillmanagement in den ersten Lebenstagen zurückgeführt werden.

28.3 Anamnese und Beobachtung

Checkliste 28–1: Beobachtung einer Stillmahlzeit und Beurteilung des mütterlichen und kindlichen Stillverhaltens: ✔

- Nimmt die Mutter eine entspannte Stillposition ein?
- Ist das Kind der Mutter ganz zugewandt und stabil gelagert, mit dem Mund auf Höhe der Brustwarze?
- Ist das Kind richtig angelegt?
- Stillt das Kind effektiv?
- Kennt die Mutter die Hunger- und Sättigungszeichen des Kindes?
- Wie war das bisherige Stillmanagement: Häufigkeit und Dauer der Stillmahlzeiten, Abpumpen, Zufüttern (ggf. Zufütterungsmengen)?
- Wie sind der Ernährungszustand und die Gewichtsentwicklung des Kindes?

Merkmale für ein richtig angelegtes Kind:
- Der Mund ist weit geöffnet, ein großer Teil der Areola wird erfasst
- Die Lippen sind nach außen gestülpt
- Die Unterlippe ist weiter vom Warzengrund entfernt als die Oberlippe
- Die Saugbewegungen setzen sich bis zu den Ohren fort
- Die Zunge wird über die Zahnleiste nach vorne geschoben

Effektives Stillen

Hinweise beim Kind:
- anhaltendes rhythmisches Saug-Schluck-Muster mit regelmäßigen Pausen
- hörbares Schlucken, Saugen und Schlucken im Verhältnis 1 : 1 oder 2 : 1
- entspannte Arme und Hände zum Ende der Stillmahlzeit
- feuchter Mund nach dem Stillen

Hinweise bei der Mutter:
- Die Brust wird während des Stillens weicher
- Entspannung oder Schläfrigkeit
- Kontraktionen der Gebärmutter oder verstärkter Wochenfluss während oder nach dem Stillen
- Ausfließen von Milch an der anderen Brust während des Stillens
- Die Brustwarze ist nach dem Stillen in die Länge gezogen, aber nicht gequetscht oder aufgeschürft

(nach ILCA 2005)

28.4 Konsequenzen für das Stillen

Ein verstärkter initialer Milcheinschuss kann zu folgenden Problemen führen:
- erschwertes Anlegen
- wunde Brustwarzen
- unzureichende Milchbildung (siehe Fallbeispiel 28–1)
- frühes Zufüttern
- **rückläufige Milchbildung**: Kann wegen der stehenden Milchmengen in den Alveolen und Milchgängen keine weitere Milch aus dem Alveolarepithel sezerniert werden, wird die Milchbildung trotz des vorhandenen Prolaktins vorübergehend eingestellt. Sofern das Problem nicht rasch behoben wird, kann dies zu einer nachhaltig gestörten Milchbildung führen.

Frustration und Schmerzen veranlassen nicht wenige Mütter, die ursprünglich gerne stillen wollten, bereits zu diesem frühen Zeitpunkt dazu, das Abstillen einzuleiten. Das ist besonders dann der Fall, wenn wegen eines starken initialen Gewichtsverlustes des Kindes ohnehin schon Ersatznahrung zugefüttert wird. Nach der einmal begonnenen Zufütterung gestaltet sich auch die Rückkehr zum ausschließlichen Stillen oftmals schwierig. Entweder erscheint es der Mutter zu aufwendig oder sie ist zutiefst verunsichert, was das Stillen betrifft.

28.5 Praktische Tipps für die Stillberatung

Ziel ist es, das Lymphödem rasch zu lindern und den Milchfluss zu unterstützen. Dadurch wird gleichzeitig die Belastung der Brustwarzen reduziert und eine ausreichende Milchbildung sichergestellt.

28.5.1 Vor dem Stillen

- **Kurze Wärmeanwendung vor dem Anlegen**, um den Milchfluss in Gang zu bringen. Feuchtwarme Umschläge oder Duschen haben sich am besten bewährt. Bei der lokalen Wärmebehandlung ist darauf zu achten, dass Brustwarze und Areola frei bleiben, da sie sonst austrocknen und leichter wund werden.
- Entleeren der ersten Tropfen Muttermilch von Hand oder kurz Anpumpen
- Schwellung im Areolabereich mit zwei Fingern vorsichtig zurückdrücken; ermöglicht das Positionieren des Kindes ohne Brustwarzenverletzung
- Korrektes Positionieren des Kindes

28.5.2 Stillmanagement

- **Stillen nach Bedarf**, d. h. häufig und ohne Zeitbeschränkung (8–12-mal in 24 Stunden), effektives Stillen vorausgesetzt
- Zunächst an einer Brust so lange stillen, bis das Kind eine gute erste Sättigung erreicht hat, d. h. **mindestens 10 Minuten** effektives Saugen nach dem Einsetzen des Milchspendereflexes. Bei Bedarf die zweite Seite anbieten.

- **Kein Wasser, Tee oder Ersatznahrung** geben, ggf. das Stillen intensivieren
- Beruhigungssauger weglassen

Besondere Hinweise:
- Stillen mit **Brusthütchen** ist in dieser Situation meistens uneffektiv. Eher verstärkt es das Problem, wenn es nicht sogar ursächlich dazu beigetragen hat.
- Von einigen Experten/innen wird Stillen **nach Bedarf der Mutter** empfohlen, d. h. das Kind wird bei starker Brustspannung geweckt und angelegt. Der Erfolg dieses Vorgehens wird allerdings kontrovers diskutiert und es gibt unterschiedliche Erfahrungen damit.
- **Abstillmedikamente** sind weder geeignet, das Lymphödem zu unterdrücken, noch die Entleerung der Brust zu unterstützen. Die weitere Milchbildung stagniert ohnehin, so lange keine ausreichende Brustentleerung stattfindet. Zudem sind die Wirkstoffe für die Mutter gesundheitlich nicht ganz unbedenklich. (Kap. 12)
- **Abpumpen** sollte nur dann erfolgen, wenn das Kind die Brust nicht erfassen oder nicht ausreichend Milch gewinnen kann. Durch exzessives Abpumpen lässt sich das Brustödem nicht beseitigen, vielmehr besteht die Gefahr, dass über den Bedarf hinaus Milch gebildet und eine Überfülle der Alveolen und Milchgänge unterstützt wird.
- **Schmerzmittel** können helfen, den Teufelskreis der gestörten Milchbildung zu durchbrechen (Kap. 29.5.6).

28.5.3 Nach dem Stillen

- **Ausgiebiges Kühlen** beider Brüste nach dem Stillen zur Unterdrückung des Ödems und damit zum Abschwellen der Brust. Geeignet sind Wickel mit kaltem Wasser oder Coolpacks, die auf Kühlschranktemperatur gebracht wurden.

Merke M!

Es sollten keine Eispackungen verwendet werden, weil die Gefahr von Schädigungen der Haut und des darunter liegenden Drüsengewebes besteht.

- Kühlend und zugleich entzündungshemmend sind **Wickel mit Weißkohlblättern** oder **Quark**. Sie werden 2–3-mal täglich für 20–30 Minuten angewendet. Bei Quark ist eine Sensibilisierung des Kindes für eine Allergie durch Kuhmilcheiweißreste auf der Brust möglich.
- Umschläge mit einer **Retterspitzlösung** (5 Teile Wasser/1 Teil Retterspitz) sind auch wirksam, sie haben aber den Nachteil, dass die darin enthaltenen ätherischen Öle für das Neugeborene möglicherweise zu intensiv sind und es die Brust anschließend ablehnt. Tipp: die Brust vor dem Stillen abwaschen [551].

Praxisanleitung: Kühlende Brustwickel

- **Quark** wird in einer dicken Schicht direkt auf die Brust aufgetragen oder auf einem feinen Stofftuch ausgestrichen und – darin eingeschlagen – auf die Brust gebracht.
- Bei den **Weißkohlblättern** wird die dicke Mittelrippe herausgeschnitten und anschließend werden sie mit einer Teigrolle ausgewalzt. Dadurch werden sie weich und die Wirkstoffe können gut austreten. Dann werden sie rundherum auf die Brust gelegt. Die Blätter können auch in den BH eingelegt und dort länger belassen werden.

Beachte: Brustwarze und Areola werden bei allen Anwendungen ausgespart.

28.5.4 Massagetechniken

Eine sanfte Brustmassage nach **Plata-Rueda/Marmet** dient zur Anregung des Milchflusses (s. Praxisanleitung) nach vorheriger Wärmeanwendung. Keinesfalls sollte die Milch in Richtung der Milchausführgänge gedrückt oder gepresst werden.

Eine andere Möglichkeit ist die **Tiefendruckmassage** (Lymphdrainage). Sie erfolgt in Richtung der Lymphabflusswege, also Richtung Achseln und Brustkorb. Eine ein- bis zweimalige Durchführung reicht aus, um das Ödem grundlegend einzudämmen. Diese spezielle Massagetechnik sollte praktisch erlernt werden.

Praxisanleitung: Brustmassage nach Plata-Rueda/Marmet

Vorbereitung: Wärmebehandlung mit gut warmem Wasser (Duschen oder Wickel)

1. **Drüsengewebe lockern (Plata-Rueda):** Die Brust zwischen die Hände nehmen und den Drüsenkörper verschieben. Die Hände bewegen sich dabei gegenläufig. Waagerecht und senkrecht durchführen.
2. **Massieren:** Mit 2–3 flach aufgelegten Fingerkuppen kreisende Bewegungen durchführen, dabei von außen nach innen spiralförmig in Richtung Brustwarze vorarbeiten. Die Finger rutschen nicht über die Haut, sondern verschieben das Gewebe mit **leichtem** Druck. (Kein Öl verwenden)
3. **Streicheln:** Sanft mit den Fingerspitzen von oben nach unten über die Brust und die Brustwarzen streicheln.
4. **Schütteln:** Vornüberbeugen und die Brüste mit den Händen vorsichtig hin und her bewegen.

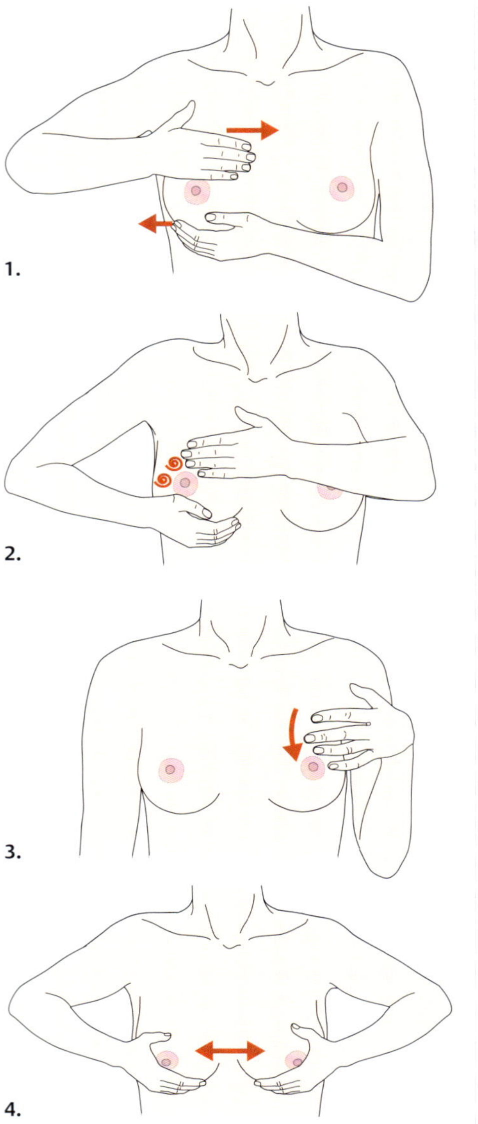

Abb. 28.2 Brustmassage nach Plata-Rueda/Marmet. (Quelle: Piotr Gusta, Champigny sur Marne, Frankreich)

28.5.5 Vorbeugende Maßnahmen

Eine besondere Bedeutung kommt der Prophylaxe eines verstärkten initialen Milcheinschusses zu:

- häufiges Stillen und uneingeschränkte Dauer der Stillmahlzeiten von Geburt an; Entleeren des Kolostrums verhindert den zu starken Milcheinschuss
- korrekte Anlegetechnik sicherstellen, Stillverhalten routinemäßig überprüfen (s. o.)
- Verschieben des Brustgewebes vor jedem Anlegen (▶ Abb. 28.2)
- 24-h-Rooming-in, damit die Mutter auf die ersten Hungerzeichen ihres Kindes reagieren kann.

Fallbeispiel 28-1: Verstärkter initialer Milcheinschuss — B

Mutter: I Gravida/I Para, Erzieherin
Geburtsverlauf: komplikationslose Spontangeburt, 40 + 5 SSW
Geburtsgewicht: 4080 g
Entlassungsgewicht am 5. Tag: 3700 g (initialer Gewichtsverlust von 9,3 %)
Stillen: wegen starkem Milcheinschuss in der Klinik erhält die Mutter eine halbe Abstilltablette

Häusliches Wochenbett (Protokoll):
6. Tag: stillt ausschließlich, alle 3–4 Stunden, Brust unauffällig, beide Brustwarzen wund
7. Tag: Milchstau rechts → Phytolacca (homöopathisches Mittel), Rhagaden rechts schlimmer
9. Tag: rechte Brust gerötet und schmerzhaft → kühlen
10. Tag: stillt nur links, rechte Brustwarze besser
13. Tag: legt wieder an der rechten Seite an
14. Tag: erneut Rhagade an der rechten Seite
17. Tag: 3850 g → Zufütterung von Formula mit der Flasche nach dem Anlegen

Kommentar:
Das Beispiel zeigt den Zusammenhang zwischen einem verstärkten initialen Milcheinschuss, wunden Brustwarzen und einer nachhaltig gestörten Milchbildung (hier verschärft durch eine Abstilltablette). Auf dieser Basis entwickelt sich zusätzlich ein Milchstau. Eine niedrige Stillfrequenz (reglementiert) und eine fehlerhafte Anlegetechnik, und zwar von Anfang an, sind der Ausgangspunkt für den problematischen Verlauf.

29 Milchstau

Hella R. Köster

29.1 Symptome

Ein Milchstau ist gekennzeichnet durch einen behinderter Milchfluss mit Rückstau in den Alveolen und Milchgängen eines oder mehrerer Drüsenlappen (Lobi glandulae mammariae).

Zeitpunkt des Auftretens:
- während der gesamten Stillzeit möglich
- eine kritische Zeit ist die 3.–4. Woche p. p.

Klinisches Bild [550]:
- diffus zu tastende Schwellung und Verhärtung eines Brustareals oder der ganzen Brust; meistens einseitig
- leichte Schmerzhaftigkeit des betroffenen Areals
- mit oder ohne lokale Überwärmung
- guter Allgemeinzustand; Körpertemperatur < 38,5 °C
- häufigste Lokalisation: oberer und unterer äußerer Quadrant der Brust
- Bestehenbleiben der Symptome nach dem Stillen

29.2 Mögliche Ursachen

- **Unzureichendes Stillen** mit mangelhafter Entleerung der Brust: fehlerhaftes Anlegen, krankes Kind, plötzliche Abnahme der Still- oder Pumpfrequenz, reglementierte Häufigkeit und Dauer der Stillmahlzeiten, Zufüttern, Brusthütchen, Beruhigungssauger
- **Gestörter Milchspende-Reflex** durch Stress oder neurovegetative Erschöpfung, Schmerzen der Brust, andere Schmerzen, verspannte Stillposition der Mutter
- **Abgeklemmter Milchgang** durch einschneidenden BH, Gurt vom Babytragesack, Sicherheitsgurt, Stoß- oder Druckeinwirkung
- **Abpumpen,** vor allem bei der Verwendung einer zu kleinen Brusthaube (Milchgänge werden am Übergang zum Konus abgeklemmt)
- **Verkühlung,** Luftzug, allgemeine Erkältungskrankheit der Mutter
- **Polygalaktie,** übermäßige Milchbildung (eher selten)
- **Verstopfter Milchgang,** überhäutet oder Fettpfropf; weißes oder weiß-gelbliches Bläschen auf der Brustwarzenspitze
- **Anatomisch** nach Brustreduktion, Brustoperationen, Piercing der Brustwarze (vernarbter Milchgang) und versprengtes Drüsengewebe: In diesen Fällen kann die Milch nicht aus den betroffenen Drüsenlappen abfließen. Es kommt zur so genannten Stauungsinvolution, d. h. das Drüsengewebe bildet sich in diesen Bereichen zurück und es erfolgt keine weitere Milchbildung (s. auch Kap. 23).

Differenzialdiagnosen: Abszess, Mammakarzinom, Galaktozele (Milchzyste)

29.3 Sonderform: Fieberhafter Milchstau (Stauungsmastitis)

Der fieberhafte Milchstau ist eine ausgeprägte Entzündungsreaktion der Brust ohne Beteiligung von Bakterien. Die lokalen Entzündungszeichen und das Fieber sind Ausdruck der Abwehrreaktion auf Muttermilch, die aus gestauten Drüsensegmenten in das interstitielle Gewebe übergetreten ist. Anhand der Symptome allein lässt er sich nicht eindeutig von einer infektiösen Mastitis abgrenzen. Er wird häufig als eine Form der Mastitis oder als Übergangsphänomen vom Milchstau zur infektiösen Mastitis beschrieben [532].

Symptome:
- lokal begrenzte Rötung der Haut im Bereich des verhärteten Stranges
- grippeähnliche Allgemeinsymptome, Kopf- und Gliederschmerzen, Fieber > 38,4 °C, (schleichender oder plötzlicher Beginn)
- Labor: Keimgehalt der Muttermilch unverändert (Bakterien < 10^3/ml Milch), erhöhte Leukozytenzahl (> 10^6/ml Milch) [537].

Ursachen: wie beim Milchstau, häufig verschleppter Milchstau

29.4 Anamnese

Checkliste 29–1: Die wichtigsten Fragen bei einem Milchstau

- Beobachtung und Beurteilung einer Stillmahlzeit (Kap. 28.3)
- Wie war das bisherige Stillmanagement, wurde etwas verändert?
- Wurden schon Maßnahmen an der Brust durchgeführt? Welche?
- Gab es in letzter Zeit besondere Ereignisse, die mit Stress verbunden waren?
- Wie ist der allgemeine Gesundheitszustand der Mutter, des Kindes?
- Sind andere Fieberursachen ausgeschlossen?
- Gibt es Auffälligkeiten der Mundanatomie beim Kind, die ein effektives Saugen erschweren könnten (z. B. verkürztes Zungenbändchen, zurückgelagertes Kinn, hoher Gaumen)?

29.5 Konsequenzen für das Stillen

- Bei einem Milchstau ist das Anlegen wegen des schlechten Milchflusses und der Verhärtungen erschwert
- Das Kind ist beim Stillen wegen der erschwerten Nahrungsaufnahme unruhig
- Bestehen Schmerzen, wird der Milchspendereflex zusätzlich blockiert
- Wird ein Milchstau nicht rasch behoben, kann sich daraus ein fieberhafter Milchstau entwickeln; das Risiko für eine infektiöse Mastitis ist erhöht
- Wunde Brustwarzen und Milchstau stehen häufig in einem wechselseitigen Bedingungszusammenhang.

Fallbeispiel 29–1: Milchstau **B**

Die Mutter ist eine 26-jährige II. Gravida/II. Para und hat ihre Tochter Sina in der 38 + 2 SSW nach einer komplikationslosen Schwangerschaft spontan mit einem Geburtsgewicht von 2940 g geboren. Inzwischen ist die Kleine 3½ Wochen alt und wird von Geburt an ausschließlich gestillt. Ihre Mutter hatte eigentlich vor, wie beim ersten Kind mindestens ein Jahr lang zu stillen. Doch nun zweifelt sie an ihrem Vorhaben, denn die Brustwarzen sind seit dem Klinikaufenthalt anhaltend wund und auch Stauungen an den äußeren oberen Quadranten beider Brüste müssen immer wieder während des Stillens ausmassiert werden. Sie erwägt abzustillen, weil sie die ständigen Schmerzen nicht mehr länger erträgt.

Befund:
Die Brustwarzen sind auf beiden Seiten gereizt, wobei links zusätzlich kleine Hautdefekte zu sehen sind und rechts eine Rhagade, die schräg über die ganze Brustwarze verläuft. Über den strangartigen Verhärtungen der Brüste ist momentan keine Rötung zu erkennen, die Mutter ist in einem guten Gesundheitszustand. Bisher wurde ihr empfohlen, die Brüste vor dem Anlegen in einer Schüssel mit warmem Wasser zu baden und die Stauungen während des Stillens fortwährend auszudrücken. Zur Behandlung der Brustwarzen benutzt sie eine Brustwarzensalbe aus dem Drogeriemarkt, die vor dem Stillen abgewaschen werden muss.

Beurteilung einer Stillmahlzeit:
Bereits beim Betreten der Wohnung fällt auf, dass Sina sehr unruhig ist. Ihr Vater versucht, sie mit dem Schnuller „hinzuhalten". Es stellt sich heraus, dass den Eltern geraten wurde, aus „erzieherischen" Gründen einen mindestens 3-stündigen Abstand zwischen den Stillmahlzeiten einzuhalten. Besonders stressig ist das für die Mutter, wenn sie mit beiden Kindern allein zu Hause ist.

Um das Stillen nicht noch länger hinauszuzögern, wird der Milchfluss jetzt nur kurz durch die Auflage eines feucht-warmen Lappens angeregt. Die Mutter wird dazu angeleitet, das Brustgewebe zu verschieben.

Beim Stillen sitzt sie dann vornübergebeugt auf der Sofakante, Sina liegt auf einem Stillkissen über ihren Beinen. Es braucht mehrere Anlegeversuche, bei denen Sina die Brustwarze immer wieder erfasst und loslässt, bis sie schließlich dranbleibt und kontinuierlich zu saugen beginnt. Es ist sehr schmerzhaft für die Mutter. Zusehends rutscht Sina auf dem Stillkissen nach unten. Nun erfolgt eine Korrektur der Stillposition: Die Mutter setzt sich auf dem Sofa weiter nach hinten und lehnt sich bequem zurück. Sina kommt schräg auf ihr zu liegen und erfasst die Brust nun mehr von oben. Die Stillmahlzeit wird fortgesetzt, während Sina kräftig und ausdauernd saugt. Als sie die Brust loslässt, tropft noch Milch heraus, „zum ersten Mal!". Die Brustwarze ist leicht flachgedrückt und anämisch.

Behandlungsplan:

- Stillen nach Bedarf des Kindes
- kein Beruhigungssauger
- feucht-warme Umschläge (keine Brustbäder!) und Verschieben des Brustgewebes vor jedem Anlegen
- den Unterkiefer vor dem Anlegen etwas nach hinten unten schieben, um eine ausreichende Mundöffnung zu erreichen
- Anlegen in der „neuen" Stillposition
- keine exzessiven, allenfalls leichte Brustmassagen während der Stillens
- vorübergehend 4-mal 400 mg Ibuprofen®, über den Tag verteilt einnehmen
- Pflege der Brustwarzen mit gereinigtem Wollfett (kann belassen werden)

Nach 3 Tagen sind beide Brüste unauffällig. An der rechten Seite gibt es noch einmal einen kurzen Rückfall, nachdem die Mutter mit der Stillposition nachlässig geworden war.

Kommentar:
Das Beispiel zeigt, dass es sich bei Fällen mit wiederholten Stauungserscheinungen der Brust häufig um ein **multifaktorielles Geschehen** handelt. Hier lagen folgende Einzelfaktoren zugrunde:

- Die Regulierung der Stillmahlzeiten, einschließlich der Anwendung des Beruhigungssaugers, führen zwangsläufig zu einer verminderten Entleerung der Brust.
- Durch die ungünstige Positionierung erfasst das Kind die Brust nur unzureichend mit der Folge einer unphysiologischen Belastung der Brustwarzen und einer erschwerten Brustentleerung.
- Das Hinhalten des Kindes führt zum hektischen Verhalten beim Anlegen und sehr starkem Saugen, was die Brustwarzen zusätzlich belastet und die Schmerzen bei der Mutter steigert.
- Durch zu viel Wasserkontakt trocknen die Brustwarzen aus und sind weniger belastbar.
- Durch eine verspannte Körperhaltung der Mutter und die schmerzenden Brustwarzen wird der Milchspendereflex gehemmt, die Stauungserscheinungen aufrechterhalten und das Kind muss besonders stark saugen.
- Bei einer instabilen Lagerung versucht das Kind, sich durch das Klemmen der Kiefer an den Brustwarzen „festzuhalten", zusätzlich entsteht ein Zug am Brustgewebe. Die Schmerzen bei der Mutter nehmen weiter zu.
- Möglicherweise hat sich das Kind am Beruhigungssauger ein verändertes Saugverhalten mit zu kleiner Mundöffnung angewöhnt.
- Eine exzessive Brustmassage unterstützt die Stauungsproblematik evtl. zusätzlich, weil immer wieder ödematöse Schwellungen entstehen.

Die Probleme konnten nur deshalb so rasch behoben werden, weil an allen kritischen Punkten gleichzeitig angesetzt wurde.

29.5.1 Was braucht die stillende Mutter?

- Stressabbau, Bettruhe, verwöhnen lassen
- Entspannungstechniken, ausgiebig duschen, Vollbad, Rückenmassage (s. Praxisanleitung). Die muskuläre Entspannung lässt die Milch wieder fließen
- Warmhalten der Brust: Unterhemd tragen, Zugluft vermeiden
- Aufklärung über die ursächlichen Zusammenhänge und vorbeugende Maßnahmen zur Vermeidung eines Rezidivs, z. B. Unterstützung im Alltag, um Erschöpfungszuständen vorzubeugen

Praxisanleitung: Rückenmassage zur Förderung des Milchflusses

Vorbereitung:
- warmer Raum, entspannte Atmosphäre
- ggf. Wärmeapplikation (feucht-warme Umschläge, Rotlicht, Kirschkernkissen)
- bequemer Sitz mit aufgestützten Armen (z. B. rücklings auf einem Stuhl)
- Massageöl

① Diagnostischer Strich: 3-mal beidseits der Wirbelsäule von oben nach unten
② Interkostalräume ausziehen: seitlich am unteren Rippenbogen beginnen, dann entlang der Wirbelsäule bis zum Nacken (1-mal)
③ Anhakstriche zur Wirbelsäule (waagerecht): von den Flanken zur Wirbelsäule hin, am unteren Rippenbogen beginnend bis zu den Schulterblättern
④ Anhakstriche von der Wirbelsäule weg (waagerecht): von der Wirbelsäule in Richtung Flanken, bei den Schulterblättern beginnend bis zum unteren Rippenbogen
⑤ Schulterumrandung: 3-mal vom Hals über die Schulter und rund ums Schulterblatt
⑥ Schulterblatt ausfächern: 3-mal vom inneren Schulterblattrand zur Schulter
⑦ Ausziehstriche: 3-mal mit überkreuzten Armen von Schulterblatt zu Schulterblatt
⑧ Milchstrich: 1-mal von der mittleren Axillarlinie (Axillarmitte senkrecht nach unten zum Beckenkamm) um den unteren Schulterwinkel herum schräg bis zum 7. Halswirbel

Ausgleichstriche:
- 3-mal vom Hals über die Schulterblätter
- 1-mal Rippenbogen von vorne nach hinten ausziehen (dazu um die Frau fassen)
- Energiestrich: 1-mal an der Wirbelsäule entlang von oben nach unten streichen

Durch sanftes Lösen der Hände verabschieden!

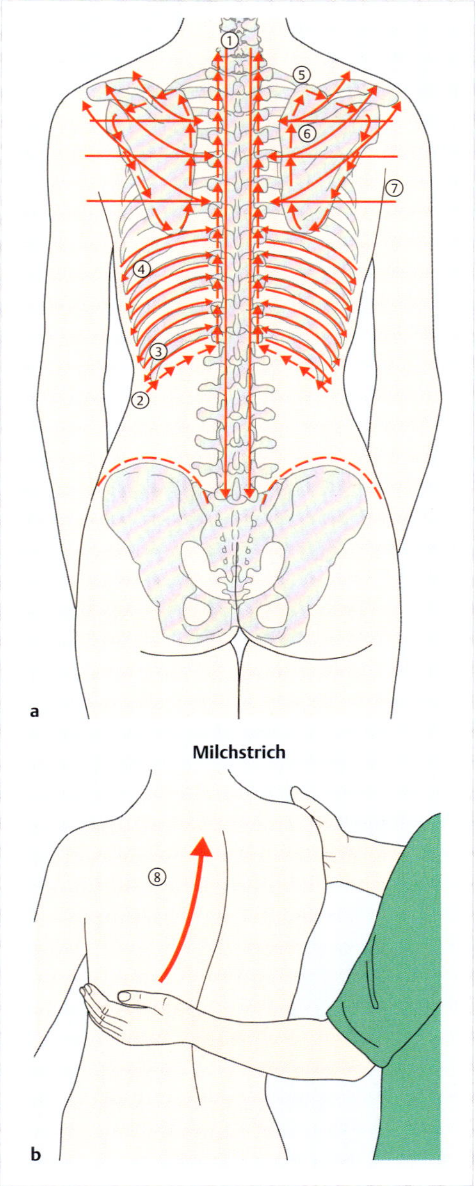

Abb. 29.1 Rückenmassage zur Förderung des Milchflusses. (Quelle: Piotr Gusta, Champigny sur Marne, Frankreich)

29.5.2 Stillmanagement

- Ursache ermitteln und beheben
- Vor **jedem** Anlegen für ca. 5 Minuten feuchte Wärme anwenden: Brustwickel mit gut warmem Wasser, Duschen (ggf. Massage)
- Auf eine entspannte Stillposition achten
- Korrektes Anlegen sicherstellen (Kap. 28.3)
- Das Kind mit dem Kinn in Richtung des Milchstaus anlegen (▶ Abb. 29.2)
- Vorzugsweise zuerst an der betroffenen Brust stillen. Ist das Anlegen dort erschwert, kann das Kind kurz an der gesunden Brust anlegt werden, bis der Milchfluss in Gang gekommen ist, dann schnell die Seite wechseln
- Ausgiebiges Stillen an einer Brust; nur wechseln, wenn das Kind an einer Seite nicht satt wird
- Alternativ an der betroffenen Brust abpumpen und nur an der gesunden Seite stillen
- Stillen nach Bedarf des Kindes; Stillen nach Bedarf der Mutter birgt hier das Risiko, dass ein Kind nicht kräftig und ausdauernd saugt
- Beruhigungssauger weglassen

Merke M!

Alle Maßnahmen werden bei jedem Anlegen wiederholt, bis sich der Stau aufgelöst hat.

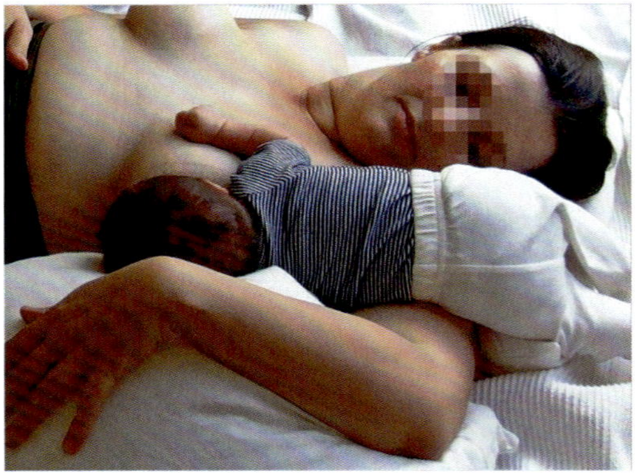

Abb. 29.2 Stillen in modifizierter Seitenlage bei Milchstau in den oberen Quadranten der Brust. (Quelle: Hella R. Köster)

29.5.3 Massagetechniken

Es ist eine gängige Empfehlung, den gestauten Bereich während des gesamten Stillvorgangs in Richtung Brustwarze auszumassieren. Erfahrungen zeigen allerdings, dass **fortwährendes Ausstreichen**, besonders wenn es punktuell und mit starkem Druck erfolgt, zu anhaltenden und wiederkehrenden Stauungen führen kann. Durch die Gewebequetschung und die ödematöse Schwellung bedingt werden die Milchgänge erneut eingeengt.

Praxistipp

Auch hier sind die Massagetechniken nach Plata-Rueda und Marmet (▶ Abb. 28.2) die Methoden der Wahl. Die kreisenden Bewegungen erfolgen dann über dem gestauten Areal.

Die wiederholte **Brustmassage nach Marmet** kann helfen, eine Stauung grundlegend aufzulösen. Exzessive Brustmassagen zur Behebung eines Milchstaus führen dagegen nicht selten zu subtilen Gewebeverletzungen und rezidivierenden Brustproblemen. Auch wurden Fälle von schweren Hautverletzungen mit Durchbrüchen bis in tieferliegende Gewebeschichten der Brust hinein beschrieben [548].

Um den Milchfluss während des Stillens zu unterstützen, kann auch die **Brustkompression nach Newman** angewendet werden. Dazu wird die Brust im großzügigen C-Griff umfasst und immer wieder rhythmisch komprimiert.

29.5.4 Maßnahmen bei verstopftem Milchgang

- Bei einem **überhäuteten Milchgang** das Häutchen mit einer sterilen Kanüle anritzen und das Kind sofort anlegen.
- Bei einem **Fettpfropf** für 20 Minuten ein Ölläppchen auf die Brustwarze legen. Danach zur Entspannung der Brust für 5 Minuten feucht-warme Brustwickel applizieren. Den Pfropf nun vorne, an der Brustwarze, vorsichtig ausmassieren. Das anschließende Stillen erfolgt am besten unter Ausnutzung der Schwerkraft, z. B. im Vierfüßlerstand.

Bei **wiederholter Pfropfbildung** in den Milchausführgängen kann die Fettsäurezusammensetzung der Muttermilch durch die Einnahme von Lecithin (2-mal täglich 1 Kapsel à 250–500 mg) günstig beeinflusst werden.

Praxistipp

Tierische Fette in der Nahrung reduzieren und vermehrt ungesättigte Fettsäuren verzehren, z. B. fetten Seefisch wie Lachs und Makrele, Rapsöl, Sojaöl.

29.5.5 Maßnahmen bei zu viel Milch

Selten beruht ein Milchstau auf einer übermäßigen Milchbildung. Hier geht es darum, die Milchmenge zu reduzieren:

- Anlegen nur an einer Seite während einer vollständigen Stillmahlzeit. Die andere Seite mit der Hand lediglich so weit ausstreichen, bis die größte Spannung der Brust nachlässt.
- Salbeibonbons lutschen oder Salbeitee trinken (3–4 Tassen am Tag)
- Phytolacca D 2 (homöopathisches Mittel) 3-mal täglich 5 Globuli, bis sich die Milchmenge an den Bedarf des Kindes angepasst hat
- Geduld, bis sich die Milchmenge an den Bedarf des Kindes angepasst hat

Weniger trinken reduziert die Milchmenge nicht, eher scheidet die Mutter konzentrierten Urin aus.

29.5.6 Maßnahmen beim fieberhaften Milchstau

Zusätzlich zu den Maßnahmen beim Milchstau sind zu empfehlen:

- Kühlen oder entzündungshemmende Umschläge, z. B. mit Quark oder Kohlblättern, nach dem Stillen (Anleitung Kap. 28.5.3)
- **Analgetika**, je nach Schmerzsituation. **Schmerzmittel der Wahl** [533] sind Paracetamol® (500–1500 mg pro Tag) oder Ibuprofen® (800–1600 mg pro Tag). Letzteres hat zusätzlich eine abschwellende Wirkung. In diesen Dosen sind die Medikamente für das gestillte Kind unbedenklich. Empfehlung: regelmäßig über den Tag verteilt einnehmen oder wahlweise 20–30 Minuten vor dem Stillen oder vor Manipulationen an der Brust.

Merke M!

Führen die eingeleiteten Maßnahmen nicht innerhalb von 24 Stunden zu einer deutlichen Besserung, sollte von einer *infektiösen Mastitis* ausgegangen werden (Kap. 30).

29.5.7 Prophylaktische Maßnahmen

- Korrekte Stilltechnik und -position konsequent beachten
- Keine Begrenzung der Häufigkeit und Dauer der Stillmahlzeiten
- Keine abrupten Veränderungen der Stillfrequenz
- Für eine gleichmäßige Brustentleerung sorgen, z. B. durch einen häufigeren Wechsel der Stillpositionen
- Unnötigen Stress vermeiden, Ruhepausen einplanen, regelmäßig Entspannungsübungen durchführen (z. B. Übungen aus dem Geburtsvorbereitungskurs)
- Bei Symptomen frühzeitig professionelle Hilfe in Anspruch nehmen, spätestens 24 Stunden nach deren Auftreten und erfolgloser Selbstbehandlung

Hygiene: Um Komplikationen wie Mastitis oder Abszess durch kritische Krankenhauskeime vorzubeugen, ist es wichtig, die Mutter über die Bedeutung der richtigen Händehygiene während des Klinikaufenthaltes aufzuklären und sie darin einzuweisen.

Selbstuntersuchung der Brust:

Merke M!

Die Mutter wird angeregt, ihre Brüste routinemäßig auf Verhärtungen und Rötungen hin zu untersuchen.

Zeigen sich **erste Anzeichen eines Milchstaus**, sollte sie sich am besten mit ihrem Kind zusammen zurückziehen und darauf achten, häufig und ausdauernd zu stillen. Die Milch aus den gestauten Bereichen sollte dabei mithilfe der geeigneten Still- und Massagetechniken (s. dort) entleert werden.

Wenn der Stau auf diese Weise nicht behoben werden kann, z. B. weil das Kind krank ist, wird die Milch von Hand oder mit der Pumpe gewonnen.

Literatur

Siehe Kap. 31

30 Mastitis puerperalis

Hella R. Köster

Die Mastitis puerperalis (infektiöse Mastitis) ist eine bakterielle Infektion des Brustgewebes während der Stillperiode. Sie definiert sich in der Praxis über ihre Symptome, die oftmals denen des fieberhaften Milchstaus (siehe Kap. 29) gleichen. Eine infektiöse Mastitis kann sich außerdem auf der Basis eines fieberhaften Milchstaus entwickeln. Deshalb wird von einem infektiösen Geschehen ausgegangen, wenn Maßnahmen zur Behandlung eines fieberhaften Milchstaus kurzfristig nicht zum Erfolg führen.

Pathogenese: Bakterien dringen meistens in Gewebedefekte der Brustwarze ein und breiten sich über Lymphbahnen im Interstitium (Gewebe zwischen dem Drüsengewebe) aus. Bei wunden Brustwarzen kommt es deshalb wesentlich häufiger zur Mastitis. Ebenso begünstigend ist eine vorausgegangene Candidainfektion (Soor) der Brustwarzen. Über die vorgeschädigte Haut gelangen Bakterien leichter ins Gewebe (Superinfektion) [536]. Seltener breiten sie sich über die Milchporen in den Milchgängen aus. Von dort aus wird die Infektion dann in das Drüsengewebe und das umgebende Gewebe weitergeleitet, d. h. bei einer fortschreitenden Mastitis gehen beide Formen ineinander über.

Merke **M!**

Komplikationen einer verschleppten Mastitis sind Abszessbildung und Sepsis (hämatogene Ausbreitung).

Zur **Häufigkeit** der Mastitis puerperalis gibt es keine zuverlässigen Daten, weil die Definition unterschiedlich gehandhabt wird (s. fieberhafter Milchstau) und die Erfassungszeiträume variieren. Schätzungen zufolge sind 3 % und 20 % der stillenden Frauen betroffen [532].

Zeitpunkt des Auftretens:
- während der gesamten Stillzeit möglich
- Gipfel: 2./3. Woche p. p., 6–12 Wochen p. p.

30.1 Symptome und Diagnostik

Typische Symptome [550] sind:
- eine sich diffus ausbreitende Rötung (▸ Abb. 30.1), manchmal scharf begrenzt (bei Lokalisation in den Milchgängen)
- deutliche Erwärmung, Hitze der Brust
- erhöhte bis extreme Schmerzhaftigkeit der ganzen Brust („jede Berührung tut weh")
- starkes allgemeines Krankheitsgefühl, Schüttelfrost
- Fieber > 38.4 °C, häufig > 40 °C innerhalb weniger Stunden!
- erschwerte Entleerung der Brust, Milchstau
- Rückgang der Milchbildung
- Lokalisation: meist einseitig (⅔) oder beide Seiten sind gleichermaßen betroffen

Laborbefunde
- **erhöhter Keimgehalt** der Muttermilch (> 10^3/ml Milch)
- erhöhte Leukozytenzahl (> 10^6/ml Milch)
- Bakteriämie (bei Sepsis)

Merke **M!**

Die Ermittlung der Keimzahl in der Muttermilch ist die einzige objektive Möglichkeit, um zwischen einem fieberhaften Milchstau und einer infektiösen Mastitis zu unterscheiden.

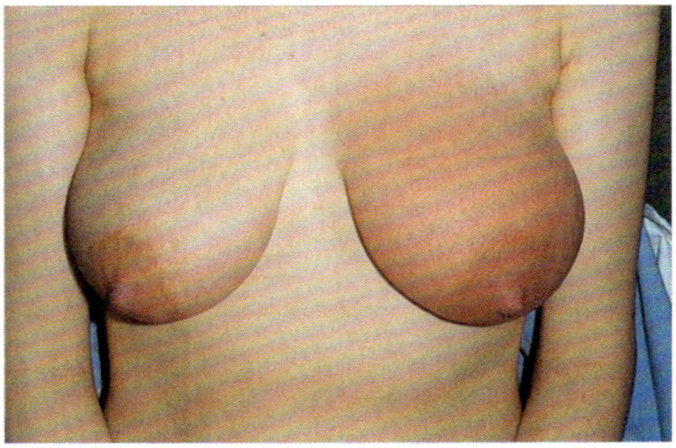

Abb. 30.1 Akute Mastitis puerperalis bei einer 21-jährigen Patientin 3 Wochen p. p. (Quelle: E. Petersen, Infektionen in Geburtshilfe und Gynäkologie: Lehrbuch und Atlas. Stuttgart: Thieme; 2010)

Dabei sind stark ausgeprägte Symptome mit höheren Keimzahlen und/oder pathogen Keimen verbunden [526]. Eine mikrobiologische Untersuchung der Muttermilch wird jedoch nicht routinemäßig empfohlen.

Erreger:
- **am häufigsten**: Staphyloccocus aureus (95 %), Staphylococcus epidermidis (Hautkeime)
- **selten**: Escherichia coli, Streptokokken, Proteusarten, Pseudomonas aeruginosa, Corynebakterien (Diphterie)
- **sehr selten**: massive, meist beidseitige Verläufe mit B-Streptokokken

Es handelt sich überwiegend um Fremdkeime, gegen die weder die Mutter noch das Kind (fehlende Leihimmunität) Antikörper besitzen. Bei Brustentzündungen muss in Deutschland zunehmend mit **Antibiotika-resistenten Krankenhauskeimen** gerechnet werden, vor allem Oxacillin- und Methicillin-resistentem Staphylococcus aureus (ORSA, MRSA) [532], [535], [539].

Infektionsquellen/Übertragungswege:
- Nasen-Rachen-Raum des Kindes (Besiedlung mit Fremdkeimen in der Klinik)
- Nasen-Rachen-Raum, Hände des Personals (mangelhafte Händehygiene)
- bakterielle Herde am Körper, wie Endometritis, Wundinfektion (z. B. Episiotomie), Eiterungen des Zahnfleisches
- selten auf dem Blutweg (hämatogen)

Merke **M!**

Eine unzureichende Händehygiene bei der Mutter und dem Personal in der Klinik spielt eine nicht zu unterschätzende Rolle bei der Entstehung von Mastitiden und letztendlich auch Abszessen.

30.2 Mögliche Ursachen

Ursachen und begünstigende Faktoren:
- Psychosomatische Stressreaktion
- Verschleppter Milchstau (begünstigt die Keimvermehrung)
- Hautdefekte, Rhagaden (6-mal häufiger)
- Allgemeine Abwehrschwäche, grippaler Infekt, Anämie

Mastitiden treten zudem vermehrt auf:
- bei Erstgebärenden
- bei Frauen, die schon häufiger eine Mastitis hatten
- nach Komplikationen während der Geburt
- bei Trauma der Brust (Stoß, Verletzung)
- bei Berufstätigkeit der Mutter

Merke **M!**

Stress setzt nach Erkenntnissen aus der Psychoneuroimmunologie die Immunfunktionen herab, wodurch Infektionen begünstigt werden.

Neueren Forschungen zufolge beeinträchtigt Stress die Immunfunktionen des Brustgewebes indem die Ausschüttung von entzündungsfördernden Botenstoffen im Rahmen der Abwehr von Bakterien begünstigt wird [28]. Darin begründet sich der im Rahmen der Stillberatung häufig zu beobachtende Zusammenhang zwischen mütterlichem Stress und einer Mastitis. So treten infektiöse Brustentzündungen mit hohem Fieber und einer massiven Brustsymptomatik oftmals plötzlich auf. Auffallend ist dann allein eine **besondere mütterliche Belastungssituation**, manchmal auch rein psychischer Natur.

Beispiele: **B**

- Das Kind ist zwei Monate alt, der erste Familienurlaub steht an. Als alle Koffer gepackt sind, stellt sich eine hochfieberhafte Mastitis ein.
- Es ist drei Wochen nach der Geburt und Weihnachten steht vor der Tür. Die beiden älteren Geschwister sollen es genauso schön haben wie in den vergangenen Jahren. Am Heiligabend sind dann auch die Plätzchen gebacken, der Weihnachtsbaum geschmückt und die Geschenke liebevoll verpackt. Alle sind glücklich und zufrieden, während die Mutter mit einer Mastitis im Bett liegt.
- Fünf Wochen nach der Geburt stellt sich, wie aus dem Nichts heraus, eine hochfieberhafte Brustentzündung ein. Der Vater hat von seinem Arbeitgeber den Auftrag bekommen, kurzfristig für 3 Monate ins Ausland zu gehen. Die Mutter sieht sich in den kommenden Monaten mit einem 1½-jährigen und einem 5 Wochen alten Kind alleingelassen und gänzlich überfordert.

Differenzialdiagnosen:

- Steht eine Stauungssymptomatik im Vordergrund, kann es sich lediglich um einen **fieberhaften Milchstau** (Kap. 29.3) handeln.
- Spricht eine Mastitis nicht auf die Antibiotika-Behandlung an oder kommt es zur wiederholten Mastitis im selben Brustareal, sollte eine Ultraschalluntersuchung zum Ausschluss eines inflammatorischen **Mammakarzinoms** erfolgen, nach Möglichkeit in einem Brustzentrum (Kap. 24).
- Bei einer Mastitis mit **Candida albicans** sind ausschließlich die Milchgänge betroffen. Das einzige Symptom sind charakteristische Schmerzen (Kap. 27).

Checkliste 30–1: Die wichtigsten Fragen für das weitere Vorgehen ✓

- **Zeitpunkt des Beginns:** Abwägung, ob noch konservativ vorgegangen werden kann
- **Bisherige Behandlung:** Wurden bereits Antibiotika verabreicht, die keine Wirkung gezeigt haben (ggf. Erregernachweis und Resistenzbestimmung notwendig)?
- Handelt es sich um ein **Rezidiv**? Sind während einer vorangegangenen Stillzeit Mastitiden aufgetreten? Wie wurde bisher vorgegangen?
- Gab es **besondere Ereignisse oder Erkrankungen** der Mutter? Liegt ein neurovegetativer Erschöpfungszustand vor?
- Gab es kürzlich einen **Klinikaufenthalt** der Mutter und/oder des Kindes (Risiko für eine Infektion mit resistenten Krankenhauskeimen bis zu 28 Tagen danach)?
- Wie ist das **Stillen bis hierhin** gelaufen? Wie ist die weitere Planung?
- Gibt es ein gutes **unterstützendes Umfeld**? Wie ist die psychische Belastbarkeit? (evtl. Klinikeinweisung, Haushaltshilfe)
- Inspektion und vorsichtige Palpation der Brust, Schmerzevaluation?
- Sind andere Infektionsherde und Fieberursachen ausgeschlossen, z. B. eine Endomyometritis, aber auch Infektionen der Atemwege, des Darms oder eine Thrombophlebitis?
- Gibt oder gab es eine **kindliche oder familiäre Erkrankung** in letzter Zeit (spezielle Krankheitserreger)?

30.3 Konsequenzen für das Stillen

Merke **M!**

Abstillen oder eine Stillpause werden nicht mehr empfohlen, da nachweislich *keine Gesundheitsgefährdung* durch die Bakterien für das Kind besteht.

Die immunologische Kompetenz der Muttermilch gleicht ein etwaiges Infektionsrisiko zudem aus. Eine Ausnahme stellt die Mastitis durch Streptokokken der Gruppe B dar (s. unten). Auch unter der Einnahme **geeigneter Antibiotika** kann und sollte das Stillen fortgesetzt werden, es sind ebenfalls keine nachteiligen Auswirkungen auf das Kind bekannt. Es kann lediglich zu unbedenklichen Stuhlveränderungen beim Kind in Form von dünneren Stühlen kommen [535], [546].

Tritt Muttermilch aus den Alveolen ins Brustgewebe über, gelangt umgekehrt Natrium in die Milch. Das Kind lehnt die Brust dann möglicherweise ab, weil ihm die **Milch zu salzig** ist.

Das Stillen an der betroffenen Seite kann sehr **schmerzhaft** sein, so dass stattdessen vorsichtig abgepumpt oder die Milch von Hand gewonnen werden muss. Vorübergehend kann es an der betroffenen Seite zu einer verringerten Milchbildung kommen.

30.3.1 Was braucht die stillende Mutter?

- Zuallererst braucht die Mutter **strenge Bettruhe** und die Entlastung von allen häuslichen und familiären Aufgaben! Eine stationäre Behandlung ist nur bei schweren Verläufen oder bei einem der Genesung nicht zuträglichen häuslichen Umfeld in Betracht zu ziehen.
- Der Mutter wird empfohlen, **ausreichend Flüssigkeit** in Form von Wasser oder Kräutertees zu sich zu nehmen, um einer Dehydration durch das Fieber vorzubeugen. Empfehlenswert sind auch Bouillons und Säfte. Sie liefern zusätzlich Nährstoffe für die Milchbildung und tragen zur Kräftigung der Mutter bei.
- Der moderate Einsatz **fiebersenkender Maßnahmen** wie Wadenwickel oder Paracetamol ist Bestandteil der konservativen Therapie.

- Nachdem sich der Gesundheitszustand der Mutter gebessert hat, sollte eine Beratung zur **Vermeidung eines Rezidivs** erfolgen. Eine wichtige Rolle spielt dabei eine ausreichende Rekonvaleszenz nach der Mastitis.
- Die Mutter wird darauf aufmerksam gemacht, dass eine rasche **diagnostische Abklärung** notwendig ist, sollte sich im zuvor erkrankten Brustareal eine hartnäckige Verhärtung einstellen.

Weitere geeignete **Maßnahmen zur Prophylaxe** sind in Kap. 29.5.2 beschrieben.

30.4 Therapiemöglichkeiten

30.4.1 Stillmanagement

- Weiterstillen, dabei auf eine optimale Stillposition und korrektes Anlegen achten
- Durch regelmäßiges Anlegen für eine gute Entleerung der entzündeten Brust sorgen
- Stillen mit der gesunden Brust beginnen, da der somit ausgelöste Milchspendereflex das Anlegen an der betroffen Seite erleichtert [550]. Wird Stillen wegen starker Schmerzhaftigkeit nicht toleriert, vorsichtig abpumpen
- Bei Stauungssymptomatik wie beim Milchstau vorgehen (Kap. 29)
- Ausreichende Schmerztherapie. **Schmerzmittel der Wahl** [533] sind Paracetamol® (500–1500 mg pro Tag) oder Ibuprofen® (800–1600 mg pro Tag). Letzteres hat zusätzlich eine abschwellende Wirkung. In diesen Dosen sind die Medikamente für das gestillte Kind unbedenklich. Empfehlung: regelmäßig über den Tag verteilt einnehmen oder wahlweise 20–30 Minuten vor dem Stillen oder vor Manipulationen an der Brust.

30.4.2 Entzündungshemmende Maßnahmen

Brustwickel mit Weißkohl, Quark oder Retterspitz, 2–3-mal tägl. nach dem Stillen (Durchführung Kap. 28.5.3) haben sich bewährt.

Merke M!

Bei der Auswahl der Brustwickel sollte die Befindlichkeit der Frau berücksichtigt werden. Gerade bei einer Mastitis gibt es Frauen, die entweder keine Kälte oder keine Wärme auf der Brust vertragen [550].

In der Praxis haben sich zerdrückte Pellkartoffeln oder ein Brei aus gemahlenem Bockshornkleesamen (s. Praxisanleitung) für die warme Variante eines entzündungshemmenden Brustwickels als wirksam erwiesen.

Während einer Antibiotikabehandlung ist die lokale Anwendung von kalten Umschlägen kontraindiziert, weil die Verteilung der Antibiotika im infizierten Gewebe dadurch eingeschränkt wird. Auch Quarkumschläge sollten dann Zimmertemperatur haben.

Praxisanleitung: Brustwickel aus Bockshornkleesamen

- Einige Esslöffel zerstoßener oder gemahlener Bockshornkleesamen werden mit Wasser zu einem Brei verrührt und unter ständigem Rühren zu einer zähen Masse eingekocht.
- Diese Masse streicht man fingerdick auf ein Tuch, schlägt das Tuch einmal drum herum und legt den Wickel dann mit der faltenfreien Seite auf den betroffenen Brustbereich.
- Das Ganze wird großzügig mit einem trockenen Tuch bedeckt, damit die Wärme für eine Weile gehalten wird.

30.4.3 Medikamentöse Therapie

Eine Mastitis kann zunächst mithilfe der beschriebenen Vorgehensweise konservativ behandelt werden, weil sie im Beginn nicht eindeutig von einem fieberhaften Milchstau zu unterscheiden ist [535].

Die **klassische Homöopathie** (Hochpotenzen) eignet sich besonders gut für eine **ergänzende**, komplementärmedizinische Behandlung. Sie berücksichtigt die Gesamtbefindlichkeit der Frau einschließlich der psychosomatischen Krankheitskomponente. Die Auswahl des geeigneten homöopathischen Mittels erfolgt individuell (z. B. Bryonia, Rhus toxicodendron, Belladonna).

Die Reihenfolge des **Abklingens der Symptome** bei der konservativen Behandlung [536]:

- Fieber
- Druckschmerzhaftigkeit
- Schwellung
- Rötung (kann Tage dauern)

> **Merke** M!
>
> Sind die Symptome nicht innerhalb von 12–24 Stunden rückläufig oder verschlimmern sich sogar, ist ein infektiöser Verlauf anzunehmen und eine Antibiotikatherapie erforderlich.

Antibiotikatherapie

Mit einer Antibiotikatherapie sollte rechtzeitig begonnen werden, da eine zu spät einsetzende Behandlung, d. h. jenseits des 2. Tages nach Auftreten der ersten Symptome, mit einer höheren Rate an Abszessbildung einhergeht.

> **Merke** M!
>
> Bei einem wirksamen Antibiotikum ist ein deutlicher Rückgang der Symptome innerhalb von 24 Stunden zu erwarten.

Es ist sehr wichtig, dass das Antibiotikum konsequent und lange genug eingenommen wird. Die Frauen sollten bewusst darauf aufmerksam gemacht werden, denn sie neigen erfahrungsgemäß dazu, die Behandlung in der Sorge um eine schädigende Auswirkung des Antibiotikums auf das Kind abzubrechen, sobald die Symptome zurückgegangen sind [550]. Mögliche Folgen einer zu kurzen Behandlungsdauer sind eine wiederholte Mastitis oder die Entstehung eines Abszesses.

Ebenso kritisch für die Ausbildung eines Abszesses ist es, wenn unter der Antibiotikaeinnahme eine regelmäßige, effektive Brustentleerung vernachlässigt oder sogar abrupt abgestillt wird.

30.4.4 Entnahme einer Muttermilchprobe

Ein **kultureller Erregernachweis** einschließlich einer Resistenzbestimmung (Antibiotikaresistenz) sollte durchgeführt werden, wenn eine Antibiotikabehandlung für 48 Stunden erfolglos bleibt sowie bei einer wiederholten oder im Krankenhaus erworbenen Mastitis.

> **Praxisanleitung: Entnahme einer Muttermilchprobe**
>
> - Die Mutter wäscht sich die Hände mit warmem Wasser und Seife und trocknet sie mit einem sauberen Handtuch (Einmalhandtuch in der Klinik) ab.
> - Dann erfolgt eine Reinigung der Brust, z. B. mit abgekochtem Wasser und sterilen Kompressen, um das Kontaminationsrisiko der Muttermilchprobe mit Hautkeimen zu verringern.
> - Die ersten Milchtropfen (3 ml) werden verworfen, weil auch sie mit Bakterien der mütterlichen Hautflora kontaminiert sein können.
> - Die nachfolgende Milch wird von Hand gewonnen und in einem sterilen Röhrchen, z. B. einer URIVETTE®, aufgefangen. Es sollte darauf geachtet werden, dass die Innenseite des sterilen Auffanggefäßes während des Vorgangs nicht berührt wird.

30.4.5 Besonderheiten bei einer B-Streptokokken-Mastitis

- Besteht der Verdacht auf eine B-Streptokokken-Infektion der Brust, wird **vor** dem Beginn der Antibiotikabehandlung eine Milchprobe für die Kultur entnommen.
- **Innerhalb der ersten 24–48 Stunden** nach Beginn einer effektiven Therapie (Rückgang der Symptome) sollte die Milch vorübergehend abgepumpt und verworfen werden.
- Eine begleitende antibiotische **Behandlung des Kindes** wird bei Frühgeborenen empfohlen. Reife Neugeborene werden engmaschig beobachtet und bei ersten Symptomen wird mit der Antibiose begonnen [537], [550].

Fallbeispiel 30–1: Mastitis

B

Mutter: 34-jährige II. Gravida/II. Para, Zustand nach Sectio vor 2 Jahren, Thrombose vor der ersten Schwangerschaft
Schwangerschaftsverlauf: Schwangerschaftsdiabetes, 5 Wochen vor dem errechneten ET wegen erhöhtem Blutzucker-Nüchternwert insulinpflichtig
Geburt: 38 + 0 SSW spontan mit PDA, DR II °
Kind: männlich, Geburtsgewicht 2680 g, Länge 49 cm, Apgar 9/10/10, U1 unauffällig
Entlassung: 2 Tage nach der Geburt, Entlassungsgewicht 2560 g, Mutter spritzt Heparin

Wochenbettverlauf:
Das Kind trinkt gut, hält das Entlassungsgewicht bis zum 6. Tag und nimmt dann zu, um das Geburtsgewicht am 9. Tag p. n. wieder zu erreichen. Die Mutter beginnt auf eigenen Wunsch 1-mal täglich Formula zuzufüttern, das Kind trinkt 20–30 ml (das 1. Kind wurde 4 Wochen zu früh geboren und nur teilgestillt).

Da sie sich wohlfühlt und das Kind zufrieden ist, schlägt die Hebamme vor, sich zwei Tage später telefonisch zu melden, um einen nächsten Besuchstermin zu vereinbaren. Heute steht auch noch eine Vorstellung in der Geburtsklinik (Uni) zur Kontrolle der Dammnaht an, die schon bei der Entlassung klaffte. Die Wunde ist nicht gereizt und weist keine Infektionszeichen auf.

Als die Hebamme zwei Tage später bei der Mutter anruft, gibt diese an, seit dem Vortag Schüttelfrost zu haben und jetzt Fieber. Die Hebamme führt sofort einen Hausbesuch durch. Das Fieber beträgt 39.2 °C, die linke Brust ist am inneren oberen Quadranten fest und gerötet. Nach dem Stillen wird noch etwas Milch abgepumpt. Die Hebamme empfiehlt Bettruhe, Weiterstillen, Brustumschläge mit Retterspitz und Paracetamol bei Bedarf.

Am nächsten Morgen hat die Mutter immer noch 38.2 °C Fieber, woraufhin die Gynäkologin informiert wird. Diese möchte gerne, dass die Frau sich wieder in der Uniklinik vorstellt. Als die Hebamme versichert, dass keine Anzeichen für eine Endometritis bestehen, verordnet die Ärztin Staphylex®, ohne die Patientin selber sehen zu wollen.

Am Abend hat die Mutter nach wie vor 38.4 °C Fieber, gibt aber nachlassende Schmerzen in der Brust an. Sie legt weiterhin an und kühlt anschließend die Brust. Am nächsten Tag ist die Temperatur auf 36.5 °C gesunken, die Brust ist noch leicht gerötet und die feste Stelle hat sich verkleinert.

In den nächsten Tagen bessern sich die Symptome weiter. Die Mutter stillt, füttert manchmal ca. 50 ml zu und das Kind gedeiht gut. Eine Woche nach Beginn der antibiotischen Behandlung schickt die Hebamme sie zur Gynäkologin, die eine Ultraschalluntersuchung der Brust durchführt. Der Befund ist unauffällig.

In den nächsten 3 bis 4 Wochen läuft alles gut, bis die Mutter bei einem telefonischen Kontakt angibt, einen festen Strang dort zu fühlen, wo vorher der Stau war. Sie hat sonst keine Beschwerden.

Bei einem Hausbesuch der Hebamme, eine Woche später, ist der Strang schmal und etwas derb zu tasten, die Brust ansonsten unauffällig. Die Mutter fühlt sich gut, stillt und füttert zweimal täglich Nahrung mit der Flasche zu. Das Kind hat sich gut entwickelt und wiegt über 5000 g (8. Lebenswoche). Die Hebamme empfiehlt eine Kontrolle bei der Gynäkologin, sollten die Symptome weiterhin anhalten.

Nach einer Kontrolle 3 Wochen später wird die Mutter wegen eines Abszesses in die Klinik überwiesen. Die betreuende Gynäkologin hat eine antibiotische Therapie in Erwägung gezogen, die Klinik hält dies nicht für sinnvoll und operiert. Die Mutter bleibt eine Woche stationär und stillt ab.

Kommentar:
Dem Verlauf nach zu urteilen, ist es wahrscheinlich, dass hier eine bakterielle Infektion vorlag. Der nachfolgende Abszess spricht ebenfalls dafür. Möglicherweise hatte das unregelmäßige Zufüttern von 20–30 ml Nahrung ab dem 9. Tag eine unzureichende Entleerung und damit die Vermehrung von Bakterien begünstigt. Weitere Infektionsherde konnten ausgeschlossen werden, wie eine Infektion der Dammverletzung, eine Endometritis und indirekt auch eine Thrombophlebitis (Heparinisierung).

Schaut man nach **möglichen Ursachen für den späteren Abszess**, so kann er entweder auf das Vorhandensein von Krankenhauskeimen mit einer niedrigen Resistenz (die Bakterien wurden nicht vollständig eliminiert) oder auf eine inkonsequente Antibiotikaeinnahme durch die Mutter zurückzuführen sein. Zu diesem frühen Zeitpunkt nach der Klinikentlassung ist durchaus noch mit Krankenhauskeimen zu rechnen (ein Kulturergebnis lag nicht vor).

Abstillen wäre nicht zwingend erforderlich gewesen, es war eine individuelle Entscheidung der Mutter.

Literatur

Siehe Kap. 31

31 Abszess der laktierenden Brust

Hella R. Köster

Bei einem Abszess der laktierenden Brust handelt es sich um eine Ansammlung von Eiter in einem abgeschlossenen Gewebehohlraum, der durch die Verflüssigung von nekrotischen Zellen entstanden ist. Er wird später oftmals von einer bindegewebigen Abszessmembran umgeben. Dicht unter der Haut liegende Abszesse können spontan nach außen durchbrechen und abheilen.

Häufigkeit: 4–11 % der Mastitisfälle [537]

31.1 Symptome und Diagnostik

Symptome:

- Deutlich abgegrenzter, schmerzhafter, **fluktuierender** Knoten der Brust
- Die darüber liegende Haut ist rot, warm und geschwollen (▶ Abb. 31.1)
- Wenn der Abszess sehr tief liegt, können diese Hauptsymptome fehlen!
- Auch ein kalter Abszess, d. h. mit Fehlen von Entzündungszeichen, ist möglich.

Lokalisation:

- In allen Arealen der Brust möglich, evtl. gestreut an mehreren Lokalisationen gleichzeitig
- Häufig subkutan oder oberflächlich gelegen, gelegentlich in der Tiefe des Brustdrüsengewebes
- **Ein subareolärer Abszess** entsteht durch vereiterte Montgommery- und Talgdrüsen und kann direkt hinter der Areaola knotig lokalisiert werden. Er ist oft nur kirschgroß und beim Ansaugen des Kindes stark schmerzhaft. Hinter diesem Befund verbirgt sich manchmal eine trichterförmige Ausdehnung des Abszesses in die Tiefe des Brustgewebes.
- Ein **submammärer Abszess,** oberhalb des Pektoralismuskels gelegen, ist nicht mehr unmittelbar zu tasten. Man hat beim Untersuchen das Gefühl, als liege die Brust auf einem Wasserkissen

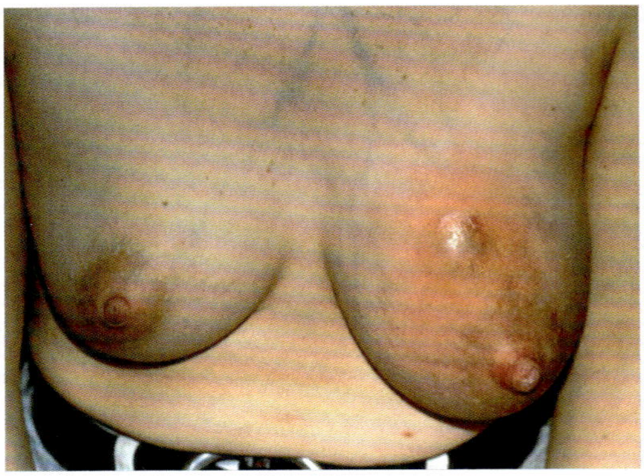

Abb. 31.1 Ein Abszess kurz vor der spontanen Eröffnung. Ein inflammatorisches Mammakarzinom sieht ähnlich aus. (Quelle: J. Friedrich, M. Scheele: Mastitis und Abszess – Symptome, Ursachen und Behandlung. Die Hebamme 2006; 19: 258–260)

Mögliche Ursachen:

- **Nicht adäquate** (dem Erreger entsprechende) oder nicht rechtzeitig begonnene Antibiotikatherapie bei einer Mastitis
- **Abruptes Abstillen** während der Mastitis
- **Unzureichende Behandlung** der Stauungsproblematik bei einer Mastitis, auch unter Antibiotikatherapie
- In Einzelfällen kommt es auch **ohne** deutliche Zeichen einer Mastitis zum Abszess.

Diagnose:

Der klinische Befund wird durch eine Ultraschalluntersuchung bestätigt.

Differenzialdiagnose:

Inflammatorisches Mammakarzinom.

31.2 Therapie

Kleinere Abszesse können ambulant durch **Punktion** unter Ultraschallsicht trockengelegt werden. In der Regel sind 2–9 Sitzungen notwendig. Der Nachteil des Vorgehens ist, dass eine lokale Anästhesie an der Punktionsstelle im akuten Stadium nicht wirkt. Bis zu 70 % der Abszesse können auf diese Weise erfolgreich behandelt werden [535], [537].

Größere oder verstreut liegende Abszesse werden **chirurgisch** eröffnet, mit anschließender Drainage der Wunde. Eine Vollnarkose ist erforderlich. Die Wunde wird mit steriler Kochsalzlösung gespült, bis die Flüssigkeit klar ist. Die vollständige Wundheilung nach einer chirurgischen Eröffnung dauert 3–4 Wochen.

Weitere Maßnahmen sind:

- Erregernachweis und Resistenzbestimmung
- Antibiotikatherapie
- Schmerzmittel (Kap. 30.4.1)

Checkliste 31-1: Die wichtigsten Fragen für das weitere Vorgehen

- Wie ist die **individuelle Entstehungsgeschichte**? Welche Ursachen kommen in Frage? Gibt es andere Entzündungsherde am/im Körper?
- Wie war der **bisherige Behandlungsverlauf**? Welche Antibiotika wurden bisher, möglicherweise erfolglos, gegeben?
- In welchem Umfang wurde zuletzt gestillt? Welche **Stillprobleme** gab es?
- **Was hat der Mutter das Stillen bisher bedeutet**, welche Vorstellungen hatte sie ursprünglich von der Dauer der Stillperiode? Voreiliges Abstillen kann zur Enttäuschung und Frustration führen.
- Welche **Unterstützung** erhält sie bereits oder könnte sie durch ihr familiäres Umfeld, Freunde und Bekannte in Zukunft bekommen?

31.3 Konsequenzen für das Stillen

Während der Dauer einer **Punktionsbehandlung** kann weiter gestillt werden [535].

Nach einem chirurgischen Eingriff ist das Weiterstillen an der erkrankten Seite möglich, wenn die Inzisionsstelle und der Drainageschlauch weit genug von der Areola entfernt sind, so dass sie das Anlegen nicht behindern. Eine ausreichende Heilung zur Wiederaufnahme des Stillens ist in der Regel nach 4 Tagen gegeben. Bis dahin kann das Kind an der gesunden Seite weiter gestillt werden [550].

Die Milch enthält keinen Eiter, solange der Abszess nicht in einen Milchgang rupturiert, was selten der Fall ist. Die Entleerung von Eiter in die Milch zeigt sich manchmal an zähen Fäden des in Auflösung befindlichen nekrotisierten Gewebes [556].

Fallbeispiel 31-1: Brustabszess B

Eine 27-jährige I Gravida, I Para hat einen lebensfrischen Jungen in der 39 + 3 SSW zu Hause geboren. Drei Wochen später stellt sich ein fieberhafter Milchstau ein, welcher durch die in der Nachbarstadt praktizierende Hausgeburtshebamme per Telefon diagnostiziert wird. Unter telefonischer Beratung findet dann auch die nachfolgende konservative Behandlung mit unterschiedlichen Wickeln statt.

Nach 1½ Wochen findet sich noch ein verhärteter Bereich in der rechten Brust und eine ortsansässige Hebamme wird gebeten, sich das einmal anzuschauen.

Befund: Im oberen äußeren Quadranten ist ein deutlich abgegrenzter, fluktuierender (verschieblicher) Knoten von ca. 7 cm Länge und 3 cm Breite zu tasten. Die Brust ist nicht gerötet, die Mutter befindet sich in einem guten Allgemeinzustand. Es wird der Verdacht auf einen Abszess erhoben.

Das anschließende Stillen erfolgt unter Berücksichtigung aller empfohlenen Maßnahmen wie bei einem Milchstau. Zusätzlich versucht die Hebamme, den verhärteten Bereich durch eine Brustmassage nach Marmet aufzulösen. Nachdem beides ohne Erfolg bleibt, wird der Mutter dringend angeraten, sich zur Abszessbehandlung in eine Klinik zu begeben.

Fünf Tage später, an einem Sonntagvormittag, erhält die Hebamme einen notfallmäßigen Anruf vom Lebensgefährten der Frau. Sie seien frühzeitig von einem Kurzurlaub auf dem Land zurückgekehrt, seine Frau habe Fieber, es gehe ihr sehr schlecht. Sie wäre nicht in die Klinik gegangen, stattdessen hätte sie sich vom Gynäkologen ungesehen ein Antibiotikum verschreiben lassen und weiterhin feucht-warme Umschläge vor dem Stillen angewendet. Da die Hebamme ohnehin zu einer Geburt in die Klink gerufen wurde, bittet sie die Eltern dorthin.

Es bedarf nur eines Blickes, um festzustellen, dass die Frau hoch fiebert (>40 °C) und sich der Abszess in einem fortgeschrittenen Stadium befindet. Die ganze rechte Brust ist hochrot, ödematös geschwollen und die Haut glasig gespannt, die Blutwerte zeigen eine beginnende Sepsis an. Der Abszess wird chirurgisch eröffnet und die Infektion antibiotisch behandelt. Wegen der ausgedehnten Abszesshöhle wird medikamentös abgestillt.

Weil die Mutter unbedingt stillen möchte, beginnt sie unmittelbar nach der Klinikentlassung, wieder an beiden Brüsten anzulegen. Sie stillt für mehrere Tage hochfrequent (alle 1½ bis 2 Stunden) und füttert nur geringe Mengen an Ersatznahrung zu, die sie immer weiter reduziert. Nach gut einer Woche stillt sie wieder ausschließlich – das Kind ist inzwischen 6 Wochen alt – und weiter bis ins zweite Lebensjahr hinein.

31.3.1 Was braucht die stillende Mutter?

Merke M!

Ob das Stillen während bzw. nach einer Abszessbehandlung fortgeführt wird, hängt stark von der Motivation der Mutter ab.

Einem Abszess geht in der Regel eine längere Krankheitsgeschichte voraus, so dass manche Mütter nicht bereit sind, nochmals Mühe auf sich zu nehmen. Oder sie sind in Sorge, dass es zu einem Rückfall kommen könnte, der erneut mit Schmerzen und einer aufwendigen Behandlung verbunden wäre. Auch der Familienalltag könnte zu stark darunter leiden. Abgesehen davon ist es im Rahmen einer stationären Behandlung oftmals noch selbstverständlich, einen Abszess mit Abstillen gleichzusetzen.

Praxistipps

- In der Regel ist das **Anlegen an der erkrankten Seite** sofort oder wenige Tage nach dem Eingriff wieder möglich.
- Ursächliches Verhalten in Zukunft vermeiden (s. bei Milchstau und Mastitis)
- Eine **regelmäßige Entleerung der Brust** durch Stillen, sorgfältiges Abpumpen oder Ausstreichen ist notwendig, um einen Milchstau zu verhindern, der dem Heilungsprozess entgegenwirken würde. Vorübergehend können Schmerzmittel notwendig sein.
- Auch bei einem behandelten Abszess sollte ein abruptes **Abstillen** vermieden werden.
- Wenn ein **Milchgang durch die Inzision** geschädigt wurde, tritt dort während des Stillens Milch aus. Die Mutter kann dann einen sterilen Tupfer auf die Wunde drücken. Die Muttermilch selbst wirkt heilend.
- Sofern an der betroffenen Brust weder gestillt noch abgepumpt werden kann, sollte regelmäßig **Milch von Hand entleert** werden, um die Milchbildung aufrechtzuerhalten, bis das Anlegen wieder möglich ist.
- **Selbstuntersuchung der Brust** empfehlen: bei erneuten Symptomen rechtzeitig Kontakt zu einer Fachperson aufnehmen
- **Hilfsangebote**, die für die weitere Stillzeit zur Verfügung stehen, sind z. B. die Stillberatung durch eine Hebamme im Rahmen der Hebammen-Vergütungsvereinbarung oder auf Privatrechnung und professionell geleitete Stillgruppen.

31.3.2 Was braucht das gestillte Kind?

Das Kind profitiert weiterhin von einer optimalen Ernährung und besten Gesundheitsvoraussetzungen, wenn es weiter gestillt oder mit abgepumpter Muttermilch ernährt wird. Eine **gute Beobachtung** des Kindes ist wichtig, um eine kindliche Infektion frühzeitig erkennen und behandeln zu können.

Literatur (Kap. 28–31)

[532] Amir L and The Academy of Breastfeeding Medicine Protocol Committee. ABM Clinical Protocol #4: Mastitis, Revised March 2014. In: BREASTFEEDING MEDICINE Volume 9, Number 5, 2014ª Mary Ann Liebert, Inc. DOI: 10.1089/bfm.2014.9984

[533] Abou-Dakn M, Nehlsen E, Wöckel A. Nicht Abstillen bei Mastitis oder Milchstau – Teil 1. Deutsche Hebammen Zeitschrift 2005a; 5: 55–58

[534] Abou-Dakn M, Nehlsen E, Wöckel A. Mastitis oder Milchstau – Teil 2. Deutsche Hebammen Zeitschrift 2005b; 6: 57–59

[535] Abou-Dakn M, Richardt A, Schaefer-Graf U et al. Inflammatory Breast Diseases during Lactation: Milk Stasis, Puerperal Mastitis, Abscesses of the Breast, and Malignant Tumors – Current and Evidence-Based Strategies for Diagnosis and Therapy. Breast Care 2010; 5: 33–37

[536] Abou-Dakn M, Wöckel A, Nehlsen E. Brusterkrankungen in der Stillzeit: Verstärkter initialer Milcheinschuss, Milchstau, Mastitis puerperalis, Abszess der laktierenden Brust. Hebammeninfo 2006; 2: 25–28

[537] Abou-Dakn M, Zsuzsa Bauer. Die stillende Frau in der gynäkologischen Praxis. Schopfheim: ComMed Medizinischer Verlag; 2008

[538] Arbeitsgemeinschaft Freier Stillgruppen (AFS) Hrsg. Stillen und Stillprobleme. Bonn: Arbeitsgemeinschaften Freier Stillgruppen; 2010

[539] Berens P, Swaim L, Peterson B. Incidence of Methicillin-Resistant Staphylococcus aureus in Postpartum Breast Abscesses. Breastfeeding Medicine 2010; 5: 3: 113–115

[540] Berufsverband Deutscher Laktationsberaterinnen IBCLC e.V. (BDL): Informationsblatt: Brustmassagen & Entleeren der Brust von Hand. BDL, Hildesheimer Straße 124 E, 30880 Laatzen; 2009

[541] Biancuzzo M. Stillberatung. Mutter und Kind professionell unterstützen. München: Urban & Fischer; 2005

[542] Both D, Frischknecht K. Stillen kompakt: Atlas zur Diagnostik und Therapie in der Stillberatung. München, Jena: Urban & Fischer; 2007

[543] Bundeszentrale für gesundheitliche Aufklärung (BZgA). Stillen und Muttermilchernährung: Grundlagen, Erfahrungen und Empfehlungen. Gesundheitsförderung konkret. Bd. 3. Köln: BzgA; 2001

[544] Crepinsek MA, Crowe L, Michener K et al. Interventions for preventing mastitis after childbirth. Cochrane Database of Systematic Reviews 2010; Issue 8

[545] Friedrich J. Der Milchstau – Symptome, Ursachen und Behandlung. Die Hebamme 2005; 18: 224–227

[546] Friedrich J, Scheele M. Mastitis und Abszess – Symptome, Ursachen und Behandlung. Die Hebamme 2006; 19: 258–260

[547] International Lactation Consultant Association (ILCA). Klinische Leitlinien zur Etablierung des ausschließlichen Stillens. Clinical Guidelines for Establishment of the Exclusive Breastfeeding. Übersetzt von Denise Both. VELB Verband Europäischer Laktationsberaterinnen, Hrsg. 2005

[548] Juppe-Schütz T, Scheele M. Milchstau – Mastitis – Mammaabszess. Hebammenforum 4; 2010: 296–301

[549] Kohlhuber M, Rebhan B, Schwegler U et al. Breastfeeding rates and duration in Germany: a Bavarian cohort study. British Journal of Nutrition 2008; 99: 1127–1132

[550] Lawrence RA, Lawrence RM. Breastfeeding: A Guide for the Medical Profession. Elsevier Mosby; 2005

[551] Muß, Karin. Stillberatung und Stillförderung. Stuttgart: Wissenschaftliche Verlagsgesellschaft; 2005

[552] Petersen EE. Infektionen in Geburtshilfe und Gynäkologie: Lehrbuch und Atlas. Stuttgart: Thieme; 2003

[553] Rouw E. Mastitis. Deutsche Hebammen Zeitschrift 2003a; 5: 47–49

[554] Rouw E. Brustprobleme in der Stillzeit. Deutsche Hebammen Zeitschrift 2003b; 8: 54–56

[555] Schaefer C, Spielmann H, Vetter K. Arzneiverordnung in Schwangerschaft und Stillzeit. München: Elsevier; 2006

[556] Schneider G. Mastitis puerperalis: Ursachen, Entstehung und Behandlung unter Aspekten der Stillförderung durch die Hebamme. Deutsche Hebammen Zeitschrift 1995; 12: 578–582

[557] Schwartz K, D'Arcy HJS, Gillespie B et al. Factors associated with weaning in the first 3 month postpartum. The Journal of Family Practice, May 2002; 51 (5): 439–444

[558] Schwegler U, Kohlhuber M, Twardella D et al. Einfluss der Stillbedingungen in den ersten Lebenstagen auf die Dauer des ausschließlichen Stillens. Impact of Breastfeeding Conditions in the First Days of Life on the Duration of Breastfeeding. Geburtshilfe und Frauenheilkunde 2008; 68(6): 607–614

[559] Wöckel A, Abou-Dakn M, Beggel A et al. Inflammatory Breast Diseases during Lactation: Health Effects on the Newborn – A Literature Review. Review Article. Hindawi Publishing Corporation. Mediators of Inflammation, Volume 2008, Article ID 298760, 7 Pages

Informationen für Mütter mit Milchstau und Entzündungen der Brust

Sie haben sich entschieden zu stillen und damit Ihrem Kind die biologisch vorgesehene Nahrung zukommen zu lassen. Solange Ihre Brust Milch bildet, ist sie in besonderer Weise gefordert, weshalb kleinere und größere Störungen und manchmal auch Erkrankungen auftreten können.

Verstärkter Milcheinschuss

Das Drüsenwebe der Brust, welches für die Milchbildung zuständig ist, wird schon in der Schwangerschaft auf diese Aufgabe vorbereitet. Drei bis vier Tage nach der Geburt nimmt es, durch hormonelle Veränderungen bedingt, seine volle Funktion auf, der so genannte Milcheinschuss findet statt: die Brust schwillt an, erwärmt sich, Venen scheinen durch die Haut hindurch und Milch tropft heraus. Gerötete Hautstellen können hinzukommen. In der Regel ist dieser anfängliche „Ausnahmezustand" der Brust innerhalb von 2 bis 3 Tagen vorüber.

Ein verstärkter Milcheinschuss hält dagegen bis zu einer Woche an, ist stärker ausgeprägt und schmerzhaft. Dabei beruht die Schwellung in der Regel auf einer starken Durchblutung und Wasseransammlung im Gewebe, nur selten auf zu viel Milch. Dieses Problem tritt vor allem dann auf, wenn ein Kind in den ersten Tagen nur selten und kurz gestillt wurde oder die Stilltechnik nicht optimal ist.

Milchstau

Die Brustdrüse ist in mehrere große Abschnitte, die Drüsenlappen, unterteilt. Diese umfassen milchbildende Bläschen und ein Netz aus Milchgängen, in welchen die Milch zu den Milchausführgängen der Brustwarze transportiert wird. Bei einem Milchstau ist der Abfluss aus einem oder mehreren Drüsenlappen behindert, was sich an einer gut tastbaren, lokalen Verhärtung der Brust zeigt. Eine leichte Schmerzhaftigkeit und Überwärmung der Haut können hinzukommen. Dem Kind gelingt es beim Stillen nicht gut, die Milch aus diesen Bereichen zu gewinnen, es wird möglicherweise ungeduldig und hektisch.

Die Ursachen für einen Milchstau sind vielfältig. Manchmal wurden die Milchgänge einfach nur mechanisch **abgeklemmt**, z. B. durch einen zu eng sitzenden BH oder eine zu kleine Brusthaube beim Abpumpen. Häufig ist eine **mangelhafte Entleerung** der Brust der Auslöser, z. B. bedingt durch eine fehlerhafte Anlegetechnik, das Zufüttern von Tee oder eine plötzlich nachlassende Stillhäufigkeit. Vielleicht hat das Kind nachts zum ersten Mal länger geschlafen. Eine wichtige Rolle spielen auch **Stress** und **Erschöpfung** der Mutter. Stresshormone verhindern dann, dass die Milch beim Stillen gut in Fluss kommt.

Nicht-infektiöse Brustentzündung (fieberhafter Milchstau)

Bei einem ausgeprägten Milchstau ist der verhärtete Bereich zusätzlich stark gerötet, begleitend kommt es zu einem allgemeinen Krankheitsgefühl und Fieber. Es handelt sich um das so genannte „Milchfieber", welches durch den Übertritt von Milch aus geplatzten Milchbläschen ins umliegende Brustgewebe hervorgerufen wird. Bakterien spielen hier zunächst keine Rolle.

Infektiöse Brustentzündung (Mastitis)

Eine Mastitis zeigt ähnliche Merkmale wie ein fieberhafter Milchstau: Rötung, Schwellung und Schmerzen der Brust sowie ein starkes allgemeines Krankheitsgefühl und Fieber von bis zu 40 °C und mehr. Von einer Infektion wird ausgegangen, wenn ein fieberhafter Milchstau nicht innerhalb von ein bis zwei Tagen effektiv behandelt werden kann.

Meistens finden sich harmlose Bakterien, die sich bei einer **Abwehrschwäche** der Mutter in der Brust vermehren. Manchmal sind es jedoch Keime, die Mutter und/oder Kind aus der Klinik mitgebracht haben. Gegen sie ist das Immunsystem der Mutter weniger abwehrbereit als gegen Bakterien aus dem häuslichen Umfeld und teilweise sind sie gegenüber gebräuchlichen Antibiotika unempfindlich.

Gehäuft kommen Brustentzündungen bei **wunden Brustwarzen**, **Milchstau** oder **allgemeiner Erschöpfung** der Mutter vor. Für die Entstehung von infektiösen Brustentzündungen spielt **Stress** jeglicher Art eine große Rolle. Die Symptome entwickeln sich dann innerhalb weniger Stunden wie aus dem Nichts heraus.

Abszess

Bei einem Abszess hat sich infolge einer infektiösen Brustentzündung **Eiter** in einer Gewebehöhle der Brust angesammelt. Er ist als ein scharf abgegrenzter und gegen das umgebende Gewebe beweglicher Knoten zu tasten. Entweder bestehen massive Infektionszeichen wie bei einer Mastitis oder aber der Knoten ist die einzige Auffälligkeit.

Diese eher seltene Folgeerscheinung einer Brustentzündung entwickelt sich vor allem dann, wenn ein Antibiotikum bei einer Brustentzündung zu spät oder zu kurz eingenommen wurde oder die Bakterien nicht darauf ansprechen. Oder aber es wurde versäumt, die Milch während der medikamentösen Behandlung weiterhin regelmäßig und gründlich aus den betroffenen Bereichen zu entleeren.

Behandlungsplan bei Brustproblemen

1. Optimierung von Stillposition, Anlegetechnik und Saugverhalten des Kindes
2. Anpassung von Häufigkeit und Dauer des Stillens
3. Förderung des Milchflusses durch warme Auflagen und Massagen vor dem Anlegen
4. Regelmäßige, sorgfältige Entleerung der Brust, ggf. durch Abpumpen oder Milchgewinnung von Hand
5. Brustwickel mit entzündungshemmenden und abschwellenden Wirkstoffen
6. Medikamentöse Schmerzbehandlung, abschwellende Medikamente
7. Antibiotikatherapie bei infektiöser Brustentzündung und Abszess
8. Entfernung der Eiteransammlung bei einem Abszess durch Punktion mit einer Nadel oder operativ unter Vollnarkose (Klinikaufenthalt)

Merke: Alle Bestandteile der Behandlung sind gleichermaßen wichtig und greifen ineinander!

Für das **Stillen bei Brustproblemen** gilt, dass prinzipiell weiter gestillt werden kann und, wenn gewünscht, auch sollte. Nicht nur, dass so die optimale Ernährung für Ihr Kind weiterhin sichergestellt ist, sondern auch die betroffene Brust erholt sich schneller, wenn sie weiterhin regelmäßig geleert wird.

Bei einer infektiösen Brustentzündung wird der Arzt ein **Antibiotikum** auswählen, das für das Kind gut verträglich ist. Die **Bakterien** in der Muttermilch schaden ihm in aller Regel nicht, vielmehr profitiert es weiterhin von den mitgelieferten Abwehrstoffen. Das Gleiche gilt für einen Abszess, auch im Anschluss an eine operative Behandlung.

Beim Stillen sind manchmal spezielle Vorgehensweisen zu beachten oder es ist erforderlich, die Milch vorübergehend abzupumpen bzw. von Hand zu gewinnen. Plötzliches Abstillen erschwert den Heilungsprozess und sollte möglichst vermieden werden.

32 Brustverweigerung und Stillstreik

Sabine Friese-Berg, Dörte Freisburger

Das Phänomen der Brustverweigerung und des Stillstreiks taucht in der Stillberatung häufig auf. Eine **Brustverweigerung** kann bereits kurz nach der Geburt im frühen Wochenbett, aber auch innerhalb der gesamten Stillperiode auftreten. Sie erstreckt sich in der Regel über einen Zeitraum von über sechs Wochen. Der **Stillstreik** hingegen umfasst einen kürzeren Zeitraum und tritt ausschließlich während einer bereits eingespielten Stillbeziehung auf.

Das **Verhalten der Kinder** ist in beiden Fällen identisch: unvermittelt und plötzlich weigert sich das Kind mit Unruhe oder Aufbäumen und unter lautem Schreien, die Brust anzunehmen. Es überstreckt sich und stößt sich von der Brust ab. Der Säugling sucht erneut, schreit, saugt an und lässt los – das Stillpaar kommt ins Schwitzen und in eine verzweifelte Lage. Das Kind wirkt angespannt, frustriert und unglücklich. Nach vielen Anlegeversuchen will sich kein erfolgreiches Trinken einstellen.

Eine derartige Situation stellt eine hohe Anforderung an die Beraterin dar. Die betroffene Familie befindet sich in einer **Ausnahmesituation**, wenn sich das Mutter-Kind-Paar mit dieser plötzlich auftretenden Stillkrise meldet. Oft kann es zu einem verspäteten Stillstart oder zu einer nur einige Stunden, aber auch Tage bis Wochen andauernden Stillunterbrechung kommen.

Merke **M!**

Ausschlaggebend bei der Ursachenforschung ist, zu welchem Zeitpunkt die Brustverweigerung bzw. der Stillstreik auftritt.

Im frühen Wochenbett kann eine **ausführliche Anamnese** zu Schwangerschafts- und Geburtsverlauf eine Hilfe sein. Auch äußere Faktoren, z. B. kalte Hände oder der Geruch von Desinfektionsmitteln, können eine ablehnende Reaktion des Kindes hervorrufen. Eine individuelle Ursachenforschung ist vor dem Hintergrund, dass Säuglinge auf ein und dieselbe Situation unterschiedlich reagieren können, unerlässlich.

In einigen Streiksituationen bleibt die **Suche nach der Ursache jedoch erfolglos**. Die Mutter erhofft sich schnelle Abhilfe, um zu ihrem unkomplizierten Stillverhältnis zurückzukehren. Diese Phase birgt die Gefahr, dass vor lauter Verzweiflung viel zu früh die Entscheidung zum Abstillen getroffen wird. Oft wird auch vermutet, das Kind wolle sich selbst abstillen. Dies trifft bei Kindern unter einem Jahr allerdings äußerst selten zu. Sicher ist, dass die Mutter-Kind-Bindung auf eine harte Probe gestellt wird und der Stillstreik sowie die Brustverweigerung die Beziehung belastet und verwirrt.

Das Elternpaar benötigt **sofortige Hilfe**, denn für die Eltern ist die Sicherung der Nahrungszufuhr ein wichtiger und lebensnotwendiger Baustein für das Wohlergehen ihres Kindes und damit absolut vorrangig. Der Griff zur künstlichen Nahrung erscheint hier oft als die erste und richtige Maßnahme, um den Notfall abzuwenden.

Die Gefühlswelt gerät ins Wanken, die **Reaktionen der Mutter** können sein:

- Aufregung und innere Verunsicherung
- frustriertes und enttäuschtes Verhalten
- Hilflosigkeit und Traurigkeit
- depressive Stimmung, wenn die Mutter das kindliche Verhalten als persönliche Ablehnung deutet
- Sie fühlt sich als Versagerin in der Mutterrolle

Gedanken wie „Mein Kind verhungert, es mag plötzlich meine Milch nicht mehr, es möchte sich womöglich abstillen, die Milch ist nicht nahrhaft genug“ können abwechselnd auftreten.

Die Gefühlswelt ändert sich rasch. Zugewandtes positives Verhalten wandelt sich plötzlich in Wut und es kann zum Anschreien des Kindes bei gleichzeitig schlechtem Gewissen über den Gefühlsausbruch kommen.

Als Folge der mangelnden Entleerung hat die Mutter Angst vor einem Milchstau mit anschließender Brustentzündung. Die Väter drängen zu diesem Zeitpunkt oft zur Flaschenfütterung. Dies führt in vielen Fällen zu einem nicht unerheblichen Streit zwischen den Partnern. Die Frau ist enttäuscht von ihrem Partner, da sie sich Unterstützung in ihrem Stillwunsch erhofft, und fühlt sich unverstanden.

32.1 Beratungsgespräch

Mit einer positiven Gesprächsführung (z. B. nach Carl Rogers) sollte nun geklärt werden, wie die Gefühlslage der Mutter positiv beeinflusst und stabilisiert werden kann, damit ihr Selbstvertrauen zurückkehrt.

Merke **M!**

Ein einfühlsames Gespräch und ein gemeinsamer Stillversuch mit liebevoller Begleitung vermitteln der Mutter, dass sie verstanden und ernst genommen wird.

Durch offene Fragen, die Mut machen, sich der Beraterin anzuvertrauen, gelingt es, das **emotionale Befinden der Mutter** zu erfassen. Auch mögliche psychische Ursachen, die der Stillkrise zugrunde liegen, können erkannt werden. Zur Ermittlung und Einleitung geeigneter Maßnahmen sind derartige Informationen von großer Bedeutung.

Auch kann der Wunsch, das Stillen nicht zu intensivieren oder vielleicht sogar abzubrechen, hier Raum bekommen. Die Frau hat so die Möglichkeit, ihre unklaren oder auch ambivalenten Gefühle zu sortieren und ihren **individuellen Lösungsweg** zu erspüren und für sich zu finden.

Die **Funktion des Beraters** besteht darin, „die verschiedenen zur Verfügung stehenden Möglichkeiten zu klären und die Angst und die Mutlosigkeit, die das Individuum fühlt, anzuerkennen. Seine Funktion ist es nicht, zu einem bestimmten Ablauf zu drängen oder Ratschläge zu erteilen“ [560].

Merke **M!**

Ein wesentliches Merkmal des guten Beraters ist sein Zuhörerstil.

Aktives Zuhören bedeutet hierbei „aufnahmebereite Zuwendung“ [583]. Es bedeutet nicht nur, das Gesprochene zu erfassen, sondern auch ein Ohr zu entwickeln für die Hintergründe, das Unausgesprochene und die Zwischentöne. Das heißt:

- offene Fragen formulieren
- reflektierendes Zuhören
- bestätigen/anerkennen/loben
- Gesprächszusammenfassung
- „Change Talk“ (neues Denken und zu Veränderungen gelangen)

32.2 Die Brustverweigerung im frühen Wochenbett

Merke **M!**

Die anfänglichen Stillschwierigkeiten kurz nach der Geburt sind häufig auf eine Problematik vor und während der Schwangerschaft zurückzuführen.

Dies können Sorgen um die eigene Gesundheit und die des Kindes sein. Berufliche Überlastung, in manchen Fällen sogar die Ausübung einer selbstständigen Tätigkeit mit finanziellen Existenzsorgen bis unmittelbar vor der Geburt sowie Ärger mit dem Arbeitgeber oder Mobbing am Arbeitsplatz zählen ebenfalls dazu. Das Spektrum ist sehr facettenreich.

Möglicherweise befürwortet der **Partner** das Stillen nicht. Vielleicht möchte er die Fütterung des Kindes während seines Anteils der Elternzeit übernehmen. Manche Partner entwickeln auch Eifersucht und eine damit einhergehende Angst, ausgeschlossen zu sein, wenn sie sich der Einheit des Stillpaares bewusst werden [566].

Ebenso ist es möglich, dass sich Mütter, in deren Familie Brustkrebs diagnostiziert wurde, vermehrt **Sorgen um die Gesundheit ihrer Brust** machen, diese kritisch beäugen und mit Knotenbildung einhergehenden Milchstaus besonders ängstlich begegnen. Vor diesem Hintergrund kann das Stillen eine besondere, mit Sorgen und Ängsten überschattete Herausforderung sein.

Merke **M!**

Eine Brustverweigerung steht häufig in einem Zusammenhang mit einer sich entwickelnden Bindungsstörung.

So können z. B. durch einen vorausgegangenen Verlust eines Kindes mit einer Totgeburt zwiespältige Gefühle und Erinnerungen sowie weitere Verlustängste auftreten [582] und somit die Anfänge der Eltern-Kind-Bindung zu dem gesunden Neugeborenen beeinflussen.

Merke **M!**

Oft benötigt die verzweifelte Wöchnerin nur eine Gesprächspartnerin (Hebamme, Stillberaterin, Pflegepersonal, Ärztin), die ihre Probleme versteht.

Häufig sind die Gründe für Stillschwierigkeiten **psychischer** Natur. Wenn diese erst thematisiert sind, lassen sie sich oft unerwartet rasch lösen. Ebenso kann aber auch eine Weiterleitung in eine professionelle Gesprächstherapie notwendig sein, um die junge Familie besser zu begleiten.

32.2.1 Mögliche Ursachen

Bei der Mutter liegende Ursachen

- Traumatisches Geburtserlebnisse (Geburtsmodus: VE/Forzeps/Sectio/Not-Sectio)
- Stillabneigung der Mutter, ohne dies verbal zu äußern
- Einstellung zum Kind (ungewollte Schwangerschaft, Wunschkind)
- Anatomische Besonderheiten: flache Mamillen/Hohlwarzen
- Reduktionsplastik, Augmentationsplastik, vorhandene Zyste, Fibroadenom, Abszess, Brust-OPs, Brustkrebs
- Sorge um die eigene Gesundheit
- Wunde, blutige Brustwarzen mit starken Schmerzen; bedingt dadurch verspäteter Milcheinschuss mit geringer Milchbildung
- Zu hoher Erwartungsdruck der Mutter an ihre neue Rolle, dadurch gestresstes Verhalten: sie ist angespannt, unsicher, nervös; sie zweifelt an ihren Fähigkeiten, hat Angst alles falsch zu machen, hat Bedenken, ihr Kind absorbiere diese Schwingungen und sorgt sich um die Gesundheit des Kindes
- Unruhe, z. B. hervorgerufen durch viele Besucher; dadurch Herauszögern der Stillmahlzeit ggf. aus Scham oder Unsicherheit gegenüber den Besuchern
- schwierige soziale Verhältnisse
- Beziehungsstress zwischen den Eltern
- Medikamenteneinnahme
- Nikotin-, Alkohol-, Drogenabusus

Beim Kind liegende Ursachen

- Erschöpfung nach einer protrahierten Geburt
- Hautkontakt wurde nicht ermöglicht
- Trennung von Mutter und Kind (favorisiertes Vaterbonding nach Sectio)
- Irritationen der Rachen- und Nasenschleimhaut durch forciertes Absaugen des Fruchtwassers
- Schmerzen und Verletzungen im Kopfbereich, z. B. nach einer vaginalen operativen Entbindung (Kephalhämatom, Caput succedaneum, Kopfschwartenverletzung, Fazialisparese)
- Schmerzen nach Klavikularfraktur, dadurch unsicheres Handling bei eingeschränkter Auswahl von Stillpositionen
- Hochwürgen von verschlucktem Fruchtwasser in den ersten 24 Stunden und damit verbundene Übelkeit mit fehlender Trinkbereitschaft
- Sedierung durch Schmerzmittel/Narkotikagabe an die Mutter unter der Geburt
- Stillhilfe mit Druck im Nacken oder Umklammerung des Hinterkopfes: Auslöser des Suchreflexes in die entgegengesetzte Richtung zur Brust
- Irritation des Kindes durch fremde Hände
- Einsatz von künstlichen Saugern oder Stillhütchen (Saugverwirrung)
- Feste Stillzeiten: das Kind wird gegen seinen Rhythmus angelegt (wird geweckt oder ist nach langem Warten zu aufgeregt, um zu saugen)

Auch mögliche Erkrankungen des Kindes können verantwortlich sein

- Ikterus neonatorum (schläfrig schlapp)
- Hypotones oder hypertones Kind
- Syndrome (Morbus Down, Kap. 11, Pierre-Robin-Syndrom)
- Angeborene Herzfehler (Kap. 9)
- Anatomische Besonderheiten (Kap. 6, Kap. 25.7)
- KiSS-Syndrom (Kap. 8)

Checkliste 32–1: Fragen zur Klärung der Ursachen einer Brustverweigerung

Emotionale Seite erfragen
- Was macht Ihnen Sorgen?
- Erzählen Sie mir von dem Verhalten Ihres Kindes?
- Was fühlen Sie in der Situation?
- Wo liegt für Sie der Ursprung?
- Was sagt Ihr Partner zu der Stillveränderung?
- Welchen Zeitrahmen hatten Sie sich für die Stillzeit gesetzt?

Status quo in Erfahrung bringen
- Möchten Sie mir von Ihrer Schwangerschaft und Geburt erzählen?
- Gab es Schwellung am Kopf Ihres Kindes (VE), evtl. Schmerzen in bestimmten Positionen (KiSS)?
- Welche Stillpositionen/Stillhaltung bevorzugen Sie oder Ihr Kind?
- Wie sind die Mahlzeiten vor der Brustweigerung verlaufen?
- Welcher Rhythmus hat sich geändert?
- Wie häufig hat es getrunken? Nach Bedarf? Gab es Regelmäßigkeiten?
- Hörten Sie es schlucken?
- Wie trank das Kind, verschluckte es sich häufig?
- Wie verhielt sich ihr Kind nach den Mahlzeiten, spuckte es direkt oder später?
- Wie oft hat sich ihr Kind nachts gemeldet?
- Wo schläft es tagsüber und nachts?
- Schläft das Baby anders, unruhiger oder auch weniger?
- Wie beurteilen Sie den Milchspendereflex? (evtl. überschießend?)
- Haben Sie den Eindruck, dass Ihre Milch gut fließt?
- Haben Sie vermehrt eine **Brust häufiger angeboten?**
- Wann haben Sie einen Schnuller eingesetzt? Hat sich dann am Trinkverhalten oder am zeitlichen Abstand der Mahlzeiten etwas geändert?
- Wann ist ein Milchstau aufgetreten?
- Haben Sie den Eindruck, dass ihr Kind zahnt?
- Wann besuchten Sie den Kinderarzt zum letzten Mal?
- Hat Ihr Kinderarzt eine Soorinfektion festgestellt?
- Ist eine Impfung durchgeführt worden?
- Verwenden Sie zurzeit eine neue Körperlotion?
- Hat sich Ihr Hormonhaushalt schon wieder umgestellt?
- Haben Sie vor der Schwangerschaft geraucht?
- Rauchen Sie zurzeit?
- Planen Sie in nächster Zeit einen Urlaub oder einen Wohnungswechsel?
- Wann werden Sie Ihre Berufstätigkeit wieder aufnehmen?
- Welche Betreuung (z. B. Eingewöhnung bei Tagesmutter/Kindergarten) wird seit wann eingesetzt?
- Haben Sie versucht, „per Hand" Muttermilch zu entleeren?
- Haben Sie schon Erfahrungen mit einer Handpumpe oder einer elektrischen Milchpumpe gemacht?
- Wie haben Sie die Muttermilch dann Ihrem Kind angeboten?
- Möchten Sie hier einen Stillversuch starten, damit wir uns gemeinsam ein Bild machen können?

32.2.2 Konsequenzen für das Stillen

Das sensible Stadium gleich nach Geburt mit den angeborenen Verhaltensweisen von Mutter und Kind lässt den Start zu einem einmaligen Augenblick werden. Eine Brustverweigerung gleich zu Beginn bringt viel Unruhe in die sich zart anbandelnde Beziehung. Die hohe Erwartung der Eltern an das Kind, selbständig die Brust zu suchen und sich zu ernähren, führt bei fehlender Saugbereitschaft zu Verunsicherung und Zweifel an die Fähigkeiten ihres Neugeborenen. Es besteht die Gefahr einer Interaktionsstörung, die zu einer emotionalen Distanzierung vom Kind führen kann.

Sicherung der Nahrungszufuhr

Wichtig ist, dass das Baby trotz Brustverweigerung mit ausreichenden Nährstoffen durch Zufütterung von Muttermilch versorgt ist, um gesundheitliche Schäden aufgrund von Flüssigkeitsmangel zu vermeiden (Kap. 33.4). Eventuell ist eine alternative Fütterung mit Muttermilch (Becher, Löffel, Spritze, Pipette oder Fingerfeeding) oder künstliche Säuglingsnahrung nötig, wenn Muttermilch nicht ausreichend vorhanden ist. Eine Einweisung in die Kinderklinik sollte gegebenenfalls je nach Allgemeinzustand des Kindes und abhängig vom Befinden der Eltern als Maßnahme im Notfall in Erwägung gezogen wird.

32.2.3 Was braucht die stillende Mutter?

Notfall-Erstmaßnahmen für die Mutter

- Ruhe und Geduld bewahren
- Die Situation als solche erst einmal annehmen
- Das Kind beruhigen
- Hunger-/Stillzeichen des Kindes wahrnehmen und verstehen.
- Stillhilfe anbieten
- Bewussten Hautkontakt und liebevolle Zuwendung zum Kind
- Nackt-Bonden (Känguruen) erhöht die Suchbereitschaft in Richtung Brustwarze
- Gespräche: Aufklärung, dass es sich um ein häufiges Verhalten von Neugeborenen handelt/Startschwierigkeiten/vorsichtige Ursachenforschung
- Per Hand Muttermilch entleeren. Dafür ist es notwendig, den Milchspendereflex mithilfe warmer Wickel und Massagen auszulösen; Muttermilch im Becher/Löffel auffangen.
- Bei Saugverwirrung oder fehlendem Saugbedürfnis:
- Das Saugbedürfnis wecken und die richtige Saugtechnik trainieren
- In Absprache mit der Familie eine alternative Fütterungsmethode auswählen
- Dem Kind mit der Pipette das Kolostrum tröpfchenweise einflößen. Dies erhöht die Saugbereitschaft auf der Suche nach „Fruchtwasser" („Wüstensyndrom")
- Anleitung der Eltern zur alternativen Fütterung, um eine stabile Beziehung zu schaffen. Das Pflegepersonal sollte dies im Idealfall nicht übernehmen.

Weitere Hilfen vor und während des Stillens:

- Andere Möglichkeiten der Zuwendung, z. B. Heilbaden (Rebirthing-Methode nach Meißner)
- Tragetuch
- Schmerzbehandlung der Ursachen bei Mutter und Kind (z. B. wunde Brustwarzen, Kap. 25)
- Bei Reizüberflutung des Stillpaares: ruhige Atmosphäre herstellen, Lärm und Licht meiden, weniger und vor allen Dingen wohltuenden Besuch empfangen
- Das Kind fest einwickeln, „bündeln", „pucken"
- Sanfte Bewegungen im Umgang mit dem Baby
- Verschiedene Stillpositionen anwenden und ggf. auch während einer Stillmahlzeit wechseln
- Stillposition unter Berücksichtigung evtl. vorliegender Erkrankungen des Kindes wählen.

> **Praxistipp**
>
> Bei einer **Fazialisparese** z. B. kann das Kind nur in der Wiegehaltung und im Rückengriff, je nach Seite der Lähmung, rechts oder links trinken. Besonders geeignet sind hier das Stillen im Liegen und der Hoppereitersitz (Kap. 2).

- Für das **leibliche Wohl** der Mutter sorgen: Getränke und ggf. gesundes Fingerfood in Reichweite haben
- Entspannungs-, Atemübungen, autogenes Training

32.2.4 Was braucht das gestillte Kind?

Nach der Ursachenforschung kann eine ärztliche/therapeutische Behandlung für das Kind notwendig werden, z. B.

- Konsil beim Kinderarzt/Kinderklinik
- Schmerztherapie
- Abklärung KiSS/Manualtherapie
- Myoreflextherapie
- Babymassage nach Eva Reich/Frederik Leboyer

32.3 Brustverweigerung im späteren Verlauf der Stillperiode

Wenn ein Baby in der fortgesetzten Stillphase plötzlich das Stillen unterbricht, führt dies zu einer unglücklichen Zeit sowohl für die Mutter als auch für das Kind. Das routinierte Zusammenleben wird unterbrochen und bedarf jetzt wieder einer besonderen Aufmerksamkeit und **Zuwendung mit Geduld und Beharrlichkeit** seitens der Mutter. Es besteht auch die Möglichkeit, dass eine mütterlicherseits vorliegende Essstörung die Stillroutine beeinflusst hat. Dies gilt es zu erkennen und eine entsprechende Therapie einzuleiten oder vor der Schwangerschaft bestehende fortzusetzen (Kap. 17).

Häufig tritt auch nur das **Ablehnen einer Brustseite** auf. Diesem kann durch ein „Austricksen", also das Anlegen an der anderen Brustseite in einer dennoch unveränderten Körperlage des Kindes, begegnet werden. Falls alle Tricks nicht greifen, kann das Stillen einseitig fortgesetzt werden (Kap. 5). Oft lehnt die Mutter ein einseitiges Stillen aufgrund von Bedenken um das kosmetische Aussehen der Brust nach der Stillzeit ab und zieht ein Abstillen vor.

Die Idee, dass die Säuglinge die Herzseite der Mutter bevorzugen könnten, trifft in der Praxis nicht zu. Bei Nachfragen beschreiben die Mütter häufig, dass sie die Seite lieber anbieten, bei der die Milch schneller fließt oder die mengenmäßig mehr liefert und das Kind dann zufriedener wirkt. Unbewusst bieten sie die **Brustseite mit geringerer Milchproduktion** weniger oft an. Weil kaum Milch fließt, verweigert der Säugling schließlich diese Brust.

In diesen Fällen kann das Entleeren von Hand oder mit der Pumpe die Milchmenge wieder erhöhen und somit das Kind langsam an die Seite zurückführen. Ein Abpumpen außer der Reihe bringt oft Unruhe.

Wichtig zu wissen ist außerdem, dass die linke Seite bei **Rechtshändern** mehr Milch produziert und umgekehrt. Das liegt daran, dass die Arbeitsseite weniger Milch speichert. Insofern erhalten die Frauen ein ungleiches Pumpergebnis, was normal ist und keinen Grund darstellt, um zur künstlichen Säuglingsnahrung überzugehen.

Merke **M!**

Die Eltern sollten über die Beobachtung des Allgemeinzustandes sowie die Beurteilung nasser Windeln etc. aufgeklärt sein, um Anzeichen von apathischem Verhalten ihres Kindes selbst zu erkennen und sich rechtzeitig mit Fachpersonal in Verbindung zu setzen.

32.3.1 Mögliche Ursachen

Bei der Mutter liegende Ursachen

- **Veränderter Geschmack der Muttermilch, bedingt durch:**
  - blutende Brustwarzen
  - ungewohnte Nahrungsmittel (Knoblauch, Spargel, Süßstoff, Gewürze etc.)
  - Einnahme von Medikamenten während einer Erkrankung
  - Mastitis
  - Wiedereinsetzen der Menstruation
  - Alkohol
  - Nikotin
- Veränderter Körpergeruch der Mutter
- Parfümhaltige Pflegemittel (z. B. neue Körpercreme, Duschbad, Körperlotion), Desinfektionsmittel, Salbenapplikationen auf den Brustwarzen)
- Überschießender oder zu schwacher Milchspendereflex
- Zu hohe oder zu geringe Milchmenge
- schwer gängiger Milchfluss bedingt durch Milchstau
- Einnahme von östrogenhaltiger Pille (milchreduzierende Wirkung)
- Erneute Schwangerschaft (veränderte Zusammensetzung der Muttermilch)
- Abstillgedanken der Mutter, bewusst oder unbewusst
- Sorgen der Mutter: Streit, Spannungen in der Familie oder mit dem Partner
- Stillen unter Zeitdruck: Hektik zu Hause, viel Besuch und viele Kontaktpersonen, häufig wechselnde Babysitter, voller Terminkalender (Spielgruppe, Babyturnen, -schwimmen ...)
- Familienfeiern, z. B. Taufe
- Urlaub, Umzug
- Erziehungsmaßnahmen/Schlaftraining
- eifersüchtige Geschwister, die während der Stillmahlzeit herausforderndes Verhalten zeigen, um die Mutter für sich zu gewinnen
- Isolation und damit einhergehende Depression der Mutter (Kap. 15)
- Mutter kehrt in das Berufsleben zurück

Beim Kind liegende Ursachen

- Einführung der Flaschenfütterung, Saugverwirrung durch künstliche Sauger
- non nutritives Saugbedürfnis an der Brust wird nicht ermöglicht
- Wecken des Kindes aus Tiefschlafphasen
- Erziehungsmaßnahme „Kind schreien lassen", zu lange Stillpausen
- Das Baby erhält zu oft einen Schnuller
- Zu häufige Anlegeversuche verhindern, dass das Kind eigene Still-Signale zur Befriedigung seiner Bedürfnisse zeigt
- Entwicklungsschub/Wachstumsschub
- Koliken

- Zahnungsschmerzen
- Soor
- Magen-Darm-Erkrankungen
- Infektionen im Bereich der oberen Luftwege (Nasen/Rachen/Ohr)
- Schmerzen, die von einer Otitis media ausgehen, spürt das Kind besonders intensiv bei den Saugbewegungen und beim Schlucken
- Impfreaktion, z. B. mit Fieber
- Medikamentenverabreichung an das Kind; ein unangenehmer Geschmack kann die Verweigerung der Brust zur Folge haben

32.3.2 Was braucht das Stillpaar?

Die Eltern sollten über das **altersgerechte Verhalten des Kindes** aufgeklärt werden. Das ältere (4 Monate) Stillkind ist sehr interessiert an seiner Umgebung und an den Mitmenschen. Es wirkt dadurch schnell ablenkbar. Sein Trinkverhalten ändert sich, es saugt kräftiger und kürzer. Das Essen am Tag erscheint nebensächlich und dies wird oft fälschlicherweise als Brustverweigerung interpretiert. Die Mutter sorgt sich, versucht häufiger, die Brust anzubieten und schon gelangt das Stillpaar in einen wiederkehrenden Kreislauf. Das Kind verweigert die Brust tatsächlich.

In dieser Situation können Maßnahmen wie gemeinsames Kuscheln/Schlafen im Bett, tagsüber ins Tragetuch nehmen, entspannt baden und in der Wanne die Brust anbieten sowie Wiegenlieder singen, das Kind animieren, wieder seine Milchmenge zu ordern.

Die **Notfall-Erstmaßnahmen** (Kap. 32.2.3) bleiben bestehen. Manchmal können einige der zusätzlichen Praxistipps die Brustverweigerung beenden:

- Das Stillen feiern und zu einem besonderen Anlass machen
- Im Halbschlaf stillen hilft, Widerstand eher zu überwinden
- Manche Kinder trinken wieder im Umhergehen oder im Schaukelstuhl, evtl. mit nacktem Oberkörper, viel Haut-zu-Haut-Kontakt
- Singen, summen beim Anlegen
- Bei überschießendem Milchspendereflex gegen die Schwerkraft trinken lassen, d. h. Stillen in Aufwärtshaltung oder im Hoppereitersitz
- Bei hoher Milchmenge vorher etwas Milch abfließen lassen und in einer aufrechten Position stillen
- Stillpositionen wechseln
- Ein Brusternährungsset einsetzen, wenn die Milchmenge trotz Maßnahmen zur Steigerung nicht ausreicht
- Entstandene Stressmuster durchbrechen: z. B. Termine absagen, Gespräch mit dem Partner und Aufgaben im Haushalt neu einteilen
- Angeleitete Unterstützung vom Partner/Freundin/Familie im Haushalt
- Besuch einer Stillgruppe (Austausch mit Gleichgesinnten)

Hilfen für das Kind

- Der ältere Säugling benötigt eine **emphatische, aufmerksame Wahrnehmung** seines Befindens.
- Das Einführen der **alternativen Fütterung** über einige Tage ermöglicht eine Saugdeprivation. Diese Umleitung kann wieder zum Akzeptieren der Brust führen.
- Oftmals gelingt die Rückkehr zur Brust über **spontanes Anbieten zum Trösten**.
- Manche Babys verändern ihren Stillrhythmus im **Entwicklungsschub**, wenn sie zahnen oder im Zusammenhang mit alltäglichen Erkrankungen.
- Konsultieren eines Kinderarztes zur Abklärung möglicher Infektionen der oberen Luftwege beim Kind
- Linderung der Schmerzen beim Zahnen (Homöopathische Mittel einsetzen, z. B. Osanit®, Chamomilla®wala, belladonna comp.®Zäpfchen wala)
- Koliken (Viburcol-Zäpfchen® weleda, Carum Carvi ®wala) lindern
- Muttermilch als Nasentropfen
- Kau-Beißmaterial, Veilchenwurzel
- Schmetterlingsmassage/Babymassage

Während all dieser Maßnahmen ist es wichtig, die **Mutter emotional zu unterstützen** und einen regelmäßigen Kontakt über Telefon oder Hausbesuche zu vereinbaren. Das Gefühl, in dieser Phase nicht allein zu sein, setzt oft Veränderungen in Bewegung.

Merke M!

Die Beraterin sollte motivieren, aber auch wissen, dass eskein Patentrezept in dieser Stillkrise gibt. Es erfordert viel Geduld, um eine gemeinsame Lösung zu finden.

32.4 Stillstreik

Ein Stillstreik ist überraschend häufig in gut eingespielten Stillbeziehungen zu finden. Oft handelt es sich hierbei lediglich um eine **Kommunikationsstörung** zwischen Mutter und Kind. Erfahrungsgemäß ist das Kind vorwiegend zwischen dem 3. und 7. Lebensmonat alt. Seine sensible Phase für andere Nahrung ist noch nicht eingetreten.

> **Merke** M!
>
> Ist das Kind **älter als sieben Monate**, könnte ein vom Kind gesteuertes Entwöhnen von der Brust zugrunde liegen

In diesem Fall spielt es mit der Brustwarze und schüttelt beim Anbieten der Brust den Kopf. Manche Kinder ergreifen erfreut den angereichten Becher. Diese **selbstständige Entwöhnung** verläuft in kleinen Schritten. Oftmals entscheidet sich der Säugling nach einer regelmäßigen festen Nahrungsaufnahme mit geringen Muttermilchmengen, sich erneut mit ausschließlichem Stillen zu versorgen. Dieses Phänomen ist im Zusammenhang mit dem Durchbrechen weiterer Zähne zu beobachten. Wird nach Bedarf angelegt, gelingt es dem teilgestillten Kind mühelos, die Milchmenge in dem von ihm benötigtem Ausmaß wieder zu steigern.

32.4.1 Mögliche Ursachen

- Die Mutter fühlt sich in der Umgebung beim Anlegen unwohl (Besuch/unterwegs)
- vorhergehender Arztbesuch, z. B. Spritze oder unangenehme Untersuchung in einer Stillhaltung oder während des Trinkens (Impfung). Erlernte Reaktion: Stillen und Schmerz
- Erschrecken (durch Telefonklingeln oder plötzliche heftige Reaktion der Mutter (Kind hat z. B. gebissen und wurde ruppig abgesetzt)
- heißes Wetter (Mutter schwitzt vermehrt, ein enger Hautkontakt stört das Kind, weil es überwärmt ist)
- Verwehren Eltern dem Kind das Daumenlutschen (Handschuhe, ständiges Herausziehen des Daumes), kann dies zu Saugresignation auch an der Brust führen

Mit **guter Aufklärung und Begleitung** ist die erst aussichtslos erscheinende Lage schnell in den Griff zu bekommen. Mit der Gewissheit, dass Kinder auch 12 Stunden schlafen können, also auch hier über einen längeren Zeitraum ohne Nahrung auskommen, sind die Eltern, die eine Unterversorgung ihres Kindes befürchten, vorerst zu beruhigen.

32.4.2 Praktische Tipps für die Stillberatung

Die Situation entspannt sich, wenn das Vorgehen zwischen der Beraterin und den Eltern abgesprochen ist

- Bei sehr gefüllter Brust „per Hand entleeren"
- Die gewonnene Muttermilch möglichst mit dem Becher oder Löffel dem kleinen „Streiker" anbieten
- Wenn das Kind die alternative Fütterung ablehnt, sollte es in keinem Fall gezwungen werden

> **Merke** M!
>
> In der Regel beginnt das Kind nach 12 Stunden wieder, überwiegend nachts, wie selbstverständlich an der Brust zu trinken.

Das Kind legt in den meisten Fällen tatsächlich den Streik nieder und trinkt, als wäre nichts gewesen – zur Überraschung der Mutter, wie viele Erfahrungsberichte aus der Praxis zeigen. Ausnahmen bestätigen die Regel. Selbstverständlich greifen dann wieder die Erstmaßnahmen und oben genannten Tipps.

Wenn die Krise überwunden ist, ist die Familie erleichtert und zugleich stolz. Dies schafft **gegenseitiges Vertrauen**, dass jede Situation gemeinsam gemeistert werden kann, auch wenn sich etwas ändert. Die Erfahrung stärkt die Eltern-Kind-Bindung und trägt dazu bei, sich in weiteren Phasen des Alltagslebens mit den kleinen Persönlichkeiten sicherer zu fühlen.

Übrigens: Ein gesunder Säugling, der mit künstlicher Säuglingsnahrung per Flasche gefüttert wird, verhält sich altersgerecht ähnlich und verweigert ebenso die Flasche. Dies wird dann oft unter Nahrungsverweigerung verbucht und ist eigentlich ein **„Flaschen-Streik"** von kurzer Dauer.

Checkliste 32–2: Wichtige Fragen bei einem Stillstreik

Bei der Kontaktaufnahme sollten folgende Fakten geprüft und dokumentiert werden:
- Wie ist der Allgemeinzustand des Kindes?
- Alter und Entwicklungsphase (Augenausdruck und Sorgenfalten des Kindes)
- Gewicht/Vergleich mit Wachstumskurven der WHO
- Urin- und Stuhlverhalten
- Inspektion der Brust (Milchbläschen//Milchstau)
- Zeitlicher Beginn der Brustverweigerung

Literatur

[560] Rogers, C. Die nicht-direktive Beratung. Fischer Verlag; 1972

[561] Guoth-Gumberger M, Hormann E. Stillen: Rat und praktische Hilfe für alle Phasen der Stillzeit, Gräfe und Unzer, 2000

[562] La Leche Liga Deutschland. Handbuch für die stillende Mutter, 1994

[563] Gotsch, La Leche Liga Deutschland. Stillen/Einfach nur Stillen, 1999

[564] Scherbaum V, Perl FM, Kretschmer U. Stillen: Frühkindliche Ernährung und reproduktive Gesundheit. Deutscher Ärzte Verlag 2004

[565] Lothrop H. Das Stillbuch, Kösel Verlag 1994

[566] Bundeszentrale für gesundheitliche Aufklärung BZgA. Stillen und Muttermilchernährung, 2001

[567] Kroth K. Stillen und Stillberatung, Ullstein Medical, 1998

[568] Biancuzzo M. Stillberatung, Urban & Fischer, 2005

[569] BuLLLetin 5/87 „Wenn ein Kind die Brust verweigert", La Leche Liga, 1987

[570] Lauwers J, Woessner C. Counseling the Nursing Mother, Jones and Bartlett Publishers, 2000

[571] Mohrbacher N, Stock J. Handbuch für die Stillberatung, La Leche Liga Deutschland, 2000

[572] Meintz-Maher S. IBCLC: Lösungsmöglichkeiten bei Saug- und Stillproblemen, La Leche Liga, 2. Aufl. 1996

[573] Riordan J, Auerbach K. Breastfeeding and Human Lactation, Jones and Bartlett Publishers, 1999

[574] Skibbe X, Löseke A. Gynäkologie und Geburtshilfe, Thieme Verlag, 2011

[575] Muß K. Stillberatung und Stillförderung, Wissenschaftliche Verlagsgesellschaft Stuttgart, 2005

[576] Arbeitsgemeinschaft freier Stillgruppen (AfS). Stillen und Stillprobleme, 2010

[577] Benkert B. Das Ravensburger Stillbuch, 1997

[578] Marshall H. Klaus/John H. Kennel/Phyllis H. Klaus: Der erste Bund fürs Leben, Rowohlt, 1997

[579] Kirkilionis E. Ein Baby will getragen sein, Kösel Verlag 1999

[580] Lang C. Bonding, Urban & Fischer, 2009

[581] Marshall KH, Phyllis KH. Die Wunder der ersten Lebenswoche, Goldmann Verlag, 2003

[582] Brisch KH, Hellbrügge Th. Anfänge der Eltern-Kind-Bindung, Klett-Cotta, 2007

[583] Dahmer H, Dahmer J. Gesprächsführung, Thieme, 2003

Wenn das Kind die Brust verweigert ...

Liebe Mutter,

Ihr Kind verweigert momentan das Stillen an der Brust. Dies wird Sie vorerst verunsichern und sorgenvoll machen. Wichtig ist zu wissen, dass dieses Phänomen bei fast allen Stillkindern einmal in der gesamten Stillzeit auftritt.

Sie haben sich zum richtigen Zeitpunkt Rat geholt! Es ist nicht leicht, in einer Stillkrise die Nerven zu bewahren. Bitte bedenken Sie immer: **Die Verweigerung bezieht sich nicht auf Ihre Rolle als Mutter**, Sie sollten sich deshalb nicht zurückgesetzt oder gar abgelehnt fühlen. Ihr Kind weiß gerade selbst nicht mehr, was es will oder wie es diese Situation wieder ändern kann!

Bleiben Sie im engen telefonischen oder direkten Kontakt mit Ihrer Hebamme/Stillberaterin, um die Ursache herauszufinden und um diese Stillkrise zu meistern!

Während des „Stillstreiks" können Sie Ihre **Milchproduktion** durch regelmäßiges „Entleeren von Hand" oder Abpumpen (6- bis 8-mal in 24 Stunden, bzw. so häufig, wie das Baby zuvor gestillt wurde) **aufrechterhalten**.

Die Hormone der Milchbildung helfen Ihnen, sich in dieser Situation zurechtzufinden und – auch wenn Sie es jetzt nicht direkt fühlen – gelassener zu bleiben!

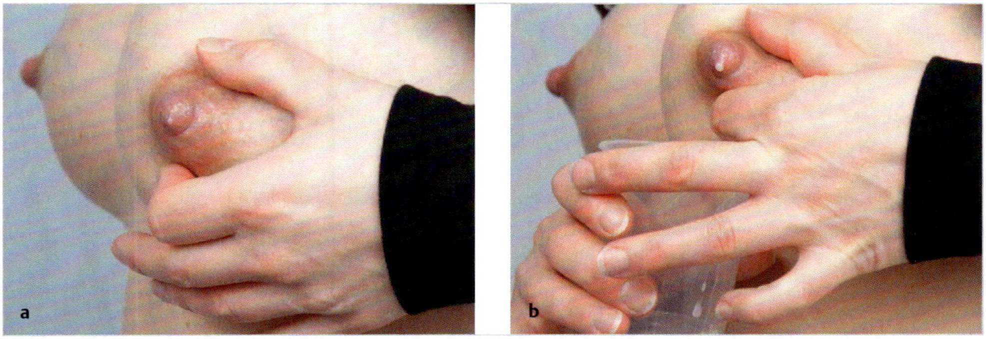

Abb. 32.1 „Hand entleeren" in den Becher.
a Handhaltung. (Quelle: Dörte Freisburger)
b Entleerung in den Becher. (Quelle: Dörte Freisburger)

Drei-Phasen-Plan

Das weitere Vorgehen beschreibt der folgende „Drei-Phasen-Plan", eine von verschiedenen Möglichkeiten, dem „Stillstreik" erfolgreich zu begegnen:

1. Phase

- Drängen Sie Ihrem Kind keine Brustmahlzeit auf, benutzen Sie jetzt keine Flasche.
- Wählen Sie stattdessen **alternative Methoden zum Füttern** (z. B. AMEDA-Becher, Löffel, soft-cup medela oder Pipette, Spritze mit MEDELA-Aufsatz). Ihre Hebamme/Stillberaterin wird Sie dazu anleiten.

Becherfüttern: Hierbei wird das Brusttrinken nicht verlernt. Das streikende Kind hat keinerlei Möglichkeiten zum Saugen, was es ja auch zurzeit nicht möchte. Ein kurzfristiger Saugenentzug ist möglicherweise hilfreich, damit das Kind sein Saugbedürfnis wieder an der Brust stillen möchte.

Fingerfüttern: Hiermit kann das Saugverhalten während des „Stillstreiks" gezielt durch Saugtraining positiv beeinflusst werden.

2. Phase

- Zum Zurückführen des Kindes an die Brust können die **Mahlzeiten spielerisch angeboten** werden, z. B. beim Spielen, zum Kuscheln oder Trösten, im Bett oder beim gemeinsamen Baden!
- Versuchen Sie es **ohne Leistungs- und Erwartungsdruck**!
- **Loben Sie Ihr Kind**, auch wenn es nur wenige Züge an der Brust nimmt!

3. Phase

- Nutzen Sie die Leichtschlafphasen Ihres Kindes zum Stillen. Bieten Sie ihm kurz vor dem Einschlafen die Brust an.
- Oder probieren Sie das Stillen mit Ihrem Baby im Schaukelstuhl oder auf dem Gymnastikball!

Während des gesamten „Stillstreiks" sollten Sie Ihr Kind **besonders gut beobachten**:

- Schläft es viel mehr als vor dem Streik?
- Hat Ihr Kind ausreichend nasse Windeln (5 in 24 Stunden)?
- Notieren Sie die Häufigkeit von Urin und Stuhlgang, um den Überblick zu behalten!
- Hat es eine glatte Haut? Sind Lippen und Mund feucht?
- Hat es glänzende Augen?
- Wiegen Sie Ihr Kind, um sein aktuelles Gewicht zu ermitteln, und kontrollieren Sie ggf. das Gewicht erneut.

Wenn Sie den Eindruck haben, dass der Allgemeinzustand Ihres Kindes anders als sonst ist, sollten Sie sich umgehend an Ihre Hebamme/Stillberaterin oder Ihren Kinderarzt wenden!

- Nehmen Sie Ihr Kind **besonders liebevoll** an in dieser Zeit, in der Sie feststellen, „Ich erkenne dich gar nicht wieder."
- Sie sind da, nur das zählt für Ihr Kind. Somit können Sie diese Erfahrung bald als „Erfahrungsschatz" verbuchen und auch anderen Müttern in ähnlichen Situationen zur Seite stehen!
- **Vereinbaren Sie Telefontermine** mit Ihrer Hebamme/Stillberaterin, um die weitere Entwicklung mitzuteilen oder ggf. auch die gewählten Maßnahmen neu zu überdenken und zu verändern!

Ihr Kind wird bald wieder trinken!
Viel Erfolg und vor allem Gelassenheit!

33 Gedeihstörungen beim gestillten Kind

Ingrid Lohmann

33.1 Wann spricht man von einer Gedeihstörung?

Die Gedeihstörung gehört zu den häufigeren Problemen in der Stillbetreuung. Objektiv wird festgestellt, dass der Säugling nicht ausreichend wächst und/oder zunimmt. Nicht immer ist die Diagnose sicher. Subjektive Ängste und individuelle Eindrücke legen den manchmal auch unbegründeten Verdacht auf eine Gedeihstörung nahe.

Da zunächst unterstellt wird, das Nahrungsangebot decke die Nährstoffbedürfnisse eines Säuglings nicht ausreichend, hat sowohl der Verdacht als auch die korrekte Diagnose unmittelbar **Auswirkungen auf die Stillbeziehung** von Mutter und Kind. Zunächst nimmt die Mutter, häufig unterstützt von anderen Personen, an, sie könne ihr Kind mit Muttermilch nicht ausreichend ernähren. Bedrängt durch die Angst, das Baby könne einen Schaden erleiden, wird als Lösung meist von Kinderärzten in Deutschland ohne lange zu überlegen zu einer Einführung von Flaschennahrung oder einer vorgezogenen Fütterung von Brei geraten, gelegentlich wird auch gleich abgestillt.

Muttermilch bringt für Säuglinge unersetzbare Vorteile und ist ohne Zweifel die beste Säuglingsnahrung. Die **Stillberatung** muss sich darauf konzentrieren, auch in einer Krise wie einer Gedeihstörung das Stillen zu erhalten, besser noch zu optimieren.

Merke M!

Gleichzeitig muss in jedem einzelnen Fall die tatsächliche Ursache für die Situation dingfest gemacht werden, damit eventuelle Erkrankungen nicht übersehen werden.

Auch muss sorgfältig abgewogen werden, in welchen Fällen und mit welchen Mitteln die Muttermilch tatsächlich ergänzt werden muss. Veränderungen der Stillsituation benötigen gelegentlich mehr Zeit als einem Baby situativ zugemutet werden kann.

Bei den meisten Hebammen, Kinderärzten und anderen BeraterInnen in der Stillbetreuung wird der Begriff Gedeihstörung jedoch auch für **das langsam an Gewicht zunehmende Kind** gebraucht. Die vorliegende Fachliteratur versucht auf verschiedenen Wegen, das eine vom anderen sauber abzugrenzen, was nur selten scharf gelingt. Allerdings gibt es Kriterien, die eindeutig der Gedeihstörung zuzuschreiben sind: In diesem Kapitel wird die Diagnose Gedeihstörung zusammen mit der Situation des unzureichend zunehmenden Kindes, dem ein Entwicklungsschaden droht, behandelt.

Merke M!

Nicht jedem langsam zunehmenden Kind droht ein gesundheitlicher Schaden.

Grundlage für die Beurteilung der Gewichtsentwicklung sind die **WHO-Wachstumsreferenzkurven** (► Abb. 33.1 und ► Abb. 33.2), die über die Internetseite der Nationalen Stillkommission zu finden sind. Sie gelten für gesunde reif geborene Säuglinge. Frühgeborene haben eigene Referenzwerte.

Hilfreiche Adressen ✓

- Perzentile Mädchen (weight-for-age girls): www.who.int/entity/childgrowth/standards/chts_girls_p.pdf
- Perzentile Jungen (weight-for-age boys): www.who.int/entity/childgrowth/standards/chts_boys_p.pdf

Leider wird in diesen Kurven die **Neugeborenenzeit der ersten vier Wochen** nicht deutlich genug erfasst, deshalb habe ich dafür eine eigene Vorlage gestaltet (► Abb. 33.3). In diese werden die individuellen Werte eines Neugeborenen eingetragen. An den Eckdaten lässt sich leicht erkennen, ob die Gewichtsentwicklung in der erwarteten normalen Kurve stattfindet oder ob eine gesundheitsbedrohliche Situation vorliegt.

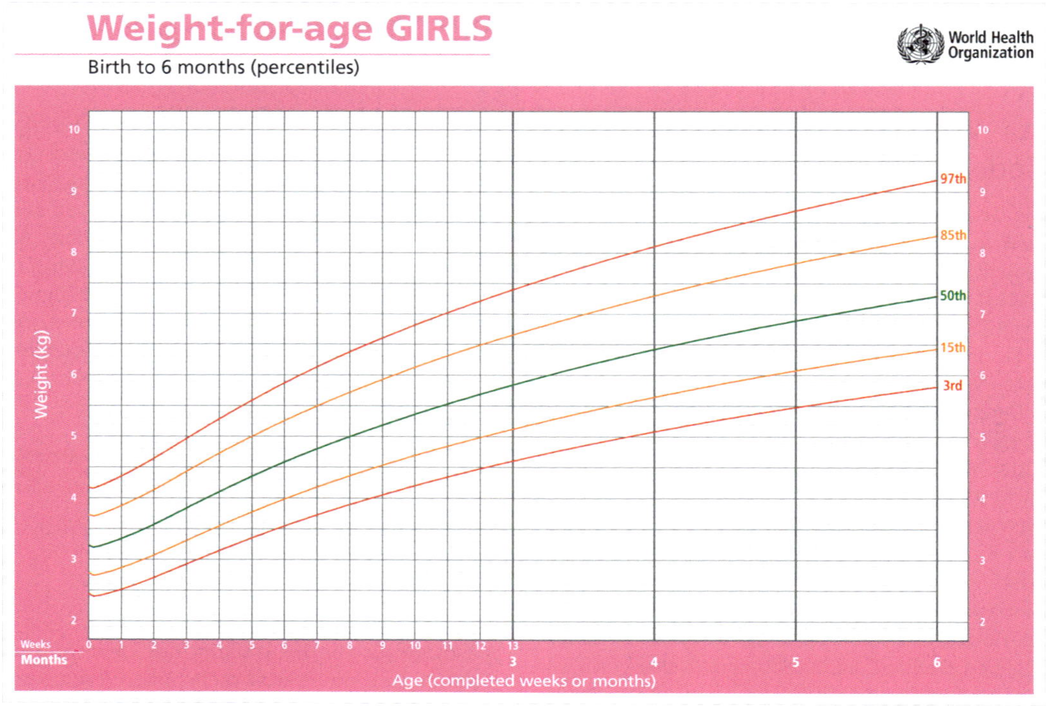

Abb. 33.1 Entwicklung des Körpergewichts bei Mädchen von der Geburt bis 6 Monate (Perzentilen). (Quelle: WHO)

Praxisanleitung: Kontrolle der Gewichtsentwicklung

- Verwenden Sie zwei verschiedenfarbige Stifte, z. B. blau und rot.
- Mit Rot markieren Sie das Geburtsgewicht.
- Errechnen Sie davon das Gewicht minus 7 % und das Gewicht minus 10 %.
- Notieren Sie die beiden Zahlen am Rand und ziehen Sie auf der Höhe des Gewichtes je eine rote Linie.
- Markieren Sie den 10. Tag mit einer senkrechten roten Linie.
- Tragen Sie mit einem blauen Stift jedes ermittelte Gewicht in die Tabelle ein.
- Die roten Linien zeigen eine zu starke Abweichung von der erwünschten Gewichtsentwicklung an (▸ Abb. 33.3).

Besonderer Wert wird auf die **ersten 10 Lebenstage** gelegt.

- Ausgehend vom Geburtsgewicht ist in den ersten Tagen eine **Gewichtsabnahme bis 7 % des Geburtsgewichtes** zu tolerieren.
- Nimmt das Kind **zwischen 5 und 7 %** des Geburtsgewichtes ab, sollte das Stillverhalten beobachtet und wenn notwendig verbessert werden.
- Geht die Gewichtsabnahme **über die 7 %** hinaus und bleibt sie unter 10 %, ist die nachweislich vermehrte Fütterung von Muttermilch zu gewährleisten, sei es durch intensiveres Stillen, eventuell unter Kontrolle der Tagestrinkmenge, oder durch zusätzliches Gewinnen und Verfüttern von Muttermilch.

Es wird erwartet, dass Neugeborene nach einer kurzfristigen Gewichtsabnahme **mit dem Milcheinschuss** bei der Mutter wieder anfangen zuzunehmen und ihr Geburtsgewicht zwischen dem 10. und 14. Lebenstag wieder erreicht oder überschritten haben. Danach nehmen gestillte Kinder bis zum Ende des 2. Monats ca. 20 g täglich zu [591].

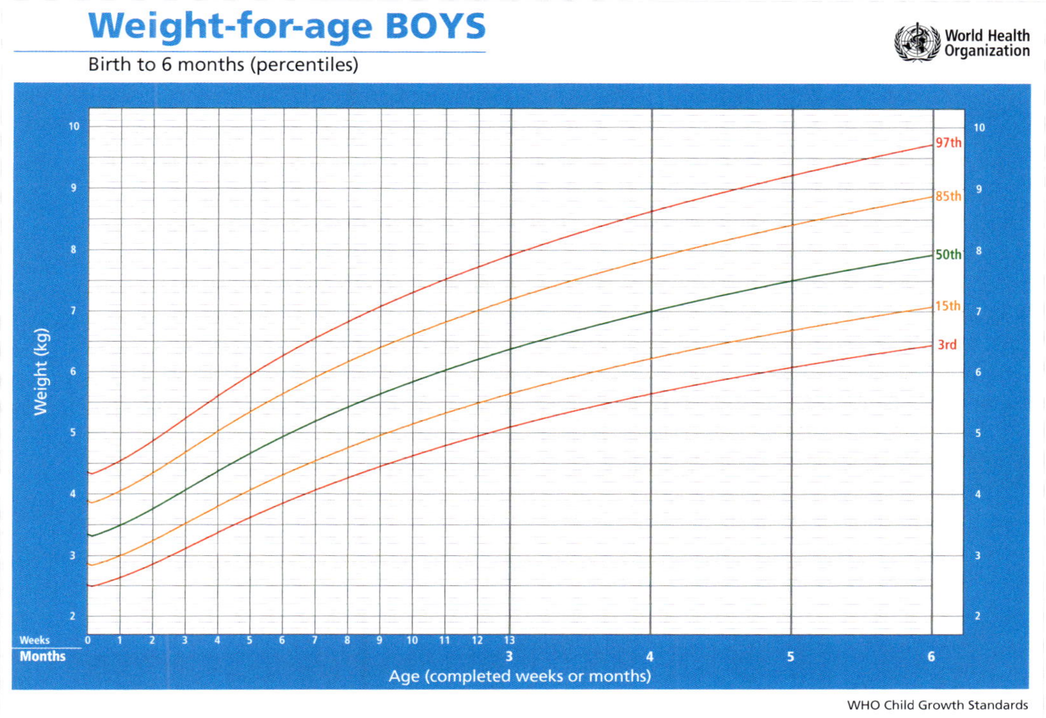

Abb. 33.2 Entwicklung des Körpergewichts bei Jungen von der Geburt bis 6 Monate (Perzentilen). (Quelle: WHO)

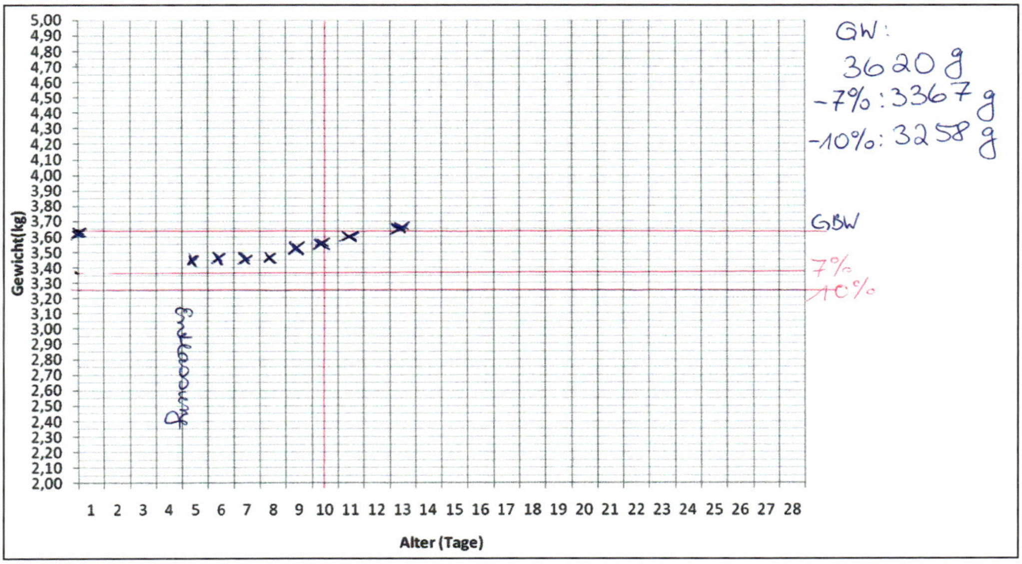

Abb. 33.3 Kontrolle der Gewichtsentwicklung.

Merke M!

Nimmt der Säugling auch nach dem 10. Lebenstag noch ab oder erreicht er sein Geburtsgewicht auch nach 3 Wochen noch nicht, liegt eine *akute Gedeihstörung* vor. In diesem Fall ist eine sofortige Intervention und ausführliche Diagnostik erforderlich.

Im Normalfall nehmen **gestillte Kinder** typischerweise zunächst schneller als Flaschenkinder zu, später dagegen langsamer. Für die nächsten Monate gelten folgende Referenzwerte [584]:

Gewichtszunahme

3.–4. Lebensmonat: 113–227 g/Woche
4.–6. Lebensmonat: 85–147 g/Woche
6.–12. Lebensmonat: 42–85 g/Woche

Für die Beurteilung der Gewichtsentwicklung in den späteren Monaten des ersten Lebensjahres sind die **Perzentilkurven in den gelben Vorsorgeheften** geeignet, obwohl sie im ersten Lebenshalbjahr von der WHO-Referenzkurve etwas abweichen. Die Werte des gelben Heftes liegen dabei leicht unter den Werten der WHO. Bei der Beurteilung einer Gewichtsentwicklung muss deshalb daran gedacht werden, dass eine unzureichende Gewichtsentwicklung nach den Kriterien des Vorsorgeheftes auf jeden Fall im ersten Lebenshalbjahr noch geringer ist, als nach den Empfehlungen der WHO, die sich ausdrücklich auf gestillte Kinder stützt. Sie muss deshalb ernst genommen und darf nicht verharmlost werden!

Auch eine **plötzlich auftretende Abweichung** vom individuellen Wachstumspfad nach unten kann als Gedeihstörung bezeichnet werden und muss abgeklärt werden. Allerdings muss nach der Einführung von Beikost nicht mehr ausschließlich die Stillsituation dafür verantwortlich sein!

Lawrence & Lawrence [586] definieren eine Gedeihstörung „als Wachstumsrate von Länge oder Gewicht mit **mehr als 2 Standardabweichungen unter dem Mittelwert** in einer Zeit von mindestens 56 Tagen bei Säuglingen unter 5 Monaten oder über einen Zeitraum von 3 Monaten bei älteren Säuglingen." Ein Verdacht entsteht zudem, wenn die Zunahme unter der 10. Perzentile bleibt.

Eine unzureichende Gewichtsentwicklung ist, wie die akute Gedeihstörung, keine harmlose Situation für das Kind, wenn sie **über einen längeren Zeitraum** besteht. Sie bedarf einer schnellen Behebung, damit das Kind und seine Gehirnentwicklung keinen Schaden nehmen. Je nach Schweregrad ist die sofortige Zufütterung von Kunstmilch (am besten nur vorübergehend) oder die Verbesserung der Milchversorgung mit Muttermilch vonnöten. Die Entscheidung, zu welcher Maßnahme gegriffen werden muss, ist von der Diagnose und den Möglichkeiten der Mutter abhängig. Deshalb muss beim Auftauchen des Problems größte Sorgfalt darauf verwandt werden, alle Fakten zusammenzutragen und daraus die **individuell beste Strategie** zu entwickeln.

33.2 Anamnese

In der Anamnese wird versucht, die **Ursache für die unzureichende Milchbildung** der Mutter ausfindig zu machen.

Merke M!

Häufigste Ursache ist die Reglementierung und Beschränkung des Stillens in der frühen Phase nach der Geburt.

Besteht dieser Verdacht, muss der Mutter der **Zusammenhang zwischen Stillen und Milchproduktion** sehr deutlich gemacht werden, damit sie nicht wieder in alte unzureichende Muster zurückfällt und versteht, warum sie zurzeit Schwierigkeiten mit der Milchbildung hat. Milchbildendes Epithel, das in der Zeit des Stillbeginns zu wenig angeregt wurde, oder seine Funktion wieder eingestellt hat, ist nur durch sehr ausgiebige Stimulation wieder zur Milchbildung zurückzubringen. Der Prozess entspricht für diese Drüsen dem einer klassischen Relaktation.

Die Ursache der mangelhaften Stimulation kann jedoch auch beim Kind gelegen haben oder liegen. Alle **saugschwachen Kinder** können Probleme damit haben, die Brust der Mutter ausreichend zu entleeren. Deshalb muss die Stillsituation auf fehlerhafte Saugmuster und ineffektives Trinkverhalten untersucht werden.

Checkliste 33–1: Wichtige Fragen beim Verdacht auf eine Gedeihstörung

Folgende Fragen sind zu beantworten:
- Wird korrekt angelegt?

Wenn nicht, dann:
- Ist Schlucken zu hören oder Milchfluss zu erkennen?

Wenn nicht, dann:
- Berichtet die Mutter von Zeichen für einen Milchspendereflex?
- Trinkt das Kind im für Stillen typischen Rhythmus?
- Trinkt das Kind ruhig und konzentriert?
- Berichtet die Mutter über Beschwerden oder Schmerzen beim Stillen?
- Wer beendet das Stillen?
- Wird die erste Brust möglichst gut entleert, bevor die zweite angeboten wird?
- Bekommt das Kind künstliche Sauger oder Schnuller?
- Werden die Stillmahlzeiten von der Mutter beschränkt oder terminiert?

Babys, denen geholfen wird, korrekt an der Brust zu saugen und die gleichzeitig durch zugefütterte Milch kräftiger werden, sollten mit der Zeit selbst in die Lage kommen, sich ohne Hilfe ausreichend zu versorgen.

33.3 Kriterien für eine Gedeihstörung

Merke M!

Jedes einzelne der folgenden Kriterien deutet auf eine Gedeihstörung hin und muss behoben werden.

Kriterien für eine Gedeihstörung im ersten Lebensmonat:
- Gewichtsverlust p. p. ab 10 %
- Gewichtsverlust nach dem 10. Lebenstag
- Nichterreichen des Geburtsgewichts nach dem 14. Lebenstag
- Kein oder geringes Wachstum der Körperlänge oder des Kopfumfangs (Achtung: Vergleichbarkeit der Messungen beachten, ein Maßband kommt zu anderen Ergebnissen als eine Messlatte!)
- Anzeichen von Dehydrierung und Mangelernährung
- Gewicht unter der 10. Perzentile im 1. Monat
- Anhaltende Trinkschwäche
- Selten nasse Windeln, weniger als 5–6 pro Tag, konzentrierter Urin

Kriterien für eine Gedeihstörung nach dem ersten Lebensmonat:
- Abfallen der Gewichtskurve um 2 oder mehr Standardabweichungen
- Abfallen des Längen- und Kopfwachstums
- Gewicht unterhalb der 30. Perzentile
- Anzeichen von Dehydrierung und Mangelernährung
- Verzögerte Entwicklung
- Seltenes und ineffektives Saugen mit wenig Milchtransfer
- Weniger als 454 g Gewichtszunahme pro Monat bei Kindern unter 4 Monaten
- Selten nasse Windeln, weniger als 5–6 pro Tag, konzentrierter Urin

33.4 Tagestrinkmenge

Wenn Zweifel daran bestehen, ob das Baby ausreichend durch die Muttermilch versorgt wird, wird häufig durch **Wiegen** versucht, die getrunkene Milchmenge zu ermitteln, um daraus Rückschlüsse auf die Milchproduktion zu ziehen.

Merke M!

Das Wiegen einzelner Mahlzeiten erlaubt keine Rückschlüsse sondern erzeugt einen unnötigen Druck ohne Erkenntnis

Praxisanleitung: 24-Stunden-Profil

- Um Trinkmengen gestillter Muttermilch zu erfahren, muss ein 24-Stunden-Profil, besser 48-Stunden-Profil erstellt werden.
- Dazu wird **bei jeder Mahlzeit** das Kind zu Beginn und nach dem endgültigen Ende einer Stillmahlzeit in derselben Windel und in denselben Kleidern gewogen, um den Gewichtsunterschied zu ermitteln. Das muss auf einer zuverlässigen Babywaage geschehen. Es geht nicht auf der Badezimmerwaage mit einem Elternteil zusammen!
- Erst nach der Ermittlung aller Mahlzeiten des Tages wird die Summe berechnet und die Trinkmenge bewertet.
- Während des Wiegetages sollten möglichst noch keine Veränderungen am Stillverhalten vorgenommen werden, damit das Ergebnis zu einer Antwort auf die ursprünglich gestellte Frage führt.

Dazu gelten folgende **Regeln**:

- Die tatsächlich getrunkene Milchmenge sagt noch nichts über die **mögliche Produktion** aus! Das Gleiche gilt für abgepumpte Mengen. Auch sie spiegeln nicht unbedingt die tatsächliche Produktion.
- Auf keinen Fall sollte das Kind vor dem ersten Wiegen frisch gewickelt werden, wenn es bisher gewohnt war, sofort angelegt zu werden, wenn es Hunger hat. Durch das zusätzliche Schreien kann sich das Trinkverhalten ändern. Auch sollte das Kind nicht mit dem Schnuller so lange beruhigt werden.
- Die Menge der Milch ist nicht allein ausschlaggebend für die ausreichende Versorgung des Kindes. Das Baby muss bei jeder Mahlzeit **ausreichend fetthaltige Hintermilch** trinken, die erst am Schluss abgegeben wird. Viel wässrige Vordermilch füllt das Kind, enthält aber eventuell zu wenig Kalorien.
- Die Trinkmenge ist immer ausreichend, wenn ein Kind davon im Durchschnitt **20 g pro Tag zunimmt**.

Faustregeln für die Mindestmengen können sein:

150 ml/kg Körpergewicht
1/5 bis 1/6 des Körpergewichts
600–700 g täglich nach 14 Tagen

- Die Tagestrinkmenge sagt nichts über den **Stoffwechsel des Kindes** aus.
- Fällt die ermittelte Tagesmenge eindeutig zu gering aus, muss zunächst zugefüttert werden. Die **Zufütterung** kann bei jeder Mahlzeit erfolgen oder bei einer (zusätzlichen?) Mahlzeit.
- Für die Zufütterung wäre es am besten, zunächst vorhandene Milchreste abzupumpen, zu sammeln und vorrangig zu verfüttern. Fehlende Mengen werden dann durch Pre-Milch ergänzt und sofort reduziert, wenn die Milchproduktion der Mutter steigt.
- Es empfiehlt sich, ein **Tagebuch über die Milchmengen** zu führen.
- Jede Steigerung der Milchproduktion und/oder der Gewichtsentwicklung sollte mit der Mutter **als Erfolg gefeiert** werden.

Merke M!

Ein Säugling, bei dem die Ursache für eine Gedeihstörung nicht in kurzer Zeit augenfällig geworden ist und der auf eine Steigerung der Milchmenge nicht mit einer Gewichtszunahme reagiert, muss unverzüglich einem Kinderarzt zur gründlichen Diagnostik überwiesen werden!

33.5 Therapiemöglichkeiten

Die Indikation Gedeihstörung erfordert eine zusätzliche Betreuung und ist eine Begründung für **rezeptierte Hebammenbesuche**.

Praxistipps

Jede Hebamme sollte für Hausbesuche eine **eigene verlässliche Waage** besitzen und das Baby nur auf dieser wiegen.

Bestehen Zweifel an den in den Papieren eingetragenen Daten zu Länge und Kopfumfang, sollte unbedingt **selbst nachgemessen** werden. Das Messen mit Messbändern führt nicht selten zu höheren Längenangaben als mit einer Messschiene (Zollstock geht gut und ist geeicht!) Der Kinderarzt verwendet bei der U3 oft eine Schiene und wundert sich dann, dass das Kind kaum gewachsen ist, wenn nach der Geburt großzügig mit einem flexiblen Messband gemessen wurde. Das erlangt Brisanz, wenn eine unzureichende Gewichtszunahme hinzukommt.

Erwartetes Längenwachstum

- bis zum 6. Monat = 2,5 cm/Mo
- nach dem 6. Monat = 1,27 cm/Mo

Zunahme Kopfumfang

- bis zum 6. Monat = 1,27 cm/Mo
- nach dem 6. Monat = 0,64 cm/Mo [584]

33.5.1 Stillberatung

Die meisten Fälle von unzureichender Milchversorgung und damit einhergehender unzureichender Gewichtsentwicklung lassen sich durch die **Verbesserung in drei Bereichen** lösen:

1. **Anregung der Milchbildung** durch zusätzliche Entleerung der Brüste durch vermehrtes Anlegen oder Pumpen.
2. **Sicherstellung einer korrekten Anlegetechnik**, Saugverhalten und Stillmanagements.
3. Versorgung des Kindes mit **zusätzlicher Milch**, vorzugsweise Muttermilch.

Das langsam zunehmende Kind ist nicht gefährdet, wenn folgende Umstände vorliegen:

- 8 oder mehr Stillmahlzeiten in 24 Stunden
- Korrektes Saugen und Schlucken, Milchspendereflexe, die Mutter unterbricht das Saugen nicht und bietet nach der ersten auch die zweite Brust an
- Blasser Urin, 6 und mehr nasse Windeln in 24 Stunden
- Unauffälliger Stuhl
- Das Baby ist gesund, hat einen unauffälligen Schlaf- und Wachrhythmus mit aktiven, wachen Phasen und entwickelt sich allgemein normal
- Farbe, Hautspannung und Muskeltonus sind normal, die Augen glänzend
- Die Gewichtszunahme ist annähernd gleichmäßig, liegt aber unter dem Durchschnitt
- Das Baby erhält weder zusätzliches Wasser noch Tee oder Saft
- Längenwachstum und Zunahme des Kopfumfanges entwickeln sich normal

33.5.2 Zufütterung

In gravierenden Situationen kommen wir nicht darum herum, die Zufütterung von Kunstmilch zu empfehlen, in der Hoffnung, dass dieses nur vorübergehend notwendig sein wird. Wird Zufütterung durch abgepumpte Muttermilch oder durch Kunstmilch nötig, muss auch entschieden werden, mit welchem Hilfsmittel diese an das Kind verfüttert werden soll. Soll das Stillen aufrechterhalten und gefördert werden, sollten **alternative Fütterhilfen** den Flaschen mit Saugern vorgezogen werden (▸ Abb. 34.1 und ▸ Abb. 34.2):

- Die Verwendung eines **Brusternährungssets** unterstützt die Anregung der Milchproduktion und eignet sich für das regelmäßige Zufüttern von größeren Mengen an der Brust der Mutter. Der Einsatz von Kunstmilch wirkt sich immer auf die natürliche Regulierung der Muttermilchproduktion nach dem Prinzip von Nachfrage und Angebot negativ aus. Zur Anregung der Milchproduktion ist es deshalb günstig, die Kunstmilch mit dem Brusternährungsset an der Brust der Mutter zu füttern.
- Für **kleine Mengen** in den ersten Tagen sind **Löffel, Spritze, Pipette, Softcup und Becher** geeignet.
- Babys, die **keine** Probleme mit dem Saugen an der Brust haben, können mit dem **Füttersystem Calmar** von Medela ihre zusätzliche Milch erhalten, wenn die Mutter kein Brusternährungsset benutzen will oder dritte Personen beim Füttern helfen sollen.

33.5.3 Abpumpen

Merke M!

Ergänzend oder stattdessen muss durch zusätzliches Abpumpen – auch bei scheinbar leerer Brust! – die Milchproduktion angeregt werden.

Für die Mutter ist dies eine **sehr frustrierende Zeit**. Abpumpen, ohne dass Milch fließt, ist die größte Herausforderung an die Akzeptanz beim Pumpen. Die Frau braucht dazu viel Ermutigung, Erklärungen zu der Notwendigkeit und die Information, dass die Wirkung auf die Milchbildung erst nach einigen Tagen zu beobachten sein wird. Wie lange es bei ihr persönlich dauert, lässt sich nicht genau vorhersagen.

Der **Prolaktinspiegel** steigt ca. 10 Minuten nach Saugbeginn an und erreicht seinen Höhepunkt 20 bis 30 Minuten nach Saugbeginn. Die Abpumpdauer sollte dies berücksichtigen, aber auch einbeziehen, ob unmittelbar vorher gestillt wurde oder nicht. Eine **Gesamtstimulationszeit von 30 Minuten pro Brust** bei einer Mahlzeit wäre demnach zur Anregung der Milchproduktion ideal. Mindestens an einer Brust muss dieser Wert aber erreicht werden.

Der zweite Faktor zur Milchsteigerung ist die **Häufigkeit der Entleerungen**: Je häufiger die Brüste entleert werden, desto eher wird die Tagesmenge an Muttermilch gesteigert. Bei der Entscheidung, wie viele Entleerungen der Mutter empfohlen werden, müssen aber der Allgemeinzustand der Frau und ihre Lebensumstände berücksichtigt werden. Das zusätzliche Stillen und Abpumpen soll ihren Allgemeinzustand nicht verschlechtern. Es ist Aufgabe der Hebamme, mit der Frau einen **realistischen Plan zur Steigerung der Milchmenge** zu erarbeiten. Dazu gehört auch, die besten Hilfsmittel (moderne Pumpen, alternative Fütterhilfen) zu vermitteln und anstrengende sowie überflüssige Methoden zu verhindern. Es kann helfen, die Menge der abgepumpten Milch pro Tag zu notieren und leichte Steigerungen von 20–30 g täglich als Erfolg zu verstehen, bis die Milchmenge die gewünschte Größenordnung erreicht hat.

Merke M!

Der durchschnittliche Muttermilchbedarf eines Säuglings liegt bei 1/6 bis 1/5 seines Körpergewichts in ml.

33.5.4 Ergänzende Mittel und Medikamente

Die Anregung der Milchproduktion durch Stimulation und Entleerungen ist die wichtigste Methode zur Steigerung der Milchmenge. **Hilfsmittel** wie Kräutertees, Kräuterpräparate, Homöopathie, Akupunktur, Getränke und Lebensmittel können diese Funktion nicht übernehmen, sondern **nur unterstützen**.

Wenn alles nichts hilft, kann ein Medikament mit dem **Wirkstoff Domperidon** helfen. Obwohl es in Deutschland nicht zu diesem Zweck zugelassen ist, darf es doch zur Milchbildung verordnet werden. Literatur s. Interseite www.uebersstillen.org, [594] (s. auch Fallbeispiel 34–1, Kap. 34.4.3).

Fallbeispiel 33–1: Gedeihstörungen nach Brustoperation B

Frau G., eine 26-jährige Erstpara, wohnt in einer Kleinstadt. In der Schwangerschaft kommt sie zur Vorbereitung auf die Stillzeit in die Hebammenpraxis. Sie ist als junge Frau an beiden Brüsten operiert worden, weil ihre Brustanlagen extrem stark asymmetrisch waren. Ihre linke Brust wurde durch eine Silikoneinlage vergrößert, die rechte durch Entfernung von Gewebe verkleinert. Die Operateure hielten damals einen späteren Stillversuch für möglich.

Der kleine Junge wird 25 Tage vor Termin nach 3 Wochen stationärem Aufenthalt wegen vorzeitiger Wehentätigkeit und einem vorzeitigem Blasensprung geboren. Er wiegt 2930 g und hat die Nabelschnur um den Hals gewickelt. Da er in der Klinik schlecht zunimmt, stimmt die Mutter einem verlängerten Aufenthalt zu. Am 8. Tag p. n. werden beide entlassen, Paul wiegt am 4. Tag bei der U2 2760 g.

Der erste Hausbesuch der Hebamme findet noch am Entlassungstag statt. Frau G. hat Schwierigkeiten, das Kind anzulegen. Sie verwendet an beiden Brüsten auf Anraten der Schwestern in der Klinik ein Stillhütchen. Paul wird mit Pre HA-Nahrung zugefüttert, um besser zuzunehmen. Die Mutter beschreibt ihn als sehr schläfrig. Die Hebamme klärt noch einmal den Stillwunsch der Mutter, weil sie aus Kenntnis der Klinik und der bisherigen Einschätzung der Mutter fast nicht damit gerechnet hat, dass es überhaupt so klappen könnte. Beide Brüste geben Milch, es hat ein regulärer Milcheinschuss stattgefunden. Die Mutter wünscht sich, ohne Hilfsmittel zu stillen, ist aber etwas mutlos wegen des bisherigen Verlaufs. In dieser Situation wird ein schrittweises Vorgehen verabredet, bei dem zuerst die Gewichtsentwicklung im Vordergrund stehen soll und in einem zweiten Schritt die Ablösung der Flaschenmilch durch Muttermilch.

Ein Anlegeversuch durch die Hebamme ergibt die eindeutige Fähigkeit des Kindes, an der Brust ohne Hilfsmittel zu saugen, wenn das Handling stimmt. Allerdings ermüdet Paul schon nach wenigen Minuten. Die Hebamme erklärt Frau G. die Handhabung des Anlegens und sie vereinbaren, dass sie es zunächst bei jedem Stillen ohne Hütchen versucht und nur darauf zurückgreift, wenn es nicht anders geht. Dieses Ziel hat Frau G. 3 Tage später erreicht und verwendet von da an kein Stillhütchen mehr.

Zur Anregung der Milchbildung empfiehlt die Hebamme sofort ein zusätzliches stimulierendes Abpumpen der Milchreste nach jedem Stillen mit Ausnahme der Nachtmahlzeiten. Diese Reste sollen vor der Flaschenmilch zugefüttert und die Flaschenmilch soll grundsätzlich sparsam nach Bedarf eingesetzt werden. Es wird verabredet, dass Paul 7–8 Mahlzeiten in 24 Stunden bekommen soll.

Die Familie hält sich im Großen und Ganzen an die jeweiligen Verabredungen und protokolliert alle Mahlzeiten mit. Die Hebamme empfiehlt, einen gewissen Ehrgeiz darein zu setzen, die tägliche Abpumpmenge um ganz kleine, schaffbare Mengen bis zu 20 g pro Tag zu steigern.

Paul wird am 9. Tag, also am Tag nach der Entlassung, zum ersten Mal auf der Hebammenwaage gewogen: 2800 g. Am 10. Tag p. n. liegt er mit 2820 g noch 110 g unter seinem Geburtsgewicht, hat aber etwas zugenommen. Die Hebamme überprüft zu diesem Zeitpunkt die Technik des Abpumpens noch einmal genau. Am 11. Tag wird die zugefütterte Flaschenmilchmenge weniger. Offensichtlich trinkt Paul mehr an der Brust und die abgepumpte Muttermilch ersetzt einen Teil der Flaschenmilch. Wieder hat er 20 g zugenommen.

Die nächste Gewichtskontrolle findet nach 2 Tagen statt, um eine zu starke Fixierung auf diese Frage zu vermeiden. Ergebnis: 2910 g, also 70 g in 2 Tagen! Damit ist das Geburtsgewicht fast erreicht. 2 Tage später, am 15. Tag p. n., wiegt Paul 2990 g und bekommt schon seit 3 Tagen nur noch 15 bis 30 ml Flaschenmilch pro Tag dazu! Diese geringe Zufütterung dient offensichtlich mehr der Beruhigung und wird eingesetzt, wenn die Eltern finden, Paul sollte jetzt schlafen. Wie viele Babys ist er am Abend am unruhigsten.

Die Abstände zwischen den Besuchen der Hebamme verlängern sich jetzt kontinuierlich. Frau G. pumpt weiter einige Male am Tag ab, muss aber immer wieder dazu ermutigt werden, weil manchmal nach dem Stillen nur noch ganz kleine Reste zu gewinnen sind und sie glaubt, dafür lohne es nicht. Paul trinkt jetzt kräftiger und ausdauernder bis zu 20 Minuten pro Brust. Nach einer weiteren Woche wiegt er am 22. Tag p. n. 3250 g und es wird vereinbart, jetzt möglichst jede Ersatznahrung abzusetzen.

Zur Beruhigung des Kindes setzen die Eltern jetzt gelegentlich einen Beruhigungssauger ein, der zunächst das Saugverhalten an der Brust beeinträchtigt. Frau G. berichtet jetzt von Schmerzen an der Brustspitze. Eine Erklärung und die nochmalige Anleitung zum korrekten Anlegen beheben das Problem. Paul braucht seine abgepumpte Milch eigentlich nur noch abends. Frau G. versucht nur noch so viel abzupumpen, wie sie für diesen Zweck erfahrungsgemäß braucht. Nach der U3 wird vereinbart, ganz auf das weitere Pumpen zu verzichten.

Literatur

[584] Mohrbacher N, Stock J. Handbuch für die Stillberatung. München: LaLecheLiga Deutschland e. V.; 2000

[585] Scherbaum V, Perl FM, Kretschmer U. Stillen. Köln: Deutscher Ärzte Verlag; 2003

[586] Lawrence R & R. Breastfeeding: A Guide For The Medical Profession, 6th edition. Elsevier Mosby; 2005

[587] BzgA. Stillen und Muttermilchernährung. Köln: BzgA; 2001

[588] Kroth C. Stillen und Stillberatung. Wiesbaden: Ullstein Medical; 1998

[589] Biancuzzo M. Stillberatung. München: Elsevier Urban und Fischer; 2005

[590] medela. Wissenschaftliche Erkenntnisse zum Saugmuster des Babys (DVD); 2009

[591] Nationale Stillkommission. Gewichtsentwicklung gestillter Säuglinge. 2008, www.bfr.bund.de/cm/343/gewichtsentwicklung_gestillter_saeuglinge.pdf

[592] WHO. Wachstumskurven. www.who.int/entity/childgrowth/standards/chts

[593] EUNUTNET. Empfehlungen für die Europäische Union: Ernährung von Säuglingen und Kleinkindern. Sonderdruck der Deutschen Hebammen Zeitschrift, 2008

[594] Newman J. Domperidon. www.uebersstillen.org

Informationen für Eltern bei einer unzureichenden Gewichtsentwicklung von gestillten Babys

Liebe Eltern!

Bei Ihrem Baby ist eine unzureichende Gewichtsentwicklung festgestellt worden. Je mehr seine Wachstumskurve von der Normalkurve abweicht, desto ernster ist das Problem. Bitte lassen Sie sich von Ihrer Hebamme und Ihrem Kinderarzt erklären, wie die Situation einzuschätzen ist.

Die meisten Babys benötigen zum ausreichenden Zunehmen einfach mehr Muttermilch. Wenn Sie jetzt den Eindruck haben, dass Sie Ihrem Kind nicht genug Muttermilch anbieten können, dann vertrauen Sie darauf, dass in den allermeisten Fällen die Milchproduktion der Mutter durch verschiedene Maßnahmen gesteigert werden kann. Die Steigerung der Produktion hängt davon ab, dass Sie bereit sind, die Brüste zusätzlich zum Stillen oder zu Ihrem bisherigen Abpumpschema zu stimulieren. Besprechen Sie mit Ihrer Hebamme, welcher Weg für Sie der richtige und passende ist.

Sie können zunächst mehr, öfter, länger und/oder aus verschiedenen Richtungen anlegen. Besprechen Sie mit Ihrer Hebamme auch, welche Veränderungen an Ihrer Lebenssituation die Milchproduktion unterstützen könnte.

Es gilt die allgemeine Regel: Mehr anlegen – mehr trinken und essen – mehr ruhen

Ihre Hebamme erklärt Ihnen, was dies für Sie persönlich bedeuten kann.

Zusätzlich können Sie alle Reste an Muttermilch abpumpen, zwischen den Mahlzeiten pumpen, auch eventuell pumpen, obwohl keine Milch mehr fließt. Beurteilen Sie Ihre Milchmenge nicht nach den Pumpmengen!

Zur Ermittlung der Milchversorgung Ihres Babys muss ein **Tagesprofil** erstellt werden, das aus allen Stillmahlzeiten und der abgepumpten Milch ermittelt wird. Besprechen Sie mit Ihrer Hebamme, welche Vorgehensweise in Ihrem Fall sinnvoll ist.

Bitte füttern Sie die zusätzlich gewonnene Milch an Ihr Baby. Besprechen Sie mit Ihrer Hebamme auch, welche Füttermethode für Ihr Baby die beste ist, damit sein Trinkverhalten gefördert wird.

Es gibt Alternativen zu Milchflaschen, die auch verwendet werden können, wenn Sie gezwungen sind, Muttermilchersatznahrung zuzufüttern.

Geben Sie Ihrem Kind in dieser Zeit möglichst keinen Schnuller oder Flaschen mit Wasser oder Tee! Ihr Kind soll genau spüren, wann es Hunger hat.

Falls Sie bisher Stillhütchen benutzt haben, kann sich herausstellen, dass diese die Milchproduktion beeinflusst haben. Ihre Hebamme weiß, wie Sie nun vorgehen müssen. Vielleicht benötigen Sie die Hütchen nicht mehr. Vielleicht können Sie durch zusätzliches Pumpen die Milchproduktion in der notwendigen Menge aufrechterhalten.

Jeder Fall liegt anders, deshalb brauchen Sie jetzt kompetente Beratung. Ihre Hebamme hat dabei zwei Dinge vorrangig im Auge:

1. Das Baby soll besser zunehmen.
2. Das Stillen soll dabei verbessert und auf keinen Fall zusätzlich gefährdet werden.

Trotzdem ist es in einigen Fällen notwendig, dem Kind (hoffentlich vorübergehend) Kunstmilch zusätzlich zur Muttermilch zu füttern. Es ist im gesundheitlichen Interesse Ihres Kindes, wenn Sie auf jeden Fall auch Ihre eigene Milchproduktion aufrechterhalten und das Baby weiterhin möglichst viel stillen, solange es irgend möglich ist. Jede noch so kleine Menge Muttermilch unterstützt die Entwicklung Ihres Babys.

Es kann sein, dass Ihr Kind eine Weile Zusatznahrung benötigt, bis Ihre eigene Produktion wieder ausreicht. Manchmal muss das Stillen auch dauerhaft mit Muttermilchersatznahrung ergänzt werden. Bitte besprechen Sie mit Ihrer Hebamme unbedingt, welche Säuglingsnahrung Sie füttern sollen, wieviel das Baby braucht und welche Füttermethode für Sie und Ihr Kind die richtige ist. Optimalerweise wird eine Pre-Nahrung und ein Brusternährungsset zum Zufüttern gewählt, um das Stillen nicht zu stören und im besten Fall sogar zu fördern.

Bitte führen Sie zusammen mit Ihrer Hebamme und Ihrem Kinderarzt über einen abgesprochenen Zeitraum eine **Wiegekurve**. Wiegen Sie Ihr Kind wie abgesprochen und nicht mehr als nötig. Wiegen Sie keine einzelnen Stillmahlzeiten!!! Solche Ergebnisse verunsichern mehr, als dass sie helfen.

Sie sollten sich nicht unnötig sorgen. Es geht nicht darum, das Kind zu mästen oder bestimmte Normen zu erfüllen. Babys benötigen aber eine ausreichende Versorgung mit Nährstoffen, um sich gut zu entwickeln. Besonders die Gehirnentwicklung ist davon betroffen. Es ist deshalb bedenklich, wenn sich das Wachstum längere Zeit unterhalb der Bandbreite entwickelt, die als normal gilt. **Ein rechtzeitiges Eingreifen** kann eine unerfreuliche Situation verhindern helfen.

Wenn eine vermehrte Milchversorgung nach einer angemessenen Zeit nicht zu einer befriedigenden Gewichtsentwicklung führt, muss genau untersucht werden, woran es liegt. In seltenen Fällen steckt eine unerkannte Krankheit dahinter.

Merke: Bleiben Sie deshalb mit einem Kinderarzt und einer Hebamme im Kontakt, bis das Problem nach gemeinsamer Auffassung gelöst ist.

Holen Sie sich eine zweite und dritte Meinung ein, wenn Sie anderer Auffassung sind als Ihre Profis oder sich schlecht beraten fühlen. Sie dürfen sowohl einen anderen Kinderarzt als auch eine zusätzliche Hebamme zu Rate ziehen. Die Beratung durch eine Laktationsberaterin müssen Sie meistens selbst bezahlen.

34 Relaktation und induzierte Laktation

Regine Gresens

34.1 Begriffsbestimmungen

Die Wiederanregung der Milchproduktion und die (Wieder-)Gewöhnung des eigenen Babys an die Brust nach einem vorzeitigen teilweisen oder vollständigen Abstillen wird **Relaktation** genannt. Schwangerschaft und Geburt sind unmittelbar vorausgegangen, das Brustdrüsengewebe der Mutter ist daher entwickelt und die Laktogenese 1 ist abgeschlossen. Jedoch wurde primär oder sekundär abgestillt oder die Milchproduktion durch die Zufütterung von Flaschennahrung bedeutend reduziert. Aus diesem Grund wurde das Baby eine mehr oder weniger lange Zeit nicht (mehr voll) an der Brust ernährt, sondern mit künstlicher Säuglingsnahrung aus der Flasche gefüttert.

Die **Gründe** für die Erwägung einer Relaktation können sehr unterschiedlich sein. So kann es nach einem frühzeitigen Abstillen (geplant oder ungeplant) wieder zu einem starken Stillwunsch bei der Mutter kommen, weil ihr die körperliche Nähe des Stillens fehlt oder weil sich herausgestellt hat, dass das Baby die Flaschennahrung nicht verträgt, krank ist oder schlecht gedeiht.

Bei der **induzierten Laktation** (auch Adoptivstillen genannt) handelt es sich um die Stimulation der Milchproduktion ohne eine unmittelbar vorausgegangene Schwangerschaft und Geburt und die Gewöhnung eines fremden Babys an die Brust. Möglicherweise hat die Frau vor kürzerer oder längerer Zeit bereits geboren und auch gestillt oder sie war vielleicht nie schwanger oder hatte mehrere frühe Fehlgeburten, so dass ihr Brustdrüsengewebe noch sehr unreif ist. Das Baby hat wahrscheinlich bisher nur Flaschennahrung bekommen, vielleicht wurde es aber auch eine gewisse Zeit von seiner leiblichen Mutter gestillt.

Gründe für das Anstreben einer induzierten Laktation sind vor allem die Stärkung der Mutter-Kind-Bindung durch den Haut- und Augenkontakt beim Stillen, aber auch das Zuführen von optimaler Nahrung und Immunfaktoren mit der Muttermilch sowie die Förderung der Mundmotorik und der Augenkoordination des Kindes. Manche Mütter haben auch den starken Wunsch, beim Stillen eine Form von biologischer Mutterschaft mit dem adoptierten Kind zu erleben.

34.2 Anamnese und Ziele

Checkliste 34–1:
Die wichtigsten Fragen vor einer Relaktation oder einer induzierten Laktation

Allgemeine Fragen
- Liegen bedeutende allgemeine Erkrankungen vor?
- Gab/gibt es Hormonstörungen (insbesondere Schilddrüsenunterfunktion, Fertilitätsprobleme, Diabetes)?
- Gab es Operationen an den Brüsten? Brustverkleinerungen, Implantate, Bestrahlungen?

Fragen zu vorausgegangenen Schwangerschaften, Geburten und Stillphasen
- Gab es Besonderheiten?
- Haben sich die Brüste zu Beginn und im Verlauf der Schwangerschaft verändert?
- Wurden im dritten Trimenon Absonderungen von Kolostrum bemerkt?
- Gab es einen extremen Blutverlust bei der Geburt?
- Trat die initiale Brustdrüsenschwellung ab dem 2./3. Tag nach der Geburt ein?
- Gab es beim Stillen Probleme? Welche?
- War die Milchmenge ausreichend?

Fragen zur aktuellen Situation
- Was waren die Abstillgründe?
- Wurden Abstillmedikamente eingenommen? Wenn ja, welche, wie oft und wann zuletzt?
- Wie ist die Milchmenge momentan?
- Setzt der Milchspendereflex noch spontan ein, z. B. wenn das Baby weint?
- Wann hat das letzte Stillen oder Pumpen stattgefunden?
- Wie alt ist das Kind jetzt?
- Wie verhält es sich jetzt an der Brust?

- Liegen bei Mutter oder Kind anatomische Schwierigkeiten vor? (z. B. Brustoperation, Flach-/Hohlwarzen, verkürztes Zungenbändchen)
- Kann das Kind korrekt und kräftig genug saugen? (prüfen!)
- Was ist der primäre Grund für die Relaktation oder induzierte Laktation?
- Was ist der persönliche Maßstab der Mutter für den Erfolg? Ziele?
- Was bedeutet das Stillen für ihr eigenes Mutterbild?
- Wird die Relaktation oder induzierte Laktation durch den Partner und die nahen Angehörigen unterstützt?
- Wie geht es ihr bei dem Gedanken an die Zufütterung von künstlicher Säuglingsnahrung, vielleicht sogar mittels einer Stillhilfe?

Zusätzliche Fragen bei induzierter Laktation

- Was ist der Frau beim Stillen am wichtigsten?
- Definition der Ziele?
- Wie könnte sie diese Ziele auch **ohne** das Stillen erreichen?
- Könnte sie sich vorstellen, jegliche eigene Milchabsonderung mehr als zusätzliche Belohnung statt als primäres Ziel anzusehen?
- Glaubt sie stillen zu müssen, um sich als „richtige" Mutter fühlen zu können und die fehlende Schwangerschaft und Geburt zu ersetzen?

34.2.1 Welche Ziele ergeben sich aus der aktuellen Situation?

Die **Ziele einer Relaktation** sind der (Wieder-)Aufbau einer ausreichenden Milchproduktion der Mutter, die Reduktion der Zufütterung von Säuglingsnahrung, die (Wieder-)Gewöhnung des Babys an die Brust und das Erlernen der korrekten Anlege- und Saugtechnik.

Beim **Adoptivstillen** sollte, statt der vollständigen Ernährung des Babys mit Muttermilch, der erleichterte Aufbau der Mutter-Kind-Beziehung durch den Körperkontakt im Vordergrund stehen, da ohne Laktogenese 1 meist keine volle Milchproduktion erreicht werden kann. Es besteht zwar auch die Möglichkeit, dem Körper der Frau durch Hormongaben (Progesteron und Östrogen) eine Schwangerschaft vorzutäuschen und später Medikamente einzunehmen, die den Prolaktinspiegel erhöhen. Beides ist jedoch mit möglichen Nebenwirkungen verbunden und stellt überdies die Milchproduktion sehr ins Zentrum der Bemühungen. Dies kann problematisch sein, weil vorher nicht klar ist, ob das adoptierte Baby überhaupt bereit sein wird, an der Brust zu saugen und wie viel Milch gebildet werden kann.

Der Aufbau der Milchbildung und die Gewöhnung des Babys an die Brust brauchen in jedem Fall viel **Zeit, Geduld** und eine **intensive, fachlich kompetente Unterstützung.**

Merke **M!**

Entscheidender als das (Wieder-)Erreichen der vollständigen Milchproduktion ist, vor allem bei einer induzierten Laktation, die Bildung und Stärkung der Bindung zwischen Mutter und Baby.

34.3 Was braucht die stillende Mutter?

Die **Beratung der Hebamme** sollte darauf ausgerichtet sein, die Mutter und ihren Partner bzw. ihre Familie im Vorfeld ausführlich über die Erfolgsaussichten und die praktische Durchführung einer Relaktation oder induzierten Laktation zu informieren. Eine optimistische Haltung der Hebamme und entsprechende verbale Äußerungen tragen maßgeblich dazu bei, die Motivation und das Vertrauen der Mutter in ihre eigenen Fähigkeiten zu unterstützen.

Merke **M!**

Gleichwohl ist das Ziel dabei immer, einen praktikablen Plan für die individuelle Situation zu erstellen sowie realistische Erwartungen der Beteiligten zu wecken, um Überforderung und Enttäuschung zu vermeiden.

Die Mutter muss verstehen, dass die **Schlüssel zum Erfolg** einer Relaktation oder induzierten Laktation eine häufige Stimulation der Brustwarzen und die häufige vollständige Entleerung der Brust sind, da sie den Prolaktinspiegel anheben und die Rate der Muttermilchsynthese steigern. Der Erfolg einer Relaktation oder induzierten Laktation ist abhängig von den körperlichen Voraussetzungen der Frau, z. B. der Anlage des Drüsengewebes, der individuellen Hormonsituation, der Milchmenge vor dem Abstillen, der Dauer des Stillens bis zum Abstillen, der Dauer des Nichtstillens, dem optimalen Stillmanagement sowie der erforderlichen Mitarbeit des Babys.

Merke **M!**

Wurde bereits erfolgreich gestillt, ist das Kind noch jung und liegt das Abstillen erst kurze Zeit zurück, sind die Erfolgsaussichten für die Relaktation am besten.

In einer indischen Studie wurden in den Jahren 1994–2002 1000 Fälle von Relaktation untersucht. Alle Babys waren jünger als 6 Wochen und 92,5 % der Babys sogar jünger als einen Monat alt. Bei 871 Babys waren weniger als 15 Tage ohne Stillen vergangen. Alle Babys konnten innerhalb von 3 Tagen richtig an der Brust saugen. Babys, die jünger als eine Woche waren, lernten das richtige Saugen innerhalb von 24 Stunden. Innerhalb von 10 Tagen konnten 83,4 % der Mutter-Kind-Paare zum vollen Stillen und 8,2 % zum Teilstillen übergehen [595].

Merke **M!**

Faustregel: Pro Monat seit dem Abstillen rechnet man eine Woche für die Relaktation plus eine zusätzliche Woche, bis die Milchbildung wieder ausreichend in Gang kommt.

Darüber hinaus spielen auch die Erwartungen, Motivation, Entschlossenheit und das Durchhaltevermögen der Mutter, aber auch ihre Unterstützung durch das persönliche Umfeld und die Kontinuität der fachlichen Beratung, eine bedeutende Rolle.

Die Mutter braucht in dieser Zeit **sehr viel Ruhe**, sowohl körperlich als auch seelisch. Sie sollte möglichst von allen anderen Aufgaben außer dem Stillen befreit werden und benötigt tatkräftige Hilfe im Haushalt und bei der Betreuung von älteren Geschwisterkindern.

Nach einem Abstillen mit Cabergolin (Dostinex®) muss die Mutter darauf hingewiesen werden, dass die Milchbildung aufgrund seiner langen Halbwertszeit (3–5 Tage) für ca. 15 Tage nach der Einnahme unterdrückt wird. Sie kann währenddessen wieder stillen, wenn noch Milch produziert wird [596]. Die Effektivität der milchbildenden Maßnahmen ist in dieser Zeit jedoch eingeschränkt.

34.4 Steigerung der Milchmenge

34.4.1 Allgemeine Maßnahmen

- **Häufige Stimulation der Brustwarzen** sowie **vollständige Entleerung der Brust**, d. h. mindestens alle 2–3 Stunden das Baby für mindestens 10–15 Minuten pro Brust anlegen oder mit Intervall-Doppelpumpe abpumpen.
- **Anregung des Milchspendereflexes** durch Entspannungsübung, Rücken-, Schultern- und Nackenmassage, Wärmen der Brüste mit Rotlicht oder feuchtwarmen Wickeln, Massieren der Brüste nach der Marmet-Methode [597], evtl. mit einem pflanzlichen Milchbildungsöl, Weglassen des Still-BHs zur besseren Durchblutung der Brüste.
- **Stillmanagement optimieren**: bequemer Stillstuhl oder -sessel mit Armlehnen, warmes Getränk, Füße auf Hocker, Baby auf Stillkissen ablegen, Stillpositionen variieren, gute (schmerzfreie!) Anlegetechnik, oft im Rückengriff anlegen, evtl. mehrmals pro Stillvorgang die Brüste wechseln.
- **Pumpritual aufbauen**, z. B. bequemer, warmer Platz, warmes Getränk, entspannende Musik, eventuell mit etwas Ablenkung durch Lesen oder Radiohören.
- Auch der sogenannte **Milchstrich**, eine fachkundig durchgeführte Bindegewebsmassage, fördert sehr effektiv Milchfluss und Milchbildung [598].
- **Viel (Bett-)Ruhe, Schlaf, Entspannen**, keine Haushaltspflichten, Hilfe von Anderen annehmen, z. B. für die Betreuung von Geschwisterkindern.

- **Regelmäßige, gesunde, ausgewogene Ernährung**, besonders zu empfehlen sind täglich mehrere warme Mahlzeiten, z. B. heiße Hühnersuppe, Kraftbrühen, Eintöpfe mit Gemüse (z. B. Fenchel, Möhren, Kürbis, Süßkartoffel) und Getreide, süße Aufläufe sowie warmer Obst-Getreidebrei (z. B. Süßreis, Amaranth, Hafer, Gerste) etc.
- Täglich können auch bis zu zwei **„Milchbildungskugeln"** gegessen werden.

Praxisanleitung: Milchbildungskugeln backen

Zutaten:
1 kg (Weizen, Gerste, Hafer),
300 g gekochten Vollkornreis,
350 g Butter,
300 g Honig,
evtl. 1 Tasse fein gehackter Nüsse, z. B. Hasel-, Cashewnüsse, Mandeln,
1 Glas Wasser.

Zubereitung:
- Das Getreide mischen, grob schroten oder mahlen.
- Mit den Nüssen in einer großen Pfanne ohne Öl rösten, bis es leicht gebräunt ist.
- Butter hinzugeben und weiter rühren, bis sie ganz geschmolzen ist.
- Dann den Reis und Zucker hinzufügen und den Topf vom Herd nehmen.
- Vorsichtig etwa ein Glas Wasser zugeben, bis die Masse gut formbar wird.
- Aus der noch warmen Masse ca. 2–3 cm große Kugeln formen.
- Die fertigen Kugeln können noch in Kokosflocken, geröstetem Sesam oder Kakaopulver gewälzt werden.

Die fertigen Kugeln können 7 Tage im Kühlschrank und 3–4 Monate im Gefrierschrank aufbewahrt werden.

- Ausreichend, d. h. **nach Durst, trinken** (ca. 2 l pro Tag), z. B. Kräuter-, Früchte- oder Rotbuschtee, stilles Mineralwasser, Säfte, Malzkaffee oder -bier,
- **Milchbildungstees sind nicht erforderlich** und sollten, wenn überhaupt, nicht in großen Mengen getrunken werden, da ihre Wirkung nie wissenschaftlich nachgewiesen werden konnte, wohl aber die Nebenwirkungen. Manche Babys reagieren mit starken Blähungen auf diese Teemischungen, vor allem, wenn die Mutter mehr als zwei bis drei Tassen täglich trinkt.
- Auf **Bier oder Sekt** zur Förderung des Milchflusses sollte verzichtet werden. Es wurde nachgewiesen, dass der Konsum von Alkohol, entgegen der verbreiteten Meinung, sogar zu einer leichten Reduktion der Milchproduktion und der kindlichen Milchaufnahme führt, indem die mütterliche Ausschüttung von Prolaktin und Oxytocin durch das Saugen des Kindes gehemmt wird.

Merke **M!**

Alkohol geht bereits in kleinen Mengen in die Muttermilch über, belastet die Leber des Babys, verändert sein Schlaf- und Trinkverhalten und führt zu Verzögerungen der motorischen Entwicklung [599].

- **Milchmindernde Einflüsse meiden**, z. B. Stress, Anspannung, negative Kommentare, aber auch Pfefferminz, Salbei, Zigaretten.
- **Prolaktinhemmende Medikamente meiden**, z. B. Amphetamine, Diuretika, Östrogene, Prostaglandine, Mini-Pille, Methylergometrin (Methergin®), Dopaminagonisten (Pravidel®, Dostinex®, Liserdol®, Dopergin®) und Opiate.

34.4.2 Komplementärmedizinische Unterstützung der Milchproduktion

Homöopathika können die Milchbildung unterstützen, sofern sie für die Frau und ihre Situation passend ausgewählt und dosiert werden. Häufig eingesetzte Mittel sind: Urtica urens, Galega officinalis, Agnus castus, Lac caninum und weitere.

Akupunktur, Moxibustion oder Akupressur (durch darin ausgebildete Personen) sind eine gute Ergänzung der Maßnahmen.

Durchführung: 1-mal täglich über 20 Minuten

Wichtigste Punkte: KG 17, Ma 16, Ma 18

Weitere Punkte: Di 4, Le 3, Ma 36, MP 6, Gb 41, Du Mai 20, Dü 3 [600]

34.4.3 Medikamente

Merke M!

Medikamente zur Steigerung der Milchproduktion (Galaktagoga) sind nur wirksam, wenn die Brüste parallel mit ihrer Einnahme häufig und möglichst vollständig geleert werden, d. h. mindestens 8–12-mal in 24 Stunden.

Metoclopramid

Metoclopramid (MCP, Paspertin®) ist ein **rezeptpflichtiges Antiemetikum**. Es wird bei Störungen des Magen-Darm-Trakts angewendet und erleichtert die Magenentleerung. MCP unterstützt die Milchbildung, indem es die Ausschüttung von Dopamin im Zentralnervensystem hemmt und damit die Produktion von Prolaktin in der Hypophyse steigert. Seine Wirksamkeit bei der Einleitung oder Steigerung der Milchproduktion wurde in mehreren Untersuchungen gezeigt [601].

Mögliche Nebenwirkungen: MCP überwindet die Blut-Hirn-Schranke in gewissem Maß und führt daher möglicherweise im zentralen Nervensystem zu neuroleptischen Nebenwirkungen, wie Nervosität, Schläfrigkeit, Müdigkeit und Durchfall. In der Regel ist hier aber kein Abbruch der Behandlung erforderlich. Beim Auftreten seltener extrapyramidaler Nebenwirkungen, wie Schlaflosigkeit, Kopfschmerzen, Verwirrtheit, Schwindel, Depression, Angst oder Unruhe, sollte MCP aber abgesetzt werden. Bei weniger als 0,5 % der Therapien treten zerebrale Bewegungsstörungen (Dystonien) auf, die eine medikamentöse Behandlung mit Diphenhydramin (Benadryl®) erforderlich machen.

MCP geht in die Muttermilch über, ein Säugling erhält maximal 4,7 % einer gewichtsbezogenen Kinderdosis, wenn seine Mutter mehrere Wochen lang täglich 3-mal 10 mg MCP einnimmt. In einer Studie wurde nur bei einem von über 20 Mutter-Kind-Paaren die Substanz im Plasma des Säuglings nachgewiesen. In Einzelfällen wurden bei Säuglingen Blähungen, andere abdominelle Symptome oder leicht erhöhte Prolaktinwerte während der MCP-Einnahme in der Stillzeit beschrieben. Ernsthafte Symptome oder Störungen der Hypophysenregulation bei gestillten Kindern sind kaum zu erwarten. Die Zusammensetzung der Milch wird durch MCP nicht maßgeblich beeinflusst [596].

Kontraindikationen:

- Epilepsie oder Einnahme von Antiepileptika
- akute Depression bzw. Einnahme von Antidepressiva oder Depressionen in der Anamnese
- Phäochromocytom
- unkontrollierter Bluthochdruck
- Magen-Darm-Blutungen oder Darmverschluss
- bekannte Allergie oder vorangegangene Reaktion auf MCP.

Dosierung: Bei der Ersteinnahme sollte Metoclopramid nach folgendem Schema dosiert werden:

- Tag 1: 1-mal 10 mg MCP
- Tag 2: 2-mal 10 mg MCP im Abstand von ca. 12 Std.
- Tag 3–9 (bzw. 16): 3-mal 10 mg MCP im Abstand von ca. 8 Std.
- Tag 10 (bzw. 17): 2-mal 10 mg MCP im Abstand von ca. 12. Std.
- Tag 11 (bzw. 18): 1-mal 10 mg MCP

Eine längere Einnahme kann zu einer Verstärkung von Depressionen führen. Gelegentlich kann sich bei der Reduktion der Dosis die mütterliche Milchmenge verringern. Dann kann über längere Zeit die niedrigste, noch wirksame Dosis eingenommen werden.

Domperidon

Domperidon (Motilium®) ist ein **rezeptpflichtiger Peristaltikanreger** und ebenfalls ein Dopaminantagonist und steigert die Ausschüttung von Prolaktin. Durch seine biochemischen Eigenschaften überwindet es die Blut-Hirn-Schranke nur schlecht und führt daher zu geringeren extrapyramidalen Nebenwirkungen. Domperidon ist außerdem **weniger milchgängig** als MCP. Durchschnittlich wurde nicht mehr als 0,4 % der mütterlichen gewichtsbezogenen Dosis in Muttermilch erreicht.

Domperidon ist das einzige Galaktagogum, welches in einer randomisierten, kontrollierten Studie seine Sicherheit und Effektivität bei der Steigerung der Milchproduktion beweisen konnte [603]. Zur Steigerung der Milchproduktion wird es wegen seiner fehlenden ZNS-Gängigkeit gegenüber Metoclopramid häufig bevorzugt [596].

Mögliche Nebenwirkungen: Nebenwirkungen sind sehr selten, vor allem kann es zu Mundtrockenheit, Kopfschmerzen (Besserung mit Verminderung der Dosis) und Bauchkrämpfen kommen. Bei Frauen mit Hypokaliämien oder Herzerkrankungen sollte eine Therapie mit Domperidon aufgrund der kardialen Nebenwirkungen nicht ohne Rücksprache mit dem behandelnden Arzt begonnen werden. Über Symptome bei gestillten Kindern wurde bisher nicht berichtet.

Kontraindikationen:
- Leberfunktionsstörungen
- Kardiale Grunderkrankungen
- Störung des kardialen Reizleitungsintervalls vor allem der QTc-Zeit
- Komedikationen (die ebenfalls zu einer QT-Zeit-verlängerung führen könnten oder solche, die den Abbau von Domperidon beeinflussen)
- signifikante Elektrolyt-Störungen
- bekannte Überempfindlichkeit auf Domperidon
- Situationen, in denen eine gastrointestinale Stimulation gefährlich sein könnte, z. B. Blutungen, mechanische Obstruktion oder Perforation des Darms

Dosierung: pro Tag bis zu 3-mal 10 mg bei einer maximalen Tagesdosis von 30 mg. Domperidon sollte mit der niedrigsten wirksamen Dosis über einen kürzest möglichen Zeitraum eingenommen werden. Die Höchstdauer der Behandlung sollte nicht länger als eine Woche sein.

Die meisten Frauen reagieren innerhalb von 3–4 Tagen, manche innerhalb von 24 Stunden und einige benötigen 2–3 Wochen oder länger, um eine maximale Wirkung zu erreichen [604].

Fallbeispiel 34–1: Relaktation nach 2 Monaten Nichtstillen B

Frau K., 29 Jahre, hat nach der Geburt ihres ersten Kindes Jannik massive Stillprobleme. Bereits nach dem 3. Anlegen hat sie tiefe blutende Rhagaden in beiden Brustwarzen, die innerhalb von einer Woche eitrig werden. Von ihrer Nachsorgehebamme erhält sie Stillhütchen, weil sie sonst das Anlegen nicht ertragen kann. Zu Hause bekommt sie einen Milchstau nach dem anderen, in der zweiten Woche dann eine Mastitis.

Zweieinhalb Wochen nach der Geburt muss sie wegen einer Gebärmutterentzündung und einer tiefen Bein- und Beckenvenenthrombose wieder stationär aufgenommen werden. Da es ihr körperlich und psychisch sehr schlecht geht und sie beim Stillen weiterhin heftigste Schmerzen hat, stillt sie 3 Wochen nach der Geburt abrupt medikamentös ab. Jannik bekommt von nun an HA-Nahrung mit der Flasche.

Bereits 3 Tage später ist Frau K. über das Abstillen todunglücklich, da sie eigentlich hoch motiviert ist zu stillen, weil ihr Mann Polyallergiker ist. Am liebsten würde sie wieder mit dem Stillen anfangen. Wegen der Thrombose muss sie jedoch Marcumar® einnehmen und scheut sich wegen der möglichen Nebenwirkungen, einen Stillversuch zu unternehmen. Auch nachdem einige Wochen vergangen sind, hat sie noch keinen Frieden mit dem Abstillen schließen können.

Als ihr Sohn mit 11 Wochen erste allergieverdächtige Ausschläge an den Handgelenken entwickelt, beginnt sie sich über die Möglichkeiten einer Relaktation zu informieren. Ihr Kinderarzt bestätigt ihr, dass Marcumar® kein Grund sei, nicht zu stillen.

Frau K. fängt an, täglich mindestens 6-mal für mindestens 10 Minuten pro Seite abzupumpen.

Nachts pumpt sie nicht, da sie lieber schlafen möchte. Nach einigen Tagen kann sie die ersten Tropfen abpumpen und ist überglücklich, sie Jannik zu füttern. Zusätzlich muss er nun auch wieder an die Brust gewöhnt werden. Sie besorgt sich dazu ein Brusternährungsset und zieht sich mit dem nicht allzu hungrigen, gut gelaunten Jannik in ein ruhiges, gemütliches und warmes Zimmer zurück. Sie zieht ihn bis auf die Windel aus, entkleidet sich oben herum und kuschelt sich mit ihm ins Bett. Jannik nimmt nach einer Weile ihre Brust mit dem Schlauch des Ernährungssets und beginnt zu saugen.

In den folgenden Wochen legt sie Jannik 1–2-mal täglich mit dem Ernährungsset an. Allerdings klappt es nicht wirklich gut und ist sehr zeitaufwendig, denn er bekommt zu wenig Milch, um satt zu werden. Wenn Jannik nicht saugen will oder die Brustwarzen beim Anlegen schmerzen, bricht sie die Versuche ab. Auch gibt sie ihm nur noch selten den Schnuller, denn er soll ja lieber an ihrer Brust saugen.

Nach 3 Wochen hat sich ihre Milchmenge noch nicht gesteigert. Auf Anraten ihrer Hebamme nimmt sie 3-mal täglich 5 Globuli Agnus Castus D6 (Mönchspfeffer), allerdings ohne großen Erfolg. Daraufhin holt sie sich ein Rezept für Domperidon (Motilium®) und beginnt es einzunehmen, diesmal mit durchschlagendem Erfolg. Bereits am ersten Abend kommen die ersten richtig dicken Tropfen Milch und innerhalb von einer Woche (insgesamt ca. 7 Wochen nach dem Beginn des Pumpens) kann Jannik wieder voll mit Muttermilch ernährt werden, so dass das Domperidon langsam ausgeschlichen werden kann.

Da Jannik manchmal, vor allem mittags, nicht an die Brust will, pumpt sie an solchen Tagen ab und füttert die abgepumpte Milch per Flasche. Am Anfang des Vollstillens ist sie sehr unsicher, ob Jannik überhaupt genug Milch bekommt, da er tagsüber alle 2 Stunden gestillt werden möchte und nach dem Stillen oft noch weint. Aber da Jannik nachts durchschläft und auch die Waage der Hebamme eine normale Gewichtszunahme anzeigt, entspannt sich Frau K. zunehmend. Und sie ist glücklich, es nach all den Anstrengungen und der langen Zeit doch geschafft zu haben, dass Jannik jetzt nur noch Muttermilch bekommt und sich seine Ekzeme sofort zu bessern beginnen.

34.5 Besonderheiten beim Stillen eines Adoptivbabys

34.5.1 Vorbereitungen vor der Ankunft des Adoptivbabys

- Sprechen Sie mit der Mutter darüber, wie sie ggf. auch ohne zu stillen eine **gute Bindung mit dem Baby** aufbauen kann. Helfen Sie ihr, sich auf die Mutterrolle einzustimmen. Wenn die Mutter beim Stillen zu sehr die Muttermilch mit ihren Eigenschaften, wie Abwehrsteigerung und Allergievermeidung im Vordergrund sieht, könnte es Probleme geben, da es keinerlei Garantie für die Milchbildung geben kann.
- Informieren Sie dennoch die Mutter gut über das praktische Vorgehen beim (Adoptiv-)Stillen, damit sie **realistische Erwartungen** und Pläne entwickeln kann.
- Sehr wichtig ist auch, **den Adoptivvater gut einzubeziehen**. Er benötigt Informationen, wie er, auch ohne das Baby zu füttern, in der Lage ist, selbst eine gute Bindung zu dem Adoptivbaby aufzubauen, z. B. durch Tragen, Wickeln, Kuscheln, Babymassage, gemeinsames Schlafen, usw. Denn die Mutter wird in der ersten Zeit und in schwierigen Phasen des Stillens vor allem auf die Unterstützung durch ihren Partner angewiesen sein.
- Empfehlen Sie der Mutter, sich schon im Vorfeld, ein **Brusternährungsset** (Stillhilfe) zu besorgen und den Umgang mit dem Brusternährungsset zu üben. Dies gibt ihr mehr Sicherheit, wenn das Baby bei ihr ist und das erste Stillen ansteht.
- Nach Möglichkeit sollte die Mutter den **Erfahrungsaustausch** mit anderen adoptivstillenden Müttern, z. B. via Internet oder in lokalen Adoptivmüttergruppen, suchen.
- Es kann sehr hilfreich sein, das **Jugendamt** oder die **Adoptionsvermittlungsstelle** über das Stillvorhaben zu informieren, weil dann eher Chancen für eine frühzeitige Vorbereitung auf das Stillen und das frühen Anlegen des Babys noch in der Geburtsklinik bestehen. Evtl. kann dann auch von der vorübergehenden Unterbringung des Babys in einer Bereitschaftspflegefamilie bis zur endgültigen Entscheidung der leiblichen Mutter abgesehen werden. Allerdings sollten die Adoptiveltern in diesem Fall auch darauf vorbereitet sein, dass die Freigabe zur Adoption möglicherweise nicht gegeben wird.

Merke **M!**

Der Aufbau einer guten Mutter-Kind-Bindung sollte jedoch auf keinen Fall vom Gelingen des Stillens abhängig gemacht werden. Dies muss auch der Adoptionsvermittlungsstelle glaubhaft vermittelt werden.

34.5.2 Aufnahme der Stillbeziehung

Ideal ist, wenn das Baby bisher von der leiblichen Mutter oder Pflegemutter gestillt worden ist oder die Adoptivmutter das Neugeborene bereits in der Klinik (mit Stillhilfe) anlegen kann und es bis zur Entlassung mit alternativen Zufütterungstechniken ernährt wird.

Je jünger das Baby ist und je weniger es an die Flasche gewöhnt ist, desto einfacher ist in der Regel die Gewöhnung an die Brust der Adoptivmutter.

Fallbeispiel 34–2: Stillen eines Adoptivkindes

B

Als Frau A., 34 Jahre, nach mehreren Fehlgeburten erfährt, dass sie wegen eines Uterus myomatosus keine eigenen Kinder bekommen kann, entscheidet sie sich stattdessen, ein Baby zu adoptieren. Schon sehr bald hat sie die Idee, es auch zu stillen, um ihm nah zu sein und sich wie eine richtige Mutter zu fühlen. Ihr Mann ist von diesem Vorhaben zunächst nicht allzu begeistert. Sie liest viel über das Stillen allgemein und über das Stillen von Adoptivkindern, um sich optimal vorzubereiten.

Die Nachricht von der Adoptionsvermittlungsstelle kommt etwa 2 Wochen vor dem Adoptionstermin. Sie und ihr Mann würden ein 4 Wochen altes Mädchen bekommen. Frau A. fängt daraufhin an, ihre Brüste regelmäßig zu massieren und mit einer elektrischen Pumpe zu stimulieren. Als sich nach einer Woche noch kein Tropfen Milch zeigt, ist sie etwas frustriert und befürchtet, dass es nicht klappen würde. Auch fürchtet sie, dass die Kleine sich weigern würde, an der Brust zu saugen.

Per E-Mail nimmt sie Kontakt mit einer Stillberaterin auf, die ihr wieder Mut macht und ihr sagt, dass viele Adoptivmütter vor der Ankunft des Babys keine Milch hätten. Sie könne pumpen, wenn ihr danach sei, aber sie solle nicht das Gefühl haben, dass sie es tun müsse. Das nimmt ihr ein wenig die Angst und entspannt sie wieder.

Als es endlich soweit ist, kann Frau A. es kaum erwarten, die kleine Melanie an ihre Brust zu legen. Sobald sie mit ihr zu Hause ist, geht sie hinauf ins Schlafzimmer, legt das Brusternährungsset (BES) an, das sie sich besorgt hat, und versucht, Melanie an die Brust zu legen. Allerdings geht dies gründlich daneben, die Kleine hat offenbar nie die Brust bekommen, will nicht ansaugen und fängt nach einiger Zeit an zu weinen und sich steif zu machen. Also gibt Frau A. den Versuch auf und füttert sie wie gewohnt mit der Flasche.

Die nächsten Anlegeversuche lässt sie ruhiger angehen, entspannt sich, zieht sich und das Baby aus und versucht es immer wieder erneut. Allerdings ohne Erfolg: Melanie weiß mit der Brust nichts anzufangen und der Schlauch des BES macht das Anlegen auch nicht leichter. Frau A. befestigt daraufhin den Schlauch in dem normalen Flaschensauger und hält ihn sich vor die Brustwarze. Es funktioniert!! Melanie trinkt zum ersten Mal „an" ihrer Brust. Jetzt legt sie Melanie etwa bei jeder zweiten Mahlzeit an die Brust, zu den anderen Mahlzeiten bekommt das Kind die Flasche – oft von Herrn A., der sich dann freut, sie auch einmal für sich zu haben.

Parallel pumpt sie weiter, so oft es möglich ist. Da das neue Leben mit dem Baby jedoch noch sehr stressig für sie ist, kommt sie selten auf die empfohlenen 100 Minuten Pumpzeit pro Tag. Zwar fühlen sich ihre Brüste schon etwas voller an als früher, aber beim Pumpen kommen nur wenige Tropfen Milch, die sich nicht zu verfüttern gelohnt hätten. Sie lässt sich daraufhin das Medikament Motilium® (Domperidon) verordnen und beginnt mit der Einnahme.

Nach einigen Tagen ersetzt sie den Flaschensauger durch Stillhütchen, in denen sie den Schlauch des BES befestigt. Melanie lehnt auch das Stillhütchen zunächst ab, so dass Frau A. wieder den Flaschensauger nimmt, da sie sich nicht beruhigen lässt. Langsam füllen sich auch die Abpumpflaschen mit etwas mehr Milch. Beim 4. oder 5. Anlegeversuch akzeptiert Melanie endlich das Stillhütchen und Frau A. ist überglücklich, hat sie doch einen weiteren Schritt geschafft.

Etwa nach 3 Wochen probiert Frau A. gemeinsam mit einer befreundeten Hebamme, ohne Stillhütchen anzulegen und zu ihrer Überraschung klappt es auf Anhieb. Melanie saugt und schluckt ein paar Mal, dann lässt sie die Brust zwar wieder los, sucht und beginnt zu weinen. Also gibt es wieder das Stillhütchen mit dem BES.

Von nun an versucht Frau A. immer öfter, das Stillhütchen nach kurzer Zeit wieder zu entfernen und nach weiteren 2 Wochen brauchen sie es nicht mehr.

Frau A. legt von nun an nur noch mit dem BES an und zwischendurch zum Trösten oder zum Einschlafen auch mal ohne. Ihr Mann ist etwas traurig, dass er Melanie nun nicht mehr füttern kann. Aber er freut sich an dem Anblick des zufriedenen Babys an der Brust seiner Frau und übernimmt stattdessen so oft wie möglich das Wickeln und Baden der Kleinen, lässt sie auf seiner Brust einschlafen und trägt sie gerne im Tragetuch umher, sowohl zu Hause, als auch draußen.

Die Milchmenge von Frau A. beträgt etwa 20 % der von Melanie benötigten täglichen Trinkmenge. Mit der Zeit wird ihr aber auch die Nähe und die Innigkeit beim Stillen wichtiger als die Milchmenge. Als Melanie anfängt Beikost zu essen, werden die Brustmahlzeiten nach und nach seltener. Das letzte Stillen ohne BES zum Einschlafen am Abend behalten sie bis kurz nach ihrem ersten Geburtstag bei.

Rückblickend ist Frau A. sehr stolz darauf, das Stillen doch geschafft zu haben, obwohl es zwischenzeitlich sehr frustrierend und anstrengend war. Und sie ist auch sicher, dass sie es ohne die Unterstützung durch ihren Mann und ihre Mutter, die ihr anfangs vollständig die Hausarbeit abnahmen, und durch die Stillberaterin und die befreundete Hebamme, die sie immer wieder aufbauten und ihr gute Tipps gaben, nicht geschafft hätte.

34.6 Was braucht das gestillte Kind?

34.6.1 Gewöhnung an die Brust

- Täglich viel Haut-Haut-Kontakt (z. B. nackt Kuscheln für ein bis zwei Stunden, gemeinsam baden, Streicheln, Babymassage).
- Viel Körperkontakt während des Tages (Tragetuch, Tragesack).
- Gemeinsames (sicheres) Schlafen während der Nacht.
- Keine anderen Saugmöglichkeiten anbieten, wie Schnuller, Sauger.
- Künstliche Sauger ersetzen durch Becher, Löffel, Pipette oder Softcup® (Medela).
- Die Brust so oft wie möglich anbieten, z. B. bei leichten Hungerzeichen, zum Beruhigen oder zum Einschlafen.
- Bei großem Hunger: eventuell zuerst eine kleine Menge zufüttern, dann an die Brust legen.

Stillversuche sollen eine **angenehme Erfahrung für das Baby** sein. Bei großem Stress oder Frustration des Babys oder der Mutter während eines Stillversuchs ist es besser, diesen zu beenden und die Nahrung auf die gewohnte Weise zu füttern.

34.6.2 Zufütterung

Wie viel?

Soviel wie nötig, damit das Baby zufrieden ist, ausreichend ausscheidet und adäquat zunimmt. Die Gewichtszunahme sollte entlang der aktuellen Referenzkurven der WHO verlaufen, d. h. im ersten Vierteljahr sollte sie wöchentlich ca. 170–210 g, mindestens jedoch 140 g, betragen. Im zweiten Vierteljahr sollten es ca. 150 g in der Woche und im zweiten Halbjahr ca. 250–300 g im Monat sein [605] (s. auch Kap. 33).

Was?

Wenn möglich abgepumpte Muttermilch, sonst Spendermilch (wenn verfügbar und erforderlich) oder Formula (wegen der Kohlenhydratzusammensetzung ist Pre-Nahrung am besten geeignet, ggf. bei Allergierisiko HA-Pre-Nahrung).

Wann?

Je nach erforderlicher Menge und Praktikabilität wird bei jeder Mahlzeit, bei jeder 2. Mahlzeit, nur tagsüber oder nur abends oder nur bei Bedarf zugefüttert.

Wie?

Am besten an der Brust mit einer Stillhilfe, z. B. Brusternährungsset® (Fa. Medela) (▶ Abb. 34.1) oder einer Ernährungssonde, denn so lernt das Baby, Trinken und Sattwerden (wieder) mit der Brust zu verbinden. Der Umgang mit dem Brusternährungsset erfordert eine gute Anleitung und einige Übung. Daher sollte die erste Anwendung mit der Unterstützung der Hebamme erfolgen (s. Praxisanleitung). Möglich ist auch die Zufütterung mit einem kleinen Becher, Löffel, Pipette oder Softcup® (Fa. Medela), insbesondere wenn die zugefütterte Nahrungsmenge eher gering ist.

Viele Mütter entscheiden sich aber dafür, weiter **mit der Flasche** zuzufüttern. Sie sollten dann jedoch darauf hingewiesen werden, dass dies zu einer „Saugverwirrung" führen kann und das Baby möglicherweise dadurch weniger motiviert ist, an der Brust zu saugen.

Vom Zufüttern am Finger mit einer **Spritze und Fingerfeeder**® (Fa. Medela) oder Sonde sollte eher abgesehen werden, da diese Techniken sehr oralinvasiv sind und ebenfalls zu einer „Saugverwirrung" führen können. Überdies müssen beide Eltern in das Füttern am Finger gründlich eingewiesen und im weiteren Verlauf auf die korrekte Durchführung überprüft werden.

Reduzieren der Zufütterung?

Bei steigender Milchproduktion und ausreichender Gewichtszunahme des Babys kann die Zufütterung langsam reduziert werden, z. B. nur noch bei jeder 2. Mahlzeit, nur noch abends oder nur noch bei Bedarf zufüttern. Dabei sollten weiterhin die Ausscheidungen beobachtet werden und die Gewichtszunahme und das Längen- und Kopfwachstum häufig kontrolliert werden.

34.7 Praktische Tipps für die Stillberatung

Weitere praktisch bewährte Tipps für die Begleitung der Mutter bei einer Relaktation oder induzierten Laktation:

- Machen Sie mit der Mutter einen **realistischen Plan** und lassen Sie sie ein **Protokoll führen**, in dem die Stillzeiten sowie die zugefütterten Mengen von abgepumpter Muttermilch oder Formula vermerkt werden.
- Anfangs alle 2–3 Tage das **Gewicht kontrollieren**, später einmal wöchentlich.
- **Engmaschige Besuche oder Telefonate** sind wichtig, um Schwierigkeiten schnell zu erkennen und zu beheben und die Motivation der Mutter aufrecht zu erhalten.
- Loben Sie die Mutter, indem Sie auch kleine Erfolge herausstreichen! Sie und die Mutter sollten eher in kurzen Etappen denken. Sie braucht jetzt vor allem Ihre mentale Unterstützung.
- Kontrollieren Sie die Fortschritte und passen Sie ggf. den Plan an.
- Bei sinkender Motivation kann es hilfreich sein, sich nur einen kurzen Zeitraum maximaler Anstrengung, z. B. eine Woche, vorzunehmen und danach erneut zu entscheiden, ob es sich lohnt, weiterzumachen.

Praxisanleitung: Ausfuhrkontrolle

Beim Reduzieren der Zufütterung empfiehlt sich eventuell eine Ausfuhrkontrolle, besonders wenn die Mutter befürchtet, dass das Baby nicht mehr genug Nahrung erhält.

- Dazu ermitteln Sie zunächst das durchschnittliche Trockengewicht der verwendeten Windeln
- Dann die gebrauchten Windeln eines Tages in einer Plastiktüte sammeln und am Tagesende gemeinsam wiegen.
- Von dem ermittelten Gesamtgewicht nun das durchschnittliche Trockengewicht der Windeln multipliziert mit der Anzahl der benutzten Windeln abziehen.
- Dazu noch einmal 20 % für den Flüssigkeitsverlust über Haut und Atmung addieren.

Das Ergebnis ist die **ungefähre Tagesausfuhr**. Diese entspricht in etwa der Tageseinfuhr.

Praxisanleitung: Anwendung des Brusternährungssets

- Das Brusternährungsset mit abgepumpter Muttermilch oder Flaschennahrung füllen, beide Schläuche zum Schließen in die Einkerbung am Verschluss klemmen und mit der Kordel um den Hals hängen.
- Laut Hersteller soll der **1. Schlauch** etwa an der Stelle platziert werden, wo die Mitte der Oberlippe des angelegten Babys auf der Brust liegen wird. Dazu wird er in Längsrichtung mit einem ca. 10 cm langen, hautfreundlichen Pflaster (z. B. Leukopor®) auf die Brust geklebt. Das Schlauchende ragt dabei etwa 0,5 cm über die Brustwarze hinaus. Das Pflaster sollte nur bis kurz vor dem Brustwarzenansatz auf die Areola reichen, damit es nicht in den Mund des angelegten Kindes gelangt.
- Die Mütter können auch selbst ausprobieren, ob das Anlegen für sie einfacher ist, wenn der Schlauch an einer anderen Stelle platziert wird, z. B. in Richtung des Mundwinkels oder der Unterlippe des angelegten Babys.
- Den **2. Schlauch** für die Luftzufuhr zunächst mit dem offenen Ende nach oben und ebenfalls noch geschlossen höher als die Flasche befestigen, z. B. durch den Haken an der Kordel stecken oder mit einem Pflaster auf die Brust kleben.
- Nun das Baby, wie gewohnt, anlegen, so dass der 1. Schlauch tief in den Mund gelangt. Dabei ist der Schlauch zunächst ebenfalls geschlossen. Wenn das Baby saugt, wird der Schlauch geöffnet, d. h. aus der Einkerbung im Verschluss gezogen.

- Die **Fließgeschwindigkeit** lässt sich auf mehrere Weisen regulieren:
  a) Lumen der Schläuche, rot = dünn, langsam; weiß = mittel; transparent = dick, schnell.
  b) Höher- oder Tieferhängen des Fläschchens (hoch = schneller)
  c) Temperatur der Nahrung (warm = schneller)
  d) Öffnen des 2. Schlauchs (offen = schneller)
  e) Drücken des Fläschchens (Drücken = schneller).

Reinigung des Brusternährungssets
- Nach jedem Gebrauch alle Teile auseinander nehmen und mit warmen Seifenwasser reinigen. Dabei das Seifenwasser auch durch die Schläuche pressen, anschließend alle Teile (auch die Schläuche) mit kaltem, klaren Wasser ab- und ausspülen.
- Danach das leere Fläschchen wieder zusammensetzen, zuschrauben und Luft durch die Schläuche pressen, bis keine Tropfen mehr darin sind.
- Abschließend mit einem sauberen Tuch abtrocknen, die Schläuche zum Trocknen aufhängen. Das saubere Set in ein sauberes trockenes Tuch einschlagen oder in einen sauberen Behälter mit Deckel legen.
- **Loben Sie die Mutter**, indem Sie auch kleine Erfolge herausstreichen!! Sie und die Mutter sollten eher in kurzen Etappen denken. Sie braucht jetzt vor allem Ihre mentale Unterstützung.
- Kontrollieren Sie die Fortschritte und passen Sie ggf. den Plan an.
- Bei sinkender Motivation kann es hilfreich sein, sich **nur einen kurzen Zeitraum maximaler Anstrengung**, z. B. eine Woche, vorzunehmen und danach erneut zu entscheiden, ob es sich lohnt weiterzumachen.

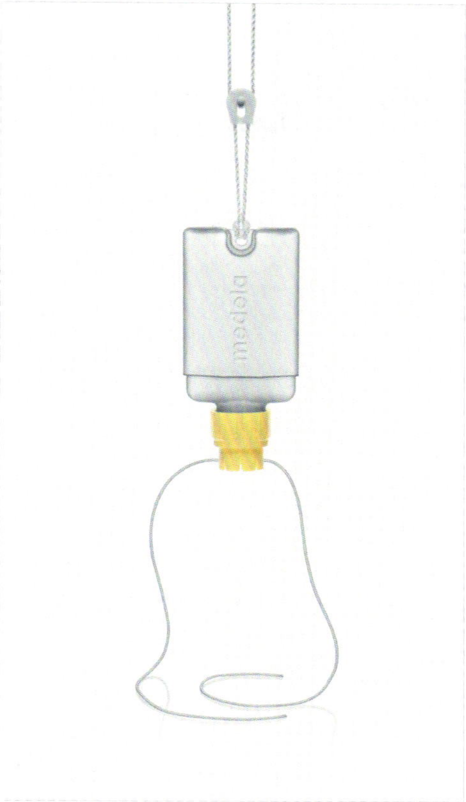

Abb. 34.1 Brusternährungsset. (Quelle: Medela AG, Switzerland)

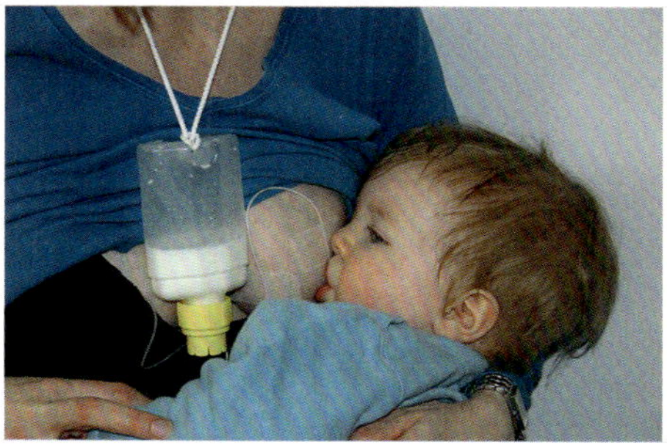

Abb. 34.2 Mit Brusternährungsset angelegtes Kind. (Quelle: Regine Gresens)

Literatur

[595] Banapurmath S, Babapurmath CR, Kesaree N. Initiation of lactation and establishing relactation in outpatients. Indian Pediatr 2003; 40: 343–347

[596] Schaefer C, Spielmann H, Vetter K. Arzneiverordnung in Schwangerschaft und Stillzeit. 7. Aufl. München: Elsevier; 2006

[597] Im Internet: https://www.stillen-institut.com/de/brustmassage.html. Ein Infoblatt (auf Deutsch) über die Marmet-Massage ist zu beziehen über die La Leche Liga Deutschland. Im Internet: https://www.lalecheliga.de/

[598] Dicke E, Schliack H, Wolff A. Bindegewebsmassage. 11. Aufl. Stuttgart: Hippokrates; 1995

[599] Mennella J. Alcohol's Effect on Lactation. Im Internet: https://pubs.niaaa.nih.gov/publications/arh25-3/230-234.htm; Stand: Feb 2011

[600] Römer A. Akupunktur für Hebammen, Geburtshelfer und Gynäkologen. 4.Aufl. Stuttgart: Hippokrates; 2008

[601] ABM Clinical Protocol #9: Use of Galactogogues in Initiating or Augmenting Maternal Milk Production, Second Revision 2018. Im Internet: https://abm.memberclicks.net/assets/DOCUMENTS/PROTOCOLS/9-galactogogues-protocol-english.pdf

[602] Walker M. Breastfeeding Management for the Clinician: Using the Evidence. Boston: Jones and Bartlett; 2011: 596–597

[603] daSilva OP, Knoppert DC, Angelini MM et al. Effect of domperidone on milk production in mothers of premature newborns: a randomized, double-blind, placebocontrolled trial. Can Med Assoc J 2001; 164: 17–21

[604] https://www.stillen-institut.com/media/Domperidon-zur-Milchmengensteigerung.pdf

[605] Bundesinstitut für Risikobewertung. Gewichtsentwicklung gestillter Säuglinge. Empfehlung der Nationalen Stillkommission vom 25.3.2008. Im Internet: http://www.bfr.bund.de/cm/207/gewichtsentwicklung_gestillter_saeuglinge.pdf; Stand: Feb 2011

[606] Guóth-Gumberger M. Infoblätter zum Adoptivstillen. Im Internet zu bestellen unter: https://www.stillunterstuetzung.de/stillen-in-adoptivfamilie

[607] Hormann E. Stillen eines Adoptivkindes und Relaktation. La Leche Liga Deutschland; 1998

[608] Mohrbacher N, Stock J. Handbuch für die Stillberatung. La Leche Liga Deutschland: 2000: 406–420

[609] Riordan J, Auerbach KG. Breastfeeding and Human Lactation. Sudbury: Jones and Bartlett; 1998: 553–555

[610] Lawrence RM. Breastfeeding: A Guide for the Medical Profession. 7th ed. Maryland Heights: Mosby; 2011

[611] Newman J, Pitman T. The ultimate breastfeeding book of answers. Roseville: Prima Publishing; 2000: 334–349n

Praktische Tipps Ihrer Hebamme zur Wiederanregung der Milchproduktion und zum Stillen eines Adoptivkindes

Sie haben sich entschieden, Ihre Milchproduktion (wieder) anzuregen und Ihr Baby (wieder) oder Ihr Adoptivbaby an Ihrer Brust zu stillen. Damit machen Sie Ihrem Baby und auch sich selbst ein großes Geschenk, denn Stillen ist mehr als nur Ernährung. Neben seinen vielen gesundheitlichen Konsequenzen für Mutter und Kind fördert es vor allem die Mutter-Kind-Beziehung und bietet zugleich dem Baby Befriedigung und Stimulation für alle Sinne. Dies ist eine lohnende, aber keine leichte Aufgabe. Sie erfordert viel Zeit, Motivation und Geduld. Sie benötigen in dieser Zeit sehr viel Unterstützung und sollten alle Hilfen in Anspruch nehmen, die Sie bekommen können.

Informieren Sie sich vorher gut über das Stillen! Lesen Sie ein Stillbuch, suchen Sie den Kontakt und Austausch mit anderen stillenden Müttern in einer lokalen Stillgruppe.

Um die Milchproduktion anzuregen, ist es wichtig, dass Sie Ihre Brüste so oft wie möglich (bis zu 12-mal bzw. ca. 100 Minuten täglich) mit einer **elektrischen Milchpumpe mit Doppelpumpset** gut entleeren. Fragen Sie Ihre Hebamme nach zusätzlicher Unterstützung durch geeignete Medikamente.

Wenn Sie Ihr Baby **das erste Mal (wieder) anlegen**, ist es am besten, es einfach mit viel Hautkontakt vor Ihre Brust zu legen und abzuwarten, was geschieht. Ihr Stillplatz sollte bequem und in einem ruhigen, störungsfreien Raum sein. Entspannen Sie sich bewusst vor und bei jedem Anlegeversuch.

Erste Stillversuche gelingen meist besser, wenn Ihr Baby nicht zu hungrig oder zu müde ist. Wecken Sie es vorsichtig auf, bevor es selbst vor Hunger erwacht. Versuchen Sie es anzulegen, wenn es entspannt oder noch im Halbschlaf ist. Manchmal ist es am besten, ihm erst ein wenig Nahrung wie gewohnt zu füttern, bevor Sie versuchen, es an die Brust zu legen.

Sprechen Sie beim Anlegen und beim Stillen liebevoll mit dem Baby. Tropfen Sie vor dem Anlegen etwas abgepumpte Muttermilch auf die Brustwarze und den Warzenhof, der Geruch und Geschmack der Milch motiviert es zum Saugen an der Brust. Halten Sie bei jedem Anlegeversuch auch die gewohnten Fütterutensilien bereit und füttern Sie Ihr Baby damit, wenn es zu frustriert oder gestresst vom Anlegen ist.

Wenn Ihr Baby sich zunächst weigert, (wieder) an Ihrer Brust zu saugen, bedeutet das nicht, dass es Sie oder Ihre Brust ablehnt oder das Saugen niemals (wieder) lernen wird. **Es braucht einfach nur etwas Zeit**, um sich Schritt für Schritt an die neue Situation (wieder) zu gewöhnen. Füttern Sie es zunächst auf die gewohnte Weise, aber im Hautkontakt. Später lassen Sie es an Ihrer Brust liegen, ohne es zu füttern. Irgendwann wird es ganz von allein beginnen, Ihre Brust mit den Lippen und der Zunge zu erkunden und vielleicht von selbst daran saugen.

Lassen Sie Ihr Baby an Ihrer Brust **so oft und so lange saugen, wie es möchte**, denn das stimuliert am besten Ihre Milchproduktion. Wenn Sie richtig angelegt haben, spüren Sie dabei keine Schmerzen und bekommen auch keine wunden Brustwarzen.

Verzichten Sie weitestgehend auf den Einsatz eines Schnullers. Bieten Sie dem Kind stattdessen so oft wie möglich Ihre Brust zum Saugen an, auch zwischen den Mahlzeiten, z. B. zum Trost oder zum Einschlafen. Gönnen Sie sich und Ihrem Baby tagsüber viel Körperkontakt, z. B. durch Tragetuch, Tragehilfe, Kuscheln usw. und schlafen Sie auch nachts gemeinsam.

Überfordern Sie sich nicht, sondern **freuen Sie sich über kleine Fortschritte**, die Sie einen Schritt näher zu Ihrem Ziel bringen. Bleiben Sie geduldig und entspannt, Sie und Ihr Baby müssen das Stillen erst (wieder) lernen. Es kann eine Weile dauern, bis Sie beide wissen, wie es geht und es wirklich genießen können.

Ausführliche Information finden Sie in diesen Broschüren:

Guóth-Gumberger, Márta (2001). Infoblätter zum Adoptivstillen.
Zu bestellen unter: https://www.stillunterstuetzung.de/stillen-in-adoptivfamilie

Hormann E. Stillen eines Adoptivkindes und Relaktation. La Leche Liga Deutschland; 1998

Teil IV

Besondere Situationen

IV

35 Familienplanung und Stillen

Hella R. Köster

Die Wiederaufnahme der sexuellen Aktivität nach der Geburt gestaltet sich sehr unterschiedlich und ist von vielen Faktoren abhängig. Man kann jedoch davon ausgehen, dass der überwiegende Teil der stillenden Frauen innerhalb der ersten 2–3 Monate nach der Geburt wieder sexuell aktiv wird [620], [622]. Damit einher geht für die meisten Paare die Frage nach dem Schutz vor einer erneuten Schwangerschaft.

In den ersten 3 Wochen nach der Geburt besteht generell eine physiologische Unfruchtbarkeit. Sie setzt sich bei einer stillenden Frau zunächst fort, abhängig davon, wie intensiv sie stillt. Unter bestimmten Bedingungen, welche die so genannte Laktationsamenorrhö-Methode (LAM) definiert (Kap. 35.4), kann das Stillen einen hohen Schutz vor einer erneuten Schwangerschaft bieten.

Merke M!

Unabhängig davon ist es jedoch nicht möglich, den Zeitpunkt der wiedereintretenden Fruchtbarkeit zu erkennen oder vorherzubestimmen und es gibt große individuelle Unterschiede.

Die **erste Ovulation** erfolgt oftmals vor der ersten Menstruationsblutung, die somit keine zuverlässige Orientierungsgröße darstellt. Je nach Sicherheitswunsch steht also für eine stillende Frau und ihren Partner bereits wenige Wochen nach der Geburt die Entscheidung über eine ergänzende Methode der Empfängnisverhütung an.

Merke M!

Die Auswahl der Verhütungsmethoden während der Stillzeit erfolgt mit Rücksicht auf eine optimale Milchbildung und gesundheitliche Unbedenklichkeit für das Kind.

35.1 Anamnese

Eine Hebamme wird im Rahmen der Wochenbettbetreuung das Thema „Stillen und Schwangerschaftsverhütung" ansprechen, wenn Sie nicht ohnehin danach gefragt wird. Dabei geht es zunächst darum, zu erklären, dass Stillen nur unter bestimmten Voraussetzungen als eine zuverlässige „Verhütungsmethode" (s. LAM) betrachtet werden kann. Anderenfalls kann auch eine stillende Mutter unverhofft bald nach der Geburt wieder schwanger werden. Wird nur teilgestillt, ist nach 3 Wochen post partum eine Übergangslösung, z. B. die Anwendung eines Kondoms, zu empfehlen.

Über eine **längerfristige Verhütungsmethode** sollten alle Frauen spätestens bei der nach den Mutterschaftsrichtlinien vorgesehenen Untersuchung 6–8 Wochen nach der Geburt mit ihrem Frauenarzt/ihrer Frauenärztin sprechen. Im Vorabgespräch kann die Hebamme das Spektrum der mit dem Stillen zu vereinbarenden Verhütungsmethoden vorstellen. Bei dem Gespräch sollte behutsam vorgegangen und auf die aktuelle Befindlichkeit der Frau eingegangen werden. Sie steht noch stark unter dem Eindruck des Geburtserlebnisses, der körperlichen Veränderungen und der neuen Lebenssituation. Das Gespräch findet idealerweise im Beisein des Partners statt. Folgende Fragen können dabei helfen, eine **individuell abgestimmte Aufklärung und Beratung** durchzuführen:

Checkliste 35–1: Die wichtigsten Fragen zur Wahl der Verhütungsmethode ✔

- Haben Sie sich schon über die Verhütung nach der Geburt Gedanken gemacht?
- Welche Methoden haben Sie bisher eingesetzt und wie sind Sie und Ihr Partner damit zurechtgekommen?
- Gibt es Erfahrungen mit der Verhütung während der Stillzeit nach vorausgegangenen Geburten?
- Wie sicher soll die Verhütungsmethode sein?
- Möchten Sie gerne noch weitere Kinder haben oder ist die Familienplanung abgeschlossen?
- Welche Kenntnisse haben Sie über das Stillen als Empfängnisschutz?
- Haben Sie eine Vorstellung davon, wie lange Sie stillen möchten?

- Stillen Sie ausschließlich oder füttern Sie Säuglingsnahrung zu?
- Wann ist die Rückkehr zur Arbeit geplant?
- Gibt es relevante Vorerkrankungen?
- Liegen Kontraindikationen für eine bestimmte Verhütungsmethode vor?

Grundsätzlich ist es wichtig, dass eine Verhütungsmethode **zum Lebensstil der jeweiligen Frau** passt und sich das Paar gut damit arrangieren kann.

35.2 Konsequenzen für das Stillen

Der Wiedereintritt der Fruchtbarkeit nach der Geburt, also die volle Funktionsfähigkeit der Ovarien, ist gekennzeichnet durch den Eisprung und das Einsetzen der ersten Menstruation.

Bei nicht stillenden Frauen erfolgt der **erste Eisprung** im Durchschnitt 45 Tage, allerfrühestens 25 Tage nach der Geburt [617]. Bei ausschließlich (keinerlei Zufütterung) stillenden Frauen wird er deutlich hinausgezögert. Bei ihnen ist, solange eine Amenorrhö besteht, eine erneute Empfängnis innerhalb der ersten 10–12 Wochen nach der Geburt nahezu ausgeschlossen [614], [622].

Merke M!

Für die gesamten ersten 6 Monate nach der Geburt wird ein Empfängnisschutz von mindestens 98 % erreicht, wenn eine Frau in diesem Zeitraum ausschließlich sowie häufig und ausdauernd stillt und noch keine Menstruation hatte.

Andersherum ausgedrückt beträgt die Wahrscheinlichkeit, dass sie in dieser Zeit wieder schwanger wird, weniger als 2 % [612], [620]. Der **Schutz verringert sich** allerdings **deutlich** und unwiederbringlich, sobald längere Stillpausen auftreten oder nur teilgestillt wird, also Ersatznahrung, Wasser, Tee oder feste Nahrung zugefüttert wird [614], [617], [622]. Es bedarf entsprechend detaillierter Kenntnisse, um das Stillen als hochwirksame Verhütungsmethode einzusetzen.

Bis heute ist der **physiologische Mechanismus** der Laktationsamenorrhö nicht eindeutig geklärt. Der hemmende Effekt des häufigen Stillens auf die Ovulation lässt sich nicht allein dadurch erklären, dass der Prolaktinspiegel konstant hoch gehalten wird. Das Stillen greift vielmehr komplex in die hormonelle Steuerung der Ovarialfunktionen über Hypothalamus und Hypophyse ein. Der Saugreiz an der Mamille an sich scheint dabei der ausschlaggebende Faktor zu sein [612], [622], [620].

35.3 Beratung der Mutter

Im Zusammenhang mit der Aufklärung über Verhütungsmethoden wird der Frau die Gelegenheit gegeben, ihre **Fragen und Bedenken** zur Sexualität nach der Geburt bzw. während der Stillzeit einzubringen. Zudem bietet es sich an, besondere Aspekte, die sich im Zusammenhang mit dem Stillen ergeben, gezielt anzusprechen:

Es ist sehr unterschiedlich, wann eine Frau nach der Geburt wieder **Verlangen nach Sexualität** hat. Das kann auch nach jedem Kind wieder anders sein. Manche stillenden Frauen genießen die Sexualität besonders, andere wiederum können über den intensiven Körperkontakt mit dem Kind hinaus nicht auch noch die körperliche Nähe zum Partner ertragen. Sie fühlen sich völlig eingenommen.

Bei der Lust auf Sexualität spielen häufig die **Begleitumstände** eine Rolle, z. B. die Gelegenheit zum entspannten Zusammensein mit dem Partner, das Maß der Beanspruchung durch das Kind, die körperliche Verfassung und die Adaption an die Elternrolle. Wird das Sexualleben als unbefriedigend empfunden, wäre zu schauen, an welchem dieser Punkte eine Veränderung herbeigeführt werden kann.

Wenn sich das Sexualleben nach einer gewissen Zeit nicht zur Zufriedenheit beider Partner wieder eingespielt hat, sollte durchaus eine Beratung in Betracht gezogen werden, um gesundheitliche Probleme bei der Frau oder Beziehungsprobleme zu klären.

Was Paare noch wissen sollten:

- Durch den erniedrigten Östrogenspiegel bedingt ist die Scheidenbefeuchtung bei einigen Frauen während der Stillzeit vermindert. Auch bei sexueller Erregung bleibt die Scheide dann relativ trocken, was zu schmerzhaftem Geschlechtsverkehr führen kann. Mit einem Gleitmittel ist Abhilfe möglich.

- Bei der körperlichen Liebe zwischen Mann und Frau wird, wie beim Stillen, Oxytocin freigesetzt, so dass plötzlich Milch aus der Brust tropfen kann. Sollte das als störend empfunden werden, kann vorher gestillt oder etwas Milch ausgestrichen werden.

Für stillende Frauen geht es bei der **Entscheidung für eine Verhütungsmethode** nach der Geburt nicht nur darum, wie sicher diese vor einer erneuten Schwangerschaft schützt. Vielmehr wünschen sie eine Beratung dazu, welche Methode gut mit dem Stillen zu vereinbaren ist. Und nicht zuletzt steht die Frage im Raum, unter welchen Voraussetzungen das Stillen selbst einen optimalen Empfängnisschutz bietet.

Methoden der Familienplanung mit der geringsten Auswirkung auf das Stillen

[612]

Methoden der 1. Wahl:
- Stillen (LAM: Lactational Amenorrhea Method)
- Natürliche Familienplanung (NFP)
- Barrieremethoden
- Kupferspirale (IUP)

Methoden der 2. Wahl:
- rein gestagenhaltige Präparate

Methoden der 3. Wahl:
- östrogenhaltige Kombinationspräparate

Merke M!

Der Pearl-Index ist das Maß für die Zuverlässigkeit einer Verhütungsmethode. Er gibt die Zahl der Schwangerschaften an, die bei 100 Frauen innerhalb eines Jahres auftreten, wenn sie die Methode korrekt anwenden. Die Beurteilung der Verhütungssicherheit bezieht sich somit auf 1200 Anwendungsmonate.

35.4 Laktationsamenorrhö-Methode (LAM)

Merke M!

Bei der LAM wird der empfängnisverhütende Effekt des Stillens gezielt genutzt, um einen größtmöglichen Schutz allein durch das Stillen zu erreichen.

Im Prinzip geht es darum, die Amenorrhö (Ausbleiben der Regelblutung) durch ein bestimmtes Stillverhalten möglichst lange aufrechtzuerhalten und gleichzeitig die Ovulation zu unterdrücken. Die Methode wird durch das Auftreten der ersten Menstruation post partum, als dem wichtigsten Indikator für die Rückkehr der Fruchtbarkeit, limitiert.

Ihre **Wirksamkeit** wurde weltweit in zahlreichen prospektiven Studien untersucht, so dass heute kein Zweifel mehr daran besteht, dass bei der gezielten Anwendung ein **Empfängnisschutz von mindestens 98 %** in den ersten 6 Monaten nach der Geburt erreicht wird. Bei einer perfekten Umsetzung beträgt die Wahrscheinlichkeit einer erneuten Schwangerschaft sogar nur 0,45 % in den ersten 6 Monaten.

Die Methode wurde 1988 durch Forscher aus aller Welt im so genannten Bellagio-Konsensus für die Familienplanung konzipiert und durch eine weitere Versammlung im Jahr 1995 unter Einbeziehung neuerer Erkenntnisse und Studien bestätigt [612], [620].

Es wurden drei Kriterien für die LAM festgelegt:
1. Die Menstruation hat noch nicht wieder eingesetzt
2. Das Kind wird voll oder fast voll gestillt
3. Das Kind ist jünger als 6 Monate

Merke M!

Sobald eines der Kriterien nicht mehr gegeben ist, besteht nur noch ein geringer Empfängnisschutz durch das Stillen und eine ergänzende Verhütungsmethode ist erforderlich.

Die folgenden Definitionen und Erläuterungen bestimmen die Kriterien näher. Eine Frau sollte für die Anwendung der LAM genauestens darüber informiert sein und jederzeit die Möglichkeit haben, sich bei einer Expertin eine Rückmeldung dazu einzuholen.

35.4.1 Erste Menstruation

Die Rückkehr der Menstruation ist definiert als jede wie auch immer geartete Blutung nach dem **56. Tag** (8 Wochen) post partum, die von der Frau entweder als menstruationsartig wahrgenommen wird oder an zwei Tagen in Folge auftritt [612].

Die differenzierte Beschreibung einer **als Menstruation zu bewertenden Blutung** lautet: Eine Blutung an zwei Tagen in Folge, die von der Frau als menstruationsartig oder stärker beurteilt wird, oder eine Schmierblutung an zwei aufeinanderfolgenden Tagen plus ein Tag richtiger Blutung, oder eine Schmierblutung an drei aufeinanderfolgenden Tagen [621].

Intensives Stillen unterdrückt eine normale Ovulation im ersten nachgeburtlichen Menstruationszyklus, so dass dem ersten fruchtbaren Zyklus normalerweise eine Menstruation vorangeht. Je später diese auftritt, umso wahrscheinlicher ist es jedoch, dass bereits eine Ovulation stattgefunden hat.

35.4.2 Voll stillen oder fast voll stillen

Die Begrifflichkeiten umfassen folgende Stillsituationen:

- **Ausschließliches Stillen:** das Kind bekommt keine andere Nahrung, kein Wasser und keine Flüssigkeiten, es wird ausnahmslos gestillt, wann immer es danach verlangt.
- **Fast ausschließliches Stillen:** zusätzlich Vitamine, Mineralwasser oder Saft in kleinsten Mengen (1–2 Mund voll), gelegentlich gegeben.
- **Unregelmäßiges Zufüttern:** hin und wieder wird Flüssigkeit oder Nahrung ergänzend zur Muttermilch gegeben, aber in so kleinen Mengen, dass die Stillfrequenz dadurch nicht beeinflusst und keine Stillmahlzeit dadurch ersetzt wird. Mehr als ¾ aller Mahlzeiten bestehen ausschließlich aus Muttermilch [612], [625].

Wird ein Kind rund um die Uhr nach Bedarf ausschließlich und ohne Zeitbeschränkung gestillt, ergibt sich eine Frequenz von mindestens **8–10 Stillmahlzeiten** (mit Milchtransfer) innerhalb von 24 Stunden. Diese Frequenz ist erforderlich, damit ein Empfängnisschutz gewährleistet ist. Dabei sollte der Abstand zwischen zwei Stillmahlzeiten tagsüber nicht mehr als 4 Stunden und nachts nicht mehr als 6 Stunden betragen (die Prolaktinausschüttung ist nachts höher). Es konnte festgestellt werden, dass Frauen, welche die Methode bewusst anwenden, ihr Kind während der gesamten ersten sechs Monate ohnehin häufiger stillen. Bereits eine nachlassende Stillintensität bei noch bestehender Amenorrhö erhöht das Risiko, dass dem ersten Zyklus eine Ovulation vorangeht.

Auch die **Verwendung eines Beruhigungssaugers** anstelle von non-nutritivem, also nicht der Ernährung dienendem Saugen an der Brust kann den ovulationshemmenden Effekt des Stillens mindern.

Es gibt aber auch Frauen, bei denen die Menstruation trotz hoher Stillfrequenz frühzeitig einsetzt.

Merke **M!**

Sobald eine Stillpause von *mehr als 4 Stunden tagsüber bzw. 6 Stunden nachts* aufgetreten ist, greift die LAM nicht mehr und es muss eine zusätzliche Verhütungsmethode angewendet werden [612], [622].

35.4.3 Alter des Kindes < 6 Monate

Die Anwendung der LAM wurde auf das Alter des Kindes von 6 Monaten begrenzt, weil zu diesem Zeitpunkt in der Regel feste Beikost eingeführt wird. Dadurch verringert sich die Stillintensität zwangsläufig. Unabhängig davon steigt mit zunehmendem Alter des Kindes das Risiko, dass der erste Menstruationszyklus mit einer Ovulation verbunden ist.

35.4.4 Ergänzende Beratungsaspekte

- Die LAM sollte bereits in der Schwangerschaft besprochen werden, damit von Anfang an ein adäquates Stillverhalten umgesetzt werden kann.

- Das Stillen kann nicht durch Abpumpen ersetzt werden.
- Ein ergänzendes Verhütungsmittel ist frühzeitig bereitzuhalten, damit nach der ersten Menstruation oder bei einem veränderten Stillverhalten unmittelbar darauf zugegriffen werden kann.
- Bei der Rückkehr zur Berufstätigkeit kann der verhütende Effekt weitgehend (96,5 %) aufrechterhalten werden, wenn die Mutter während der Arbeitszeit mit der gleichen Häufigkeit abpumpt, wie sie stillen würde und, sobald sie wieder mit dem Kind zusammen ist, uneingeschränkt stillt [612], [625].

Der **Vorteil der Methode** ist, dass sie gleichzeitig eine optimale Stillpraxis unterstützt und dadurch zur primären Gesundheitsförderung von Mutter und Kind beiträgt. Sie erfordert keine sexuelle Abstinenz und ist kostenlos. Für die Familienplanung in den so genannten Entwicklungsländern, in denen Verhütungsmittel nicht ohne weiteres für jeden verfügbar sind, ist das Stillen von größter Bedeutung, um den Abstand zwischen zwei Schwangerschaften zu vergrößern. Die meisten Studien zur LAM wurden dementsprechend auch dort durchgeführt. Es konnte aber gezeigt werden, dass bei einer konsequenten Umsetzung der erforderlichen Stillpraxis der gleiche schwangerschaftsverhütende Effekt bei gut ernährten Müttern in industrialisierten Ländern erzielt wird [620], [622].

35.5 Natürliche Familienplanung

Die „Natürliche Familienplanung (NFP)" basiert auf der symptothermalen Methode, bei der die fruchtbaren Tage in einem Zyklus anhand von **Schleimbeobachtung und Basaltemperaturmessung** ermittelt werden. Die charakteristischen Veränderungen des Zervikalschleims vor und während der Ovulation geben dabei Aufschluss über das aktuelle Zyklusgeschehen. Veränderungen der Konsistenz und Position der Zervix im Zyklus können zur Beurteilung hinzugezogen werden (Selbstuntersuchung). Der Anstieg der Basaltemperatur, der allmorgendlich vor dem Aufstehen gemessenen Körpertemperatur, zeigt den bereits erfolgten Eisprung an.

Wenn die Basaltemperatur über mehrere Monate hinweg regelmäßig gemessen und in eine Kurve eingetragen wurde, lässt sich rückwirkend der individuelle Zyklus einer Frau ermitteln und so der **„kritische" Zeitraum** berechnen. Während der furchtbaren Tage und in einem ausreichenden Abstand davor wird dann entweder sexuelle Abstinenz geübt, oder es werden andere Verhütungsmittel verwendet (z. B. Kondome).

Die Methode erfordert von der Frau viel Aufmerksamkeit für körperliche Veränderungen und eine gute Übereinstimmung mit dem Partner. Bei perfekter Anwendung bietet sie einen **hohen Empfängnisschutz** (Pearl-Index: 0,4–2,3). Eine Schulung wird empfohlen [616].

Die **Laktationsamenorrhö-Methode** (LAM) kann durch die Beobachtung des Zervikalschleims ergänzt werden. Damit kann ein Eisprung, der vor der ersten Menstruation erfolgt, festgestellt werden, wodurch sich das Risiko für eine Schwangerschaft weiter verringert (< 1 %). Das gibt Frauen eine größere Sicherheit bei der Anwendung der LAM und ist darüber hinaus für Frauen geeignet, die ohnehin nicht oder nicht mehr ausschließlich stillen. Solange die Unfruchtbarkeit während einer Laktationsamenorrhö fortbesteht, fehlt eine Vaginalsekretion ganz oder sie ist gleichbleibend. Die zyklusabhängigen Veränderungen des Vaginalsekrets entsprechen denen außerhalb der Stillperiode.

Anschließend kann die LAM durch die NFP abgelöst werden. Solange die Zyklen noch unregelmäßig sind und die Temperaturmessung wegen nächtlichen Schlafentzugs unzuverlässig ist, sollten großzügig mechanische Verhütungsmittel eingesetzt werden. Möchte eine Frau die Methode im Anschluss an die Stillzeit anwenden, ist es von Vorteil, wenn sie vorher schon damit vertraut war.

Technische Mittel zur Eisprungberechnung, wie Temperatur- oder Hormoncomputer, können erst nach drei regelmäßigen Zyklen wieder zuverlässig eingesetzt werden [614], [618].

35.6 Barrieremethoden

Merke **M!**

Barrieremethoden sind sowohl für den ergänzenden Schutz in der Stillzeit sehr gut geeignet als auch für den Überbrückungszeitraum bis zur Entscheidung für eine längerfristige Verhütungsmethode.

Sie werden beim jeweiligen Geschlechtsverkehr eingesetzt und bieten sich besonders an, wenn ein Paar eher selten Sexualkontakt hat. Bei korrekter Anwendung liegt der **Pearl-Index** der aufgeführten Methoden bei etwa 3–5 (außerhalb der Stillzeit). Abgesehen vom (Frauen-)Kondom, werden Barrieremethoden immer in Kombination mit samenabtötenden Gels oder Cremes verwendet.

Das **Kondom** ist das einzige Verhütungsmittel für den Mann. Beim Einsatz während der Stillzeit ist möglicherweise ein geeignetes Gleitmittel für die Frau notwendig. Die Bedeutung des Kondoms als Infektionsschutz tritt in einer festen Partnerschaft in den Hintergrund.

Das **Diaphragma** wird von der Frau angewendet und eignet sich sehr gut als ergänzende Methode während der Stillzeit. Es besteht aus einer Latexhaube, die vor dem Geschlechtsverkehr so eingesetzt wird, dass die vordere Scheidenwand und die Zervix davon bedeckt sind. Anschließend sollte es für mindestens 8 Stunden belassen werden. Wenn sich vor Ort kein Frauenarzt findet, der ein Diaphragma an die individuelle Größe der Vagina anpasst und zum Einsetzen anleitet, können Informationen bei Pro Familia-Beratungsstellen eingeholt werden (Diaphragmen sind übers Internet zu beziehen). Nach einer Geburt hat sich die Vagina häufig verändert, so dass ein zuvor verwendetes Diaphragma nicht mehr richtig sitzt. Ein (ggf. neues) Diaphragma kann 6–8 Wochen nach der Geburt, wenn die Rückbildungsvorgänge abgeschlossen sind, angepasst werden. Bei einer Gebärmuttersenkung lässt es sich nicht mehr in der Scheide fixieren.

Die **FemCap™** ist eine neuere Version der ehemaligen Portiokappe. Sie ist in drei Größen erhältlich und muss vom Arzt angepasst werden. Weil sie silikonhaltig ist, eignet sie sich für Frauen mit einer Latexallergie (Diaphragma und Kondome werden dann nicht vertragen). Die Anwendung ist ähnlich wie beim Diaphragma.

Das **lea contraceptivum®** ist eine handtellergroße Verhütungskappe aus Silikon und wird, wie das Diaphragma, vor den Muttermund gesetzt. Da es mit einem Abflussventil versehen ist, kann es bis zu 48 Stunden belassen werden. Es ist in einer Universalgröße erhältlich (rezeptfrei) und passt sich automatisch an den Muttermund an.

Das **Frauenkondom** bietet Frauen die Möglichkeit, selbst für einen Infektionsschutz beim Sex zu sorgen. Es besteht aus einer Kunststoffhülle, mit einem flexiblen Ring an jedem Ende. Der eine Ring bedeckt die Portio, der andere liegt außerhalb der Scheide über den großen Schamlippen. Ein Gleitmittel ist erforderlich. Das Frauenkondom ist rezeptfrei in der Apotheke oder im Internet erhältlich und zum einmaligen Gebrauch bestimmt.

Spermizide Präparate enthalten als wirksame Substanz wahlweise synthetisches Nonoxynol-9, Milch- oder Zitronensäure. Nonoxynol-9 ist zwar am wirksamsten, kann jedoch Brennen und Reizung, auch am Penis, hervorrufen. In der Stillzeit reichen die etwas weniger wirksamen, milchsäurehaltigen Produkte aus. Sie werden von Internetapotheken angeboten. Die Anwendung **chemischer Verhütungsmethoden**, die auf spermiziden Substanzen allein basieren (z. B. Schaumovula), ist in der Stillzeit prinzipiell möglich. Sie sind allerdings nicht sehr zuverlässig.

35.7 Kupferspirale (Intrauterinpessar IUP), Kupferkette

Die Kupferspirale ist eine häufig angewendete Verhütungsmethode zur **Langzeitverhütung für 3 bis 5 Jahre**, je nach Fabrikat. Sie bietet einen guten Empfängnisschutz (Pearl-Index: 0,6–0,8) und erfordert keine Einschränkungen in der Sexualität. Sie hat keine Auswirkungen auf die Milchbildung und Stillfähigkeit der Frau. Die üblichen Kontraindikationen und Nebenwirkungen sind auch in der Stillzeit zu beachten. Die Kupferspirale kann ab 6–8 Wochen nach der Geburt vom Arzt eingesetzt werden. Vorher ist sicherzustellen, dass nicht bereits eine erneute Schwangerschaft besteht.

Hatte eine Frau ohnehin vor, nach der Geburt mit einer Spirale zu verhüten, kann diese auch im Rahmen einer **Notfallkontrazeption** eingesetzt werden. Ab dem 21. Tag p. p. ist eine erneute Befruchtung bei ungeschütztem Sexualkontakt und fehlendem Schutz durch ausschließliches Stillen möglich. Mit der Kupferspirale kann die Einnistung eines befruchteten Eies bis zu 5 Tage nach der Verhütungspanne verhindert werden [618], [619].

Die neuere Kupferkette (GyneFix®) besteht aus aneinandergereihten Kupferelementen auf einem Nylonfaden. Sie wird mit Hilfe einer Nadel in der Gebärmuttermuskulatur verankert. Die Verhütungssicherheit und Nebenwirkungen entsprechen denen einer Kupferspirale ([618]). Ihr Vorteil besteht in einer geringen Raumforderung und der flexiblen Anpassung an die individuelle Uterusanatomie. In der Stillzeit kann sie 12 Wochen (sonst 8 Wochen) nach der Geburt eingesetzt werden; https://www.verhueten-gynefix.de

35.8 Rein gestagenhaltige Präparate

- **Minipille, die neue Minipille** (Cerazette®)
- **Hormonspirale** (Mirena®)
- **Implantat** (Implanon®)
- **Dreimonatsspritze**
- **Pille danach** (Notfallkontrazeption)

Das Hormon Gestagen (Progesteron) kommt in den genannten Präparaten als alleiniger Wirkstoff vor. Es ist das **Hormon der ersten Wahl in der Stillzeit**, weil bisher keine nachteiligen Effekte auf die Milchmenge oder deren Zusammensetzung belegt werden konnten, sie sind allerdings auch nicht ganz auszuschließen.

Gestagene gehen mit der Muttermilch auf das Kind über, wobei die Menge direkt nach der Injektion einer Dreimonatsspritze besonders hoch ist. Allerdings konnten bei keinem der zurzeit auf dem Markt erhältlichen Präparate **Auswirkungen auf die Entwicklung** und das Wachstum der Kinder festgestellt werden [612], [623], [624]. Die Verhütungssicherheit ist hoch (Pearl-Index: 0,1–0,8, je nach Methode).

Mit der Einnahme der **Minipille** kann 6 Wochen nach der Geburt begonnen werden. Sie hat jedoch den Nachteil, dass sie jeden Tag exakt zur selben Uhrzeit eingenommen werden muss. Erfahrungsgemäß tun sich viele Frauen wegen der zunächst unregelmäßigen Tagesabläufe mit einem Säugling schwer damit, wodurch die Verhütungssicherheit deutlich abnimmt. Die **„neue Minipille“** lässt einen Spielraum von bis zu 12 Stunden nach vergessener Einnahme zu.

Die **Hormonspirale** bietet einen Schutz für 5 Jahre, das **Implantat** für 3 Jahre. Beide Methoden kommen also nur in Betracht, wenn vorerst keine weitere Schwangerschaft geplant ist. Wegen des erhöhten Hormontransfers zum Säugling wird die Einlage eines Implantats frühestens ab 6 Wochen post partum empfohlen.

Die **Dreimonatsspritze** sollte ebenfalls nicht vor 6 Wochen nach der Geburt injiziert werden, da ansonsten starke Blutungen auftreten können. Bei regelmäßiger Anwendung der Dreimonatsspritze ist zu bedenken, dass es nach der letzten Injektion bis zu einem Jahr dauern kann, bis sich die Fruchtbarkeit wieder einstellt.

Die häufigsten **Nebenwirkungen reiner Gestagenpräparate** sind Blutungsstörungen, wie Schmierblutungen und Zwischenblutungen. Auch kann eine sekundäre Dyspareunie (schmerzhafter Geschlechtsverkehr), bedingt durch vaginale Atrophie, auftreten. Die Anwendung eines Gleitmittels ist dann zu empfehlen.

Eine **Notfallkontrazeption** (s. Kupferspirale) mit der „Pille danach“ ist während der Stillzeit möglich. Die gängigen Präparate (1 oder 2 Tabletten) enthalten das synthetische Gestagen Levonorgestrel. Mit der Einnahme muss spätestens 72 nach dem ungeschützten Sexualkontakt begonnen werden, vorzugsweise innerhalb von 12 Stunden. Allgemein wird nach der Einnahme eine 6-stündige Stillpause empfohlen.

In einer neueren „Pille danach“ (**ellaOne®**) ist der synthetische Wirkstoff Ulipristal (kein Gestagen) enthalten. Sie ist während der Stillzeit nicht zu empfehlen, da das Stillen nach der Einnahme für mindestens 36 Stunden unterbrochen werden muss.

35.9 Östrogenhaltige Verhütungsmittel (Kombinationspräparate)

- **Die Pille** (Kombi-Pille, Mikropille)
- **Vaginalring** (Nuvaring®)
- **Verhütungspflaster**

Östrogen kommt immer in Kombination mit Gestagen zur Anwendung. Wegen seiner Auswirkungen auf die Milchbildung und -qualität sollte es **nur bei einer Unverträglichkeit hochdosierter Gestagene** in Monopräparaten zum Einsatz kommen.

Die Menge an produzierter Muttermilch kann durch die Anwendung östrogenhaltiger Verhütungsmittel abnehmen, was bei einer vorbestehenden Laktationsschwäche oder bei Mangelernährung der Mutter besonders zum Tragen kommt. Auch wurden Veränderungen des Kalorien-, Eiweiß-, Stickstoff- und Lipidgehaltes beobachtet, die sich bei normal ernährten Frauen jedoch in physiologischen Grenzen halten. In mehreren Untersuchungen, auch zu **niedrig dosierten** Kombinationspräparaten, wurden folgende Auswirkungen beschrieben:

- geringfügige Verkürzung der durchschnittlichen Stilldauer
- Verringerung der Milchmenge
- vorübergehend etwas geringere Gewichtszunahme (des Kindes)

Langzeitbeobachtungen zeigen, dass diese Faktoren insgesamt keine Auswirkung auf die körperliche und kognitive Entwicklung der gestillten Kinder haben [623], [624]. Bei den üblichen Konzentrationen in Verhütungsmitteln sind Östrogene nicht in der Muttermilch nachweisbar.

Merke **M!**

Zum Schutz des Stillens wird empfohlen, nicht vor 6 Monaten mit östrogenhaltigen Kombinationspräparaten zu beginnen [612], [619]

Wenn Kombinationspräparate früher angewendet werden, sind eine niedrig dosierte Pille oder der Vaginalring vorzuziehen [612], [624]. Prinzipiell können sie ab 6–8 Wochen nach der Geburt zum Einsatz kommen [624]. Die **Verhütungssicherheit** ist hoch, je nach Methode beträgt der Pearl-Index 0,0–0,8.

Die **Datenlage zur Auswirkung hormonhaltiger Kontrazeptiva**, sowohl Gestagene als auch Östrogene, während der Stillzeit ist unzureichend. Es sollte vorsichtshalber davon ausgegangen werden, dass alle hormonellen Verhütungsmethoden ein Risiko für eine reduzierte Milchbildung haben.

Von diesen Methoden, insbesondere von einer frühen Anwendung, sollte deshalb **in bestimmten Situationen Abstand genommen** werden [612]:

- aktuell unzureichende Milchbildung oder vorausgegangene Milchbildungsprobleme
- Brustoperationen in der Anamnese
- Zwillinge oder Mehrlinge
- Frühgeborenes
- gesundheitliche Beeinträchtigungen bei Mutter oder Kind

35.10 Sterilisation

Die Sterilisation ist eine endgültige Methode und sollte deshalb gut durchdacht sein. Abgesehen davon, dass das Stillen während des Eingriffs für kurze Zeit unterbrochen werden muss, sind keine Nachteile gegeben. Nach der Narkose kann wieder gestillt werden, sobald sich die Mutter dazu in der Lage fühlt [627].

Literatur

[612] Berens P, Labbok M, The Academy of Breastfeeding Medicine (ABM). Clinical Protocol Number 13: Contraception during Breastfeeding; revised 2015. Im Internet: https://abm.memberclicks.net/assets/DOCUMENTS/PROTOCOLS/13-contraception-and-breastfeeding-protocol-english.pdf. Stand: 8/2020

[613] Abou-Dakn M, Bauer Z. Die stillende Frau in der gynäkologischen Praxis. Schopfheim: ComMed Medizinischer Verlag; 2008

[614] Arbeitsgemeinschaft Freier Stillgruppen (AFS), Hrsg. Stillen und Stillprobleme. Utta Reich-Schottky u Elien Rouw. Bonn: AFS; 2010

[615] Arbeitsgemeinschaft Freier Stillgruppen (AFS) Bundesverband e. V., Hrsg. Empfängnisverhütung in der Stillzeit. Utta Reich-Schottky u Ursula Sottong. Würzburg: AFS Bundesverband e. V.; 2000

[616] Arbeitsgruppe nfp, Hrsg. Natürlich und sicher: Familienplanung mit Sensiplan®. Mit dem richtigen Timing zum Kinderwunsch. Stuttgart: Trias; 2011

[617] Biancuzzo M. Stillberatung. Mutter und Kind professionell unterstützen. München: Elsevier Urban & Fischer; 2004

[618] Bundeszentrale für gesundheitliche Aufklärung (BZgA). Sichergehn: Verhütung für sie und ihn. Köln: BzgA; 2019

[619] Hughes H. Postpartum contraception. J Fam Health Care. 2009; 19(1): 9–10, 12

[620] Kennedy KI. Efficacy and effectiveness of LAM. Adv Exp Med Biol 2002; 503: 207–16

[621] Labbok MH, Hight-Laukaran V, Peterson AE et al. Multicenter Study of Lactational Amenorrhea Method (LAM): I. Efficiacy, duration, and implications for clinical application. Contraception 1997; 55/6: 327–336

[622] Lawrence RA, Lawrence RM. Breastfeeding: A Guide for the Medical Profession. Elsevier Mosby; 2005

[623] Nawroth F, Dorn C, Ludwig M. Laktation, Antikonzeption, Knochendichte. Endokrinologie der Stillperiode, Praxisrelevante Aspekte. Frauenarzt 2008; 49 (7): 494–498

[624] Schaefer C, Vetter K, Spielmann H. Arzneimittel in Schwangerschaft und Stillzeit. München: Elsevier; 2011

[625] World Health Organization Department of Reproductive Health and Research (WHO/RHR) and Johns Hopkins Bloomberg School of Public Health/Center for Communications Programs (CCP). INFO Project. Family Planning: A Global Handbook for Providers. Baltimore and Geneva: CCP and WHO; 2007

[626] Ziemann M, Hatcher RA et al. A Pocket Guide to Managing Contraception. Tiger, Georgia: Bridging the Gap Foundation; 2010

[627] Muß, Karin. Stillberatung und Stillförderung. Stuttgart: Wissenschaftliche Verlagsgesellschaft, 2005

„Stillen und Familienplanung – was ist zu beachten?"

Diese Frage beschäftigt Sie bereits während der Schwangerschaft oder aber Ihr Kind ist schon geboren und Sie sind mit Ihrer Nachsorgehebamme darüber ins Gespräch gekommen. Sie möchten es nicht dem Zufall überlassen, ob und wann Sie wieder schwanger werden. Dann steht das Thema Empfängnisverhütung tatsächlich schon wenige Wochen nach der Geburt an, auch wenn Sie Ihr Kind stillen. Denn obwohl Stillen einen gewissen Empfängnisschutz bietet, wirkt es nur unter bestimmten Voraussetzungen als eine zuverlässige Verhütungsmethode.

Stillen als Empfängnisschutz

An dieser Stelle kann nur kurz beschrieben werden, wie das Stillen gezielt als Verhütungsmethode eingesetzt wird. Entscheidend ist dabei, dass ein Kind von Geburt an **ausschließlich** gestillt wird, also keinerlei Flüssigkeiten oder Ersatznahrung zusätzlich erhält und auch keinen Beruhigungssauger bekommt. Es wird rund um die Uhr, Tag wie Nacht, wann immer es möchte und so lange es möchte gestillt. Das wird 8–12-mal in 24 Stunden sein. Durch das intensive Stillen werden der Eisprung und die Regelblutung bei den meisten Frauen für mehrere Monate bis zu einem halben Jahr unterdrückt.

Spätestens, wenn die Regelblutung zurückgekehrt ist, reicht Stillen als alleinige Verhütungsmethode aber nicht mehr aus. Die Methode ist grundsätzlich auf 6 Monate begrenzt, weil dem Kind danach die erste feste Nahrung angeboten wird.

Unter dem Begriff Lactational Amenorrhea Method (LAM), „Methode des stillbedingten Ausbleibens der Regelblutung", sind alle Details für ein erfolgreiches Vorgehen erfasst. Das Risiko, dass eine Frau bei korrekter Anwendung der Methode innerhalb der ersten 6 Monate nach der Geburt wieder schwanger wird, liegt unter 2 Prozent.

Wenn Sie nach der Geburt mithilfe des Stillens verhüten möchten

- Lassen Sie sich zu den Kriterien für einen effektiven Empfängnisschutz durch das Stillen bereits während der Schwangerschaft aufklären und beraten.
- Suchen Sie eine Expertin (Hebamme, Laktationsberaterin) auf, die Sie darin unterstützt, ausschließliches Stillen optimal umzusetzen und
- die Ihnen hilft festzustellen, wann die Kriterien für einen ausreichenden Schutz nicht mehr gegeben sind.
- Klären Sie frühzeitig, welche Methode der Verhütung anschließend für Sie in Frage kommt.

Sicher verhüten – ab wann?

Bei allen Frauen besteht eine natürliche Unfruchtbarkeit bis zu 21 Tage nach der Geburt. Falls Sie nicht ausschließlich stillen (s. oben), können Sie von da an wieder schwanger werden, mit zunehmender Tendenz. Das trifft auch dann zu, wenn Sie noch keine Regelblutung hatten.

Die Nachuntersuchung 6–8 Wochen nach der Geburt (s. Mutterpass) bei Ihrem Frauenarzt/Ihrer Frauenärztin ist ein günstiger Termin, um eine längerfristige Verhütungsmethode zu besprechen. Die schwangerschafts- und geburtsbedingten Veränderungen an der Gebärmutter, der Vagina und der Beckenbodenmuskulatur haben sich zu dem Zeitpunkt weitgehend zurückgebildet. Damit ist die Voraussetzung für ein breites Spektrum an Verhütungsmitteln und -methoden gegeben. In der Zwischenzeit sollte ihr Partner ein Kondom benutzen, wenn Sie sichergehen wollen. Vereinbaren Sie im Zweifelsfall einen früheren Termin mit Ihrem Arzt/Ihrer Ärztin.

Verhütungsmittel und -methoden in der Stillzeit

An **erster Stelle** stehen die Methoden, welche keinen Einfluss auf die Menge und Zusammensetzung der Muttermilch haben. Zur Verfügung stehen:

a) Natürliche Methoden

- Stillen (LAM)
- Natürliche Familienplanung (NFP)

Beide Methoden bieten einen hohen Empfängnisschutz, wenn eine intensive Beratung vorausgegangen ist und sie konsequent angewandt werden. Die natürliche Familienplanung kommt während der Stillzeit vor allem für Frauen in Frage, die vorher schon damit vertraut waren. Für den Übergangszeitraum bis zu einem regelmäßigen Zyklus können zusätzlich Barrieremethoden verwendet werden. (Infos: Malteser Arbeitsgruppe für natürliche Familienplanung, www.nfp-online.de)

b) Barrieremethoden:
- Kondom
- Diaphragma
- FemCap™ (Portiokappe)
- lea contraceptivum®

Barrieremethoden kommen unmittelbar beim Geschlechtsverkehr zum Einsatz und eigenen sich gut als ergänzender Schutz während der Stillzeit. Auch die Entscheidung für eine längerfristige Verhütungsmethode kann so in Ruhe getroffen werden. Abgesehen vom Kondom bieten sie jedoch nur in Verbindung mit samenabtötenden Präparaten (Gel oder Creme) einen weitgehend zuverlässigen Empfängnisschutz. Während das lea contraceptivum® in einer Einheitsgröße erhältlich ist, müssen das Diaphragma und die FemCap™ individuell vom Arzt/von der Ärztin angepasst werden. Das lea contraceptivum® und die FemCap™ sind aus Silikon, so dass sie bei einer Latexallergie eine Alternative zum Kondom oder Diaphragma sind. (Infos zum Diaphragma: pro familia Beratungsstellen, Familienzentren).

c) Kupferspirale (Intrauterinpessar IUP), Kupferkette (GyneFix®)
Die Kupferspirale kann ab 6–8 Wochen nach der Geburt eingesetzt werden. Sie bietet sich an, wenn längerfristig keine neue Schwangerschaft geplant ist. Ansonsten sind auch in der Stillzeit die üblichen Gegenanzeigen und Nebenwirkungen zu beachten. Das Einsetzen der Kupferkette ist bei der stillenden Frau ab 12 Wochen nach der Geburt möglich.

An **zweiter Stelle** stehen Verhütungsmethoden, die ausschließlich das Hormon Gestagen enthalten:
- **Minipille**, die neue Minipille (Cerazette®)
- **Hormonspirale** (Mirena®)
- **Implantat** (Implanon®)
- **Dreimonatsspritze**
- **„Pille danach“** (Notfallverhütung)

Ein negativer Einfluss von Gestagen auf die Milchbildung ist bisher nicht gefunden worden. Gestagen geht zwar in geringen Mengen mit der Milch auf das Kind über, ein nachteiliger Effekt ist aber auch diesbezüglich nicht bekannt. Gestagene können eine trockene Scheide begünstigen, so dass eventuell ein Gleitmittel benötigt wird. Vielen Frauen fällt es schwer, die Minipille in den ersten Monaten nach der Geburt wegen der zunächst unregelmäßigen Tagesabläufe pünktlich einzunehmen, wodurch sich der Empfängnisschutz deutlich verringert. Die „neue Minipille“ bietet einen größeren Einnahmespielraum.

Die Hormonspirale ist eine Alternative für Frauen, die für einen längeren Zeitraum (5 Jahre) sicher verhüten möchten, also zunächst keine neue Schwangerschaft planen.

An **dritter Stelle** der mit dem Stillen verträglichen Methoden stehen die so genannten Kombinationspräparate. Sie enthalten neben Gestagen auch das Hormon Östrogen.
- Die **Pille** (Kombi-Pille, Mikropille)
- **Vaginalring** (Nuvaring®)
- **Verhütungspflaster**

Es konnte festgestellt werden, dass Frauen, die östrogenhaltige Verhütungsmethoden anwenden, oftmals weniger Milch bilden. Dadurch ist die Gewichtszunahme beim Kind etwas geringer und die Gesamtstilldauer kürzer. Das wirkt sich besonders bei Frauen aus, die ohnehin zu einer geringen Milchbildung neigen. Auch für das Stillen von Zwillingen, Frühgeborenen und Kindern mit gesundheitlichen Beeinträchtigungen ist das ungünstig.

Wenn Sie optimal stillen möchten, sollten Sie in den ersten 6 Monaten nach der Geburt besser anders verhüten. Nach den Vorstellungen der Weltgesundheitsorganisation (WHO) bedeutet optimales Stillen: 6 Monate ausschließlich stillen und unter Einführung von Beikost weiter stillen bis zu zwei Jahren und darüber hinaus. Soll während der Stillzeit ein Kombinationspräparat angewendet werden, kommen der Vaginalring oder eine niedrig dosierte Pille in Frage (Mikropille).

Sexualität in der Stillzeit

Mit der Geburt Ihres Kindes verändert sich Ihr Leben, auch wenn schon Geschwisterkinder da sind. So kann es sein, dass das lustvolle Zusammensein mit Ihrem Partner eine gewisse Zeit braucht, um sich wieder einzuspielen. Es gibt aber keine Gründe, sich während der Stillzeit in der Sexualität zurückzunehmen.

Durch eine veränderte Hormonlage kommt es häufig vor, dass Frauen eine trockenere Scheide haben als sonst und auch bei sexueller Erregung kaum Schleim gebildet wird. Sollte Sie das beim Sex behindern, wenden Sie am besten ein Gleitmittel an.

Bei der körperlichen Liebe zwischen Mann und Frau werden die gleichen Hormone ausgeschüttet wie beim Stillen, so dass dabei etwas Milch aus der Brust tropfen kann. Wenn Ihnen das unangenehm ist, wählen Sie den Zeitpunkt für das Zusammensein nach dem Stillen, oder drücken Sie vorher etwas Milch aus. Ein gut gewählter Empfängnisschutz hilft Ihnen schließlich, Ihre Sexualität auch in der Stillzeit entspannt genießen zu können.

36 Stillen und Berufstätigkeit

Karola Grüsgen

Die externe Berufstätigkeit von Frauen ist heute in Deutschland so hoch wie nie zuvor. 2009 lag ihre Erwerbsquote bei knapp 70 %, Männer erreichten 82 %. Nach einer Geburt bleiben aber immer noch rund 50 % der Mütter bis zur Einschulung des Kindes zu Hause. Doch der Anteil der Frauen, die nach der Geburt rasch wieder arbeiten, nimmt rapide zu. Hierfür gibt es vor allen zwei Gründe: finanzielle Zwänge der Mütter sowie die Neuregelung der Elternzeit. Diese hat dazu geführt, dass mehr Väter während der Stillphase eine Erziehungszeit in Anspruch nehmen.

Berufstätige Mütter stehen vor großen Herausforderungen. Zu den Belastungen in der Arbeitswelt kommen die Hausarbeit und der Wunsch, den Bedürfnissen des Kindes gerecht zu werden. Häufig plagt sie Selbstzweifel, sie ernten Kritik aus ihrem Umfeld. Nur 20 % der Deutschen halten eine Vollzeitbeschäftigung nach der Geburt für gut, 55 % eine Teilzeitbeschäftigung. 35 % der Frauen arbeiten in Teilzeit oder stundenweise, 14 % in Vollzeit. Ihre Mehrfachbelastung ist groß. Sie brauchen kompetente Unterstützung.

36.1 Rechte und Schutz

Der Gesetzgeber hat klare Vorschriften im **Mutterschutzgesetz** (MuSchG) formuliert. Als Aufsichtsbehörde dienen die Ämter für Arbeitsschutz. In den ersten 8 Wochen p. p., bei Mehrlings- und Frühgeburten 12 Wochen p. p., besteht ein Beschäftigungsverbot.

Auf europäischer Ebene strebte die EU-Kommission eine Verlängerung dieser Schutzfrist von 14 (6 Wochen vor bis 8 Wochen nach der Geburt) auf 18 Wochen an. Damit fand sie im Europaparlament jedoch keine Mehrheit.

Die **Rechtsprechung** geht meist von einer sechsmonatigen Stillzeit aus, was nicht ausschließt, dass Frauen, die ältere Kinder stillen, kein Recht auf Stillpausen haben.

Die **wesentlichen Inhalte zum Schutz von Müttern mit Säuglingen** lauten:

- Es besteht ein **Sonderkündigungsschutz bis 4 Monate p. p.** Danach können die Mütter in Elternteilzeit gehen, geregelt durch das Bundeselterngeld- und Elternteilzeitgesetz (BEEG)
- Die Arbeitszeit ist begrenzt, es darf **keine Mehrarbeit/Überstunden** geben. Stillende dürfen weder nachts (20 h–6 h) noch an Sonn- und Feiertagen arbeiten (§ 8 MuSchG). In der Gastronomie, der Landwirtschaft und bei Musik- und Theatervorführungen sind Ausnahmen vom Nachtarbeitsverbot möglich, z. B. zum „Melken von Vieh ab 5 Uhr" (§ 8 MuSchG, Absatz 3)
- **Arztbesuche** und ärztliche Untersuchungen sind Arbeitszeit (§ 16 MuSchG)
- Die Stillende hat **Anspruch auf Stillpausen**. Der Arbeitgeber muss ihr „auf Verlangen die zum Stillen erforderliche Zeit" als zusätzliche Pause gewähren, Mindeststandard ist zweimal täglich 30 Minuten bei 8 Stunden Arbeitszeit. Die Stillpausen können zusammenhängend vor, während oder nach der Arbeitszeit genommen werden. Dies ist eine Arbeitszeitverkürzung ohne Lohnminderung. (§ 7 MuSchG)

> **Merke** M!
>
> Stillpausen sind Arbeitszeit. Bei 8 Arbeitsstunden hat die Stillende mindestens Anspruch auf eine Stunde Stillzeit.

- Zum Schutz der Stillenden gelten die **gleichen Schutzmaßnahmen wie in der Schwangerschaft**, im MuSchG heißt es: „ … In den ersten Monaten nach der Entbindung darf die Mutter nicht zu einer ihre Leistungsfähigkeit übersteigende Arbeit herangezogen werden." Die Stillende darf weder schwere Arbeit noch Arbeit mit gefährlichen Stoffen ausführen. Der Arbeitgeber ist verpflichtet, den Arbeitsplatz gegebenenfalls umzugestalten. Ist dies nicht möglich, muss er die Stillende innerbetrieblich versetzen. Gib es keinen Arbeitsplatz, der den Schutzvorschriften entspricht, besteht ein Beschäftigungsverbot bei voller Lohnfortzahlung (§ 4 + 6 MuSchG).
- In der **Rechtsprechung** beträgt die Stilldauer in der Regel 6 Monate. Die Kosten für Attestierung des Stillens trägt der Arbeitgeber.
- Die **Aufsicht über die Einhaltung des MuSchG** ist Ländersache. Unter dem Link http://www.bmfsfj.de/bmfsfj/generator/BMFSFJ/familie, did = 31058.htm, sind die entsprechenden Behörden zu finden.

Um Stillende zu schützen, hat der Gesetzgeber viel unternommen. Leider fordern viele Mütter ihre Rechte nicht ein. Es ist nötig, in der Beratung immer wieder auf die gesetzlichen Vorschriften hinzuweisen.

36.2 Beratung in der Schwangerschaft

Ob und wie das Stillen nach dem Wiedereinstieg in die Berufstätigkeit gelingt, hängt in großem Maße von der Planung und Aufklärung in der Schwangerschaft und der Wochenbettzeit ab. Dabei spielen verschiedene Aspekte eine Rolle:

36.2.1 Rechte und Schutz der Stillenden

Plant eine Frau nach der Geburt eine Berufstätigkeit, kann es sein, dass sie von vornherein gar nicht mit den Stillen beginnen möchte. Möglicherweise denkt sie, dass Stillen und Berufstätigkeit nicht vereinbar sind. Deshalb sollten zunächst die Bedenken der Frau ein Thema sein. Manche Frauen kennen ihre Rechte nicht. Sie wissen nicht, dass sie Anspruch auf Stillpausen haben.

36.2.2 Planung der Berufstätigkeit

Ist für die Mutter eine Teilzeitbeschäftigung möglich, ist das Weiterstillen einfacher. Je später sie in die Erwerbsarbeit einsteigt, desto eher gelingt es ihr, ihr Kind weiter zu stillen. Am einfachsten ist es, die Berufstätigkeit von zu Hause aus auszuführen. Stillende Berufstätige haben eine höhere Arbeitszufriedenheit und identifizieren sich mehr mit ihrem Unternehmen.

36.2.3 Planung der Kinderbetreuung

Eine Mutter, die ihr Kind in guten Händen weiß, geht mit einem besseren Gefühl zur Arbeit. Eine frühzeitige Planung ist sinnvoll. So werden verschiedene Möglichkeiten der Betreuung durch Familienangehörige, Tagesmutter oder Kindertagesstätte besprochen.

36.2.4 Effekte des Stillens auf Mutter und Kind

Berufstätige Mütter, die stillen, haben viele Vorteile:

- Das Stillen ermöglicht ihnen, rasch eine große Nähe zum Kind zu entwickeln. Es stärkt die Mutter-Kind-Bindung.
- Durch die Oxytocinausschüttung während des Stillens lässt die Mutter den Arbeitsstress rasch hinter sich.
- Das Zubereiten von Flaschennahrung ist nachts anstrengender als ein Kind zu stillen. Die Stillhormone gleichen Schlafrhythmus und Stillrhythmus einander an. Häufig ist die Mutter kurz vor der Stillzeit schon wach und kann das Kind bei den ersten Hungerzeichen stillen. Frauen, die nicht stillen, werden dagegen aus dem Tiefschlaf geweckt, müssen aufstehen und eine Ersatzmilchmahlzeit zubereiten.
- Ein gestilltes Kind ist seltener krank. Die Mutter hat weniger Sorgen und Fehlzeiten im Beruf.

36.3 Beratung nach der Geburt

36.3.1 Initiierung einer ausreichenden Milchproduktion

Ein unbeschwerter Start in die Stillzeit ist wichtig. Erlebt die Mutter das Stillen als angenehm, stillt sie gerne weiter. Viel Hautkontakt und häufiges Stillen sorgen für eine reichliche Milchbildung. Ist die Milchproduktion hoch, hat die Mutter auch bei größerer Arbeitsbelastung genügend Milch.

36.3.2 Förderung der Mutter-Kind-Bindung

Bonding, Stillen nach Bedarf und das Tragen des Kindes am Körper führen zu einer stabilen Mutter-Kind-Bindung – eine gute Basis für die Zeit der Berufstätigkeit. Je länger die Mutter eine unbeschwerte Zeit mit ihrem Kind genießt, desto besser.

36.3.3 Information des Arbeitgebers über die Inanspruchnahme von Stillpausen

Sobald die Stillende weiß, dass sie Stillpausen benötigt, sollte sie ihren Arbeitgeber informieren. Dieser kann die anfallende Arbeit dann gut organisieren.

36.3.4 Einführen von Flaschenmahlzeiten

Erhält das Kind während der mütterlichen Berufstätigkeit regelmäßig Mahlzeiten aus der Flasche, kann es im Alter von vier Wochen vom Vater oder einer anderen Betreuungsperson gefüttert werden. Weil das Kind noch reflexartig saugt, akzeptiert es in den ersten Lebenswochen die Flasche meistens ohne große Probleme. Eine Flasche mit Muttermilch trinkt es noch besser.

Füttert die Mutter das Kind, kann es sein, dass es die Flasche verweigert. Bei ihr riecht und spürt es die Brust. Eventuell ist es irritiert, weil die Mutter es doch sonst immer gestillt hat. Weiß die Mutter, dass ihr Kind gut aus der Flasche trinken kann, geht sie entspannter zur Arbeit. Ältere Kinder lehnen die Flasche oft vehement ab und trinken den ganzen Tag nichts.

Akzeptiert das Kind bereits Beikost, ist das eine weitere Möglichkeit, das Füttern mit der Flasche zu umgehen. Alternativ kann Muttermilch auch gelöffelt sowie über Becher oder Softcup® verabreicht werden – eine Vorgehensweise, die der Betreuungsperson häufig nicht vertraut ist und so auf wenig Akzeptanz stößt.

36.3.5 Planung der Kinderbetreuung

Eine gute Kinderbetreuung erleichtert der Mutter die Trennung von ihrem Kind. Die beste Lösung ist, wenn ein Familienmitglied diese Aufgabe übernimmt. Ist das Kind im Betriebskindergarten, belastet das Trennungsgefühl die Mutter nicht so stark, weil sie es leicht besuchen kann. Die Betreuung durch eine Tagesmutter oder in einer Kindertagesstätte sind weitere Alternativen. Wichtig ist, dass die Mutter ihr Kind in guten Händen weiß.

36.3.6 Informationen zum Umgang mit Muttermilch

Für die Mutter ist es gut, wenn die Betreuungsperson das Stillen unterstützt und achtsam mit der abgepumpten Muttermilch umgeht. Wie das am besten geschieht, sollte schriftlich vorliegen (s. auch Kopiervorlage, (S.499)). Beispielsweise werden nur kleine Muttermilchportionen einmalig auf Trinktemperatur erwärmt, um möglichst keine Muttermilch verwerfen zu müssen.

36.3.7 Beratung zum Stillen oder Abpumpen

Ideal ist, wenn die Mutter zu den Stillzeiten zum Kind kommen kann oder das Kind an den mütterlichen Arbeitsplatz gebracht wird. Weder Abpumpen und Transportieren noch Verfüttern der Muttermilch ist dann nötig.

Pumpt die Mutter am Arbeitsplatz ab, sollte sie dafür geeignete Kleidung tragen. Praktisch sind Kleider, Blusen und Jacken, die sich vorne öffnen lassen. Läuft einmal etwas Milch aus, sind gute Still- oder auch Silikoneinlagen und gemusterte Oberteile vorteilhaft.

36.3.8 Beginn der Berufstätigkeit

Eine Trennung ist für Mutter und Kind nicht einfach. Die ersten Arbeitstage können emotional sehr anstrengend sein. Sinnvoll ist deshalb, den ersten Arbeitstag möglichst auf einen Mittwoch oder Donnerstag zu legen – vorausgesetzt, die Mutter arbeitet normalerweise von Montag bis Freitag. Mutter und Kind können sich dann am Wochenende erst einmal ausruhen. Bei einer Teilzeitbeschäftigung bietet ein freier Tag mitten in der Woche eine gute Verschnaufpause.

36.3.9 Nähe und Schlafsituation

In den ersten Arbeitswochen wünscht das Kind meistens einen noch intensiveren Kontakt zur Mutter. Ist sie da, will es kuscheln, viel getragen und öfter gestillt werden. Auch die Nächte sind häufig unruhiger. Ein gemeinsames Schlafen bietet Mutter und Kind viel Nähe. Die Mutter muss nicht aufstehen, um ihr Kind zu stillen oder zu beruhigen. Sie stillt im Liegen und findet rasch wieder in den Schlaf. Mitunter stillt sie sogar, während sie schläft. Mütterlicher und kindlicher Schlafrhythmus passen sich einander an. Die Mutter bewahrt so ihre Leistungsfähigkeit.

36.3.10 Stillpraxis

Sind Mutter und Kind zusammen, stillt die Mutter nach Bedarf und hat viel Hautkontakt. Dies fördert die Milchbildung und beugt kindlichen Saugproblemen vor. Die Mutter stillt, bevor sie das Haus verlässt und wenn sie wieder nach Hause zurückkommt. Das Kind sollte beim Heimkehren hungrig sein, damit es gleich bei ihr trinken möchte.

Die Betreuungsperson füttert das Kind dann nur mit einer kleinen Portion oder lenkt es ab, bis die Mutter da ist. Das **Stillen direkt nach der Arbeit** schafft sofort eine große Nähe. Im Liegen zu stillen, bietet für die Mutter einige Vorteile: Sie kann besser entspannen und ausruhen und der Milchspendereflex funktioniert besser.

36.4 Abpumpen, Aufbewahren und Verfüttern von Muttermilch

36.4.1 Muttermilchvorrat anlegen

Stillt die Mutter nicht während der Arbeitszeit, muss sie einen Muttermilchvorrat anlegen. Damit startet sie 10 bis 14 Tage vor Arbeitsbeginn. Weil sie ihr Kind voll stillt, pumpt sie nach einer Stillmahlzeit an jeder Brust, mehrmals täglich, für einige Minuten Milch ab. So sammelt sie Milch und steigert gleichzeitig ihre Milchbildung. Sie übt den Umgang mit der Milchpumpe und kann die Pumpzeit mit entsprechender Routine verkürzen. Die Brust ist morgens oft gut gefüllt. Es ist dann leichter abzupumpen.

36.4.2 Sauberkeit

Vor dem Abpumpen wäscht die Mutter ihre Hände. Das Pumpgeschirr sterilisiert sie einmal täglich. Nach jedem Gebrauch wäscht sie es erst kalt ab. Anschließend spült sie es. Vor dem Abpumpen hilft es, die Brust warm abzuwaschen, so fließt die Milch schneller und Keime werden reduziert.

36.4.3 Die geeignete Milchpumpe

Welche Pumpe die Mutter braucht, hängt von den Umständen und der Häufigkeit des Abpumpens ab. Ist sie **den ganzen Tag abwesend**, pumpt sie mehrere Male ab. Falls die Zeit begrenzt ist, die sie zum Pumpen hat, ist eine Zweiphasenpumpe mit Doppelpumpset am besten geeignet. Diese Pumpe hat eine Stimulationsphase, die den Milchspendereflex auslöst. Ein gleichzeitiges Abpumpen an beiden Brüsten halbiert die Pumpzeit.

Arbeitet die Mutter nur **halbe Tage**, reicht eine einfache elektrische Pumpe aus. Eine Handpumpe ist für arbeitende Mütter nicht zu empfehlen.

36.4.4 Das Abpumpen

Während der Arbeitszeit pumpt die Mutter mindestens so oft, wie das Kind die Flasche trinkt. Entweder pumpt sie 15 Minuten lang gleichzeitig an beiden Brüsten mit einem Doppelpumpset oder abwechselnd je 7,5 Minuten und dann noch mal 3 Minuten. Es ist gut, wenn sie einen abschließbaren Raum nutzt, wo sie bequem sitzen kann und nicht gestört wird. Die Milch fließt besser, wenn die Mutter in einer entspannten ruhigen Atmosphäre abpumpt und sich wohl fühlt. Hat der Raum eine Waschgelegenheit, wäscht sie vor dem Pumpen Hände und Brust ab und reinigt nach dem Pumpen das Pumpgeschirr.

36.4.5 Aufbewahren und Transportieren

Nach dem Pumpen füllt sie die Milchmenge für eine Mahlzeit in ein sauberes, dicht schließendes Gefäß ab. **Polypropylenflaschen** eignen sich dafür gut. Für viele Portionen und größere Mengen eignen sich Muttermilchbeutel aus Polyethylen.

Wie jedes Lebensmittel bleibt Muttermilch am gehaltvollsten, wenn sie wenig Temperaturveränderung erfährt. Weil sie Makrophagen enthält, wirkt sie bakteriozid. Selbst ungekühlt ist sie über viele Stunden haltbar (▶ Tab. 36.1).

Nach dem Abpumpen kühlt die Mutter die Milch direkt auf die Lagertemperatur ab. Im **Kühlschrank** steht sie am besten an der Rückwand. Steht sie mehrere Stunden ungefroren, so entrahmt Muttermilch. Umrühren mischt sie wieder. Ist kein Kühlschrank am Arbeitsplatz, sind Kühlakkus sinnvoll. Es kann auch eine elektrische Kühlbox, die mit einem kleinen Motor kühlt, verwendet werden. Eine Kühltasche leistet für den Transport gute Dienste.

Tab. 36.1 Haltbarkeit abgepumpter Muttermilch.

Umgebungstemperatur	Haltbarkeit
15 °C	24 Stunden
20 °C	6–8 Stunden
25 °C	4 Stunden
4 °C	3–5 Tage
−18 °C	6 Monate

36.4.6 Verfüttern von Muttermilch

Vor dem Füttern wird die Milch schonend erwärmt. Tiefgefrorene Milch taut am besten zuerst im Kühlschrank auf. Danach sollte sie noch 1 bis 2 Stunden bei Raumtemperatur aufbewahrt werden. Ein Warmwasserbad erwärmt sie dann auf Trinktemperatur.

> **Merke** M!
>
> Ist trinkwarme Muttermilch nach einer Stunde nicht verfüttert, ist sie unbrauchbar.

Es ist sinnvoll, **immer nur kleinere Portionen** auf Trinktemperatur zu erwärmen. Das sollte auf keinen Fall in der Mikrowelle geschehen.

Milch wird am einfachsten mit der Flasche gefüttert. Welcher Sauger geeignet ist, hängt von den Vorlieben des Kindes ab. Oft werden runde, weiche Sauger mit kleinem Loch von gestillten Kinder besser akzeptiert. Es ist gut, das Flaschetrinken schon ab der 5. Lebenswoche zu üben.

36.5 Mögliche Stillprobleme

36.5.1 Milchmangel

Durch große Belastung, Stress und weniger Stimulation geht die Milchmenge bei berufstätigen Müttern oft zurück. Vorbeugend kann die Frau **in den Wochen vor Arbeitsbeginn** durch Abpumpen die Milchbildung steigern und so einen Milchvorrat anlegen.

Während der Arbeitszeit pumpt sie so oft wie möglich gleichzeitig an beiden Brüsten mit einer Zweiphasenpumpe ab. Das gleichzeitige Abpumpen erhöht den Prolaktinspiegel und verkürzt die Pumpzeit.

Zu Hause stillt die Frau so oft wie möglich, hat viel Hautkontakt und Ruhepausen. Co-Sleeping ermöglicht nachts häufiges Stillen, dadurch steigen der Prolaktinspiegel und die Milchbildung. Am Morgen ist die Brust gut gefüllt, nach dem Stillen kann zusätzlich noch abgepumpt werden.

An den Wochenenden stillt die Frau viel. Sie nutzt die Zeit zum Erholen. Zu Wochenbeginn hat sie dann in der Regel wieder mehr Milch. Jede Entlastung tut gut. Auch darüber sollte in der Beratung neben den milchbildenden Maßnahmen (s. auch Kap. 34.4) immer gesprochen werden.

36.5.2 Überfüttern und langsames Zurückgehen der Milchmenge

Ist ein großer Muttermilchvorrat vorhanden, bekommt ein Kind manchmal größere Trinkmengen als nötig. Es wird überfüttert oder es wird zu viel Milch erwärmt. Die Betreuungsperson sollte deshalb immer nur kleine Portionen auf Trinktemperatur erwärmen. 240–380 ml Trinkmenge reichen für 8 Stunden. Der Flaschensauger sollte ein kleines Loch haben, damit das Kind langsamer trinkt.

Erhält das Kind eine Mahlzeit, sollte die Mutter immer abpumpen, damit ihre Milchproduktion dem Bedarf des Kindes entspricht. Pumpt sie seltener, geht die Milchbildung zurück.

36.5.3 Brustverweigerung

Manche Kinder verweigern die Brust. Das ist für berufstätige, stillende Mütter ein schwerwiegendes Problem. Sie machen sich Vorwürfe und denken, das Kind verweigere die Brust wegen ihrer Berufstätigkeit. Den Frauen hilft es, wenn sie erfahren, dass auch Kinder von nicht extern berufstätigen Müttern die Brust manchmal verweigern, z. B. während die Zähne wachsen, wenn das Kind abgelenkt ist oder Bauchkrämpfe hat (s. auch Kap. 32). Trinkt das Kind nicht an der Brust, lehnt es nicht die Mutter ab. Es kann oder will gerade nicht saugen.

Weint es, sollte das Kind zuerst beruhigt werden. Die Mutter sollte es viel tragen, kuscheln und Hautkontakt haben. Hat sich das Kind beruhigt, versucht die Mutter, es zu stillen. Nachts trinken viele Kinder besser an der Brust, wenn sie nicht ganz wach sind und bei den ersten Hungerzeichen an die Brust gelegt werden. Die Mutter sollte das Kind nur stillen. Die Flaschenmahlzeiten sollte das Kind von anderen Menschen erhalten. Wichtig ist auch, dass Flaschensauger ein ähnliches Trinkverhalten erfordern wie das Stillen an der Brust.

36.5.4 Schwankungen in der Milchbildung

Beim Abpumpen sieht die Frau jede Veränderung in der Milchbildung. Das kann sie verunsichern. Der Zusammenhang zwischen **Stress und Milchfluss** sollte ihr bekannt sein. Pumpt sie unter Druck ab oder hat sie gerade viel Stress im Beruf, fließt ihre Milch nicht so gut.

Auch prämenstruell kann die Milchmenge sinken. Die Einnahme von bestimmten Medikamenten, z. B. Nasensprays mit dem Wirkstoff Xylometazolinhyddrochlorid (z. B. Otriven®) verringert ebenfalls die Milchmenge.

Praktische Tipps Ihrer Hebamme für berufstätige Mütter, die stillen

Herzlichen Glückwunsch, dass Sie sich als berufstätige Mutter für das Stillen entschieden haben. Muttermilch ist die bestmögliche Ernährung für Ihr Baby. Das Stillen unterstützt darüber hinaus die Mutter-Kind-Bindung und kann Stress abbauen. Wenn Sie stillen, wird Ihr Baby auch seltener krank. So profitieren Sie und Ihr Baby sehr vom Stillen.

Die folgenden Ratschläge helfen Ihnen, Berufstätigkeit und Stillen zu planen:

- Informieren Sie sich gut über das Stillen und Ihre Rechte im Mutterschutzgesetz und suchen Sie sich eine Hebamme, die Sie beim Stillen und bei Stillproblemen berät und unterstützt.
- Versuchen Sie, die ersten Wochen zu Hause mit Ihrem Kind unbelastet zu genießen. Stillen Sie viel.
- Beginnen Sie so spät wie möglich mit Ihrer Berufstätigkeit. Informieren Sie Ihren Arbeitgeber darüber, dass Sie Stillpausen beanspruchen werden. Vielleicht können Sie Ihre Arbeitszeit reduzieren oder einen Homeoffice-Arbeitsplatz bekommen.
- Kümmern Sie sich um eine gute Kinderbetreuung, die das Stillen unterstützt. Dann können Sie entspannter zur Arbeit gehen.
- Es ist sehr gut, wenn Sie Ihr Kind am Arbeitsplatz stillen oder zu den Stillzeiten zum Kind kommen können. Wenn nicht, sollten Sie sich eine gute elektrische Milchpumpe besorgen. Arbeiten Sie ganztags, brauchen Sie eine Zweiphasenpumpe mit Doppelpumpset. Lassen Sie sich den Gebrauch von Ihrer Hebamme erklären.
- Gewöhnen Sie Ihr Kind an das Trinken aus einer Saugerflasche. Wenn es vier Wochen alt ist, lassen Sie es von Ihrem Mann oder einer anderen Person ein- bis zweimal pro Woche mit der Flasche füttern. Es akzeptiert die Flasche am besten, wenn diese Muttermilch enthält.
- Beginnen Sie 7 bis 14 Tage vor Arbeitsbeginn mit dem Sammeln von Muttermilch. Pumpen Sie mehrmals täglich nach dem Stillen ab. Das macht Sie sicher im Bedienen der Milchpumpe. Ihre Milchproduktion erhöht sich. Informieren Sie sich über den richtigen Umgang mit abgepumpter Muttermilch.
- Planen Sie Ihren ersten Arbeitstag so, dass das Wochenende möglichst nur 2–3 Arbeitstage entfernt ist. So haben Sie bald eine „Verschnaufpause" nach den ersten aufregenden Tagen. Wählen Sie eine zum Abpumpen geeigneten Garderobe, z. B. Kleider, die vorne leicht zu öffnen sind, sowie gute Stilleinlagen und gemusterte Oberteile.
- Stillen Sie, bevor Sie zur Arbeit gehen und sobald Sie wieder mit Ihrem Kind zusammen sind. Stillen Sie am besten im Liegen. So können Sie direkt nach der Arbeit die Nähe zu Ihrem Kind genießen, ausruhen und entspannen. Ihre Milch fließt so besser.
- Schlafen Sie nachts dicht bei Ihrem Kind. Sie müssen dann nicht aufstehen, um es zu stillen. Es kann sein, dass es nach Ihrem Arbeitsbeginn erst einmal häufiger gestillt werden möchte.
- Erholen Sie sich am Wochenende. Stillen Sie viel und seien ganz für Ihr Kind da.
- Geben Sie der Betreuungsperson klare Anweisungen zum Umgang mit Ihrer Milch.
- Lassen Sie sich von Ihrer Hebamme beraten. Holen Sie sich Unterstützung, falls Probleme auftreten.

Informationen für die Betreuungsperson zum Umgang mit Muttermilch

Erwärmen Sie die Muttermilch schonend. Tauen Sie die Milch im Kühlschrank auf und bringen Sie sie langsam auf Trinktemperatur.

Wärmen Sie nur kleine Mengen auf. Einmal erwärmte Milch muss verworfen werden, wenn das Kind satt ist.

Halten Sie das Kind beim Füttern in Ihrem Arm. Wechseln Sie die Seiten wie beim Stillen.

Ist das Baby hungrig, bevor die Mutter von ihrer Arbeit kommt, sollten Sie nur eine kleine Menge füttern oder es ablenken. Dann kann die Mutter das Kind gleich ausgiebig stillen.

37 Stillberatung bei Teenagermüttern

Ingrid Lohmann

37.1 Die besondere Situation

Die Anzahl der Geburten von minderjährigen Müttern in Deutschland beträgt seit ca. 20 Jahren **konstant ca. 5000 Kinder pro Jahr.** Die tatsächlich angestiegene Anzahl der Teenagerschwangerschaften drückt sich vor allem in einer erhöhten Zahl von Schwangerschaftsabbrüchen aus. Nachdem in früheren Veröffentlichungen diese Altersgruppe bis zur Volljährigkeit mit dem 18. Geburtstag definiert wurde, sprechen die meisten Beratungs- und Forschungsinstitutionen heute von Teenagermüttern bis zum Alter von 20 Jahren.

Die **Statistiken zum Stillen** sind dürftig und unvollständig. In der internationalen Literatur ist man sich darüber einig, dass in Industrienationen maximal 20 % der Teenagermütter ihre Kinder stillen. Darüber hinaus gibt es eine Gruppe von jungen Müttern, die über das Stillen nachgedacht haben, sich dann aber zumeist unter dem Einfluss ihrer Umwelt dagegen entschieden.

Medizinisch gesehen gibt es zwischen den Schwangerschaftsverläufen Jugendlicher und älterer Frauen wenig Unterschiede. Bereits 12–18 Monate nach der Menarche ist eine junge Frau physiologisch in der Lage, für ein Baby Milch zu bilden.

> **Merke** M!
>
> Der Hauptunterschied zwischen jungen und älteren Frauen besteht in der meist sozial wesentlich unsichereren Lage sowie in der Art, wie Jugendliche mit Lebensproblemen umgehen.

Die unsichere soziale Lage teilen die Teenagermütter wiederum mit anderen Frauenkollektiven, wie Alleinerziehenden, Migrantinnen usw. Ihre ganz eigene Besonderheit ist die Weltsicht von Jugendlichen sowie ihre rechtliche Situation, bis zum 18. Geburtstag den eigenen Eltern und dem Jugendamt unterstellt zu sein. Für die betreuende Hebamme liegen hier die besonderen Herausforderungen in der Betreuung jugendlicher Mütter.

Aus den meisten Beratungsmaterialien für Teenagermütter entsteht der Eindruck, dass das **Stillen** der Babys keine besondere Priorität hat. Dieser Eindruck wird im Gespräch mit Medizinern und Betreuern bestätigt. Anscheinend wird das Stillen den meisten jugendlichen Müttern nicht zugetraut und die Vorteile, die auch für diese jungen Mütter bestehen, werden nicht als wichtig genug betrachtet, um dieses Thema zum vorhandenen Problemfeld hinzuzufügen. Es gibt zurzeit also nicht unbedingt ein stillförderndes Klima für junge Mütter, weder im Umfeld der Schwangeren noch im Betreuungsumfeld.

Eine positive Ausnahme ist das Eltern-Info „Schwanger unter 20" [637]. Als einzige Broschüre empfiehlt es den jungen Frauen zunächst uneingeschränkt das Stillen und erklärt in einfachen, anschaulichen Worten wie es geht. Die Ernährung mit der Flasche steht eindeutig an zweiter Stelle als Alternative.

Wer schwangere Teenager beim Stillen beraten möchte oder ihnen das Stillen empfiehlt, sollte selbst von den Vorteilen für Mutter und Kind überzeugt sein und das fachliche Wissen zu einer längerfristigen Stillbegleitung mitbringen. Jugendliche haben ein **ausgeprägtes Gefühl für Authentizität bei Erwachsenen**.

37.2 Anamnese und Beratungsgrundsätze

> **Merke** M!
>
> Das Ziel eines Beratungsgespräches muss immer die Lösung eines persönlichen Problems der jungen Mutter sein, nie die Erfüllung eines allgemeingültigen Schemas.

Jugendliche werden nicht gerne belehrt und nehmen neue Inhalte wesentlich besser an, wenn sie selbst die Fragestellung aufgebracht haben, ihre eigene Meinung einbezogen und ernst genommen wird.

Die **Vermittlung von Informationen** orientiert sich deshalb an den auftauchenden Stichworten sowohl im Inhalt als auch in Bezug auf den Zeitpunkt. Es empfiehlt sich, im Gespräch dem Gedankenfluss der jungen Mutter zu folgen und die Informationen zu den auftauchenden Fragen gleich zu geben.

Erst am Schluss des Gespräches kann die Hebamme dann in einer logischen Ordnung das Besprochene noch einmal zusammenfassen und abgleichen, ob die junge Frau mit diesem Ergebnis zufrieden ist. Dabei behält die Hebamme ihre eigene Themenliste im Hinterkopf und achtet auf Möglichkeiten, sie abzuarbeiten.

Viele Jugendliche lassen Probleme gerne auf sich zukommen. In Bezug auf das Stillen gibt es nur eine wichtige Entscheidung, über die vor der Geburt gesprochen werden muss: die **Frage nach dem primären Abstillen.** Es ist wichtig, diese Frage vorher zu klären, weil sie unumkehrbar ist. Ein Stillversuch kann jederzeit abgebrochen werden, wenn die junge Mutter es ausprobieren möchte. Diese Information muss sie auf jeden Fall vorher erhalten.

Sie nimmt damit das gleiche Recht in Anspruch wie jede andere neue Mutter auch. Gerade für Jugendliche ist es einfacher, sich eine Meinung durch eine gelebte Erfahrung zu bilden. Wir sollten deshalb **so wenig Entscheidungsdruck wie möglich** aufbauen. Unter Druck entscheiden sich die jungen Frauen eher fürs Abstillen.

Ein Fragebogen kann den Teenagermüttern bei der Entscheidung für oder gegen das Stillen helfen. Er ist eine **gute Vorbereitung** für den Einstieg in das Gespräch über das Stillen [628]. Relevante Themen können sein:

- Ausgehen/Discobesuch
- Unterwegs stillen
- Schule/Ausbildung beenden
- modische Kleidung tragen
- Essen und Trinken, was man mag
- Rauchen
- Sex haben/Verhütungsmittel

Die Checklisten 37-1 und 37-2 enthalten **Anregungen für ein Gespräch.** Sie sollen der Hebamme einen Eindruck verschaffen, mit welcher Situation sie es zu tun hat. Die Auswahl der Fragen bestimmt der Gesprächsverlauf.

Checkliste 37-1: Fragen an eine Teenagermutter, die von vornherein stillen möchte ✔

- Welche Vorstellungen hat die Mutter vom Stillen?
- Gibt es Missverständnisse oder Vorurteile, die vorher besprochen werden sollten?
- Kennt sie Frauen, die gestillt haben?
- Hat sie bereits Stillerfahrung? Welche?
- Wie bereitet sie sich auf das Stillen vor?
- Wer unterstützt ihren Stillwunsch (Eltern, Freund, Arzt, Klinik)?
- Hat sie Piercings oder Operationen an der Brust machen lassen?
- Hat sie besondere Probleme oder Einstellungen zu ihrer Brust, z. B.: wie berührungsempfindlich ist sie, wie schamhaft ist sie in Bezug auf die Brust, gibt es besondere Erfahrungen in der Vergangenheit in Bezug auf die Brust?

Checkliste 37-2: Fragen an eine Teenagermutter, die sich noch nicht entschieden hat, ob sie stillen möchte: ✔

- Welche Vorstellungen hat die Mutter vom Stillen, welche von der Flaschenfütterung?
- Welche Vor- und Nachteile sind ihr zu den Füttermethoden bekannt?
- Welche Informationen fehlen ihr zur Entscheidung?
- Welche Wünsche hat ihr soziales Umfeld an ihre Füttermethode und was bedeutet das für sie?
- Welche Unterstützung braucht sie, um sich für das Stillen zu entscheiden?

Merke M!

Auf die Untersuchung der Brust sollte verzichtet werden, wenn nicht ausdrücklich danach gefragt wurde.

Jugendliche Frauen haben fast alle ein **ausgeprägtes Schamgefühl** besonders in Bezug auf die Brust, und nur wenn sie selbst ein entsprechendes Stichwort ins Gespräch einbringen, kann eine Begutachtung der Brust vorgeschlagen werden. Selbst dann sollte der Zeitpunkt von der jungen Frau gewählt werden. Je nachdem, wie weit das Vertrauensverhältnis zur Hebamme zu diesem Zeitpunkt gediehen ist, kann die Untersuchung gleich oder zu einem späteren Zeitpunkt erfolgen.

Wenn die Hebamme eine Entscheidung zum Stillen fördern möchte, muss sie sich größte Mühe geben, die Anatomie und das Aussehen der Brust mit keinerlei Negativbeschreibungen zu kommentieren. Falls es Aspekte gibt, die für das Stillen problematisch werden könnten (z. B. Piercings), sollte neutral erklärt werden, wie man damit beim Stillen umgehen kann.

Jugendliche ändern ihre Entscheidungen schnell und für Erwachsene nicht immer logisch. Argumentieren und Versuche, diese Entscheidungen rückgängig zu machen, bewirken in der Regel das Gegenteil und untergraben das Vertrauensverhältnis. Die Beratung durch die Hebamme sollte sich darauf einstellen und weiterhelfen, wie auch immer sich die junge Mutter entscheidet.

37.3 Konsequenzen für das Stillen

Die Entscheidung einer jugendlichen Mutter zum Stillen erfordert sorgfältigste Betreuung durch die Hebamme. Die **Betreuung** muss **langfristig und engmaschig** angelegt sein, bis klar wird, dass die Stillende sich sicher und kompetent genug fühlt, um auf die Hilfe der Hebamme zu verzichten. Für die einzelnen Besuche muss ausreichend Zeit eingeplant werden, jedes auftauchende Problem wird am besten sofort bearbeitet. Die Betreuungsmöglichkeiten einer Familienhebamme sind wünschenswert, aber auch die nach der Gebührenordnung arbeitende Hebamme kann diesen Ansprüchen genügen, wenn sie selbst genug Zeit einplant. Für Jugendliche muss es möglich sein, auch spontan auf einen Hilferuf zu reagieren.

Damit die Motivation der jungen Mutter nicht unnötig auf die Probe gestellt wird, muss große Sorgfalt auf einen **möglichst problemarmen Stillstart** gelegt werden. Schmerzen beim Stillen können sehr schnell zum Abstillen führen. Das hat eventuell Auswirkungen auf die Wahl einer Geburtsklinik (Stillfreundliches Krankenhaus!). Hilfreich ist es auch, wenn die Hebamme schon in der Klinik bei Stillproblemen helfen kann, damit die junge Mutter möglichst wenig widersprüchliche Meinungen erfährt.

> **Merke** M!
>
> Alle Menschen, die in der Zeit nach der Geburt eine wichtige Rolle für die junge Mutter spielen, müssen in die Beratung einbezogen werden, damit es nicht zu widerstreitenden Einflüssen kommt.

Zur Not werden fachliche Kompromisse nötig, um die Kooperation aller zu ermöglichen. Ein Beispiel ist der Einsatz eines Beruhigungsschnullers. Obwohl aus Sicht der Stillförderung ein Schnuller in den ersten Wochen vermieden werden sollte, kann er doch in dieser Situation eventuell dabei helfen, wenn Verwandte oder Freunde das Baby beruhigen helfen sollen. Alle Forschungen sprechen dafür, dass eine erfolgreiche Betreuung nur mit und **nie gegen die engsten Vertrauten der Mädchen** erfolgen kann.

Einen großen Einfluss haben **gleichaltrige Vorbilder**. Der Kontakt zu jungen Frauen, die ein Baby erfolgreich gestillt haben, sollte genutzt oder zu diesem Zweck hergestellt werden.

In der Arbeit mit Teenagemüttern hat sich die **Einzelberatung** bewährt. Gemischte Gruppen mit älteren Müttern sind den meisten Jugendlichen unangenehm, allerdings sollte man sie auch anbieten, um die junge Frau selbst entscheiden zu lassen. Ist es möglich, Kleinstgruppen ausschließlich mit jugendlichen Müttern zu bilden, dann hat man den Vorteil, dass Jugendliche sich sehr gerne an anderen Gleichaltrigen orientieren und die jungen Frauen können sich gegenseitig emotionell stützen.

37.4 Was braucht die stillende Mutter?

Junge Frauen, die sich für das Stillen entschieden haben, stillen oft erstaunlich unproblematisch, wenn sie die wichtigsten Punkte erstmal verinnerlicht haben. Dazu gehören das korrekte Anlegen und das Stillen nach Bedarf.

Probleme entstehen, wie bei anderen Frauen, oft dadurch, dass sie Mühe haben, das Baby zu interpretieren. Gleichzeitig haben sie oft wenig Selbstvertrauen in ihre Fähigkeit, das Baby richtig zu bemuttern. Die jungen Frauen benötigen viel **Hilfe dabei, die Bedürfnisse von Babys zu verstehen**, die Kommunikation ihres Kindes zu begreifen und einen Stil im Umgang mit dem Baby zu entwickeln, der ihre eigenen Bedürfnisse neben denen des Kindes respektiert. Die Hebamme vermittelt die notwendigen Inhalte am effektivsten durch gemeinsames Agieren und vorbildlichen Umgang mit dem Baby.

Stillende Jugendliche brauchen nach einem gelungenen Stillstart auf jeden Fall Informationen darüber, wie sie andere Menschen in die Betreuung des Säuglings einbinden können. Ob und wann die Fütterung durch Dritte mit abgepumpter Muttermilch oder mit Ersatznahrung geschieht, muss mit der Mutter zusammen entschieden werden.

Solange das Stillen erhalten bleiben soll, auch als Zwiemilchernährung, wird ausschließlich **Pre-Milch** verwendet. Mit Rücksicht auf die meist finanziell enge Situation kann dies eine preiswerte sein, da die Muttermilch die Zusätze überflüssig macht, die in Markennahrungen vorhanden sind. Die junge Frau sollte verstehen, dass auch nach der Einführung von Flaschennahrung jede noch so geringe Menge Muttermilch für das Baby unschätzbare Vorteile bietet. Durch den Schutz vor Krankheiten, der mit einer möglichst langen Muttermilchversorgung einhergeht, wird auch das Leben mit dem Baby erleichtert.

Nach der Einführung von Flaschenmilch benötigt die Mutter noch einmal Informationen, wie sich die Flaschenfütterung auf die eigene Milchproduktion auswirken kann, und durch welche Maßnahmen ein Rückgang der eigenen Milch so lange wie möglich hinausgezögert werden kann, wenn sie länger stillen möchte. Dazu gehört, die Flaschenfütterungen auf das geringstmögliche Maß nur durch Dritte zu beschränken und selbst in der übrigen Zeit häufig anzulegen. Auch auf die häufige Verwendung eines Schnullers sollte die Mutter verzichten und dem Baby auch zum Trost gelegentlich die Brust geben. Damit der Zeitpunkt für diese Beratung nicht verpasst wird, sollte ein regelmäßiger Kontakt zu der jungen Frau bestehen. Auch telefonischer Kontakt ist hilfreich.

Ein Teil der jugendlichen Mütter hadert während der Schwangerschaft, nach der Geburt und in der Stillzeit sehr mit der **eigenen Figur**. Es fällt ihnen schwer, die körperlichen Veränderungen zu akzeptieren und sie versuchen möglichst schnell, ihre ursprüngliche Figur wieder herzustellen. Hier kann es hilfreich sein, zu erklären, dass das Stillen beim Abbau eingelagerter Fettpölsterchen an Oberschenkeln und Hüften hilft.

Auch die Information, dass sich beim Stillen das Hunger- und Durstgefühl verändern kann, ist wichtig. Sie kann helfen, das **Essverhalten** zu besprechen. Da Jugendliche beim Stillen einen erhöhten Bedarf an Kalorien, Eiweiß und Nährstoffen im Verhältnis zu erwachsenen stillenden Frauen haben, darf der Einsatz von Nahrungsergänzungsmitteln bei einer unausgewogenen Ernährung kein Tabu sein, besonders wenn die Mädchen schnell wieder abnehmen.

Weitere mögliche Fragen können sein:

- Wie wirkt sich das Stillen auf die Sexualität aus?
- Darf man beim Stillen rauchen und Alkohol trinken?
- Muss man eine spezielle Diät einhalten, bzw. darf man essen wie immer?
- Darf man beim Stillen die Pille nehmen?

Merke **M!**

Wenn das Stillen erhalten bleiben soll, müssen die Antworten auf diese Fragen den Bedürfnissen der Mädchen entgegenkommen. Strenge Verbote und Regeln werden das Abstillen fördern.

Fallbeispiel 37–1: Theresa, 19 Jahre

B

Theresa, 19 Jahre alt, Schülerin einer Integrierten Gesamtschule in einer mittleren Großstadt, ist auf dem Weg zum Abitur in der 12. Klasse, als sie ungeplant schwanger wird. Der Vater des Kindes ist kein fester Freund von ihr und will mit der ganzen Sache nichts zu tun haben. Theresa wohnt mit ihrer Schwester zusammen und hat in ihr auch die beste Unterstützung. Ihre Schwester ist 2 Jahre älter als sie und in einer Ausbildung.

Theresa findet sich mit der Schwangerschaft ab und beginnt im Laufe der Zeit, sich auf das Baby zu freuen. Sie darf das Baby zunächst in den Unterricht mitbringen, bis sie eine Tagesbetreuung gefunden hat.

Das Kind wird durch sekundären Kaiserschnitt wegen Geburtsstillstand geboren. In der Klinik beginnt Theresa, das Kind zu stillen, hat allerdings Anfangsprobleme und wird mit Zufütterung am 7. Tag entlassen.

Die kurzfristig kontaktierte Hebamme klärt mit ihr zunächst ihre Wünsche in Bezug auf das Stillen. Theresa möchte es mit dem Stillen gerne versuchen, weil sie selbst auch gestillt wurde, hat aber Bedenken, ob sie ihre bestehenden Probleme überwinden kann und wie sie das Stillen mit der Schule vereinbaren soll.

Die Hebamme freut sich über ihren Stillwunsch und hebt die Vorteile für ihr Kind und sie selbst hervor. Dann schlägt sie vor, zunächst die aktuellen Probleme in den Griff zu bekommen und später einen Plan zu machen, wie sie mit der Schule umgehen will. Damit ist Theresa einverstanden. Die Hebamme hat den Eindruck, dass sie dafür dankbar ist, dass jemand die Führung übernimmt und mit ihr zusammen diese Herausforderung annimmt, ohne zu bestimmen, was sie machen soll. Die Schwester hat derweil die Hilfe im Hintergrund und Haushalt übernommen und gibt Theresa emotionale Bestätigung für ihre Entscheidung.

Bei den zunächst täglichen Besuchen der Hebamme wird das Anlegen geübt, die Wundheilung der Brustwarzen unterstützt und durch Pumpen die Milchmenge gesteigert. Nach wenigen Tagen ist eine Zufütterung von Kunstmilch nicht mehr nötig.

Es stellt sich aber heraus, dass Theresa mit ihrer rechten Brust auf Kriegsfuß steht. Dort kommt es wiederholt zu fieberhaften Milchstaus, deren Ursache nicht klar wird. Sie spricht mehrfach darüber, dass sie die Tochter an dieser Brust nicht gerne anlegt. Als der dritte Milchstau ihre Nerven und Kräfte bis an die Grenzen strapaziert und sie ausspricht, dass sie über Abstillen nachdenkt, weil ihr das Stillen zu schwierig vorkommt, schlägt die Hebamme vor, auf das Stillen mit der rechten Brust zu verzichten und das Baby mit der linken zu ernähren. Die Idee gefällt Theresa und dieses Vorgehen ist die Lösung.

Theresa stillt mit der linken Brust noch einige Monate voll. In der Schule zieht sie sich in einen ruhigen Raum dafür zurück. Mit Beginn der Tagesbetreuung wird das Kind in ihrer Abwesenheit mit Flaschenmilch gefüttert. Nach der Entlassung aus der Klinik wirkte Theresa zunächst noch in ihrer Beziehung zu ihrer Tochter wie vor den Kopf geschlagen. Im Laufe der Betreuung etablierte sich dann ein inniges Mutter-Tochter Verhältnis.

Fallbeispiel 37–2: Nadine, 15 Jahre

B

Nadine ist ein 15-jähriges Mädchen, das bei ihren Eltern auf einem Bauernhof lebt und ungeplant schwanger wird. Die Schwangerschaft wird erst spät entdeckt, ein Schwangerschaftsabbruch kommt nicht mehr in Frage.

Nadines Mutter ruft die Hebamme mit der Bitte um Nachsorge erst nach der Geburt an. Obwohl die Hebamme bei ihren Besuchen mit Nadine und dem Baby die meiste Zeit allein ist, wird sehr schnell deutlich, dass die Großmutter plant, die Versorgung des Babys bald zu übernehmen, wenn Nadine wieder ihr gewohntes Leben aufnehmen wird. Nadine hat gegen diese Aufgabenverteilung nichts einzuwenden, im Gegenteil. Sie macht den Eindruck, als sei sie froh darüber. Vor diesem Hintergrund ist auch erklärbar, warum Nadine sich in der Klinik hat primär abstillen lassen. Die Hebamme kontrolliert ihre Brust und zeigt ihr die Flaschenfütterung, damit sie selbstständig wird und sich in ihrem Körper wieder wohl fühlt.

Fallbeispiel 37–3: Celina, 16 Jahre **B**

Celina ist 16 Jahre alt. Sie hat die Realschule abgeschlossen und hat einen Freund (17 Jahre), der sich in einer Ausbildung befindet. Beide wohnen in einer Kleinstadt. Celina stammt aus Polen, ist aber in Deutschland aufgewachsen.

Als sie von ihrem Freund schwanger wird, stürzt sie sich mit Feuer und Flamme in die Familiengründung. Die beiden jungen Leute bekommen zunächst 1½ Zimmer im Haus der Eltern des Jungen. Diese sind einfache Leute, die die Situation hinnehmen und versuchen, das Praktikabelste daraus zu machen. Der junge Mann scheint lange Zeit mit der Situation überfordert, aber Celina weist ihm mit fester Hand den Weg. Es ist geplant, nach der ersten Zeit mit dem Baby eine eigene Wohnung zu suchen.

Celina ist mit der kommenden Mutterschaft sehr zufrieden und beschäftigt sich intensiv mit den Vorbereitungen. Für sie ist es völlig klar, dass sie ihr Baby stillen will, obwohl sie sich auch für alles rund ums Flaschenfüttern interessiert.

Nach einer Spontangeburt ohne Komplikationen verlässt sie die Klink voll stillend und es folgt ein unkompliziertes Wochenbett. Die Betreuung unterscheidet sich nur wenig von der Betreuung älterer Frauen. Obwohl die junge Familie im Haus der Eltern wohnt, lässt Celina sich ausschließlich von ihrer Hebamme beraten. Sie will alles genau richtig machen und sie will den Einfluss der Schwiegerfamilie selbst bestimmen. Das führt zu einigen Hebammenbesuchen am späten Abend wegen anhaltendem Schreien des Babys. Ohne einen Beruhigungssauger schaffen sie es nicht, das Kind zu beruhigen und die Hebamme befürwortet deshalb den Einsatz eines Nuckels, um die beiden nicht in ihrer Geduld zu überfordern.

Celina stillt 3 Monate voll und füttert dann zu, bzw. lässt das Baby durch Dritte betreuen und mit der Flasche füttern. Nach einem halben Jahr ist die junge Familie in eine eigene Wohnung gezogen und fühlt sich augenscheinlich glücklich. Besonders der junge Mann scheint sich inzwischen in seine Rolle gefunden zu haben und macht den Eindruck eines echten Familienvaters.

37.5 Was braucht das gestillte Kind?

Da sich die Stillbetreuung nicht wesentlich von der üblichen unterscheidet, gibt es auch für das Kind wenig besondere Vorgaben. In der häuslichen Betreuung empfehle ich ein **regelmäßiges Wiegen** der Kinder. Es vereint die Gedeihkontrolle mit der Befriedigung der jungen Mutter, durch ihre Milch das Baby wachsen zu sehen. Falls geraucht wird, ist die Gewichtskontrolle doppelt wichtig.

Die Hebamme sollte den häufigen Körperkontakt zwischen Mutter und Kind fördern, um sowohl das Stillen als auch das allgemeine Bonding zu erleichtern. Wenn das **Baby im Bett der Mutter** schlafen soll, sollten die erforderlichen Sicherheitsregeln erklärt werden:

- kühles, gut gelüftetes Schlafzimmer
- das Baby sollte nicht zwischen zwei Erwachsenen, sondern an einer Außenseite liegen
- nicht in Bauchlage
- die Mutter darf weder krank sein noch unter Medikamenten- oder Alkoholeinfluss stehen
- das Baby sollte nicht unter der Decke der Eltern liegen

Literatur

[628] Biancuzzo M. Stillberatung. München: Elsevier Urban & Fischer; 2003

[629] Mohrbacher, Stock. Handbuch für die Stillberatung. München: La Leche Liga Deutschland; 2000

[630] BzgA. Kriterien guter Praxis in der Gesundheitsförderung bei sozial Benachteiligten, Reihe Gesundheitsförderung Konkret Band 5; 2007

[631] Hamlyn B, Brooker S, Oleinikova K, Wands S. INFANT FEEDING 2000. A survey conducted on behalf of the Department of Health, the Scottish Executive, the National Assembly for Wales and the Department of Health, Social Services and Public Safety in Northern Ireland. Norwich; 2002. Online verfügbar unter https://sp.ukdataservice.ac.uk/doc/4746/mrdoc/pdf/4746userguide.pdf

[632] Tilson B. Helping adoscelent mothers breastfeed. LEAVEN; March-April 1990

[633] Hearty A. Schwangerschaften bei Jugendlichen. Vortrag Münchener Symposium für Kinder- und Jugendgynäkologie; Oktober 2003

[634] Kotlen Nagin M. Breastfeeding and Teens version 21.4.2009 Im Internet: www.teens.ht

[635] Steinbauer A. Brüchige Schulkarriere mit happy end. Süddeutsche Zeitung 90; 19.4.2004, S. 9

[636] www.familienplanung.de

[637] Deutsche Hebammenzeitschrift, Hrsg. Reihe Eltern-Info Nr. 26, Schwanger unter 20; S.11–14

Stillen unter 20: Wie soll mein Baby ernährt werden?

Liebe junge, werdende Mutter,

Sie werden demnächst Ihr Kind im Arm halten. Egal, ob Sie sich dieses Baby gewünscht oder ob Sie sich inzwischen langsam an den Gedanken gewöhnt haben, Mutter zu werden, Sie wissen, dass seine Pflege und sein Wohlergehen hauptsächlich in Ihrer Hand liegen wird.

Nun müssen Sie sich entscheiden, wie Ihr Baby ernährt werden soll. Diese Entscheidung ist deshalb notwendig, weil unmittelbar nach der Geburt die richtigen Maßnahmen vom Klinikpersonal ergriffen werden sollen.

Babys, die gestillt werden sollen, dürfen nach der Geburt eine längere Zeit bei der Mutter liegen, bis sie zum ersten Mal gestillt werden wollen. Bis Baby und Mutter das Stillen gelernt haben, bekommen sie keinen künstlichen Sauger, um nicht durcheinander zu kommen.

Mütter, die nicht stillen wollen, bekommen gleich nach der Geburt Medikamente, die die Milchbildung verhindern sollen, denn nach einer Geburt beginnt die Milchproduktion auch dann, wenn das Baby nicht angelegt wird.

Eine so schwerwiegende Entscheidung sollten Sie nicht in der Aufregung nach der Geburt fällen müssen. Jetzt können Sie noch in Ruhe die Vor- und Nachteile abwägen.

Junge Mütter können genauso gut stillen wie ältere Frauen. Ihre Hebamme wird Ihnen genauso helfen, mit eventuell auftauchenden Problemen fertig zu werden, wie allen Frauen, die das Stillen versuchen wollen. Zurzeit sind das 90 % aller Mütter.

Es scheint, als würde jüngeren Frauen das Stillen oft nicht zugetraut. Diese Einstellung ist unbegründet. **Stillen ist nicht schwer zu lernen** und es gibt viele Möglichkeiten, sich trotz des Stillens von anderen Menschen bei der Betreuung des Babys helfen zu lassen. Welche davon für Sie die passenden sind, besprechen Sie am besten mit Ihrer Hebamme und den Menschen, die Ihnen helfen wollen.

Vielleicht wünschen Sie sich, dass Ihr Körper nach der Geburt möglichst bald seine alte Form zurückbekommt? Stillen kann Ihnen dabei helfen. Es baut Fettpölsterchen ab und fördert die Rückbildung. Ob sich Ihre Brust durch die Schwangerschaft verändert, hat sich schon früher entschieden, denn Ihr Körper bereitet die Brust in jedem Fall auf die Ernährung des Kindes vor und die Veränderungsprozesse sind bei der Geburt schon zum größten Teil gelaufen. Ein gut stützender BH hilft auch in der Stillzeit, das Mögliche zu tun. Dafür gibt es auch attraktive Modelle, wenn Ihnen hübsche Wäsche wichtig ist!

Frauen, die ihr Baby stillen, lernen das Kind schnell kennen und lieben. Das hilft besonders dann, wenn Sie sich die Pflege mit anderen teilen wollen. Durch das Stillen erkennt Ihr Kind genau, wer seine Mutter ist.

Auch wenn Sie im Laufe der Zeit Ihre eigene Muttermilch durch Flaschennahrung ergänzen wollen, wissen Sie, dass Ihr Kind durch die Muttermilch einige Zeit die bestmögliche Gesundheitsförderung erhalten hat, die es für so kleine Kinder gibt.

Bitte besprechen Sie erst alle Fragen, die sie über das Stillen haben, mit Ihrer Hebamme vor der Geburt, bevor Sie eine endgültige Entscheidung treffen. Dazu können Sie mit ihr einen Hausbesuch vereinbaren. Falls Sie noch kein Terminangebot hierzu erhalten haben, rufen Sie Ihre Hebamme bald an. Was immer Sie danach machen wollen, wird von Ihrer Hebamme unterstützt.

Vielleicht haben Sie jetzt Lust, das Stillen auszuprobieren? Die Hebammen und Ärzte im Krankenhaus und danach zu Hause werden dann alles dafür tun, das Sie es so beschwerdefrei wie möglich versuchen können. Sollten Sie sich dennoch dagegen entscheiden, ist das Abstillen zu jedem Zeitpunkt möglich.

38 Stillbegleitung bei Frauen aus anderen Kulturen

Jennifer Jaque-Rodney

38.1 Grundregeln und Voraussetzungen

In allen Kulturen gibt es die gleichen Ernährungsformen – Stillen, Ersatzmilch, Beikost und Familienkost. Den Säugling zu stillen ist **das Natürlichste der Welt**. In vielen Kulturen ist es existenziell für das Überleben von Neugeborenen. Alle Naturvölker stillen ihre Babys. Die **Stillquote** beträgt in Südamerika 92,4 %, in Asien und im Pazifikraum 94,5 % und in Afrika 98,4 % [638].

Die Betreuung von Migrantinnen kann dazu führen, dass wir **Hebammen in der Stillberatung**

- gegenüber fremden Traditionen und fremden Kulturen unbewusst befangen sind
- in unseren eigenen Gewohnheiten, unserer eigenen Kultur gefangen sind
- an eigene Grenzen stoßen
- wenig Bereitschaft zeigen, uns neu zu orientieren
- an standardisierten Vorgehensweisen festhalten
- uns nicht zuständig fühlen
- Sprachbarrieren nicht überwinden können
- die Betreuung als Mehrbelastung empfinden.

Menschen mit Migrationshintergrund sind

- Menschen, die in Deutschland geboren und aufgewachsen sind, deren Eltern aber einen anderen kulturellen Hintergrund haben
- Menschen, die aus dem Ausland zugewandert sind (z. B. Spätaussiedler)
- Menschen, die die deutsche Staatsbürgerschaft angenommen haben (z. B. Türken, Polen)
- Menschen, die in Deutschland geboren wurden und aufgewachsen sind und hier leben (z. B. Türken, Tamilen)
- Menschen, die nach Deutschland gekommen sind und hier legal leben und arbeiten (z. B. Gastarbeiter)
- Menschen, die nach Deutschland gekommen sind und hier temporär geduldet sind (z. B. Kriegsflüchtlinge, Asylbewerber, „Bildungsausländer")
- Menschen, die illegal nach Deutschland gekommen sind

Manche Migrantinnen kommen mit der anderen Kultur im Gastland gut zurecht, andere haben ihre Schwierigkeiten. Viele dieser Frauen werden ihre Kinder stillen, wie dies ihrer Tradition entspricht und wie sie dies immer zu Hause und bei ihren Freundinnen erlebt haben. Andere Migrantinnen lehnen es ab, zu stillen, weil sie das Stillen für rückschrittlich halten.

Um Migrantinnen oder Frauen aus anderen Kulturen besser zu verstehen, müssen wir uns zuerst folgende **Fragen** stellen:

- Was ist Kultur und was hat Kultur mit Stillberatung bei Migrantinnen zu tun?
- Wie können wir Hebammen Frauen aus einer anderen Kultur in Bezug auf das Stillen optimal beraten?
- Welche Kompetenzen und Eigenschaften brauchen wir, um diese Frauen dort abzuholen, wo sie mit ihren Traditionen und Ritualen in Bezug auf das Stillen stehen?

38.1.1 Was ist kulturelle Kompetenz?

Kultur ist ein universelles, für eine Gesellschaft, Nation, Organisation oder Gruppe typisches Orientierungssystem. Kultur ist das gemeinsame Wissen, welches das Verhalten bestimmter Gruppen prägt (4). Die Kultur einer Gesellschaft umfasst Sprache, Rituale, Sitten, Gebräuche, Religion, Ethik, Moral, Wert, Geschichte und Kunst (Musik, Literatur, Malerei).

> **Merke** M!
>
> Culture is the way we are doing things around here.

Kulturelle Kompetenz ist ein Entwicklungsprozess, der über einen längeren Zeitraum läuft.

Kulturelles Bewusstsein erfordert die Anerkennung und Beachtung der Ähnlichkeiten und Unterschiede innerhalb und zwischen kulturellen Gruppen. Es beinhaltet die „Anerkennung der eigenen kulturellen Einflüsse auf Werte, Überzeugungen und Urteile" [639].

Stillberatung und Stillförderung sind eine multikulturelle Herausforderung. Wir benötigen dafür **Sensibilität und Kreativität** für die Begegnung mit Frauen, die aus einer anderen Kultur kommen, und kulturelle Kompetenz.

Kulturelle Kompetenz in Bezug auf das Stillen bedeutet für die Hebamme:

- die Stellung der Frau in ihrer Gesellschaft und Kultur zu verstehen und zu akzeptieren.
- die Rolle des Einzelnen in Bezug auf die Gesellschaft
- und die Verbundenheit mit der traditionellen Kultur. Dabei ist die Rolle der Ehefrau, Mutter und Großmutter insbesondere bei sozialen Interaktionen relevant.
- Kommunikationsbereitschaft der Frau und Familie gegenüber

Interkulturelle Kompetenz ist die Fähigkeit, mit Menschen anderer Kulturkreise erfolgreich zu kommunizieren und zu agieren. Die Basis dafür sind emotionale Kompetenz und Sensibilität. Frühere Erfahrungen werden dabei frei von Vorurteilen miteinbezogen und erweitert. Eine ausgeprägte **Bereitschaft zum Dazulernen** ist erforderlich. Interkulturelle Kompetenz sucht nach Wegen, wie sich die Kulturen miteinander vertragen, wie sie miteinander kommunizieren, einander verstehen oder anerkennen können [639].

38.1.2 Praktische Konsequenzen

Die Betreuung von Frauen aus anderen Kulturen erfordert ein **kultursensibles Verhalten.** Dazu gehört das Wissen, dass auch die eigene Wahrnehmung und das eigene Handeln subjektiv sind. Die Sensibilität liegt in der Aufmerksamkeit für die kulturellen Prägungen und Bedürfnisse anderer Menschen. Kultursensibilität ist in einer besonderen Weise biographisch geprägt.

Merke **M!**

Die *wichtigste Grundregel* im Umgang mit Frauen aus anderen Kulturen heißt:
Erst fragen und verstehen, warum etwas gemacht wird, dann aufklären, beraten und die Bräuche integrieren, soweit dies möglich ist.

Fallbeispiel 38–1: Eine Frau aus Thailand **B**

Frau A., eine 32-jährige Schwangere, hat bereits vier Kinder im Alter von 5, 4, 3 und 2 Jahren. Sie stammt aus Thailand und ist mit einem deutschen Mann verheiratet. Sie spricht kein Deutsch, ihr einziger Kontakt zur Außenwelt ist der regelmäßige Besuch einer Haushaltshelferin.

Diese schilderte mir die Frau als verschlossen, ängstlich, mit fast autistischen Zügen. Auch der Mann hält seine Frau für „psychisch krank“ und deutet an, dass eine Einweisung in eine psychiatrische Klinik wohl das Beste für sie wäre.

Als ich Frau A. im Rahmen meiner Arbeit als Familienhebamme in Begleitung der Haushaltshelferin zum ersten Mal zu Hause besuche, bestätigt sich dieser Eindruck. Sie sagt keinen Ton und bringt mir mit ihrer ganzen Körperhaltung ihre Ablehnung entgegen. Ich versuche, mich ihr behutsam zu nähern, indem ich mit „Handsprache“ kommuniziere und vor allem Abstand halte. Ich bemühe mich aber die ganze Zeit, Augenkontakt zu ihr zu halten und die Anwesenheit des Mannes und der Haushaltshelferin in den Hintergrund zu stellen. Dieses Verhalten bewirkt allerdings noch keine wesentliche Änderung ihrer Haltung.

Der **Schlüssel zu ihrer Seele** ist letztendlich eine Geste, mit der ich unbeabsichtigt meinen Respekt vor ihrer Kultur bzw. Religion zum Ausdruck bringe: Indem ich die Hände vor meiner Brust zusammenlege, mich sachte verbeuge und Frau A. zu verstehen gebe, dass wir jetzt gemeinsam Atemübungen machen, verändert sie sich von einem zum anderen Moment. Sie beginnt, sich im Zuge der Atemübungen zu entspannen, fängt auf berührende Art und Weise zu lächeln an und lässt mich ihren Bauch abtasten.

Von diesem Tag an bildet sich ein ganz besonderes Vertrauensverhältnis zwischen uns aus. In der Geburtsvorbereitung, an der ihr Mann nie teilnimmt, hören wir buddhistische Klänge und wir sprechen miteinander in Worten, die wir nicht verstehen. Frau A. entwickelt eine Leichtigkeit und Selbständigkeit, die die Haushaltshelferin vorher nie an ihr beobachtet hat. Sie zeigt und fühlt sich frei. Die Übungen und die Musik haben ihr ein verloren geglaubtes Leben, ihre Kindheit und Jugend in einem anderen Land wiedergebracht.

Im weiteren Verlauf der Schwangerschaft kann sie erstmalig eine Beziehung zu einem ihrer Kinder aufbauen. Im frühen Wochenbett stillt sie zum ersten Mal seit 5 Jahren wieder ein Kind. Sie stillt ihr 5. Kind elf Monate lang. Bei jedem meiner Hausbesuche läuft fast ein Ritual ab: Frau A. legt ihr Kind an, wenn es wach ist, und stillt es mit Genuss.

Die Schlüssel zur Kontaktaufnahme und Betreuung dieser Frau waren:

- Offenheit der Frau und ihrer Familie gegenüber
- den anderen in seiner Verschiedenartigkeit anzunehmen
- Sensibilität für den spezifischen kulturellen Hintergrund
- die kulturellen Besonderheiten zu nutzen, um den anderen zu stärken
- und die Bestätigung, jede Frau als Einzelmenschen zu sehen und nicht als Mitglied des Volkes oder des Kulturkreises aus der sie kommt.

38.2 Sprachbarrieren überwinden

Wenn bei der Wochenbettbetreuung und Stillbegleitung einer Migrantin, deren Sprache wir nicht verstehen, keine Dolmetscherin zur Verfügung steht, können folgende **praktisch bewährte Maßnahmen** helfen, die Sprachbarriere zu überwinden:

- Informationsbroschüren über das Stillen mit bunten Bildern benutzen, z. B. die vom Deutschen Hebammenverband herausgegebene Broschüre „Stillen ohne Worte"
- Bilder und Videos, die Stillpositionen und den Umgang mit dem Neugeborenen zeigen
- Familienmitglieder mit Vorsicht integrieren (nicht jedoch Kinder!)
- Merkblätter in 2-sprachiger Ausführung können mithilfe von Fachkräften (Hebammen, Ärzte, Sozialberufe) aus dem Herkunftsland der Migrantin erstellt werden
- Kulturvermittler einbeziehen. Sie sind oft bei Kommunen angestellt und im Gesundheitsamt angesiedelt.

Die häufigsten **fachspezifischen Probleme** auf Seiten der Migrantinnen sind erfahrungsgemäß:

- nur geringe Kenntnisse über die Möglichkeiten des deutschen Gesundheitssystems
- Misstrauen und Angst vor dem hoch technisierten Gesundheitssystem, oft sind die Frauen eine traditionelle Herangehensweise und Behandlung gewohnt
- unterschiedliche Krankheitsvorstellungen, unser Krankheitskonzept entspricht nicht ihrem Verständnis
- ausgeprägtes Schamgefühl
- Viele Frauen artikulieren keinen Bedarf an Information
- Unverständnis: „Jeder will etwas anderes von mir!"

38.3 Sitten und Gebräuche zur Wochenbettzeit in anderen Ländern

Praxistipp

Fragen Sie die Frauen nach den Gebräuchen in ihrem Heimatland!

In einem persönlichen Gespräch können Sie die Frau nach ihrer Religion, der Zugehörigkeit zu einer bestimmten Volksgruppe, nach der Familienstruktur und nach dem Grund der Migration fragen. In einer **offenen und wertschätzenden Atmosphäre** entsteht Vertrauen. Dies ist eine gute Basis für die Wochenbett- und Stillbegleitung.

Wenn die betreuende Hebamme ein Grundwissen über die Kultur und Tradtionen der Frau erworben hat, wird dies von der betreuten Familie in aller Regel sehr hoch bewertet, insbesondere von der Wöchnerin. Auch dies ist eine sehr gute Grundlage für die Ermutigung der Frau zum Stillen.

38.3.1 Bedeutung des Stillens

Einige **Beispiele**, die mir von Frauen aus anderen Kulturen erzählt wurden:

- In **Mali** sagt ein Sprichwort: „Wenn du deinem Säugling keine Brust gibst, erkennt dich dein Kind nicht wieder".

- Auch **in Sri Lanka** ist der Glaube verbreitet, dass ein Kind seine Mutter nicht liebt, wenn die Mutter den Säugling nicht stillt.
- In **Indien** heißt es sogar, dass die Mütter dem Säugling beim Stillen einige Charaktereigenschaften übertragen.

38.3.2 Maßnahmen zur Milchförderung

Frauen wenden weltweit die verschiedensten Tricks an, um die Milchbildung zu fördern:

- In **Jamaica** trinken viele schwangere Frauen Ingwer-Tee oder Ingwer-Saft vor und nach der Geburt. Sie glauben, dass die Milch dadurch eine besondere antibiotische Wirkung enthält, welche das Neugeborene vor dem Plötzlichen Kindstod bewahrt. In den 1960er Jahren war Ingwer Beer ohne Alkohol der Renner unter schwangeren Wöchnerinnen, auch in Großbritannien.
- Manche Mütter in **Japan** essen Algen, um die Milchbildung anzuregen.
- In **Russland** trinken die Wöchnerinnen traditionell Hühnersuppe als Kraftbrühe für das Stillen.
- Auch in manchen Gegenden **Afrikas** und **Chinas** bereitet man Speisen mit Cashewnüssen oder Erdnüssen zu, da diesen eine milchfördernde Wirkung zugeschrieben wird.
- In **Nordafrika** sollen kalorienhaltige Lebensmittel zu einer besonders guten Muttermilch führen. Deshalb verspeisen stillende Mutter dort gerne frittierte Speisen, Omelettes und Pudding mit Butter.
- In der **Elfenbeinküste** und in **Burkina Faso** hat sich die Brustmassage mit Kakao-Butter zur Milchförderung bewährt.

38.3.3 Umgang mit der Plazenta

In der westlichen Kultur werden Plazenta und Nabelschnur gleich nach der Geburt entsorgt. In vielen anderen Kulturen sagt man ihnen übernatürliche Kräfte nach und verehrt sie in zahlreichen Riten. (www.gofeminin.de)

- In manchen Regionen in Indien, Afrika und der Türkei wird die Nabelschnur aufgrund ihrer nahrhaften Eigenschaften **mit Pflanzensprösslingen zusammen eingegraben**: zum Beispiel mit einer Palme oder einem Avocadobaum. Der Baum wächst mit den Jahren und man glaubt, dass man die Gesundheit des Kindes am Zustand der Pflanze erkennen kann.
- Ein anderer Brauch besteht darin, die **Nabelschnur als Glücksbringer** aufzuheben: In Indien oder Mexiko wird sie dem Kind umgehängt, in der Türkei versteckt man sie im Haus.
- Bei vielen Naturvölkern wird die **Nabelschnur gegessen**, um Koliken und andere Krankheiten zu heilen oder um ein Bindeglied für die Familie zu schaffen.
- **Bei manchen Kulturen in Mali** glaubt man dagegen, dass die Plazenta das Kind schlecht gelaunt oder gar krank machen kann. Der Vater vergräbt die gewaschene und getrocknete Plazenta deshalb in einem Körbchen.
- In einigen Regionen **Südamerikas, in Korea** und auf der Insel **La Réunion** wird die Plazenta gleich nach der Geburt verbrannt und damit buchstäblich unschädlich gemacht.

Fallbeispiel 38–2: Eine Frau aus Togo **B**

Frau Z. ist 30 Jahre alt und kommt „aus gutem Hause“. Sie stammt aus Togo, hat 4 Kinder und ist seit 6 Jahren mit einem gebürtigen Togolesen hier in Deutschland verheiratet. Der Ehemann lebt polygam, er unterhält eine weitere eheähnliche Beziehung zu einer deutschen Frau. Während ihrer Schwangerschaft wird Frau Z. von ihrem Ehemann mehrfach geschlagen.

Nach der Geburt ihres 5. Kindes möchte Frau Z. unbedingt stillen. Über das Gesundheitsamt der Stadt komme ich als Familienhebamme zu ihr und betreue sie bis zum ersten Geburtstag des Kindes.

Frau Z. erzählt mir am Anfang unserer Begegnung, dass ihr Mann sie nicht anfassen oder schlagen werde, so lange ich sie zu Hause besuche. Denn in ihrer Heimat Togo gilt die Hebamme als eine Art „Heilige“ und der Mann habe Angst, dass er andernfalls „von der heiligen Hebamme“ für seine Gewalttätigkeit während der Betreuungszeit bestraft werde.

38.3.4 Sitten und Gebräuche in der Türkei

In der Türkei gelten Schwangere und Wöchnerinnen als **„heilig“ und unantastbar**. Sie dürfen nicht schwer arbeiten oder schwer tragen. Verstirbt die Frau in dieser Zeit, so glaubt man, dass sie direkt ins Paradies zu Gott kommt. Auch das Wochenbett von 40 Tagen ist „heilig". In dieser Zeit hat die Frau keine Intimität mit ihrem Mann. Nach den 40 Tagen erhält sie ein Bad zum Abschluss des Wochenbettes, ein Bad des Reinigens.

Merke M!

Schwangere und Wöchnerinnen werden sehr gut verköstigt. Sie sind vom Fasten im Monat Ramadan befreit.

Als **Opfergabe für das Kind** wird ein Lamm oder Schaf an Bedürftige im Ort gespendet. Diese bedanken sich mit Gebeten und guten Wünschen bei den Eltern und insbesondere bei dem Kind.

Das **Neugeborene** wird häufig gebadet, unabhängig davon, ob der Nabel abgefallen ist oder nicht. Das Bad dient der Entspannung und der Reinigung. Nach 40 Tagen wird ein Fest gefeiert. Hier bekommt das Kind ein besonderes Bad. Häufig werden dazu frische Kräuter gepflückt und ins Badewasser gegeben. Von einem Geistlichen oder einem religiösen Familienmitglied wird der Name des Kindes in dessen Ohr geflüstert, begleitet von vielen Gebeten.

Ins Bett wird manchmal ein Dolch unters Kissen gelegt und ein Amulett an der Kleidung befestigt. Dies soll vor dem „bösen Blick" schützen (Neid, Missgunst …).

Die **abgefallene Nabelschnurklemme** wird an einem besonderen Ort vergraben. Dieser soll den späteren Beruf des Kindes bestimmen, weshalb sich viele Frauen bewusst überlegen, wohin sie die Nabelschnurreste vergraben.

Praxistipp

Abwarten, bis der Mann zur Begrüßung die Hand reicht. Dies ist besonders bei religiösen Muslimen wichtig, da diese keine fremden Frauen anfassen dürfen.

38.3.5 Sitten und Gebräuche in Indien

In Indien glaubt man, dass die Mutter eine direkte Beziehung zu ihrem Neugeborenen hat. Sie muss ausgeglichen sein. Die ganze Dorfgesellschaft sorgt deshalb dafür, dass sich die Mutter wohl fühlt. Die Frauen aus der Verwandtschaft kümmern sich um die Mutter und die Gesellschaft ist dankbar dafür, dass sie ein Kind zur Welt bringt. Die Mutter kann diese Dankbarkeit nutzen, indem sie ihr Kind in Ruhe versorgen und stillen kann.

Viele Inderinnen wollen ihr Kind nicht unmittelbar nach der Geburt zum Stillen anlegen. Erst soll der Säugling gebadet werden, denn der Geburtsweg gilt in Indien immer noch als „schmutzig".

Die jungen Mütter werden **von stillerfahrenen Frauen oder Familienangehörigen** betreut. Deren Aufgabe ist es ausschließlich, die Wöchnerin unterstützen und ihr zu helfen, den Säugling anzulegen. Diese Fürsorge dauert 6 Wochen.

Nach fünf Tage bringen alle Verwandten und Freunde fette Speisen mit. Danach bereiten sie sehr stark knoblauchhaltige Mahlzeiten zu. Diese fette Mahlzeit gilt als gut für die Muttermilch. In Indien stillen die Frauen üblicherweise bis zum zweiten Lebensjahr des Kindes.

38.4 Fazit

Bei der Stillförderung und Betreuung von Migrantinnen können wir einiges erreichen, wenn wir

- den Frauen im Wochenbett genügend Zeit widmen, um das Stillen als natürlichste und beste Ernährungsmöglichkeit des Kindes zu etablieren
- die Frauen nach ihren speziellen Bedürfnissen und Wünschen fragen
- die Frauen nach ihren Traditionen in Bezug auf das Stillen fragen.
- die Frauen in ihren Ressourcen unterstützen
- Angehörige mit einbeziehen
- unbürokratische und flexible Lösungen bevorzugen
- Schamgefühle und traditionelle Geschlechterrollen wahrnehmen und beachten (indem wir beispielsweise den Frauen die Möglichkeiten geben, in einem Stillraum ihr Kind anzulegen, in dem nur Frauen und keine Besucher Zutritt haben)
- den Frauen das Gefühl geben, in ihrer Andersartigkeit von uns wertgeschätzt zu werden.

Literatur

[638] www.gofeminin.de
[639] www.wikipedia.de
[640] Hall ET. The silent language. New York: 1990
[641] Thomas A. Psychologie interkulturellen Lernens & Handelns. Göttingen: Hogrefe; 1993
[642] Thomas A. (Hrsg): Kulturvergleichende Psychologie. Eine Einführung. Göttingen: Hogrefe; 2003

39 Stillberatung bei Müttern mit Lernstörungen und Analphabetinnen

Angela Nieting

39.1 Lernstörungen

Der Begriff der Lernstörung wird im Allgemeinen im Zusammenhang mit **schulischen Leistungen** verwendet. Offensichtlich wird erst im schulischen Zusammenhang die Lernstörung signifikant und zum Problem. Entgegen der weit verbreiteten Vorstellung basieren Lernstörungen meistens nicht auf mangelnder Intelligenz oder Entwicklungsstörungen, sondern auf anderen psychischen Ursachen. So erreichen Menschen mit Lernstörungen häufig einen durchschnittlichen Wert in Intelligenztests, erbringen aber deutlich schlechtere Ergebnisse in Leistungstests. Generell schließen sie in schulischen Leistungen schlechter ab, als aufgrund des IQs zu erwarten wäre.

In der pädagogischen Psychologie gibt es verschiedene Erklärungsmodelle für eine Lernstörung [643]:

- **Personorientiertes Erklärungsmodell:** Besonderheiten der persönlichen Disposition (z. B. Intelligenz, Selbstkonzept, Persönlichkeit)
- **Situationistisches Erklärungsmodell:** Besonderheiten der (aktuellen) Lernsituation/-umwelt (z. B. Schul- und Klassenklima, Lehrer-Schüler- bzw. Schüler-/Schüler-Interaktion, Unterrichtsqualität)
- **Interaktionistisches Erklärungsmodell:** Lernstörung als Störung der Person-Umwelt-Interaktion (z. B. Kompetenzstörung, Kompetenzdefizit)
- **Etikettierungsansatz:** Störungen als Etikettierungen seitens der Lehrer, Eltern, Vorgesetzen u. a. (z. B. Stigmatisierung, sich selbst erfüllende Prophezeiungen)

39.1.1 Wie erkennt man betroffene Mütter?

Hellhörig werden sollte man immer, wenn die Mutter **keinen Schulabschluss** erworben hat. Es gibt meist verschiedene Gründe, die die Mutter selbst angibt. Meist sind es Gründe, die an anderen liegen, z. B. eine „ungute" Lernsituation oder Lehrer, die sie nicht mochten, oder andere, nicht von der Frau selbst zu verantwortende Situationen.

In der Regel versucht die Frau verständlicherweise, die Lernstörung zu verbergen und zu überspielen, weil sie ja nicht „doof" ist. Es fällt aber auf, dass Zusammenhänge nicht erkannt werden, Erklärungen, die die betroffene Mutter gibt, seltsam verdreht oder wirr erscheinen und dass die Frau auch bei Nachfragen darauf besteht, dass alles genauso sei.

Auf diese Situation reagiert die betreuende **Hebamme** häufig mit **Verärgerung**, weil das bereits Erklärte von der Frau nicht aufgenommen worden ist. Sie fühlt sich nicht ernst genommen und versteht nicht, dass die Informationen, die sie schon mehrfach ausführlich und verständlich der Frau gegeben hat, offenbar nicht ausreichend waren.

Checkliste 39–1: Gibt es mögliche Erklärungen für die Lernstörung? ✓

- Will die Frau stillen „lernen"? (Grundhaltung der Mutter und Vermeidungsstrategien, Angst vor Neuem)
- Traut sie sich das Stillen zu? (Kompetenz)
- Traut ihre Umwelt ihr das Stillen zu?
- Kommt die Frau gegen negative Etikettierungen aus ihrer Umwelt an?
- Ist sie bereit, sich mit Unterstützung der Hebamme auf das Stillen einzulassen und es einfach zu versuchen? (Personen-Umwelt-Interaktion)

39.1.2 Konsequenzen für das Stillen

Merke M!

Die entscheidende Frage lautet, ob die Frau bereit ist, sich in eine Situation zu begeben, in der sie etwas Neues „lernen" muss.

Wenn sie selber das Gefühl hat, hier nicht kompetent zu sein oder dafür gehalten zu werden, dann werden schnell sich **selbst erfüllende Pro-**

phezeiungen greifen (Motto: Meine Mutter konnte auch nicht stillen. Sie meint, bei mir klappt das sicherlich auch nicht!).

Wichtig sind hier sehr einfühlsame Erklärungen und auch das **Akzeptieren von individuellen „Lösungen" der Frau.** Oft wird Stillen mit Abpumpen und Flaschenfütterung kombiniert. Hier ist es ratsam, das Verhalten nicht in die Kategorien „richtig" und „falsch" einzuteilen und selber alles „besser" zu wissen, denn diese Erfahrung hat die Mutter sicherlich schon häufig gemacht.

Wenn die Hebamme eine **vertrauensvolle Beziehung** zur Mutter aufgebaut hat, dann ist die Frau erfahrungsgemäß gut zu motivieren, mit allen Fragen zum Stillen an die Hebamme heranzutreten (Motto: Es gibt keine blöden Fragen!). Wichtig ist, dass die Hebamme alle Fragen der Frau ernst nimmt und sie (immer wieder) beantwortet.

Praxistipp

Bitten Sie die Mutter, die Hebamme anzurufen, **bevor** sie abstillt oder wenn sie deutlich weniger stillen möchte.

Wenn eine Frau der Hebamme bei einem Hausbesuch erzählt, sie habe seit dem letzten Hausbesuch abgestillt, ist zu vermuten, dass die Vertrauensbasis nicht gestimmt hat und die Mutter das Gefühl hatte, ohne das Wissen der Hebamme schnell mal abstillen zu können und zu wollen.

Was braucht die stillende Mutter?

- Die Mutter braucht eine klare Anleitung zum Stillen und am besten gute Vorbilder.
- Da die meisten Lernstörungen auf psychischen Ursachen basieren, ist es wichtig, auf die psychische Grundsituation der Frau zu achten, damit sie sich auf die Stillsituation einlassen kann. Hier ist die Empathie der Hebamme das Entscheidende, damit die Mutter sich nicht bevormundet fühlt.
- Oftmals werden von den Frauen Aussagen anderer unkritisch übernommen, z. B. „Mit der Flasche bist du flexibler" oder „Stillen ist nicht cool". Hier ist es wichtig, klare und einheitliche Anweisungen und Tipps zu geben (besonders wenn es mehrere Betreuungspersonen gibt).
- Die Mutter muss sich als Fachfrau für ihr eigenes Kind erleben. Sie braucht deshalb auch eine ungestörte Zeit mit ihrem Baby ohne andere, „die immer alles besser wissen".
- Es ist sinnvoll, den Partner und die Mütter (die eigene Mutter und die Schwiegermutter) oder auch gleichaltrige Bezugspersonen mit einzubinden, da diese eine wichtige Vorbildfunktion haben, oftmals aber aus ihrer eigenen Lebenserfahrung andere als die aktuell geltenden Stillstandards kennen.
- Oft ist es den Frauen auch lieber, etwas alleine nachzuschauen oder sich im Internet in Foren auszutauschen. Dann haben sie das Gefühl, es alleine herausgefunden zu haben. Hier kann die Hebamme der Frau nützliche Internetseiten empfehlen und alle aufkommenden Fragen besprechen, da unbegleitete Mütter/Elternforen oft mehr verunsichern als helfen.
- Hilfreich ist es auch, einen Film über das korrekte Anlegen und das Stillen im Allgemeinen anzubieten.

Hilfreiche Adressen

Gute Stillanleitungen im Internet, z. B.:

- https://youtu.be/89G62Ycfhqc

Klappt das Stillen gut, wird die Mutter in ihrer **Kompetenz für das Wohlergehen des Kindes** gestärkt. Dies kann sich dann auch in anderen Lebenssituationen positiv auswirken.

Was braucht das gestillte Kind?

Das gestillte Kind sendet meist sehr klare Signale an die Mutter. Es braucht eine Mutter, die diese **Signale feinfühlig wahrnimmt**. Das bedeutet, sie muss selber psychisch so stabil sein, dass sie auf die Befindlichkeiten und Signale des Kindes achten kann.

Merke M!

Das Kind braucht eine gute und stabile Bindung zur Mutter, damit beide eine positive Bestärkung durch das Stillen erfahren.

39.2 Analphabetismus

Als **Analphabetismus** (aus dem Griechischen) bezeichnet man kulturell, bildungs- oder psychisch bedingte individuelle Defizite im Lesen oder Schreiben bis hin zum völligen Unvermögen in diesen Disziplinen. In Deutschland sind schätzungsweise 4 % der Erwachsenen totale sowie 14 % funktionale Analphabeten [644].

Als **funktionaler Analphabetismus** wird die Unfähigkeit bezeichnet, die Schrift im Alltag so zu gebrauchen, wie es im sozialen Kontext als selbstverständlich angesehen wird. Funktionale Analphabeten sind Menschen, die zwar Buchstaben erkennen und durchaus in der Lage sind, ihren Namen und ein paar Wörter zu schreiben, die jedoch den Sinn eines etwas längeren Textes entweder gar nicht verstehen oder nicht schnell und mühelos genug verstehen, um einen praktischen Nutzen daraus zu ziehen. Eine feste Grenze zwischen „verstehen" und „nicht verstehen" existiert jedoch nicht [645].

39.2.1 Wie erkennt man betroffene Mütter?

Oftmals wissen wir gar nicht, dass die Mutter Analphabetin ist, da die meisten Frauen dies aus Scham gut verheimlichen. **Im Alltag** helfen sich Analphabetinnen mit Ausreden oder nutzen verschiedene Kniffe und Tricks, um sich in normalen Situationen zurechtzufinden. Manchmal haben sie angeblich die Brille vergessen oder verlegt oder sie erklären, die Augen seien gereizt. Sie haben auffällig oft die „Schreib-Hand" verletzt und sie reagieren nicht auf schriftliche Einladungen oder Aufforderungen.

Ein **Anhaltspunkt** kann sein, wenn die Mutter die Hebamme bittet, ihr beim Ausfüllen von Formularen für Kinder- und Elterngeldanträge zu helfen und dabei das Schreiben zu übernehmen. Dies ist eine gute Gelegenheit um nachzufragen, ob die Mutter selber schreiben und ob sie die Anträge lesen kann.

Dann kann nachgefragt werden, ob die Mutter wenig oder gar nicht lesen kann (Analphabetin oder funktionale Analphabetin?) und ob sie vielleicht eine andere Schrift (z. B. Chinesisch oder Arabisch?) lesen kann.

39.2.2 Konsequenzen für das Stillen

Leider müssen wir davon ausgehen, dass Analphabetinnen deutlich seltener stillen als andere Mütter, denn die Stillbereitschaft der Mutter hängt vom Bildungsgrad ab, dies hebt ein Faktenblatt des Robert Koch-Instituts zum Stillverhalten hervor, das auf Daten der Studie zur Kinder- und Jugendgesundheit KiGGS fußt. Schon in der Schwangerschaft sollte jede Mutter fachkundige Informationen über die Vorteile des Stillens für Mutter und Kind erhalten.

Auf das Stillen selbst scheint Analphabetismus **nur wenige Auswirkungen** zu haben. Mit dem Anfertigen von Listen über die Stilldauer und die Häufigkeit des Stillens können wir die Mutter natürlich nicht beauftragen. Auch Informationen in Broschüren über das Stillen kann die Frau nicht verwerten. Der Analphabetismus wird erst wieder bei der **Einführung der Beikost** zum Stillen problematisch, da die Mutter die Angaben auf den Verpackungen nicht lesen kann.

Hilfreiche Adressen ✓

Gut geeignetes Material, speziell für Analphabetinnen, ist in der **Broschüre „Stillen ohne Worte"** des Deutschen Hebammenverband im Mitgliederbereich zu finden:

- http://www.hebammenverband.de > Mitgliederbereich > Stillen und Ernährung > Still Know-How

39.2.3 Praktische Tipps

- Die stillende Mutter braucht eine **empathische Begleitung** und die Möglichkeit, zeitnah ihre Fragen zum Stillen beantwortet zu bekommen, da sie nichts nachlesen kann.
- Gut ist auch ein **Film** über das richtige Anlegen oder eine Broschüre ohne Worte (s. oben).
- Oft kann es helfen, **den Partner einzubinden** und ihm, falls er lesen kann, die Informationen in gedruckter Form zukommen zu lassen.
- Wichtig ist, dass die Mutter weiß, dass sie in jeder Phase des Stillens den persönlichen Rat und die **Begleitung ihrer Hebamme** in Anspruch nehmen kann.

Literatur

[643] Seitz W. Verhaltensstörungen. In: Rost DH, Hrsg. Handwörterbuch Pädagogische Psychologie. 3. Aufl. Weinheim: Beltz PVU; 2006

[644] Grotlüschen A, Buddeberg K, Dutz G, Heilmann L, Stammer C. LEO 2018 – Leben mit geringer Literalität. Pressebroschüre, Hamburg; 2019. Online unter: http://blogs.epb.uni-hamburg.de/leo (Zugriff 07.02.2021)

[645] http://de.wikipedia.org/wiki/Analphabetismus

[646] http://www.tk-online.de

40 Stillen nach der Säuglingszeit

Regine Gresens

Stillen von älteren Kindern, d.h. über die Säuglingszeit bzw. das erste Lebensjahr hinaus, ist in den meisten Industrieländern kaum noch üblich. Es wird von der Allgemeinheit sowie dem medizinischen Fachpersonal oft für unnötig und teilweise nachteilig für Mutter und Kind gehalten. Auch die verbreitete Bezeichnung „Langzeitstillen" zeigt, dass unsere kulturelle Norm heute eine kürzere Stillzeit vorsieht. **Um die Normalität des Stillens von Kleinkindern und älteren Kindern** zu unterstreichen, wird daher der Begriff „Langzeitstillen" in diesem Kapitel nicht verwendet.

Die **WHO** empfiehlt in der globalen Strategie für die Ernährung von Säuglingen und Kleinkindern ein ausschließliches Stillen in den ersten 6 Lebensmonaten und danach bei geeigneter Beikost ein Weiterstillen bis zum zweiten Geburtstag und darüber hinaus, um optimales Wachstum, Entwicklung und Gesundheit zu gewährleisten und den steigenden Nährstoffbedarf von Kleinkindern zu decken [647].

Zwar ist die Anzahl der jemals gestillten Kinder in Deutschland in den Jahren 1986–2014 leicht angestiegen, begleitet von einem Anstieg der Stilldauer. Seit den Geburtsjahrgängen 2009/2010 ist aber wieder ein Rückgang der Stilldauer zu verzeichnen. Während 1999 48% der Kinder, wie empfohlen, sechs Monate voll gestillt wurden, waren es in den Geburtsjahrgängen 2012–2016 nur etwa 13%. In den Geburtsjahrgängen 2013–2014 lag die absolute Stilldauer im Durchschnitt bei 7,8 Monaten. 55,9% der Kinder wurden mit 6 Monaten noch gestillt, aber nur 12,4% der Mütter stillten 6 Monate ausschließlich. Nach 12 Monaten stillten noch ca. 20,3% und länger als 12 Monate 16,5% der Mütter. Länger stillende Frauen leben tendenziell eher in Westdeutschland, haben einen mittleren oder hohen Sozialstatus, sind bei der Geburt älter als 30 Jahre und Nichtraucherinnen [648]. Heute wird in Deutschland also eher weniger und kürzer gestillt, während es bis vor ca. 150–200 Jahren jedoch durchaus normal war, ein bis zwei Jahre und länger zu stillen, da künstliche Ernährung mit einer hohen Säuglingssterblichkeit verbunden war, während gestillte Kinder seltener starben.

Das hierzulande **gesellschaftlich akzeptierte Abstillalter** liegt etwa bei zwölf Monaten. Ein Kind, das bereits laufen oder gar sprechen kann, gehört nach allgemeinem Empfinden nicht mehr an die Brust. Durch Vergleiche mit der Säugezeit von anderen Säugetieren und Primaten hat die amerikanische Anthropologin Katherine Dettwyler für Menschen allerdings ein **biologisches Abstillalter von 2,5–7 Jahren** ermittelt. Als Berechnungsgrundlage für die Still- bzw. Säugezeit dienen dabei der Zeitpunkt des Durchbruchs der ersten bleibenden Backenzähne, die sechsfache Schwangerschaftsdauer, die Vervierfachung des Geburtsgewichts, das Erreichen von 1/3 des elterlichen Gewichts und die Hälfte der Zeit bis zum Erreichen der Geschlechtsreife. Auch im Vergleich mit der durchschnittlichen Stilldauer von 64 traditionellen Kulturen, die bei etwa 32 Monaten liegt [649], ist die hier übliche Stilldauer sehr kurz.

> **Merke** **M!**
>
> Die relativ kurze Stilldauer der heutigen Mütter in Deutschland ist vor allem auf kulturelle Einflüsse zurückzuführen.

Denn Stillen ist zwar, rein biologisch gesehen, ein natürliches und angeborenes Verhalten von Müttern und Kindern, dennoch muss es von Mutter und Kind erlernt werden, und warum, wie, wo und besonders wie lange gestillt wird, unterliegt den tradierten Vorgaben der jeweiligen Kultur. Die meisten offiziellen Empfehlungen zur Ernährung im Säuglingsalter erwecken jedoch den Eindruck, dass ein Kind am Ende seines ersten Lebensjahres abgestillt sein sollte. Nach dieser Zeit wird zunehmend Druck auf die Mütter ausgeübt, doch nun endlich abzustillen. Die häufig gestellte Frage „Stillst Du immer noch?" ist nur ein Beleg dafür. Mütter, die von sich aus zu einer längeren Stillzeit tendieren würden, fühlen sich daher sowohl durch die gesellschaftliche Meinung als auch durch die Auffassungen des medizinischen Fachpersonals verunsichert.

Da das Verhalten von Babys und kleinen Kindern noch nicht gesellschaftlich-kulturell, sondern vor allem biologisch-evolutionär geprägt ist [650], geht das längere Stillen daher auch **meistens vom**

Kind aus. Indem es oftmals die Beikost im Alter von 4–6 Monaten, oder auch danach, verweigert und seinen angeborenen Bedürfnissen entsprechend weiter nach der Brust verlangt, verhält es sich so, wie es seit ca. zwei Millionen Jahren der physiologischen Norm der Menschen entspricht [651]. Zu diesem Zeitpunkt wenden sich dann die beunruhigten Mütter oft wieder ratsuchend an ihre Hebamme und sollten von ihr entsprechende Tipps und Informationen erhalten.

40.1 Positive Auswirkungen des längeren Stillens

Die möglichen negativen Auswirkungen des Nichtstillens oder einer kurzen Stillzeit auf die Gesundheit und Entwicklung des Kindes sowie auf die mütterliche Gesundheit sind durch zahlreiche Studien wissenschaftlich belegt und allgemein anerkannt [652], [653]. Eine längere Stillzeit wird dagegen heute oft kritisch gesehen und mit gesundheitlichen Nachteilen für die Gesundheit und Entwicklung des Kindes und auch für die Mutter in Verbindung gebracht. Im Gegensatz dazu belegen jedoch viele Studien, dass Mutter und Kind gleichermaßen von einer langen Stillzeit profitieren [654].

Merke **M!**

Die Auswirkungen des Stillens sind dosisabhängig, d. h. je länger gestillt wird, desto größer ist die positive Wirkung.

40.1.1 Nährstoffversorgung

Muttermilch bleibt bis zum endgültigen Abstillen ein wertvolles Nahrungsmittel für das Kind und versorgt es auch nach dem ersten Lebensjahr mit bedeutenden Mengen an wichtigen Nährstoffen, besonders Proteinen, Fetten, vielen Vitaminen und Abwehrstoffen. Die Zusammensetzung der Muttermilch verändert sich im Verlauf der Stillzeit kaum. Sie verliert nicht an Nährwert, sondern hat nach 12–39 Monaten sogar einen signifikant höheren Gehalt an Fett und Energie als Muttermilch im 2.–6. Monat der Stillzeit [655].

Merke **M!**

Gestillte Kleinkinder benötigen geringere Beikostmengen als nicht mehr gestillte.

Denn **im zweiten Lebensjahr** (12–23 Monate) liefern 448 ml Muttermilch dem Kind pro Tag [656]:

- 29 % seines Bedarfs an Energie (kcal)
- 43 % seines Bedarfs an Proteinen
- 36 % seines Bedarfs an Calcium
- 60 % seines Bedarfs an Vitamin C
- 75 % seines Bedarfs an Vitamin A
- 94 % seines Bedarfs an Vitamin B_{12}
- 76 % seines Bedarfs an Folsäure

Die **Vitamin C-Konzentration** in der Muttermilch ist gegen Ende des 1. Lebensjahres 3,3-fach höher als im Blutplasma der Mutter. Selbst wenn die Mutter erniedrigte Vitamin-C-Werte hat, wird das Vitamin in der Milch 6–12-fach angereichert. Stillkinder erhalten so höhere Konzentrationen an Vitamin C als Kinder, die mit Vitamin C angereicherter Babynahrung, Gemüse und Früchten ernährt werden. Dies zeigt, dass ein Kleinkind trotz seines steigenden Bedarfs auch bei seiner Nährstoffversorgung vom Stillen profitiert und sogar bei sogenannten „schlechten Essern“, z. B. mit geringer Beikostmenge oder unausgewogener Ernährung, durch das Weiterstillen ein Nährstoffmangel des Kindes vermindert werden kann.

Der bedeutende Nährwert der Muttermilch zeigt sich besonders **während einer Erkrankung des Kindes**, z. B. Durchfall oder Fieber, wenn es keine andere Nahrung außer Muttermilch zu sich nehmen mag. Gestillte Kinder erhalten durch das Stillen dann 15–25 % mehr Energie, dehydrieren weniger leicht und erholen sich schneller von der Infektion als nicht gestillte Kinder [657].

40.1.2 Gesundheit

Die **immunaktiven Inhaltsstoffe** sind auch bei einer längeren Stillzeit in der Muttermilch enthalten und nehmen sogar im Verlauf des zweiten Lebensjahres und während des Abstillens weiter zu. Auf diese Weise wird ein neugieriges, die Welt eroberndes Kleinkind, das dabei viele Dinge in den Mund steckt oder anfängt, sein Spielzeug mit anderen Kindern zu teilen, durch das Stillen zusätzlich vor Infektionen geschützt [658].

Merke M!

Noch gestillte Kleinkinder zwischen 16–30 Monaten werden daher seltener und kürzer krank als ihre abgestillten Altersgenossen [659].

Viele Mütter berichten, dass ihr Kind vor dem Abstillen nie eine Mittelohrentzündung, Magen-Darm-Infekte und andere typische Kinderkrankheiten durchmachte. Niederländische Forscher untersuchten mit einer prospektiven Studie (n = 4164) die Zusammenhänge zwischen dem Stillverhalten und dem Auftreten von **kindlichen Infektionen** des oberen und unteren Respirationstraktes sowie des Gastrointestinaltraktes bis zu einem Alter von 12 Monaten. Kinder, die bis zum Alter von 6 Monaten ausschließlich gestillt wurden, hatten signifikant weniger Infekte als Kinder, die nie gestillt wurden. Ähnliche Ergebnisse wurden auch bei Kindern festgestellt, die bis zum 4. Monat ausschließlich gestillt und weiter bis zum 6. Monat teilweise gestillt wurden [660].

Da das kindliche Immunsystem erst im Alter von sechs Jahren vollständig ausgereift ist, bieten die spezifischen und unspezifischen Antikörper der Muttermilch dem Kleinkind, solange es noch gestillt wird, zusätzlichen Schutz. Außerdem unterstützt Stillen die Entwicklung des kindlichen Immunsystems und wirkt sich auf die Häufigkeit und den Schweregrad von **Asthma** bei Kindern aus [661]. Eine aktuelle portugiesische Studie zeigt, je länger gestillt wurde, desto seltener trat bei in der Großstadt lebenden Kindern (n = 1976) im Alter von 5–10 Jahren Asthma auf [662].

Stillen über das erste Lebensjahr hinaus wirkt sich auch positiv auf die **orofaziale Entwicklung** des Kindes aus, da es die Mund- und Gesichtsmuskulatur optimal aktiviert. So haben lang gestillte Kinder seltener Bissanomalien oder andere myofunktionelle Störungen [663].

Je länger gestillt wird, desto mehr reduziert sich das Risiko für **chronische Erkrankungen** bei Kindern [664], z. B. Diabetes mellitus Typ 1, Zöliakie, Muliple Sklerose, Morbus Crohn, Krebs, Übergewicht [665]. Stillen reduziert auch das Risiko für Epilepsie, abhängig von der Stilldauer: Kinder, die 3–5, 6–8, 9–12 und > 13 Monate gestillt wurden, hatten ein um 26 %, 39 %, 50 % und 59 % geringeres Risiko, nach dem ersten Lebensjahr an Epilepsie zu erkranken, verglichen mit Kindern, die weniger als einen Monat gestillt wurden [674].

Stillen während der Einführung von Beikost, insbesondere von glutenhaltigen oder potenziell allergenen Nahrungsmitteln, wie z. B. Fisch oder Ei, beugt der **Entstehung von Allergien**, wie allergischem Asthma, Heuschnupfen oder allergischen Ekzemen, vor [666]. So haben mehrere Studien gezeigt, dass die Einführung von kleinen Mengen Gluten während der Stillzeit sowie eine lange Stillperiode das Risiko für **Zöliakie** reduzieren können [667], [668]. Daher muss beim derzeitigen Stand des Wissens bei ausschließlich gestillten Kindern nicht zu einer Einführung von Beikost vor dem 7. Monat zur Reduktion des Allergie- oder Zöliakierisikos geraten werden [669].

40.1.3 Intelligenz und schulische Leistungen

Eine lange Stilldauer führt zu einem **höheren Intelligenzquotienten** im Alter von 8 und 9 Jahren, zu einem besseren Leseverständnis, besseren mathematischen und anderen **schulischen Fähigkeiten** im Alter von 10–13 Jahren und zu besseren Ergebnissen bei den Schulabschlussprüfungen [670], [671]. Bessere Schulleistungen in Mathematik, Schreiben und Lesen durch Stillen für 6 Monate oder länger zeigten sich besonders bei Jungen im Alter von 10 Jahren [672].

Eine Studie an über 3000 Dänen belegt ebenfalls die **Dosisabhängigkeit der Auswirkung**. Das Ergebnis der Untersuchung zeigte, dass der IQ umso höher ist, je länger Babys gestillt wurden. Besonders deutlich zeigte sich die positive Auswirkung des Stillens auf die verbale Ausdrucksform [673].

40.1.4 Soziale und psychische Entwicklung

Bei älteren Kindern erfüllt das Stillen immer mehr die seelischen Bedürfnisse nach **Sicherheit, Trost, Nähe und Beruhigung**. Die enge Mutter-Kind-Bindung bleibt durch das Stillen weiter stabil und das Kind entwickelt Urvertrauen. Gleichzeitig steuert es jedoch immer mehr selbst, wann es wie viel Nähe zu der Mutter braucht, was ihm ein sicheres Gefühl der Selbstwirksamkeit vermittelt.

Merke M!

Lang gestillte Kinder bekommen seltener psychische Störungen oder Verhaltensprobleme.

Sie können z. B. **besser mit Stress umgehen** und entwickeln eine stärkere Mutter-Kind-Beziehung, was wiederum positive Langzeiteffekte haben kann. So zeigt eine australische Langzeitstudie (n = 2900, Geburt bis 14 Jahre), dass weniger als 6 Monate Stillen ein Faktor für seelische Probleme während der Kindheit und Jugend war und es danach öfter zu Verhaltensproblemen kam [675]. Eine andere Studie kommt zu dem Ergebnis, dass eine lange Stillzeit mit **weniger Aufmerksamkeitsstörungen** und Hyperaktivitätssymptomen (ADHS) und **besseren Sozialkompetenzen** bei vierjährigen Kindern verbunden ist [676].

Eine aktuelle Studie (n = 10037) bestätigt, dass Kinder, die vier Monate oder länger gestillt wurden, im Alter von 5 Jahren ein um 30 % **geringeres Risiko für Verhaltensauffälligkeiten**, wie Ängstlichkeit, übertriebene Anhänglichkeit, Ruhelosigkeit sowie Lügen oder Stehlen haben. Dieses Ergebnis kann auf die Inhaltsstoffe der Muttermilch und auf die intensivere Interaktion von Müttern und Kindern beim Stillen zurückzuführen sein [677].

Obwohl auch gestillte Kinder im späteren Leben psychisch erkranken können, kann hier doch eine aufschiebende Wirkung des Stillens beobachtet werden. So korreliert die Dauer der Stillzeit in einer Studie positiv mit dem Alter beim Beginn einer schizophrenen Erkrankung, d. h. je länger gestillt wird, desto später kommt die Krankheit zum Ausbruch [678].

40.1.5 Suchtprävention

Längeres Stillen ist auch eine langfristige Suchtprävention, weil das prompte Eingehen auf die **Signale und Bedürfnisse des Kindes** sich positiv auf seine Entwicklung und Psyche auswirkt. Nur nicht erfüllte kindliche Bedürfnisse führen zu einem möglichen Suchtverhalten. So wurde in einer dänischen Langzeitstudie über 40 Jahre (n = 6562) festgestellt, dass vorzeitiges Abstillen (vor dem 2. Monat) das Risiko für späteren Alkoholismus um 50 % erhöht [679].

40.1.6 Mütterliche Gesundheit

Merke M!

Mütter verlieren bei einer langen Stillzeit mehr Gewicht und erreichen somit häufiger wieder ihr Ausgangsgewicht.

Dies ist besonders für übergewichtige Frauen oder solche, die in der Schwangerschaft stark zugenommen haben, gesundheitlich von Vorteil [680]. Denn für die Laktation wird zusätzliche Energie verbraucht. Stillende Mütter nahmen in einer schwedischen Studie im Durchschnitt zusätzlich 280 kcal pro Tag auf und bildeten 740 +/– 150 g Muttermilch mit einem Energiegehalt von 0,64 +/– 0,08 kcal/g [681]. Dies zeigt, dass die zusätzlichen Kalorien nicht vollständig über die Nahrung aufgenommen werden, sondern etwa 200 kcal aus den mütterlichen Fettreserven mobilisiert werden. Dies führt **pro Monat Stillen** zu einer durchschnittlichen **Gewichtsabnahme von ca. 0,44 kg.**

Bei **untergewichtigen** (BMI < 19.8) oder **sehr schnell an Gewicht verlierenden Müttern** sollte während der Stillzeit auf eine regelmäßige, abwechslungsreiche, ausgewogene und gesunde Ernährung geachtet und die tägliche Kalorienzufuhr um ca. 500–600 kcal erhöht werden.

Eine lange Stilldauer mit häufigem Stillen kann zu einer **Unterdrückung des Eisprungs** und einem verlängerten Ausbleiben der Monatsblutung (Laktationsamenorrhoe) führen, was einen geringeren monatlichen Blutverlust und durch die reduzierte Fruchtbarkeit größere Geburtsabstände mit weniger körperlichen und psychischen Belastungen der Mutter zur Folge hat [682].

Merke M!

Länger stillende Mütter reduzieren ihr Brustkrebsrisiko durch jedes Jahr Stillen um 4,3 % sowie um weitere 7 % durch jede Geburt [683].

Jedes Jahr Stillen verringert auch das Risiko, an einem **Diabetes Typ 2** zu erkranken, um 15 % [684]. Eine dreifache Mutter, die jedes Kind 2 Jahre stillt, kann so ihr Risiko, im Alter von 70 Jahren an Brustkrebs zu erkranken, um 46,8 % und ihr Risiko, einen Diabetes Typ 2 zu entwickeln, um 90 % senken.

Die **Dosisabhängigkeit der gesundheitlichen Auswirkungen** von der Stilldauer zeigte auch das Ergebnis einer weiteren Studie. Demzufolge reduziert sich die Erkrankungshäufigkeit bei Frauen mit mehr als einem Jahr Gesamtstilldauer nach der Menopause für Diabetes um 20 %, für Hypercholesterinämie um 19 %, für Bluthochdruck um 12 % und für kardiovaskuläre Erkrankungen, z. B. einem Herzinfarkt oder Schlaganfall, um 9 % [685]. Weiter senkt das lange Stillen ebenfalls abhängig von der Stilldauer die Risiken für Osteoporose und Knochenfrakturen [686] und rheumatoide Athritis [687]. Jeder Monat Stillen verringert außerdem das relative Risiko für ein Ovarialkarzinom um 2 % [688].

40.2 Vorurteile gegenüber dem Stillen von älteren Kindern

Obwohl die Zahl der Mütter in Deutschland, die ein älteres Kind stillen, relativ gering ist, sollte die Hebamme mit den Besonderheiten dieser Stillsituation vertraut sein, da etwa jedes 5. Kind im Alter von einem Jahr noch gestillt wird. Auch kann die Hebamme dazu beitragen, dass mehr Frauen länger stillen, indem sie durch eine entsprechende Beratung und Begleitung die Eltern schon in der Schwangerschaft und in der frühen Stillzeit über die Nachteile des Nicht-Stillens und die Möglichkeiten des längeren Stillens informiert. Sie sollte ihnen insbesondere helfen, Stillprobleme frühzeitig zu überwinden, da diese oft zu einem vorzeitigen Abstillen führen [689], [690]. Indem sie während ihrer Betreuung die Mütter, aber auch die Väter und Großeltern, über **kulturelle Mythen und Vorurteile** aufklärt, kann sie die Familie unterstützen, den für das individuelle Mutter-(Vater-)Kind-Paar richtigen Zeitpunkt zum Abstillen zu erkennen. Dabei sollten die Eltern alle dafür relevanten Informationen erhalten, um eine informierte Entscheidung treffen zu können.

Länger stillende Mütter werden in Deutschland mit einer Vielzahl von Argumenten konfrontiert, denen zufolge das Stillen von älteren Kindern negative Auswirkungen habe und sie daher besser abstillen sollten. Hier sind einige davon:

40.2.1 Schadstoffe in der Muttermilch

Vorurteil:

Das Risiko durch Schadstoffe in der Muttermilch ist nach 6 Monaten größer als die Vorteile des Stillens.

Gegenargumente:

Die Schadstoffe in der Muttermilch sind seit zwei Jahrzehnten kontinuierlich und deutlich gesunken. Wegen der gesundheitlichen Vorteile des Stillens und dem begrenzten Zeitraum der Stillzeit empfehlen die **WHO und die Nationale Stillkommission** den Müttern uneingeschränkt, ihre Kinder 6 Monate ausschließlich zu stillen. Sie sehen auch kein gesundheitliches Risiko, wenn nach der Einführung von Beikost und Kleinkindnahrung weiter gestillt wird, solange Mutter und Kind dies möchten [691]. Die Vorteile des Stillens bleiben bis zum Ende der Stillzeit bestehen bzw. nehmen mit der Stilldauer sogar zu. Bisher ist kein Fall bekannt, bei dem ein Kind durch Schadstoffe in der Muttermilch geschädigt wurde.

Nicht-Stillen hingegen trägt durch die landwirtschaftliche Viehhaltung, den Energieverbrauch für Produktion, Transport und Zubereitung der Säuglingsnahrung, Reinigung der Flaschen und Sauger sowie die Müllverbrennung zur weiteren Schadstoffbelastung der Umwelt bei. Darüber hinaus sollten aber sowohl von der Politik als auch im privaten Bereich geeignete Maßnahmen ergriffen werden, die die allgemeine Umweltbelastung und individuelle Schadstoffaufnahme reduzieren.

40.2.2 Nutzen der Muttermilch für das Kind

Vorurteil:

Die Muttermilch verändert nach 6, 9 oder 12 Monaten ihre Zusammensetzung und hat dann keinen Nutzen mehr.

Gegenargumente:

Die Zusammensetzung der Muttermilch verändert sich ständig und **passt sich dem Bedarf des Kindes an.** Sie variiert je nach Alter des Kindes, Tageszeit, Füllzustand der Brustdrüsen und mütterlicher Ernährung, bleibt aber bis zum Ende der Stillzeit ein hochwertiges Nahrungsmittel. Auch nach der Einführung von Beikost sind gestillte Kinder besser mit Nährstoffen und Kalorien versorgt als nicht gestillte [692].

40.2.3 Autonomieentwicklung des Kindes

Vorurteil:

Langes Stillen behindert die Autonomieentwicklung des Kindes.

Gegenargumente:

Je jünger ein Kind ist, desto abhängiger ist es von seinen Bezugspersonen. Außerdem sind Kinder unterschiedlich, manche sind vorsichtig und schüchtern, andere mutig und offen. Selbständigkeit und Unabhängigkeit lassen sich aber nicht durch Frustration der Bedürfnisse anerziehen, sondern entstehen nur durch zuverlässige und adäquat reagierende Bezugspersonen, so dass das Kind innere Sicherheit entwickeln kann.

Lang gestillte Kinder sind gewöhnlich sehr selbständig und haben weniger Trennungsängste, da sie durch die stabile Mutterbeziehung und die rechtzeitige Erfüllung ihrer Bedürfnisse **Urvertrauen** entwickeln konnten und sich ihrer Bezugsperson sicher fühlen. So benötigen sie oft keine Übergangsobjekte, wie z. B. Schnuller, Kuscheltier oder Schmusedecke, die in unserer Kultur als normal für die Entwicklung des Kleinkindes gesehen werden [693].

40.2.4 Verwöhnen

Vorurteil:

Das Kind wird verwöhnt.

Gegenargumente:

Merke M!

Ein Kind wird nicht dadurch verwöhnt, dass seine Bedürfnisse nach Nahrung, Geborgenheit oder Trost von der Mutter liebevoll erfüllt werden.

Säuglinge können nicht verwöhnt werden. Auch ältere Kinder entwickeln erst ab der Mitte des zweiten Lebensjahres eine Vorstellung vom eigenen „Ich" und könnten erst dann beginnen, die Mutter oder andere Personen bewusst zu manipulieren. Mit zunehmendem Alter wird das Kind jedoch immer seltener freien Zugang zur Brust erhalten und so ganz natürlich Grenzen erfahren und eigene Kompetenzen entwickeln [652].

40.2.5 Eigennutz der Mutter

Vorurteil:

Die Mutter bindet das Kind an sich, klammert oder kann es nicht loslassen.

Gegenargumente:

Ein Kind kann nicht von der Mutter zum Stillen gezwungen werden. Es muss schon selbst an der Brust trinken wollen. Die meisten lang stillenden Mütter hatten auch nicht von Anfang an geplant, lange zu stillen, es ergab sich vielmehr, weil ihr Baby die Beikost verweigerte und weiter an der Brust trinken wollte. Das lange Stillen **geht also meistens vom Baby aus**, das sich einfach so verhält, wie es seit Tausenden von Jahren seinem Instinkt entspricht. Die Mutter erkennt dieses kindliche Bedürfnis und erfüllt es dann weiter, bis das Kind das Stillen nicht mehr braucht. In der Regel haben stillende Mütter und ihre Kinder eine gute Bindung, die dazu führt, dass das Kind selbstbewusst und selbstsicher seiner Wege geht, wenn es dazu bereit ist.

Vorurteil:

Die Mutter tut es vor allem für sich.

Gegenargumente:

Stillen fühlt sich für Mütter und Kinder gut und richtig an, denn es entspricht dem Mutterinstinkt der meisten Mütter und ebenso dem **Bedürfnis der meisten Kinder**. Die Mutter erlebt dabei, wie gut das Stillen ihrem Kind tut, wie es dabei auftankt und sie glücklich anlächelt bzw. dies auch selbst verbal ausdrückt, wenn es schon sprechen kann. Durch die Fortsetzung des Stillens ist es wesentlich einfacher, ihr größer werdendes Kind zu beruhigen und zu trösten, z. B. bei Krankheiten, nach Unfällen oder Missgeschicken, in Stresssituationen, nach Wutanfällen, zum Einschlafen usw. Auch hat die Mutter selbst beim Stillen des Kindes immer mal wieder eine Pause in ihrem anstrengenden Tagesablauf, nicht nur das Kind.

Dennoch kommt es auch vor, dass Müttern das Stillen zu bestimmten Zeiten, z. B. nachts oder in der Öffentlichkeit, zu viel wird oder unangenehm ist. Sie sehnen sich mitunter danach, ihren Körper wieder ganz für sich zu haben oder mal wieder über das Wochenende wegzufahren zu können. Manche entscheiden sich daraufhin, das Stillen einzuschränken oder auch abzustillen, andere stellen ihre eigenen Bedürfnisse noch eine Weile zurück, weil sie das Bedürfnis ihres Kindes weiter befriedigen und es nicht gegen seinen Wunsch abstillen möchten.

40.2.6 Vater benachteiligt

Vorurteil:

Der Vater wird ausgeschlossen.

Gegenargumente:

Manche Väter reagieren etwas neidisch oder eifersüchtig auf die innige Nähe durch das Stillen zwischen Mutter und Kind und fühlen sich ausgeschlossen. Die Mutter ist zwar meist die primäre Bezugsperson, weil sie oft auch die meiste Zeit während des Tages mit dem Kind verbringt. Aber wenn der Vater zu Hause ist, gibt es außer Stillen nichts, was er nicht auch mit dem Kind machen könnte. Er hat somit **viele Möglichkeiten, um ebenfalls eine gute Beziehung zu dem gestillten Kind aufzubauen** [693]. Darüber hinaus ist ein langes Stillen nur möglich, wenn es auch vom Vater mitgetragen wird, denn er ist der wichtigste Unterstützer der Mutter in der Stillzeit.

40.2.7 Auswirkungen auf das Sexualleben

Vorurteil:

Es gibt keine Sexualität mit dem Partner mehr.

Gegenargumente:

Da lang gestillte Kinder oft auch neben ihren Eltern im Familienbett schlafen, gibt es gelegentlich Väter, die sich mehr Zärtlichkeiten wünschen, mit ihrer Partnerin gerne nachts wieder allein im Bett wären und das Stillen dafür verantwortlich machen, dass dies nicht möglich ist. Der Zeitpunkt der Wiederaufnahme der sexuellen Aktivität von Paaren ist **individuell sehr unterschiedlich**. Rein statistisch schwankt er zwischen 3 Wochen und 2 Jahren nach einer Geburt. Gründe für eine reduzierte Libido, die beide Partner betreffen kann, sind meist Erschöpfung und Müdigkeit, Angst vor Schmerzen, Stress, traumatische Erfahrungen bei der Geburt sowie Kommunikationsprobleme.

Die meisten Frauen haben aber etwa 3–6 Monate nach der Geburt wieder gerne Sex, unabhängig davon, ob sie stillen oder nicht. So schließt langes Stillen die Sexualität mit dem Partner keineswegs aus, denn **Zärtlichkeiten und Sexualität** zwischen Mann und Frau kann es sowohl neben dem schlafenden Kind, als auch zu anderen Tageszeiten und in anderen Räumen geben. Stillende Schwangere oder tandemstillende Mütter sind der beste Gegenbeweis [694].

40.2.8 Belastung der Mutter

Vorurteil:

Langes Stillen ist anstrengend für die Mutter.

Gegenargumente:

Oft wird behauptet, dass das Stillen die Mutter zu sehr auszehre. Das stimmt nicht, denn erstens legt die Natur in der Schwangerschaft extra Fettreserven für eine lange Stillzeit an, und zweitens kann eine stillende Mutter auch über eine **gute Ernährung** (d. h. ausreichend, gesund und abwechslungsreich) alle Nährstoffe und Kalorien zu sich nehmen, die sie benötigt.

Leider kommen manche Mütter mit kleinen Kindern oft nicht dazu, ausreichende Mengen gesunder Nahrung zu essen, weil sie in unserer Kultur recht früh mit Haushalt und Kinderversorgung alleine gelassen werden. Dies betrifft jedoch die nicht stillenden Mütter in gleicher Weise. Hier könnten kalorienreiche Snacks sowie zusätzliche Nahrungsergänzungsmittel und Vitaminpräparate für die Mutter sinnvoll sein. Gleichzeitig sollte die Mutter auch entlastet und mehr **Unterstützung und Hilfe im Haushalt** und mit den Kindern organisiert werden.

40.2.9 Schlaf des Kindes

Vorurteil:

Gestillte Kinder schlafen schlechter und müssen auch nachts gestillt werden.

Gegenargumente:

Die meisten Kinder im Alter von 7–13 Monaten wachen noch 1–2-mal pro Nacht auf und manche Kinder wachen auch im 2. Lebensjahr noch einmal pro Nacht auf. Im Alter von 9 Monaten brauchen sie auch tatsächlich 1–2 Nachtmahlzeiten, um gut zu gedeihen. Sogar ein 18 Monate altes Kind braucht vor dem Zubettgehen eine Mahlzeit, um bis zum Morgen keinen Hunger zu bekommen. Das gemeinsame Schlafen im Familienbett erleichtert Müttern das nächtliche Stillen. Wenn eine Mutter allerdings unter dem nächtlichen Stillen sehr leidet, ist es im 2. Lebensjahr durchaus möglich, dem Kind liebevoll beizubringen, dass es nachts für eine gewisse Zeit die Brust nicht mehr bekommt, selbst wenn Mutter und Kind gemeinsam im Familienbett schlafen [695], [696].

40.2.10 Karies

Vorurteil:

Langes Stillen (besonders nachts) führt zu Karies.

Gegenargumente:

> **Merke** M!
>
> Lang gestillte Kinder haben nicht mehr Karies als nicht gestillte Kinder [697].

Muttermilch kann nicht die Ursache für Karies sein, denn Karies bei Menschen gibt es erst seit ca. 8000 Jahren, den modernen Menschen (Homo sapiens) gibt es allerdings schon seit ca. 100 000 Jahren. Babys und Kleinkinder wurden also 92 000 Jahre lang gestillt, ohne Karies zu entwickeln [698].

Nach dem heutigen Kenntnisstand ist die Ursache für Karies **multifaktoriell**. Karies entsteht durch das Bakterium Streptococcus mutans, das meist durch Küsse, über Löffel oder Schnuller von der Mutter auf das Kind übertragen wird. Das Bakterium vertilgt Zucker (Glukose, Fruktose oder Saccharose) und produziert Milchsäure, die den pH-Wert im Mund stark sinken lässt. Dadurch werden Mineralien aus dem Zahnschmelz gelöst, was zu Löchern führt. Weitere wichtige Faktoren sind: in der Schwangerschaft angelegte Schmelzdefekte, z. B. durch Mangelernährung der Mutter, eine fieberhafte Erkrankung oder eine Antibiotikabehandlung in der Schwangerschaft, der häufige Verzehr zuckerhaltiger Getränke und Nahrungsmittel mit langer Verweildauer im Mund, Mundtrockenheit, mangelnde Mundhygiene, fehlende Fluoridierung der Zähne sowie eine genetische Veranlagung.

Muttermilch ist hingegen nicht kariogen, da sie nur Laktose enthält und zudem gegen Streptococcus mutans wirksame Inhaltsstoffe, wie Laktoferrin, sIgA und IgG, besitzt. Außerdem werden die Zähne beim Stillen nicht ständig mit Muttermilch umspült. Denn die Milch läuft nicht von selbst aus der Brust, sondern nur, wenn das Kind aktiv saugt, und sie gelangt erst weit hinter den Zahnleisten in den Mund und wird sodann geschluckt. Beim Trinken aus der Flasche ist dies anders. Gleichwohl bietet Stillen keinen garantierten Schutz vor der Entstehung von Karies, daher ist auch bei gestillten Kleinkindern regelmäßiges Zähneputzen und Kariesprophylaxe notwendig.

40.2.11 Narkosen und Röntgenuntersuchungen der Mutter

Vorurteil:

Medizinische Behandlungen mit Narkose oder Röntgenuntersuchungen der Mutter sind in der Stillzeit nicht möglich.

Gegenargumente:

Nicht selten wird stillenden Müttern wegen einer erforderlichen medizinischen Behandlung zum Abstillen geraten, dabei werden jedoch häufig die **Risiken der Behandlung überschätzt** oder die Mittel der Wahl sind nicht bekannt. Ein älteres Kind mit einem höheren Körpergewicht, das bereits feste Kost erhält und meist seltener gestillt wird, wird durch eine Medikamenteneinnahme der Mutter weniger belastet als ein Neugeborenes.

> **Merke** M!
>
> Zahnbehandlungen mit lokaler Betäubung oder Operationen mit Narkose erfordern generell kein Abstillen oder eine Stillpause.

Sobald eine Mutter nach einer Narkose wieder dazu in der Lage ist, kann sie auch stillen. **Diagnostische Untersuchungen** mit Röntgen, Ultraschall, Magnetresonanztomographie, Mammographie und Computertomographie erfordern ebenfalls keine Stillpause oder gar ein Abstillen, unabhängig von dem untersuchten Organ. Auch das Ultraschallkontrastmittel D-Galaktose (z. B. Echovist-200®, Echovist-300®) kann bei Bedarf eingesetzt werden. Selbst bei der Anwendung von jodhaltigen Kontrastmitteln muss bei einem nicht mehr voll gestillten Kind, das bereits älter als 2 Monate ist, keine Stillpause eingehalten werden.

Bei einer unaufschiebbaren Anwendung von **Radiopharmaka** in der Stillzeit sollte eine Stillpause eingehalten werden, bei einer Szintigraphie mit Technetium reichen eine Stillpause von 10–12 Stunden und einmaliges Abpumpen einer Mahlzeit, um die allgemein akzeptierte Restdosis von 1 mSv in der Muttermilch zu erreichen [699].

> **Hilfreiche Adressen**
>
> **Informationen über Medikamente in der Stillzeit**
>
> - Pharmakovigilanz- und Beratungszentrum für Embryonaltoxikologie
>   Institut für Klinische Pharmakologie und Toxikologie
>   Charité-Universitätsmedizin Berlin
>   Campus Virchow-Klinikum
>   Augustenburger Platz 1, 13353 Berlin
>   Tel +49 30 450 525 700 (Telefonische Beratung nur für medizinische Fachleute)
>   Sprechzeiten (werktags)
>   Mo–Fr: 9.00–12.30 Uhr und 13.30–16.00 Uhr (außer Mittwoch)
>   Internet: https://www.embryotox.de/

40.2.12 Homosexualität

Vorurteil:

Das Kind wird durch langes Stillen homosexuell.

Gegenargumente:

Die Ursachen für Homosexualität sind bis heute noch nicht vollständig geklärt. Wenn überhaupt eine sexuelle Orientierung durch das Stillen erfolgt, sollte ein Junge durch das Stillerlebnis mit seiner Mutter eher zur Heterosexualität ermutigt werden. Auch werden lang gestillte Mädchen nicht öfter lesbisch als kurz gestillte, stattdessen wird als Ursache eher eine angespannte, distanzierte oder fehlende Bindung an die Mutter ohne verfügbaren Mutterersatz angenommen.

40.2.13 Sexueller Missbrauch

Vorurteil:

Das Kind wird (sexuell) missbraucht.

Gegenargumente:

In westlichen Kulturen, besonders in den USA, wird lange stillenden Müttern gelegentlich sexueller Missbrauch unterstellt, weil die weibliche Brust seit den 1960er Jahren in der Werbung als Blickfänger eingesetzt und zum Sexualsymbol reduziert wird, obwohl ihre eigentliche Bestimmung die Ernährung des Babys ist. Kinder können jedoch **nicht zum Stillen gezwungen werden**, sie müssen dabei schon aktiv sein und es selber wollen. Sonst könnte es doch keine Brustverweigerung, Stillstreik oder frühzeitiges Abstillen durch das Kind geben.

Richtig ist, dass das Stillen (meistens, aber nicht immer) angenehme, wohlige Gefühle bei Mutter und Kind auslöst. Das ist auch kein Wunder, so wird doch beim Stillen, ebenso wie bei der Geburt, bei liebevollem Körperkontakt und beim Geschlechtsverkehr, das „Kuschelhormon" **Oxytocin** ausgeschüttet, das neben dem Milchfluss auch für Liebe, Treue und Bindung in der Partnerschaft sorgt.

Eine australische Studie über einen Zeitraum von 15 Jahren hat gezeigt, dass gestillte Kinder 2,6-mal weniger von ihren Müttern körperlich oder seelisch misshandelt oder vernachlässigt wurden als nicht gestillte Kinder. Auch hier gab es eine **Dosiswirkung**: Je länger ein Kind gestillt wurde, umso seltener kam es zu Fällen von Vernachlässigung [700].

40.2.14 Emanzipation der Frau

Vorurteil:

Das (lange) Stillen schränkt die Mutter ein und widerspricht der Emanzipation der Frau.

Gegenargumente:

Langes Stillen muss nicht automatisch bedeuten, dass die Mutter sich dadurch zur Sklavin des Kindes macht, ihrer Berufstätigkeit nicht mehr nachgehen kann und in die klassische Rollenverteilung gezwungen wird. Denn es gibt viele stillende Mütter, die wieder zur Arbeit gehen, während das Kind tagsüber im Kindergarten ist oder vom Vater oder einer anderen Person betreut wird. Das Stillen findet dann nur noch zu den Zeiten statt, in denen Mutter und Kind zusammen sind, z. B. abends, nachts, morgens und am Wochenende. Gerade diese **berufstätigen Mütter und ihre Kinder** empfinden das Stillen als besonders innig und die Bindung sichernd. Das deutsche Mutterschutzgesetz dient dem Schutz der stillenden Mutter am Arbeitsplatz und gleichzeitig dem Schutz des Stillens. Stillen sollte für berufstätige Mütter kein Hindernis sein, ihrem Beruf nachzugehen und die Rückkehr in den Beruf kein Grund zum Abstillen [701].

40.3 Was braucht die stillende Mutter?

Damit eine Mutter überhaupt so lange stillen kann, wie sie und ihr Kind es wünschen, benötigt sie zunächst schon während der Schwangerschaft alle wichtigen Informationen für einen guten Stillanfang sowie bei anfänglichen oder später einsetzenden Stillschwierigkeiten **schnelle, kompetente Hilfe und Unterstützung durch ihre Hebamme,** so dass es nicht zu einem vorzeitigen Abstillen gegen den eigentlichen Wunsch der Mutter kommt.

Überschreitet die vorliegende Problematik die Kompetenz der Hebamme, so sollte sie dies der betroffenen Mutter rechtzeitig offen mitteilen und ihr die Adressen von **spezialisierten Fachpersonen** nennen. Wichtig ist dabei auch, die Mutter auf den Unterschied zwischen der Arbeit von Still- und Laktationsberaterinnen IBCLC und Stillberaterinnen der Arbeitsgemeinschaft Freier Stillgruppen (AFS) und La Leche Liga (LLL) hinzuweisen. **Laktationsberaterinnen IBCLC** haben einen medizinischen Beruf und bieten eine kostenpflichtige Einzelberatung bei gravierender Stillproblematik an, während **Stillberaterinnen von AFS und LLL** ehrenamtliche Unterstützung und Beratung von Mutter zu Mutter per Telefon, E-Mail oder in einer Stillgruppe anbieten.

Die Mutter benötigt zudem die Information, dass die Hebamme auch nach Ablauf der ersten 12 Wochen nach der Geburt noch **8 telefonische oder persönliche Beratungen bei Stillproblemen** mit den gesetzlichen Krankenversicherungen abrechnen kann. Hier sollte sie explizit eingeladen werden, sich bei Fragen zum Stillen und zur Beikost wieder an ihre Hebamme zu wenden. Die Hebamme kann auch vor Beginn der üblichen Beikostphase erneut Kontakt mit der Mutter aufnehmen und ihr weitere Termine anbieten.

Durch den Verlust der Stilltradition in unserer Gesellschaft spielt die Hebamme heute eine wichtige Rolle bei der Vermittlung von Stillwissen an Schwangere und neue Eltern. Um das längere Stillen zu unterstützen, ist es wichtig, dass sie es als eine lohnende Alternative zu der heute gängigen Praxis des Abstillens im ersten Lebensjahr darstellt. Sie sollte die von ihr betreuten Paare sowohl über die negativen Auswirkungen des Nicht- bzw. Kurzstillens, als auch über die **Vorteile des längeren Stillens für Mütter und Kinder** informieren, zum längeren Stillen motivieren und die verbreiteten Vorurteile gegenüber einer langen Stillzeit korrigieren, da diese eine motivierte Mutter stark verunsichern und unter Druck setzen können.

Weiter müssen die Eltern heute darüber aufgeklärt werden, dass die Einführung von Beikost nicht automatisch mit Abstillen gleichzusetzen ist, sondern dass, gemäß der Empfehlung von WHO und UNICEF, weiter gestillt werden sollte, solange Mutter und Kind dies wünschen. Auch die zur Prävention von Allergien seit dem Jahre 2009 empfohlene Einführung kleiner Mengen unterschiedlicher Nahrungsmittel ab dem 5. Monat [702] sieht kein entsprechend früheres Abstillen vor, sondern empfiehlt das **Weiterstillen während der Einführung der Beikost** als Schutz vor Allergien. Darüber hinaus ist es für die Mütter sehr hilfreich, wenn sie bereits im Vorfeld erfahren, dass nicht alle Kinder mit 5–6 Monaten schon entsprechend reif und bereit für die Beikost sind und ihnen die Muttermilch auch nach dieser Zeit noch wertvolle Nährstoffe liefert.

Bei länger stillenden Müttern kommt es kaum noch zu Stillschwierigkeiten, wie sie in den ersten Wochen und Monaten auftreten. Sie wenden sich daher meist wieder an ihre Hebamme oder an eine Stillgruppe, wenn ihr Kind nicht wie die meisten anderen Kinder in der Mitte des ersten Lebensjahres die Beikost begeistert annimmt, sondern weiter gestillt werden möchte. Wegen der herrschenden **Vorurteile und fehlenden Vorbildern** machen sie sich dann oft Sorgen um seine Nährstoffversorgung und Entwicklung. Sie sollten daher von ihrer Hebamme erfahren, dass es ungefährlich und natürlich ist, weiter zu stillen, solange es ihnen gefällt. Meist stillen sie dann mit Freude und beruhigt weiter.

Denn die Mütter erleben selbst sehr deutlich mit, wie gut das Stillen ihrem Kind tut, wie es dabei auftankt und sie glücklich anschaut oder wenn es schon sprechen kann, auch sagt, wie gut ihm das Stillen gefällt. Sie möchten dieses Bedürfnis ihres Kindes weiter befriedigen und es nicht gegen seinen Willen abstillen. Außerdem möchten sie ihrem Kind ermöglichen, selbst zu bestimmen, wann es aufhört zu stillen und vertrauen darauf, dass ihr Kind von selber das Stillen beendet, **wenn es von seiner Entwicklung so weit ist**, so wie es auch von selber in seinem Tempo Krabbeln, Laufen, Sprechen, zur Toilette gehen usw. gelernt hat.

Um während der Stillzeit mit der Nahrung genügend Kalorien und alle benötigten Nährstoffe zu sich zu nehmen, reichen bei einer regelmäßigen, abwechslungsreichen, ausgewogenen und gesunden Ernährung **ca. 200–300 kcal zusätzlich.** Da Mütter mit einem lebhaften Kleinkind manchmal wenig Zeit finden, regelmäßig zu kochen und in Ruhe zu essen, können diese Extrakalorien auch mal zwischendurch in Form von gesunden Müsliriegeln, fettreichem Brotbelag, z. B. Camembert, Wurst oder Sahnejogurt aufgenommen werden. Außerdem sollte sie **nach dem subjektiven Durstgefühl trinken**. Mütter, die bereits sehr schlank sind oder die sehr schnell an Gewicht verlieren, sollten die tägliche zusätzliche Kalorienzufuhr auf ca. 500–600 kcal erhöhen.

Bei einer **veganen Ernährung der Mutter**, d. h. bei völligem Verzicht auf tierische Nahrungsmittel, kann es zu einem Mangel an Vitamin B_{12} und Calzium bei der Mutter und dem gestillten Kleinkind kommen. Daher sollten diese Mikronährstoffe über Nahrungsergänzungsmittel eingenommen werden.

Ausschließliches, häufiges Stillen, vor allem auch in der Nacht, verhindert zwar in der Regel einen Eisprung, sobald das Kind aber andere Nahrung erhält und nachts länger schläft, kann eine stillende Mutter jedoch wieder schwanger werden. Um eine unerwünschte Schwangerschaft zu verhindern, müssen die Eltern also sicher verhüten. In der Stillzeit sind **nicht-hormonale Verhütungsmethoden** die Mittel der 1. Wahl, dazu gehören die verschiedenen Barrieremethoden (Kondome für den Mann, Kondome für die Frau, Scheidendiaphragma, Portiokappe, plus zusätzlicher spermizider Creme oder Beschichtung), die Spirale (Intrauterinpessar) sowie die natürliche Familienplanung (NFP). Dabei ist jedoch zu berücksichtigen, dass ein Diaphragma nach einer Geburt neu angepasst werden muss, was allerdings erst etwa drei Monate nach der Geburt möglich ist. Bei der NFP ist zu bedenken, dass in der Stillzeit die Anwendung schwieriger und somit der Empfängnisschutz geringer ist. Auch eine Sterilisation kann in der Stillzeit durchgeführt werden und erfordert keine Einschränkung des Stillens (Kap. 35).

Während der Stillzeit ist die Östrogenproduktion der Mutter eingeschränkt, dadurch kann die **Scheidenschleimhaut trocken und empfindlich** sein, auch wenn die Frau erregt ist. Dieses Problem lässt meist in den ersten drei Monaten nach. Zur Wiederaufnahme der sexuellen Beziehung können daher Gleitmittel (Gleitgele) hilfreich sein. Vorsicht ist bei der gleichzeitigen Verwendung von Gleitmitteln und Kondomen, Diaphragma oder Portiokappe geboten. Cremes oder Zäpfchen, die nicht auf Wasserbasis entwickelt wurden, sondern auf Wachs- oder Fettbasis (Vaseline, Gleitöle), können das Gummi bzw. Latex auflösen und durchlässig machen.

Auch kann bei einer stillenden Mutter etwas **Milch aus der Brust** treten, wenn sie sexuell erregt ist oder einen Orgasmus hat. Das Ausstreichen der Brüste oder das Anlegen des Kindes, nicht allzu lange vor dem Liebesspiel, kann dies abmildern, falls es als störend empfunden wird. Die Brüste können in der Stillzeit auch empfindlicher sein.

Fallbeispiel 40–1: Stillen nach der Säuglingszeit

B

Eine Mutter berichtet:

„Bei mir ist das lange Stillen keine ‚Absicht', sondern es hat sich einfach daraus ergeben, dass Lena immer weiter stillen wollte und ich zunehmend weniger einsah, warum das trotz aller anders lautenden ‚Empfehlungen' und ‚Ratschläge' nicht auch möglich sein sollte – zumal ich es auch sehr genossen habe und immer noch genieße. Keinen (oder nur sehr wenig und nur zu bestimmten Zeitpunkten) Alkohol trinken zu können, hat mir nie etwas ausgemacht. Ich konnte sonst alles essen und trinken. Ich wurde durch die größer werdenden Abstände zwischen den Stillmahlzeiten immer unabhängiger. Ich wollte aber auch gar nicht einen oder mehrere Tage von ihr getrennt sein. insofern hat es einfach ‚gepasst'.

Am schwierigsten in meinem Fall war und ist die Sache mit den Medikamenten ... Aber selbst Operationen und die regelmäßige Einnahme von ‚Anti-Migräne-Mitteln' waren nach sorgfältiger Planung bzw. durch die richtigen, stillverträglichen Präparate möglich ... Alles eine Sache des Aufwands, den man bereit ist zu investieren – und der Hartnäckigkeit im Umgang mit Ärzten. Ich finde es schade, dass sich viele Frauen gerade in diesen Fällen (Operationen, Medikamente) zu schnell entmutigen lassen. Für sehr viele Umstände gibt es ja glücklicherweise auch für stillende Mütter eine Möglichkeit ...

Was es mir schwer gemacht hat, sind eindeutig die meistens negativen Reaktionen der Umwelt – sowohl in der Öffentlichkeit, als auch im privaten Rahmen von Familienangehörigen und Freunden. Ich glaube, jede Frau, die ihr Kind über das erste Lebensjahr hinaus stillt, kennt diese Kommentare. Aber das ist ein weites Feld ... Ich denke, solange der Partner solidarisch ist, kann es gelingen, auch gegen starke Widerstände die Bedürfnisse des Kindes und die eigenen Bedürfnisse durchzusetzen – auch wenn es sehr viel Kraft, Widerstandfähigkeit, Selbstbewusstsein und ‚Sturheit' erfordert. Ich habe die Erfahrung gemacht, dass ich mir immer sicherer wurde, dass der Weg, den Lena und ich zusammen gehen, der richtige ist ...

Und wir haben das Glück, dass der Vater (trotz eigener Vorbehalte, die vor allem mit meiner Gesundheit zu tun haben) sich ganz entschieden vor uns stellt, sobald Kritik laut wird. Diese Unterstützung ist ein wichtiges, beglückendes Moment in unserer Partnerschaft und Familie!

Ich habe das Gefühl, dass Lena ihr Stillverhalten so selbstbestimmt ‚regelt', wie es eben geht – und das macht mich stolz und glücklich. Ich überlasse ihr die Entscheidung, wann sie in dieser Hinsicht unabhängig von mir sein will. Wir haben ein sehr inniges Verhältnis zueinander. Sie ist selbstbewusst und lebhaft und viel seltener krank als andere Kinder – all das führe ich auch auf das lange Stillen zurück. Und sie entwickelt sehr intensive Fürsorgeaktivitäten auch für mich und meinen Körper ... Das – und die Gespräche über das Stillen, die wir immer wieder führen – sind auch ein ganz besonderes Geschenk!"

Etwa um den ersten Geburtstag des Kindes herum beginnt der **Druck auf die Mütter**, doch endlich abzustillen. Kritische Stimmen zum Stillen nach der Säuglingszeit kommen dabei häufig sowohl aus dem persönlichen Umfeld der Mutter als auch von Fachpersonen, etwa dem Kinderarzt oder einem Psychologen, die die Entwicklung des Kindes gefährdet sehen. Es werden Argumente geäußert, wie z. B. die Muttermilch reiche nicht mehr aus bzw. ihre Qualität sinke, das Kind brauche nun etwas „Richtiges", es bekomme Eisenmangel, es könne so nie selbständig werden, eine medikamentöse oder medizinische Behandlung der Mutter sei in der Stillzeit nicht möglich usw. Die Hebamme sollte daher in der Lage sein, solchen und ähnlichen, häufig geäußerten Fehlannahmen gegenüber dem längerem Stillen reale Fakten entgegenzusetzen und so die Mutter zu beruhigen und ihr eine informierte Entscheidung über das Weiterstillen zu ermöglichen.

Das Stillen nach der Säuglingszeit lässt sich auch mit der **Wiederaufnahme der Berufstätigkeit** und der Betreuung des Kindes in einer Kindertagesstätte oder bei einer Tagesmutter vereinbaren. Wenn das Kind nicht mehr voll gestillt wird, sondern bereits Beikost oder feste Nahrung zu sich nimmt, ist es oft nicht mehr notwendig, dass die Mutter während der Arbeitszeit die Brüste regelmäßig entleert oder das Kind abgepumpte Muttermilch erhält, wenn es von ihr getrennt ist. In der ersten Zeit kann es vorkommen, dass sie nach einigen Stunden ein stärkeres Spannungsgefühl spürt, besonders, wenn das Kind bis zu diesem Zeitpunkt noch häufig getrunken hat. Dann ist es hilfreich, wenn sie die Brüste von Hand oder mit einer Handpumpe etwas entlasten kann. Die dabei gewonnene Milch kann sie in einem sauberen, verschlossenen Behälter kühl aufbewahren und später mit nach Hause nehmen.

Eine stillende berufstätige Mutter hat laut **Mutterschutzgesetz** (MuSchG) auf Verlangen ein Anrecht auf insgesamt eine Stunde oder zweimal eine halbe Stunde Stillzeit pro Tag. Zudem bestehen während der Stillzeit Verbote für bestimmte die Gesundheit gefährdende Tätigkeiten sowie Mehr-, Nacht- und Sonntagsarbeit. Allerdings sind auch **betriebliche Belange** zu berücksichtigen und die Stillzeiten durch zumutbare organisatorische Maßnahmen in angemessenen Grenzen zu halten. Bei der praktischen Umsetzung sollten stillende Mütter zusammen mit ihrer Umgebung (Partner, Familie, Arbeitskollegen, Arbeitgeber) nach der besten und für alle verträglichen Lösung suchen (Kap. 36).

Merke **M!**

Wie lange die Regelungen für stillende Mütter nach dem MuSchG beansprucht werden können, ist umstritten.

Zwar ist eine äußerste zeitliche Grenze für den Anspruch auf Stillzeit in § 7 MuSchG nicht ausdrücklich vorgesehen. Heute wird jedoch oft ein **über das erste Lebensjahr des Kindes** hinausgehender Anspruch aus Gründen des Gesundheitsschutzes als nicht mehr erforderlich angesehen. Daher möchten viele Arbeitgeber den Anspruch auf Stillzeit auf diesen Zeitraum begrenzen, was auch von manchen Gerichten bestätigt wurde.

Dagegen stellt das Landesarbeitsgericht Baden-Württemberg in einem Urteil vom 3.11.1989 (in AiB 1990, 266) die Bedeutung des Stillens für die Mutter-Kind-Beziehung und die Förderung der Entwicklung des Kindes in psychischer und sozialer Hinsicht in den Vordergrund und überlässt alleine der Mutter die Entscheidung über die Dauer der Stillperiode ohne zeitliche Obergrenze.

Zur **Vorlage einer Stillbescheinigung** ist die Mutter nur auf Verlangen des Arbeitgebers und auf dessen Kosten verpflichtet. Nach dem Abstillen ist die Mutter zu einer entsprechenden Mitteilung an den Arbeitgeber verpflichtet.

Praxistipp

Bei Meinungsverschiedenheiten wegen der Stillzeiten sollte die Mutter sich an den Betriebsrat und die Aufsichtsbehörde wenden. In Einzelfällen kann das Gewerbeaufsichtsamt gem. § 7 Abs. 3 MuSchG nähere Bestimmungen über die Stillzeiten treffen [704].

Fallbeispiel 40–2: Berufstätige Mutter B

Eine Mutter erzählt:

„Am Anfang habe ich auch auf der Arbeit abgepumpt, später brauchte ich das aber nicht mehr. Bei meiner ersten Tochter habe ich nach etwa 14 Monaten mit dem Abpumpen aufgehört und bei meiner Kleinen etwa auch um den Zeitraum. Ich arbeite 2–3 Tage in der Woche 8 Stunden am Tag und bin etwa 9–10 Stunden insgesamt von den Kindern getrennt.

Ab dem Alter haben sie es in dieser Zeit immer gut ohne Stillen oder abgepumpte Muttermilch ausgehalten. Es war einfach so, dass sie in Fremdbetreuung nicht danach verlangten und meine Brüste haben sich auch super darauf eingestellt. Die Kleine wird immer noch gestillt, wenn ich zu Hause bin sogar recht oft, noch vier- bis acht-mal am Tag, und wenn ich nicht da bin, halt etwa dreimal am Tag.

Ich musste meinem Arbeitgeber zwar auch immer eine Bescheinigung vom Arzt bringen, dass ich noch stille, und bei meiner ersten Tochter war kein geeigneter Stillraum vorhanden, aber ansonsten waren meine Abteilungsleiter alle sehr verständnisvoll, alles Männer mit stillenden Frauen – die sogar regelmäßig ihr Büro geräumt haben, damit ich in Ruhe abpumpen konnte.“

Angesichts der breiten Kritik am Stillen nach der Säuglingszeit benötigen länger stillende Mütter grundsätzlich die **Bestärkung durch Hebammen und andere Fachleute**, dass es richtig und ungefährlich ist, so lange weiter zu stillen, wie es sich für sie selbst gut anfühlt. Die Mütter sollten dabei ihrem Gefühl folgen und darauf vertrauen, dass sie am besten selbst erkennen werden, wann der richtige Zeitpunkt zum Beenden des Stillens erreicht ist, statt sich den gesellschaftlichen Normen anzupassen.

40.4 Was braucht das gestillte Kind?

Die Muttermilch liefert dem gestillten Kind auch nach der Säuglingszeit wesentliche Mengen an Energie und Nährstoffen. Nimmt es nur kleine Mengen Beikost zu sich, so spielt es keine Rolle, ob es vorher oder nachher gestillt wird. **Bei größeren Beikostmengen** sollte es besser erst die Brust bekommen, damit die Beikost nicht, wie hierzulande üblich, die Brustmahlzeiten ersetzt und die Milchmenge der Mutter nicht früher als gewünscht abnimmt.

Gestillte Kleinkinder sind manchmal erst später bereit, Beikost anzunehmen als Flaschenkinder. Oft lehnen sie auch pürierte Babybreie vom Löffel ab und möchten lieber selbst altersgerechtes „Fingerfood“ vom Familientisch in die Hand nehmen und sich in den Mund stecken. Auch essen sie oft geringere Mengen als in den Ernährungsplänen für Babys in ihrem Alter empfohlen wird. Bei diesen **„Spät- oder Wenigessern“** wird der Mutter dann nicht selten zum Abstillen geraten, damit das Kind mehr Appetit auf andere Nahrungsmittel bekommt. Dabei wird allerdings übersehen, dass auch viele Flaschenkinder die Beikost lange ablehnen.

Wird noch im ersten Halbjahr dem Baby zugetraut, seine Nahrungszufuhr nach Bedarf an der Brust selbst zu regulieren, so glauben viele Fachleute und Mütter, dass das Baby mit Beginn des zweiten Halbjahres offenbar nicht mehr die Kompetenz hat, seine Nahrungsaufnahme selbst zu regulieren, um gesund zu bleiben und sich normal zu entwickeln. Ernährungspläne mit genauen Portionsangaben führen dann nicht selten zu großer Verunsicherung der Eltern, wenn das Essverhalten des Kindes nicht den Vorgaben entspricht.

Merke M!

Die Eltern sollten beruhigt werden, dass ein gesundes Kind auch essen lernen wird und dass es keinen Mangel erleiden wird, selbst wenn es dabei nach seinen eigenen Bedürfnissen vorgehen darf.

So zeigte ein Langzeitexperiment der amerikanischen Kinderärztin Clara Davis schon in den 1920er und 1930er Jahren, dass Säuglinge ab 6 Monaten bereits in der Lage sind, aus einem Sortiment von 33 verzehrbereit aufbereiteten Nahrungsmitteln jene in den Mengen auszuwählen und zu verdauen, die sie benötigen, um gesund zu bleiben und optimal zu wachsen. Dabei zeigte sich auch, dass jedes der 15 Kinder **unterschiedliche Präferenzen** hatte, die sich darüber hinaus mit der Zeit unvorhersehbar veränderten. Dennoch lagen die jeweils verzehrten Kalorienmengen sowie die Verteilung der Kalorien auf Proteine, Fette und Kohlenhydrate im empfohlenen Rahmen. Auch die verzehrten Mengen variierten bei jedem Kind, mal nahm es eine große Mahlzeit ein, das nächste Mal nur eine kleine [704].

Kinder sollten daher nicht durch Tricks oder Zwang zum Essen gebracht werden. Stattdessen ist es die Aufgabe der Eltern, dafür zu sorgen, dass dem Kind eine **Vielfalt an gesunden Nahrungsmitteln** angeboten wird. Das Kind sollte jedoch selbst entscheiden können, wie viel es davon isst. Sind dem Baby die neu eingeführten Nahrungsmittel durch die mütterliche Ernährung in der Schwangerschaft und Stillzeit schon bekannt, besteht eine bessere Chance, dass es diese ebenfalls gerne isst, als wenn es speziell zubereitete Speisen, z. B. pürierte Pastinake, erhält, die die Mutter selbst noch nie gegessen hat [653].

Der **Gesamtenergiebedarf von gesunden, gestillten Kindern** beträgt

- mit 6–8 Monaten 615 kcal/Tag,
- mit 9–11 Monaten 686 kcal/Tag und
- mit 12–23 Monaten 894 kcal/Tag.

In industrialisierten Ländern nehmen gestillte Kinder **aus der Muttermilch**

- mit 6–8 Monaten durchschnittlich 486 kcal/Tag,
- mit 9–11 Monaten 375 kcal/Tag und
- mit 12–23 Monaten 313 kcal/Tag auf.

Aus der Beikost benötigen sie somit zusätzlich im Durchschnitt

- mit 6–8 Monaten 130 kcal/Tag,
- mit 9–11 Monaten 310 kcal/Tag und
- mit 12–23 Monaten 580 kcal/Tag.

Bei einer Energiedichte von 1,07–1,46 kcal/g **reichen** demzufolge **als Beikostmengen**

- mit 6–8 Monaten 137–187 g/Tag,
- mit 9–11 Monaten 206–281 g/Tag und
- mit 12–23 Monaten 378–515 g/Tag [706].

Dennoch gibt es einige Nährstoffe, z. B. Eisen, Zink, Calzium und einige Vitamine, bei denen es trotz hoher Bioverfügbarkeit durch ihren relativ geringen Gehalt in der Muttermilch in speziellen Situationen zu einer Unterversorgung des gestillten Säuglings bzw. Kleinkindes kommen kann.

Muttermilch enthält ca. 0,5 mg/l **Eisen**, das vom Baby zu 50 % aufgenommen werden kann, und beträgt somit 0,25 mg/l. Bei ausschließlich gestillten Kindern kommt es daher selten vor dem 6.–9. Monat zu einer Eisenmangelanämie. Das Risiko für einen Eisenmangel besteht bei einigen Kindern schon vor dem 6. Lebensmonat, allerdings nur aufgrund unzureichender, vorgeburtlicher Eisenreserven des Kindes, etwa bei Babys mit geringem Geburtsgewicht, bei normal gewichtigen Babys von anämischen Schwangeren, bei schnell abgenabelten Babys, z. B. bei einer Sectio, und nach Nabelschnurblutentnahmen für die Gewinnung von Stammzellen. In diesen Fällen sollten die Babys ab dem 2.–3. Monat Eisentropfen erhalten und 6 Monate ausschließlich gestillt werden, da die häufig empfohlene frühere Einführung von Beikost nicht zu einer höheren Eisenzufuhr führt, sondern durch die Beikost die Eisenaufnahme aus der Muttermilch reduziert wird [707].

Praxistipp

Die Eisenaufnahme aus der Beikost kann erhöht werden, wenn Beikost mit hohem Eisengehalt (z. B. Fleisch, Geflügel, Fisch, Eigelb) gleichzeitig mit Vitamin C (z. B. Säfte, Obst oder Gemüse) gegessen wird.

Ähnlich wie beim Eisen können geringe Zinkreserven in der Leber des Babys zu einem **Zinkmangel** mit Symptomen wie Hautekzemen, erhöhter Infektanfälligkeit, Appetitmangel und Wachstumsstörungen führen. Das Risiko für einen Zinkmangel besteht bei Babys mit geringem Geburtsgewicht und bei Frühgeborenen. Auch hier ist eine Behandlung des Kindes mit Zinktropfen effektiver als eine frühe Beikosteinführung [706]. Erhält das Kind eisenhaltige Beikost, so bekommt es dadurch normalerweise ausreichend Zink, da die beiden Mineralstoffe meist in denselben Nahrungsmitteln vorkommen.

In der Regel kommt es bei ausschließlich gestillten Babys selten zu Vitaminmangel. Wenn die mütterliche Ernährung jedoch zu wenige Vitamine enthält, kann auch das gestillte Baby an einem Vitaminmangel, z. B. an den **Vitaminen A, B_2 und B_6**, leiden. In diesen Fällen sollte die Mutter ihre Ernährung entsprechend verändern oder Vitaminpräparate einnehmen, statt dem Baby früher als erforderlich Beikost zu geben [706].

Gestillte Kleinkinder von Müttern, die sich **vegan ernähren**, können ohne Zufütterung tierischer Lebensmittel bereits im zweiten Lebenshalbjahr an einem Vitamin B_{12}-Mangel leiden, der vor allem eine verlangsamte oder rückläufige neurologische Entwicklung bis hin zu Apathie und Koma, hochgradige Hirnatrophie und bleibende neurologische Schäden verursachen kann.

Merke **M!**

Stillende Veganerinnen und ihre Kinder sollten Vitamin B_{12} als Nahrungsergänzung einnehmen.

Kinder, die schon gute Breiesser waren, können durch eine **Krankheit** wieder zum Vollstillen kommen. Das ist aber nicht bedenklich, sondern ein Selbstschutzverhalten des Kindes, da Muttermilch sehr nährstoff- und kalorienreich, gut verdaulich ist und darüber hinaus noch spezifische Abwehrkörper gegen die aktuellen Krankheitserreger enthält. Gestillte Kinder werden meist schnell wieder gesund und müssen selten wegen Dehydration bei Magen-Darm-Infekten stationär aufgenommen werden.

40.5 Praktische Tipps

Eine Stillbeziehung beruht auf Gegenseitigkeit. Mutter und Kind profitieren gleichermaßen davon, sowohl gesundheitlich als auch emotional. Bei der Ausgestaltung der Stillbeziehung gilt es daher für die Mutter, nicht nur die Bedürfnisse des Kindes zu erfüllen, sondern auch dafür zu sorgen, dass **ihre eigenen Bedürfnisse** ebenfalls erfüllt werden. Solange es der Mutter und dem Kind, bzw. der ganzen Familie und auch dem Vater, mit der Situation gut geht und die Mutter gerne stillt, ist alles in Ordnung. Die Mutter sollte sich dabei am besten **auf ihr eigenes Gefühl verlassen** und weniger darauf hören, was andere Personen dazu sagen. Weiter kann sie darauf vertrauen, dass entweder ihr Kind eines Tages dazu bereit ist, sich selber abzustillen oder sie selbst irgendwann das sichere Gefühl haben wird, dass jetzt für sie beide der richtige Zeitpunkt zum Abstillen gekommen ist. Bis zu diesem Zeitpunkt dürfen beide jedoch das Stillen unbesorgt genießen. Je älter das Kind wird, desto mehr persönliche Freiräume kann sich die Mutter trotz des Stillens genehmigen.

Merke **M!**

Eine lange Stillzeit bedeutet nicht notwendigerweise, dass die Mutter ständig und überall zum Stillen bereit sein muss.

Auch kann das Kind ohne Probleme für mehrere Stunden bis zu ein paar Tagen von der Mutter getrennt sein und ohne Muttermilch auskommen. Viele Mütter von gestillten Kleinkindern machen **gute Erfahrungen** damit, ihr Kind vom Vater, der Oma oder im Kindergarten betreuen zu lassen, während sie selbst arbeiten gehen, Sport treiben, Seminare besuchen oder einen Wochenendurlaub verbringen. Meist müssen sie während der Trennung auch ihre Brüste nicht zusätzlich entleeren und freuen sich gemeinsam mit dem Kind über das Stillen beim Wiedersehen.

Gestillte Kleinkinder, die tagsüber von der Mutter getrennt sind und nicht an die Brust können, möchten oft **in den gemeinsamen Zeiten**, z. B. abends, nachts oder an den Wochenenden, häufiger gestillt werden. Co-Sleeping im selben Raum oder im Familienbett erleichtert berufstätigen Müttern das nächtliche Stillen und hilft beiden, die Trennung während des Tages zu kompensieren.

Wenn eine Mutter sich jedoch von dem **nächtlichen Stillen** belastet fühlt, ist es besser, dieses einzuschränken. Mit einem älteren Stillkind kann sie oft schon absprechen, dass es z. B. erst wieder an die Brust darf, wenn es draußen hell ist oder der Wecker geklingelt hat. Ab dem ersten Geburtstag ist auch ein allmähliches Reduzieren der nächtlichen Stillzeiten möglich, z. B. nach dem „10-Nächte-Programm" nach Dr. Jay Gordon [708].

Manchen Müttern ist es unangenehm, wenn das ältere Stillkind in der Öffentlichkeit laut und deutlich nach der Brust verlangt. Hier kann das von dem Kind selbst benutzte Wort für Stillen oder ein frühzeitig von der Mutter eingeführtes **Codewort** wie „Mimi", „Nam-Nam" oder eine Geste, z. B. das Öffnen und Schließen der Hand (wie beim Melken), die Kommunikation erleichtern, ohne dass Außenstehende sofort verstehen, um was es geht. Mit einem älteren Stillkind lassen sich oft auch schon kleine **Absprachen treffen**, wann, wo und im Beisein von welchen Personen noch gestillt wird und wann nicht.

Länger stillende Mütter sollten von ihrer Hebamme bereits frühzeitig Adressen von **lokalen Stillgruppen** erhalten, da sie nur durch den Kontakt und den Austausch mit anderen länger stillenden Müttern erfahren und erleben können, dass längeres Stillen auch in unserer Gesellschaft normal ist und wie es praktisch ablaufen kann.

Literatur

[647] WHO. *Global Strategy for Infant and Young Child Feeding.* Genf; 2003. Im Internet: https://www.who.int/nutrition/publications/infantfeeding/9241562218/en/

[648] Brettschneider AK, von der Lippe E, Lange C. Stillverhalten in Deutschland – Neues aus KiGGS Welle 2. Bundesgesundheitsbl 61, 920–925 (2018). https://edoc.rki.de/bitstream/handle/176904/6797/Brettschneider2018_Article_StillverhaltenInDeutschlandNeu.pdf

[649] Dettwyler, KA. A time to wean: The hominid blueprint for the natural age of weaning in modern human populations. In: Stuart-Macadam P, Dettwyler KA, Eds. *Breastfeeding: Biocultural perspectives.* New York: Aldine de Gruyter; 1995

[650] Renz-Polster H. *Kinder verstehen – Born to be wild: Wie die Evolution unsere Kinder prägt.* Kösel; 2009

[651] Gonzales C. *Mein Kind will nicht essen.* München: LLLD e. V.; 2002

[652] Walker M. *Die Risiken der künstlichen Säuglingsnahrung – neu betrachtet.* JHL 1993; 9(2): 97–107. https://www.stillkinder.de/die-risiken-der-kuenstlichen-saeuglingsnahrung-neu-betrachtet/

[653] American Academy of Pediatrics, Section on Breastfeeding. Breastfeeding and the use of human milk. *Pediatrics* Mar 2012; 129 (3): e827-e841. https://pediatrics.aappublications.org/content/129/3/e827

[654] Bonyata K. *Breastfeeding Past Infancy: Fact Sheet.* https://kellymom.com/ages/older-infant/ebf-benefits/

[655] Mandel D et al. Fat and Energy Contents of Expressed Human Breast Milk in Prolonged Lactation. Pediatrics 2005; 116(3): e432-e435

[656] Dewey KG. Nutrition, Growth, and Complementary Feeding of the Breastfed Infant. Pediatr Clin N Am 2001; 48(1)

[657] Brown KH et al. Effects of common illnesses on infants' energy intakes from breast milk and other foods during longitudinal community-based studies in Huascar (Lima), Peru. Am J Clin Nutr 1990; 52: 1005–13

[658] Goldman AS, Goldblum RM, Garza C. Immunologic components in human milk during the second year of lactation. *Acta Paediatr Scand 1983; 72*(3): 461–462

[659] Gulick EE. The Effects of Breastfeeding on the Toddler Health. *Pediatr Nurs* 1986; 12(1): 51–4

[660] Duijts L, Jaddoe VWV, Hofman A, Moll HA. Prolonged and Exclusive Breastfeeding Reduces the Risk of Infectious Diseases in Infancy. *Pediatrics 2010*; 126: e18–e25

[661] Oddy WH. A review of the effects of breastfeeding on respiratory infections, atopy, and childhood asthma. *J Asthma 2004;* 41(6): 605–21

[662] Fonseca MJ, Moreira A, Moreira P et al. Duration of Breastfeeding and the Risk of Childhood Asthma in Children Living in Urban Areas. *J Investig Allergol Clin Immunol 2010;* 20 (4): 352–63

[663] Labbock M, Hendershot GE. Does breastfeeding protect against malocclusion? *Am J Prev Med 1987;* 3(4): 227–32

[664] Davis MK. Breastfeeding and chronic disease in childhood and adolescence. Ped Clin N Amer 2001; 48: 125–42

[665] Butte NF. The role of breastfeeding in obesity. Ped Clin N Amer 2001; 48: 189–98

[666] Agostoni C, Decsi T, Fewtrell M et al. Complementary feeding: a commentary by the ESPGHAN Committee on Nutrition. J Pediatr Gastroenterol Nutr 2008; 46: 99–110

[667] Ivarsson A, Hernell O, Stenlund H et al. Breastfeeding protects against celiac disease. Am J Clin Nutr 2002; 75: 914–21

[668] Akobeng AK, Ramanan AV, Buchan I et al. Effect of breast feeding on risk of coeliac disease: a systematic review and meta-analysis of observational studies. Arch Dis Child 2006; 91: 39–43

[669] Krawinkel MB. Vom Nutzen des Stillens – Konsensus und weitergehende Überlegungen. *KJM 2011*; 11: 88–91

[670] Horwood LJ. Breastfeeding and later cognitive and academic outcomes. *Pediatrics* 1998; 101(1): E9

[671] Reynolds A. Breastfeeding and brain development. Ped Clin N Amer 2001; 48: 159–72

[672] Oddy WH, Li J, Whitehouse AJO et al. Breastfeeding Duration and Academic Achievement at 10 Years. *Pediatrics 2010*; DOI: 10.1542/peds.2009-3489

[673] Mortensen EL, Micaelsen KF, Sanders SA, Reinisch JM. The Association Between Duration of Breastfeeding and Adult Intelligence *JAMA 2002*; 287(18): 2365–71

[674] Sun Y, Vestergaard M, Christensen J et al. Breastfeeding and risk of epilepsy in childhood: a birth cohort study. *J Pediatr.* Epub 2011 Jan 14; doi:10.1016/j. jpeds.2010.11.035

[675] Oddy WH, Kendall GE et al. The Long-Term Effects of Breastfeeding on Child and Adolescent Mental Health: A Pregnancy Cohort Study Followed for 14 Years. *J Pediatr 2010*; 156(4), 568–74

[676] Julvez J, Ribas-Fitó N, Forns M et al. Attention behaviour and hyperactivity at age 4 and duration of breast-feeding. *Acta Paediatr 2007*; 96(6): 842–7

[677] Heikkilä K, Sacker A, Kelly Y et al. Breast feeding and child behaviour in the Millennium Cohort Study. *Arch Dis Child 2011*; 96: 635–42

[678] Amore M, Balisto C et al. Can Breast-Feeding Protect against Schizophrenia? Case-Control Study. Biol Neonate 2003; 83(2): 97–101
[679] Sörensen HJ, Mortensen EL, Reinisch JM, Mednick SA. Early weaning and hospitalization with alcohol-related diagnoses in adult life. *Am J Psychiatry 2006*; 163(4): 704–9
[680] Kac G, Benício M, Vela'squez-Meléndez G et al. Breastfeeding and postpartum weight retention in a cohort of Brazilian women. *Am J Clin Nutr 2004*; 79: 487–93
[681] Sadurskis A, Kabir N, Wager J, Forsum E. Energy metabolism, body composition, and milk production in healthy Swedish women during lactation. *Am J Clin Nutr 1988;* 48: 44–9
[682] Lewis PR, Brown JB, Renfree MB, Short RV. The resumption of ovulation and menstruation in a well-nourished population of women breastfeeding for an extended period of time. *Fertil Steril.* 1991; 55(3): 529–36
[683] Collaborative Group on Hormonal Factors in Breast Cancer. Breast cancer and breastfeeding: collaborative reanalysis of individual data from 47 epidemiological studies in 30 countries, including 50302 women with breast cancer and 96973 women without the disease. *Lancet 2002;* 20: 360 (9328):187–95
[684] Stuebe AM, Rich-Edwards JW, Willett WC et al. Duration of Lactation and Incidence of Type 2 Diabetes. *JAMA 2005;* 294(20): 2601–2610
[685] Schwarz EB et al. Duration of Lactation and Risk Factors for Maternal Cardiovascular Disease. *Obstet Gynecol 2009;* 113 (5): 974–82
[686] Royal Australian College of Physicians Working Party on osteoporosis. Osteoporosis: its causes, prevention and treatment. Mod Med Aust 1991; 3: 7–41
[687] Pikwer M, Bergstrom U, Nilsson JA et al. Breast-feeding, but not oral contraceptives, is associated with a reduced risk of rheumatoid arthritis. *Ann Rheum Dis 2009*; 68: 526–30
[688] Danforth KN, Tworoger SS, Hecht JL et al. Breastfeeding and risk of ovarian cancer in two prospective cohorts. *Cancer Cause Control 2007;* 18(5): 517–23
[689] Rebhan B et al. *Initiales Stillen und Gründe für das Abstillen – Ergebnisse der Studie „Stillverhalten in Bayern".* München; 2006
[690] Schöch G, Dulon M, Kersting M. Stillen und Säuglingsernährung in Deutschland – die „SuSe"-Studie. In: Deutsche Gesellschaft für Ernährung, Hrsg. *Ernährungsbericht 2000.* Frankfurt a. M.: DGE; 2000: 81–95
[691] BfR. Frauenmilch: Dioxingehalte sinken kontinuierlich. Information Nr. 011/2011 des BfR vom 23.03.2011
[692] Lawrence RA, Lawrence RM. *Breastfeeding: a guide for the medical profession.* 7th ed. Maryland Heights, Missouri: Mosby; 2011
[693] Bumgarner NJ. *Wir stillen noch – Über das Leben mit gestillten Kleinkindern.* Hille: LLL Deutschland e. V.; 2003
[694] Sinnott A. *Breastfeeding Older Children.* London: Free Association Books; 2010
[695] Sears W. *Schlafen und Wachen – Das Elternbuch für Kindernächte.* Zürich: LLL Schweiz e. V.; 2010
[696] Gordon J, Goodavage M. *Good Nights – The Happy Parents' Guide to the Family Bed and Peaceful Night's sleep.* New York: St. Martin's Griffin; 2002
[697] Weerheijm KL et al. Prolonged breastfeeding and nursing caries. *Caries Res 1998;* 32(1): 46–50
[698] Palmer B. Infant Dental Decay – Is it related to Breastfeeding? (2000) Im Internet: http://www.brianpalmerdds.com/pdf/caries.pdf
[699] Schaefer C, Spielmann H, Vetter, K. *Arzneiverordnung in Schwangerschaft und Stillzeit.* München: Urban & Fischer; 2006
[700] Strathearn L, Mamun AA, Najman JM, O'Callaghan MJ. Does Breastfeeding Protect Against Substantiated Child Abuse and Neglect? A15-Year Cohort Study. *Pediatrics 2009*; 123: 483–93
[701] BfR-Stillen und Berufstätigkeit. Aktualisierte Elterninformation der Nationalen Stillkommission vom 26. März 2003
[702] S 3-Leitlinie Allergieprävention der AWMF. Im Internet: https://www.awmf.org/leitlinien/detail/ll/061-016.html
[703] Scherbaum V, Perl FM, Kreschmer U, Hrsg. Stillen: *Frühkindliche Ernährung und reproduktive Gesundheit.* Köln: Deutscher Ärzte Verlag; 2003
[704] Arbeitnehmerkammer Bremen, Hrsg. *Mutterschutz – Elterngeld – Elternzeit*, 7. Auflage. Bremen; 2007
[705] Davis CM. Results of the self-selection of diets by young children. *Can Med Assoc J 1939;* 41: 257–61
[706] Dewey, KG. *Guiding Principles for Complementary Feeding of the Breastfed Child.* WHO; 2001
[707] Domellof M, Cohen RJ, Dewey KG et al. Iron supplementation of Honduras and Swedish breastfed infants from 4 to 9 months of age: effects on haemoglobin and other indices of iron status. *J Pediatr 2001;* 138: 679–87
[708] Gordon J. Sleep, Changing Patterns In The Family Bed. Deutsche Übersetzung: https://www.stillkinder.de/das-10-naechte-programm-fuer-besseres-schlafen-im-familienbett/

Praktische Tipps für Mütter, die auch nach der Säuglingszeit stillen möchten

Liebe Mütter, Sie können unbedenklich nach der Säuglingszeit weiter stillen, solange sich das Stillen für Sie und Ihr Kind gut anfühlt und Ihr Mutterinstinkt Ihnen sagt, dass es so richtig ist. **Lassen Sie sich nicht von kritischen Bemerkungen Ihrer Umwelt verunsichern oder unter Druck setzen,** nun doch endlich abzustillen. Sondern vertrauen Sie darauf, dass Sie am besten selbst erkennen können, wann der richtige Zeitpunkt zum Beenden des Stillens für Sie und Ihr Kind erreicht ist.

Die WHO empfiehlt weltweit für alle Kinder ausschließliches Stillen in den ersten 6 Lebensmonaten und danach bei geeigneter Beikost ein Weiterstillen bis zum zweiten Geburtstag und darüber hinaus. Die vielen positiven Auswirkungen der Muttermilch und des Stillens für Ihr Kind (z. B. Nährstoffversorgung, Infektabwehr, Vorbeugung von Allergien, Förderung der seelischen und geistigen Entwicklung und des Sozialverhaltens), aber auch für Sie als Mutter (z. B. geringeres Risiko für Brust-, Eierstock- und Gebärmutterkrebs und Osteoporose), nehmen mit der Länge der Stilldauer zu, nicht ab.

Informieren Sie sich über die Vorteile des langen Stillens, lesen Sie dazu z. B. das Buch „Wir stillen noch: Über das Leben mit gestillten Kleinkindern" von Norma J. Bumgarner. Da Sie wahrscheinlich in der Zeit um den 1. Geburtstag Ihres Kindes herum häufiger kritische Bemerkungen und von vielen Personen, auch Fachleuten, **Vorurteile über das lange Stillen** hören werden, gibt Ihnen dieses Buch die Sicherheit zu wissen, wie die Fakten tatsächlich sind.

Suchen Sie auch den Kontakt und Austausch mit anderen länger stillenden Müttern, um sich den Rücken zu stärken. Sie finden diese in **Stillgruppen** der La Leche Liga (LLL) oder der Arbeitsgemeinschaft freier Stillgruppen (AFS) und über Stillforen im Internet. Dort können Sie erfahren und erleben, dass langes Stillen auch hier ganz normal ist und wie es praktisch ablaufen kann.

Ihr Partner ist Ihr wichtigster Unterstützer in der Stillzeit. Besprechen Sie mit ihm, warum das Stillen Ihnen wichtig ist. Beziehen Sie ihn so viel wie möglich in die Betreuung des Kindes mit ein und pflegen Sie auch Ihre Beziehung als Paar weiter.

Gönnen Sie sich auch während des Tages **regelmäßige Ruhepausen**, halten Sie gemeinsam mit Ihrem Kind ein Mittagsschläfchen, schlafen Sie mit ihm im selben Raum und gehen Sie auch ab und zu abends früher ins Bett! Dann fühlen Sie sich durch das Stillen während der Nacht weniger belastet.

Ernähren Sie sich regelmäßig, abwechslungsreich, ausgewogen und gesund, damit Sie während der Stillzeit genügend Kalorien und alle benötigten Nährstoffe zu sich nehmen. Sie benötigen pro Tag für das Stillen lediglich ca. 200–300 kcal zusätzlich. Trinken Sie nach Durst.

Das lange Stillen muss für Sie keine Einschränkung bedeuten. Sie können Ihr größeres Stillkind auch unbesorgt mehrere Stunden am Tag oder auch mal ein ganzes Wochenende beim Vater oder einer anderen vertrauten Person lassen, um zu arbeiten oder ein Seminar zu besuchen. Nimmt es schon andere Nahrung zu sich, wird es in dieser Zeit ohne zu stillen auskommen und sich umso mehr freuen, wenn Sie wieder zusammen sind und gestillt werden kann. Auch Ihre Brüste passen sich den längeren Abständen zwischen den Stillmahlzeiten an und müssen nur in seltenen Fällen währenddessen etwas entleert werden.

41 Stillen in einer erneuten Schwangerschaft und Tandemstillen

Ingrid Lohmann

41.1 Stillen während einer erneuten Schwangerschaft

Mütter, die erfolgreich und gerne stillen, werden bei einer erneuten Schwangerschaft mit der Frage konfrontiert, ob sie ihr erstes Kind weiterstillen wollen. Durch das Stillen ist die Beziehung zum ersten Kind meist sehr eng geworden. Unabhängig davon, wie schnell die neue Schwangerschaft eintritt, kommt die **Frage auf, ob das erste Kind abgestillt werden soll.**

Die meisten Babys sind zu diesem Zeitpunkt nicht mehr ausschließlich auf Muttermilch angewiesen, dennoch hat der Anteil der Muttermilch in jedem Fall noch eine wichtige Bedeutung. Babys, die jünger als ein Jahr sind, benötigen täglich noch 400–500 ml Milch. Muttermilch ist nicht nur die bekömmlichste Milch, sondern versorgt das Kind auch mit gesundheitlich bedeutenden Stoffen für das Immunsystem und die körperliche Ausreifung. Zudem bedeutet das Stillen einen **seelischen Hort der Sicherheit, der Bindung und des Trostes.** Gerade wenn ein neues Baby unterwegs ist und die Aufmerksamkeit der Mutter in Zukunft geteilt werden muss, kann das weitere Stillen das erste Kind stabilisieren. Meist handelt es sich ja um Kleinkinder, die noch jünger als 3 Jahre sind und deshalb die Bindung an die Mutter noch sehr brauchen.

Die Mutter ist unter Umständen im **Zwiespalt** darüber, wie sie sich in Bezug auf das Stillen entscheiden soll. Einerseits fühlt sie sich ihrem ersten Kind verpflichtet und stillt vielleicht auch selbst noch gerne, andererseits möchte sie die Schwangerschaft nicht gefährden.

Aus dem Umfeld kommt häufig der Ratschlag, aus Vorsicht und mit Rücksicht auf die Schwangerschaft abzustillen. Dieser Rat ist meines Erachtens nicht nur als stillfeindlich anzusehen, sondern aus der Einschätzung geboren, dass ein älterer Säugling eher auf die Mutter verzichten kann als das Neugeborene. Er spiegelt dazu die Sorge um die Gesundheit und Belastbarkeit der Mutter wider.

So verständlich diese Gedanken sein mögen, zeigt sich daran die allgemeine Unerfahrenheit der Bevölkerung mit schnell aufeinanderfolgenden Schwangerschaften und längeren Stillzeiten. Die Mutter erlebt diese Meinungen meist als **kritisierenden Angriff**, oft hat ihre Umwelt das lange Stillen schon häufiger in Frage gestellt und es scheint so, als sei durch die Schwangerschaft endlich ein Grund vorhanden, sie zum Aufgeben zu bewegen.

Bei diesen Gefühlen kann eine sachliche und dem längeren Stillen gegenüber freundlich eingestellte Gesprächsführung durch die Hebamme Licht in die Gefühlswelt der Mutter bringen und herausarbeiten helfen, **was sie selbst gerne tun würde**. Sollte sich dabei herausstellen, dass die Schwangere lieber abstillen möchte, wird ihr dabei ohne Bewertung ihrer Entscheidung geholfen.

Merke **M!**

Die Aufgabe der Hebamme muss es sein, den Eltern bei der Entscheidungsfindung zu helfen und sie mit sachlichen Informationen über die tatsächlichen Probleme und ihre praktischen Lösungsmöglichkeiten zu versorgen.

Es ist wichtig zu betonen, dass sich die Situation entwickelt und Entscheidungen möglichst auf die **aktuellen Bedürfnisse** bezogen sein sollten. Abstillen ist jederzeit möglich, Relaktation ist aufwendig.

41.2 Tandemstillen

Am Ende einer erneuten Schwangerschaft stellt sich für die stillende Mutter erneut die Frage, ob sie auch nach der Geburt des neuen Kindes das erste Kind mit weiterstillen möchte. Diese Entscheidung muss nicht zwangsläufig positiv ausfallen. Es kann die Rolle der Hebamme sein, die Möglichkeit vorzustellen und die Frage, was im individuellen Fall das Richtige ist, zu thematisieren.

Merke **M!**

Dass eine Frau in gutem Allgemeinzustand in der Lage ist, auch zwei Kinder zu ernähren, steht außer Frage. Es wird täglich von Zwillingsmüttern bewiesen.

Ein älteres Kind, das schon Beikost erhält, und ein Säugling, der vollständig von Muttermilch lebt, benötigen insgesamt **weniger Milch als zwei vollgestillte Säuglinge**. Dass mehrere Kinder unterschiedlichen Alters parallel gestillt werden können, haben viele hundert Jahre Ammenwesen in Europa bewiesen. Dennoch stellen sich die Mütter viele Fragen zur Verträglichkeit und dem praktischen Vorgehen, die von der Hebamme beantwortet sein wollen.

Zur Gesamtbeurteilung gehört die Einschätzung, ob in der Familie die **notwendigen Ressourcen** vorhanden sind, um die Mutter angemessen zu unterstützen. Es sollte auch geklärt werden, ob die Frau aus finanzieller Not beide Kinder weiterstillen möchte. Will sie aus Zwängen heraus das Stillen für beide Kinder aufrechterhalten, sollte man alternative Lösungen besprechen und klären, ob Möglichkeiten weiterer finanzieller Unterstützung vorhanden sind.

41.3 Anamnese

Checkliste 41–1: Die wichtigsten Fragen beim Stillen von zwei Kindern ✔

Grundsätzliche Fragen zum Stillen des ersten Kindes:
- Alter des Kindes
- Ernährungssituation des Kindes insgesamt
- Stillgeschichte beim vorangegangenen Kind
- Bedeutung des Stillens in der Beziehung zum Kind: gesundheitliche und seelische Aspekte

Gesundheitliche Aspekte:
- Vorgeschichte mit Fehl- oder Frühgeburten
- Neigung zu vorzeitigen Wehen
- Körperlicher Allgemein- und Ernährungszustand der Mutter

Fragen zur Einschätzung der Lebenssituation:
- Finanzielle und soziale Lebenssituation der Familie

Die Informationen zum **Stillen des ersten Kindes** lassen erkennen, welche Rolle die Muttermilch und das Stillen zum aktuellen Zeitpunkt für das Geschwisterkind spielen. Der Bericht der Mutter gibt auch Hinweise auf ihre eigene Einschätzung der Situation und wird zu einer Diskussion ihrer Wünsche und Ängste führen.

Die gesundheitlichen Aspekte dienen zum **Ausschluss von Risikofaktoren** für die neue Schwangerschaft. Bei einer Anamnese mit Frühgeburtsbestrebungen wird vom Weiterstillen abgeraten. Möchte die Mutter dennoch stillen, muss ein engerer Überwachungstakt zum rechtzeitigen Erkennen von Frühgeburtsanzeichen in Kooperation mit der Gynäkologin vereinbart werden.

41.4 Konsequenzen für das Stillen

Eine erneute Schwangerschaft während der Stillzeit führt in den meisten Fällen zu einer **spürbaren Veränderung der Milchbildung**. Offensichtlich wirken sich die Schwangerschaftshormone sowohl auf den Geschmack als auch auf die Menge der Muttermilch aus. Mehr als die Hälfte der Kinder stillt sich aus diesen Gründen selbst ab, wenn die Mutter wieder schwanger ist.

Für die Mutter kann die Schwangerschaft zu einer erneuten Phase von **schmerzhafter Empfindlichkeit der Brüste** und Brustwarzen führen. Diese Beschwerden lassen sich erleichtern und werden mit fortschreitendem Verlauf wieder verschwinden. Die Mutter klärt an dieser Frage vielleicht sehr spontan, wie wichtig ihr das weitere Stillen ist.

Durch den wachsenden Bauch werden vielleicht die bisher eingenommen **Stillpositionen** unbequem und es muss nach neuen Haltungen gesucht werden. Richtig ist alles, was bequem ist!

Am **Ende der Schwangerschaft** verändert sich die Milch wieder zu Kolostrum, um das Neugeborene mit den notwendigen Hilfsstoffen für den Start zu versorgen. Diese Milch schadet dem älteren Kind nicht.

Durch die Schwangerschaft kann die Mutter **ungeduldiger oder seelisch labiler** sein. Möchte sie weiter stillen, benötigt sie Unterstützung und die Versicherung, dass auch dieses Problem sich wieder legen wird.

41.5 Was braucht die stillende Mutter?

41.5.1 Ernährungsberatung

Eine Frau, die gleichzeitig stillt und schwanger ist, muss ihre **Ernährung an die Doppelbelastung anpassen.** Sie wird wahrscheinlich sowieso mehr Hunger und Durst entwickeln. Es ist jedoch sinnvoll, die Qualität ihrer Ernährung zu besprechen und dafür praktisch durchführbare Angebote zu machen. Wie immer bei einer Ernährungsberatung ist es wichtig, die bisherigen Ernährungsgewohnheiten als Ausgangslage zu akzeptieren und davon ausgehend Verbesserungsvorschläge zu machen, die von der Mutter bejaht werden. Stillt die Frau auch nach der Geburt das ältere Kind weiter, erhöht sich der Bedarf an Nährstoffen weiter.

Merke **M!**

Der Mehrbedarf für ein gestilltes Kind liegt bei ca. 500 Kilokalorien.

Ausgehend von einem Grundbedarf von 2000 Kalorien steigert sich also der Bedarf auf 3000 kcal für zwei gestillte Kinder. Nimmt die Mutter nicht genügend Nährstoffe mit der Nahrung auf, wird sie für die Schwangerschaft oder das Stillen ihre eigene Substanz angreifen.

Beispiel Kalziumbedarf

Der tägliche Kalziumbedarf einer **erwachsenen Frau** wird durch 450 ml Milch gedeckt. 100 ml Milch entsprechen auch 15 g Schnittkäse oder 30 g Weichkäse.

Beim Stillen eines Kindes erhöht sich die notwendige Menge Milch zur Versorgung mit Kalzium um weitere 250 ml, also auf 700 ml (Alternative: 105 g Schnittkäse oder 210 g Weichkäse). Natürlich enthalten auch andere Lebensmittel Kalzium.

Ein zweites Kind an der Brust erhöht den Bedarf um weitere 250 ml Milch oder entsprechend vielen Milchprodukten. Werden zwei Kinder gestillt, muss also sorgfältig auf einen ausreichenden Kalziumkonsum geachtet werden. Das gilt besonders dann, wenn die Mutter oder eines der Kinder keine Kuhmilchprodukte in der mütterlichen Ernährung toleriert [712].

Nahrungsergänzungsmittel

Wenn der Eindruck entsteht, dass die Mutter ihren Nährstoffbedarf nicht aus ihrer Ernährung decken kann, sollte ein Nahrungsergänzungsmittel empfohlen werden.

Anzeichen für eine unzureichende Versorgung sind:

- mangelnde Gewichtszunahme in der Schwangerschaft oder Gewichtsabnahme
- übermäßig schnelle oder drastische Gewichtsabnahme unter das Ausgangsgewicht nach der Geburt
- chronische Erschöpfung oder Müdigkeit
- depressive Stimmungen oder Gereiztheit
- Infektanfälligkeit
- Ständiger Hunger trotz ausreichender Kalorienversorgung weist auf einen Mangel an Mineralien und Vitaminen hin.

Die besten Nahrungsergänzungsmittel werden aus natürlichen Rohstoffen hergestellt, aber auch synthetische Vitamine sind in diesen Fällen besser als gar nichts.

Tab. 41.1 Kalziumreiche Lebensmittel (mehr als 100 mg pro 100 g verzehrfertiges Produkt).

Obst und Früchte	Gemüse und Hülsenfrüchte	Nüsse und Samen	Tierisches Eiweiß	Sonstiges
Feigen, getrocknet	Grünkohl	Sesam	Schafskäse	Kakao
Hagebutten	Rucola und Löwenzahn	Sonnenblumenkerne	Eigelb	Grüne Kräuter
Aprikosen, getrocknet	Spinat und Mangold	Haselnüsse	Ölsardinen	
	Kichererbsen	Mandeln	Thunfisch in Öl	
	Sojabohnen	Pistazien	Lachs in Öl	
	Mungbohnen	Leinsamen	Sprotten	
	Weiße Bohnen	Mohn		

Quelle: Kleine Nährwerttabelle der Deutschen Gesellschaft für Ernährung [715].

Praxistipp

Schafft es die Mutter nicht, genug zu essen, kann ein vitaminangereichertes Eiweißgetränk, wie es für Sportler verkauft wird, als zusätzliche Zwischenmahlzeit helfen.

Eine Mutter, die zwei Kinder stillt, kann dazu neigen, sich selbst zu vernachlässigen. Zur **Sicherstellung ihrer eigenen Versorgung** sollte sie sich angewöhnen, alle 2–3 Stunden etwas Nahrhaftes zu essen und dabei auch zu trinken. An ihrem Urin kann sie selbst kontrollieren, ob sie genügend trinkt. Ist der Urin sehr dunkel und riecht sehr konzentriert, kann sie sich angewöhnen, zu jedem Stillen, zu jedem Essen und nach jedem Toilettengang etwas zu trinken. Ihr Durst wird die Menge regeln.

41.5.2 Ruhephasen

Schwangere sind häufiger müde. Wird auch noch nebenbei ein Kleinkind gestillt, benötigt der Körper erst recht Regenerationsphasen. Während der Ruhephasen wird auch das Ungeborene besonders gut mit Nährstoffen versorgt.

Die Hebamme versucht in der Schwangerenbetreuung zu erreichen, dass die Mutter regelmäßig **mindestens eine Ruhephase am Tag** einlegen kann. Zur Verstärkung des Erholungseffektes dienen Entspannungsübungen jeder Art. Viele Frauen behaupten, es sei ihnen unmöglich, solch eine Ruhephase einzuhalten. Mit Blick auf die weitere Entwicklung sollte die Hebamme hartnäckig Vorschläge machen, bis vielleicht doch einer davon umsetzbar scheint. Auch gelegentliche Pausen sind besser als keine.

Wenn irgend möglich sollte der **Vater in diese Diskussion einbezogen** werden! Dadurch wird seine Haltung deutlich und er hat die Möglichkeit, konkrete Angebote zu machen.

Nachdem das Baby geboren ist, wird die Frage nach Erholungspausen noch dringender. Schon im Vorfeld sollte die Hebamme **alle Möglichkeiten von Hilfe** besprochen haben. Die Hilfe bezieht sich in erster Linie auf den Haushalt und die Betreuung des älteren Kindes. Das Stillen des älteren Kindes erfordert nicht mehr das ständige Zusammensein mit der Mutter, da es auch schon andere Nahrung kennen sollte.

Oft ist es für die **Geschwisterkinder sehr entlastend**, wenn sie einmal nicht die Mama mit dem neuen Baby beobachten müssen, sondern einen Erwachsenen ganz für sich haben. Der Vater oder andere vertraute Verwandte oder Freunde der Familie sind hierfür am besten geeignet. Sind diese Personen nicht verfügbar, ist es vielleicht möglich, schon einige Zeit vor der Geburt eine Person zu finden, die stundenweise mit dem Kind spielt oder rausgeht.

41.5.3 Zeiten für sich

Den eigenen Körper ständig mit zwei anspruchsvollen kleinen Wesen zu teilen und aus deren Sicht immer verfügbar sein zu sollen, kann auch der geduldigsten Mutter an die Nerven gehen. Zur seelischen Stabilität sollte die Frau ermutigt werden, regelmäßig Momente in ihr Leben einzubauen, in denen sie ganz für sich ist und dabei nicht gestört werden kann. Einigen Frauen reicht dafür schon die Zeit ungestörter Körperpflege, andere brauchen regelmäßig eine oder zwei Stunden außer Haus.

Wenn das Paar sich dessen nicht gemeinsam bewusst ist, sollte die Hebamme Möglichkeiten vorschlagen. Dabei kann sich herausstellen, dass der Vater bisher nicht an der Kleinkindversorgung beteiligt war. Die Hebamme hat dann die Möglichkeit, ihm die Grundlagen der notwendigen Fähigkeiten zu vermitteln.

Kann nicht auf einen Partner zurückgegriffen werden, muss nach anderen Möglichkeiten geforscht werden. Eventuell kann hierfür auch die Möglichkeit, **Muttermilch abzupumpen**, besprochen und eingesetzt werden.

41.5.4 Hilfe durch andere

Die Mutter sollte ermutigt werden, jede echte Hilfe durch andere Personen anzunehmen und auch aktiv zu suchen. Obwohl es vielen schwerfällt, um Hilfe bei der Familienarbeit zu bitten, ist diese **unverzichtbar, wenn zwei Kinder gestillt werden** sollen. Das Versorgen eines Baby nimmt ohne weiteres allein 8 Stunden am Tag in Anspruch, ein zweites Kind an der Brust benötigt zusätzliche Zeit, die für keine anderen Aufgaben oder zur Erholung zur Verfügung steht.

Bei den Hausbesuchen sollte die Hebamme beobachten, ob die Mutter zurechtkommt oder ob

Hilfe notwendig wird. Bei allem stehen das Wohlbefinden und die Gesundheit der drei im Vordergrund.

41.5.5 Zuspruch und Unterstützung

Die betreuende Hebamme wird sich darauf einstellen müssen, die Entscheidung der Frau zum Tandemstillen immer wieder zu bestätigen und so lange zu loben und zu bestärken, wie die Mutter dabeibleibt. Die Mutter wird aus ihrem Umfeld regelmäßig kritische bis unverschämte Kommentare zu hören bekommen, wenn deutlich wird, dass sie ein Baby und ein älteres Kind stillt. Aus diesem Grund wird auch vermutet, dass mehr Frauen heimlich, in ihren vier Wänden, Tandemstillen als nach außen bekannt ist.

41.5.6 Praktische Tipps

- Es hilft der Versorgung, wenn vor der Geburt des neuen Babys ein **Vorrat an gekochten Gerichten und Lebensmitteln** für die schnelle Versorgung der stillenden Frau angelegt wurde.
- Ein gutes **Stillkissen**, bei dem das Kleine so gelagert werden kann, dass die Mutter die Hände frei hat, erleichtert das Stillen (► Abb. 41.1). Das Kissen sollte sich nicht mehr verformen, wenn das Baby angefangen hat zu trinken. Die Füllung muss die Form auch halten, wenn die Mutter ihre Hände für das zweite Kind braucht. Manchmal ist dafür eine zusammengefaltete Decke besser. Eine Tuchrolle unter eine größere Brust geklemmt, hält die Brust für das Baby und erlaubt der Mutter wieder, ihre Hand anderweitig zu gebrauchen.
- Eine **komfortable Milchpumpe** kann dazu dienen, auch einmal eine andere Person mit dem Füttern zu beauftragen. Dazu sollte die Stillbeziehung zu dem neuen Kind seit mindestens 4 Wochen etabliert und unproblematisch sein. Die Mutter kann immer dann abpumpen, wenn gerade viel Milch da ist und sie diese nicht für die Kinder braucht.
- Um nicht in der Öffentlich mit dem Stillen von zwei Kindern ungewollte Aufmerksamkeit zu erregen, hilft eventuell **passende Kleidung**. Spezielle T-Shirts und Pullover erlauben das Stillen, ohne sich auszuziehen. Ein Schal oder ein Tuch verhüllen das oder die Kinder diskret.

Fallbeispiel 41–1: Tandemstillen B

Frau K. (23 Jahre) ist ungeplant 5 Wochen nach der Geburt ihres ersten Kindes wieder schwanger geworden. Die Schwangerschaft wird allerdings erst nach weiteren 2 Monaten entdeckt. Sie stillt das erste Baby gerne und behält das ausschließliche Stillen bis zur Einführung von Beikost mit 6 Monaten bei.

Kurz nach diesem Zeitpunkt verliert sie ihren gesamten Hausstand durch einen Hausbrand. Im nachfolgenden Stress für die Familie kommt ein Abstillen des ersten Kindes für sie nicht in Frage und so stillt sie auch nach der Geburt des zweiten Kindes wie selbstverständlich weiter. Mit der Zeit betont sie die feste Kost für das erste Kind und stillt es zum ersten Geburtstag ab.

Da das Kind bei der Geburt des Geschwisters noch sehr jung war, hat sie keinerlei Probleme mit Eifersucht zwischen den Kindern. Das zweite Kind orientiert sich sehr an den Essgewohnheiten seines Geschwisters und stillt sich selbst ein Vierteljahr nach diesem ab.

Fallbeispiel 41–2: Tandemstillen B

Frau M. (28 Jahre) hat nach einer ambulanten Geburt zunächst Stillprobleme, die sie nach 4 Wochen endgültig überwunden hat, und ist stolz darauf. Sie stillt ihren Sohn auch noch mit 2 Jahren, als sich das nächste Kind ankündigt.

Frau M. sucht den Rat der Hebamme, weil sie sich nicht entscheiden kann, ob sie abstillen will oder nicht. Nach eingehender Erörterung der Aspekte entscheidet sie sich dafür, den Sohn im Laufe der Schwangerschaft langsam und schonend abzustillen. Das Kind widersetzt sich allerdings allen Bemühungen, das Stillen einzuschränken. Am Ende gibt sie auf und stillt über die Geburt des neuen Babys hinweg.

Nach der Wochenbettzeit wird ihr das Tandemstillen zu viel und sie lässt den großen Sohn einige Tage von den Großeltern betreuen, um ihn abzustillen. Obwohl er beim Nachhausekommen wieder gestillt werden möchte, setzt Frau M. sich durch und verweigert ihm die Brust mit Hinweis auf das Baby. Sie hat das Gefühl, ihm genug gegeben zu haben und vermittelt ihm das Gefühl, jetzt ein großer Bruder zu sein. Nach wenigen Versuchen findet er sich mit dieser Entscheidung ab.

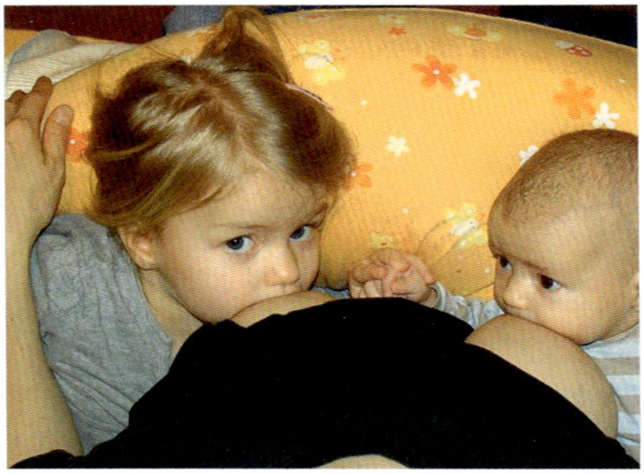

Abb. 41.1 Tandemstillen mit Stillkissen. (Quelle: Regine Gresens)

41.6 Was braucht das gestillte Kind?

In den meisten Fällen wird sich eine Mutter intuitiv richtig beim Anlegen zweier Kinder verhalten. Eventuell benötigt sie jedoch einige praktische Tipps, wie zwei Kinder mit unterschiedlichen Bedürfnissen unter einen Hut zu bekommen sind.

Direkt nach der Geburt sollte darauf geachtet werden, dass das **Neugeborene** sich an der Vormilch regelmäßig satt trinken kann. Allerdings wird die Mutter wahrscheinlich deutlich mehr Vormilch haben, als sie dies vom ersten Kind kennt. Es kann dann auch durchaus genug Kolostrum in einer Brust enthalten sein, um das Neugeborene zu sättigen.

Das **ältere Kind** kann in diesem Fall die zweite Brust zum Trinken bekommen – ob gleichzeitig oder zu anderen Zeiten spielt keine Rolle –, ansonsten bekommt es nach dem Stillen des Babys die Reste.

Es ist nicht sinnvoll oder wünschenswert, jedem Kind grundsätzlich eine Brust zuzuteilen. **Beide Kinder** sollen alle Milchqualitäten von Vor- und Hintermilch bekommen.

Merke **M!**

Das jüngere Kind hat immer ein Vorrecht auf die Milch, weil es anders als das ältere Kind darauf angewiesen ist.

Die Hebamme sollte bedenken, dass zunächst die **Bindung der Mutter zum älteren Kind** die stärkere ist. Nach einiger Zeit greift jedoch die neue Bindung an den Säugling und sie wird starke Beschützergefühle entwickeln und dann ganz von allein darauf achten, dass das Baby nicht zu kurz kommt.

Zur **Kontrolle der ausreichenden Versorgung des kleineren Kindes** zählt die Mutter die täglich anfallenden nassen Windeln (5–6 nasse Wegwerfwindeln/6–8 nasse Stoffwindeln) und beobachtet die Häufigkeit von Stuhlentleerungen (bei Kindern unter 6 Wochen = 2 oder mehr Stuhl/24 Stunden, später geht auch weniger). Gelegentliche Gewichtskontrollen durch die Hebamme bieten die Möglichkeit, den Verlauf zu besprechen.

Die strikte Zuteilung von einer Brust pro Kind wird notwendig, wenn es zu einer **Soorinfektion** gekommen ist oder andere gefährliche Infektionen, z. B. Herpesbläschen, aufgetreten sind. Bagatellinfekte haben sich schon längst übertragen, bevor die Symptome auftreten.

Während das Neugeborene die Anwesenheit seines älteren Geschwisters als gegeben hinnimmt, kann das **ältere Kind** auf unterschiedlichste Weise darauf reagieren, dass es die Mutter nun teilen soll. Diese Reaktionen sind nicht vorherzusehen und sollten dann beantwortet werden, wenn sie auftreten. In der Regel kennt die Mutter ihr Kind gut genug, um eine angemessene Umgehensweise mit seinen Schwierigkeiten zu finden. Weiterstillen ohne zu viel Aufhebens davon zu machen, gibt dem Kind die größte Sicherheit. Einem Kleinkind kann auch eine Einschränkung zugemutet werden. Die Mutter wird mit der Zeit herausfinden, ob dies nötig ist und wie sie das Stillen des älteren Kindes in Zukunft zulassen oder gestalten will. Sie möchte vielleicht das Stillen des älteren Kindes auf feste Zeiten oder bestimmte Situationen beschränken. Eine möglichst regelmäßige Entleerung der Brust wäre zur Mastitisprophylaxe wünschenswert.

Abstillen kann dann notwendig werden, wenn die Auseinandersetzung mit dem älteren Kind der Mutter zu viel und das Stillen zum Zentrum der Geschwisterrivalität wird. Viel Betreuung durch vertraute Dritte und Ablenkung können dem Geschwisterkind einen neuen, ebenso interessanten Fokus eröffnen.

Wenn das ältere Kind als Reaktion auf das Baby wieder mehr gestillt werden möchte, muss das Neugeborene auf jeden Fall zuerst versorgt werden, bis sicher ist, dass ausreichend Muttermilch für sein Gedeihen zur Verfügung steht.

Literatur

[709] Mohrbacher N, Stock J. Handbuch für die Stillberatung. München: LaLecheLiga Deutschland eV; 2000

[710] Scherbaum V, Perl FM, Kretschmer U. Stillen. Köln: Deutscher Ärzte-Verlag; 2003

[711] Lawrence R, Lawrence R. Breastfeeding. A Guide For The Medical Profession, 6th edition. Elsevier Mosby; 2005

[712] BZgA. Stillen und Muttermilchernährung Köln: 2001

[713] Kroth C. Stillen und Stillberatung. Wiesbaden; Ullstein Medical; 1998

[714] Biancuzzo M. Stillberatung. München: Elsevier Urban und Fischer; 2005

[715] Fröleke H. Kleine Nährwerttabelle der Deutschen Gesellschaft für Ernährung, 43. Auflage. Neustadt/Weinstraße: Neuer Umschau Buchverlag; 2005

Ratschläge Ihrer Hebamme beim Stillen in einer erneuten Schwangerschaft

Herzlichen Glückwunsch, Sie erwarten wieder ein Baby und stillen Ihr letztes noch.

Jetzt fragen Sie sich, ob diese beiden Dinge nebeneinander gehen oder ob Sie Ihr Kind abstillen müssen, damit die nächste Schwangerschaft ungefährdet wachsen kann.

Neben Ihren eigenen Gedanken haben Sie vielleicht schon verschiedene Meinungen aus Ihrem Umfeld, Ihrer Familie und von Ihrem Arzt gehört. Einige werden dringend abraten. Diese Haltung kommt leicht zustande, weil das lange Stillen in unserer Gesellschaft selten geworden ist.

Tatsache ist jedoch, dass eine gesunde Frau ohne Weiteres ein Kind stillen und ein zweites austragen kann. Voraussetzung dafür ist, dass Sie sich pflegen, gut ernähren und auf Zeichen von Überforderung prompt reagieren.

Einige wenige medizinische Gründe können dagegen sprechen, weiter zu stillen: Dies sind die Neigung zu Fehl- oder Frühgeburten oder vorzeitigen Wehen. Wenn in dieser Schwangerschaft vorzeitige Wehen oder Blutungen auftreten, sollten Sie ebenfalls abstillen. Die Stimulation der Brust beim Stillen kann Kontraktionen der Gebärmutter provozieren.

Wenn Ihre Gewichtszunahme weit unter der Norm liegt oder Sie in der Schwangerschaft abnehmen und Sie diese Entwicklung nicht durch eine bessere Ernährung schnell stoppen können, sollten Sie ebenfalls auf das Weiterstillen verzichten. Die Entwicklung Ihres ungeborenen Kindes könnte dadurch gefährdet sein.

Wenn es keine medizinischen Gründe gibt, die gegen das Stillen Ihres größeren Kindes sprechen, können Sie weiter stillen, als wäre nichts geschehen. Sie sollten sich allerdings nicht wundern, wenn Ihr Kind mit der Brust nicht mehr so zufrieden ist wie bisher. Die Milchmenge und auch der Geschmack verändern sich bei vielen Müttern so sehr, dass mehr als die Hälfte der Kinder freiwillig aufhört und nicht mehr an die Brust möchte. Akzeptieren Sie diese Weiterentwicklung und lassen Sie sich zur weiteren Ernährung Ihres Kindes von der Hebamme oder Ihrem Kinderarzt beraten. Die Hebamme wird Ihnen auch erklären, wie sie weiter mit Ihrer Brust umgehen sollten.

Durch die Schwangerschaft kann es aber auch zu neuen Empfindlichkeiten an Ihrer Brust kommen. Die Brüste schmerzen wieder eher oder Ihnen wird das Saugen unangenehm. Suchen Sie nach Stillhaltungen, die komfortabler sind. Die Empfindlichkeiten gehen wieder zurück. Wenn Sie aus diesen Gründen abstillen wollen, wird Ihnen Ihre Hebamme ebenfalls helfen.

Das Stillen in einer Schwangerschaft und auch das Stillen von zwei Kindern, das sogenannte Tandemstillen, ist **biologisch gut möglich**. Die Wünsche der Mütter dazu unterliegen häufig starken Schwankungen. Machen Sie am besten keine langfristigen Pläne, sondern nehmen Sie die Entwicklung wie sie kommt. Tauchen Schwierigkeiten auf, gehen Sie mit Hilfe Ihrer Hebamme und Ihres Arztes damit um. Sprechen Sie ausführlich mit Ihrem Partner über Ihre Wünsche und vermeiden Sie Gespräche mit Menschen, die Sie bevormunden wollen.

Ihrem größeren Kind gibt das Stillen Sicherheit und Trost in einer Situation, in der sich seine Welt verändern wird. Vielleicht hat die Muttermilch auch noch eine große Bedeutung für seine Ernährung und Gesundheit. Bei Einzelgesprächen mit der Hebamme in der gesamten Schwangerschaft können Sie alle Aspekte beleuchten.

Zum Ende der Schwangerschaft bildet sich wieder Vormilch für das neue Kind. Die Milch schmeckt dann anders und enthält die notwendigen Schutzstoffe für das Neugeborene. Diese Vormilch verändert sich wenige Tage nach der Geburt wieder und entwickelt sich zur normalen Muttermilch. Lassen Sie **Ihr Neugeborenes** möglichst immer als Erstes von der Vormilch trinken, damit es reichlich Nahrung mit allen Schutzstoffen erhält. Bis Sie wissen, dass das neue Baby reichlich versorgt ist und gut zunimmt, sollten Sie es immer als erstes stillen. Achten Sie darauf, dass es beim Trinken auch die fettreiche Hintermilch erhält, die erst am Schluss aus der Brust fließt.

Durch die Zusammensetzung der Vormilch kann sich der Stuhlgang Ihres größeren Kindes auflockern. Mit der weiteren Reifung der Milch verschwindet das wieder.

Sie können für Ihre beiden Kinder nur dann genug Milch bilden, wenn Sie selbst genug essen und trinken. Der Körper muss auch genug ausruhen, um diese Arbeit zu schaffen.

Versuchen Sie, etwa alle 2 bis 3 Stunden etwas zu essen. Für jedes gestillte Kind brauchen Sie etwa 500 Kilokalorien mehr als gewöhnlich. Die Nahrung muss gesund und voller Vitamine und Mineralstoffe sein, sonst werden Sie mit der Zeit Raubbau an Ihrer eigenen Gesundheit betreiben. Zur Not nehmen Sie ein Nahrungsergänzungspräparat. Auch zu diesem Thema finden Sie Rat bei Ihrer Hebamme, die Ihre bisherige Ernährung kennt und Ihnen Ratschläge zur Verbesserung geben kann.

Trinken Sie nach Durstgefühl. Mit zwei kleinen Kindern werden Sie es aber vielleicht manchmal vergessen. An Ihrem Urin sehen Sie leicht, ob Sie zu wenig Flüssigkeit im Körper haben. Bevor sich der Flüssigkeitsmangel auf die Milchbildung auswirkt, wird der Urin dunkel und konzentriert. Es hilft, wenn man jedes Mal beim Stillen, beim Essen und nach dem Wasserlassen etwas trinkt.

Organisieren Sie sich so viel Hilfe wie möglich! Selbstverständlich sollte Ihre Familie im Haushalt und bei der Versorgung des älteren Kindes helfen. Nehmen Sie aber auch alle Hilfsangebote von Freunden und Bekannten an, und nicht nur unmittelbar nach der Geburt, sondern mindestens in der gesamten Zeit des Wochenbetts, also 8 Wochen. Benutzen Sie die gewonnene Zeit auch, um sich selbst etwas Gutes zu tun! Ständig von zwei kleinen Kindern in Anspruch genommen zu werden und mit dem eigenen Körper zur Verfügung stehen zu müssen, kann auch der besten Mutter mal den letzten Nerv rauben.

Und zuletzt: **Sie bestimmen, wie lange Sie zwei Kinder stillen wollen**!

Wehren Sie jede Art von Schuldgefühl im Kern sofort ab, wenn Sie das Stillen einschränken wollen oder wenn das ältere Kind abgestillt werden soll. Lassen Sie sich wieder beraten, damit es für alle Beteiligten schonend passiert, Sie keinen Milchstau dabei entwickeln und Ihr kleines Kind weiter ausreichend versorgt wird.

Viel Freude!

42 Abstillen

Regine Gresens

Mit Abstillen (Ablaktation) ist in der Regel das Umstellen des Kindes von der Brusternährung auf eine andere Ernährung gemeint. Genau betrachtet beschreibt Abstillen jedoch **drei unterschiedliche Prozesse**:

- das Gewöhnen eines gestillten Kindes an andere Nahrung
- das Entwöhnen des Kindes von der Brust bis zum letzten Stillen
- das Einstellen der Milchproduktion in den mütterlichen Brustdrüsen.

Die verschiedenen Prozesse verlaufen zumeist nicht synchron, sondern zeitlich versetzt, teilweise parallel und auch nacheinander.

Die **WHO** empfiehlt seit 1990 weltweit, alle Kinder sechs Monate lang ausschließlich zu stillen und anschließend mit einer ausreichenden Menge geeigneter, ernährungsphysiologisch wertvoller und sicherer Beikost zu füttern und bis zum Alter von zwei Jahren und darüber hinaus weiter zu stillen [716].

Merke M!

Auch die Nationale Stillkommission am deutschen Bundesinstitut für Risikobewertung betont, dass Beikosteinführung nicht Abstillen bedeutet, sondern die Fütterung von Beikost unter dem Schutz der Muttermilch und der endgültige Zeitpunkt zum Abstillen eine individuelle Entscheidung sein sollte, die gemeinsam von Mutter und Kind getroffen wird [717].

Aufgrund neuerer Diskussionen über die **Evidenzlage zur Allergieprävention** [718], die ein Einführen der Beikost schon ab dem fünften Monat nahelegt, haben sich die deutschen Stillgruppenverbände, die deutschen Ausbildungsinstitute für Stillberaterinnen und der Deutsche Hebammenverband in einer gemeinsamen Stellungnahme zum Thema „Optimaler Zeitpunkt der Beikosteinführung" für die Beibehaltung dieser Empfehlungen ausgesprochen [719].

Das Alter des Kindes, die Methode des Abstillens sowie die Art der Beikost werden vor allem von **kulturellen Vorgaben** geprägt. Während in Ländern mit niedrigem Einkommen fast 95 % der Kinder im Alter von 12 Monaten und mehr als 60 % der Kinder im Alter von 20–23 Monaten noch gestillt werden, wird in Ländern mit hohem Einkommen seltener gestillt, eher zugefüttert und früher abgestillt [720].

Merke M!

Verglichen mit den Empfehlungen und den Stillraten in anderen Ländern wird in Deutschland zu selten und zu kurz gestillt.

So ergab eine repräsentative Umfrage in den Jahren 2018/2019, dass 3,4 % der Mütter nicht stillten. Mütter, die länger als 2 Wochen und kürzer als 4 Monate gestillt haben, nannten als Abstillgründe am häufigsten (in absteigender Reihenfolge), dass „die Milch für das Kind nicht mehr ausreichte", dass sie „Probleme mit der Brust oder mit den Brustwarzen" hatten, dass „das Kind die Brust verweigerte", dass „das Stillen an den eigenen Kräften zehrte" und, dass sie sich „zu Hause zu sehr durch Haushalt und Familie beansprucht fühlten" [721]. Hier zeigt sich, wie schon in früheren Jahren, die Bedeutung und der Bedarf einer adäquaten und motivierenden Beratung der Schwangeren und stillenden Mütter durch Hebammen und anderes medizinisches Personal [722], [723].

42.1 Physiologie des Abstillprozesses

Der **Rückgang der Milchbildung** in den mütterlichen Brustdrüsenzellen (Alveolen) wird durch das seltenere Saugen des Kindes an den Brustwarzen und dem damit einhergehenden Verbleiben der Milch in den Brustdrüsen initiiert. Dadurch kommt es zu einer **geringeren Ausschüttung der Stillhormone** Oxytocin und Prolaktin. Dies führt wiederum zu einem Anstieg von Dopamin, das vom Hypothalamus ausgeschüttet wird. Dopamin oder ein durch Dopamin vermittelter Faktor hemmt die Prolaktinausschüttung weiter und wird daher als Prolaktininhibierender Faktor (PIF) bezeichnet.

Demzufolge werden zum **medikamentösen Abstillen** Wirkstoffe eingesetzt, z. B. Cabergolin (Dostinex®), die als Dopaminagonisten im Organismus ähnliche Effekte wie der körpereigene Botenstoff Dopamin auslösen, während mit Dopaminantagonisten, wie Metoclopramid (z. B. Paspertin®) die Prolaktinsekretion und damit die Milchproduktion gesteigert werden kann.

Wenn die Brüste nicht mehr entleert werden, wird zunächst der Wasseranteil der in den Brustdrüsenzellen verbleibenden Milch zurück in die Blutbahn resorbiert und vom Körper verstoffwechselt. Dabei verändern sich, besonders beim abrupten Beenden des Stillens, die Zusammensetzung und der **Geschmack der Muttermilch**. Sie schmeckt weniger süß und zunehmend salziger, da der Gehalt an Laktose und Kalium abnimmt, während der Gehalt an Natrium, Chlorid, Fetten und Gesamtprotein, vor allem Laktoferrin, IgA, IgG, IgM, Albumin, α-Lactalbumin und Kasein, ansteigt.

Die Milchproduktion in den Drüsenzellen wird erst nur partiell, später vollständig eingestellt und führt letztlich zur **Atrophie der Alveolen und Milchgänge** (Involution). Die Milchdrüsen bleiben auch nach dem vollständigen Abstillen noch ca. 45 Tage teilweise funktionsfähig. Die Brustdrüsen können sogar noch einige Monate oder Jahre später geringe Mengen an Milch enthalten, die jedoch nicht entleert werden muss, sondern mit der Zeit vom Körper wieder resorbiert wird. Etwa 4–8 Wochen nach dem Abstillen kann es bei der Mutter aufgrund der veränderten hormonellen Verhältnisse wieder zu einem Eisprung und damit ohne Verhütung zu einer erneuten Schwangerschaft kommen.

Eine kurze Stillzeit ist in der Regel sowohl für das Kind als auch für die Mutter mit diversen Nachteilen verbunden. Oft ist jedoch früher oder später aus Sicht der Mutter ihre Investition in das Stillen größer als der Gewinn. Um den **individuell optimalen Zeitpunkt des Abstillens** zu bestimmen, sollte daher zwischen kindlichen und mütterlichen Bedürfnissen abgewogen und ein möglichst für beide verträglicher Kompromiss gefunden werden.

Abhängig vom Beginn und der Dauer des Abstillprozesses und von der steuernden Person unterscheidet man ein vom Baby geführtes, natürliches Abstillen und ein von der Mutter geführtes, allmähliches, teilweises, plötzliches oder primäres Abstillen.

42.2 Natürliches Abstillen

Merke M!

Natürliches Abstillen bezeichnet das vom Baby gesteuerte Abstillen (Babyled Weaning = BLW), das in der Regel zu einer Stilldauer von 2,5 Jahren und länger führt.

Dabei wird das Kind neben der Fütterung von altersgerechter Nahrung weiter nach seinem Bedarf gestillt. Die Stillmahlzeiten werden nicht nach und nach durch Breimahlzeiten ersetzt, sondern lediglich **mit festerer Nahrung ergänzt**, die das Baby selbst greifen und in seinen Mund stecken kann [724].

Das natürliche Abstillen beginnt etwa in der Mitte des ersten Lebensjahres, wenn das Baby die **motorischen Reifezeichen** für die Einführung fester Nahrung zeigt. Da sich das Verdauungssystem des Babys parallel zu seinen motorischen Fähigkeiten entwickelt, zeigen diese Reifezeichen an, dass das Baby nun fähig ist, die Nahrung auch zu schlucken und zu verdauen [725].

Kindliche Reifezeichen für die Einführung von Beikost:

- Es ist fähig, sich vollständig um die eigene Achse zu rollen.
- Es kann mit leichter Unterstützung oder völlig allein aufrecht zu sitzen.
- Es greift nach Dingen, steckt sie schnell und gezielt in den Mund und kaut darauf herum.
- Es zeigt Interesse am Essen der Familie, greift selbst nach dem Essen, nimmt es in den Mund, kaut und schluckt.

Sind die entsprechenden Reifezeichen vorhanden, werden dem Baby während der Familienmahlzeiten verschiedene **Speisen in allmählich zunehmend festerer Konsistenz** angeboten. Zunächst lernt es dabei, diese in die Hand zu nehmen und beginnt dann darauf herumzulutschen oder zu kauen. Zu Beginn nimmt es allerdings nur geringe Nahrungsmengen zu sich, denn es entdeckt in erster Linie die **neue Beschaffenheit** und den ungewohnten **Geschmack der neuen Nahrungsmittel**. Durch das Beobachten und Imitieren der anderen

Familienmitglieder lernt es so zu essen und macht zugleich die positive, soziale Erfahrung gemeinsam eingenommener Mahlzeiten.

Da festere Nahrung, z. B. gekochtes Gemüse, oft weniger Kalorien enthält und schwerer zu verdauen ist als Muttermilch, wird das Baby im ersten Lebensjahr weiterhin jeweils erst gestillt, bevor ihm die festere Nahrung angeboten wird. Zudem **sollte es selbst entscheiden können**, wie viel oder wie wenig es von welchem Nahrungsmittel isst. In einer Langzeitstudie wurde festgestellt, dass Babys ab dem Alter von sechs Monaten fähig sind, mithilfe ihres Geschmackssinnes aus einem Angebot von gesunden Nahrungsmitteln diejenigen zu wählen, die die Nährstoffe enthalten, die sie gerade benötigen [726].

Etwa ab dem 2. Lebensjahr bietet die Mutter die Brust nicht mehr aktiv an, verweigert sie aber auch nicht, wenn das Kind danach verlangt. Auf diese Weise verläuft der Abstillprozess entsprechend den Bedürfnissen des Kindes. Oft ist es während des Tages so beschäftigt und abgelenkt, dass es tagsüber immer seltener und kürzer trinkt. Die Stillmahlzeiten vor dem Zubettgehen, nach dem Aufwachen sowie während der Nacht werden dabei jedoch meist weiter beibehalten, weil das Stillen mit zunehmendem Alter des Kindes immer stärker seine **emotionalen Bedürfnisse** befriedigt und ihm Nähe, Entspannung, Geborgenheit und Trost bietet.

Erfolgt das endgültige Abstillen im gegenseitigen Einvernehmen, d. h. zu dem Zeitpunkt, an dem das Kind von seiner Entwicklung reif dafür ist, verläuft es in der Regel unproblematisch und führt bei Mutter und Kind gleichermaßen zu einer **freudvollen Erinnerung** an die Zeit des Stillens. Oft endet das Stillen so allmählich, mit immer größer werdenden Abständen zwischen den Stillmahlzeiten, dass die Mutter nicht einmal genau sagen kann, ob schon das letzte Mal gestillt wurde.

Wann der Prozess des natürlichen Abstillens endgültig endet, ist **individuell sehr unterschiedlich**. Üblicherweise erfolgt dies jedoch nicht vor dem ersten Geburtstag. Zwar gibt es schon im ersten Lebensjahr Phasen, in denen das gestillte Baby ein gesteigertes Interesse an seiner Umgebung und anderer Nahrung und weniger Interesse am Stillen zeigt. Doch diese Phasen, die gewöhnlich im 4.–5., 7. und 9.–12. Monat liegen, gehen nach einigen Wochen von selbst wieder vorbei. Wenn das Verhalten des Babys im ersten Jahr allerdings von der Mutter **als Abstillwunsch missverstanden** wird, was häufiger vorkommt, kann es innerhalb von etwa einem Monat zum völligen Abstillen führen [727].

Das **natürliche Abstillalter von Menschen** liegt jedoch zwischen 2,5–7 Jahren, wie die amerikanische Anthropologin Katherine A. Dettwyler durch Vergleiche mit dem Abstillalter von Primaten berechnet hat. Sie empfiehlt demzufolge ausdrücklich kein bestimmtes Abstillalter, sondern plädiert dafür, dass Angehörige medizinischer und ähnlicher Berufe, Familienmitglieder, Freunde, Bekannte und Fremde erfahren und anerkennen sollten, dass wir Menschen, genau wie unsere Verwandten, die Primaten, darauf ausgerichtet sind, sämtliche Vorteile der Muttermilch und des Stillens mindestens 2,5 Jahre zu genießen und dass es normal und angemessen ist, Kinder drei, vier oder noch mehr Jahre zu stillen [728].

Fallbeispiel 42–1: Natürliches Abstillen

B

Eine Mutter berichtet:

„Mein Sohn hat sich mit 18½ Monaten selbst abgestillt. Als ich schwanger wurde, wusste ich schon, dass ich auf jeden Fall das erste halbe Jahr stillen würde. Aber das rührte daher, dass ich starke Neurodermitis habe und meinem Sohn den besten Start bieten wollte. In den ersten Wochen tat mir das Stillen ziemlich weh, aber ich konnte es mir und meinem Sohn nicht antun, abzustillen. Später habe ich das gemeinsame Stillen immer genossen und es hat mich wirklich nur einige Male gestört. Wir hatten oft auch viel Spaß dabei. Ich genoss die Zweisamkeit und liebte es, meinem Sohn so viel Freude und Wonne bereiten zu können. Hinzu kamen noch die ruhigen und entspannten Nächte in unserem Familienbett. Ich habe meinem Sohn nie die Brust verweigert, da ich nie einen Anlass hierfür sah.

An seinem ersten Geburtstag war das Abstillen noch kein Thema, aber ich hatte mich schon damit beschäftigt und mir war klar, dass ich NATÜRLICH abstillen wollte. Das Umfeld meinte natürlich anderes: „Du wirst ihn nie abgestillt bekommen, nur unter Tränen und mit Gewalt!“, was mir selbstverständlich auch Angst einflößte. Das wollte ich nie. Aber tief in mir drin wusste ich, dass wir beide es wissen würden, wann es so weit wäre. Und wenn ich meinen Sohn sah, wie er meinen Busen liebte und es ihm sooooooo gut tat, wusste ich, ich kann ihm das nicht nehmen und es ist richtig so. Ich denke, das ist meine Entscheidung, da es meine/unsere Stillbeziehung ist und niemand sonst das Recht hat, darüber zu entscheiden. Man sagt ja auch nicht zu einer Freundin, sie solle sich trennen.

Als Moritz 14 Monate alt war, ging ich wieder arbeiten. Zu unser aller Überraschung konnte mein Freund ihn meist problemlos ohne Busen zu seinem Mittagsschlaf bringen. Ich denke, das hat das Abstillen auch beschleunigt, da er auch zu anderen eine enge Beziehung aufbauen konnte. Ich machte mir darüber noch keine Gedanken und stillte fröhlich weiter. Dann wurde es immer weniger – nur noch daheim, dann nur noch morgens, nachts (zwischen 5–7 Uhr) und abends. Nachdem das Morgenstillen auch noch wegfiel, merkte ich, dass das Stillen zu Ende gehen würde und wir nun eine andere oder eine zusätzliche Beziehung aufbauen mussten. Aber vielleicht würde Moritz auch noch für immer nachts kommen – prima.

Tja, und dann wollte er nur noch zum Einschlafen und nur noch ganz kurz gestillt werden. Und vor einer Woche ist er einfach ohne Aufhebens von alleine eingeschlafen und ich wusste, dass es nun vorbei ist. Am Anfang war ich so stolz und rauchte erst mal eine Zigarette. Aber mittlerweile beschleicht mich auch ab und an eine gewisse Traurigkeit. Und das sind bestimmt nicht die Hormone. Als meine Schwester ihr Baby stillte, war ich mir sicher, dass Moritz noch mal auf die Idee kommen würde. Aber er küsste nur meinen Busen und sagte: „Meiner!“ und ging weiter. Einerseits war ich stolz auf ihn und andererseits war mir schon kurz bange. Aber es erfüllt mich mit tiefer Zufriedenheit, meinem Sohn das mit auf seinen Weg gegeben zu haben. Und ich weiß, dass es richtig war. Mittlerweile genieße ich auch unsere neue Beziehung, er küsst mich viel mehr und sucht mehr Körperkontakt, will mehr schmusen, was ich natürlich umso mehr genieße. Wir schauen viele Bücher miteinander, wo der Körperkontakt auch da ist. Und: Moritz schläft durch!!!“

42.3 Allmähliches Abstillen

Merke M!

Beim allmählichen Abstillen übernimmt die Mutter die Steuerung des Prozesses, indem sie nach und nach die einzelnen Stillmahlzeiten durch Flaschennahrung oder Beikost ersetzt.

Dieser in den westlichen Ländern verbreitete Ansatz führt zu einem schnelleren und frühzeitigerem Ende des Abstillprozesses als das vom Baby gesteuerte Abstillen. Das Stillen endet dann meist noch im ersten Jahr oder kurz vor oder nach dem 1. Geburtstag des Kindes.

Gegenüber dem plötzlichen Abstillen hat allmähliches Abstillen jedoch mehrere **Vorteile** für Mutter und Kind. Die mütterlichen Brustdrüsen stellen die Milchproduktion langsam ein und es kommt dabei kaum zu körperlichen Beschwerden der Mutter. Das Hormon Prolaktin wirkt weiter psychisch ausgleichend auf die Mutter und reduziert so ihr Risiko, nach dem Abstillen an einer Wochenbettdepression zu erkranken. Außerdem hat das Verdauungssystem des Babys mehr Zeit, sich an die neue Nahrung zu gewöhnen und es erhält zum Schutz vor Infektionen mit der geringer werdenden Milchmenge mehr Abwehrstoffe, da diese dabei ansteigen.

Merke M!

Das allmähliche Abstillen sollte nicht zu schnell erfolgen.

Empfehlenswert ist, nach dem Ersetzen einer Mahlzeit **mindestens 3–7 Tage**, besser länger, abzuwarten, bevor die nächste Mahlzeit ersetzt wird. Als Erstes sollte **die für das Baby unwichtigste Stillmahlzeit** eingestellt werden, dies könnte beispielsweise die Mittagsmahlzeit oder eine beliebige andere Mahlzeit während der Tagstunden sein. Dabei kann die Stillmahlzeit auch zunächst nur in ihrer Dauer verkürzt werden oder dem Baby wird statt der Brust seinem Alter entsprechend Flaschennahrung in einer Flasche, einem Trinklernbecher oder Beikost angeboten. Zu den anderen Mahlzeiten wird weiterhin wie bisher gestillt.

Das Aussetzen der Stillmahlzeit kann bei der Mutter vorübergehend zu einem **Spannungsgefühl in den Brüsten** führen, das durch Kühlen mit Kohlblättern, Quarkwickeln oder Kühlpacks reduziert werden kann. Notfalls kann auch vorsichtig etwas Milch von Hand ausgestrichen werden, um einen Milchstau zu vermeiden.

Merke **M!**

Die nächste Mahlzeit sollte erst ersetzt werden, wenn keinerlei Spannungsgefühl in der Brust mehr vorhanden ist.

Die Brust sollte zu den ersetzten Mahlzeiten nicht mehr angeboten werden, außer das Baby verlangt sehr eindringlich danach, wieder gestillt zu werden. Wenn es sehr quengelig oder anhänglich ist, krank wird oder zahnt, sollte der **Abstillprozess verlangsamt** werden. Mitunter muss er wegen einer plötzlichen schweren Erkrankung des Kindes oder dem Auftreten von Nahrungsunverträglichkeiten auch komplett unterbrochen werden und das Baby kehrt für einige Zeit zum vollständigen Stillen zurück, um dann nach seiner Genesung erneut mit dem Ersetzen der Mahlzeiten zu beginnen.

Besonders das Stillen vor dem **Einschlafen und das erste Stillen am Morgen** werden von den Kindern häufig noch lange beibehalten und bieten auch vielen Müttern den Vorteil, morgens länger schlafen zu können.

Da allmähliches Abstillen stärker von der Mutter ausgeht, kann es vorkommen, dass das Kind von sich aus **noch nicht dazu bereit** ist, weniger zu stillen und dies der Mutter auch deutlich mitteilt. Besonders bei einem Kind, das schon etwas älter ist, braucht die Mutter dann eine starke innere Überzeugung, dass für sie der richtige Zeitpunkt jetzt gekommen ist. Manchmal möchte die Mutter eigentlich gerne weiter stillen, wurde aber von Dritten zum Beenden der Stillbeziehung gedrängt oder sie glaubt selbst, es müsse nun sein, weil es so üblich ist. Solch ein **ambivalenter Abstillwunsch** führt oft zu Problemen beim Abstillen. Denn die Mutter lässt sich mitunter in einem Moment darauf ein, dem Kind doch die Brust zu geben oder bietet sie sogar aktiv an und beim nächsten Mal verweigert sie ihm jedoch das Stillen. Das Kind ist entsprechend verunsichert und bemüht sich mit allen Kräften darum, wie gewohnt gestillt zu werden, woraus schnell ein für alle Beteiligten anstrengender Machtkampf werden kann, den nicht selten das Kind gewinnt. Hier hilft nur eine Klärung der mütterlichen Wünsche und ggf. ein Aufschieben des Abstillens bis zu einem Zeitpunkt, der sich **auch für die Mutter richtig anfühlt**.

Viele Mütter haben ambivalente Gefühle, wenn sie mit dem Abstillen beginnen oder den Abstillprozess beenden. Einerseits ist die Mutter meist froh über ihre neu gewonnene Freiheit, auf der anderen Seite fehlt ihr vielleicht gleichzeitig die Nähe und Intimität des Stillens mit ihrem Baby. Es ist daher nicht ungewöhnlich, dass eine Mutter auch beim allmählichen Abstillen **Gefühle von Verlust und Trauer** empfindet. Dann kann es für sie hilfreich sein, sich daran zu erinnern, dass ihr Baby dabei ist, einen neuen Meilenstein seiner Entwicklung zu erklimmen, nämlich feste Nahrung zu essen und aus dem Becher zu trinken. Außerdem sollte sie erfahren, wie sie weiterhin, auch ohne zu stillen, die **Nähe mit ihrem Kind** genießen und die Mutter-Kind-Bindung stabilisieren kann.

42.4 Teilweises Abstillen

Eine Mutter, die sich beim Stillen unbehaglich fühlt oder vom Stillen, z. B. während der Nächte, sehr belastet ist, möchte manchmal **nur eine oder mehrere Stillmahlzeiten ersetzen** oder die Dauer der Mahlzeiten verkürzen. Es kann auch sein, dass nur an einer Brust abgestillt werden muss, weil es bei der Mutter oder dem Kind unlösbare Probleme beim Stillen an dieser Seite gibt. Da die Milchproduktion nach einigen Wochen weniger hormonell, sondern vor allem von der Nachfrage gesteuert wird, führt das Nicht-Entleeren einer Brust zur Einstellung der Milchbildung auf dieser Seite, während die andere weiterhin reichlich Milch bilden und dem Kind problemlos nach Bedarf angeboten werden kann.

Besonders wenn die Stillzeit nach dem Wunsch der Mutter noch andauern sollte, ermöglicht ein teilweises Abstillen Mutter und Kind oft, auch weiterhin die Stillbeziehung und die Vorzüge des Stillens zu genießen. Insbesondere bei **länger anhaltenden Stillschwierigkeiten** kann ein teilweises Abstillen häufig dazu beitragen, dass die erschöpfte Mutter zunächst entlastet wird und sich die gesamte Situation entspannen kann. Nach einer gewissen Erholungszeit ist sie dann möglicherweise motivierter, ihr Kind wieder öfter anzulegen, andere Maßnahmen zur Verbesserung des Stillens durchzuführen oder aber das Teilstillen bis zum Ende der von ihr gewünschten Stillzeit weiterzuführen.

Das Baby erhält beim teilweisen Abstillen statt der Muttermilch eine seinem Alter entsprechende Nahrung, d. h. bis etwa zum Ende des 6. Monats künstliche Säuglingsnahrung mit der Flasche, danach ggf. Brei oder festere Nahrung, um seine Sättigung und ein angemessenes Gedeihen sicherzustellen.

42.5 Plötzliches Abstillen

Beim plötzlichen Abstillen wird das Stillen abrupt eingestellt. Allerdings ist ein plötzliches Abstillen **nur in sehr seltenen Situationen erforderlich**, z. B. bei der therapeutischen Einnahme von ^{131}Jod, jodhaltigen Kontrastmitteln, Expektoranzien und großflächiger jodhaltiger Desinfektion, Zytostatika, manchen Immunsuppressiva, Kombinationstherapien von Psychopharmaka oder Antiepileptika, therapeutisch eingesetzten Radionukliden sowie bei einer Infektion mit HIV, HTLV1 oder HTLV2, einer unbehandelten, aktiven Tuberkulose oder wenn Mutter und Kind aus anderen Gründen längerfristig getrennt werden müssen [729].

Merke **M!**

Bei akuten Erkrankungen des Babys ist plötzliches Abstillen in den allerwenigsten Fällen zu empfehlen. Im Gegenteil, es ist sogar meistens kontraindiziert.

Die Mutter sollte stattdessen darin angeleitet und unterstützt werden, ihre Muttermilch **abzupumpen und sicher aufzubewahren**, bis das Baby wieder in der Lage ist, sie zu trinken. Denn Muttermilch ist optimal verdaulich und liefert dem kranken Baby wertvolle Abwehrstoffe, was die Krankheit meist verkürzt und weniger schwer verlaufen lässt. Auch bei chronischen Erkrankungen des Babys ist ein Abstillen nicht immer die einzige und schon gar nicht die beste Lösung für Mutter und Kind.

Allzu oft wird leider aufgrund mangelnder Unterstützung bei Stillproblemen oder aufgrund falscher Informationen vorzeitig und plötzlich abgestillt, obwohl dies nicht nötig wäre, z. B. bei medizinischen Eingriffen, Narkosen oder Medikamenteneinnahme. Abruptes Abstillen **kann jedoch für Mutter und Kind traumatisierend sein**. Daher sollte vor einem plötzlichen Abstillen mit einer Fachkraft, die sich mit dem Stillen und der vorliegenden medizinischen Situation auskennt, die tatsächliche Notwendigkeit abzustillen überprüft und gegebenenfalls nach **alternativen Möglichkeiten** gesucht werden, z. B. dem Abstillen von nur einer Brust, dem Einlegen einer vorübergehenden Stillpause, dem Aufschieben einer medizinischen Untersuchung, der Verordnung eines anderen stillverträglichen Medikaments oder dem zusätzlichen Füttern von Flaschennahrung oder Beikost. Besonders wenn das gestillte Kind schon älter ist und bereits andere Nahrung erhält, gibt es nur noch selten einen tatsächlichen Grund, plötzlich abzustillen.

Fallbeispiel 42–2: Allmähliches und plötzliches Abstillen **B**

Eine Mutter berichtet:

„Ich habe sechs Monate voll gestillt und dann langsam mit der Beikost angefangen. Alle paar Wochen habe ich eine Stillmahlzeit ersetzt, so konnten sich meine Brüste prima anpassen und ich musste niemals Milch ausstreichen oder Quarkwickel auflegen. Meine Tochter mochte den Brei tagsüber recht gerne, aber abends und nachts brauchte sie immer die Brust. Ich wollte nach ungefähr einem Jahr komplett aufhören.

Aber als mein Baby neun Monate alt war, hat mir der Blinddarm einen Strich durch die Rechnung gemacht. Durch die Antibiotika, die ich eine Woche lang kriegen sollte, durfte ich nicht stillen. Bei meiner Entlassung hat sich herausgestellt, dass ich durch den Tropf doch kein Antibiotikum bekommen habe und das Abstillen ganz umsonst war. Das hat mich schon etwas traurig gemacht, aber dann noch mal wieder mit dem Stillen anzufangen, ist auch blöd. Es ging auch alles gut und unsere Louisa hat sich gut umgewöhnt. Und trotzdem hätte ich gern ein richtiges ‚Abschieds-Stillen‘ gehabt."

Häufig wird auch ein **Stillstreik des Babys** von der Mutter als kindlicher Abstillwunsch fehlinterpretiert (Kap. 32). Bei einem Stillstreik ist die plötzliche Ablehnung der Brust jedoch nur vorübergehend und das Baby verhält sich dabei sehr unglücklich – anders als beim vom Baby geleiteten, natürlichen Abstillen.

Erfolgt das plötzliche Abstillen **in den ersten 4–6 Wochen nach der Geburt**, leiden die Mütter oft unter starken Spannungs- und Stauungsgefühlen in den Brüsten. Es kann zu grippeähnlichen Symptomen kommen, z. B. Fieber, Schüttelfrost, Kopf- und Gliederschmerzen, die 3–4 Tage andauern können und konservativ behandelt werden sollten, um die Entstehung eines Milchstaus, einer Mastitis oder eines Abszess zu verhindern. Aus diesem Grund sollte abruptes Abstillen nach Möglichkeit vermieden werden.

Merke **M!**

Wenn die stillende Mutter bereits akut an einer Mastitis oder einem Milchstau leidet, ist es sogar kontraindiziert abzustillen, da dadurch der vorhandene Stau oder die Entzündung verstärkt und das Risiko für weitere Staus, Entzündungen und Abszesse erhöht würde.

Das **Abstillen mit Medikamenten** sollte nach Möglichkeit vermieden werden, da konservative Mittel gleichermaßen erfolgreich sind, jedoch keine Nebenwirkungen haben. In den ersten drei Wochen nach der Geburt werden Abstillmedikamente (Prolaktinhemmer) zwar relativ gut vertragen, danach nehmen aber die Nebenwirkungen zu, daher sollte **nach der 3. Woche** besser mit konservativer Behandlung abgestillt werden. Falls Medikamente unumgänglich sind, ist der Dopaminagonist Cabergolin (Dostinex®) [721] das Mittel der Wahl. Nach der 3. Woche sollten die Medikamente zudem einschleichend dosiert werden.

Dosierungsbeispiele für einschleichende Dosierung:

Cabergolin

1. Tag abends ½ Tablette (0,25 mg Cabergolin (Dostinex®)); 2. Tag morgens und abends ½ Tablette (2 × 0,25 mg Cabergolin); 3. Tag morgens ½ Tablette (0,25 mg Cabergolin)

Lisurid, Bromocriptin, Metergolin

1. Tag 1 Tablette, weitere Dosiserhöhung täglich um 1 Tablette bis die Tagesdosis von 3 × 200 µg Lisurid (Dopergin®), 2 × 2,5 mg Bromocriptin (Pravidel®) oder 3 × 4 mg Metergolin (Liserdol®) erreicht ist. Diese Dosis wird dann wenigstens 10, meist 14–21 Tage lang eingenommen [730].

Bei 10 % der Mütter kommt es nach dem Absetzen der Prolaktinhemmer als **Rebound-Effekt** wieder zu Milchfluss, besonders wenn die Einnahme nur 10 Tage andauerte. Solange noch Muttermilch produziert wird, darf und sollte das Baby diese auch unter einer Therapie mit Prolaktinhemmern erhalten, da die während des Abstillens gebildete Milch besonders viele Abwehrstoffe zum Schutz des Babys vor Infektionen enthält.

Beim plötzlichen Abstillen kann es außerdem vorkommen, dass das **Baby die Flasche verweigert**, wenn es bisher noch nicht an eine Flasche gewöhnt worden ist. Dann kann ihm die Nahrung vorübergehend mit einer alternativen Fütterungsmethode, z. B. der Becher- oder Fingerfütterung, angeboten werden. Es kommt auch gelegentlich vor, dass ein Baby sich weigert, von seiner Mutter andere Nahrung mit der Flasche oder dem Löffel anzunehmen. In diesem Fall sollte versucht werden, ob eine andere Vertrauensperson, z. B. der Vater oder die Großmutter, zunächst das Füttern übernehmen kann. Die Mutter sollte allerdings weiterhin viel Körperkontakt mit ihrem Baby haben, damit der Abstillprozess für beide weniger traumatisch verläuft.

Plötzliches Abstillen kann bei Mutter und Kind zu **starken Verlustgefühlen** führen, insbesondere wenn die Mutter ursprünglich geplant hatte, länger zu stillen und das Abstillen nicht dem Wunsch der Mutter entspricht, sondern sie etwa aus medizinischen Gründen vorzeitig abstillen muss. In der frühen Phase der Laktation fällt dabei das die Stimmung hebende Hormon Prolaktin stärker ab als in späteren Phasen. Daher ist es sehr wichtig, Mütter mit einem erhöhten **Risiko für eine Wochenbettdepression** oder andere psychiatrische Störungen in dieser Zeit sowohl medizinisch gut zu begleiten, als auch emotional und sozial angemessen zu unterstützen.

42.6 Primäres Abstillen

Beim primären Abstillen wird direkt nach der Geburt medikamentös abgestillt, d. h. also vor dem Beginn der Laktationsphase und ohne das Neugeborene jemals an die Brust zu legen. Gründe für primäres Abstillen sind:

- Spätabort, intrauteriner Fruchttod oder ein direkt nach der Geburt verstorbenes Baby (Kap. 12);
- Schwere mütterliche Erkrankung (z. B. Krebserkrankungen, HIV, HTLV1 oder HTLV2, unbehandelte, aktive Tuberkulose, multipler Suchtmittelgebrauch)
- Dauerhafte Einnahme stillunverträglicher Medikamente (z. B.: ^{131}Jod, jodhaltige Kontrastmittel, Expektoranzien und großflächige jodhaltige Desinfektion, Zytostatika, manche Immunsuppressiva, Kombinationstherapien von Psychopharmaka oder Antiepileptika, therapeutisch eingesetzte Radionuklide)
- Freigabe des Kindes zur Adoption
- Wunsch der Mutter

Etwa 10 % der Mütter stillen in Deutschland primär ab. Die von ihnen angegebenen Gründe zeichnen jedoch ein anderes Bild. So hatten laut SuSe-Studie folgende Faktoren einen **Einfluss auf das primäre Abstillen** [722]:

- Keine bzw. unklare Stillabsicht
- Kein Interesse des Partners am Stillen
- Aufwachsen in Westdeutschland
- Mehrgebärende
- Keine Stillerfahrung
- Jüngere Mütter

Auch in einer anderen Studie wurden als **wichtigste Gründe für das primäre Abstillen** genannt: Flaschenfütterung ist bequemer (40 %); Stillprobleme bei früherem Kind (30 %); Berufstätigkeit (27 %) [723]. Diese Ergebnisse zeigen einen deutlichen Handlungsbedarf für die nationale Stillförderung und die Stillberatung durch Hebammen und anderes medizinisches Personal.

Merke **M!**

Schwangere entscheiden sich in der Regel bis zum 3. Trimenon der Schwangerschaft, ob sie stillen wollen oder nicht.

Daraus folgt, dass **Maßnahmen zur Förderung der Stillquoten** bereits vor dem Eintreten einer Schwangerschaft oder bis zum 6. Schwangerschaftsmonat erfolgen müssten. Hebammen können und sollten dementsprechend vermehrt werdende Eltern während der Schwangerenvorsorge, in Geburtsvorbereitungs- oder Babypflegekursen oder auch Kinder und Jugendliche in Schulen positiv über das Stillen informieren und zum Stillen motivieren. Kurz vor oder nach der Geburt kommt ein Hinterfragen des Abstillwunsches oder Motivieren der Mutter zu spät. Auch wohlgemeintes Überzeugen mit Fakten oder Überreden kann dann leicht zu einem Rechtfertigungsdruck und zu Schuldgefühlen bei der Mutter führen und Spannungen in der Beziehung zwischen der Hebamme und der Mutter auslösen.

Mittel der Wahl für das primäre Abstillen ist Cabergolin (Dostinex®) [721]. Zur Hemmung der Milchbildung wird innerhalb der ersten 24 Stunden p. p. 1 × 1 mg Cabergolin oral eingenommen, eventuell muss die Einnahme nach 24 Stunden noch einmal wiederholt werden [730]. Zusätzlich sollten bei Bedarf konservative Maßnahmen durchgeführt werden. Das früher übliche Bromocriptin (z. B. Pravidel®) sollte nicht mehr eingesetzt werden, da es häufig zu kardiovaskulären oder zerebralen Nebenwirkungen bei Müttern geführt hat [729].

42.7 Was braucht die stillende Mutter?

Die stillende Mutter braucht zunächst die Information, dass sie laut der Hebammengebührenordnung nach Ablauf von zwölf Wochen nach der Geburt noch **bis zum Ende der Abstillphase** Anspruch auf die Kostenübernahme durch die Krankenkasse für **acht Beratungen** mit der Positionsnummer 2800, 2810 und 2900 durch eine Hebamme hat. Sollte dies nicht ausreichen, kann sie darüber hinaus nach Ablauf von acht Wochen nach der Geburt auf ärztliche Anordnung unter Angabe der Indikationen weitere Leistungen nach den Nummern 1800, 1810, 2001 oder 2002, 2011 oder 2012, 2100, 2110 oder 2300/1/2 durch eine Hebamme in Anspruch nehmen [731].

Falls die Mutter ein vorzeitiges Abstillen erwägt oder es ihr nahegelegt wurde, benötigt sie auch **Hilfe bei der Klärung der tatsächlichen Notwendigkeit des Abstillens** in ihrer individuellen Situation und ggf. adäquate Informationen und Unterstützung bei der Umsetzung von alternativen Möglichkeiten, wie der Optimierung ihrer Anlegetechnik, der Steigerung ihrer Milchmenge, der Vereinbarkeit einer Wiederaufnahme der Berufstätigkeit mit dem Weiterstillen, der Einnahme von mit dem Stillen verträglichen Medikamenten oder etwa dem Einlegen einer vorübergehenden Stillpause.

Checkliste 42-1: Die wichtigsten Fragen vor dem Abstillen

- Aus welchem Grund möchte oder muss die Mutter abstillen?
- Ist sie über alternative Möglichkeiten informiert worden?
- Wie viel Zeit möchte bzw. kann sie sich beim Abstillen lassen?
- Wie alt ist das Kind?

Ist das Abstillen unumgänglich oder wird es auch nach einer entsprechenden Aufklärung von der Mutter weiter gewünscht, sollte mit ihr geklärt werden, **wie viel Zeit** sie sich für das Abstillen lassen kann. Sie sollte erfahren, dass es sowohl für sie selbst als auch für das Kind besser ist, dabei allmählich und konservativ vorzugehen, statt plötzlich und mit Hilfe von Medikamenten abzustillen. Ziel dieser Aufklärung ist es, der Mutter zu ermöglichen, eine informierte Entscheidung über das Abstillen und die Methode des Abstillens für sich und ihr Kind zu treffen. Diese Entscheidung sollte dann akzeptiert und die Mutter dabei unterstützt werden, sie umzusetzen.

Gestehen Sie der Mutter zu, dass sie, auch wenn sie sich selbst für das Abstillen entschieden hat, um den Verlust des Stillens trauert, **Schuldgefühle** erlebt und sich vielleicht als Versagerin empfindet. Dann kann es für die Mutter sehr entlastend sein, wenn Sie ihr mitteilen, dass es beim Stillen manchmal schwierige, weil komplexe Situationen gibt, die sich trotz größter Bemühungen nicht auflösen lassen. Müttern in westlichen Gesellschaften fehlen heute oft der Rückhalt und die notwendige Unterstützung in der Familie und durch den Partner, um Schwierigkeiten in der Stillzeit zu überwinden. Zusätzlich können auch inadäquate Information und mangelnde Unterstützung durch medizinisches Personal Stillprobleme auslösen und auf Dauer zum erfolglosen Stillen führen. Darüber hinaus spielen auch das Temperament des Kindes und die Belastbarkeit der Mutter eine nicht unwesentliche Rolle. Dennoch sollten Sie die Mutter für ihre Bemühungen loben und ihr Wege aufzeigen, wie sie, auch ohne zu stillen, eine **liebevolle Mutter-Kind-Bindung** aufbauen kann.

42.8 Was braucht das gestillte Kind?

Eine nicht (mehr) stillende Mutter sollte erfahren, mit welcher Nahrung sie ihr Baby altersgerecht ernähren und wie sie ihm, auch ohne zu stillen, Nähe und Geborgenheit geben und eine gute Mutter-Kind-Bindung aufbauen kann. Folgende **Vorschläge** können Sie ihr unterbreiten:

- Vor dem Ende des vierten Monats erhält das Baby statt der Brust volladaptierte **Pre-Milchnahrung nach Bedarf** mit der Flasche. Das Saugerloch sollte nicht zu groß sein, damit es beim Trinken weiter sein Saugbedürfnis befriedigen kann. Ab dem fünften Monat kann es bei den entsprechenden Reifezeichen altersgerechte Beikost angeboten bekommen.
- Beim Füttern das Baby im Arm und die Flasche nah an der Brust halten – statt es von sich wegzudrehen, auf die Oberschenkel oder in einen Babysitz zu legen – damit es beim Trinken weiter den **Blick- und Körperkontakt** genießen kann. Zu den Mahlzeiten sollte es abwechselnd im rechten und im linken Arm gehalten werden, um die Entwicklung seiner Augenkoordination zu unterstützen.
- Je jünger das Baby, desto wichtiger ist es, dass die Mutter ihr Baby **möglichst oft selbst füttert,** da es bei der Nahrungsaufnahme lernt, wer seine Mutter ist. Die Mahlzeiten sollten in Ruhe und einer entspannten Atmosphäre stattfinden.
- Das Baby sollte während des Tages so viel wie möglich, z. B. mit einem Tragetuch oder Tragesack, **am Körper der Mutter getragen** werden. Auch direkter Hautkontakt, z. B. durch Kuscheln, gemeinsames Baden oder Babymassage, sollte so oft es geht von der Mutter initiiert werden.

42.9 Praktische Tipps

42.9.1 Möglichkeiten, das natürliche Abstillen zu unterstützen

- Eine Mutter kann z. B. versuchen, die Dauer der Stillmahlzeiten zu **verkürzen**, indem sie das Kind nach ein paar Minuten Saugen bittet, nun die Brust loszulassen.
- Sie kann versuchen das Stillen **hinauszuzögern**, indem sie dem nach der Brust fragenden Kind antwortet: „Jetzt nicht, später kannst Du stillen."

- Mit älteren Kindern lassen sich oft auch Bedingungen aushandeln, etwa, dass nur noch zu Hause oder nicht im Beisein von Anderen gestillt wird.
- Häufig ist es auch möglich, das Kind **abzulenken**, bevor es von selbst auf die Idee kommt zu stillen, indem ihm eine spannende Beschäftigung oder etwas Leckeres zu essen oder zu trinken angeboten wird, z. B. ein Buch vorlesen, auf den Spielplatz gehen, eine Fahrradtour machen, Freunde treffen und Ähnliches.
- Die Veränderung der täglichen Routine ist eine weitere Möglichkeit, die Häufigkeit des Stillens zu **reduzieren**. Bei einem Kind, das vor allem zu Hause gestillt werden möchte, ist es hilfreich, soviel Zeit wie möglich draußen zu verbringen oder mit ihm unterwegs zu sein. Umgekehrt, wenn das Kind an anderen Orten öfter saugen möchte, kann mehr Zeit mit ihm in der vertrauten Umgebung verbracht werden.
- Wenn es zu Hause einen speziellen Stillplatz gibt, sollte dieser Platz zu den bislang üblichen Stillzeiten eher gemieden werden. Weiter kann es für die Mutter günstiger sein, sich in Gegenwart des Kindes möglichst **wenig hinzusetzen**.
- Sie kann „stillunfreundliche" Kleidung, wie hochgeschlossene Pullover oder Kleider mit rückwärtigem Reißverschluss, tragen. Auch sollte sie vermeiden, dass das Kind **sie mit nackten Brüsten** sieht, z. B. beim Duschen oder beim Umziehen, weil es dann wahrscheinlich stillen möchte.
- Das Stillen abends, nachts und frühmorgens zu reduzieren, ist in aller Regel schwieriger als tagsüber. Viele Mütter empfinden besonders das nächtliche Stillen eines älteren Kindes als belastend. In diesem Fall kann die Mutter versuchen, das Kind dazu zu bringen, in seinem eigenen Bett oder bei seinem älteren Geschwisterkind zu schlafen oder sie legt eine Zeitspanne von sieben Stunden fest, in der sie ihm die Brust nicht mehr bis zum Einschlafen gibt, sondern es auf andere Weise liebevoll beim Einschlafen unterstützt.
- Um das morgendliche oder abendliche Stillen zu reduzieren, ist es hilfreich, den **Vater einzubeziehen**, so dass er die Morgen- oder Abendroutine übernehmen kann, während die Mutter schon vorher aufsteht oder abends zur Bettgehzeit nicht zu Hause ist.
- Ältere Kinder, die schon bereit zum endgültigen Abstillen sind, lassen sich manchmal auf einen Handel mit der Mutter ein und versprechen dann, das letzte Mal an einem bestimmten Tag zu stillen, z. B. an ihrem Geburtstag, oder sie bekommen für das Aufgeben des Stillens ein besonderes Spielzeug oder einen Ausflug geschenkt.

42.9.2 Konservative Maßnahmen zum Abstillen

- Die Brüste sollten **nur noch selten und nicht mehr komplett entleert** werden. Stattdessen die Brüste nur dann etwas vom Druck entlasten, wenn es für das Wohlbefinden der Mutter und das Vermeiden eines Milchstaus erforderlich ist. Dabei besser sanft von Hand ausstreichen als mit einer Milchpumpe.
- **Kühlen der Brüste** mit Kohlblättern, Quarkwickeln oder Kühlpacks reduziert die Spannungsgefühle. Hilfreich sind auch Salbeiteekompressen (s. Praxisanleitung).
- Nach Bedarf trinken.
- 2–3 Tassen **Salbei- oder Pfefferminztee** (Minze jedoch gleichzeitig mit Homöopathie anwenden) mit Zitrone über den Tag verteilt in kleinen Schlucken trinken.

Praxisanleitung Abstillteemischung

- 10 g Salbeiblätter, 10 g Malvenblüten, 10 g Melissenblätter, ggf. 10 g Pfefferminzblätter, mischen
- 2 Teelöffel der Teemischung mit ¼ l kochendem Wasser übergießen
- zehn Minuten ziehen lassen
- abseihen
- eine halbe gepresste Zitrone zugeben, evtl. mit Honig süßen
- über den Tag verteilt in kleinen Schlucken trinken

- Vermeiden von milchbildenden Getränken, z. B. Malzbier oder Milchbildungstee, sowie milchbildenden Speisen, z. B. heißen Suppen, warmen Gerichten, süßen Getreidebreien
- **Homöopathie**: Phytolacca D 1 fünf Globuli stündlich oder Phytolacca D 2 – D 6 fünf Globuli viermal täglich, Urtica urens D 4 eine Tablette oder drei Globuli dreimal täglich, Pulsatilla pratensis D 6 eine Tablette oder drei Globuli drei bis

viermal täglich, Lac caninum D 4 1 Tablette oder 3 Globuli oder 5 Tropfen dreimal täglich, bei Besserung jeweils seltener

- **Akupressur** (oder ggf. Akupunktur) der Punkte: Gb 37, Gb 41, Dü 1 (sed. = sedierend, d. h. Massagebewegung gegen den Uhrzeigersinn), Dü 2 (sed.), Kg 3 (sed.), Bl 22 (sed.) und Bl 51 (sed.) [732]
- **Kalte Leibwickel** oder ein **Vollbad** in 37 °C warmem Wasser
- Ein **festsitzender BH**, der jedoch nicht einschnürt, kann hilfreich sein, ist aber nicht zwingend erforderlich. Die Brüste sollten aber nicht mehr, wie früher üblich, stramm hochgebunden werden, da dies den Abstillprozess nicht unterstützt, sondern sogar zu vermehrten Schmerzen führt
- Bei **Fieber und grippeähnlichen Symptomen** ist Bettruhe angezeigt.

Praxisanleitung

Salbeikompressen

- zwei Beutel Salbeitee mit 100 ml Wasser übergießen
- zugedeckt zehn Minuten ziehen lassen
- ein Tuch oder eine Stoffwindel mit der gekühlten Lösung tränken
- 3- bis 4-mal täglich auf der Brust für ca. 20 Minuten einwirken lassen.

Aromatherapie

- eine Mischung aus je 2 Tropfen Salbei-, Zitronen-, Geranien-, Myrten- und Zypressenöl, ggf. auch Minzenöl
- in eine Duftlampe oder unter 500 g gekühlten Quark mischen
- auf Verbandmull oder eine Serviette streichen
- als milchreduzierende Kompresse für 20 Minuten auf die Brüste legen

Literatur

[716] WHO. Infant and young child feeding: model chapter for textbooks for medical students and allied health professionals (2009). http://apps.who.int/iris/bitstream/10665/44117/1/9789241597494_eng.pdf

[717] NSK Empfehlungen zur Stilldauer – Einführung von Beikost. https://www.bfr.bund.de/de/empfehlungen_zur_stilldauer___einfuehrung_von_beikost-54044.html

[718] Fewtrell M, Wilson DC, Booth I et al. Six months of exclusive breast feeding: how good is the evidence? BMJ 2011; 342: c5955. https://www.bmj.com/content/342/bmj.c5955

[719] AFS, LLL (2010). Stellungnahme zum Thema „Optimaler Zeitpunkt der Beikosteinführung". https://www.afs-stillen.de/aktuelles/stellungnahme-zum-thema-optimaler-zeitpunkt-der-beikosteinfuehrung/

[720] Victora CG, Bahl B, Barros AJD, França GVA, Horton S, Krasevec J et al. for The Lancet Breastfeeding Series Group. Breastfeeding in the 21st century: epidemiology, mechanisms, and lifelong effect. Lancet. 2016; 387: 475–90. https://www.bpni.org/Article/Breastfeeding-in-the-21st-century-epidemiology-mechanisms.pdf

[721] Kersting M, Hockamp N, Burak C et al.: Studie zur Erhebung von Daten zum Stillen und zur Säuglingsernährung in Deutschland – SuSe II. In: Deutsche Gesellschaft für Ernährung (Hrsg.): 14. DGE-Ernährungsbericht. Vorveröffentlichung Kapitel 3. Bonn (2020) V1–V 34. http://www.dge.de/14-dge-eb/vvoe/kap3

[722] Dulon M, Kersting M. Stillen und Säuglingsernährung in Deutschland – die SuSe-Studie. In: Deutsche Gesellschaft für Ernährung, Hrsg. Ernährungsbericht 2000, 81–95

[723] Rebhan B et al. Initiales Stillen und Gründe für das Abstillen – Ergebnisse der Studie „Stillverhalten in Bayern". München: 2006

[724] WHO (2003). Guiding principles for complementary feeding of the breastfed child. https://www.who.int/nutrition/publications/guiding_principles_compfeeding_breastfed.pdf

[725] Rapley G, Murkett T. Baby-led Weaning: Helping Your Baby to Love Good Food. London: Vermilion; 2008

[726] Davis CM. Results of the self-selection of diets by young children. Can Med Assoc J 1939; 41: 257–61

[727] Clarke SK, Harmon RJ. Infant-initiated weaning from the breast in the first year 1983. Early Hum Dev; 8: 151

[728] Dettwyler KA. A time to wean: The hominid blueprint fort he natural age of weaning in modern human populations. In: Stuart-Macadam P, Dettwyler KA, Eds. Breastfeeding: Biocultural perspectives. New York: Aldine de Gruyter; 1995

[729] Schaefer C, Spielmann H, Vetter K. Arzneiverordnung in Schwangerschaft und Stillzeit. München: Urban & Fischer; 2006

[730] Göretzlehner G, Lauritzen C, Göretzlehner U. Praktische Hormontherapie in der Gynäkologie. Berlin: de Gruyter; 2007

[731] Vertrag über die Versorgung mit Hebammenhilfe nach § 134 a SGB V zwischen den Berufsverbänden der Hebammen und den Spitzenverbänden der Krankenkassen vom 01.07.2010, Leistungsverzeichnis

[732] Blum JE. Chinesische Medizin für Frauen: Akupressur mit den 24 verbotenen Energiepunkten. Niedernhausen/Ts: Falken; 1998

Ratschläge Ihrer Hebamme beim Abstillen

Liebe Mutter, sprechen Sie Ihre Hebamme an, wenn Sie abstillen wollen oder sollen. Ihre Hebamme kann Sie nach der 12. Lebenswoche noch bis zum Ende der Abstillphase achtmal bei Fragen zur Beikost und zum Abstillen beraten. Sollten Sie darüber hinaus weiteren Beratungsbedarf haben, kann Ihr Arzt Ihnen weitere Beratungen durch eine Hebamme verordnen. Ihre Hebamme wird Ihnen auch sagen können, ob ein Abstillen tatsächlich erforderlich ist und Sie ggf. dabei unterstützen.

Das Abstillen sollte **möglichst allmählich** erfolgen, damit Ihr Baby sich langsam an die neue Nahrung gewöhnen kann und Sie weniger Beschwerden während der Einstellung Ihrer Milchproduktion haben. Ideal ist es, wenn Ihr Baby von sich aus Interesse an anderer Nahrung zeigt. Dann können Sie diese zunächst einmal am Tag in kleinsten Portionen anbieten und es zusätzlich weiterhin nach Bedarf stillen, so lange wie es sich für Sie beide richtig anfühlt. Mit der Zeit steigern Sie dann nach und nach die Portionen, die Zahl der Mahlzeiten und die Vielzahl der Nahrungsmittel.

Wenn das Abstillen schneller gehen soll, ersetzen Sie im Abstand von mehreren Tagen oder Wochen eine Stillmahlzeit nach der anderen. Beginnen Sie mit der Mahlzeit, die für Ihr Baby am unwichtigsten ist. Wenn Ihr Baby die Flasche verweigert, können Sie die Nahrung auch alternativ mit einem Becher füttern. Fragen Sie Ihre Hebamme nach weiteren Möglichkeiten. Bislang gestillte Babys lehnen es manchmal ab, von der Mutter gefüttert zu werden. Dann kann vielleicht der Vater oder die Großmutter dem Baby die neue Nahrung mit mehr Erfolg anbieten.

Statt zu stillen, füttern Sie Ihr Baby vor Ende des 4. Monats mit volladaptierter Pre-Milchnahrung nach Bedarf mit einer Flasche. Das Saugerloch sollte dabei nicht zu groß sein, damit das Kind beim Trinken weiter sein Saugbedürfnis befriedigen kann. Ab dem 5. Monat können Sie ihm bei den entsprechenden Reifezeichen altersgerechte Beikost anbieten.

Starkes Spannungsgefühl in den Brüsten können Sie mit kühlen Weißkohl- oder Quarkumschlägen lindern. Entleeren Sie die Milch nur dann am besten etwas von Hand, wenn Sie starken Druck in Ihren Brüsten empfinden. Wenn Sie mögen, trinken Sie pro Tag 2–3 Tassen Salbei- oder Pfefferminztee, ansonsten nach Bedarf. Geringe Milchmengen können noch mehrere Monate nach dem Abstillen in Ihren Brüsten gebildet werden, diese Milch wird aber von Ihrem Körper wieder resorbiert und muss nicht entleert werden.

Halten Sie beim Füttern Ihr Baby im Arm und die Flasche nah an Ihrer Brust – statt es von sich wegzudrehen, auf die Oberschenkel oder in einen Babysitz zu legen, damit es beim Trinken weiter den Blick- und Körperkontakt mit Ihnen genießen kann. Halten Sie es dabei abwechselnd im rechten und im linken Arm, um die Entwicklung seiner Augenkoordination zu unterstützen. Je jünger Ihr Baby ist, desto öfter sollten Sie es selbst füttern, da es beim Trinken lernt, wer seine Mutter ist. Sorgen Sie bei den Mahlzeiten für Ruhe und eine entspannte Atmosphäre.

Tragen Sie Ihr Baby während des Tages so viel wie möglich am Körper, z. B. mit einem Tragetuch oder Tragesack. Ermöglichen Sie so oft es geht auch direkten Hautkontakt miteinander, z. B. durch Kuscheln, gemeinsames Baden oder Babymassage. Wenn Sie Ihrem Baby einen Beruhigungssauger geben, um sein Saugbedürfnis zu befriedigen, halten Sie es dabei im Arm oder tragen es im Tragetuch bzw. -sack am Ihrem Körper.

Lassen Sie Ihr Baby im ersten Lebensjahr nachts im sicheren Elternbett oder nah bei Ihnen im eigenen Bettchen schlafen. Vermeiden Sie möglichst auch längere Trennungen von Ihrem Baby während des Tages.

Ihr älteres Baby sollte beim Flaschetrinken oder beim Füttern von Beikost immer in Ihrem Schoß liegen oder sitzen, bis es alt genug ist, alleine in einem Kinderstuhl zu sitzen und den Löffel selbst in die Hand nehmen will. Transportieren Sie Ihr größeres Kind, das nicht mehr soviel getragen wird, in einem Kinderwagen, in dem es Ihr Gesicht sehen kann.

Teil V

Anhang

V

43 Stillförderung im „Babyfreundlichen Krankenhaus“

Angela Schönfeldt

Die **„Baby Friendly Hospital Initiative“ (BFHI)** ist ein weltweites Programm, das 1990 von dem Kinderhilfswerk UNICEF in Zusammenarbeit mit der WHO ins Leben gerufen wurde. Erklärtes Ziel ist die weltweite Verbesserung der Rahmenbedingungen für das Stillen. Damit sollte den weltweit niedrigen Stillraten entgegengewirkt werden. Ihre Stillempfehlung lautete damals wie heute, alle Säuglinge in den ersten sechs Lebensmonaten ausschließlich mit Muttermilch zu ernähren und im Anschluss kann, neben einer altersentsprechenden Beikost, bis zum Alter von zwei Jahren (oder so lange Mutter und Kind es sich wünschen) weiter zu stillen. Den Geburtskliniken und dem medizinischen Fachpersonal wurde eine Schlüsselrolle bei der Stillförderung zugesprochen.

Kliniken können sich als **„Babyfreundliches Krankenhaus“** auszeichnen lassen, wenn sie die international anerkannten Qualitätsanforderungen der BFHI erfüllen. Krankenhäuser mit dieser Auszeichnung arbeiten nach einem ganzheitlichen Konzept. Alle drei Jahre wird durch ein Wiederhol-Audit geprüft, ob sie weiterhin dem Qualitätsstandard Babyfreundlicher Krankenhäuser entsprechen. Dies wird auf der Plakette kenntlich gemacht (▸ Abb. 43.1).

Im August 1990 wurden mit der **„Innocenti Declaration“** alle Staaten aufgerufen, das Stillen und die BFHI zu unterstützen. Die Deklaration forderte von allen Ländern ein nationales Komitee zur Stillförderung und die „Zehn Schritte zum erfolgreichen Stillen“ in allen Geburtskliniken umzusetzen. Die Deklaration enthielt zudem die Forderung, den „Kodex zur Vermarktung von Muttermilchersatzprodukten“ (Kap. 44) einzuhalten und arbeitsrechtliche Bestimmungen zum Schutz arbeitender stillender Frauen zu erlassen. Mit der Unterzeichnung verpflichteten sich zahlreiche Länder – darunter auch Deutschland – den Forderungen der Deklaration nachzukommen.

Daraufhin wurde 1994 von der Bundesregierung **die Nationale Stillkommission (NSK)** gegründet. Sie bekam den Auftrag, das Stillen in Deutschland zu unterstützen und zu fördern. Der NSK gehören Mitglieder aus verschiedenen medizinischen Berufsgruppen an, die sich darum bemühen, Rahmenbedingungen für die Wiederherstellung einer „Stillkultur“ in Deutschland zu schaffen.

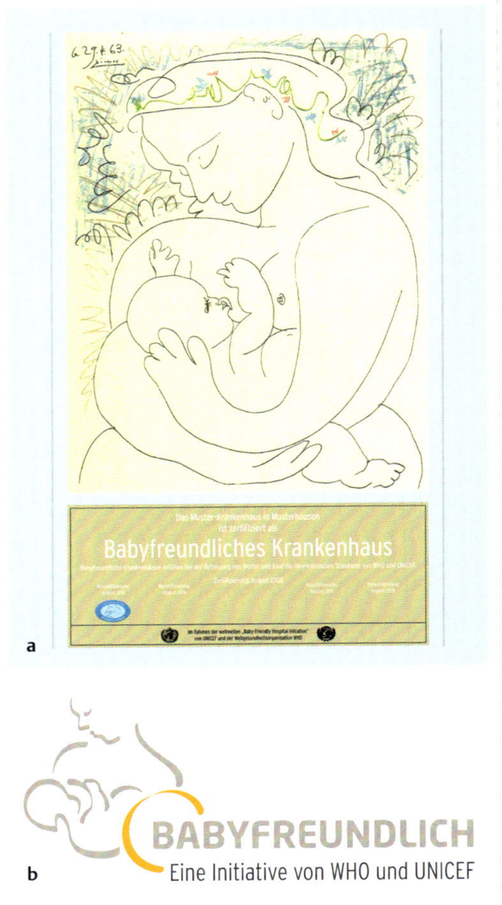

Abb. 43.1 Babyfreundliche Krankenhäuser erhalten die Plakette der WHO und UNICEF.
a Plakette „Babyfreundliches Krankenhaus“
b Plakette „Babyfreundliches Krankenhaus“

43.1 Das „Babyfreundliche“ Konzept

Kliniken, und inzwischen auch Geburtshäuser, die sich der Initiative angeschlossen haben, fügen ihre Angebote nach den Vorgaben der BFHI zu einem **ganzheitlichen Betreuungskonzept** zusammen, das sich an den körperlichen und seelischen Bedürfnissen von Eltern und Babys orientiert. Das

Angebot der Schwangerenvorsorge, der vorbereitenden Stillberatung in der Schwangerschaft, die familienorientierte Geburtshilfe bis hin zu den Beratungs- und Unterstützungsangeboten nach der Entlassung tragen dazu bei, dass die Eltern Sicherheit im Umgang mit ihrem Kind erwerben und dass sie lernen, seine Signale zu verstehen und feinfühlig darauf zu reagieren. Das Baby erfährt und erlebt Sicherheit und wird mit seinen Bedürfnissen verstanden.

Merke M!

Eine wesentliche Voraussetzung für erfolgreiche Stillförderung sind einheitliche Beratungsinhalte, die vom medizinischen Fachpersonal an die Eltern/Mütter weitergegeben werden.

Die Mitarbeiter werden/sind darin geschult, widersprüchliche Aussagen zum Stillen zu vermeiden und, möglichst unter der Beteiligung aller Berufsgruppen, nach den **gemeinsam erstellten Richtlinien** zum Stillen zu arbeiten und situativ kompetent zu beraten. Die gemeinsame Erstellung gewährleistet eine deutliche höhere Akzeptanz aller Mitarbeiter, nach den Richtlinien zu arbeiten und langfristig steigert sie die Zufriedenheit aller Mitarbeiter und der betreuten Familien. Diese gemeinsam erarbeiteten Richtlinien sollten an die Bedürfnisse der jeweiligen Klinik angepasst werden und schriftlich allen Mitarbeitern und Betreuten vorliegen.

Beispiel für die Gliederung von Stillrichtlinien: (Die einzelnen Unterpunkte werden an die Situation in der jeweiligen Klinik angepasst.)

- Stillvorbereitung für Schwangere
- Unterstützung des Stillens nach der Geburt
- Betreuung im Wochenbett
- Besondere Betreuung und Unterstützung beim Stillen in Problemsituationen
- Medikamente unter der Geburt und im Wochenbett
- Beratung nicht stillender Mütter
- Beratung bei Entlassung

Die Arbeitsgruppe erstellt geeignetes **Informationsmaterial** zum Verbleib und zur Weitergabe an die werdenden Eltern, das den aktuellen wissenschaftlichen Erkenntnissen zum Stillen entspricht. Ein **persönliches Beratungsgespräch zum Stillen** wird jeder Schwangeren am Ende des zweiten Trimenon durch eine Hebamme angeboten, um die schriftlichen Informationen zu ergänzen und um vermeidbare Stillprobleme bereits in der Schwangerschaft zu erkennen und beratend zu begleiten, insbesondere wenn in vorausgegangenen Stillzeiten bereits Schwierigkeiten und Probleme aufgetreten sind.

43.2 Die 10 Schritte zum erfolgreichen Stillen

WHO und UNICEF starteten 1990 das internationale Programm „Baby Friendly Hospital Initiative" (BFHI), um durch verbesserte Rahmenbedingungen in Kliniken das Stillen zu fördern. Dabei entwickelten sie als **Grundlage** „die 10 Schritte zum erfolgreichen Stillen".

Zehn Schritte zum erfolgreichen Stillen

1. Schriftliche Richtlinien zur Umsetzung der B.E.St.-Kriterien auf der Grundlage der „Zehn Schritte für eine babyfreundliche Einrichtung nach WHO und UNICEF" haben, die mit allen Mitarbeitenden regelmäßig besprochen werden. Vollständige Einhaltung des internationalen Kodex für die Vermarktung von Muttermilchersatzprodukten. Ein fortlaufendes Monitoring- und Datenevaluierungssystem einrichten.
2. Schulungen aller Mitarbeitenden, so dass sie über die notwendigen Kenntnisse und Fähigkeiten für die Umsetzung der B.E.St.-Richtlinien verfügen.
3. Alle schwangeren Frauen bzw. werdenden Eltern über Bedeutung und die Praxis des Stillens und der Bindungs- und Entwicklungsförderung informieren.
4. Den Müttern ermöglichen, unmittelbar ab Geburt ununterbrochenen Hautkontakt mit ihrem Baby zu haben – mindestens eine Stunde lang oder bis das Baby das erste Mal gestillt wurde.
5. Den Müttern das korrekte Anlegen zeigen und ihnen erklären, wie sie ihre Milchproduktion aufrechterhalten können.
6. Neugeborenen weder Flüssigkeiten noch sonstige Nahrung zusätzlich zur Muttermilch geben – außer bei medizinischer Indikation.

7. 24-Stunden-Rooming-in praktizieren – die Möglichkeit schaffen, dass Mutter und Kind Tag und Nacht zusammen bleiben können. Zu Hautkontakt und Känguruen anleiten und ermutigen.
8. Die Eltern dabei unterstützen, die Signale ihres Kindes zum Stillen bzw. Füttern zu erkennen und angemessen darauf einzugehen.
9. Gestillten Kindern keine künstlichen Sauger anbieten. Eltern zu Anwendung und Risiken von Flaschen, Saugern und Schnullern beraten.
10. Im Rahmen der Entlassung dabei unterstützen, dass Eltern und Kinder zeitnah Zugang zu fortlaufender Unterstützung und Betreuung erhalten. Die Entstehung von Stillgruppen fördern.

Merke **M!**

„Babyfreundliche Krankenhäuser“ halten darüber hinaus die Bestimmungen des „Internationalen Kodex zur Vermarktung von Muttermilchersatzprodukten“ und der sich darauf beziehenden WHA-Folgeresolutionen ein.

Durch zahlreiche internationale Studien wurde die **Bedeutsamkeit dieser Maßnahmen** bestätigt [734]. Sie haben einen deutlichen Effekt auf die Gesundheit der Kinder [738]. Die deutsche „SuSe“-Studie [737] zeigte, dass ein deutlicher Zusammenhang zwischen stillfördernden Maßnahmen in Kliniken und einer verlängerten Gesamtstilldauer besteht. Durch nationale [737], [739], [740] und internationale Studien [734], [743] konnten diese Daten ebenfalls bestätigt werden.

43.3 Stillfördernde Faktoren

43.3.1 Geschultes Personal

Allen Berufsgruppen (Ärzte, Hebammen, Kranken- und Kinderkrankenschwestern) einer geburtshilflichen Abteilung sollten die „zehn Schritte“ als Basisgrundlage sowie die gemeinsam erarbeiteten Richtlinien und Abläufe gut vertraut sein.

Verpflichtend dafür ist (je Mitarbeiter):

- eine (derzeitig) 20-stündige Grundschulung (incl. drei Stunden praktische Übungen mit Anleitung) rund um „die 10 Schritte“.
- eine Anzahl von 8 Stunden Fortbildung jährlich, um kontinuierlich die erworbenen Kenntnisse zu erhalten und aufzufrischen.
- Die regelmäßigen Fortbildungen gewährleisten den hohen Standard, den die Abteilung mit der Zertifizierung erworben hat.
- Alle Mitarbeiter werden fortlaufend in den Abteilungsbesprechungen und Dienstübergaben darin geschult, einheitliche Beratungsinhalte an die Eltern/Mütter weiterzugeben, denn widersprüchliche Aussagen zum Stillen gilt es unbedingt zu vermeiden;
- störende Krankenhausroutinen zu vermeiden und alle pflegerischen und medizinischen Maßnahmen möglichst so zu planen, dass sich die Mütter in Ruhe ihrem Baby zuwenden und es nach Bedarf stillen können. Studien zeigen, dass Mütter, die in „Babyfreundlichen Krankenhäusern“ geboren haben, ihre Kinder länger und problemloser stillen.
- Die Stillbeauftragte der Klinik und eine Arbeitsgruppe stellen sicher, dass auch langfristig die Richtlinien auf dem neusten Stand sind, erheben Stilldaten nach den Vorgaben der BFHI und werten diese aus [733].

Aufgabenbereich einer Stillbeauftragten in der Klinik:

- Erstellung von Stillrichtlinien für die Klinik in Zusammenarbeit mit allen Berufsgruppen (unter Beachtung des WHO-Kodex)
- Regelmäßige Schulung des Klinikpersonals in der Anwendung der Stillrichtlinien
- Überprüfung der Einhaltung der Stillrichtlinien
- Bereitstellung von Stillhilfsmitteln, Stillfachliteratur und Beurteilung ihrer Qualität
- Beratung der Verwaltung in der Beschaffung von zweckmäßigen Stillhilfsmitteln für die Klinik
- Organisation von Fortbildungen zu Theorie und Praxis des Stillens in der Klinik
- Organisation der Nachsorge bei Stillproblemen
- Erheben der Stillstatistik [735]

Empfehlungen der Nationalen Stillkommission zur Qualifikation einer Stillbeauftragten:

- Abgeschlossene Berufsausbildung im medizinischen, pflegerischen oder ernährungs-wissenschaftlichen Bereich

- Ausreichende Berufserfahrung
- Eine abgeschlossene, berufsbegleitende Fortbildung durch den Besuch einer Weiterbildung von mindestens 200 Stunden [735]

Wichtig ist es, die mitbetreuenden Gynäkologen, Kinderärzte, freiberuflichen Hebammen, mitbetreuenden Kinderkliniken und die Stillgruppenleiterinnen im Umkreis der Klinik in die geplante Umstrukturierung und die Veränderungen in der Geburtshilflichen Abteilung mit einzubeziehen, um eine **gute Zusammenarbeit** vor und nach der Entlassung für die Mütter zu gewährleisten. Wenn das Konzept BFHI allen mitwirkenden Berufsgruppen bekannt und von ihnen akzeptiert ist, schließt und optimiert sich der Kreis der Unterstützer.

43.3.2 Stillberatung schon in der Schwangerschaft

Der Stillbeginn wird erleichtert, wenn bereits in der Schwangerschaft zum Ende des zweiten Trimenon ein vorbereitendes Gespräch und eine Brustuntersuchung durch die Hebamme erfolgt. Die Entscheidung der Frauen pro oder kontra Stillen fällt schon recht früh in dieser Phase der Schwangerschaft oder auch weit früher. Das Ergebnis dieser Beratung und Untersuchung sollte in Form einer schriftlichen Anamnese festgehalten werden.

Die Stillberatung und die Vorbereitung auf das Stillen sollten ein wichtiger und fester Bestandteil der Geburtsvorbereitungskurse der Hebammen sein. Die Grundregeln zum Stillen sollten den Frauen dabei vermittelt werden, die Stillpositionen können z. B. mit einer Puppe geübt werden.

43.3.3 Stillen und Bonding von Anfang an

Merke M!

Die ersten Lebensstunden und die ersten Tage sind entscheidend und richtungsweisend für einen guten Stillbeginn.

Stillen beginnt mit der **Bondingphase nach der Geburt**. Alle Mitarbeiter sind speziell zum Thema Stillen und Bonding geschult und begleiten die Eltern durch diese erste sensible Phase des Stillbeginns. Studien zeigen, dass sich von Beginn an gestillte Neugeborene besonders gut entwickeln und dass Mütter mehr Freude am Stillen haben, wenn sie zeitnah nach der Geburt damit beginnen und korrekt angeleitet wurden [734].

Die Eltern können unmittelbar nach der Geburt **Hautkontakt** mit ihrem Baby haben. Alle Routinemaßnahmen werden bis nach dem erstem Stillen vermieden, wenn keine Notfallsituation vorliegt.

Die neue Familie wird nach der Geburt **nicht voneinander getrennt** und kann rund um die Uhr zusammen sein. Bereits eine kurze Trennung nach der Geburt reicht aus, um die angeborenen Stillreflexe zu stören. Von Beginn an werden auch der Partner und die Geschwister in die Pflege und Betreuung des Babys mit einbezogen. Viele Krankenhäuser bieten deshalb Familienzimmer an.

Auch für **nicht stillende Mütter** ist der intensive Hautkontakt zu ihrem Baby ebenfalls sehr wichtig. Auch sie profitieren davon, wenn sie beim Aufbau einer guten Beziehung zu ihrem Baby unterstützt werden. Mütter, die nicht stillen können oder möchten, sind in „Babyfreundlichen Krankenhäusern“ ebenfalls gut aufgehoben und willkommen.

Auch eine **Sectio** ist eine Geburt. In „Babyfreundlichen Krankenhäusern“ ist es schon während (bereits im OP) oder zügig nach der Kaiserschnittentbindung möglich, Hautkontakt mit dem Baby zu haben, um baldmöglichst zu stillen. Alternativ bondet der Vater mit dem Baby, bis die Mutter in der Lage ist, auf ihr Kind zu reagieren und es anzulegen.

Wenn eine Trennung von Mutter und Baby **aus medizinischen Gründen** notwendig ist, kann ein intensives Bonding im Wochenbett nachgeholt werden.

Was bewirkt der Hautkontakt nach der Geburt?

- Weniger Schreien
- Die Atmung beruhigt sich
- Gute Anpassung
- Hält das Baby warm und stabilisiert seine Temperatur
- Stabiler Blutzuckerspiegel
- Der Speichelfluss kommt in Gang
- Die Darmtätigkeit wird angeregt
- Das Baby wird mit der mütterlichen Bakterienflora bekannt und „besiedelt“
- Frühes und effektives Saugen, dadurch langfristig eine längere Stilldauer

- Entwickeln ein besseres Saugverhalten, Mutter und Baby haben weniger Probleme beim Stillen
- Die Bildung von Prolaktin wird gefördert
- Es treten weniger Blutungen (erhöhte Oxytocinausschüttung) auf
- Gute Bindung, denn Oxytocin ist **das** Bindungshormon!
- Eine intensive Mutter-Kind-Beziehung wird gefördert
- Ein erfolgreiches Bonding wirkt sich auf die gesamte Stillzeit aus
- Die Mütter behalten während des Klinikaufenthaltes ihr Kind länger bei sich
- Die Mütter sind mit ihren Babys liebevoller, geduldiger und streicheln sie häufiger
- Die Eltern lernen ihr Baby besser kennen und sind kompetenter im Umgang mit ihm [734].

Wie können Hebammen das Bonding fördern?

- Hinweise und Aufklärung zum Bonding und Stillen bereits in der Schwangerschaft geben.
- Eine geschützte Geburtsatmosphäre schaffen.
- Die Förderung einer aktiven, schmerzmittelarmen und interventionsarmen Geburt in aufrechten Gebärhaltungen.
- Nach der Geburt den ununterbrochenen Hautkontakt von Mutter und Kind bis zum ersten Stillen gewährleisten.
- Die Mutter bekommt nach der Geburt ausreichend Zeit, um ihr Baby anzuschauen. Die Hebammen und Geburtshelfer beobachten und halten sich liebevoll zurück und fordern die Mutter ggfs. auf, das Baby selbst an sich zu nehmen.
- Ist die Mutter unentschlossen, wird das Baby ihr zunächst in die Leiste in Hautkontakt gegeben. Nach einer Weile haben Mutter und Baby sich ausgeruht und entspannt, Kontakt aufgenommen und das Baby beginnt von selbst die aktive Suche nach der Brust.
- Das Kollegenteam auf die Bedeutsamkeit aufmerksam machen, gemeinsame Richtlinien entwickeln.
- Vermeidbare Routinearbeiten werden bis zum ersten Stillen zurückgestellt. Bereits eine kurze Trennung stört den Stillreflex und versetzt das Baby in Stress.
- Auf grelles Licht im Geburtszimmer zur Versorgung von Dammverletzungen verzichten. Bei geringer Blutung einer Geburtsverletzung (DR °1, Episiotomie), sollte diese nach dem ersten Stillen versorgt werden.
- Die U1 erfolgt auf dem Bauch der Mutter, die Erstversorgung (Messen/Wiegen) des Neugeborenen wird erst kurz vor der Verlegung durchgeführt. Das Baby bleibt bis zur Verlegung möglichst in Hautkontakt mit der Mutter.
- Nach traumatischen Geburten das Bonding auf der Wochenstation fortsetzen und wiederholen!

43.3.4 Rooming-in

Hier sind Mütter und ihre Babys rund um die Uhr zusammen und werden nicht routinemäßig voneinander getrennt. Das erleichtert das Kennenlernen. Stillen nach Bedarf ist uneingeschränkt möglich, wann immer Mutter und Baby es wünschen. Die Mutter passt sich dem Schlafrhythmus des Babys an, es entstehen kaum oder viel weniger Stillprobleme. Idealerweise findet möglichst viel Betreuung im Zimmer der Familie statt. Das sonst übliche Neugeborenenzimmer gibt es nicht.

43.3.5 Keine Werbung für Muttermilchersatznahrungen

Proben von Babynahrung, künstliche Sauger oder Flaschen werden nicht an junge Eltern „verschenkt". Erlaubt sind ausschließlich „Geschenke", die das Stillen nicht negativ beeinträchtigen, oder Geschenksets, die von der WHO/UNICEF-Initiative freigegeben werden (Kap. 43). Die Mitarbeiterinnen sind deshalb nicht damit beschäftigt, die Probenpakete zu sichten und nach kodexgerechten Inhalten zu durchforschen. So bleibt mehr Zeit für eine effektive Stillberatung und Betreuung der Familien.

43.3.6 Babyfreundliche Kinderkliniken

Zur weltweit ersten „Babyfreundlichen Kinderklinik" ist das Berliner St. Joseph-Krankenhaus „Josephinchen" ausgezeichnet worden. Die Mitarbeiter fördern die Bindung in besonderer Weise und unterstützten die Eltern sehr intensiv in dieser oft sorgenvollen Zeit des Klinikaufenthalts und ermöglicht schon bald nach der oft viel zu frühen Geburt einen engen Kontakt zu deren „**Frühchen**" oder **kranken Neugeborenen.**

Die Eltern werden zeitnah im Anschluss an die Geburt darin unterstützt, ihr Baby zu bonden und möglichst früh zu stillen oder mit abgepumpter Muttermilch zu füttern, denn für Frühgeborene ist

Muttermilch ganz besonders wichtig. So ist es nicht ungewöhnlich, dass ein als stabil betrachtetes Frühgeborenes auf dem Bauch der Mutter in die Kinderklinik zur weiteren Versorgung verlegt wird.

Für ca. 4 Wochen bildet die Mutter eines zu früh geborenen Babys eine spezielle **PreTermMilch**. Diese besonders zusammen gesetzte Milch sollte dem Baby unbedingt für sein Gedeihen zur Verfügung gestellt werden. Das kann schwerwiegende Komplikationen wie z. B. eine Nekrotische Enterkolitis (NEC) verhindern [744].

43.3.7 Nachbetreuung und Stillgruppen

In Stillcafés oder in **Stillgruppen** finden Schwangere und Stillende ausgebildete Stillberaterinnen und Austausch mit anderen Müttern.

Auch nach der Entlassung bleiben die Kliniken kompetente Ansprechpartner für Stillende. Viele bieten Stillhotlines, Stillcafés, Stillgruppen oder eine ambulante Stillberatung an.

Eine **Wochenbettbetreuung** durch Hebammen (und auch eine verlängerte Betreuungszeit durch Familienhebammen) wird angeboten. Alle Frauen haben die Möglichkeit, Hebammenbetreuung für 8 Wochen nach der Geburt und bis zum Ende ihrer Stillzeit in Anspruch zu nehmen.

43.4 Die Ziele „Babyfreundlicher Krankenhäuser“

Merke **M!**

Das Hauptziel der Initiative besteht darin, die Stillkultur und Motivation zum Stillen zu verbessern, damit Säuglinge im Idealfall in den ersten 6 Lebensmonaten ausschließlich gestillt werden, und darüber hinaus solange Mutter und Kind es wollen.

Stillen soll wieder die akzeptierte „Norm“ der Ernährung für Säuglinge werden! In Deutschland werden 98 % der Kinder in Krankenhäusern geboren, daher haben Hebammen und Geburtshelfer in den Geburtskliniken eine wichtige **Schlüsselposition** in der Vermittlung von praktischer und theoretischer Stillkompetenz. Sie legen eine Basis für eine dauerhafte und stabile Beziehung zwischen Mutter und Kind. Dieser bedeutsame Ansatz zur Bindungsförderung kann auch einer Vernachlässigung von Kindern vorbeugen. Damit erfüllen „Babyfreundliche Krankenhäuser“ neben ihrer medizinischen eine wichtige gesellschaftliche Funktion und leisten damit einen **aktiven Beitrag zum Schutz von Kindern.** Kinder sind das schwächste Glied einer Gesellschaft und bedürfen unserer besonderen Unterstützung.

Da es in der Gesellschaft und in den Familien nur noch eine unzureichende Stilltradition gibt, übernimmt das medizinische Fachpersonal in Krankenhäusern eine wichtige Rolle beim **Wiederaufbau einer Stillkultur.** Stillen muss erlernt werden, von der Mutter und dem Kind.

Merke **M!**

Rein körperlich betrachtet sind 95–98 % aller Frauen in der Lage, ihre Kinder zu stillen.

Es bleiben also nur zwischen 2–5 % übrig, die sich vielleicht nichts mehr wünschen als zu stillen, aber trotz umfangreicher Unterstützung und liebevoller Begleitung nicht dazu in der Lage sind. Stillen durch künstliche Milchnahrung zu ersetzen, sollte eigentlich eine seltene Ausnahme sein.

Durch die Verbesserung und **massive Bewerbung von künstlicher Milchnahrung** in den 1960er Jahren ging die Stillrate in allen Ländern radikal zurück. In der BRD stillen zurzeit lediglich noch 73 % der Mütter voll bei Entlassung aus dem Krankenhaus, 60 % nach zwei Wochen, 42 % nach zwei Monaten, 33 % nach vier Monaten und nur noch 10 % nach sechs Monaten [737]. Die Nationale Stillkommission hat Pläne, ein nationales Stillmonitoring zu etablieren, um das Stillen zu fördern.

1991 startete die Babyfriendly-Hospital-Initiative von UNICEF und der WHO mit dem Ziel, die Rate von muttermilchernährten und langzeitgestillten Kindern deutlich zu erhöhen. Darin ist die Initiative sehr erfolgreich, vor allem in den **Ländern der Dritten Welt.** Das Umsetzen „der 10 Schritte zum erfolgreichen Stillen“ hat, nach den Berichten der WHO, einen sehr positiven Effekt auf die Stillraten und die Gesundheit von Müttern und Kindern. Weltweit haben ca. 20 000 geburtshilfliche Abteilungen die Zertifizierung zum „Babyfreundlichen Krankenhaus“ erreicht, davon waren aber weniger als 500 in den Industrienationen [744].

Die **WHO/UNICEF-Initiative „Babyfreundliches Krankenhaus" in Deutschland** (BFHI) wurde im November 2000 gegründet und kann zu ihrem 10-jährigen Bestehen eine positive Bilanz vorweisen. Die Zahl der Babyfreundlichen Krankenhäusern hat sich seit der Vereinsgründung verzehnfacht. Über 14 % der Neugeborenen bundesweit kommen heute in 69 Babyfreundlichen Kliniken zur Welt. 120 Geburts- und Kinderkliniken sind Mitglied der Initiative, 69 davon sind als „Babyfreundliches Krankenhaus" anerkannt (Stand: Februar 2012). Zusammen mit 13 Verbänden zählt der Verein 133 Mitglieder. Im ersten Jahr seines Bestehens hatte er 16 Mitglieder (10 Verbände und 6 Babyfreundliche Krankenhäuser) [745].

Die **World Health Assembly** (WHA), das höchste Entscheidungsorgan der WHO, hat in einer aktuellen Resolution vom Mai 2010 deutlich hervorgehoben, welche Bedeutung die Initiative „Babyfreundliches Krankenhaus" für die Ernährung von Babys und Kleinkindern hat [744].

„Gäbe es einen neuen Impfstoff, der jedes Jahr den Tod von einer Million oder mehr Kindern verhindern könnte, der zudem billig, sicher und oral zu verabreichen ist und keine Kühlkette benötigt, würde er sofort zur zwingenden Notwendigkeit für die öffentliche Gesundheit erklärt.

Stillen vereint all dies und noch mehr, doch es braucht eine eigene funktionstüchtige Kette der Unterstützung – die sachkundige Betreuung der Mütter, um ihnen Zuversicht zu vermitteln, ihnen zu zeigen, was zu tun ist und sie vor schädlichen Praktiken zu bewahren.

Wenn diese Kette der Unterstützung in einer Kultur verloren gegangen ist oder Schaden genommen hat, dann muss dies durch das Gesundheitswesen wieder gut gemacht werden."

EU Blueprint, Förderung des Stillens in Europa, Luxemburg 2004 [4]

Literatur

[733] Abou-Dakn M, Reeck A, Juhre B, Meese G. Der Weg zum „Babyfreundlichen Krankenhaus", Praxisleitfaden. 1. Aufl.: Kilian Verlag; 2009

[734] ILCA Klinische Leitlinien zur Etablierung des ausschließlichen Stillens, Juni 2005 in der Übersetzung von Denise Both

[735] Stillförderung in Krankenhäusern, Information der Nationalen Stillkommission vom 2. November 1998, mit aktualisiertem Kommentar aus 2007

[736] EU Blueprint Förderung des Stillens in Europa. European Commission Directorate Public Health and Risk Assessment: EU Project on promotion of breastfeeding in Europe: a blueprint of action. Luxemburg, 2004. Im Intenet: http://europa.eu.int/comm/health/ph_projects/2002/promotion/promotion_2002_18_en.htm

[737] Kersting M, Dulon M. Assessment of breast-feeding promotion in hospitals and follow-up survey of mother-infant pairs in Germany: the SuSe Study. Public Health Nutr. 2002; 547–552

[738] Kramer et al. Promotion of Breastfeeding Intervention Trial (PROBIT): A randomized trial in the Republic of Belarus. JAMA 2001

[739] Abou-Dakn M, Strecker JR. Einflussfaktoren der Entbindungsklinik auf den Stillbeginn. Gynakol 2003; 368–392

[740] Dulon, Kersting et al. Breastfeeding promotion in non-UNICEF-certified hospitals and long-term breastfeeding success in Germany. Paediatrics 2003; 653– 658

[741] Kohlhuber et al. Eine Interventionsstudie zur Verbesserung der Stillbedingungen in Geburtskliniken einer Modellregion in Bayern. Gesundheitswesen 2008; 40–42

[742] Schwegler et al. Breast feeding, frequency and problems – results of the Bavarian breast-feeding study. Das Gesundheitswesen, Vol. 70, Nr. 51; 8–12

[743] World Health Organization. Promotion of Breastfeeding in Europe. Protection, promotion and support of breastfeeding in Europe: Current situation. 2003

[744] Wright et al. Changing hospital practices to increase duration of breastfeeding. Pediatrics 1996; 669-675

[745] BFHI. Im Internet: www.babyfreundlich.org

44 WHO-Kodex und Gesetzgebung in Deutschland

Jule Friedrich

Der **„Internationale WHO-Kodex zur Vermarktung von Muttermilchersatzprodukten“** wurde 1981 in Genf bei der 34. Weltgesundheitsversammlung (World Health Assembly – WHA) fast einstimmig von 118 anwesenden Regierungsvertretungen verabschiedet, mit einer Gegenstimme von den USA.

Deutsche Fassung und Folgeresolutionen unter http://www.reich-schottky.de/kodex.html

Seitdem beschäftigt sich die WHA in regelmäßigen Abständen mit dem Thema Säuglings- und Kleinkinderernährung. Die daraus entstandenen **21 Folgeresolutionen** bestätigen und erweitern den Kodex immer wieder aufs Neue und passen ihn somit den sich verändernden gesellschaftlichen Bedingungen an [750]. Diese Resolutionen haben den gleichen Status wie der Kodex, der auch nach 40 Jahren nichts von seiner Bedeutung verloren hat.

Merke **M!**

Ziel des Kodex ist es, „zu einer sicheren und angemessenen Ernährung für Säuglinge und Kleinkinder beizutragen, und zwar durch Schutz und Förderung des Stillens und durch Sicherstellung einer sachgemäßen Verwendung von Muttermilchersatznahrung, wo solche gebraucht wird. Dies soll auf der Grundlage entsprechender Aufklärung und durch eine angemessene Vermarktung und Verteilung erfolgen“ (Art. 1).

Ziel des Kodex ist es nicht, Ersatznahrung zu verbieten. Aber die Vermarktung von Muttermilchersatzprodukten erfordert andere Vermarktungsstrategien bzw. Beschränkungen als andere Produkte.

44.1 Geschichtlicher Hintergrund

Die Verabschiedung des Kodex hat einen langen Vorlauf. Bereits 1920 wurde in den USA durch eine Studie herausgefunden, dass selbst unter guten hygienischen Bedingungen die Säuglingssterblichkeit von Kindern, die mit Flaschenmilch ernährt werden, viermal so hoch ist wie von gestillten Kindern. Nach dem Zweiten Weltkrieg häuften sich die Berichte unter dem Stichwort „Bottle Baby Disease“, die den **Teufelskreis aus Flaschenernährung, Durchfall und Unterernährung** beschrieben.

Ein anderes Schlagwort war **„kommerziogene Mangelernährung“**, das einen Bezug herstellt zwischen dem Profitstreben der Babynahrungsmittelhersteller (Kommerz) und der Fehlernährung, hervorgerufen u. a. durch die fehlenden lebendigen Nähr- und Immunstoffe in der künstlichen Milch. Seit Mitte der 1960er Jahre stießen die Versuche von KinderärztInnen und anderen (Berufs-)Gruppen, bei den Babynahrungsfirmen auf diesen Zusammenhang hinzuweisen, auf taube Ohren.

Wenn schon unter guten hygienischen und finanziellen Bedingungen die Säuglingssterblichkeit von Flaschenkindern deutlich erhöht ist, wie sieht es dann in den Ländern aus, in denen die meisten Menschen keinen Zugang zu sauberem Trinkwasser, genügend Brennstoff bzw. Stromversorgung und geregeltem und ausreichendem Familieneinkommen haben? Wenn die **jungen Mütter in nicht industrialisierten Ländern** nach der Geburt ein paar Portionen Milchpulver mit pausbäckigen Babys auf der Verpackung gratis erhalten und ihnen gesagt wird, dass dies besser sei als die Milch in ihren Brüsten, dann lassen sich viele überreden, mit dem Stillen gar nicht anzufangen. Welche Mutter und welcher Vater, überall auf der Welt, will nicht das Beste für das eigene Kind? Den Frauen wird nicht gesagt, wie schwierig oder unmöglich eine Rückkehr zum Stillen zu einem späteren Zeitpunkt ist. Wenn dann das Geld nicht reicht, um ausreichend Milchpulver zu kaufen, wird die Milch verdünnt. Oder die Frau muss zwischen dem Milchpulver bzw. genügend Nahrung für die anderen Kinder entscheiden.

Merke **M!**

In vielen Ländern verschlingen die Kosten für das Milchpulver die Hälfte oder mehr des zur Verfügung stehenden Haushaltsgeldes.

2,2 Milliarden Menschen weltweit haben keinen Zugang zu sauberem Wasser. Lediglich 24 % der Bevölkerung Subsahara-Afrikas haben Zugang zu sicherem Trinkwasser. Wasserholen ist Frauensache, so muss die Mutter täglich weite Strecken laufen, meistens länger als eine Stunde, und das oft verschmutzte Wasser wieder nach Hause tragen. Die Frau muss Brennholz sammeln, um das Wasser abzukochen für die Milchzubereitung und um die Flaschen zu reinigen. Möglicherweise ist die Gebrauchsanweisung auf der Milchpulver-Packung nicht in ihrer Sprache oder sie ist Analphabetin.

Alle diese Faktoren tragen dazu bei, die Gesundheit und das Gedeihen der Säuglinge zu bedrohen, wenn **verdünnte, falsch zubereitete, verschmutzte Milch** den Babys gegeben wird. In Afrika ist es üblich, ein Symbol für die Ursache des Todes auf das Grab zu legen. Auf vielen Kindergräbern liegt eine Flasche.

Anfang der 1970er Jahre tat sich endlich etwas: Die **Studie „The Baby Killer“** der englischen Hilfsorganisation „War on Want“ mit schockierenden Bildern, Interviews mit Managern von Milchkonzernen und Beispielen aus Westafrika und den Karibischen Inseln wurde von der Schweizer „Arbeitsgruppe Dritte Welt Bern“ übersetzt und damit auch einer deutschsprachigen Öffentlichkeit zugänglich gemacht. Der Titel „Nestlé tötet Babys“ wurde bewusst gewählt. Die Provokation im Mutterland von Nestlé sorgte für Aufruhr und es kam zu einem Prozess des Konzerns gegen die Arbeitsgruppe. In dem Buch „Exportinteressen gegen Muttermilch“ ist dieser Prozess dokumentiert [748]. Obwohl Nestlé juristisch gewann und die Arbeitsgruppe eine geringe symbolische Geldstrafe zahlen musste, hatte der Konzern moralisch verloren. Der Imageschaden war enorm, denn durch die Klage wegen Ehrverletzung wurde die Problematik weit über die Grenzen der Schweiz hinaus bekannt.

1977 wurde – ausgehend von kirchlichen Kreisen in den USA – zum **ersten Nestlé-Boykott** aufgerufen. Nestlé war und ist der größte Nahrungsmittelhersteller der Welt. Auch die Kirche von England unterstützte den Boykott, unterbrach ihn 1994, um durch eine unabhängige Untersuchung in vier Ländern festzustellen, ob der Boykott noch gerechtfertigt ist. Das Ergebnis führte zur Wiederaufnahme des Boykotts, in Großbritannien hält er bis heute an. In Deutschland wird seit 1990 zum Nestlé-Boykott aufgerufen. Das weit verzweigte Imperium mit seiner ständig sich vergrößernden Produktpalette macht das Einkaufen schwierig, wenn der Boykott eingehalten werden soll [754].

Auf der internationalen politischen Ebene war das Thema 1979 angekommen: an dem von **WHO und UNICEF** einberufenen Treffen nahmen neben Regierungs- und WirtschaftsvertreterInnen erstmals auch Nichtregierungsorganisationen (NGOs) teil. Nach zähen Verhandlungen wurde 1981 der Kodex von 118 der 119 anwesenden Regierungsvertretungen angenommen, einzig die USA stimmten dagegen, weil sie negative Auswirkungen auf die US-Wirtschaft befürchteten. Dem Einfluss der Industrie ist es auch geschuldet, dass nicht eine rechtsverbindlichere Konvention verabschiedet wurde, sondern eine Empfehlung, ein **Minimalstandard zum Schutz des Stillens**, allerdings mit der Aufforderung, den Kodex in die nationale Gesetzgebung aufzunehmen.

Die Entstehung und der Umgang mit dem Kodex ist ein Beispiel für:

- die Geschichte des Kapitalismus
- die Herrschaft der „Ersten“ über die „Dritte“ Welt
- die Skrupellosigkeit der Industrie gegenüber den Kleinsten der Gesellschaft
- die Profitgier auf Kosten der Ethik [752].

Der **Siegeszug der künstlichen Säuglingsnahrung** ist ein Musterbeispiel für das erfolgreiche Marketing eines Produkts, das die Menschheit nur in Ausnahmefällen braucht. Nur etwa 3 % der Babys können nicht gestillt werden.

44.2 Die wichtigsten Bestimmungen des Kodex

44.2.1 Keine Werbung für Muttermilchersatzprodukte, Flaschen und Sauger in der Öffentlichkeit

Alle Nahrungen, die einen Ersatz für Muttermilch darstellen, sind damit gemeint, auch wenn sie gar nicht als Ersatz geeignet sind: Säuglingsanfangsnahrung, Folgenahrung, Spezialnahrungen, andere Milchprodukte, Breie, Säfte und Tee für Säuglinge unter sechs Monaten, sowohl industriell als auch zu Hause hergestellt. Nahrung, die nach dem 6. Monat an Stelle von Muttermilch gefüttert wird, also z.B. Folgemilch aus der Flasche, fällt auch in den Bereich des Kodex. Flaschen und Sauger, die für die Fütterung gebraucht werden, fallen ebenfalls unter das Werbe- und Vermarktungsverbot in der allgemeinen Öffentlichkeit.

Diese Werbung findet man leider überall: in Elternzeitschriften, auf Lätzchen, Autoaufklebern, Postern, Ernährungstabellen, in Fernsehspots, bei Fotowettbewerben, auf Kongressen und Tagungsprogrammen, auf Ärztekitteln, in Katalogen, Fachzeitschriften, Still- und Ernährungsbroschüren, im Internet.

Die **Werbeetats der Babynahrungsmittelhersteller** sind sehr hoch. Dieses Geld würde nicht ausgegeben, wenn die Werbung nicht wirksam wäre. Eltern und Fachpersonal brauchen jedoch unabhängige Informationen über die Sicherheit und Qualität der Ersatznahrung und Flaschen, keine Werbung.

44.2.2 Keine Gratisproben an Mütter

Junge Mütter sind nach der Geburt oft unsicher, ob das Stillen klappt. Sie brauchen liebevolle Unterstützung, korrekte Informationen und Hilfestellung sowie genügend Ruhe für das Erlernen des Stillens. Wird ihnen in dieser sensiblen Phase signalisiert, dass von Seiten des Gesundheitspersonals Zweifel an der Stillfähigkeit besteht, und bekommt die Mutter als Entlassungsgeschenk ein paar Proben mit Milchpulver und eine Flasche, wird sie bei der ersten Krise zu Hause diese eher einsetzen.

Untersuchungen haben gezeigt, dass die Frauen bei dem Produkt bleiben, das sie im Krankenhaus kennen gelernt haben. Das Logo der Firma prägt sich ein. Darum sind die Firmen erpicht darauf, so früh wie möglich diese **„Markentreue“** zu erreichen. Auch in Kinderarztpraxen geben frei verfügbare Probenpäckchen im Wartezimmer das falsche Signal.

44.2.3 Keine Werbung in Einrichtungen des Gesundheitswesens, keine Gratis- oder Billiglieferungen von Muttermilchersatznahrung an Krankenhäuser

Werbung wirkt auf sehr subtile Weise, wir nehmen sie oft nicht bewusst wahr. Diese Tatsache machen sich die Firmen zunutze und platzieren ihre Logos auf Bettkärtchen, Uhren, Notizzetteln, Kugelschreibern, Postern. Stillbroschüren sind besonders perfide Werbeträger ebenso wie Schutzhüllen für Mutterpass und Kinderuntersuchungsheft. Bei der angespannten finanziellen Situation der Krankenhäuser werden solche und andere Produkte gerne genommen. Kliniken machen sich so zu Werbeträgern für Produkte, deren negative Auswirkungen auf die Gesundheit von Säuglingen ihnen bewusst sein sollte.

Die Resolution von 1994 stellte eine **Uneindeutigkeit im Kodex** klar: Jedwede Babynahrung muss zu den normalen Einkaufspreisen erworben werden und die Firmen dürfen den Krankenhäusern keine Sonderrabatte gewähren. Dies wird bei Gutachten im Rahmen der WHO/UNICEF-Initiative Babyfreundlich überprüft.

44.2.4 Kein Kontakt von Firmenpersonal zu Müttern

Bis in die 1970er Jahre engagierten und bezahlten die Babynahrungsfirmen sogenannte „Milchschwestern“. Diese ausgebildeten Kranken- oder Kinderkrankenschwestern arbeiteten im normalen Betrieb mit und konnten von den Müttern nicht von dem anderen Personal unterschieden werden. Aber natürlich bewarben und verteilten die Milchschwestern die Produkte der entsprechenden Firma. Dank der Aufklärungsarbeit der stillfördernden Organisationen und auch durch den Prozess gegen Nestlé in der Schweiz hörte diese Praxis auf.

Der **persönliche Kontakt** findet heutzutage auf vielfältigere und moderne Weise statt: das Beratungs-Telefon rund um die Uhr, besetzt mit „Expertinnen“, die E-Mail-Beratung, aufwändig gestaltete Webseiten der Firmen mit der Möglichkeit, Proben zu bestellen und sich in regelmäßigen Abständen mit Informationen „versorgen“ zu lassen, Verlinkungen zu anderen Anbietern, auch ein Sparbuch mit einem 20 € Guthaben gehören dazu.

Das **Internet** bietet eine schnelle und kostengünstigere Vermarktung und ist schwieriger nachzuweisen, denn Seiten können schneller gelöscht werden als eine verteilte Hochglanzbroschüre. Fast jede Firma hat einen Mütter- oder Babyclub und durch kleine Geschenke wird Markentreue erreicht.

Firmen versuchen den Kodex zu umgehen, indem sie einen kurzen Text zum Stillen auf ihrer Seite haben, den die Mutter als gelesen anklicken kann und dann wird sie auf Seiten über Babynahrung geleitet. Auch Twitter, soziale Netzwerke und Blogs werden zunehmend genutzt, damit die Mütter, angelockt durch kleine Vergünstigungen, die Produkte anderen Frauen empfehlen.

44.2.5 Keine Geschenke oder Proben an Gesundheitspersonal oder deren Familien

Babyfreundliche Geburtskliniken berichten, wie lange es dauert – zwei bis drei Jahre – bis die VertreterInnen der Nahrungsfirmen akzeptieren, dass sie in diesem Haus ihre Werbegeschenke nicht mehr loswerden. Auch nicht die mit den Pflegeprodukten der Nahrungsmittelhersteller, denn das Logo auf der Windelcreme prägt sich ebenfalls ein.

Kliniken sind das Einfallstor, ein Fuß in der Tür und die Verkaufszahlen steigen. Babynahrungsfirmen, Flaschen- und Saugerhersteller wollen Profit machen, sie sind **keine Wohltätigkeitsvereine**. Wenn die Geschenke nicht den Profit steigern würden, würden sie nicht verteilt. Zu diesen Geschenken gehören der schon erwähnte Kuli, das gesponserte Essen, die bezahlte Fortbildung, der Kaffee in der Industrieausstellung, das Vortragshonorar, die Forschungsbeihilfe, der PC, das Ultraschallgerät. Jedes Geschenk verpflichtet zu Dankbarkeit. Und führt evtl. dazu, ein bestimmtes Produkt zu empfehlen, obwohl ein anderes besser ist. Untersuchungen zeigen, dass die eigene Beeinflussbarkeit durch Werbung als niedrig eingestuft wird, während die der anderen als hoch bewertet wird [751].

Merke **M!**

Am einfachsten und gesündesten ist es, den Interessenkonflikten und den innerbetrieblichen Auseinandersetzungen aus dem Weg zu gehen, indem sich alle an den Kodex halten.

44.2.6 Verpackungen dürfen keine Texte und Bilder tragen, die künstliche Säuglingsnahrung idealisieren

Pausbäckige, wohlgenährte Babys auf Milchpulverpaketen oder Verpackungen von Flaschen und Saugern suggerieren, dass mit dem Kauf dieses Produktes das Baby gesund aufwächst. Babybilder haben eine große Kraft, darum werden sie so gerne in der Werbung eingesetzt. Schäfchen, Bärchen oder kleine Elefanten sind ebenfalls positiv besetzt und haben auf Milchpulver aus Kuhmilch nichts zu suchen.

Aussagen wie „Nach dem Vorbild der Muttermilch", „Für eine optimale Entwicklung", „Geringeres Allergierisiko", „Für eine gesunde Darmflora", „Reduziert die Inzidenz von Infektionen" oder „Ganz nah an der Mutterbrust" sind ebenfalls verboten, denn sie lassen Eltern glauben, mit der Verwendung dieser Kunstmilch oder dieses Saugers das Beste für ihr Kind zu tun. Und welche Eltern wollen nicht das Beste für ihre Nachkommen?

Merke **M!**

Muttermilch und industriell hergestellte Säuglingsmilch oder eine Brust und ein Sauger sind nicht vergleichbar und jede Aussage, die das versucht, widerspricht den Vorgaben des Kodex [746].

Sätze wie: „Ob Ihr Kind wächst und gedeiht, hängt nicht davon ab, ob Sie sich fürs Stillen oder die Flasche entscheiden" sind nicht erlaubt. Auch die Namen mancher Produkte entsprechen nicht dem Kodex. „Start" hinter dem Firmennamen suggeriert, dass die Milch ab Geburt gegeben werden kann. „Premium" oder „Supreme" verheißt Topqualität, aber der Goldstandard ist Muttermilch.

44.2.7 Informationsmaterial zu künstlicher Babynahrung muss auf die Vorteile und Überlegenheit des Stillens sowie auf die Kosten und Gefahren der künstlichen Säuglingsernährung hinweisen. Die Gebrauchsanweisungen müssen in der geeigneten Sprache sein

Die Milchfirmen behaupten, nicht genügend Geld zu haben, um die Beschriftungen auf den Milchpulverpackungen in der jeweiligen Sprache aufzudrucken. Doch wie sollen die Familien ohne verständliche Anleitung die Nahrung richtig zubereiten? Der Kodex schreibt vor, dass das Etikett eine **klare, deutlich erkennbare und leicht lesbare und verständliche Mitteilung** enthält.

Zusatzinfo

„Das Informationsmaterial – ob schriftlich, in Tonwiedergabe oder visuell – über Säuglingsernährung, und das für die Verbreitung an schwangere Frauen und Mütter von Säuglingen und Kleinkindern gedacht ist, sollte klare Informationen über alle nachfolgenden Punkte enthalten:

- die Vorteile und die Überlegenheit des Stillens
- die Ernährung der Mutter und die Vorbereitung zum Stillen sowie dessen Aufrechterhaltung
- die negative Auswirkung der teilweisen Flaschenernährung auf das Stillen
- die Schwierigkeit, den Entschluss nicht zu stillen rückgängig machen zu können und
- wo erforderlich, die richtige Verwendung von vorgefertigter Säuglingsnahrung, sei sie industriell hergestellt oder selbst zubereitet.“ (Art. 4.2)

Die **soziale und finanzielle Tragweite** der Verwendung von Säuglingsnahrung soll ebenfalls in dem Informationsmaterial enthalten sein. Das bedeutet, dass die Informationen die tatsächlichen Implikationen auflisten müssen, z. B. die Inzidenz von Infektionen und Durchfall, die Kosten für die Gesellschaft durch höhere Krankenkassenausgaben, die Beeinträchtigung des Familienlebens durch kränkere Kinder, die Auswirkungen auf die Umwelt durch Energieverbrauch und Abfall. All dies steht nicht in den Hochglanzbroschüren oder Internetseiten. Während die Gebrauchsanweisungen technischer Geräte auf unsachgemäßen Gebrauch hinweisen und die Produktinformationen von Medikamenten lange Listen mit Nebenwirkungen haben, fehlen die im Kodex verlangten Hinweise oder sind so klein gedruckt, dass sie überlesen werden.

44.2.8 Informationen für Gesundheitspersonal müssen sich auf wissenschaftliche Befunde und Tatsachen beschränken

Auch die Informationen für das Fachpersonal müssen die in Art. 4.2 aufgeführten Punkte enthalten. Das tun sie in der Regel nicht oder nur teilweise. Zusätzlich sollten die Firmen Fachinformationen bereitstellen, z. B. über Studien oder Sondernahrungen für Stoffwechselerkrankungen. Die inzwischen allseits beworbenen **Prä- und Probiotika** werden als segensreich für alle Säuglinge dargestellt, obwohl sie für Frühgeborene, Babys mit Herzfehlern oder Immunschwäche nicht geeignet sind [747]. Auch fehlen bisher große, randomisierte Langzeitstudien zu den positiven oder negativen Effekten dieser Zusätze, sie finden sich aber inzwischen in fast allen Säuglingsnahrungen.

Säuglingsanfangsnahrung soll **„nur auf den Rat unabhängiger Fachleute“** gegeben werden heißt es in mancher Anzeige und auf mancher Packung. Anzeigen für Formula-Nahrung sowie Flaschen und Sauger finden sich in Fachzeitschriften für Hebammen, Gesundheits- und KinderkrankenpflegerInnen und KinderärztInnen mit dem Argument, dass sonst der Abonnementspreis zu hoch würde. Es wird nicht argumentiert, dass die Anzeigen Fachinformationen enthalten, die für die LeserInnenschaft wichtig sind. Die Anzeigen sind auch oft identisch mit denen in Elternzeitschriften.

44.2.9 Die Regierungen sollen sicherstellen, dass objektive und einheitliche Informationen über Säuglings- und Kleinkindernährung zur Verfügung stehen

Dieser Forderung des Kodex kommt in Deutschland z. B. die **Nationale Stillkommission** (NSK) nach, indem sie Veröffentlichung zu verschiedenen Themen erarbeitet. Solange die Gesetzgebung jedoch den Kodex und die nachfolgenden relevanten Resolutionen nicht vollständig in nationale Gesetze umgewandelt hat, wird diese wichtige Arbeit durchkreuzt. Die Milchfirmen haben für ihre Kampagnen immer wesentlich mehr Geld zur Verfügung als das magere Budget der NSK.

Merke M!

Nur eine effektive nationale Gesetzgebung, die adäquat umgesetzt und kontrolliert wird, kann verhindern, dass künstliche Säuglingsnahrung mit dem Stillen konkurriert.

44.2.10 Unangemessene Produkte für Babys dürfen nicht beworben werden

Kondensmilch wird hierzulande zwar nicht mehr als geeignete Babynahrung angesehen, aber Folgemilchen sind ebenso ungeeignet und überflüssig, werden aber kräftig beworben. Ihre Verpackungen sehen den Anfangsnahrungen sehr ähnlich und das ist von den Herstellern auch gewollt. **Folgenahrungen** sind ebenfalls ein Muttermilchersatzprodukt, da sie im 2. Lebenshalbjahr, wenn Muttermilch weiterhin die Hauptnahrungsquelle sein soll, zum Einsatz kommen. „Gute-Nacht-Milch“ mit der Werbeaussage, lange zu sättigen, birgt die Gefahr, auch zu anderen Tageszeiten gegeben zu werden.

Auch gesüßte Tees schienen lange Zeit unverzichtbar zu sein, bis die verheerenden Folgen für die Zähne sichtbar wurden.

44.2.11 Alle Produkte müssen von hoher Qualität sein und die klimatischen Verhältnisse und Lagerbedingungen berücksichtigen

Es gibt keine Berichte darüber, dass ein Kind durch das Stillen zu Schaden gekommen ist. Die Berichte über **geschädigte oder tote Babys durch künstliche Babynahrung** schrecken die Öffentlichkeit jedoch immer wieder auf. Entweder fehlten bestimmte Inhaltsstoffe (Israel) oder sie waren zu reichlich vorhanden (Deutschland), Druckerfarbe gelangte in das Milchpulver (Italien), das Eiweiß wurde durch minderwertiges ersetzt (China). Rückrufaktionen sind die harmloseste Konsequenz, dauerhaft kranke oder tote Kinder die verheerendste. Die Eltern nehmen an, dass die Nahrung, die sie kaufen oder die Flasche, die sie benutzen, sicher ist.

Das Säuglingsmilchpulver ist **nicht keimfrei**, Bakterien wie Enterobakter sakazakii oder Salmonellen können enthalten sein. Verfallsdaten auf Lebensmitteln sind noch nicht in allen Ländern vorgeschrieben und es gibt immer wieder Berichte, dass abgelaufene Nahrung in diese Länder exportiert wird.

Bisphenol A ist seit Mitte 2011 in der EU aus den **Babyflaschen** verbannt, aber in nichtindustrialisierten Ländern werden die Flaschen und Sauger nach wie vor verkauft.

Merke M!

Der Kodex war das erste Verbraucherschutzabkommen, das mit der Industrie ausgehandelt wurde.

Während in unseren Breiten das VerbraucherInnenbewusstsein hoch ist, fehlen in nichtindustrialisierten Ländern die Infrastrukturen für einen wirksamen Verbraucherschutz.

44.3 Der Kodex nach 40 Jahren

Eine Folge der Verhandlungen bei der WHO, die in der Verabschiedung des Kodex 1981 mündete, war die **Gründung von IBFAN** (International Baby Food Action Network), eine Nichtregierungsorganisation mit Sitz in Penang, Malaysia, die seitdem die Einhaltung des Kodex überwacht, eine Aufgabe, die eigentlich die Regierungen mit ihrer Zustimmung zu dem Kodex übernommen haben. IBFAN hat in unregelmäßigen Abständen verschiedene Publikationen herausgegeben, die sowohl die Umsetzung des Kodex in den einzelnen Ländern überwachen als auch die Übertretungen der einzelnen Firmen. Außerdem wurde 2010 zum fünften Mal die umfangreiche Dokumentation „Breaking the Rules, Stretching the Rules" („Die Regel brechen, die Regeln überdehnen") veröffentlicht [746]. Im Jahr 2020 wurde ein umfangreicher Bericht gemeinsam mit WHO und Unicef zum Status des Kodex in den einzelnen Ländern herausgegeben [759].

Von den 194 Ländern der Welt haben im Jahr 2020 fünfundzwanzig Länder den Kodex nahezu vollständig **in nationale Gesetzgebung übernommen**. Dazu gehören Ghana, Tansania, Indien, Afghanistan, Brasilien, Albanien und Georgien. Weitere 42 Länder haben die meisten Vorschriften des Kodex und der nachfolgenden relevanten Resolutionen übernommen: Mali, Burkina Faso, Malawi, Nigeria, Indonesien, Pakistan, Iran, Tunesien, Mexiko, Aserbaidschan, Bolivien.

Die **EU-Staaten** haben die EU-Richtlinie von 2006 umgesetzt, die den Kodex nur eingeschränkt und nachfolgende Resolutionen gar nicht beinhaltet. In diese Kategorie gehören auch China, Ägypten, Sudan, Ecuador.

In anderen Ländern gibt es freiwillige Vereinbarungen oder Gesetzesentwürfe und es gibt immer noch Länder, die in Bezug auf den Kodex gar nichts unternommen haben, z. B. die USA oder Australien.

44.3.1 Ist der Kodex noch aktuell?

Merke M!

Laut WHO sterben jährlich über 820 000 Kinder vor ihrem 5. Geburtstag, weil sie nicht oder zu kurz gestillt worden sind [749].

Das bedeutet: Jede Stunde stürzt ein Flugzeug mit 94 Babys ab. Jedes Jahr. Leider wird darüber in den Nachrichten weder gesprochen noch geschrieben.

Trotz Behauptungen und Beteuerungen der Babynahrungsmittelkonzerne, sich an die Bestimmungen des **Kodex** zu halten, wird er **weltweit jeden Tag übertreten**. WHO und UNICEF haben „nur" eine moralische Autorität, sie können Übertretungen nicht gesetzlich verfolgen. Den multinationalen Konzernen stehen nationale staatliche Instanzen gegenüber. Es gibt zwar Internationale Organisationen und Gerichtshöfe, die Menschenrechtsverletzungen verfolgen, aber auf der Ebene der Verfolgung von unethischen Geschäftspraktiken gibt es nichts Vergleichbares.

Stillen ist ein Menschenrecht. In Art. 24 der von der Generalversammlung der Vereinten Nationen 1989 verabschiedeten Konvention über die Rechte des Kindes [756], die bisher von allen Ländern außer den USA ratifiziert wurde, heißt es:

Zusatzinfo i

„Die Vertragsstaaten erkennen das Recht des Kindes auf das erreichbare Höchstmaß an Gesundheit an. ... Die Vertragsstaaten bemühen sich die volle Verwirklichung dieses Rechts sicherzustellen, und treffen insbesondere geeignete Maßnahmen, um

a) die Säuglings- und Kindersterblichkeit zu verringern; ...

e) sicherzustellen, dass allen Teilen der Gesellschaft, insbesondere Eltern und Kindern, Grundkenntnisse über die Gesundheit und Ernährung des Kindes, **die Vorteile des Stillens,** (Hervorhebung der Autorin) die Hygiene und die Sauberhaltung der Umwelt sowie die Unfallverhütung vermittelt werden, dass sie Zugang zu der entsprechenden Schulung haben und dass sie bei der Anwendung dieser Grundkenntnisse Unterstützung erhalten; ...

Die **Einhaltung des Kodex und der nachfolgenden Resolutionen** kann einen nicht zu unterschätzenden Beitrag zum Schutz, zur Förderung und zur Unterstützung des Stillens leisten.

„Wer Behauptungen über Babynahrung aufstellt, die absichtlich das Vertrauen von Frauen in ihre Stillfähigkeit unterminieren, den muss man nicht als cleveren Unternehmer ansehen, der nur seine Arbeit tut, sondern als Menschenrechtsverletzter der übelsten Sorte."

Stephen Lewis, Stellvertretender Direktor von UNICEF, April 1999

44.4 Gesetzliche Regelungen in Deutschland

Das **Säuglingsnahrungswerbegesetz** gibt es nicht mehr! Es ging in der „Fünfzehnten Verordnung zur Änderung der **Diätverordnung**" auf und ist dort – in verschiedenen Artikeln verstreut – seit 2010 zu finden [758]. In 2005 war das Säuglingsnahrungswerbegesetz vorübergehend im „Gesetz zur Neuordnung des Lebensmittel- und Futterrechts" verankert.

Es macht sicherlich Sinn, alle Vorschriften bezüglich der Ernährung in einem Gesetz zu verankern. Aber wer sich nicht mit dem Thema Werbung für Säuglingsnahrung befasst, wird Schwierigkeiten haben, herauszufinden, wo die entsprechenden Gesetze sind.

Obwohl alle EU-Staaten dem Kodex zugestimmt hatten, wurde erst zehn Jahre nach der Verabschiedung des Kodex 1991 eine EU-Richtlinie erlassen, die 1994 von der Bundesrepublik in nationale Gesetzgebung umgewandelt wurde. Dieses „Gesetz über die Werbung für Säuglingsanfangsnahrung und Folgenahrung" (Säuglingsnahrungswerbegesetz SNWG) enthält nicht was der Name verspricht, jedenfalls wenn der Maßstab des Kodex angelegt wird.

Merke **M!**

Die EU-Richtlinie spiegelt den Kodex nur unzureichend wider und das SNWG ist noch schwächer.

Die nachfolgenden relevanten WHA-Resolutionen wurden und werden überhaupt nicht berücksichtigt. Es wird hauptsächlich die Werbung für Säuglingsanfangsnahrung eingeschränkt. Es bezieht sich nicht auf Flaschen und Sauger. Die Werbung in der allgemeinen Öffentlichkeit wird nicht eingeschränkt.

Im Aktionsplan der EU **„Schutz, Förderung und Unterstützung des Stillens in Europa"**, der 2004 in Dublin verabschiedet wurde, wird dieser Umstand bemängelt [753]. Ebenfalls wird beanstandet, dass die Bestimmungen des Internationalen Kodex weder dem Gesundheitspersonal noch der Bevölkerung hinreichend bekannt gemacht werden. Die Bundesregierung hat diesem Aktionsplan zugestimmt.

Für die **Überwachung der Vorschriften** in der Diätverordnung zuständig sind die in den einzelnen Bundesländern zuständigen Behörden für Lebensmittelüberwachung. Auf der Seite des Bundesinstituts für Risikobewertung findet sich ein Verzeichnis der jeweiligen Behörden [757].

44.4.1 Die einzelnen Paragrafen der Diätverordnung

Vorschriften zu Nahrungsmitteln für Säuglinge und Kleinkinder finden sich u. a. in den Paragrafen 1, 14, 22 und 25. Im Anhang sind detailliert die Zusammensetzungen der Nahrungen beschrieben. Auszüge dieser Paragrafen sind im Folgenden abgedruckt. Der gesamte Text der Diätverordnung kann im Internet nachgelesen werden [758].

§ 1 Allgemeine Vorschriften

Im § 1 wird beschrieben, für welche Personengruppen die Diätverordnung gilt. In Bezug auf die Säuglingsanfangs- und Folgenahrung werden hier keine Altersangaben gemacht, obwohl in § 14c in Bezug auf die Folgenahrung von Säuglingen gesprochen wird, die älter als sechs Monate sind.

Zusatzinfo **i**

§ 1 (6) Im Sinne dieser Verordnung sind:

1. Säuglinge:
Kinder unter zwölf Monaten;
2. Kleinkinder:
Kinder zwischen einem Jahr und drei Jahren;
3. Säuglingsanfangsnahrung:
Lebensmittel, die für die besondere Ernährung von Säuglingen während der ersten Lebensmonate bestimmt sind und für sich allein den Ernährungserfordernissen dieser Säuglinge bis zur Einführung angemessener Beikost entsprechen;
4. Folgenahrung:
Lebensmittel, die für die besondere Ernährung von Säuglingen ab Einführung einer angemessenen Beikost bestimmt sind und den größten flüssigen Anteil einer nach und nach abwechslungsreicheren Kost für diese Säuglinge darstellen; ...

Dritter Abschnitt, Sondervorschriften für bestimmte Lebensmittel

Im Dritten Abschnitt, Sondervorschriften für bestimmte Lebensmittel, wird in § 14 genauer beschrieben, was in der Nahrung für Säuglinge enthalten sein darf und was nicht. Daraus wird auch ersichtlich, dass die Pulvermilch, schon wenn sie die Fabrik verlässt, nicht keimfrei ist. Es findet sich darin keine Vorschrift bezüglich genveränderter Nahrung, ob z. B. die Kühe, von deren Milch das Pulver hergestellt wird, genveränderte Nahrung zu fressen bekommen. Einige Hersteller verzichten von sich aus darauf.

In § 14c geht es um die Mindest- und Höchstmengen bestimmter Stoffe in Säuglingsanfangs- und Folgemilch und die wissenschaftlichen Studien, die diesen Vorschriften zugrunde gelegt werden. Was allgemein anerkannte wissenschaftliche Erkenntnisse sind und wer diese festlegt, wird nicht beschrieben.

In Bezug auf Beikost wird Ähnliches in § 14d beschrieben.

Zusatzinfo

§ 14

(1) Diätetische Lebensmittel für Säuglinge oder Kleinkinder müssen folgenden Anforderungen entsprechen:

1. sie dürfen, soweit andere lebensmittelrechtliche Vorschriften keine strengeren Regelungen treffen,

a) an Pflanzenschutz-, Schädlingsbekämpfungs- und Vorratsschutzmitteln vorbehaltlich der Buchstaben b und c jeweils nicht mehr als 0,01 Milligramm pro Kilogramm enthalten,

b) bezüglich der in Anlage 22 aufgeführten Stoffe keine Rückstände aufweisen, die die dort jeweils genannten Höchstgehalte überschreiten,

c) nicht aus Erzeugnissen hergestellt werden, bei deren Erzeugung die in Anlage 23 aufgeführten Pflanzenschutz-, Schädlingsbekämpfungs- und Vorratsschutzmittel angewendet wurden; als nicht angewendet gelten diese Mittel, wenn die für sie in Anlage 23 festgesetzten Rückstandshöchstgehalte nicht überschritten sind;

der Wert nach Buchstabe a und die Werte nach Buchstabe b beziehen sich im Falle von Getreidebeikost und anderer Beikost für Säuglinge und Kleinkinder sowie im Falle von Säuglingsanfangsnahrung und Folgenahrung auf das verzehrfertig angebotene oder nach den Anweisungen des Herstellers zubereitete Erzeugnis;

2. (weggefallen)

3. bei Verwendung von Milch, Milcherzeugnissen oder Milchbestandteilen dürfen Bakterienhemmstoffe mit biologischen Untersuchungsverfahren nicht nachweisbar sein.

(2) Diätetische Lebensmittel für Säuglinge oder Kleinkinder müssen ferner folgenden Anforderungen entsprechen:

1. in ihnen enthaltene Getreideanteile oder Getreideerzeugnisse müssen frei von Rückständen an Schleif- und Poliermitteln und frei von groben Spelzensplittern sein;

2. ihr Gehalt an in Salzsäure unlöslichen mineralischen Bestandteilen darf 0,1 Hundertteile nicht überschreiten;

3. in Backwaren darf nach dem Backprozess der Gehalt an wasserlöslichen Kohlenhydraten, die durch den Stärkeabbau im Back- und Röstprozess sowie durch enzymatischen Abbau entstanden sind, nicht weniger als 12 Hundertteile betragen;

4. sind sie unter Verwendung von Milch, Milcherzeugnissen oder Milchbestandteilen hergestellt, so dürfen

a) in 1,0 Milliliter eines genussfertig in den Verkehr gebrachten Lebensmittels nicht mehr als 10 000 Keime, in 1,0 Gramm eines trocken oder eingedickt in den Verkehr gebrachten Lebensmittels nicht mehr als 50 000 Keime nachweisbar sein, wobei in sauren Milcherzeugnissen die diesen wesenseigentümlichen Bakterienarten nicht zu berücksichtigen sind,

b) in 1,0 Milliliter des genussfertig oder in 0,1 Gramm des trocken oder eingedickt in den Verkehr gebrachten Lebensmittels nicht mehr als 150 aerobe sporenbildende oder andere eiweißlösende Bakterien (Kaseolyten) züchtbar sein;

§ 14c

(1) Säuglingsanfangsnahrung und Folgenahrung dürfen gewerbsmäßig nur hergestellt und in den Verkehr gebracht werden, wenn

1. zu ihrer Herstellung keine anderen als die in Anlage 9 aufgeführten Stoffe und Stoffverbindungen unter Beachtung der dort festgesetzten Einschränkungen verwendet worden sind, um die Anforderungen für Vitamine, Mineralstoffe, Aminosäuren und sonstige Stickstoffverbindungen sowie sonstige Stoffe für besondere Ernährungszwecke zu erfüllen, und

2. für die Zubereitung des verzehrfertigen Lebensmittels allenfalls der Zusatz von Wasser erforderlich ist.

(2) Säuglingsanfangsnahrung darf gewerbsmäßig ferner, vorbehaltlich des Absatzes 3, nur hergestellt und in den Verkehr gebracht werden, wenn

1. zu ihrer Herstellung als Proteinquellen keine anderen als die in Anlage 10 Nr. 2 bestimmten Proteinquellen sowie ferner nur solche Zutaten verwendet worden sind, deren Eignung für die besondere Ernährung von Säuglingen von der Geburt an durch allgemein anerkannte wissenschaftliche Erkenntnisse nachgewiesen ist, und

2. sie in ihrer Zusammensetzung den in Anlage 10 festgelegten Mindestmengen und Höchstmengen, bezogen auf das verzehrfertige Erzeugnis, sowie den sonstigen dort festgelegten Verwendungsbeschränkungen von Zutaten und den zusätzlich aufgeführten sonstigen Anforderungen an die Zusammensetzung entspricht; für die Berechnung der Mindest- und Höchstmengen der Bestandteile sind die in Anlage 12 festgelegten Werte von Aminosäuren in Muttermilch zugrunde zu legen.

Die Eignung im Sinne des Satzes 1 Nr. 1 wird nachgewiesen durch eine systematische Auswertung der verfügbaren Daten in Bezug auf die erwarteten Vorteile und in Bezug auf Sicherheitserwägungen sowie gegebenenfalls durch entsprechende Studien, die unter Zugrundelegung von in Fachkreisen allgemein anerkannten Empfehlungen zur Konzeption und Durchführung solcher Studien durchgeführt worden sind.

(3) Sofern die Säuglingsanfangsnahrung nach Absatz 2 aus den

1. in Anlage 10 Nr. 2.1 definierten Kuhmilchproteinen mit einem Proteingehalt zwischen dem Mindestwert und 0,5 g/100 kJ (2 g/100 kcal) oder

2. den in Anlage 10 Nr. 2.2 definierten Proteinhydrolysaten mit einem Proteingehalt zwischen dem Mindestwert und 0,56 g/100 kJ (2,25 g/100 kcal)

hergestellt worden ist, darf sie nur in den Verkehr gebracht werden, wenn ihre Eignung für die besondere Ernährung von Säuglingen durch entsprechende Studien nachgewiesen ist, die unter Zugrundelegung von in Fachkreisen allgemein anerkannten Empfehlungen zur Konzeption und Durchführung solcher Studien durchgeführt worden sind. Erzeugnisse nach Satz 1 Nr. 2 müssen den in Anlage 24 festgelegten Spezifikationen entsprechen.

(4) Folgenahrung darf gewerbsmäßig ferner nur hergestellt und in den Verkehr gebracht werden, wenn

1. zu ihrer Herstellung als Proteinquellen keine anderen als die in Anlage 11 Nr. 2 bestimmten Proteinquellen sowie ferner nur solche Zutaten verwendet worden sind, deren Eignung für die besondere Ernährung von Säuglingen, die älter als sechs Monate sind, durch allgemein anerkannte wissenschaftliche Erkenntnisse nachgewiesen ist

Besondere Kennzeichnungen

In § 22a sind Teile des ursprünglichen Säuglingsnahrungswerbegesetzes aufgenommen worden. Ferner wurde die Richtlinie 2006/141/EG der EU-Kommission umgesetzt, dass Folgenahrung erst ab einem Alter von mindestens sechs Monaten gegeben werden soll. Der Kaloriengehalt der Folgenahrung wurde gesenkt und soll zwischen 60 und 70 kcal pro 100 ml verzehrfertige Nahrung liegen.

§ 22b bezieht sich auf Beikost.

Zusatzinfo

§ 22a

(1) Diätetische Lebensmittel, die als Säuglingsanfangsnahrung bestimmt sind, dürfen nur mit der Verkehrsbezeichnung „Säuglingsanfangsnahrung" in den Verkehr gebracht werden; wenn ihr Proteingehalt ausschließlich aus Kuhmilchprotein oder Ziegenmilchprotein besteht, dürfen sie nur mit der Verkehrsbezeichnung „Säuglingsmilchnahrung" in den Verkehr gebracht werden. Diätetische Lebensmittel, die als Folgenahrung bestimmt sind, dürfen nur mit der Verkehrsbezeichnung „Folgenahrung" in den Verkehr gebracht werden; wenn ihr Proteingehalt ausschließlich aus Kuhmilchprotein oder Ziegenmilchprotein besteht, dürfen sie nur mit der Verkehrsbezeichnung „Folgemilch" in den Verkehr gebracht werden.

(2) Erzeugnisse nach Absatz 1 dürfen ferner nur in den Verkehr gebracht werden, wenn die Kennzeichnung

1. bei Säuglingsanfangsnahrung und Folgenahrung

a) die notwendigen Informationen über die bestimmungsgemäße Verwendung des Erzeugnisses,

b) eine Anleitung zur richtigen Zubereitung und Entsorgung des Erzeugnisses,

c) eine Anleitung zur richtigen Lagerung,

d) eine Warnung vor den gesundheitsschädlichen Auswirkungen einer unangemessenen Zubereitung und Lagerung,

e) die Angabe des in Kilojoule und Kilokalorien ausgedrückten physiologischen Brennwerts, des Gehalts an Eiweiß, Kohlenhydraten und Fett je 100 Milliliter des verzehrfertigen Erzeugnisses in Zahlen und

f) die Angabe der durchschnittlichen Menge aller in den Anlagen 10 und 11 aufgeführten Mineralstoffe und Vitamine und gegebenenfalls der Menge an Cholin, Inositol und Carnitin je 100 Milliliter des verzehrfertigen Erzeugnisses in Zahlen,

2. bei Säuglingsanfangsnahrung,

a) die Angabe, dass sich das Erzeugnis für die besondere Ernährung von Säuglingen von der Geburt an eignet, wenn sie nicht gestillt werden, und

b) ein deutlich sichtbarer und als „wichtig" bezeichneter Hinweis auf die Überlegenheit des Stillens in Verbindung mit der Empfehlung, das Erzeugnis nur auf den Rat unabhängiger Fachleute auf dem Gebiet der Medizin, der Ernährung oder der Arzneimittel bzw. anderer für Säuglings- und Kinderpflege zuständiger Personen zu verwenden,

3. bei Folgenahrung

a) den warnenden Hinweis, dass sich das Erzeugnis nur für die besondere Ernährung von Säuglingen ab einem Alter von mindestens sechs Monaten eignet, nur Teil einer Mischkost sein soll und nicht als Ersatz für die Muttermilch während der ersten sechs Lebensmonate zu verwenden ist, und

b) die Angabe, dass die Entscheidung, mit der Verwendung von Beikost allgemein oder in Ausnahmefällen bereits in den ersten sechs Monaten zu beginnen, nur auf den Rat unabhängiger Fachleute auf dem Gebiet der Medizin, der Ernährung oder der Arzneimittel oder anderer für Säuglings- und Kinderpflege zuständiger Personen und unter Berücksichtigung der Wachstums- und Entwicklungsanforderungen des einzelnen Säuglings getroffen werden soll, enthält.

(3) Erzeugnisse nach Absatz 1 dürfen nicht in den Verkehr gebracht werden, wenn in der Kennzeichnung

1. bei Säuglingsanfangsnahrung und Folgenahrung

a) die Begriffe „humanisiert", „maternisiert", „adaptiert" oder gleichsinnige Begriffe,

b) Angaben, die vom Stillen abhalten,

2. bei Säuglingsanfangsnahrung

a) Abbildungen von Säuglingen oder den Gebrauch des Erzeugnisses idealisierende sonstige Abbildungen oder Wortlaute außer Zeichnungen zur leichteren Identifizierung des Erzeugnisses oder zur Darstellung von Zubereitungsmethoden,

b) andere als die in Anlage 15 verwendeten nährwert- und gesundheitsbezogenen Angaben oder

c) die Angaben nach Anlage 15, wenn das Erzeugnis nicht die dort für die Verwendung dieser Angaben festgelegten Anforderungen erfüllt, enthalten sind.

(4) Sofern bei Folgenahrung zusätzlich zu den numerischen Angaben weitere Angaben über die in Anlage 16 aufgeführten Vitamine und Mineralstoffe enthalten sind, müssen diese Angaben als prozentualer Anteil an den in Anlage 16 genannten Referenzwerten, bezogen auf 100 Milliliter des verzehrfertigen Erzeugnisses, erfolgen.

Form der Kenntlichmachung und Kennzeichnung

In § 25a, dem letzten inhaltlichen Paragrafen der Diätverordnung, sind die **Vorschriften zur Werbung** aufgeführt, allerdings in Satz 2 nur für Säuglingsanfangsnahrung. Weder in der Werbung noch auf den Verpackungen der Säuglingsnahrungen finden sich alle der in diesem Paragrafen vorgeschriebenen Kennzeichnungen. Diese Ordnungswidrigkeiten werden nur selten verfolgt.

Zusatzinfo

§ 25a

(1) Für die Werbung gilt § 22a Abs. 2 Nr. 1 Buchstabe a und Nr. 2 Buchstabe b und Abs. 3 Nr. 1 und 2 entsprechend.

(2) Darüber hinaus ist es verboten, Werbung für Säuglingsanfangsnahrung zu betreiben, die

1. in anderen als wissenschaftlichen oder der Säuglingspflege gewidmeten Veröffentlichungen erscheint,

2. andere als sachbezogene und wissenschaftliche Informationen enthält; diese dürfen nicht den Eindruck erwecken oder darauf hindeuten, dass Flaschennahrung der Muttermilch gleichwertig oder überlegen ist, oder

3. die Verbraucher durch Verteilung von Proben, Abgabe kostenloser oder verbilligter Erzeugnisse oder durch andere zusätzliche Kaufanreize, sei es direkt oder indirekt über in der Gesundheitsvorsorge tätige Institutionen oder Personen, zum Kauf anregt.

(3) Geschriebenes oder audiovisuelles Material über die Ernährung von Säuglingen, das sich an schwangere Frauen und Mütter von Säuglingen und Kleinkindern zu Informations- und Ausbildungszwecken richtet und mittelbar der Werbung für Säuglingsanfangsnahrung oder Folgenahrung dient, darf nur verteilt werden, wenn es klare Auskünfte gibt über

1. den Nutzen und die Vorzüge des Stillens,

2. die Ernährung der Mutter sowie die Vorbereitung auf das Stillen und Möglichkeiten zur Fortsetzung des Stillens,

3. die mögliche negative Auswirkung der zusätzlichen Flaschennahrung auf das Stillen,

4. die Schwierigkeit, den Entschluss, nicht zu stillen, rückgängig zu machen,

5. erforderlichenfalls die sachgemäße Verwendung der Säuglingsanfangsnahrung.

(4) Wenn das Material im Sinne des Absatzes 3 Informationen über die Verwendung von Säuglingsanfangsnahrung enthält, darf es darüber hinaus nur verteilt werden, wenn es Auskunft über die sozialen und finanziellen Auswirkungen dieser Verwendung sowie über die Gefährdung der Gesundheit durch die Verwendung von nicht als Säuglingsanfangsnahrung geeigneten Lebensmitteln, durch unangemessene Ernährungsmethoden und durch unsachgemäße Verwendung von Säuglingsanfangsnahrung gibt.

(5) Es ist verboten, Material im Sinne des Absatzes 3 zu verteilen, in oder auf dem Bilder verwendet werden, mit denen die Verwendung von Säuglingsanfangsnahrung idealisiert wird.

(6) Herstellern und Händlern von Säuglingsanfangsnahrung und Folgenahrung ist es verboten, kostenlos Gegenstände zu Informations- und Ausbildungszwecken, welche mittelbar der Werbung für Säuglingsanfangsnahrung oder Folgenahrung dienen, zu verteilen. Dies gilt nicht, wenn diese Gegenstände auf Wunsch über in der Gesundheitsvorsorge tätige Institutionen abgegeben werden. In diesem Fall dürfen diese Gegenstände nicht mit Handelsmarken für Säuglingsanfangsnahrung oder Folgenahrung versehen sein. Die weiteren Anforderungen an die Verteilung richten sich nach Landesrecht.

Literatur

[746] Breaking the Rules, Stretching the Rules. Evidence of Violations of the International Code of Marketing of Breast-milk Substitutes and Subsequent Resolutions. IBFAN; Penang, Malaysia: 2010

[747] Empfehlungen zu Prä- und Probiotika in Säuglingsanfangsnahrungen, Konsensuspapier, Monatsschr Kinderheilk. (Online publiziert: 27. Februar 2009). Ernährungskommission der Deutschen Gesellschaft für Kinder- und Jugendmedizin (DGKJ) • Ernährungskommission der Österreichischen Gesellschaft für Kinder- und Jugendheilkunde (ÖGKJ) • Ernährungskommission der Schweizerischen Gesellschaft für Pädiatrie(SGP). Im Internet: http://www.dgkj.de/fileadmin/user_upload/images/Presse/0902_SN_PraeProbiotika.pdf

[748] Exportinteressen gegen Muttermilch. Der tödliche Fortschritt durch Babynahrung. Eine Dokumentation der Arbeitsgruppe Dritte Welt Bern. Rowohlt; 1976

[749] Infant and young child feeding. Fact sheet August 2020. Im Internet: http://www.who.int/news-room/fact-sheets/detail/infant-and-young-child-feeding

[750] Internationaler Kodex für die Vermarktung von Muttermilchersatzprodukten. Anlage zur WHA Resolution 34.22 vom 21. Mai 1981. Deutsche Fassung im Internet: http://www.reich-schottky.de/kodex.html

[751] Lieb K et al. Interessenkonflikte in der Medizin: Mit Transparenz Vertrauen stärken. Dtsch Arztebl 2011; 108(6): A 256–60

[752] Palmer G. The Politics of Breastfeeding: When Breasts are bad for Business. 3 rd Fully revised and updated Edition. London: Pinter & Martin; 2009

[753] Schutz, Förderung und Unterstützung des Stillens in Europa. Ein Aktionsplan. (Dublin 2004). Im Internet: http://www.ilca.org/files/resources/international_regional_documents/Blueprint%20German.pdf

[754] Produktliste der Firma Nestlé. Im Internet: https://www.babynahrung.org/nestle-produktliste

[755] State of the Code by Company. International Code Documentation Centre. IBFAN, Penang, Malaysia: 2009

[756] Übereinkommen über die Rechte des Kindes. Im Internet: https://bmfsj.de/blob/93140/78b9572c1bffdda3345d393acbbfe8/uebereinkommen-ueber-die-rechte-des-kindes-data.pdf

[757] Verzeichnis der obersten für die Lebensmittelüberwachung zuständigen Behörden der Bundesländer (Stand Februar 2016). https://www.bfr.bund.de/de/lebensmittelueberwachung___verzeichnis_der_obersten_fuer_die_lebensmittelueberwachung_zustaendigen_behoerden_der_bundeslaender-1095.html

[758] Verordnung über diätische Lebensmittel, Neugefasst durch Bek. v. 28.4.2005 I 1161; Zuletzt geändert durch Art. 22 V v. 5.7.2017 I 2272. http://www.gesetze-im-internet.de/di_tv/index.htm

[759] Marketing of Breast-milk Substitudes: National Implemantation of the International Code. Status Report 2020. WHO, Unicef IBFAN

45 Die Autorinnen

Renate Egelkraut

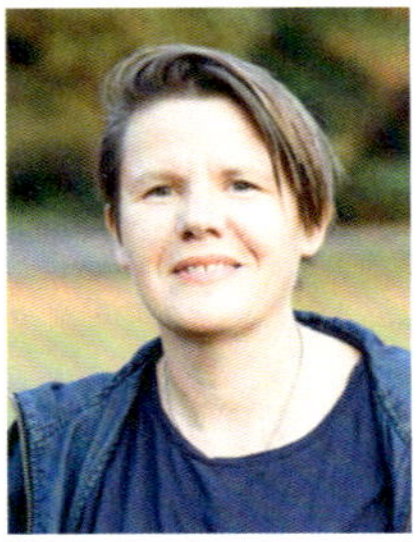

Hebamme, Familienhebamme

1992	Hebammenexamen in Würzburg
1993–2017	Freiberufliche Hebamme in Köln Gründung und Aufbau des Hebammen Netzwerk Köln e. V.
2005–2015	Landesvorsitzende des Hebammen-Landesverbandes Nordrhein-Westfalen
Aktuell	Aufbau des Lindenthaler Geburtshauses auf dem Universitätsklinikum-Gelände Köln

Dörte Freisburger

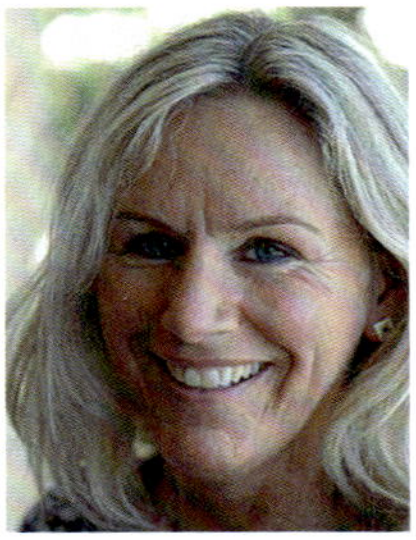

Kinderkrankenschwester, Still- und Laktationsberaterin IBCLC, systemischer Coach

1981–1984	Ausbildung zur Kinderkrankenschwester in Flensburg
1984–1986	Kinderkrankenschwester im Kreiskrankenhaus Eckernförde
1987–1988	Frühgeborenenintensivstation der Poliklinik der Universität München
1988–1989	Säuglingsabteilung im Krankenhaus Porz am Rhein
1989–1990	Frühgeborenenintensivstation im St. Marienhospital, Bonn
1990–1993	Chirurgische Kinderabteilung der Johanniter Kinderklinik, St. Augustin
seit 1993	Geburtshilfliche Abteilung des Vinzenz-Pallotti-Hospitals, Bensberg
1999	Weiterbildung zur Still- und Laktationsberaterin
seit 2000	Leiterin der Stillambulanz und der angegliederten Stillgruppe im Vinzenz-Pallotti-Hospital Bensberg
2003–2005	Gutachterin der WHO/UNICEF-Initiative „Babyfreundlich“ e. V.
2009–2010	Ausbildung zum systemischen Coach im Lohmarer Institut für Weiterbildung

Jule Friedrich

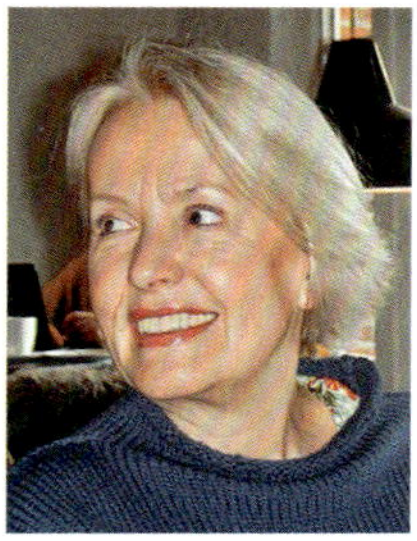

Hebamme, Sozial- und Gesundheitsmanagerin, Autorin

1979	Hebammenexamen in Marburg
1980–1986	Freiberufliche Hebammenarbeit mit Hausgeburtshilfe in Kassel
Seit 1987	Wochenbettbetreuung in Hamburg
1987–1992	Studium der Ethnologie
1989–1993	Vorstandsarbeit im Hamburger Hebammenverband
1992–2002	ICM-Delegierte für den Bund Deutscher Hebammen
Seit 1993	Ausbilderin und Gutachterin für die WHO/UNICEF-Initiative „Babyfreundlich“ e. V.
1994–1998	Stillbeauftragte des Bundes Deutscher Hebammen
1995	Studienabschluss für Sozial- und Gesundheitsmanagement in Hamburg
1996–2001	stellvertretende Vorsitzende der Hamburger Arbeitsgemeinschaft für Gesundheitsförderung
2001–2009	Mitglied der Fachgruppe T.A.R.A. Auswirkungen von Gewalt gegen Frauen und Mädchen auf Schwangerschaft, Geburt, Wochenbett und Stillzeit

Sabine Friese-Berg

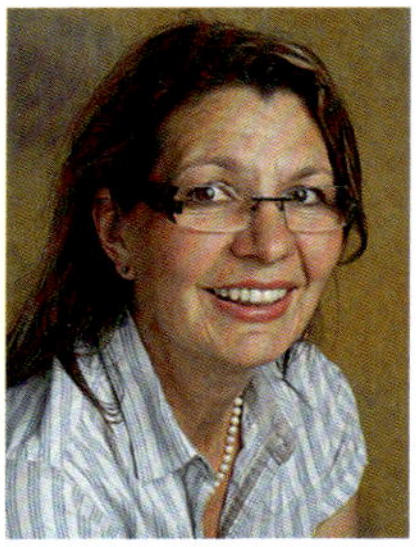

Hebamme, Lehrerin für Hebammenwesen, psychologische Beraterin, haptonomische Therapeutin, Stillberaterin IBCLC, Beckenbodenbewegungstherapeutin

1980	Hebammenexamen in Bochum
	Angestellte Hebamme, dann Kreißsaalleitung am Vinzenz-Pallotti-Hospital Bensberg
1989	Mitbegründerin der Hebammenschule am Vinzenz-Pallotti-Hospital Bensberg
	Leitung der Hebammenschule am Vinzenz-Pallotti-Hospital Bensberg
1993	Mitbegründerin des Fortbildungszentrums Bensberg (FBZ)
1993	Eröffnung einer Hebammenpraxis in Konstanz und Entwicklung eines kooperativen, familienorientierten Modells
Seit 1994	bundesweite Fortbildungstätigkeit; im Leitungsteam des FBZ
1994–2000	Stillbeauftragte für das Land Baden-Württemberg
1998	Erweiterung der Hebammenpraxis als Praxis für angewandte Beckenbodenarbeit
1998–2002	Ausbildung zur psychologischen Beraterin am Zentrum für Form und Wandlung (OIP) in Zürich
2002	Erweiterung der Praxis zur psychologischen Beratungspraxis
Seit 2008	Mitarbeiterin am Zentrum für Form und Wandlung
2009	Ausbildung zum Master of Acupuncture
2010	Ausbildung Myoreflextherapie
2013	Abschluss MSC Angewandte Physiologie, Salzburg
2015	Gründung von hebammenART
seit 2017	Ausbildung craniosakrale Therapie bei Hugh Milne

Regine Gresens

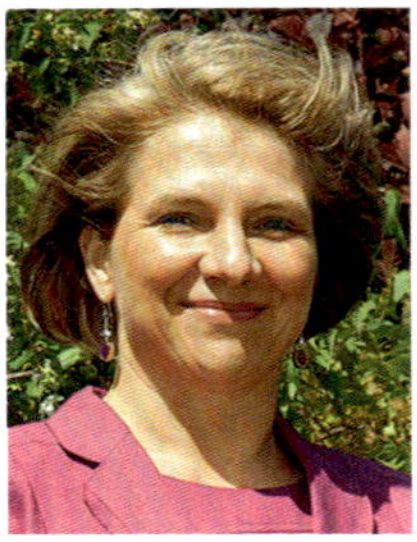

Hebamme, Berufspädagogin, Still- und Laktationsberaterin IBCLC, Heilpraktikerin für Psychotherapie (HPG)

1987–1992	Klinikhebamme in Hamburg
1990–2010	Arbeit als freiberufliche Hebamme mit Geburtsvorbereitungskursen, Wochenbettbetreuung und Babymassagekursen in Hamburg
1990–1996	Studium der Berufspädagogik an der Universität Hamburg
1995–1996	Fortbildung zur Still- und Laktationsberaterin IBCLC im Ausbildungszentrum für Laktation und Stillen, Porta Westfalica
1996	Zertifizierung als examinierte Still- und Laktationsberaterin IBCLC
Seit 1996	Beratungstätigkeit in freier Praxis für Mütter mit unterschiedlichsten Stillproblemen, Leitung von Stillgruppen, Vermietung von Milchpumpen
Seit 1999	List-Owner der E-Mail-Liste LACTNET-DE für den fachlichen Austausch zu Fragen der Still- und Laktationsberatung
2001	Rezertifizierung als Still- und Laktationsberaterin IBCLC
2002	Durchführung des Projekts „Familienhebamme in der Mütterberatung", Hamburg-Nord
Seit 2004	Beratungstätigkeit in freier Praxis bei Schlaf-, Schrei- und Stillproblemen in der frühen Kindheit (www.stillkinder.de)
2005–2008	Gutachterin für die WHO/UNICEF-Initiative „Stillfreundliches Krankenhaus" (BFHI) e. V.
2006, 2011, 2016, 2021	Rezertifizierung als Still- und Laktationsberaterin IBCLC
2012–2014	Beauftragte für Stillen und Ernährung des Deutschen Hebammenverbandes

Karola Grüsgen

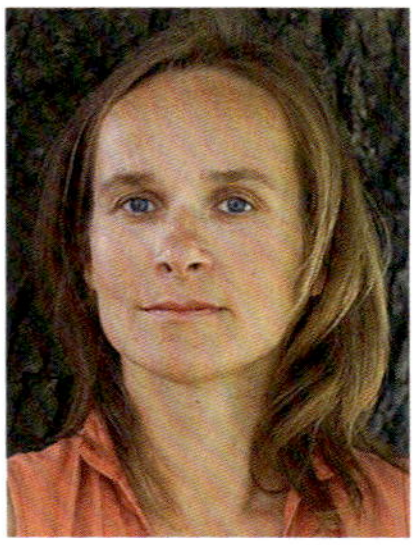

Hebamme

1991	Hebammenexamen in Bonn
Seit 1991	Arbeit als Klinikhebamme in Köln
Seit 1992	Zusätzlich freiberufliche Wochenbettbetreuung und Stillberatung
1991–1996	Weiterbildung in Homöopathie
Seit 1999	Stillberatung in verschiedenen Hebammenpraxen und einer Klinik in Köln
1999–2002	Kreisstillbeauftragte im Hebammenkreisverband Bonn Rhein-Sieg
2001–2008	Stillbeauftragte für den Hebammenlandesverband Nordrhein-Westfalen
Seit 2006	Mitglied im Bonner Hebammenqualitätszirkel
Seit 2008	Aufbau und Leitung der Stillambulanz in einer Kölner Geburtsklinik

Edeltraut Hertel

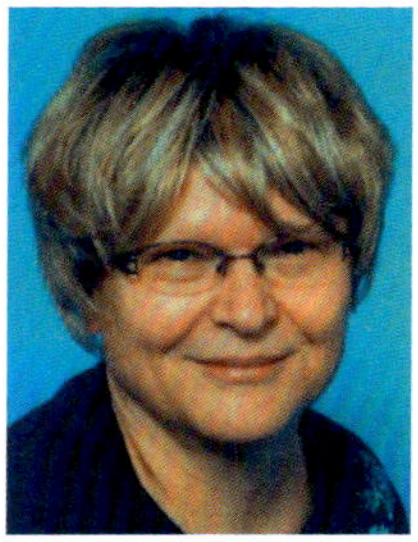

Hebamme, Dipl.-Medizinpädagogin, BSc (Hons) Midwifery, Krankenschwester, Still- und Laktationsberaterin

1970	Examen als Krankenschwester in Glauchau
1971–1975	Studium der Medizinpädagogik an der Humboldt-Universität Berlin
1975–1988	Arbeit als Lehrerin für Pflegeberufe an verschiedenen medizinischen Fachschulen Hebammenexamen in Berlin
1989–1997	Lehrerin für Hebammenwesen in Tansania
1998	Freiberufliche Dozentin am SFZ Chemnitz
1998–2012	Arbeit als freiberufliche Hebamme in Glauchau und Umgebung
1999	Einsatz als Hebamme im Flüchtlingslager in Mazedonien
2000–2001	Fortbildung und Zertifizierung zur Still- und Laktationsberaterin IBCLC im Ausbildungszentrum für Laktation und Stillen in Ottenstein
2001–2008	Dozentin beim Deutschen Roten Kreuz, Abt. Internationale Katastrophenhilfe
2002–2012	Beauftragte für Stillen und Ernährung des Sächsischen Hebammenverbandes
Seit 2004	Gastdozentin an der Hebammenschule Chemnitz
2004–2011	Gutachterin der WHO/UNICEF-Initiative „Babyfreundlich“
2004–2005	Einsatz als Hebamme/Teamleiterin im Flüchtlingslager im Sudan
2007	Hauptprotagonistin in „Der lange Weg ans Licht“ (Kino-Dokumentarfilm)
2007	Referentin verschiedener Fortbildungsveranstaltungen im DHV und im Ausbildungszentrum für Laktation und Stillen in Ottenstein
2012–2017	Dipl.-Med.-Päd. an der MBFS der Klinikum Chemnitz gGmbH
Seit 2017	freiberufliche Dozentin

Jennifer Jaque-Rodney

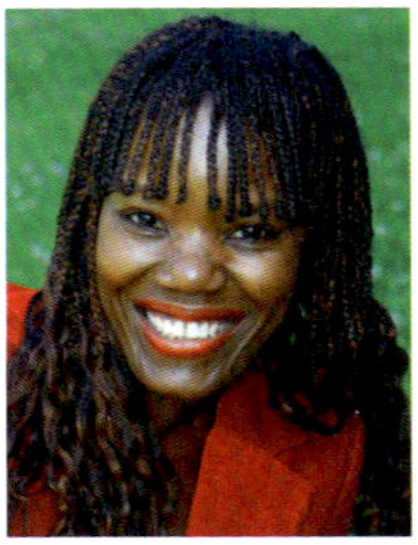

Hebamme und Soziologin (FH), BSc Midwifery

1980–1983	Krankenschwesterausbildung an der High Barnet School of Nursing
1983–1986	Hebammenausbildung an der High Wycombe School of Midwifery und der Basingstoke General School of Midwifery
1986–1988	Studium der Soziologie an der North London Polytechnic (FH) und Arbeit als Krankenschwester in London
1988–1989	Arbeit als Krankenschwester auf der Intensivstation der neuromedizinischen Abteilung der Universitätsklinik Heidelberg
1989–1992	Klinikhebamme im Kreiskrankenhaus Weinheim
1992–2007	Arbeit als angestellte Familienhebamme im Gesundheitsamt der Stadt Hagen, Mitarbeit im Landesprogramm „Gesundheit von Mutter und Kind“
2007–2012	Angestellte Familienhebamme und Koordinatorin im Gesundheitsamt der Stadt Bochum, Aufbau und Umsetzung des Bochumer „Pränatal- und Postnatalpräventionsprojekts“
2008–2011	Familienhebammenbeauftragte des Landesverbands der Hebammen NRW e. V.
2009–2011	BSc (Hons.) Midwifery Study an der Caledonian University, Glasgow
2010	Gründung des Fortbildungsunternehmens „Lernen Leben Wandeln“
Seit 2012	Leiterin des Familienhebammenprojektes in Mülheim a. d. Ruhr und Netzwerkkoordinatorin Frühe Hilfen
Seit 2013	Autorin verschiedener Curricula für die Qualifizierung zur Familienhebamme und Familien-Gesundheits- und-Kinderkrankenpflegerinnen und -pfleger (NRW, Saarland)
2016	Kompetenztraining „Interkulturelle Offenheit“ in Baden-Württemberg, Hamburg, NRW und Sachsen

Langjährige Veranstalterin von Qualifizierungen und Tagesfortbildungen für Gesundheitsfachkräfte

Christiane Knoop

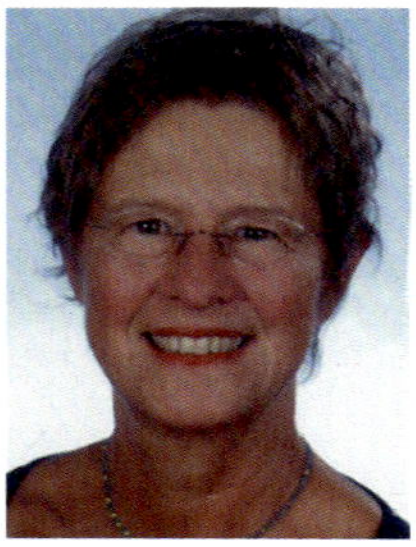

Hebamme, Familienhebamme

1970–1973	Krankenpflegeausbildung am St. Josef-Stift in Bremen
1974–1975	Arbeit als Krankenschwester in den Bodelschwing'schen Anstalten in Bethel
1976–1978	Hebammenausbildung in Berlin
1978–1979	Tätigkeit als Hebamme im Kreißsaal des „Heidbergstifts“ in Hamburg
1979–1980	Weiterbildung an der Medizinischen Hochschule Hannover zur „Familienhebamme“ für das in Bremen bundesweit erstmalig geplante Modellprojekt „Aktion Familienhebamme“
1980–1983	Mitarbeit im Modellprojekt „Aktion Familienhebamme“ in Bremen
1983–1985	Projekt: Familienhebammen an Bremer Krankenhäusern
1985–2009	Tätigkeit als Familienhebamme am Gesundheitsamt Bremen
1989/1990	Ausbildung zur „Systemischen Familienberaterin“ am Bremer Institut für systemische Therapie und Supervision
1993/1994	TrauerbegleiterInnen-Ausbildung bei Jorgos Canakacis in Essen
2010	Tätigkeit als pädagogische Mitarbeiterin bei St. Petri/Bremen Kinder- und Jugendhilfeträger
2010–2019	Leitung der Weiterbildungsstätte „Fachkräfte Frühe Hilfen“ an der Stiftung „Eine Chance für Kinder“ in Hannover
Seit 2020	Fachdozentin für Themen in den Fortbildungsseminaren der Frühen Hilfen und im Kinderschutz

Hella Regine Köster

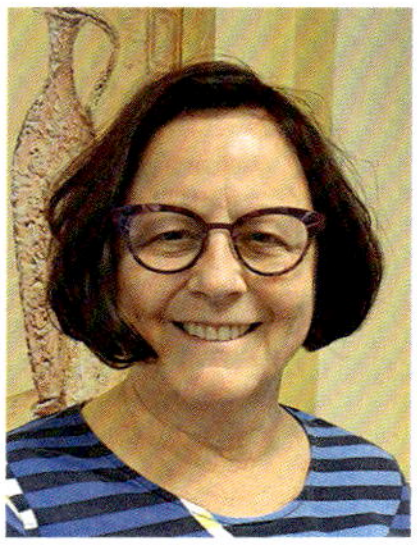

Hebamme, Dipl.-Medizinpädagogin, Still- und Laktationsberaterin IBCLC

1982	Hebammenexamen in Heidelberg
1982–1985	Kreißsaalhebamme am Kreiskrankenhaus Waldbröl
1985–1995	Freiberufliche Hebamme in der Schwangerenvorsorge, Geburtsvorbereitung, Geburtshilfe (Beleggeburten, Hausgeburten) und Wochenbettbetreuung, Raum Leverkusen
1995–1996	Dozentin an der Krankenpflegeschule der Landesklinik für Psychiatrie und Neurologie Langenfeld
1995–1997	Freiberufliche Hebamme in der Schwangerenberatung, Geburtsvorbereitung und Wochenbettbetreuung, Solingen
1995–2000	Studium der Medizinpädagogik an der Martin-Luther-Universität Halle-Wittenberg, Abschluss: Dipl.-Medizinpädagogin
1997–2001	Lehrerin für Hebammenwesen an der Hebammenschule der Kliniken St. Antonius GmbH, Wuppertal
2001–2007	Lehrerin für Hebammenwesen, Fortbildungsbeauftragte und Praxisanleiterin an der Hebammenschule der Evangelischen Krankenhauses BETHESDA zu Duisburg gGmbH
2008–2015	Freiberufliche Dipl.-Medizinpädagogin in der Aus-, Fort- und Weiterbildung von Hebammen und anderen Gesundheitsberufen, Inhaberin des Bildungsunternehmens MAIEUTIKA H. R. KÖSTER, Solingen
2009–2010	Ausbildung zur Still- und Laktationsberaterin IBCLC und Stillbeauftragten im Krankenhaus. Zertifizierung als Still- und Laktationsberaterin IBCLC 2009, zuletzt rezertifiziert 2019
Seit 2015	Lehrerin für Hebammenwesen an der Akademie für Gesundheitsberufe (AfG) Wuppertal
Seit 2020	Helios Hebammenschule Wuppertal

Astrid Kruid

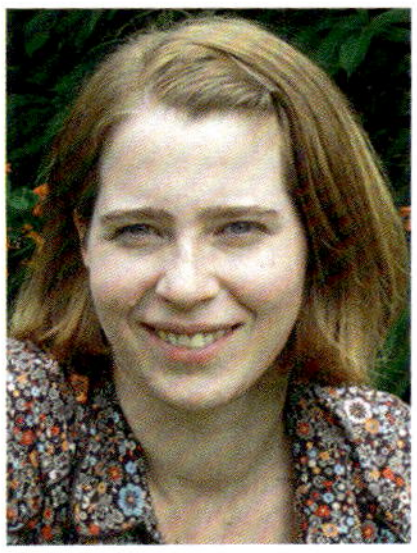

Hebamme, M.A. Still- und Laktationsberaterin IBCLC

1999	Hebammenexamen in Hamburg
1999–2004	Arbeit als freiberufliche Hebamme mit Hausgeburten und Mitarbeit in einem Geburtshaus in Oldenburg
2003, 2008, 2013, 2018	Examen zur Still- und Laktationsberaterin, IBCLC
2004–2016	freiberufliche Hebamme mit Schwangerenvorsorge, Wochenbettbetreuung und Stillberatung in Oldenburg
2008–2013	Stillberaterin auf der Wochenstation des Evangelischen Krankenhaus in Oldenburg
2010–2013	Bachelorstudium Midwifery an der Hochschule Osnabrück
2014–2018	Hebamme im Kreißsaal des Evangelischen Krankenhauses Oldenburg
2016–2019	Masterstudium Soziale Arbeit und Gesundheit im Kontext Sozialer Kohäsion an der Hochschule Emden/Leer
2017–2018	Koordinatorin in der Hebammenzentrale Oldenburg
Seit 2018	Fachbereichsleitung der Hebammenschule am Klinikum Oldenburg
Seit 2019	Studiengangskoordinatorin für den Studiengang Hebammenwissenschaft der Jade Hochschule Oldenburg

Ute Lange, Prof. Dr.

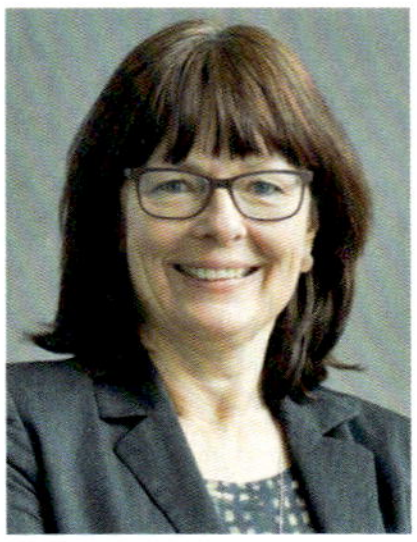

Hebamme, Soziologin und Erziehungswissenschaftlerin M.A.

1983	Hebammenexamen, Göttingen
1984–2011	Freiberufliche und angestellte Hebamme in der klinischen und außerklinischen Geburtshilfe
1999–2007	Teilzeitstudium, Fernuniversität Hagen
2005–2011	Beauftragte für Internationale Hebammenarbeit im DHV
2008–2009	Fortbildungsbeauftragte des Hebammenlandesverbands Nordrhein-Westfalen
2009–2011	Wissenschaftliche Mitarbeiterin an der Hochschule Osnabrück, Verbund Hebammenforschung
2011	Wissenschaftliche Referentin im Nationalen Zentrum Frühe Hilfen (NZFH) an der BzgA, Köln
2012–2015	Stipendiatin der Hochschule Osnabrück
2015	Promotion (Hochschule Osnabrück in Kooperation mit der Universität Witten/Herdecke)
Seit 2015	Professorin für Hebammenwissenschaft an der Hochschule für Gesundheit, Bochum

Ingrid Lohmann

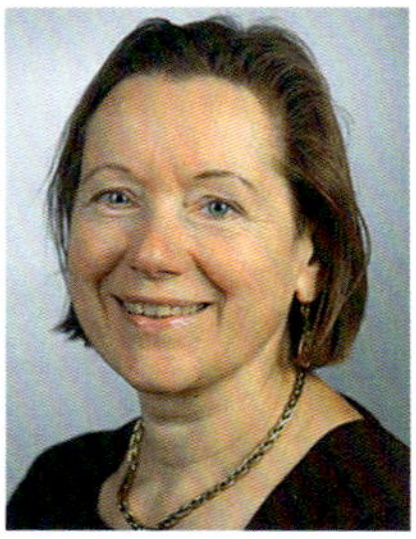

Hebamme, B.Sc. Stilltrainerin

1979	Hebammenexamen in Hannover
1981–1991	freiberufliche Hebammentätigkeit in Hannover mit Schwangerenbetreuung, ambulanter Wochenpflege, Schwerpunkt: ambulante Geburten und Stillbetreuung
1986	Aufnahme eines Pädagogikstudiums/Fachrichtung Erwachsenenbildung
Seit 1986	freie Unterrichtstätigkeit für Hebammen und Hebammenschülerinnen
1986–1989	Fortbildung der am Modellprojekt Emsland beteiligten Hebammen
Seit 1991	bundesweite Fortbildungstätigkeit, Schwerpunkt: Stillbetreuung in Geburtskliniken
1991–1996	Leitung der Niedersächsischen Landesfortbildung für Hebammen
1993–1996	gemeinsame Leitung des „Hebammenprojektes Niedersachsen" mit Barbara Staschek, Modellprojekt des Berufsverbandes im Auftrag der Landesregierung
1995–1997	Stillbeauftragte der Landeshebammenschaft Niedersachsen e. V.
1999	Aufbau einer Hebammenpraxis mit Schwerpunkt Stillen/Säuglingsernährung/Allergierisiko in Gehrenrode/Bad Gandersheim
2001–2014	Mitarbeiterin in der Elternschule des Städtischen Krankenhauses Hildesheim
2003–2014	Mitarbeiterin in der Hebammenpraxisgemeinschaft Bauchladen Seesen und Sprechstunde in einer Frauenarztpraxis in Seesen
2007–2014	Sprechstunde zur Allergieprophylaxe und Säuglingsernährung bei Allergien in einer Hebammenpraxis in Hannover sowie im Geburtshaus Walsrode
2014–2016	Studium Hebammenkunde an der Katholischen Hochschule Köln mit Abschluss Bachelor of Science
2016–2018	Masterstudium Gesundheitswissenschaften an der Martin-Luther-Universität Halle/Saale ohne Abschluss
	Freie Hebammenpraxis, Fortbildungs- und Autorentätigkeit

Angela Nieting

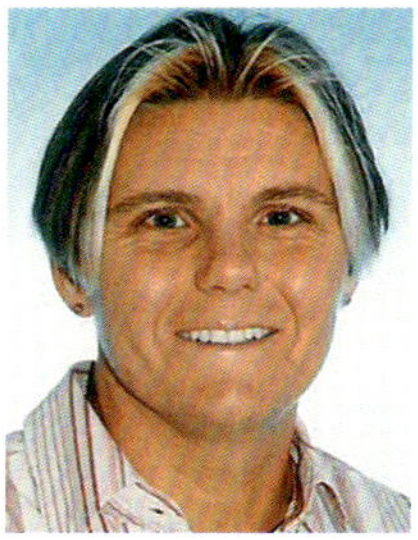

Hebamme, Familiengesundheitshebamme

1994	Hebammenexamen in Mainz
1994–1996	Arbeit als Klinikhebamme im Krankenhaus Maria Hilf in Mönchengladbach
1996–2004	Klinikhebamme am Klinikum Garmisch-Partenkirchen
Seit 2005	Freiberufliche Hebammenarbeit im Landkreis Garmisch-Partenkirchen
2005–2007	Weiterbildung zur Familiengesundheitshebamme an der Akademie des Städtischen Klinikums in München
Seit 2008	Arbeit als Familiengesundheitshebamme in Garmisch-Partenkirchen
Seit 2008	Beauftragte für Familienhebammen des Deutschen Hebammenverbands

Angela Schönfeldt

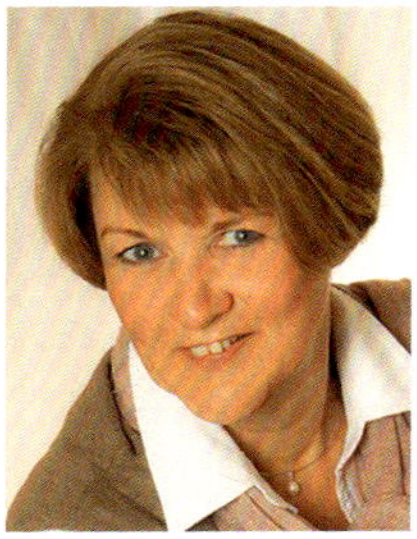

Krankenschwester, Hebamme, Still- und Laktationsberaterin IBCLC

1983	Examen zur Krankenschwester in Hamburg
1985	Hebammenexamen in Hamburg
Seit 1985	Als freiberufliche Hebamme in der Schwangeren- und Wochenbettbetreuung in Neustadt/Holstein und Wahlstedt tätig
1985–1986	Klinikhebamme im Marienkrankenhaus in Lübeck
1986–1988	Beleghebamme in Neustadt/Holstein
1989–1996	Klinikhebamme in Bad Segeberg
1992–1993	Homöopathieweiterbildung
1998–2001	Mitgründerin und Mitarbeit in der Segeberger Hebammenpraxis
2001–2002	Zusatzqualifikation Akupunktur für Hebammen bei Pro Medico, Mannheim
2003	Klinikhebamme in Bad Segeberg
Seit 2004	Beleghebamme in den AK Segeberger Kliniken (seit 2007 ein zertifiziertes „Babyfreundliches Krankenhaus“)
Seit 2005	Dozentin an der Krankenpflegeschule der Segeberger Kliniken
2006–2007	Fortbildung und Zertifizierung, Zusatzqualifikation Beraterin für Laktation und Stillen IBCLC im Ausbildungszentrum für Laktation und Stillen, Ottenstein
2007–2008	Fortbildung und Zertifizierung zur Trageberaterin der Trageschule Dresden®
Seit 2008	Beauftragte für Stillen und Ernährung im Hebammenverband Schleswig-Holstein e. V.

Hildegard Schüllner

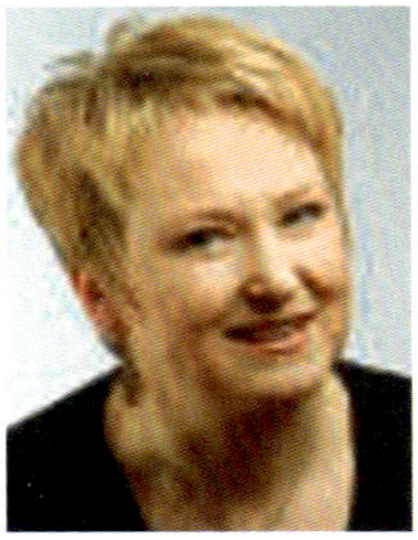

Hebamme, Still- und Laktationsberaterin IBCLC

1984	Hebammenexamen in Würzburg
1984–1994	Klinikhebamme in Kitzingen
Seit 1984	zusätzlich freiberufliche Hebammenarbeit mit Schwerpunkt Wochenbettbetreuung, Weiterbildung in Homöopathie und Naturheilverfahren
2006–2007	Weiterbildung Maja – Hebammen helfen Eltern
2007–2008	Zusatzqualifikation Still- und Laktationsberatung bei Ausbildungszentrum Laktation und Stillen in Ottenstein und im FBZ Bensberg
2007–2008	Beauftragte für Stillen und Ernährung beim Bayerischen Hebammen-Landesverband
Seit 2009	Mitarbeit an der FISS-Elternschule in Würzburg

Christiane Schwarz, Prof. Dr. rer. medic.

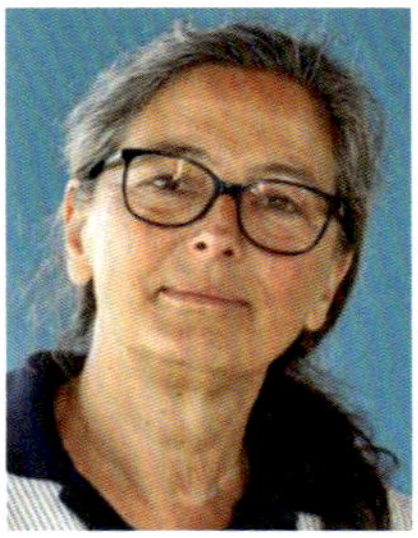

Hebamme, Lehrstuhl für Hebammenwissenschaft

1987	Hebammenexamen in Hannover
1987–2008	freiberuflich mit klinischer und außerklinischer Geburtshilfe in Hildesheim, Großbritannien und Neuseeland
2000–2015	nebenberufliches Studium (BSc, MSc, Promotion) und wiss. Mitarbeit an der Med. Hochschule Hannover
2008–2010	Bundesfortbildungsbeauftragte im DHV
2010–2013	wiss. Mitarbeiterin hsg Bochum, Lehrerin Hebammenschule Hannover
2013–2017	wiss. Mitarbeiterin Med. Hochschule Hannover
Seit 4/2018	Professorin für Hebammenwissenschaft an der Universität zu Lübeck

Antje Tiessen

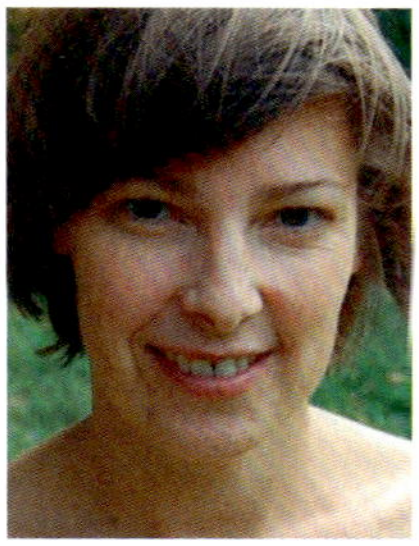

Hebamme

Hebammenexamen in Berlin-Neukölln

2000–2003	Außerklinische Geburtshilfe im einer Hebammenpraxis in Aachen
2003–2005	Auslandsaufenthalt und Geburt des ersten Kindes in Indien
2005–2006	als Klinikhebamme in Crivitz und Lich tätig
2006	Geburt eines Kindes mit Trisomie 21
Seit 2009	Freiberufliche Hebammenarbeit in Berlin mit Spezialisierung auf Kinder mit besonderen Bedürfnissen (www.hebammebesonderekinder.de)

Sachverzeichnis

T

U

V

W

Z